# 中华医学百科全书

## 临床医学

### 妇产科学（一）

国家出版基金项目
NATIONAL PUBLICATION FOUNDATION

中国协和医科大学出版社

图书在版编目 (CIP) 数据

中华医学百科全书·妇产科学 . 一 / 郎景和主编 . —北京：中国协和医科大学出版社，2020.12
ISBN 978-7-5679-0920-5

Ⅰ . ①妇… Ⅱ . ①郎… Ⅲ . ①妇产科学 Ⅳ . ① R71

中国版本图书馆 CIP 数据核字 (2020) 第 222954 号

# 中华医学百科全书·妇产科学（一）

主　　编：郎景和

编　　审：谢　阳

责任编辑：陈　佩　李亚楠　戴申倩

出版发行：中国协和医科大学出版社
　　　　　（北京东单三条九号　邮编 100730　电话 010-6526 0431）

网　　址：www.pumcp.com

经　　销：新华书店总店北京发行所

印　　刷：北京雅昌艺术印刷有限公司

开　　本：889×1230　1/16

印　　张：25.75

字　　数：760 千字

版　　次：2020 年 12 月第 1 版

印　　次：2020 年 12 月第 1 次印刷

定　　价：368.00 元

ISBN 978-7-5679-0920-5

# 《中华医学百科全书》编纂委员会

总顾问　吴阶平　韩启德　桑国卫

总指导　陈　竺

总主编　刘德培　王　辰

副总主编　曹雪涛　李立明　曾益新　吴沛新

编纂委员（以姓氏笔画为序）

| | | | | | | |
|---|---|---|---|---|---|---|
| 丁　洁 | 丁　樱 | 丁安伟 | 于中麟 | 于布为 | 于学忠 | 万经海 |
| 马　军 | 马　进 | 马　骁 | 马　静 | 马　融 | 马安宁 | 马建辉 |
| 马烈光 | 马绪臣 | 王　伟 | 王　辰 | 王　政 | 王　恒 | 王　铁 |
| 王　硕 | 王　舒 | 王　键 | 王一飞 | 王一镗 | 王士贞 | 王卫平 |
| 王长振 | 王文全 | 王心如 | 王生田 | 王立祥 | 王兰兰 | 王汉明 |
| 王永安 | 王永炎 | 王成锋 | 王延光 | 王华兰 | 王旭东 | 王军志 |
| 王声湧 | 王坚成 | 王良录 | 王拥军 | 王茂斌 | 王松灵 | 王明荣 |
| 王明贵 | 王金锐 | 王宝玺 | 王诗忠 | 王建中 | 王建业 | 王建军 |
| 王建祥 | 王临虹 | 王贵强 | 王美青 | 王晓民 | 王晓良 | 王高华 |
| 王鸿利 | 王维林 | 王琳芳 | 王喜军 | 王晴宇 | 王道全 | 王德文 |
| 王德群 | 木塔力甫·艾力阿吉 | 尤启冬 | 戈　烽 | 牛　侨 | 毛秉智 |
| 毛常学 | 乌　兰 | 卞兆祥 | 文卫平 | 文历阳 | 文爱东 | 方　浩 |
| 方以群 | 尹　佳 | 孔北华 | 孔令义 | 孔维佳 | 邓文龙 | 邓家刚 |
| 书　亭 | 毋福海 | 艾措千 | 艾儒棣 | 石　岩 | 石远凯 | 石学敏 |
| 石建功 | 布仁达来 | 占　堆 | 卢志平 | 卢祖洵 | 叶　桦 | 叶冬青 |
| 叶常青 | 叶章群 | 申昆玲 | 申春悌 | 田家玮 | 田景振 | 田嘉禾 |
| 史录文 | 冉茂盛 | 代　涛 | 代华平 | 白春学 | 白慧良 | 丛　斌 |
| 丛亚丽 | 包怀恩 | 包金山 | 冯卫生 | 冯希平 | 冯泽永 | 冯学山 |
| 边旭明 | 边振甲 | 匡海学 | 邢小平 | 达万明 | 达庆东 | 成　军 |
| 成翼娟 | 师英强 | 吐尔洪·艾买尔 | 吕时铭 | 吕爱平 | 朱　珠 |
| 朱万孚 | 朱立国 | 朱华栋 | 朱宗涵 | 朱建平 | 朱晓东 | 朱祥成 |
| 乔延江 | 伍瑞昌 | 任　华 | 任钧国 | 华　伟 | 伊河山·伊明 |
| 向　阳 | 多　杰 | 邬堂春 | 庄　辉 | 庄志雄 | 刘　平 | 刘　进 |
| 刘　玮 | 刘　强 | 刘　蓬 | 刘大为 | 刘小林 | 刘中民 | 刘玉清 |
| 刘尔翔 | 刘训红 | 刘永锋 | 刘吉开 | 刘芝华 | 刘伏友 | 刘华平 |

| | | | | | | |
|---|---|---|---|---|---|---|
| 刘华生 | 刘志刚 | 刘克良 | 刘更生 | 刘迎龙 | 刘建勋 | 刘胡波 |
| 刘树民 | 刘昭纯 | 刘俊涛 | 刘洪涛 | 刘献祥 | 刘嘉瀛 | 刘德培 |
| 闫永平 | 米玛 | 米光明 | 安锐 | 祁建城 | 许媛 | 许腊英 |
| 那彦群 | 阮长耿 | 阮时宝 | 孙宁 | 孙光 | 孙皎 | 孙锟 |
| 孙少宣 | 孙长颢 | 孙立忠 | 孙则禹 | 孙秀梅 | 孙建中 | 孙建方 |
| 孙建宁 | 孙贵范 | 孙洪强 | 孙晓波 | 孙海晨 | 孙景工 | 孙颖浩 |
| 孙慕义 | 严世芸 | 苏川 | 苏旭 | 苏荣扎布 | 杜元灏 | 杜文东 |
| 杜冶政 | 杜惠兰 | 李飞 | 李方 | 李龙 | 李东 | 李宁 |
| 李刚 | 李丽 | 李波 | 李勇 | 李桦 | 李鲁 | 李磊 |
| 李燕 | 李冀 | 李大魁 | 李云庆 | 李太生 | 李日庆 | 李玉珍 |
| 李世荣 | 李立明 | 李永哲 | 李志平 | 李连达 | 李灿东 | 李君文 |
| 李劲松 | 李其忠 | 李若瑜 | 李泽坚 | 李宝馨 | 李建初 | 李建勇 |
| 李映兰 | 李思进 | 李莹辉 | 李晓明 | 李凌江 | 李继承 | 李森恺 |
| 李曙光 | 杨凯 | 杨恬 | 杨勇 | 杨健 | 杨硕 | 杨化新 |
| 杨文英 | 杨世民 | 杨世林 | 杨伟文 | 杨克敌 | 杨甫德 | 杨国山 |
| 杨宝峰 | 杨炳友 | 杨晓明 | 杨跃进 | 杨腊虎 | 杨瑞馥 | 杨慧霞 |
| 励建安 | 连建伟 | 肖波 | 肖南 | 肖永庆 | 肖培根 | 肖鲁伟 |
| 吴东 | 吴江 | 吴明 | 吴信 | 吴令英 | 吴立玲 | 吴欣娟 |
| 吴勉华 | 吴爱勤 | 吴群红 | 吴德沛 | 邱建华 | 邱贵兴 | 邱海波 |
| 邱蔚六 | 何维 | 何勤 | 何方方 | 何绍衡 | 何春涤 | 何裕民 |
| 余争平 | 余新忠 | 狄文 | 冷希圣 | 汪海 | 汪静 | 汪受传 |
| 沈岩 | 沈岳 | 沈敏 | 沈铿 | 沈卫峰 | 沈心亮 | 沈华浩 |
| 沈俊良 | 宋国维 | 张泓 | 张学 | 张亮 | 张强 | 张霆 |
| 张澍 | 张大庆 | 张为远 | 张世民 | 张永学 | 张华敏 | 张宇鹏 |
| 张志愿 | 张丽霞 | 张伯礼 | 张宏誉 | 张劲松 | 张奉春 | 张宝仁 |
| 张建中 | 张建宁 | 张承芬 | 张琴明 | 张富强 | 张新庆 | 张潍平 |
| 张德芹 | 张燕生 | 陆华 | 陆林 | 陆小左 | 陆付耳 | 陆伟跃 |
| 陆静波 | 阿不都热依木·卡地尔 | | 陈文 | 陈杰 | 陈实 | 陈洪 |
| 陈琪 | 陈楠 | 陈薇 | 陈士林 | 陈大为 | 陈文祥 | 陈代杰 |
| 陈尧忠 | 陈红风 | 陈志南 | 陈志强 | 陈规化 | 陈国良 | 陈佩仪 |
| 陈家旭 | 陈智轩 | 陈锦秀 | 陈誉华 | 邵蓉 | 邵荣光 | 武志昂 |
| 其仁旺其格 | 范明 | 范炳华 | 林三仁 | 林久祥 | 林子强 | 林江涛 |
| 林曙光 | 杭太俊 | 郁琦 | 欧阳靖宇 | 尚红 | 果德安 | |
| 明根巴雅尔 | 易定华 | 易著文 | 罗力 | 罗毅 | 罗小平 | 罗长坤 |
| 罗颂平 | 帕尔哈提·克力木 | | 帕塔尔·买合木提·吐尔根 | | | |

| | | | | | | |
|---|---|---|---|---|---|---|
| 图门巴雅尔 | 岳伟华 | 岳建民 | 金 玉 | 金 奇 | 金少鸿 | 金伯泉 |
| 金季玲 | 金征宇 | 金银龙 | 金惠铭 | 周 兵 | 周永学 | 周光炎 |
| 周灿全 | 周良辅 | 周纯武 | 周学东 | 周宗灿 | 周定标 | 周宜开 |
| 周建平 | 周建新 | 周春燕 | 周荣斌 | 周福成 | 郑一宁 | 郑志忠 |
| 郑金福 | 郑法雷 | 郑建全 | 郑洪新 | 郑家伟 | 郎景和 | 房 敏 |
| 孟 群 | 孟庆跃 | 孟静岩 | 赵 平 | 赵 群 | 赵子琴 | 赵中振 |
| 赵文海 | 赵玉沛 | 赵正言 | 赵永强 | 赵志河 | 赵彤言 | 赵明杰 |
| 赵明辉 | 赵耐青 | 赵临襄 | 赵继宗 | 胡大一 | 胡文东 | 胡向军 |
| 胡国华 | 胡昌勤 | 胡晓峰 | 胡 志 | 胡德瑜 | 柯 杨 | 查 干 |
| 柏树令 | 柳长华 | 钟翠平 | 钟赣生 | 香多·李先加 | | 段 涛 |
| 段金廒 | 段俊国 | 侯一平 | 侯全林 | 侯春林 | 俞光岩 | 俞梦孙 |
| 俞景茂 | 饶克勤 | 施慎逊 | 姜小鹰 | 姜玉新 | 姜廷良 | 姜国华 |
| 姜柏生 | 姜德友 | 洪 两 | 洪 震 | 洪秀华 | 洪建国 | 祝庆余 |
| 祝蕴晨 | 姚永杰 | 姚克纯 | 姚祝军 | 秦 川 | 袁文俊 | 袁永贵 |
| 都晓伟 | 晋红中 | 粟占国 | 贾 波 | 贾建平 | 贾继东 | 夏照帆 |
| 夏慧敏 | 柴光军 | 柴家科 | 钱传云 | 钱忠直 | 钱家鸣 | 钱焕文 |
| 倪 健 | 倪 鑫 | 徐 军 | 徐 晨 | 徐云根 | 徐永健 | 徐志云 |
| 徐志凯 | 徐克前 | 徐金华 | 徐建国 | 徐勇勇 | 徐桂华 | 凌文华 |
| 高 妍 | 高 晞 | 高志贤 | 高志强 | 高金明 | 高学敏 | 高树中 |
| 高健生 | 高思华 | 高润霖 | 郭 岩 | 郭小朝 | 郭长江 | 郭巧生 |
| 郭宝林 | 郭海英 | 唐 强 | 唐向东 | 唐朝枢 | 唐德才 | 诸欣平 |
| 谈 勇 | 谈献和 | 陶广正 | 陶永华 | 陶芳标 | 陶·苏和 | 陶建生 |
| 黄 钢 | 黄 峻 | 黄 烽 | 黄人健 | 黄叶莉 | 黄宇光 | 黄国宁 |
| 黄国英 | 黄跃生 | 黄璐琦 | 萧树东 | 梅 亮 | 梅长林 | 曹 佳 |
| 曹广文 | 曹务春 | 曹建平 | 曹洪欣 | 曹济民 | 曹雪涛 | 曹德英 |
| 龚千锋 | 龚守良 | 龚非力 | 袭著革 | 常耀明 | 崔 蒙 | 崔丽英 |
| 庾石山 | 康 健 | 康廷国 | 康宏向 | 章友康 | 章锦才 | 章静波 |
| 梁 萍 | 梁显泉 | 梁铭会 | 梁繁荣 | 谌贻璞 | 屠鹏飞 | 隆 云 |
| 绳 宇 | 巢永烈 | 彭 成 | 彭 勇 | 彭明婷 | 彭晓忠 | 彭瑞云 |
| 彭毅志 | 斯拉甫·艾白 | | 葛 坚 | 葛立宏 | 董方田 | 蒋力生 |
| 蒋建东 | 蒋建利 | 蒋澄宇 | 韩晶岩 | 韩德民 | 惠延年 | 粟晓黎 |
| 程 伟 | 程天民 | 程仕萍 | 程训佳 | 童培建 | 曾 苏 | 曾小峰 |
| 曾正陪 | 曾学思 | 曾益新 | 谢 宁 | 谢立信 | 蒲传强 | 赖西南 |
| 赖新生 | 詹启敏 | 詹思延 | 鲍春德 | 窦科峰 | 窦德强 | 赫 捷 |

蔡　威　　裴国献　　裴晓方　　裴晓华　　廖品正　　谭仁祥　　谭先杰
翟所迪　　熊大经　　熊鸿燕　　樊飞跃　　樊巧玲　　樊代明　　樊立华
樊明文　　樊瑜波　　黎源倩　　颜　虹　　潘国宗　　潘柏申　　潘桂娟
薛社普　　薛博瑜　　魏光辉　　魏丽惠　　藤光生　　B·吉格木德

# 《中华医学百科全书》学术委员会

盛志勇　　康广盛　　章魁华　　梁文权　　梁德荣　　彭名炜　　董　怡
程天民　　程元荣　　程书钧　　程伯基　　傅民魁　　曾长青　　曾宪英
温　海　　裘雪友　　甄永苏　　褚新奇　　蔡年生　　廖万清　　樊明文
黎介寿　　薛　淼　　戴行锷　　戴宝珍　　戴尅戎

# 《中华医学百科全书》工作委员会

# 临床医学

狄　文　　上海交通大学医学院附属仁济医院

冷金花　　中国医学科学院北京协和医院

沈　铿　　中国医学科学院北京协和医院

宋　磊　　中国人民解放军总医院

张淑兰　　中国医科大学附属盛京医院

张震宇　　首都医科大学附属朝阳医院

郁　琦　　中国医学科学院北京协和医院

郎景和　　中国医学科学院北京协和医院

胡丽娜　　重庆医科大学附属第二医院

段　华　　北京妇产医院

徐丛剑　　复旦大学附属妇产科医院

陶光实　　中南大学湘雅第二医院

崔满华　　吉林大学第二医院

谢　幸　　浙江大学医学院附属妇产科医院

谭先杰　　中国医学科学院北京协和医院

薛凤霞　　天津医科大学总医院

魏丽惠　　北京大学人民医院

# 前　言

《中华医学百科全书》终于和读者朋友们见面了！

古往今来，凡政通人和、国泰民安之时代，国之重器皆为科技、文化领域的鸿篇巨制。唐代《艺文类聚》、宋代《太平御览》、明代《永乐大典》、清代《古今图书集成》等，无不彰显盛世之辉煌。新中国成立后，国家先后组织编纂了《中国大百科全书》第一版、第二版，成为我国科学文化事业繁荣发达的重要标志。医学的发展，从大医学、大卫生、大健康角度，集自然科学、人文社会科学和艺术之大成，是人类社会文明与进步的集中体现。随着经济社会快速发展，医药卫生领域科技日新月异，知识大幅更新。广大读者对医药卫生领域的知识文化需求日益增长，因此，编纂一部医药卫生领域的专业性百科全书，进一步规范医学基本概念，整理医学核心体系，传播精准医学知识，促进医学发展和人类健康的任务迫在眉睫。在党中央、国务院的亲切关怀以及国家各有关部门的大力支持下，《中华医学百科全书》应运而生。

作为当代中华民族"盛世修典"的重要工程之一，《中华医学百科全书》肩负着全面总结国内外医药卫生领域经典理论、先进知识，回顾展现我国卫生事业取得的辉煌成就，弘扬中华文明传统医药璀璨历史文化的使命。《中华医学百科全书》将成为我国科技文化发展水平的重要标志、医药卫生领域知识技术的最高"检阅"、服务千家万户的国家健康数据库和医药卫生各学科领域走向整合的平台。

肩此重任，《中华医学百科全书》的编纂力求做到两个符合。一是符合社会发展趋势：全面贯彻以人为本的科学发展观指导思想，通过普及医学知识，增强人民群众健康意识，提高人民群众健康水平，促进社会主义和谐社会构建。二是符合医学发展趋势：遵循先进的国际医学理念，以"战略前移、重心下移、模式转变、系统整合"的人口与健康科技发展战略为指导。同时，《中华医学百科全书》的编纂力求做到两个体现：一是体现科学思维模式的深刻变革，即学科交叉渗透/知识系统整合；二是体现继承发展与时俱进的精神，准确把握学科现有基础理论、基本知识、基本技能以及经典理论知识与科学思维精髓，深刻领悟学科当前面临的交叉渗透与整合转化，敏锐洞察学科未来的发展趋势与突破方向。

作为未来权威著作的"基准点"和"金标准"，《中华医学百科全书》编纂过程中，制定了严格的主编、编者遴选原则，聘请了一批在学界有相当威望、具有较高学术造诣和较强组织协调能力的专家教授（包括多位两院院士）担任大类主编和学科卷主编，确保全书的科学性与权威性。另外，还借鉴了已有百科全书的编写经验。鉴于《中华医学百科全书》的编纂过程本身带有科学研究性质，还聘请了若干科研院所的科研管理专家作为特约编审，站在科研管理的高度为全书的顺利编纂保驾护航。除了编者、编审队伍外，还制订了详尽的质量保证计划。编纂委员会和工作委员会秉持质量源于设计的理念，共同制订了一系列配套的质量控制规范性文件，建立了一套切实可行、行之有效、效率最优的编纂质量管理方案和各种情况下的处理原则及预案。

《中华医学百科全书》的编纂实行主编负责制，在统一思想下进行系统规划，保证良好的全程质量策划、质量控制、质量保证。在编写过程中，统筹协调学科内各编委、卷内条目以及学科间编委、卷间条目，努力做到科学布局、合理分工、层次分明、逻辑严谨、详略有方。在内容编排上，务求做到"全准精新"。形式"全"：学科"全"，册内条目"全"，全面展现学科面貌；内涵"全"：知识结构"全"，多方位进行条目阐释；联系整合"全"：多角度编制知识网。数据"准"：基于权威文献，引用准确数据，表述权威观点；把握"准"：审慎洞察知识内涵，准确把握取舍详略。内容"精"："一语天然万古新，豪华落尽见真淳。"内容丰富而精练，文字简洁而规范；逻辑"精"："片言可以明百意，坐驰可以役万里。"严密说理，科学分析。知识"新"：以最新的知识积累体现时代气息；见解"新"：体现出学术水平，具有科学性、启发性和先进性。

《中华医学百科全书》之"中华"二字，意在中华之文明、中华之血脉、中华之视角，而不仅限于中华之地域。在文明交织的国际化浪潮下，中华医学汲取人类文明成果，正不断开拓视野，敞开胸怀，海纳百川般融入，润物无声状拓展。《中华医学百科全书》秉承了这样的胸襟怀抱，广泛吸收国内外华裔专家加入，力求以中华文明为纽带，牵系起所有华人专家的力量，展现出现今时代下中华医学文明之全貌。《中华医学百科全书》作为由中国政府主导、参与编纂学者多、分卷学科设置全、未来受益人口广的国家重点出版工程，得到了联合国教科文等组织的高度关注，对于中华医学的全球共享和人类的健康保健，都具有深远意义。

《中华医学百科全书》分基础医学、临床医学、中医药学、公共卫生学、军事与特种医学和药学六大类，共计144卷。由中国医学科学院/北京协和医学院牵头，联合军事医学科学院、中国中医科学院和中国疾病预防控制中心，带动全国知名院校、科研单位和医院，有多位院士和海内外数千位优秀专家参加。国内知名的医学和百科编审汇集中国协和医科大学出版社，并培养了一批热爱百科事业的中青年编辑。

回览编纂历程，犹然历历在目。几年来，《中华医学百科全书》编纂团队呕心沥血，孜孜矻矻。组织协调坚定有力，条目撰写字斟句酌，学术审查一丝不苟，手书长卷撼人心魂……在此，谨向全国医学各学科、各领域、各部门的专家、学者的积极参与以及国家各有关部门、医药卫生领域相关单位的大力支持致以崇高的敬意和衷心的感谢！

《中华医学百科全书》的编纂是一项泽被后世的创举，其牵涉医学科学众多学科及学科间交叉，有着一定的复杂性；需要体现在当前医学整合转型的新形式，有着相当的创新性；作为一项国家出版工程，有着毋庸置疑的严肃性。《中华医学百科全书》开创性和挑战性都非常强。由于编纂工作浩繁，难免存在差错与疏漏，敬请广大读者给予批评指正，以便在今后的编纂工作中不断改进和完善。

刘德培

# 凡　例

一、《中华医学百科全书》（以下简称《全书》）按基础医学类、临床医学类、中医药学类、公共卫生类、军事与特种医学类、药学类的不同学科分卷出版。一学科辑成一卷或数卷。

二、《全书》基本结构单元为条目，主要供读者查检，亦可系统阅读。条目标题有些是一个词，例如"下腹痛"；有些是词组，例如"白带异常"。

三、由于学科内容有交叉，会在不同卷设有少量同名条目。例如《基础肿瘤学》《病理生理学》都设有"肿瘤"条目。其释文会根据不同学科的视角不同各有侧重。

四、条目标题上方加注汉语拼音，条目标题后附相应的外文。例如：

zǐgōng nèimó zēngshēng
**子宫内膜增生**（endometrial hyperplasia）

五、本卷条目按学科知识体系顺序排列。为便于读者了解学科概貌，卷首条目分类目录中条目标题按阶梯式排列，例如：

子宫内膜异位症 ……………………………………………………………
　腹膜子宫内膜异位症 ……………………………………………………
　卵巢子宫内膜异位症 ……………………………………………………

六、各学科都有一篇介绍本学科的概观性条目，一般作为本学科卷的首条。介绍学科大类的概观性条目，列在本大类中基础性学科卷的学科概观性条目之前。

七、条目之中设立参见系统，体现相关条目内容的联系。一个条目的内容涉及其他条目，需要其他条目的释文作为补充的，设为"参见"。所参见的本卷条目的标题在本条目释文中出现的，用蓝色楷体字印刷；所参见的本卷条目的标题未在本条目释文中出现的，在括号内用蓝色楷体字印刷该标题，另加"见"字；参见其他卷条目的，注明参见条所属学科卷名，如"参见□□□卷"或"参见□□□卷□□□□"。

八、《全书》医学名词以全国科学技术名词审定委员会审定公布的为标准。同一概念或疾病在不同学科有不同命名的，以主科所定名词为准。字数较多，释文中拟用简称的名词，每个条目中第一次出现时使用全称，并括注简称，例如：甲型病毒性肝炎（简称甲肝）。个别众所周知的名词直接使用简称、缩写，例如：B 超。药物名称参照《中华人民共和国药典》2020 年版和《国家基本药物目录》2018 年版。

九、《全书》量和单位的使用以国家标准 GB 3100—1993《国际单位制及其应用》、GB/T 3101—1993《有关量、单位和符号的一般原则》及 GB/T 3102 系列国家标准为准。援引古籍或外文时维持原有单位不变。必要时括注与法定计量单位的换算。

十、《全书》数字用法以国家标准 GB/T 15835—2011《出版物上数字用法》为准。

十一、正文之后设有内容索引和条目标题索引。内容索引供读者按照汉语拼音字母顺序查检条目和条目之中隐含的知识主题。条目标题索引分为条目标题汉字笔画索引和条目外文标题索引，条目标题汉字笔画索引供读者按照汉字笔画顺序查检条目，条目外文标题索引供读者按照外文字母顺序查检条目。

十二、部分学科卷根据需要设有附录，列载本学科有关的重要文献资料。

# 目 录

妇产科学 …………………………………… 1

[妇科学]

[常见症状和体征]

　阴道流血 ………………………………… 2

　白带异常 ………………………………… 3

　下腹痛 …………………………………… 4

　多毛症 …………………………………… 5

　外阴瘙痒 ………………………………… 6

　性交疼痛 ………………………………… 6

　月经失调 ………………………………… 7

　盆腔包块 ………………………………… 8

　阴道溃疡 ………………………………… 9

[妇科炎症]

　外阴炎症 ………………………………… 9

　　急性外阴炎 …………………………… 10

　　慢性外阴炎 …………………………… 10

　　外阴前庭炎 …………………………… 11

　　前庭大腺炎 …………………………… 11

　　前庭大腺囊肿 ………………………… 12

　　前庭大腺脓肿 ………………………… 12

　　婴幼儿外阴炎 ………………………… 12

　　外阴丹毒 ……………………………… 13

　　外阴蜂窝织炎 ………………………… 13

　　外阴疖肿 ……………………………… 14

　　会阴脓肿 ……………………………… 14

　　外阴湿疹 ……………………………… 15

　　外阴接触性皮炎 ……………………… 16

　阴道炎症 ………………………………… 16

　　滴虫阴道炎 …………………………… 17

　　外阴阴道假丝酵母菌病 ……………… 18

　　需氧菌性阴道炎 ……………………… 20

　　细菌性阴道病 ………………………… 21

　　萎缩性阴道炎 ………………………… 22

　　婴幼儿阴道炎 ………………………… 22

　　放射性阴道炎 ………………………… 23

　　阿米巴性阴道炎 ……………………… 23

[子宫炎症]

　子宫颈炎 ………………………………… 24

　　急性子宫颈炎 ………………………… 24

　　慢性子宫颈炎 ………………………… 25

　　　子宫颈肥大 ………………………… 26

　　　子宫颈息肉 ………………………… 26

　　　子宫颈腺囊肿 ……………………… 26

　子宫体炎 ………………………………… 27

　　子宫内膜炎 …………………………… 27

　　　急性子宫内膜炎 …………………… 27

　　　慢性子宫内膜炎 …………………… 27

　　　子宫积脓 …………………………… 28

　　子宫肌炎 ……………………………… 28

　输卵管炎 ………………………………… 28

　　急性输卵管炎 ………………………… 28

　　慢性输卵管炎 ………………………… 29

　输卵管卵巢炎 …………………………… 30

　输卵管卵巢脓肿 ………………………… 30

　盆腔炎性疾病 …………………………… 31

　　盆腔腹膜炎 …………………………… 33

　　盆腔结缔组织炎 ……………………… 34

　　盆腔炎性疾病后遗症 ………………… 34

　女性生殖器结核 ………………………… 35

　　外阴结核 ……………………………… 37

　　输卵管结核 …………………………… 38

　　子宫内膜结核 ………………………… 39

　　盆腔腹膜结核 ………………………… 39

性传播疾病 ………………………………… 40

　淋病 ……………………………………… 41

　梅毒 ……………………………………… 42

　软下疳 …………………………………… 43

　淋病性淋巴肉芽肿 ……………………… 44

　腹股沟肉芽肿 …………………………… 44

　生殖器疱疹 ……………………………… 45

获得性免疫缺陷综合征 …………………… 45

生殖道沙眼衣原体感染 …………………… 46

生殖道支原体感染 ………………………… 47

生殖道人乳头瘤病毒感染 ………………… 47

尖锐湿疣 ……………………………… 48

阴虱病 ……………………………………… 49

[女性生殖器发育异常]

外生殖器官发育异常 ……………………… 49

阴道发育异常 ……………………………… 50

先天性无阴道 ………………………… 51

阴道闭锁 ……………………………… 51

阴道斜隔综合征 ……………………… 52

子宫发育异常 ……………………………… 54

子宫未发育/发育不全 ……………… 55

单角子宫 ……………………………… 55

残角子宫 ……………………………… 55

双子宫 ………………………………… 56

双角子宫 ……………………………… 56

鞍形子宫 ……………………………… 57

纵隔子宫 ……………………………… 57

输卵管发育异常 …………………………… 57

卵巢发育异常 ……………………………… 58

性分化与发育异常 ………………………… 58

性染色体异常 ………………………… 60

特纳综合征 ……………………… 61

45,X/46,XY 卵睾性性发育障碍疾病 ………… 62

超雌 ……………………………… 62

46,XX/46,XY 卵睾性性发育障碍疾病 ………… 63

曲细精管发育不全综合征 ……… 65

性腺发育异常 ………………………… 65

XX 单纯性腺发育不全 …………… 65

XY 单纯性腺发育不全 …………… 66

46,XX/46,XY 卵睾性性发育障碍疾病 ………… 63

性激素量与功能异常 ………………… 66

46,XX 性发育障碍疾病 – 雄激素过多 ………… 66

46,XY 性发育障碍疾病 – 雄激素缺乏 ………… 70

46,XY 性发育障碍疾病 – 雄激素不敏感综合征 … 71

女性生殖器官损伤 ………………………… 73

外阴阴道损伤 ……………………………… 73

外阴骑跨伤 …………………………… 74

外阴血肿 ……………………………… 75

阴道异物 ……………………………… 75

阴道腐蚀性损伤 ……………………… 77

陈旧性会阴裂伤 ……………………… 78

性交损伤 ……………………………… 78

陈旧性子宫颈裂伤 …………………… 79

泌尿生殖道瘘 ……………………………… 79

尿瘘 …………………………………… 79

粪瘘 …………………………………… 81

外阴皮肤病 ………………………………… 81

外阴鳞状上皮细胞增生 …………………… 82

外阴硬化性苔藓 …………………………… 84

外阴硬化性苔藓合并鳞状上皮细胞增生 ………… 84

妇科肿瘤 …………………………………… 85

[外阴肿瘤]

外阴良性肿瘤 ……………………………… 87

外阴乳头状瘤 ………………………… 87

外阴平滑肌瘤 ………………………… 88

外阴瘤样病变 ………………………… 88

外阴鳞状上皮内瘤变 ……………………… 89

外阴恶性肿瘤 ……………………………… 89

外阴鳞状细胞癌 ……………………… 90

外阴佩吉特病 ………………………… 91

外阴基底细胞癌 ……………………… 92

外阴黑色素瘤 ………………………… 92

外阴腺癌 ……………………………… 93

外阴肉瘤 ……………………………… 93

外阴转移性肿瘤 ……………………… 94

［阴道肿瘤］

阴道良性肿瘤 …………………………………… 94

阴道乳头状瘤 ……………………………… 95

阴道纤维肌瘤 ……………………………… 95

阴道平滑肌瘤 ……………………………… 95

阴道神经纤维瘤 …………………………… 95

阴道腺病 …………………………………… 95

阴道血管瘤 ………………………………… 96

阴道上皮内瘤变 ………………………………… 96

阴道恶性肿瘤 …………………………………… 97

阴道鳞状细胞癌 …………………………… 97

阴道黑色素瘤 ……………………………… 98

阴道腺癌 …………………………………… 99

阴道肉瘤 ………………………………… 100

阴道平滑肌肉瘤 ……………………… 100

阴道胚胎性横纹肌肉瘤 ……………… 100

［子宫肿瘤］

子宫颈良性肿瘤 ……………………………… 101

子宫颈乳头状瘤 ………………………… 101

子宫颈乳头状纤维腺瘤 ………………… 101

子宫颈肌瘤 ……………………………… 102

子宫颈上皮内瘤变 …………………………… 102

子宫颈恶性肿瘤 ……………………………… 105

子宫颈鳞状细胞癌 ……………………… 107

子宫颈腺癌 ……………………………… 110

子宫颈微小浸润癌 ……………………… 111

子宫颈微偏腺癌 ………………………… 113

子宫颈癌合并妊娠 ……………………… 114

子宫颈残端癌 …………………………… 115

子宫颈复发癌 …………………………… 117

子宫肌瘤 ……………………………………… 118

子宫肌瘤合并妊娠 ……………………… 121

特殊类型平滑肌瘤 ……………………… 123

静脉内平滑肌瘤病 ……………………… 124

子宫内膜增生 ………………………………… 125

子宫内膜单纯性增生 ………………………… 126

子宫内膜复杂性增生 ………………………… 127

子宫内膜不典型增生 ………………………… 128

子宫肉瘤 ……………………………………… 129

子宫平滑肌肉瘤 ………………………… 130

子宫内膜间质肉瘤 ……………………… 131

子宫恶性米勒管混合瘤 ……………………… 132

子宫内膜癌 …………………………………… 133

子宫内膜浆液性乳头状癌 ……………… 135

子宫内膜鳞状细胞癌 …………………… 136

子宫内膜透明细胞癌 …………………… 137

转移性子宫内膜癌 ……………………… 138

［输卵管肿瘤］

输卵管良性肿瘤 ……………………………… 139

输卵管腺瘤样瘤 ………………………… 140

输卵管畸胎瘤 …………………………… 140

输卵管乳头状瘤 ………………………… 141

输卵管恶性肿瘤 ……………………………… 141

原发性输卵管癌 ………………………… 141

输卵管恶性米勒管混合瘤 ……………… 142

原发性输卵管绒毛膜癌 ………………… 143

输卵管生殖细胞肿瘤 …………………… 144

输卵管肉瘤 ……………………………… 145

［卵巢肿瘤］

卵巢上皮性肿瘤 ……………………………… 145

卵巢浆液性肿瘤 ………………………… 148

卵巢黏液性肿瘤 ………………………… 149

卵巢子宫内膜样肿瘤 …………………… 150

卵巢透明细胞瘤 ………………………… 151

卵巢移行细胞瘤 ………………………… 151

卵巢未分化癌和不能分类肿瘤 ………… 151

卵巢交界性肿瘤 ……………………………… 151

卵巢性索间质肿瘤 …………………………… 153

卵巢颗粒细胞瘤 ………………………… 153

卵巢卵泡膜细胞瘤 ……………………… 153

卵巢纤维瘤 …………………………………… 154
卵巢硬化性间质瘤 …………………………… 154
卵巢支持 – 间质细胞瘤 ……………………… 155
卵巢环管状性索肿瘤 ………………………… 156
卵巢两性母细胞瘤 …………………………… 156
卵巢类固醇细胞瘤 …………………………… 156
　卵巢间质黄素瘤 …………………………… 158
　卵巢莱狄细胞瘤 …………………………… 158
　卵巢非特异性类固醇细胞瘤 ……………… 159
卵巢生殖细胞肿瘤 …………………………… 160
　卵巢畸胎瘤 ………………………………… 161
　卵巢卵黄囊瘤 ……………………………… 163
　卵巢无性细胞瘤 …………………………… 164
　卵巢非妊娠性绒毛膜癌 …………………… 165
卵巢转移性肿瘤 ……………………………… 166
　胃肠道癌转移卵巢 ………………………… 167
　乳腺癌转移卵巢 …………………………… 168
　女性生殖道癌转移卵巢 …………………… 169
［卵巢非特异性组织肿瘤］
　卵巢纤维组织来源肿瘤 …………………… 169
　卵巢肌肉来源肿瘤 ………………………… 170
　卵巢血管来源肿瘤 ………………………… 171
　卵巢淋巴管来源肿瘤 ……………………… 172
　卵巢骨和软骨来源肿瘤 …………………… 172
　卵巢脂肪组织来源肿瘤 …………………… 172
　卵巢间皮来源肿瘤 ………………………… 172
　卵巢未分化肉瘤 …………………………… 173
　卵巢造血细胞来源肿瘤 …………………… 173
卵巢小细胞癌 ………………………………… 174
卵巢瘤样病变 ………………………………… 175
　卵巢纤维瘤病 ……………………………… 175
　妊娠黄素瘤 ………………………………… 176
　卵泡囊肿 …………………………………… 176
　黄体囊肿 …………………………………… 176
　卵巢单纯囊肿 ……………………………… 177

卵巢冠囊肿 …………………………………… 177
恶性腹膜间皮瘤 ……………………………… 177
遗传性卵巢癌综合征 ………………………… 178
女性生殖道多部位原发癌 …………………… 179
青少年及小儿妇科肿瘤 ……………………… 180
妊娠滋养细胞疾病 …………………………… 181
　葡萄胎 ……………………………………… 183
　　家族性复发性葡萄胎 …………………… 185
　　双胎妊娠完全性葡萄胎与正常胎儿共存 … 187
　侵蚀性葡萄胎 ……………………………… 188
　绒毛膜癌 …………………………………… 189
　胎盘部位滋养细胞肿瘤 …………………… 192
　上皮样滋养细胞肿瘤 ……………………… 193
　良性中间型滋养细胞疾病 ………………… 194
妇科内分泌学 ………………………………… 195
女性青春期发育相关疾病 …………………… 198
　女性性早熟 ………………………………… 199
　女性青春发育延迟 ………………………… 200
异常子宫出血 ………………………………… 201
闭经 …………………………………………… 206
　生理性闭经 ………………………………… 206
　病理性闭经 ………………………………… 207
　　子宫性闭经 ……………………………… 208
　　卵巢性闭经 ……………………………… 210
　　垂体性闭经 ……………………………… 211
　　下丘脑性闭经 …………………………… 212
高雄激素血症 ………………………………… 213
高催乳素血症 ………………………………… 215
多囊卵巢综合征 ……………………………… 216
痛经 …………………………………………… 218
　原发性痛经 ………………………………… 218
　继发性痛经 ………………………………… 219
经前期综合征 ………………………………… 220
绝经 …………………………………………… 221
　绝经后骨质疏松 …………………………… 223

激素补充治疗 ……………………………… 225

妇科泌尿学 …………………………………… 226

　盆底障碍性疾病 ………………………… 228

　　压力性尿失禁 ………………………… 228

　　膀胱过度活动症 ……………………… 229

　　阴道前壁膨出 ………………………… 230

　　阴道后壁膨出 ………………………… 231

　　阴道穹隆膨出 ………………………… 231

　　子宫脱垂 ……………………………… 232

子宫内膜异位症 ……………………………… 234

　腹膜子宫内膜异位症 …………………… 236

　卵巢子宫内膜异位症 …………………… 237

　深部子宫内膜异位症 …………………… 238

　不典型子宫内膜异位症 ………………… 239

　子宫内膜异位症恶变 …………………… 240

　子宫内膜异位症"三 A"学说 ………… 241

　在位子宫内膜决定学说 ………………… 242

　子宫内膜异位症源头治疗学说 ………… 243

　假孕疗法 ………………………………… 244

　假绝经疗法 ……………………………… 244

　　反向添加治疗 ………………………… 245

　　雌激素窗口理论 ……………………… 246

子宫腺肌病 …………………………………… 246

盆腔淤血综合征 ……………………………… 247

子宫颈内口松弛 ……………………………… 249

妇科急腹症 …………………………………… 250

　异位妊娠 ………………………………… 251

　　输卵管妊娠 …………………………… 253

　　　输卵管间质部妊娠 ………………… 253

　　子宫颈妊娠 …………………………… 254

　　卵巢妊娠 ……………………………… 255

　　腹腔妊娠 ……………………………… 256

　　阔韧带妊娠 …………………………… 257

　　残角子宫妊娠 ………………………… 257

　　宫内宫外复合妊娠 …………………… 258

子宫角妊娠 …………………………………… 259

辅助生殖后的异位妊娠 ……………………… 260

　子宫瘢痕妊娠 …………………………… 261

卵巢黄体囊肿破裂 …………………………… 262

卵巢巧克力囊肿破裂 ………………………… 263

卵巢肿瘤破裂 ………………………………… 263

卵巢肿瘤蒂扭转 ……………………………… 264

出血性输卵管炎 ……………………………… 265

子宫肌瘤扭转 ………………………………… 266

子宫肌瘤红色变性 …………………………… 267

非产科因素的子宫破裂 ……………………… 268

计划生育 ……………………………………… 269

　计划生育技术指导 ……………………… 271

　计划生育优质服务 ……………………… 271

　计划生育三大工程 ……………………… 272

　节育 ……………………………………… 273

　避孕 ……………………………………… 273

　　甾体激素避孕药 ……………………… 274

　　　复方短效口服避孕药 ……………… 275

　　　单方短效口服避孕药 ……………… 277

　　　长效口服避孕药 …………………… 278

　　　长效避孕针 ………………………… 278

　　　皮下埋植缓释避孕系统 …………… 279

　　宫内节育器 …………………………… 280

　　　惰性宫内节育器 …………………… 282

　　　含铜宫内节育器 …………………… 283

　　　左炔诺孕酮宫内缓释节育系统 …… 285

　　　宫内节育器异位 …………………… 286

　　紧急避孕法 …………………………… 287

　　外用避孕药具 ………………………… 288

　　　避孕套 ……………………………… 289

　　　阴道用避孕药 ……………………… 290

　　　阴道避孕环 ………………………… 290

　　自然避孕法 …………………………… 291

　　输卵管绝育术 ………………………… 292

人工流产 …………………………… 292

　药物流产 …………………………… 292

　　药物流产失败 …………………… 293

　　药物流产不全 …………………… 294

　手术流产 …………………………… 294

　　负压吸引术 ……………………… 294

　　钳刮术 …………………………… 295

　　[手术并发症]

　　　人工流产术中出血 …………… 295

　　　人工流产子宫穿孔 …………… 295

　　　人工流产综合征 ……………… 296

　　　漏吸 …………………………… 296

　　　人工流产不全 ………………… 297

　　　子宫颈/宫腔粘连 …………… 297

　　　人工流产术后感染 …………… 298

中期妊娠引产 ……………………… 299

　水囊引产 …………………………… 300

　羊膜腔内注射依沙吖啶引产 …… 300

　药物引产 …………………………… 301

　小型剖宫取胎术 ………………… 301

胚胎停育 …………………………… 302

自然流产 …………………………… 302

　先兆流产 …………………………… 303

　难免流产 …………………………… 304

　不全流产 …………………………… 304

　复发性流产 ……………………… 304

　稽留流产 …………………………… 305

　感染性流产 ……………………… 306

[女性性问题]

　女性性心理发育 ………………… 306

　　儿童性心理 …………………… 307

　女性青春期性心理 ……………… 307

　女性育龄期性心理 ……………… 308

　女性更年期性心理 ……………… 309

　女性老年期性心理 ……………… 309

妊娠期性心理 ……………………… 310

不孕症患者性心理 ………………… 310

妇科手术患者性心理 ……………… 311

产妇性心理 ………………………… 311

女性性功能障碍 …………………… 312

　性欲障碍 …………………………… 312

　性唤起障碍 ……………………… 313

　性高潮障碍 ……………………… 314

　性交疼痛障碍 …………………… 315

妇女保健 …………………………… 316

[妇科手术]

刮/吸宫术 ………………………… 317

子宫颈锥形切除术 ………………… 318

子宫颈高频电圈刀环形切除术 …… 319

广泛子宫颈切除术 ………………… 320

子宫颈内口环扎术 ………………… 321

子宫颈物理治疗 …………………… 321

子宫切除术 ………………………… 322

　广泛子宫切除术 ………………… 323

　腹腔镜全子宫切除术 …………… 324

子宫肌瘤剔除术 …………………… 325

子宫内膜癌分期手术 ……………… 326

输卵管切除术 ……………………… 327

输卵管卵巢切除术 ………………… 327

输卵管结扎后复通术 ……………… 328

卵巢囊肿切除术 …………………… 329

卵巢癌肿瘤细胞减灭术 …………… 329

卵巢癌间歇性肿瘤细胞减灭术 …… 330

单纯外阴切除术 …………………… 331

广泛外阴切除术 …………………… 331

局部广泛外阴切除术 ……………… 331

外阴整形术 ………………………… 332

全阴道切除术 ……………………… 333

生殖道瘘修补术 …………………… 333

曼切斯特手术 ……………………… 334

全盆底重建术 ………………………………… 334

膀胱颈韧带悬吊术 …………………………… 335

[妇科内镜]

阴道镜 ………………………………………… 335

宫腔镜 ………………………………………… 336

腹腔镜 ………………………………………… 337

　腹腔镜术后并发症 ………………………… 338

[妇科相关检查]

阴道分泌物生理盐水悬液检查 ……………… 339

子宫颈黏液检查 ……………………………… 340

阴道脱落细胞检查 …………………………… 340

子宫颈阴道碘着色试验 ……………………… 341

子宫颈活组织检查 …………………………… 341

阴道后穹隆穿刺术 …………………………… 341

基础体温测定 ………………………………… 342

妊娠试验 ……………………………………… 342

卵泡刺激素测定 ……………………………… 343

人绒毛膜促性腺激素测定 …………………… 343

雌激素测定 …………………………………… 344

孕激素测定 …………………………………… 345

17 - 酮类固醇测定 …………………………… 345

输卵管通液术 ………………………………… 346

子宫输卵管碘油造影 ………………………… 346

盆腔静脉造影 ………………………………… 347

盆腔淋巴造影 ………………………………… 347

妇科超声诊断 ………………………………… 348

索引 …………………………………………… 351

条目标题汉字笔画索引 ……………………… 351

条目外文标题索引 …………………………… 359

内容索引 ……………………………………… 366

fùchǎnkēxué

## 妇产科学（obstetrics and gynecology）

研究女性特有的解剖、生殖及疾病的诊断、预防和处理的学科。她是临床医学的重要组成部分，其本身又有新的分野，包括妇科学、产科学和计划生育。妇科学又包含了普通妇科学、妇科肿瘤学和妇科内分泌学；产科学进而又有围产医学或母胎医学，并涉及遗传学和新生儿学。后来又提出生殖健康的概念。

妇产科学的临床实践见于公元前数千年的史料记载，在古埃及、印度、中国、希腊等均有以产科或接生为代表的医疗活动。值得提出的是，中国古代关于女性生理的观察及描述十分细致而准确，如《黄帝内经·素问·上古天真论》中称："女子七岁，肾气盛，齿更发长；二七而天癸至，任脉通，太冲脉盛，月事以时下，故有子……七七，任脉虚，太冲脉衰少，天癸竭，地道不通，故形坏而无子也。"

由于欧洲文艺复兴以及其他学科（特别是解剖学、外科学）的发展，公元15世纪产科学迅速成长，著述颇丰，度过了朦胧的早期阶段。16世纪出现了真正的剖宫产（cesarean section）。手术名称与著名的古罗马帝国开创者凯撒（Caesar）名字类似，但实无瓜葛。早在公元前700年，古罗马法典规定孕妇死亡可行剖腹取子，以冀救活婴儿，而凯撒大帝45岁时其母尚健在。1876年有了Porro手术，为了止血和防止感染扩散而在剖宫产时切除子宫。在20世纪50年代，剖宫产在中国开展尚不广泛，在分娩中只占2.85%；80年代后，剖宫产率扶摇直上，近年竟达50%～60%，原因复杂，但无限地扩大适应证显然不妥，应予以控制。

产科感染，特别是产褥感染严重威胁产妇的生命。18世纪，怀特（White，C.）、霍姆斯（Holmes，O.W.）和塞麦尔维斯（Semmelweis，I.P.）认为医院里接生医师和助产士（他们的手）是感染的来源，并主张洗手消毒。这是产科革命性的见解和措施。但直到1864年巴斯德（Pasteur，L.I.）消毒法推行之前，产褥感染仍是一种灾难。1948年，南京的产妇死亡率高达13%，其中50%是产褥感染，当年全中国产妇死亡30万。产褥感染的另一个严重后果是新生儿破伤风（1948年全中国死亡15万）。新中国政府大力推广"新法接生"，其重要措施是无菌操作和会阴保护，此外还有对"两病"（子宫脱垂及生殖道瘘）的防治。目前预防产褥感染虽然还是至关重要的问题，但其发生率和死亡率已经大幅下降。中国政府于1995年6月1日颁布了《母婴保健法》，这是以法律形式强化母婴保健的意义和措施。

妇科学的发展继产科学之后，肇始于文艺复兴时期，以生殖内分泌和生殖道肿瘤发展最为突出，前者表明对女性生理激素调节的认识，后者则成为肿瘤学的重要内容。值得纪念的是，细胞学之父巴巴尼古拉（Papanicolaou，G.N.）在1928年、1933年相继发表了有关阴道细胞学的两篇论述，1942年以其名字命名的染色法及分类，对子宫颈癌筛查和预防起了重大贡献。近10余年才有了巴塞斯特分类系统以及细胞学制作的液基细胞薄片技术（LBM或TCT）和CT的读片技术。德国科学家豪森（Hausen）从20个世纪70年代开始研究人乳头瘤病毒（human papilloma virus，HPV），发现HPV是子宫颈癌的致癌病毒，因此成为2008年诺贝尔生理学或医学奖获得者。子宫颈癌也成为唯一病因明确的癌症。HPV的基因检测与分型，使检测更为自动化、标准化，并于2006年进入了HPV疫苗的新时代。中国大规模的"两癌"（乳腺癌、子宫颈癌）筛查，是全国妇女的福音。在妇科肿瘤的诊治实践中，中国宋鸿钊教授创立的大剂量化疗，使绒毛膜癌治疗达到了可以根治的国际先进水平，其分期法也得到了广泛的认可和应用。

生殖内分泌的重要进展是体外受精及胚胎移植技术或试管婴儿技术，1978年由英国学者斯特普托（Steptoe，P.C.）和爱德华兹（Edwards，R.G.）首先施行。世界第1例试管婴儿诞生10年之后，中国第1例试管婴儿在张丽珠教授的培育下诞生。如今各种人工助孕技术如胞质内单精子注射、着床前遗传学诊断以及胚胎冷冻技术等都已经在中国开展。人工助孕技术的管理与伦理问题依然十分重要。

作为基本国策的计划生育及生育调节工作，中国是全世界实施最好的国家。中国在避孕药具、节育、绝育的研究，以及控制人口数量、提高人口质量的长期努力方面成效卓著。从2016年起，中国从"一个家庭，一个孩子"转变为全面开放"二胎"，又将面临新的挑战。

中国现代妇产科学是在北京的杨崇瑞、林巧稚及上海的王淑珍等老一辈开拓者领导、扶助下发展起来的。中国妇产科医师已近20万人，有数个学术分会和多种学术期刊。

妇产科学有以下几个特点：

①妇产科学与其他学科关系密切，如内科、外科、儿科、病理科等。在临床中要注重集体的整体性和相互影响。②妇产科学不仅有理论思考，也有外科手术，所谓动脑又动手，需要掌握各种操作技巧。③妇产科学更强调预防为主，如孕期保健、普查普治等。林巧稚大夫有名言："妊娠不是病，妊娠要防病""如果孕妇有了严重问题再找你，产科医师的责任已经丢掉了一大半！"④要特别关注和掌握女性特点：解剖、生理、病理以及心理的特殊性。⑤妇产科学有很强的社会性。如计划生育属于国策；生育是男女双方的事，而孕育由女性完成；性罪错、性侵害等涉及女性。

在新的世纪，医学将面对更新的问题，其中最突出的是人口问题、计算机与信息、遗传学和卫生保健制度。就妇产科学而言，以下问题和进展最引人关注：①以"母胎医学"或"围产医学"为中心的产科学更强调母胎统一管理的理念，防治妊娠期高血压疾病、妊娠期糖尿病等合并症，注重妊娠结局，提倡母婴安全，发展新生儿科学。②遗传学的发展是 21 世纪的标志事件。遗传咨询和产前诊断是最有价值的实验临床应用，对降低出生缺陷有重要的人口学、社会学意义。③妇科肿瘤仍是主要杀手，特别是随着人口老龄化，癌瘤发病率仍会上升。肿瘤筛查和早期诊断至关重要。HPV 疫苗是最令人鼓舞的子宫颈癌防治措施，也是人类对抗肿瘤最杰出的创举。④女性生殖道感染（特别是性传播疾病、人乳头瘤病毒感染、获得性免疫缺陷综合征等）、子宫内膜异位症、盆底功能障碍性疾病等现代病和常见病，其发病机制的研究

和防治策略会成为热点问题。⑤生殖内分泌及生育调节将迅速发展，为控制人口增长的人工干预和不育患者的人工助孕技术都会得到重视。包括克隆技术在内的生殖活动，其所面临的不是技术问题而是伦理问题。科学技术可以是天使，也可以是魔鬼。关于绝经相关问题，特别是雌激素替代治疗的利弊仍有待循证，但管理和检测不可忽视。妇科手术观念和技术将发生变化，强调微创化，内镜（腹腔镜、宫腔镜）手术是新世纪妇科医师的必备技能，各种介入治疗也得到了发展。治疗更主张个体化、人性化和多元化，强调以人为本，重视患者意愿和提高患者的生活质量。在当代科技发展的形势下，妇产科学更应突出人文观念、哲学观念，强调规范化、个体化、个性化、微创化，把妇产科学的民生问题和科学问题更好地结合起来。

（郎景和）

yīndào liúxuè
## 阴道流血（vaginal bleeding）

除生理性月经和正常产褥期外，生殖系统各器官疾病引起异常出血，血液从阴道流出的症状。是妇科疾病中最常见的症状之一。流血可来自外阴、阴道、子宫颈和子宫体，妇科临床所遇到的多数是子宫出血。阴道流血表现各异，可表现为阴道淋漓不断少量流血，也可表现为阴道大量流血，流血量多时可危及生命。正常的月经出血量平均约 60ml，正常产后出血量不超过 150ml，两者均属生理现象，不属于阴道流血。

**病因与发生机制** 包括以下内容。

卵巢内分泌功能失调 如排卵障碍性异常子宫出血，其内外生殖器无明显器质性病变，而是

由于神经内分泌系统调节紊乱引起的异常子宫出血。临床上分为以下三类。①无排卵性异常子宫出血：由于单一而长期的雌激素刺激使子宫内膜过长，而同时缺乏孕酮的对抗和腺体分泌化，导致子宫内膜肥厚、血运增多，内膜组织非同步性剥脱，造成子宫不规则性出血。②黄体功能不足：由于黄体过早退化致黄体期过短，引起月经频发。③子宫内膜不规则脱落：由于黄体萎缩过程过长，从而引起子宫内膜不规则剥脱，导致异常子宫出血。

病理妊娠 如流产、异位妊娠、葡萄胎、产后胎盘部分残留、胎盘息肉和子宫复旧不全等。

生殖道炎症 如外阴溃疡、阴道炎、子宫颈炎、子宫颈息肉和子宫内膜炎等，可引起生殖道黏膜充血、糜烂或溃疡而致阴道流血。

生殖器肿瘤 无论是良性还是恶性，均可能导致月经过多或不规则阴道流血，良性肿瘤如子宫平滑肌瘤或具有分泌雌激素功能的卵巢良性肿瘤等；恶性的如外阴癌、阴道癌、子宫内膜癌、子宫颈癌、恶性滋养细胞疾病等。①子宫平滑肌瘤：是引起阴道流血的常见良性肿瘤。大的肌壁间肌瘤或黏膜下肌瘤可使宫腔及内膜面积增加，宫缩不良等致使经量过多、经期过长、不规则阴道流血等；肌瘤发生坏死、溃疡或并发感染时可出现持续性或不规则阴道流血。②卵巢颗粒细胞瘤及卵泡膜细胞瘤：为卵巢功能性肿瘤，由于肿瘤分泌雌激素，刺激子宫内膜使子宫内膜增生或增生过长，甚至发生腺癌可引起不规则阴道流血。③子宫内膜癌：癌灶呈息肉样突起、质硬、脆，表面常有浅表溃疡，坏死组织脱

落可致绝经后少量至中量阴道流血，症状顽固，晚期可致大出血。④子宫颈癌：出血主要见于外生型者又称菜花型，肿瘤质脆，常发生接触性出血，随着肿瘤的增大、组织坏死脱落可发生大量阴道流血。⑤绒毛膜癌：发生阴道转移后，癌灶溃破可引起阴道大量流血。

**损伤、异物和药物**　生殖道创伤如外阴和阴道骑跨伤、性交所致处女膜或阴道损伤均可发生阴道流血。生殖道黏膜受异物刺激并发感染亦可导致阴道流血。放置宫内节育器常并发子宫出血，引起阴道流血。另外，使用雌激素或孕激素不当可引起不规则子宫出血，引起阴道流血。

**全身性疾病**　全身慢性消耗性疾病，如高血压、贫血、白血病、心肾疾病、血小板减少症、维生素缺乏症等，均可使血管壁变薄变脆，通透性增加而致子宫出血，引起阴道流血。

**鉴别诊断**　根据阴道流血量、性状以及伴随症状对可能的病因鉴别。

**经量增多**　月经量多或经期延长，月经周期基本正常，为子宫平滑肌瘤的典型症状，其他如子宫腺肌病、排卵性月经失调、安置宫内节育器，均可有经量增多。

**周期不规则的阴道流血**　多为无排卵性异常子宫出血，但应注意排除早期子宫内膜癌。性激素药物应用不当或使用避孕药物后也会引起周期不规则的阴道流血。

**无任何周期可辨的长期持续阴道流血**　多为生殖道恶性肿瘤所致，首先应先考虑子宫颈癌或子宫内膜癌的可能。

**停经后阴道流血**　多发生于育龄妇女，应首先考虑与病理妊娠有关，如流产、异位妊娠、葡萄胎等；发生于绝经过渡期妇女，多为无排卵性异常子宫出血，但应排除生殖道恶性肿瘤。

**伴白带增多的阴道流血**　一般应考虑晚期子宫颈癌、子宫内膜癌或子宫黏膜下肌瘤伴感染。

**接触性阴道流血**　于性交后或阴道检查后，阴道立即有鲜血出现，应考虑是急性子宫颈炎、早期子宫颈癌、子宫颈息肉或子宫黏膜下肌瘤的可能。

**经前或经后点滴阴道流血**　月经来潮前数日或来潮后数日，持续极少量阴道红褐色分泌物，可见于排卵性月经失调或放置宫内节育器的不良反应。此外，子宫内膜异位症亦可出现上述情况。

**绝经多年后阴道流血**　若流血量极少，历时2~3天即净，多为绝经后子宫内膜脱落引起的出血或萎缩性阴道炎；若出血量较多且流血持续不净或反复阴道流血，应考虑子宫内膜癌的可能。

**间歇性阴道排出血性液体**　应警惕输卵管癌的可能。

**外伤后阴道流血**　常见于骑跨伤后，出血量可多可少。

另外，患者的年龄对鉴别阴道流血也有重要意义。新生女婴出生后数日有少量阴道流血，是由于来自母体的雌激素骤降而引起撤退性出血，一般在数天内即自行停止；幼儿期和绝经后阴道流血应多考虑恶性妇科肿瘤；青春期少女阴道流血常为无排卵性异常子宫出血；育龄妇女阴道流血应多考虑与妊娠有关的疾病；而发生于更年期妇女排除恶性妇科肿瘤后则多为无排卵性异常子宫出血。

**处理原则**　阴道流血量多固然可能危及生命，但如良性疾病所致者，预后良好；而流血量少者，也可能是恶性肿瘤的最早症状，如忽视反而延误治疗，引起不良后果，故对阴道流血应注意鉴别阴道流血的病因，根据病因尽早进行相应处理。需强调的是，无任何周期可辨的长期持续阴道流血、接触性阴道流血、绝经多年后阴道流血或间歇性阴道排出血性液体应警惕妇科恶性肿瘤的可能，对上述患者应及时进行肿瘤筛查，力争做到恶性肿瘤的早期诊断，早期治疗。

（胡丽娜）

báidài yìcháng
## 白带异常（abnormal leucorrhea）

女性阴道分泌物量与性状发生异常变化的症状。白带是由阴道黏膜渗出物及子宫颈管、子宫内膜和输卵管腺体分泌物等混合而成，其形成与雌激素的作用有关。正常白带呈白色稀糊状或蛋清样，高度黏稠，无腥臭味，量少，对妇女健康无不良影响，其分泌量、质地受体内雌激素、孕激素水平高低的影响，其量和性质随月经周期而变化，亦与性意念、性生活有关，称生理性白带。性生活频繁能激发白带分泌增多，育龄妇女、妊娠、口服避孕药时，会出现白带增多。围绝经期妇女白带的分泌稀少淡薄，绝经后妇女阴道分泌物减少或无分泌物，常感觉外阴干涩。

**病因**　异常白带减少常因卵巢功能减退，性激素分泌减少引起。异常白带增多常因生殖道炎症和生殖器官癌变引起。

**鉴别诊断**　根据异常白带的颜色、性状及伴随症状可对其可能病因进行鉴别。

**无色透明白带**　外观与正常白带相似，但量显著增多，可伴有腰骶部酸痛、性交痛、性交出血、不孕等症状，但多数轻型患者可无明显症状。考虑为卵巢功能失调、阴道腺病或子宫颈高分化腺癌等疾病的可能。此外，服用雌激素、孕激素类药物如避孕药也可引起药物性白带量增多；而运动过量、特殊运动及疲劳过度可致慢性盆腔充血引起白带量增多。

白色或灰黄色泡沫状稀薄白带　为滴虫阴道炎的特征。白带增多及外阴瘙痒为其主要症状，白带呈白色或灰黄色、泡沫状稀薄液体，如有细菌混合感染时则呈脓性，有腥臭，严重者可混有血液；多数伴有阴道及外阴瘙痒，间或有灼热、疼痛及性交痛等。白带实验室镜检可见滴虫。

凝乳块状白带　为假丝酵母菌阴道炎的特征。表现为白带量增多，为白色豆渣样或凝乳状，有时呈水样含有白色片状物，常伴有严重外阴瘙痒或灼痛。白带实验室镜检可见卵圆形孢子连成串珠状或树枝状。多见于妊娠、糖尿病、长期使用抗生素、肾上腺皮质激素或免疫抑制剂者。

灰色均质鱼腥味白带　为细菌性阴道炎的特征。白带量增多，呈稀薄均质状或稀糊状，颜色为灰白色或灰黄色，带有特殊的鱼腥臭味，性交时臭味加剧。可伴有外阴瘙痒或灼痛。白带查见线索细胞，阴道 pH > 4.5，胺试验阳性为其特征性改变。

脓样白带　色黄或黄绿，黏稠，伴臭味，为细菌感染所致，如急性阴道炎、子宫颈炎、子宫颈管炎及婴幼儿阴道炎均可引起。子宫颈癌或阴道癌并发感染、宫腔积脓、阴道内异物亦可致脓样白带。

黑色白带　子宫颈或阴道恶性黑色素瘤细胞脱落可致黑色白带，白带为黑色如乌贼鱼液样或墨汁状。

血性白带　白带中混有血液，血量多少不一，应考虑子宫颈癌、子宫内膜癌、输卵管癌、子宫颈息肉、重度子宫颈糜烂或子宫黏膜下肌瘤等疾病。放置宫内节育器亦可引起血性白带。

水样白带或泔水样白带　量多，持续，伴奇臭味，多见于晚期子宫颈癌、阴道癌或子宫黏膜下肌瘤伴感染。间断性排出黄色或红色水样白带，应考虑输卵管癌的可能。

处理原则　白带异常有可能是妇科疾病最先出现的症状。根据患者的白带量、性状的异常以及伴随的症状，完善相关实验室检查，可以鉴别白带异常的病因，而后可以根据不同病因进行相应治疗。对于炎症引起的白带异常，需针对其病原体选择合适的药物治疗。需要强调的是，持续大量的血性白带或水样白带可能是妇科恶性肿瘤的早期表现，对于该类患者应及时进行肿瘤筛查，力争做到恶性肿瘤的早期诊断，早期治疗。

（胡丽娜）

xiàfùtòng

下腹痛（lower abdominal pain）

因妊娠相关疾病、盆腔器质性或功能性病变引起下腹部疼痛的症状。疼痛是指由痛觉末梢传入的神经冲动，经脊髓丘脑束，投射到皮质感觉分析区，而产生的感觉。是妇产科疾病所引起的常见症状之一。根据起病的缓急，下腹痛分为急性、周期性和慢性三种类型。

病因　引起下腹痛的妇产科疾病主要有以下几类。①与妊娠有关疾病：如自然流产、异位妊娠、葡萄胎、胎盘早剥和子宫破裂。②妇科疾病：如子宫内膜异位症、痛经、生殖道畸形、子宫穿孔、子宫肌瘤红色变性、卵巢囊肿蒂扭转、卵巢肿瘤破裂、盆腔炎性疾病及盆腔炎性疾病后遗症、晚期恶性肿瘤等。

鉴别诊断　根据下腹痛的性质和特点考虑不同的妇产科疾病。

起病缓急　起病缓慢而逐渐加剧者，多为内生殖器炎症或恶性肿瘤所引起，病程较长；急骤发病者，应考虑卵巢囊肿蒂扭转或囊肿破裂；反复隐痛后突然出现撕裂样剧痛者，应想到输卵管妊娠破裂或流产的可能。

下腹痛部位　下腹正中出现疼痛多为子宫病变引起的疼痛，较少见；一侧下腹痛应考虑为该侧子宫附件病变，如卵巢囊肿蒂扭转、输卵管卵巢炎，右侧下腹痛还应考虑急性阑尾炎等；双侧下腹痛常见于子宫附件炎性病变；整个下腹痛甚至全腹疼痛，可见于卵巢囊肿破裂、输卵管妊娠破裂或盆腔腹膜炎。

下腹痛性质　持续性钝痛多为炎症或腹腔内积液所致；顽固性疼痛难以忍受应考虑晚期恶性肿瘤可能；阵发性绞痛考虑子宫或输卵管等空腔器官收缩；撕裂性锐痛考虑输卵管或者卵巢肿瘤破裂；下腹坠痛考虑宫腔积血或者积脓。

下腹痛时间　在月经周期中间出现一侧下腹隐痛，考虑排卵性疼痛；经期出现腹痛者，考虑原发性痛经或继发性痛经的可能；周期性下腹痛但无月经来潮多为经血排出受阻所致，考虑先天性生殖道畸形或术后宫腔、子宫颈管粘连等；无任何周期可辨的下腹痛应考虑恶性肿瘤的可能；停经后下腹疼痛考虑流产、早产或临产的可能。

下腹痛放射部位　放射至肩

部应考虑为腹腔内出血；放射至腰骶部多为子宫颈、子宫病变所致；放射至腹股沟及大腿内侧，一般为该侧子宫附件病变所引起。

下腹痛伴随症状　同时有停经史，多为妊娠合并症；伴恶心、呕吐考虑有卵巢囊肿蒂扭转的可能；有畏寒、发热常为盆腔炎症；有休克症状应考虑有腹腔内出血；出现肛门坠胀一般为直肠子宫陷凹有积液所致；伴有恶病质为晚期癌肿的表现。

处理原则　急性下腹痛起病急，发展快，病情严重，病情变化迅速，严重者危及患者生命，应警惕异位妊娠破裂大出血、卵巢囊肿破裂、卵巢囊肿蒂扭转的可能，诊断时应注意排除内外科疾病，临床处理时应在维持患者生命体征的同时及时处理病因。当诊断不能确定，但病情严重、具有手术探查指征时，应及时手术探查，术中明确诊断并妥善处理。对于周期性及慢性下腹痛应准确鉴别病因，根据不同病因进行相应治疗。晚期恶性肿瘤引起的无任何周期可辨的长期持续下腹痛的患者，其肿瘤分期多较晚，治疗以缓解疼痛，提高患者的生活质量为主。

（胡丽娜）

duōmáozhèng

**多毛症**（hirsutism）　卵巢和肾上腺产生的雄激素过多或皮肤对雄激素的敏感性增高致体毛增多的症状。95% 以上的多毛症是良性状况。

病因与发病机制　正常人的毛发有一定的生长过程和分布。毛发的生长与雄激素的量和毛囊对雄激素的敏感性两种因素有关。女性体内的雄激素则主要来源于肾上腺皮质，少量来源于卵巢间质细胞。如果雄激素水平高，对

毛囊的刺激强，毛发就多而旺盛；若毛囊对雄激素过于敏感，即使雄激素水平正常，也会出现毛发过多。

除特发性因素外，内分泌疾病所致多毛较常见，最常见的病因是多囊卵巢综合征和特发性多毛症。其发病原因主要有以下几种情况。

卵巢性多毛症　①多囊卵巢综合征：为排卵障碍导致患者激素的代谢过程异常，出现雄激素过多，出现多毛症。多始于青春期，常既有多毛，又有肥胖和闭经，但多毛的程度不严重，常不被重视。②卵巢男性化肿瘤：卵巢睾丸细胞瘤、卵巢门细胞瘤、卵巢脂质细胞瘤等肿瘤细胞可分泌雄激素，致患者体内雄激素水平升高，出现多毛。另外，某些卵巢黏液性囊腺瘤及浆液性囊腺瘤的间质细胞可分泌雄激素，也可导致多毛。

肾上腺性多毛症　肾上腺皮质分泌过多的雄激素所致。临床上可分先天性及后天性两大类。先天者与遗传有可能由肾上腺皮质酶系统缺陷所致，后者由肾上腺皮质增生或肿瘤所致。表现为女性呈男性化伴多毛，女性面毛、体毛增多，痤疮，男性体态，无乳房发育，也无月经来潮，声音粗沉。

垂体性多毛症　如肢端肥大症患者 10% ~ 15% 伴有多毛症。

医源性多毛症　长期使用大量睾丸酮、肾上腺皮质激素类药物可引起多毛症，但为暂时性的，停药后多毛现象会逐渐消失。此外许多口服避孕药，含有 19-去甲睾酮衍化而来的合成孕激素，可引起多毛症，糖皮质激素如泼尼松也可引起。

特发性多毛症　可能与遗传

因素有关。表现为青春期或青春期后，毛发增粗、变浓厚，毳毛显著增多变粗，出现胡须，有时胸毛及腋毛增多，同时会伴有头顶脱发，额角上升，但无阴蒂增大，患者显得粗壮，无肾上腺皮质、卵巢及其他内分泌功能紊乱的证据。

诊断　基于病史和体征，大多数病例辅以血清睾酮和 17α-羟基黄体酮水平即可诊断。同时应进行相关影像学检查以明确多毛病因。

鉴别诊断　根据以下临床特点可初步鉴别多毛病因。

有无激素水平异常　卵巢性多毛及肾上腺性多毛常伴体内雄激素水平增加，通过患者的临床表现及相关影像学检查可明确诊断；当没有不排卵的证据并且雄激素水平正常时可诊断为特发性多毛症。

起病缓急　缓发的多毛症可见于高催乳素血症、胰岛素抵抗综合征、卵泡膜细胞增殖症、多囊卵巢综合征和特发性多毛症；速发的多毛症可见于库欣综合征、肿瘤、先天性肾上腺增生症。

多毛部位　若面部两侧及咽喉部有毛，胸部毛发特别明显，则雄激素过量来源于卵巢；若下颌终毛多，咽喉部终毛多覆盖至腹白线，将乳房间中线及耻骨三角连接起来，则雄激素过量来源于肾上腺；若面部两侧及背部有毛，通常为医源性多毛症。

处理原则　需经过检查确诊病因后，针对病因采取措施，方可达到治疗目的。应通过实验室及影像学检查明确分泌多量雄激素的病灶，必要时给予外科手术，去除病因。①广泛性多毛：可应用全身药物治疗。包括抑制肾上腺、卵巢产生雄激素及抗雄激素

制剂，如口服避孕药、促性腺素释放激素类似物、醛固酮拮抗剂、酮康唑、皮质类固醇等。②局部多毛：可采用局部美容疗法。传统美容疗法包括脱色、刮毛、电解、镊子脱毛、蜡脱毛、化学物质脱毛、激光脱毛术，其中激光脱毛术因其操作的方便性、对周围其他皮肤组织的非损伤性及不良反应少而备受关注。但是激光治疗的理想参数、方法、治疗的安全性和有效性尚需进一步研究。

（胡丽娜）

wàiyīn sàoyǎng
**外阴瘙痒**（pruritus vulvae） 发生于外阴部位瘙痒的症状。妇产科常见，最常发生在阴蒂、小阴唇、会阴及肛门周围，可发生在任何年龄组，下生殖道感染女性、围绝经期及老年期妇女最为常见。常发生在夜间，月经期或吃刺激性食物后，严重瘙痒时患者坐卧不安，影响生活质量。

**病因** 包括局部病因及全身性病因。

**局部病因** ①感染：阴道炎症如外阴阴道假丝酵母菌病、细菌性阴道病、滴虫阴道炎、萎缩性阴道炎是引起外阴瘙痒最常见的原因。性传播疾病如淋病，衣原体、支原体、阴虱感染，疥疮也可导致外阴瘙痒。蛲虫病可引起幼女肛门周围及外阴瘙痒。②慢性外阴营养不良（鳞状上皮细胞增生）：以奇痒为主要症状，伴有外阴皮肤色素减退。③药物过敏或化学药品刺激：肥皂、避孕套、新洁尔灭、红汞等可因直接刺激或过敏而引起接触性皮炎或过敏性皮炎，出现外阴瘙痒。④不良卫生习惯：不注意外阴局部清洁，皮脂、汗液、经血、阴道分泌物，甚至尿、粪浸渍，长期刺激外阴可引起外阴瘙痒；经

期卫生用品不当，平时穿着不透气的化纤内裤均可诱发外阴瘙痒。⑤其他：皮肤病变、擦伤、寻常疣、疱疹、湿疹、外阴肿瘤均可引起外阴瘙痒。

**全身性病因** ①糖尿病：由于尿液对外阴皮肤的刺激而致外阴瘙痒，特别是伴发外阴阴道假丝酵母菌病时，外阴瘙痒尤重。②妊娠期和经前期外阴部充血偶可导致外阴瘙痒。③妊娠期肝内胆汁淤积症、黄疸、维生素 A 或维生素 B 缺乏、贫血、白血病等慢性病患者出现外阴瘙痒时，常为全身瘙痒的一部分。④不明原因外阴瘙痒（精神性外阴瘙痒）：部分患者外阴瘙痒十分严重，但无明显的全身或局部原因，认为可能与精神或心理方面因素有关。

**鉴别诊断** 包括以下内容。

外阴瘙痒伴白带增多 外阴阴道假丝酵母菌病、滴虫阴道炎及细菌性阴道病等以外阴瘙痒、白带增多为主要症状，阴道分泌物实验室病原学检测可鉴别具体病因。

外阴瘙痒伴赘生物 应考虑外阴鳞状细胞癌、外阴恶性黑色素瘤、外阴基底细胞癌等外阴肿瘤的可能，病灶活检可鉴别具体病因。

外阴瘙痒伴色素减退 应考虑外阴鳞状上皮细胞增生及外阴硬化性苔藓的可能，根据临床表现及病灶处活检可明确诊断。

外阴瘙痒伴皮损 外阴过敏性接触性皮炎、外阴湿疹、外阴不良卫生习惯、外阴擦伤等所致外阴瘙痒多伴局部特征性皮疹或皮损，可据此鉴别瘙痒病因。

外阴瘙痒伴寄生虫感染 主要包括阴虱病、外阴疥疮、蛲虫病，根据瘙痒好发部位及皮损特征可鉴别，外阴局部发现寄生虫

卵或寄生虫体可确诊。

**处理原则** ①一般处理：注意会阴部卫生，特别在经期、妊娠期要保持外阴清洁、干燥。采用冰块（起效快，经济）或中药（冰片及其为主的软膏等）外敷可一定程度缓解外阴瘙痒。勿用肥皂水或热水冲洗阴道，避免穿化纤内裤，忌食辛辣食物或易过敏食物。无明显感染者尽量不用各种消毒液。不宜搔抓外阴局部，防止抓伤皮肤及继发感染。②病因治疗：绝大多数外阴瘙痒是由病原体感染引起的，对于女性瘙痒患者应尽早明确病原体的类型，根据实验室检查的结果采用针对性的药物治疗。对于其他病因所致的外阴瘙痒应完善检查，鉴别病因，消除外阴瘙痒病因。需强调的是，外阴瘙痒伴赘生物或色素减退的患者应先做病灶活检，明确诊断后再予治疗。

（胡丽娜）

xìngjiāo téngtòng
**性交疼痛**（dyspareunia） 因性交动作引起反复发作或持续性的外阴、阴道或下腹部疼痛的症状。根据临床特点，该症状可分为终身性的或获得性的，以及广泛性或境遇性等几种类型。性交疼痛会对女性生理尤其心理产生严重不良影响，直接影响妇女生活质量及家庭幸福，严重影响妇女的生殖健康。

**病因与发病机制** 性交疼痛病因复杂，既有器质性因素，又有社会心理因素。

**器质性因素** ①生殖器官先天性发育异常：女性生殖器官先天性异常尤其是生殖道发育异常对性生活影响较大。如处女膜肥厚或闭锁、阴道先天性狭窄、先天性卵巢发育不全或男性假两性畸形伴阴道短小、阴道纵隔或横

隔、尿道下裂等可致女性性交疼痛。②泌尿生殖器官炎症：泌尿器官炎症如急慢性尿道炎、膀胱炎、肾盂肾炎等可因患者有尿频、尿急、尿痛或腰痛等不适症状出现性交疼痛；生殖器官炎症如前庭大腺炎和脓肿、真菌性阴道炎、滴虫阴道炎、老年性阴道炎、子宫颈炎、附件炎及性传播性疾病如淋病、梅毒、尖锐湿疣等可致妇女出现外阴、阴道或盆腔深部的疼痛，勉强性交将出现性交痛。③生殖器官其他疾病：感染、局部刺激、糖尿病妇女的神经炎所致阴蒂疼痛可引起性交疼痛。子宫内膜异位症的患者也可能存在性交痛。④妇科肿瘤及妇科手术：各种妇科良性、恶性肿瘤可以因肿瘤的机械压迫、组织坏死、继发感染造成性交疼痛；外阴阴道及子宫切除术后的生殖器解剖状态（如形态、长短、相对位置、瘢痕等）的改变及化疗或放疗后严重的全身反应均可导致性交疼痛；切除双侧卵巢的妇女，由于雌激素的分泌不足，造成生殖器官的萎缩与干涩，也是造成性交疼痛的常见原因。

**社会心理因素**　未婚时遭受过暴力强奸或初婚时丈夫动作粗暴会给女性性功能带来重要影响，可致女性将性交同疼痛联系起来；不正确的性教育、夫妻间感情不和、担心性交怀孕、居室不严密等均可能减退性兴奋使女性阴道滑润不足而导致性交疼痛；另外，女性产褥期因会阴疼痛、阴道分泌物减少及生殖器尚未复旧等原因易发生性交疼痛。

**其他**　随女性年龄增长和绝经，体内雌激素水平下降，出现进行性生殖器官萎缩、盆腔血流量减少可引起性交疼痛；性无知或缺乏经验如误把尿道当作阴道进行性交，或性交前配偶不做准备动作而将阴茎猛烈插入阴道等均会引起性交疼痛；女性对异性精液及阴茎套的变态反应也可引起性交疼痛。

**诊断与鉴别诊断**　女性性交疼痛可分为原发性及继发性：原发性的性交疼痛是指刚开始性生活疼痛即出现；继发性性交疼痛是指曾有过和谐性生活，后因种种因素而出现疼痛。性交疼痛又可分为完全性与境遇性：完全性的性交疼痛是指在任何情境下性交都会发生疼痛；境遇性的性交疼痛只是在某些情境下性交而出现疼痛，而在另一些情境下则不会。性交疼痛的诊断并不困难，根据患者的主诉可进行初步诊断，通过对患者的进一步相关检测可查找原因，鉴别其性交疼痛的类型。一般来说，原发性的性交疼痛除了性无知或初次性交处女膜破裂引起的暂时性疼痛外，主要是先天性的发育缺陷或顽固性心理因素所致；继发性的性交疼痛又固定在某区域，多数为器质性病变或生理性改变所致；境遇性和游走不定的性交疼痛，通常是心理因素所致。

**处理原则**　性交疼痛是一种复杂的心身疾患，治疗需视病因而定。一般来说，婚前接受性教育和患者进行性咨询都是必要的。如果是年轻女性切除了双侧卵巢而引起性交疼痛，可用雌激素作替代疗法；中老年的阴道萎缩、干涩，雌激素作替代疗法或用润滑剂可收到较好的效果；如果是过敏反应所致，应改变避孕方法。如果是器质性因素，应针对病因进行相应的手术或药物治疗；如果为心理因素所致，应进行专门的心理咨询，详细了解双方对性生活的认识、性交方式、心理状态、夫妻感情等，而后进行性健康教育及相应的心理治疗，必要时进行性行为治疗。

（胡丽娜）

yuèjīng shītiáo

**月经失调**（menoxenia）　因各种原因引起的月经周期、经期、经量等异常的症状。是女性疾病最常见的症状之一。月经是指随卵巢的周期性变化，子宫内膜周期性脱落及出血。正常月经的周期、持续时间和出血量表现出明显的规律性和自限性：月经周期一般为 28~30 天；月经持续时间为 2~7 天；月经量平均约 35ml，范围为 20~80ml。月经是一种生理现象，一般无特殊症状。由于经期盆腔淤血及子宫血流量增多，有些妇女可有下腹及腰骶部下坠感，但一般并不严重，不影响工作和学习。

正常月经的建立和维持有赖于下丘脑-垂体-卵巢轴的神经内分泌调节，以及靶器官子宫内膜对性激素的周期性反应，其中任何一个环节发生障碍就会出现月经失调。临床上常见于异常子宫出血、闭经、痛经、经前期综合征、围绝经期综合征等。

围绝经期是指从接近绝经，并出现与绝经有关的内分泌、生物学和临床特征起至绝经 1 年内的期间，即绝经过渡期至绝经后 1 年。约 1/3 的围绝经期妇女能通过神经内分泌的自我调节达到新的平衡而无自觉症状，而 2/3 妇女则可出现一系列性激素减少所致的症状，称为围绝经期综合征。除自然绝经外，两侧卵巢经手术切除或者受放射线毁坏后可导致人工绝经，这种类型的妇女较自然绝经妇女更易发生围绝经期综合征。其全身症状包括潮热、激动易怒、焦虑不定或情绪低落等；

生殖和泌尿系症状包括盆底松弛、乳房萎缩、尿道黏膜变薄、括约肌松弛等；心血管系统症状主要为绝经后妇女易发生动脉粥样硬化、高血压等，其他可能出现的症状有骨质疏松、脱发、多汗、水肿等。治疗主要包括一般治疗及激素治疗，一般治疗包括心理治疗、摄入足量蛋白质及含钙丰富食物或补充钙剂；激素治疗即合理应用雌激素以控制围绝经期症状及疾病。

（胡丽娜）

pénqiāng bāokuài

**盆腔包块**（pelvic mass） 因各种原因而形成的位于或起始于盆腔内的成形包块。女性盆腔包括内生殖器（子宫、输卵管、卵巢）、盆腔腹膜及子宫周围的结缔组织。根据发病器官或部位的不同，盆腔包块可来自内生殖器、肠道、泌尿道等，以源自内生殖器者最多。

**病因** 通常与肿瘤、炎症、妊娠、出血等有关。

**肿瘤性盆腔包块** ①子宫肿瘤：如子宫平滑肌瘤，最常见的一种女性生殖器官良性肿瘤，妇科检查可扪及与子宫相连的实质性肿块或整个子宫体增大、变形、质硬、表面凹凸不平，B超检查可辅助诊断；还可见于子宫内膜癌、子宫肉瘤或子宫绒毛膜癌等子宫恶性肿瘤。②卵巢肿瘤：正常情况下，子宫附件包括输卵管和卵巢均难以扪及，故当附件区可扪及包块时多属病理现象，应警惕卵巢肿瘤的可能。卵巢肿瘤所致盆腔包块，不论肿块大小，凡其表面光滑、囊性且可活动者多为卵巢良性肿瘤；凡肿块为实性，表面不规则，不活动，特别是盆腔内扪及其他结节或伴有胃肠道症状者多为卵巢恶性肿瘤。

③原发性输卵管癌：有阴道排液、腹痛和盆腔包块"三联征"，妇科检查可于子宫一侧或两侧触及腊肠形或形状不规则肿块，为实性或囊实性，活动受限或完全固定。

**炎性盆腔包块** 多为双侧性，位于子宫两旁，与子宫有粘连，压痛明显。

**与妊娠有关的盆腔包块** ①妊娠子宫：见于育龄妇女，有停经史，且在下腹部扪及包块者。②输卵管异位妊娠：输卵管妊娠流产或破裂可导致长期反复的内出血，并形成患侧附件区包块。妇科检查患侧附件区可扪及边界不清的包块，形态不规则、质地软、压痛明显。③葡萄胎：见于育龄妇女，停经后出现不规则阴道流血且子宫迅速增大者。

**肠道及泌尿道来源的盆腔包块** 结肠癌、粪块嵌顿、阑尾脓肿、腹部手术或感染后继发的肠管粘连、充盈的膀胱或先天异位肾（盆腔肾）均可形成盆腔包块。

**其他性质的盆腔包块** ①卵巢子宫内膜异位囊肿：又称卵巢巧克力囊肿。卵巢内的异位内膜因反复出血而形成单个或多个囊肿，囊肿内含暗褐色黏糊状陈旧血，状似巧克力液体。囊肿大小不一，直径一般在 5 ~ 6 厘米以下，但最大者可达 25 厘米。妇科检查卵巢子宫内膜异位囊肿多为与子宫有粘连、活动受限且有压痛的囊性包块。②卵巢非赘生性囊肿：多为单侧可活动的囊性包块，直径一般不超过 6 厘米。黄体囊肿可在妊娠早期扪及，葡萄胎患者常并发一侧或双侧卵巢黄素囊肿。③先天性生殖道畸形：可见于双子宫、残角子宫等，其他先天性畸形如处女膜闭锁、完全性阴道横隔、子宫颈闭锁则可因经血不能外流，导致阴道积血、

宫腔积血，甚至输卵管积血而出现盆腔包块。

**鉴别诊断** 根据盆腔包块的性质及伴随症状考虑不同的妇产科疾病。

**盆腔实性包块** 凡位于下腹正中且与宫颈相连的实性肿块，多为子宫增大，应考虑以下几种可能：育龄妇女有停经史，且在下腹部扪及包块，应首先考虑为妊娠子宫；若包块与子宫体相连，表面光滑，活动度好，一般应考虑子宫肌瘤；若与子宫体相连的实性包块迅速长大，且伴有不规则的阴道流血、腹痛等症状，应考虑子宫肉瘤的可能。附件区扪及实性包块，且包块表面不规则，活动受限，特别是盆腔内可扪及其他结节或伴有胃肠道症状者多为卵巢恶性肿瘤。

**盆腔囊性包块** 卵巢非赘生性囊肿及卵巢良性肿瘤多表现为表面光滑、活动度佳的囊性包块；盆腔包裹性积液、卵巢子宫内膜异位囊肿、少数卵巢恶性肿瘤表现为表面不规则，不活动的囊性包块，需根据病史及相关辅助检查结果加以鉴别。

**盆腔包块伴下腹痛** 可见于卵巢肿瘤蒂扭转、卵巢肿瘤破裂、浆膜下子宫肌瘤蒂扭转、子宫肌瘤红色变性、输卵管异位妊娠及盆腔脓肿。

**盆腔包块伴月经异常** 盆腔包块伴有月经量增多，经期延长、周期紊乱及不规则阴道流血等症状，起因大多源于子宫，常见的疾病有子宫肌瘤、子宫腺肌病、子宫肉瘤，亦可来源于卵巢有内分泌功能的肿瘤如卵巢颗粒细胞瘤、卵泡膜细胞瘤等。

**盆腔包块伴痛经** 盆腔包块伴有进行性加重的继发性痛经症状者应考虑卵巢子宫内膜异位囊

肿的可能。

盆腔包块伴阴道排液 原发性输卵管癌可出现盆腔包块伴阴道排液症状，排出的液体常为淡黄色水样或血清样，有时呈血性，量多少不定，且呈间歇性；子宫内膜癌也可表现为绝经后少量阴道排液，排液呈浆液性或血水样，为持续性或间断性。

**处理原则** 盆腔包块是很多妇科疾病常见且重要的体征之一，不同的病变处理原则截然不同，应认真加以鉴别，以期得到正常诊断与处理。应根据盆腔包块的部位、性质及伴随的症状，完善相关检查，鉴别盆腔包块的病因，根据不同的病因进行相应治疗，力争做到恶性肿瘤的早期诊断，早期治疗。

（胡丽娜）

yīndào kuìyáng

**阴道溃疡**（vaginal ulcer） 阴道黏膜出现发炎、溃烂、缺损性病变的症状或体征。阴道溃疡并非一个单独存在的疾病。它可以为感染性疾病所造成，也可为非感染性疾病所致。常由于入选标准不同（诸如创伤或脓疱疮是否除外）、就诊场所不同（一般医疗场所或性病诊疗机构）、患者类型不同（普通人群或性工作人群）、就诊原因不同、自行用药治疗、诊断方法不恰当等情况做出笼统的诊断，因此临床上很难比较这两类病因的发生率。

**病因** 其病因可归纳为性传播疾病和非性传播疾病两类。

**性传播疾病所致** 阴道溃疡常见于6种性传播疾病。其中生殖器疱疹最常见，其次是梅毒和软下疳。获得性免疫缺陷病毒感染导致的外阴或阴道溃疡，多为单个或散在，伴疼痛，严重时可导致瘘管形成。性病性淋巴肉芽肿很少见，腹股沟肉芽肿仅发生在部分热带地区。

**非性传播疾病所致** ①固定性药疹：起初为边界清楚的红斑，随后可能发展为水疱或溃疡，最常累及口唇和生殖器。复方新诺明、四环素以及酚酞等是最常引起生殖器溃疡的药物。②贝赫切特（Behcet）综合征：主要表现为反复发生的口腔溃疡、生殖器溃疡、眼干涩或皮肤红肿等改变，其中溃疡是其主要临床体征。③杀精子剂：大剂量或频繁使用可引起外阴、阴道及子宫颈溃疡，但减少剂量一般不会发生。④E-B病毒感染：通过培养和聚合酶链反应检测发现，E-B病毒可引起生殖器溃疡。几乎所有病例均发生于年轻女性。少部分可见溃疡伴疼痛，可能发生于全身症状之前或伴随全身症状。⑤生殖器结核：女性生殖道结核也可累及阴道壁，引起结核性阴道壁溃疡，常由子宫、输卵管或子宫颈结核向下播散而致。结核性溃疡的边缘不整齐，呈鼠咬状，溃疡底部可有结核结节，呈颗粒状突起，切片内有干酪样坏死、类上皮和朗汉斯巨细胞形成的肉芽肿。⑥阿米巴感染：因女性患者阴道接近肛门，肠道阿米巴原虫可感染阴道，引起阿米巴性阴道炎而产生阴道潜行溃疡，溃疡的口小而底大，溃疡与溃疡灶之间的阴道黏膜正常，则阴道分泌物有时可呈脓血样改变。分泌物生理盐水湿片检查可找到滋养体，其间可找到圆形的阿米巴滋养体。⑦阴道肿瘤：可因阴道肿瘤表面的阴道黏膜缺血、坏死发生溃疡。⑧阴道异物：阴道异物久置未取出，尤其较硬的异物对阴道黏膜的压迫，导致黏膜损伤、缺血或继发感染形成溃疡。⑨阴道膨出：见于子宫脱垂时阴道前后壁伴有不同程度的膨出，或虽无子宫脱垂，但因阴道前后壁膨出，暴露于阴道口外，膨出后的阴道前后壁黏膜受摩擦，可形成阴道壁溃疡。⑩物理或化学物品损伤：大剂量或频繁使用可引起外阴、阴道及子宫颈的急性溃疡。

**诊断** 阴道溃疡患者常有局部疼痛、阴道分泌物增加、性交疼痛、性交不适等症状，应详细询问病史，根据临床表现及体征，进行临床分析，并结合实验室检测（尤其检测性传播疾病病原体）确诊。

**处理原则** 应保持局部清洁，采用坐浴。溃疡面涂消炎抗菌软膏，也可使用促进生肌去腐的中药软膏治疗，急性炎症时也可用药液湿敷，待创口清洁后用凡士林纱布敷贴，或用鱼肝油外涂。特殊病原体引起的阴道溃疡除上述相应处理外，应针对病原体治疗，尤其对于性传播疾病者，建议其性伴侣检查及治疗。在溃疡治愈前避免性生活。

（薛凤霞）

wàiyīn yánzhèng

**外阴炎症**（vulvitis） 发生于外阴皮肤或黏膜的炎性疾病。可表现为红、肿、痛、痒、糜烂等。是妇科最常见疾病之一，任何年龄组均可发病。外阴是指女性的外生殖器，即生殖器的外露部分，包括耻骨联合至会阴及两股内侧之间的组织。

**病因与发病机制** 外阴、阴道与尿道、肛门毗邻，局部潮湿，易受污染；育龄妇女性生活较频繁，且外阴、阴道是分娩、宫腔操作的必经之路，容易受到损伤及外界病原体的感染；绝经后妇女及婴幼儿雌激素水平低，局部抵抗力下降，也易发生感染。外阴炎症及阴道炎症可单独存在，也可两者同时并存。虽然正常阴道内有多种微生物存在，但由于阴道与这些微生物之间形成生物平衡并不致病。阴道生态平衡一旦被破坏或外源病原体侵入，即可导致阴道炎症发生。

**临床表现** 外阴皮肤瘙痒、烧灼感和疼痛，在活动、性交和排尿后加重。急性期红肿、充血、有抓痕；慢性期有痛痒、外阴皮肤皲裂、苔藓化。有些患者小阴唇内侧肿胀、充血、糜烂和成片湿疹。

**诊断** 主要依据病史、临床表现和必要的辅助检查进行诊断。

**治疗** ①病因治疗：积极寻找病因，由糖尿病尿液引起的外阴炎，应首先积极控制血糖；由尿瘘、粪瘘刺激引起的外阴炎应及时行手术修补瘘管（有炎症时不能立即手术）。②一般治疗：急性期应注意休息，避免性生活，停用可能引起外阴部激惹的外用药物。保持外阴清洁干燥，避免搔抓。勤换内裤，并用温水进行洗涤，切不可与其他衣物混合洗，避免交叉感染。③恢复阴道酸碱度：阴部的弱酸性环境能保持阴道的自洁功能，正常人 pH 为 3.7～4.5，因此治病期间使用弱酸配方的女性护理液对病原体的生长繁殖会有抑制作用。④药物疗法：外阴部坐浴，每日 2 次，坐浴后局部涂以抗生素软膏、有发热及血白细胞计数增高者，可口服或肌内注射抗生素。

**预防** 女性外阴是体表最隐蔽之处，多不愿意暴露，需保持外阴清洁干燥，尤其在经期、孕期、产褥期；不穿化纤内裤、紧身裤，穿棉织内衣裤；还应减少卫生护垫的刺激。

（张淑兰）

jíxìng wàiyīnyán

**急性外阴炎**（acute vulvitis） 发生于外阴的急性炎性疾病。

**病因** 多由于不注意外阴卫生，受到物理、化学性的刺激或变态反应等引起局部抵抗力减弱造成的继发感染。如月经垫的刺激、内裤摩擦、抓挠，特别是子宫颈炎、阴道炎时分泌物增多，均可产生不同程度的外阴炎。糖尿病患者的尿液、粪瘘患者的粪便及尿瘘患者尿液的长期浸渍等亦可引起外阴炎，致病菌可有葡萄球菌、链球菌、大肠杆菌及变形杆菌等。

**临床表现** 外阴肿胀、充血、皮肤瘙痒、疼痛、烧灼感、糜烂、小丘疹、小水疱、脓疱等。严重者形成溃疡、腹股沟淋巴结肿大。

**诊断** 详细询问病史、分泌物多少、性状及有无特殊因素，如糖尿病、粪瘘、尿瘘、患者的卫生情况等，必要时查白带常规。①阴道分泌物检查：检查 pH、阴道清洁度，是否有真菌、滴虫、细菌（线索细胞、脓细胞）感染。②阴道分泌物培养：明确由哪种病原菌感染，为医生提供准确的诊断依据。

**治疗** ①病因治疗：首先应针对病因进行治疗，去除病因（见外阴炎症）。②局部治疗：可采用 1:5000 高锰酸钾溶液坐浴，抗生素软膏（新霉素软膏、红霉素软膏、莫匹罗星软膏即百多邦、中草药等）涂抹。也可采用物理治疗，如紫外线疗法、超短波治疗、微波治疗等。③全身用药：感染严重者针对细菌的药敏结果可全身应用抗生素，一般选用青霉素类或头孢类抗生素口服或静滴；青霉素皮试阳性者可改用大环内酯类药物；厌氧菌感染者予口服甲硝唑，真菌感染可使用氟康唑等。

**转归** 如治疗不彻底，容易复发转为慢性或难治性。

（张淑兰）

mànxìng wàiyīnyán

**慢性外阴炎**（chronic vulvitis） 发生于外阴的慢性炎性疾病。

**病因** 一般情况下，主要是由于急性外阴炎没有得到及时的治疗而引发的。阴道壁由黏膜、肌层和纤维组织构成，黏膜横纹皱襞多，一旦发生感染，很难将病原体完全清除，因而导致外阴阴道慢性炎症。

**临床表现** 外阴瘙痒、疼痛、分泌物增多、白带异常是最常见的症状。有的患者会出现盆腔疼痛、痛经、月经不调、尿频或排尿困难，在排便、性生活或者月经期时外阴疼痛及瘙痒加重。长期慢性炎症可表现为外阴皮肤黏膜增厚、粗糙、皲裂等。

**诊断** 同急性外阴炎。

**治疗** 局部用药同急性外阴炎，亦用超短波治疗、微波治疗、红外线治疗等。

很多慢性外阴阴道炎症病程很长，往往各种治疗均难达到完全治愈的目的。但如在采取对症治疗后，主要症状如瘙痒等得到缓解，即应认为该疗法是有效的。如停用该药，病情加剧，此时不但不应认为是治疗无效，相反说明上述治疗是正确的，宜继续采用。皮肤病的治疗一般多为将药物直接敷在患处皮肤上，但由于慢性皮肤病的病损处表皮增厚，特别是其皮层角质的存在，阻碍和延缓了药物透过表皮层进入瘙痒神经末梢所在的真皮层，所以用药初期多无明显疗效。此时患者不能因暂时无效放弃治疗，一般一周左右瘙痒症状方能缓解，坚持数周至数月才有可能使症状消失。为了加速疗效，对表皮增厚的慢性外阴阴道炎症，在局部用药前，最好先用温水坐浴 10 ~ 15 分钟，以使表皮角质层潮湿变软，从而有利于药物渗入和吸收。

（张淑兰）

wàiyīn qiántíngyán

## 外阴前庭炎（vulvar vestibulitis）

以外阴前庭部出现红斑及接触性疼痛为特征的慢性、持续性综合征。患者常因性交时外阴疼痛而来就诊。多见于性生活活跃的妇女。

**病因**　尚不明了，可能与感染尤其是人乳头瘤病毒（human papilloma virus，HPV）感染及异常神经纤维增生、阴道痉挛、生殖器念珠菌感染、尿中尿酸盐刺激、阴道 pH 的改变、外阴疾病治疗之后的反应、尿道的压力与变异、局部长期用药、口服避孕药、心理因素等有关。

**临床表现**　主要表现为性交时阴道口剧痛，可持续 1 ~ 24 小时，或长期阴道口处有烧灼感，可伴有尿痛、尿频、尿后滴沥。常导致性交畏惧感，疼痛可在初次性交后出现或在经历正常性活动后发生，也可因放置卫生棉垫触发。外阴前庭炎通常在一些激发因素（如手术、分娩、感染）影响下急性发作，检查时见前庭部充血、肿胀，用棉拭子轻触可诱发疼痛，一般前庭大腺开口附近触痛最明显。红斑局限于处女膜的边缘或环绕阴道口，或因触诊而诱发红斑，红斑范围亦会在前庭区内扩大，感觉过敏区位于整个前庭区，有的局限于前庭大腺开口处或阴唇系带处。也可表现为尿道旁腺开口处，有时能看到多个乳头状瘤，易被误诊为生殖器疣。但这些乳头状瘤局限于小阴唇内侧，不像生殖器疣那样

相互融合，其分布是均匀而对称的。进行病毒学检查未分离出 HPV，认为这是正常人体解剖学上的变异。有的患者还伴有身体其他部位的皮肤过敏史，最常见于面部。面部过敏多伴发"三联征"：即性交困难、前庭红斑和妇科检查时触痛。

**诊断与鉴别诊断**　根据长期性交时阴道口疼痛及前庭发红和触痛可做出初步诊断。特点：①接触前庭或试图插入阴道引起严重的疼痛。②触痛局限在前庭区。③红斑局限在前庭区。

应与以下疾病相鉴别：①外阴炎症性疾病，如外阴阴道假丝酵母菌病、滴虫阴道炎、硬化萎缩性苔藓、湿疹。②紧张性阴唇系带和脆裂外阴综合征。③症状性皮肤划痕征。④骶脊膜囊肿。⑤外阴阿弗他溃疡、糜烂性扁平苔藓、大疱性疾病和单纯疱疹病毒感染。

**治疗**　由于病因不清，治疗效果不理想。对病变较轻或病程尚短者可采用药物治疗；对病变严重或药物治疗无效者，可采用手术治疗。①药物治疗：局部应用 1% 氢化可的松软膏，同时应用 2% ~ 5% 的利多卡因溶液局部外涂以减轻性交不适。对以上治疗无效时或病变较重者，可选用高效皮质激素如 0.025% 氟轻松或 0.1% 曲安奈德软膏外用。其他治疗还包括温水坐浴，性交前液状石蜡润滑前庭部。应用抗生素等的疗效还不肯定。②手术治疗：手术方法有前庭成形术及前庭切除术。

（张淑兰）

qiántíngdàxiànyán

## 前庭大腺炎（bartholinitis）

病原体侵入前庭大腺引起的炎性疾病。前庭大腺位于两侧大阴唇下 1/3 深部，其直径为 0.5 ~ 1.0cm，出口腺管长 1.5 ~ 2.0cm，腺体开口位于小阴唇内侧近处女膜处。在性交的刺激下分泌出黏液，起润滑作用。以育龄妇女多见，幼女及绝经后妇女少见。

**病因**　常为混合感染，病原菌复杂，主要病原体为内源性病原体及性传播疾病的病原体，前者主要为葡萄球菌、链球菌、大肠杆菌、肠球菌等；后者主要为淋病奈瑟菌及沙眼衣原体。也可由厌氧菌（包括类杆菌）所致。在性交、分娩或其他情况污染外阴部时，病原体容易侵入前庭大腺而引起炎症。如未及时治疗，可发展为前庭大腺脓肿。

**临床表现**　炎症多为一侧，初起时局部肿胀、疼痛、灼热感，行走不便，有时会致大小便困难。检查见局部皮肤红肿、发热、压痛明显。若为淋病奈瑟菌感染，挤压局部可流出稀薄、淡黄色脓汁。当脓肿形成时，疼痛加剧，可触及波动感，严重者脓肿直径可达 5 ~ 6cm，患者出现发热等全身症状，腹股沟淋巴结可呈不同程度增大。当脓肿内压力增大时，表面皮肤变薄，脓肿自行破溃，若破孔大，可自行引流，炎症较快消退而痊愈；若破口小，引流不畅，则炎症持续不消退，并可反复急性发作。

**诊断**　根据病史及局部外观与指诊，一般不难诊断。但同时亦应注意尿道口及尿道旁腺有无异常。由于剧痛，不宜行阴道窥器检查。一般应在前庭大腺开口处及尿道口、尿道旁腺各取分泌物进行涂片查病原菌。

**治疗**　急性炎症发作时，需卧床休息，保持局部清洁。可取前庭大腺开口处分泌物进行细菌培养，确定病原体。根据病原体

选用口服或肌内注射抗生素。在获得培养结果之前，可选择广谱抗生素。脓肿形成可切开引流，尽量避免切口闭合后反复感染或形成囊肿。

**并发症** 脓肿如不及时进行处理，偶可向后侧方向播散，形成直肠周围脓肿，有时甚至向直肠溃破。脓肿切开排脓后，多数脓腔可完全闭合而痊愈，但偶亦可形成瘘管，不断有少量分泌物排出，触诊时可扪及小硬结，有轻微压痛，挤压时可从瘘口流出脓液。当瘘口自行封闭或狭窄时，又可蓄积脓液而再次形成脓肿，亦可能反复发作，经久不愈。

**预防** 该病主要是前庭大腺被细菌感染，进而引起腺管开口引流不畅所致。因此，保持外阴清洁是预防感染的主要方法。每日清洗外阴，不穿化纤内裤，患外阴炎时及时治疗，在一定程度上能预防前庭大腺炎的发生。

(张淑兰)

qiántíngdàxiàn nángzhǒng
## 前庭大腺囊肿（Bartholin cyst）

前庭大腺管开口部阻塞，分泌物积聚于腺腔而形成囊肿。又称巴氏腺囊肿。可继发感染形成脓肿，反复发作。

**病因** 前庭大腺阻塞的原因：前庭大腺脓肿消退后，腺管阻塞，脓液吸收后由黏液分泌物所替代；先天性腺管狭窄或腺管内黏液浓稠，分泌物排出不畅，导致囊肿形成；前庭大腺管损伤，如分娩时会阴与阴道裂伤后瘢痕阻塞腺管口，或会阴后－侧切开术损伤腺管。

**临床表现** 囊肿位于阴唇后部的前庭大腺，多为单侧，内容物为透明的黏液，多呈椭圆形，大小不定，多由小逐渐增大，有些可持续数年不变，一般不超过6厘米，在大阴唇外侧明显隆起。有时囊肿仅限于腺体的一部分，且浅部腺管囊肿较深部腺体囊肿多见。腺管如不闭锁，则囊肿大小常可变动。若囊肿小且无感染，可无自觉症状；若囊肿大，可有外阴坠胀感或性交不适。

**诊断与鉴别诊断** 通过囊肿的位置、外观与局部触诊，无炎症现象不难诊断，必要时可行局部穿刺，由其内容与脓肿鉴别，整个切除的囊肿则可由病理确诊。

应注意与以下疾病相鉴别。①大阴唇腹股沟疝：与腹股沟环相连，挤压后可复位，包块消失，向下屏气，肿块可胀大。②其他：前庭大腺囊肿内容物为透明的黏液，很少为浆液性，有时混有血液而呈红色或棕红色，易误认为子宫内膜异位囊肿，特别是囊壁被覆上皮含有假黄色瘤细胞时，更易混淆，应注意鉴别。

**治疗** 由于其可以长期存在，多年不变，如果不妨碍日常生活，则可以定期观察，无需治疗。如果囊肿逐渐长大，或反复感染，经常形成脓肿，可行前庭大腺囊肿造口术。造口术方法简单，损伤小，术后还能保留腺体功能。还可以采用 $CO_2$ 激光或微波做囊肿造口术。

**预防** 外阴局部应保持清洁，不穿化纤内裤，经常换洗内裤，避免阴道分泌物、尿液、粪便的污染。

(张淑兰)

qiántíngdàxiàn nóngzhǒng
## 前庭大腺脓肿（abscess of Bartholin gland）

急性炎症发作时，病原体首先侵犯腺管，腺管呈急性化脓性炎症，腺管开口往往因肿胀或渗出物凝聚而阻塞，脓液不能外流、积存而形成脓肿。

**病因** 前庭大腺导管由于慢性炎症刺激而阻塞后可引起腺体囊性扩张。在急性炎症感染时脓液被吸收后也可形成囊肿。分娩时阴道及会阴外侧部裂伤发生较重的瘢痕组织，以及会阴侧切损伤前庭大腺导管，使前庭大腺分泌引流受阻，导致囊肿形成，当囊肿被感染后则形成脓肿。前庭大腺脓肿的病原体同前庭大腺炎。

**临床表现** 常见于 20～40 岁女性。阴唇肿胀疼痛，阴道前庭下外侧出现疼痛，波动感肿块，局部发热，红斑。

**诊断** 主要诊断依据为体检发现前庭大腺位置形成局限性、波动感肿块，脓肿内容物需进行淋菌和衣原体培养。

**治疗** ①抗生素治疗：前庭大腺炎症急性发作，脓肿尚未形成时需卧床休息，减少摩擦，可取前庭大腺开口处的分泌物进行细菌培养，根据病原体及药敏结果，选用合适的抗生素静脉滴注或口服。②切开引流：脓肿形成后可切开引流。③单纯穿刺引流法：局麻后，平行于处女膜缘，对脓肿穿刺。用碘仿纱布包扎伤口，24～48 小时后复诊，去除纱布。24 小时开始坐浴。但该法有较高的复发率。

(张淑兰)

yīngyòu'ér wàiyīnyán
## 婴幼儿外阴炎（infantile vaginitis）

发生于婴幼儿外阴皮肤或黏膜的炎性疾病。是女性婴幼儿最常见的妇科疾病。

**病因与发病机制** ①外阴局部卫生不佳：患儿母亲及保教人员不注意患儿外阴清洁，使肠道细菌侵入阴道，引起外阴炎。如穿开裆裤，共用盆，不清洗外阴。②异物：如将花生米、豆类、发夹、别针、小石头等塞入阴道，异物造成阴道上皮损伤，而发生继发性感染。③蛲虫性外阴阴道炎：它是由肠道蛲虫通过粪便传入阴道；或粪便处理不当，通过婴儿母亲或保教人员的手或衣服、玩具等使蛲虫卵污染幼女外阴而引起炎症。④继发性外阴阴道炎：幼女在上呼吸道感染或泌尿道感染后，细菌通过灰尘等直接传入阴道而引起感染。⑤家庭成员相互感染：家人患有滴虫、念珠菌或淋菌等疾病可通过不洁卧具传染给孩子。

婴幼儿阴道内菌群不同于成年女性以乳杆菌为主，而是以葡萄球菌、链球菌、类白喉杆菌、大肠埃希菌等为主要菌群，pH 高于成年女性，为 6 ~ 7.5。因婴幼儿卵巢功能尚不健全、体内缺少激素，大阴唇皮下脂肪少，局部营养较差，抵抗力低，且因大阴唇未发育，阴蒂、前庭及尿道均暴露在外，各种病因使阴道口受损，就会为细菌入侵创造条件，从而导致婴幼儿外阴炎。

**临床表现** 常以阴道分泌物增多为主要症状，且分泌物常为脓性，多由母亲发现婴幼儿内裤上有脓性分泌物而就诊。部分患儿伴有泌尿系统感染，出现尿急、尿频、尿痛。患儿可因大量分泌物刺激使外阴痛痒，表现出哭闹、烦躁或用手搔抓外阴。病变严重者，外阴表面可见溃疡，小阴唇可发生粘连，粘连的小阴唇有时遮盖阴道口及尿道口，粘连的上、下方可各有一裂隙，尿自裂隙排出，易误诊为生殖器畸形。

**诊断与鉴别诊断** 根据病史、临床表现、体检和必要的辅助检查，即可诊断。检查可见外阴、阴蒂、尿道口、阴道口黏膜充血、水肿，小阴唇粘连的地方较薄、透亮，有脓性分泌物自阴道口流出。需与滴虫或真菌性外阴炎、

蛲虫性外阴炎和幼女急性淋病相鉴别。

**治疗** ①保持外阴清洁、干燥，减少摩擦。②增加阴道抵抗力，抑制细菌生长。③可针对致病菌及药敏实验，选择相应抗生素治疗。④可用 0.5% ~ 1% 乳酸液 50ml，通过小号橡皮导尿管进行阴道冲洗，增加阴道酸度。⑤对症处理：有蛲虫者，给予驱虫治疗；若阴道有异物，应及时取出。⑥小阴唇已形成粘连者但尚疏松不甚紧密者，可洗净外阴后用手指对称向下、向外轻轻分离。

（张淑兰）

wàiyīn dāndú
## 外阴丹毒（vulvar erysipelas）
链球菌感染外阴皮肤、黏膜的表浅淋巴管网所致的炎性疾病。又称外阴淋巴管急性炎症。

**病因** 致病菌多为 A 组 B 型链球菌，偶为 C 型或 G 型链球菌。外阴皮肤黏膜受损，致病菌从外阴皮肤和黏膜的表面微小破损处侵入皮内网状淋巴管后便迅速蔓延，从而引起急性弥漫性炎症。溶血性链球菌毒素不仅可以直接侵入引起局部红肿表现，还可以通过血行感染诱发全身中毒症状。因此丹毒发病的严重程度与患者的易感性和免疫力相关。任何使人体抵抗力下降的情况如长期营养不良、糖尿病、尿毒症等，均可成为该病的发病因素。

**临床表现** 常表现为先有恶寒、发热、头痛、恶心、呕吐等前驱症状，然后出现皮疹。皮疹初起为一结节状红斑，迅速向周围蔓延形成一片红斑，边界清楚，局部红肿、发热、疼痛，指压病变区立即褪色，一般不化脓。病灶向四周扩展时，中心部位颜色开始消退。严重者红斑表面皮肤灼热，有明显压痛，表面紧张发

亮，伴双侧腹股沟淋巴结肿大、压痛。由于病变主要位于真皮及表皮，真皮高度水肿，血管及淋巴管扩张，炎细胞浸润重者表皮内可发生水肿，甚至形成大疱，发生坏疽，称为坏疽性丹毒。严重者也可由于细菌的扩散及毒素的作用，发生内脏病变及血栓形成，如肾炎、心肌炎及海绵窦血栓形成。此外，胸膜、腹膜、脑膜均可有炎症发生，甚至因支气管肺炎败血症而死亡，常见于年老体弱者及婴儿。

**诊断与鉴别诊断** 根据病史、临床表现、体检和必要的辅助检查即可诊断。

需要与以下疾病相鉴别。①外阴疖肿：多发生在大阴唇外侧毛囊周围，疖肿呈圆形，高出皮肤，表面红肿、结节状大小不一，开始结节坚实，逐渐中央发软表皮变薄，顶端破溃、流脓。②毛囊炎：多为毛囊口周围皮肤发红、肿胀、疼痛，圆锥形肿胀中心有毛发穿出。③接触性皮炎：有接触外界刺激物的病史，全身症状轻，有外阴瘙痒。④外阴蜂窝织炎：为急性炎症，红肿境界不清，中央部红肿最著，越向边缘则炎症逐渐减轻，浸润深时化脓现象更明显。

**治疗** ①一般治疗：应注意卧床休息，多饮水，并注意调节水电解质平衡。②抗菌治疗：首选青霉素、头孢菌素类；对青霉素过敏者选红霉素或磺胺类药物，静脉滴注。症状消失后应继续用药5 ~ 7天，以防止复发。③局部治疗：0.1% 依沙吖啶溶液冷敷，50% 硫酸镁湿敷。

（张淑兰）

wàiyīn fēngwōzhīyán
## 外阴蜂窝织炎（vulvar cellulitis）
致病菌侵入外阴皮下或深部疏

松结缔组织所致的急性、化脓性、弥漫性炎性疾病。常是在外阴疖肿或破溃、损伤未及时处理的基础上发生。不注意局部卫生者易发病。临床罕见。

**病因** 致病菌以溶血性链球菌为主，其次为金黄色葡萄球菌及厌氧菌。炎症由皮肤或软组织损伤引起。

**临床表现** 初期为局部红色弥漫性、浸润性斑块，病变不易局限化，迅速扩散，与正常组织无明显界限。病变局部红肿、剧痛。红肿处皮肤有坚实感，压之凹陷，严重者表面可发生水疱或因肿胀影响血液循环呈暗红色缺血性坏死。①表浅的蜂窝织炎：局部红肿、剧痛明显，并向四周扩大，病变中央常因缺血而坏死。②深部的蜂窝织炎：局部红肿不明显，只有局部水肿和深部压痛，疼痛较轻，但病情较重，常有寒战、发热、头痛、乏力等全身症状，压迫局部有捻发音。蜂窝组织和筋膜有坏死者，以后可有进行性皮肤坏死，脓液恶臭。

**诊断** 根据局部弥漫性红、肿、热、痛，边界不清，中心软化，破溃后流脓等临床表现即可诊断。个别由产气菌（如大肠埃希菌、厌氧杆菌、厌氧链球菌等）所引起者，皮下可有捻发感。有的可伴有畏寒、发热、头痛、乏力、周围淋巴结肿大等全身症状。血常规检查示白细胞增多、中性粒细胞增多。脓液做细菌培养及药敏试验，以利诊断及治疗。

**治疗** 治疗原则为消炎止痛，加强支持疗法，卧床休息以控制病情。①抗菌治疗：首选青霉素族类抗生素，对青霉素过敏者选用红霉素类，疑有厌氧菌感染时，应给予甲硝唑类。治疗初起抗菌药物用量应足够，以迅速控制感染蔓延。②加强支持疗法：多饮水，补充足量维生素，如维生素 C、维生素 B$_1$ 及维生素 E（如来益）等。③外用药物：早期未成脓时可用 50% 硫酸镁湿热敷或敷以 50% 鱼石脂软膏。④穿刺吸脓：对脓腔较小而深在者，可用粗针穿刺脓腔，吸净脓液并以抗菌药物溶液冲洗脓腔，隔天 1 次。⑤切开引流：若药物不能控制应做广泛多处切开引流（切忌过早引流），保证引流充分。⑥切除坏死组织：切除坏死组织后，伤口用 3% 过氧化氢溶液冲洗和湿敷。⑦局部理疗：初起可用红外线或紫外线照射促进局部血液循环，有利于控制炎症发展，也可减轻局部症状。

**预防** 注意个人卫生，积极治疗小的皮肤感染灶和其他部位感染灶，在注射操作中注意严格无菌技术，积极处理开放性损伤对预防该病有重要意义。

(张淑兰)

wàiyīn jiēzhǒng
**外阴疖肿**（vulvar furuncle） 葡萄球菌等细菌感染引起外阴毛囊、皮脂腺周围炎症，并向深部发展的炎性疾病。

**病因** 葡萄球菌等细菌感染外阴毛囊、皮脂腺等。

**临床表现** 多发生在大阴唇外侧毛囊周围，可发生一个，也可同时发生多个。初起表现为局部皮肤结节，呈圆形，高出皮肤，大小不一，根部较硬，红、肿、热、痛较明显。随后，结节逐渐化脓变软，表皮变薄，顶端破溃、流脓，常伴有腹股沟淋巴结肿大。

**诊断** 常可根据其临床表现进行诊断。如果外阴疖肿反复发作，应注意有无糖尿病等全身性疾病。

**治疗** 发生外阴疖肿后不要挤压，以免促进炎症扩散。要注意保持外阴部清洁干燥。症状严重者卧床休息。禁食辛辣、油腻之品。治疗可口服广谱抗生素，感染严重者使用针剂肌内注射。同时用清热解毒药散结，中药熏洗，如选用黄连、连翘、土茯苓、夏枯草、败酱草等，每日熏洗 1~2 次，每次 20 分钟。泡洗后外涂四黄膏或抗生素软膏。如果疖肿较大并已经化脓，可切开排脓。外阴疖肿较其他处疖肿更具危险性，因为此处疖肿易侵犯前庭大腺引起脓肿，患者发热，剧痛难忍，常需手术切开引流排脓。发生外阴疖肿病变，都应早诊断，早治疗。

(张淑兰)

huìyīn nóngzhǒng
**会阴脓肿**（perineal abscess） 发生于会阴部皮肤的化脓性炎症。局限形成脓腔。通常发生在阴道口的两侧。

**病因与发病机制** 由病原体侵入而引起炎症。本病的病原体多以球菌、链球菌、大肠埃希菌、淋球菌常见，此外尚有厌氧菌，其中以类杆菌为常见，因类杆菌是正常阴道内寄生菌，感染机会较多。

会阴脓肿的发生有以下几种可能：来自向表皮分化的外胚叶残留组织；毛囊皮脂腺导管的阻塞；手术外伤引起，致小片表皮种植到真皮组织内，多见于曾有手术史，如会阴切开缝合、会阴修补术。

**病理** 会阴脓肿是由表皮组成其囊壁，包括表皮的棘细胞层、粒细胞层及角质细胞囊壁的外层也可见到上皮钉脚。囊内常见浅表层角化细胞聚集，切开囊壁，呈灰白色豆渣样物其中充满角质蛋白，排列成层如果为时较久，囊内压力较大则鳞形上皮被压为极薄的一层扁平上皮。有时在囊壁邻近组织中见到有异物巨细胞反应，是由于角化破出所引起。

**临床表现** 会阴脓肿生长缓慢，一般无特殊症状。在会阴部皮内或皮下有直径约1厘米的圆形肿块，单发或多发，质地坚硬，微隆起于皮肤表面，但皮肤表面无孔，可随皮肤移动，且易合并感染。

**诊断与鉴别诊断** 根据临床表现及实验检查可以做出诊断。

注意需与以下疾病相鉴别：①外阴大阴唇疝：与腹股沟环相连，为可复性肿块，腹压增大时肿块可出现，经挤压肿块可消失。②外阴中肾管囊肿：多位于处女膜前庭的侧前部位处，一般较小，很少发生感染，多无症状。病理检查可以确诊。③外阴皮脂腺囊肿：易发生于大阴唇，由于皮脂腺管阻塞引起。囊肿与表皮粘连，质硬、无明显囊性感，可挤出皮脂。④外阴皮样囊肿：位于会阴部位的表皮内或皮下，质地较软，囊内含有皮脂或毛发、软骨、支气管组织等。⑤外阴汗腺管囊肿：表皮毛囊角质栓塞而阻塞大汗腺管孔引起潴留囊肿。一般无症状，生长缓慢，无需处理。⑥外阴黏液囊肿：位于阴道前庭部或小阴唇内侧，阴道前庭小黏液腺导管阻塞引起。囊内壁为高柱状或立方形腺上皮细胞。⑦尿道旁腺囊肿：多位于阴道前庭部尿道口周围，体积小。镜下见囊肿壁覆盖上皮常为移行上皮，壁内可见残余尿道旁腺腺体。⑧外阴圆韧带腹膜鞘状突囊肿：位于外阴前侧、大阴唇内面。囊肿来源于腹膜，囊内含清晰腹膜液体。

**治疗** 一般在炎症感染后有急性发作，可使用抗生素，或者引流治疗。很容易复发，所以一定要找到正确的治疗方法进行彻底的治疗，如手术局部切除。

治疗过程中要注意以下几点：①注意经期卫生，行经期间勤换月经垫，勤清洗。②保持外阴清洁干燥，不用热水烫洗，不用肥皂擦洗。③忌乱用、滥用药物，忌抓搔及局部摩擦。④忌酒及辛辣食物，不吃海鲜等极易引起过敏的药物。⑤不穿紧身兜裆裤，内裤更须宽松、透气，以棉制品为宜。

（张淑兰）

**wàiyīn shīzhěn**
## 外阴湿疹 （vulvar eczema）
发生于外阴部，与变态反应有关且有明显渗出倾向，以多形性皮肤损害、反复发作、对称发生、瘙痒剧烈为主要特征的真性浅层及表皮的炎症。一般认为是由第Ⅳ型变态反应引发。中老年多见。

**病因** 病因比较复杂。过敏是发生湿疹的重要原因，变应原可来自外界或机体内部。主要有：①外界变应原，如化学药品、化妆品、染料、放射线等，某些动物的毒素、蛋、鱼、虾、牛奶等异性蛋白及某些植物花粉或空气中尘埃等。②体内变应原，如体内病灶、肠道寄生虫、某些新陈代谢产物、消化道疾病及人体组织在某些因子的影响下，产生的自身抗原等。③局部刺激，如阴道分泌物增多、搔抓、尿瘘等。④精神因素，如精神紧张、过度疲劳、忧郁等使神经内分泌功能发生紊乱，通过神经反射或内分泌影响使皮肤对各种刺激因子易感性增高，而诱发湿疹。

**临床表现** 多发生于大阴唇和阴股沟内，病程长短不定，发作无规律，平时自觉症状不明显，当就寝或精神紧张时出现剧痒，经搔抓后可继发感染，出现局部发红，个别皮疹中心出现小脓点。

急性期 主要表现为外阴剧烈的瘙痒及弥漫性潮红，皮肤损害呈多形性，无明显界限。病情进一步发展，皮肤表面出现针头大小丘疹、丘疱疹或小水疱、基底部充血，损害边界不清，进而糜烂、水肿、渗出加重。由于灼热及剧烈瘙痒而搔抓，伤及表皮，招致感染而结痂，同时可伴有腹股沟淋巴结肿大、发热及全身不适等表现。如果治疗不当，反复发作可使病程延长而转变为慢性病变。

慢性期 由于反复搔抓，抓伤处会有少量浆液渗出，病情迁延不愈。在表皮与真皮内引起浸润与肥厚，皮肤粗糙，可有苔藓样硬化，边界清楚，表面常有糠皮状鳞屑，触之较硬或有湿润痂皮，重者可发生皲裂，活动时有疼痛感。由于血痂和色素沉着，皮肤呈褐色或色素脱失。

**诊断与鉴别诊断** 根据临床表现和病史可确诊。怀疑有接触因素者，应做斑贴试验寻找变应原。急性期合并细菌感染时外周血白细胞及中性粒细胞计数升高。还可行病变区活组织病理检查。

急性湿疹需与外阴接触性皮炎相鉴别；慢性湿疹需要与神经性皮炎外阴瘙痒症相鉴别；角化性湿疹应与银屑病鉴别，银屑病无渗出，皮损边界清楚，上覆银白色鳞屑。此外，还应与女性黏膜白斑和湿疹感染鉴别。①女性黏膜白斑：见于40岁以上妇女，损害主要波及阴蒂、小阴唇及大阴唇黏膜部分，为灰白色斑伴角化过度，剧烈瘙痒。②湿疹感染：多边界清楚，边缘呈环状，可见小脓疱，皮损表现为红斑、渗液及结痂，痂为黄色油脂状，痂下为鲜红糜烂面。在皱褶部位，湿疹感染常形成裂隙。

**治疗** 包括以下内容。

**一般治疗** 尽可能追寻病因，隔绝变应原及各种不良刺激，治疗全身慢性疾病，如消化不良、肠道寄生虫、糖尿病、精神神经异常等。保持会阴部清洁干燥，勿用肥皂清洗皮损，不涂抹有刺激性止痒药物。避免食用致敏和辛辣的食物，勿饮酒，避免过度劳累和精神紧张。

**局部治疗** ①急性期：以局部治疗为主，用生理盐水冷湿敷。在红斑水疱、渗出不明显时涂氧化锌油膏。无渗出液或脓疱时可用1%含酚炉甘洗剂外洗；有明显渗出时可用3%硼酸溶液或1：8000～1：5000的锰酸钾溶液冷湿敷；如出现糜烂面，宜选用复方硫酸铜液外洗以防腐收敛；继发细菌和真菌感染时可选用相应抗细菌和抗真菌药膏，如0.5%新霉素软膏、2%土霉素和氧化锌油膏涂抹，用0.1%依沙吖啶（利凡诺）液湿敷；结痂期除湿敷外，可涂醋酸曲安奈德等，以收敛止痒，保持干燥。②亚急性期：湿疹皮肤有轻度浸润、结痂、脱屑时用糊剂、霜剂，也可选用各类皮质类固醇霜剂。③慢性期：治疗原则为止痒，抑制表皮细胞增生，促进真皮炎症吸收。皮肤有肥厚浸润时用氟芬那酸涂擦；还可选用5%～10%复方松馏油软膏、2%冰片及皮质激素软膏等。对于慢性及顽固性病例可用冷冻疗法或放射性核素（32p）敷贴或浅层X线照射治疗。必要时可用曲安奈德、尿素软膏等皮质类固醇局部封包，可增加疗效。

（张淑兰）

wàiyīn jiēchùxìng píyán

**外阴接触性皮炎**（vulvar contact dermatitis） 外阴皮肤或黏膜接触外源性物质后，在接触部位发生的外阴部炎症。

**病因** 由于外阴部皮肤疏松、薄嫩，神经末梢丰富，不易暴露通风，同类物质引发的外阴部皮疹比发生在身体其他部位的皮疹要严重。常见刺激物有：高浓度的消毒剂、二甲基亚砜、足叶草酯、维A酸、卫生用品、肥皂、外洗药物、乙醇、过氧化氢、香水、尿液等，穿透气性差的化纤内裤也可增加局部湿热度而导致瘙痒。

**临床表现** 该病局部表现为红斑、水肿、水疱、大疱甚至坏死，外阴、大小阴唇、阴蒂呈局限性水肿，而无明显的边缘，皮纹消失，自觉剧烈瘙痒、胀痛或者烧灼感。

**诊断与鉴别诊断** 根据外界物质接触史、接触部位发生的境界清晰的急性皮炎、皮疹，形态多单一，祛除病因后皮损消退快等特点易于诊断。

需与以下疾病相鉴别。①外阴阴道假丝酵母菌病：外阴、阴道黏膜充血性红斑、轻度肿胀、浸渍，黏膜表面凝乳状白膜、白膜下基底红，微渗血，自觉瘙痒。凝乳状白膜、阴道分泌物真菌镜检有菌丝和孢子，培养有白色念珠菌生长。②外阴湿疹：根据多形性皮损易有渗出，境界不清，多反复发作，呈慢性经过可鉴别。当病情与湿疹难以区别时，需做斑贴试验以明确病因。③固定药物引起的皮炎：根据明确的服药史，外阴部水肿性红斑、中央水疱、糜烂等症状，再服同类药物时，原部位可出现同样皮损可鉴别。④脂溢性皮炎：该病除阴股皱褶处外，常伴有其他皮脂溢出部位受累，皮损为毛囊性红斑、斑丘疹，其上覆盖油腻性鳞屑、痂皮或有糜烂，可以有不同程度瘙痒。

**治疗** ①恢复皮肤屏障功能：外阴部有皮炎时，皮肤屏障功能受到破坏，而外阴皮肤薄嫩，故应局部外用营养保护性药物，禁用刺激性强的外用药，并避免使用一切可能对皮肤有刺激的治疗措施。②局部皮肤治疗：急性期有糜烂渗出者，可用生理盐水、3%的硼酸湿敷、1%硫酸镁溶液、绿茶叶水、马齿苋煎液等冷敷；急性皮炎红肿、水疱渗液不多时，可用氧化锌油皮质类固醇霜，有继发感染者可用0.1%依沙吖啶液、1：5000高锰酸钾液湿敷，然后外用含皮质类固醇激素、抗细菌、抗真菌的混合制剂。亚急性阶段可用各种皮质类固醇霜；慢性干燥肥厚的损害可用富含水的皮质类固醇乳膏、软膏制剂；仅有干燥或轻度脱屑的淡红斑，可用单一保护霜（如硅霜）即可；无糜烂渗液者，可于湿敷后外擦炉甘石洗剂；呈慢性湿疹样皮炎者可外擦肾上腺皮质激素类药软膏。③内用药：可用具抗过敏、止痒作用的抗组胺药，如第一代的氯苯那敏片、赛庚啶片羟嗪等或新一代的西替利嗪、氯雷他定、咪唑斯汀等，可任选1～2种服用；严重泛皮的急性接触性皮炎需内用皮质类固醇激素，剂量根据病情而定。

（张淑兰）

yīndào yánzhèng

**阴道炎症**（vaginitis） 各种病原体在阴道受损及机体抵抗力下降时引起的阴道感染性疾病。阴道炎症是妇产科最常见疾病，各年龄组均可发病。阴道与尿道、肛门毗邻，局部潮湿，易受污染；生育年龄妇女性活动较频繁，且阴道是分娩、月经、宫腔操作的必经之道，容易受到损伤及外界病原体的感染；绝经后妇女及婴幼儿雌激素水平低，局部抵抗力下降，也易发生感染。尽管常见阴道炎通常易于诊断，但由于存在多种病原体引起的非特异症状和体征，因此容易误诊和误治。

**阴道生理特点** 在盆底肌的作用下，阴道口闭合，阴道前后壁紧贴，以减少外界微生物的侵入；女性阴道壁是由完整的复层鳞状上皮细胞构成，它们能随着体内雌激素水平的上升而不断增殖、加厚，也随内分泌周期变化而周期性脱落。阴道内没有发现分泌性腺体，其分泌物可来自前庭大腺、尿道旁腺、子宫颈黏液、子宫内膜和输卵管等部位，甚至以"出汗"的方式从黏膜下层渗出。阴道分泌物中的黏蛋白可形成网状的非特异性物理屏障，防止微生物侵损阴道上皮细胞；对阴道黏膜起到局部免疫保护作用。生理情况下，雌激素使阴道上皮增生变厚并富含糖原，增加对病原体的抵抗力；阴道乳杆菌可使糖原分解为乳酸，维持正常阴道的酸性环境（pH≤4.5，多在3.8～4.4），抑制其他病原体生长，称为阴道自净作用。这些解剖生理特点形成了自然的防御功能。

**正常阴道菌群** 女性阴道内微生物群主要栖居于阴道四周的侧壁黏膜皱褶中，其次是穹隆，部分在子宫颈。其与宿主的内分泌系统、阴道解剖结构及阴道局部免疫系统共同组成了阴道微生态系统。正常阴道微生物群种类繁多，包括以下几种。①革兰阳性需氧菌及兼性厌氧菌：乳杆菌、棒状杆菌、非溶血性链球菌、肠球菌及表皮葡萄球菌。②革兰阴性需氧菌及兼性厌氧菌：加德纳菌（此菌革兰染色变异，有时呈革兰阳性）、大肠埃希菌及摩根菌。③专性厌氧菌：消化球菌、消化链球菌、类杆菌、动弯杆菌、梭杆菌及普雷沃菌。④支原体及假丝酵母菌等。

**阴道微生态平衡及影响因素** 虽然正常阴道内有多种微生物存在，但是阴道与这些微生物之间相互依赖、相互制约，形成了动态平衡，因而并不致病。阴道微生态平衡一旦被打破或外源病原体侵入，即可导致阴道感染发生。在维持阴道微生态平衡中，乳杆菌、阴道pH、雌激素及阴道黏膜免疫系统具有重要作用。正常状态下，阴道内厌氧菌与需氧菌的比例为5∶1，二者处于动态平衡状态。此外，还有一些病原体，如弯曲杆菌、支原体及假丝酵母菌等。随着年龄、妊娠等的变化，不同微生物种群发生着相续演替。各种病原体通过黏附机制生长于阴道壁黏膜。有一些寄生菌能合成黏连素存在于细胞表面，经黏连素介导，细菌能与阴道上皮角质细胞的受体结合。另外，在正常情况下，细菌与阴道壁上皮细胞均携带负电荷，同性相斥，不易黏附；但在酸性环境下能减少细胞表面的负电荷，有助于黏附的发生。

在正常阴道菌群中，乳杆菌占优势。乳杆菌为革兰阳性大杆菌，无芽孢，细长弯曲或呈球杆状、杆状，单个、成双或链状，无动力，微需氧或兼性厌氧，但在厌氧环境下生长更好，最适生长温度为35～38℃，每克阴道分泌物含有$10^7$～$10^8$ CFU乳杆菌。研究表明，健康妇女阴道内可分离出20多种乳杆菌，阴道内最常见的乳杆菌是卷曲乳杆菌、加氏乳杆菌、詹氏乳杆菌、惰性乳杆菌、鼠李糖乳杆菌、发酵乳杆菌、植物乳杆菌及阴道乳杆菌等。主要产$H_2O_2$的菌种为卷曲乳杆菌、加氏乳杆菌、詹氏乳杆菌和嗜酸乳杆菌。

阴道内正常优势乳杆菌对维持阴道正常菌群起着关键的作用。正常情况下，雌激素刺激阴道鳞状上皮细胞增生变厚，富含糖原，上皮细胞内的糖原经乳杆菌的作用，分解成乳酸。使阴道的局部形成弱酸性环境（pH≤4.5，多在3.8～4.4），可以抑制其他寄生菌的过度生长。此外，乳杆菌通过替代、竞争排斥机制阻止致病微生物黏附于阴道上皮细胞；同时，分泌$H_2O_2$、细菌素、类细菌素和生物表面活性剂等抑制致病微生物生长。另外，阴道黏膜免疫系统在保持屏障功能的同时，免疫功能细胞（上皮细胞、间质成纤维细胞和淋巴细胞）还可发挥免疫调节作用，并通过分泌多种免疫调节分子，包括细胞因子、化学因子、抗菌蛋白、酶等，在防御阴道感染中起主要作用，维持阴道微生态环境的平衡。

当各种因素（如抗生素的广泛使用、消毒剂及不当的阴道灌洗、全身性免疫低下性疾病、性交、性激素的变化、避孕药具、月经用品、生殖道手术及情绪等）破坏了阴道菌群的动态平衡，导致阴道菌群失衡，作为优势菌的乳杆菌被抑制或大量减少，对其他微生物的抑制作用会减弱，引起病原微生物大量增殖，成为优势菌，从而导致阴道感染的发生，因此阴道内正常菌群功能失调是引起阴道炎症的重要机制。

（薛凤霞）

dīchóng yīndàoyán

**滴虫阴道炎**（trichomonal vaginitis） 由阴道毛滴虫引起的阴道炎症。属性传播疾病，往往与其他阴道炎并存。美国报道约60%滴虫阴道炎同时合并细菌性阴道病。

**病因** 阴道毛滴虫感染引起的阴道炎症。滴虫适宜在温度 25～40℃，pH 5.2～6.6 的潮湿环境中生长，若 pH < 5.0 或 pH > 7.5，则不生长。滴虫阴道炎患者的阴道 pH 为 5.0～6.5。滴虫不仅寄生于阴道，还常侵入尿道或尿道旁腺，甚至膀胱、肾盂及男方的包皮皱褶、尿道或前列腺中。

**传染途径** ①经性交直接传播：男性与女性感染者有一次非保护性交后，约 70% 的男性将会被感染。而男性感染者传给女性的概率可能会更高。②间接传播：经公共浴池、浴盆、浴巾、游泳池、坐便器、衣物、污染的器械及敷料等间接传播。

**临床表现** 潜伏期一般为 4～28 天。由于局部免疫因素、滴虫数量及毒力不同，感染者临床表现不尽相同。10%～50% 感染者可无症状。主要临床表现为阴道分泌物增多及外阴瘙痒，间或有灼热、疼痛、性交痛等，瘙痒部位主要为阴道口及外阴。若尿道有感染，可有尿频、尿痛，有时可见血尿。阴道毛滴虫能吞噬精子，并能阻碍乳酸生成，影响精子在阴道内存活，可致不孕。阴道分泌物特点为稀薄脓性、黄绿色、泡沫状、有臭味。妇科检查可见阴道黏膜充血，严重者有散在出血斑点，甚至子宫颈有出血点，形成"草莓样"子宫颈，后穹隆有大量白带，呈灰黄色、黄白色稀薄液体或黄绿色脓性分泌物，常呈泡沫状。若阴道毛滴虫数量少或局部抵抗力较强，阴道黏膜也可呈正常表现。

**诊断** 对于有阴道炎症状及体征者，若在阴道分泌物中找到阴道毛滴虫即可确诊。最简便的方法是生理盐水湿片法，取少许阴道分泌物放在盛有生理盐水的玻片上，显微镜下见到呈波状运动的滴虫及增多的白细胞被推移。培养法的准确性较高，但耗时较长，步骤烦琐，一般只用于久治不愈、反复发作的可疑患者。

**治疗** 需全身用药，主要治疗药物为甲硝唑及替硝唑。

**全身用药** 因滴虫阴道炎经常合并其他部位（尿道、尿道膀胱及前庭大腺）的滴虫感染，单纯阴道局部用药效果差，易复发，故不推荐局部用药。初次治疗推荐甲硝唑或替硝唑单次口服，也可选用甲硝唑或替硝唑分次口服，连用 7 天。①妊娠期的治疗：滴虫阴道炎可导致胎膜早破、早产及低出生体重儿风险增加。甲硝唑尚无致畸报道，不能改善妊娠结局，仅可缓解阴道局部症状，防止新生儿感染，阻止滴虫传播。推荐方案：甲硝唑分次口服，连用 7 天或单次口服。临床中应权衡利弊，用药前最好取得患者知情同意。分娩时，女性新生儿通过产道时很少感染滴虫即出现阴道分泌物异常的情况，但是可能导致产妇发生产褥期感染。②哺乳期的治疗：服用甲硝唑者，服药后 12～24 小时避免哺乳，以减少甲硝唑对婴儿的影响。服用替硝唑者，服药后 3 天内避免哺乳。

**性伴侣的治疗** 滴虫阴道炎主要由性交传播，性伴侣应同时进行治疗，并告知患者及性伴侣治愈前期应避免无保护性交。

**注意事项** ①治疗期间及停药 24 小时内应禁酒，因其与乙醇结合可出现皮肤潮红、呕吐、腹痛、腹泻等戒酒硫样反应。②有复发症状的病例多数为重复感染，为避免重复感染，内裤及洗涤用的毛巾，应煮沸 5～10 分钟以消灭病原体，并对其性伴侣进行治疗。③建议对高危人群进行筛查，筛查对象包括有新性伴侣或多性伴侣的女性、有性传播疾病史者、性工作者和注射毒品者。④滴虫阴道炎具有经性传播的特点，故女性感染者应检查是否患有其他性传播疾病，特别是淋病奈瑟菌和沙眼衣原体感染。此外，也应考虑进行梅毒和获得性免疫缺陷病毒的血清学检测。

(薛凤霞)

wàiyīn yīndào jiǎsījiàomǔjūnbìng

**外阴阴道假丝酵母菌病**（vulvovaginal candidiasis，VVC） 由真菌中的假丝酵母菌感染引起的外阴阴道炎症。曾称外阴阴道念珠菌病。是常见女性阴道炎症之一。国外资料显示，约 75% 女性一生中至少患过 1 次外阴阴道假丝酵母菌病，约 45% 的女性会经历过 2 次或更多次的感染。

**病因与发病机制** 80%～90% 病原体为白假丝酵母菌（俗称白色念珠菌），10%～20% 为光滑假丝酵母菌、近平滑假丝酵母菌、热带假丝酵母菌等非白假丝酵母菌。酸性环境适宜假丝酵母菌的生长，有假丝酵母菌感染的阴道 pH 多在 4.0～4.7，通常 < 4.5。白假丝酵母菌为双相菌，有酵母相及菌丝相，酵母相为芽生孢子，不引起炎症症状；菌丝相为芽生孢子在一些发病诱因的作用下或机体抵抗力下降时伸长成假菌丝，侵袭组织能力加强，导致炎症发生。假丝酵母菌对热的抵抗力不强，加热至 60℃ 1 小时即死亡；但对干燥、日光、紫外线及化学制剂等抵抗力较强。

白假丝酵母菌为条件致病菌，10%～20% 非孕妇女及 30% 孕妇阴道中有此菌寄生，但菌量极少，呈酵母相，并不引起症状。只有在全身及阴道局部免疫能力下降，尤其是局部细胞免疫能力下降时，假丝酵母菌大量繁殖，并由酵母相转变为菌丝相，出现阴道炎症状。常见发病诱因主要有妊娠、糖尿病、大量应用免疫抑制剂及广谱抗生素，其他诱因有胃肠道假丝酵母菌、含高剂量雌激素的避孕药、穿紧身化纤内裤及肥胖，后者可使会阴局部温度及湿度增加，假丝酵母菌易于繁殖引起感染。

**传染途径** 主要为内源性传染。假丝酵母菌除寄生阴道外，也可寄生于人的口腔、肠道，这3个部位的假丝酵母菌可互相传染，一旦条件适宜可引起感染；少部分患者可通过性交直接传染；极少患者可能通过接触感染的衣物间接传染。

**临床表现** 主要为外阴瘙痒、灼痛、性交痛以及尿痛，还可伴有尿频，部分患者阴道分泌物增多。外阴瘙痒程度居各种阴道炎症之首，严重时坐卧不宁，异常痛苦。阴道分泌物由脱落细胞和菌丝体、酵母菌和假丝菌组成，白色稠厚呈凝乳或豆腐渣样。若为外阴炎，妇科检查可见外阴地图样红斑、水肿，常伴有抓痕，

严重者可见皮肤皲裂、表皮脱落。若为阴道炎，可见阴道黏膜充血、水肿，小阴唇内侧及阴道黏膜上附有白色块状物，擦除后露出红肿黏膜面，少部分患者急性期可见糜烂及浅表溃疡。

由于发生频率、临床表现轻重不一，感染的假丝酵母菌种类不同、宿主情况不同，对治疗的反应有差别，而将VVC分为单纯性VVC及复杂性VVC（表1）。有关症状严重程度，2012年中华医学会妇产科分会感染协作组提出了评分标准（表2）：评分≤6分者为轻中度VVC，≥7分者为重度VVC。

**诊断** 根据典型的临床表现，临床诊断并不困难。对有阴道炎症状或体征的女性，若在分泌物中找到白假丝酵母菌的孢子及假菌丝即可确诊。

取少许凝乳状分泌物，放于盛有10% KOH或生理盐水玻片上，混匀后在显微镜下找到孢子和假菌丝。此外，可用革兰染色法查芽胞和假菌丝。若有症状而多次湿片镜检为阴性，考虑为顽固病例，为确诊是否为假丝酵

母菌感染，可采用培养法，同时行药敏试验。如果湿片检查阴性但无法进行假丝酵母菌培养，对有症状的女性一旦妇科检查发现VVC的体征，则应考虑经验性治疗。假丝酵母菌培养阳性但无症状或体征者无需治疗，因为10%~20%妇女阴道内有假丝酵母菌和其他酵母菌寄生。pH测定具有重要鉴别意义，若pH<4.5，可能为单纯假丝酵母菌感染；若pH>4.5，可能存在混合感染，尤其是合并细菌性阴道病的混合感染。

**治疗** 选择阴道或口服应用抗真菌药物，根据患者的临床分类，决定治疗疗程的长短，同时应查明原发病及诱因并进行积极治疗。对性伴侣无需常规治疗，但若反复感染而又排除了其他原因或性伴也有症状时，可考虑同时治疗。不常规进行阴道冲洗。VVC急性期应避免性生活或性交时使用安全套。同时治疗其他性传播感染。若症状持续存在或诊断后2个月内复发者，需再次复诊。

**单纯性VVC的治疗** 包括阴道局部用药和全身用药两种，主

**表1 外阴阴道假丝酵母菌病（VVC）临床分类**

| 特征 | 单纯性VVC | 复杂性VVC |
| --- | --- | --- |
| 发生频率 | 散发或非经常发作 | 复发性 |
| 临床表现 | 轻到中度 | 重度 |
| 真菌种类 | 白假丝酵母菌 | 非白假丝酵母菌 |
| 宿主情况 | 正常健康宿主 | 特殊宿主，如妊娠期、未控制的糖尿病、免疫抑制等 |
| 治疗效果 | 好 | 欠佳 |

**表2 外阴阴道假丝酵母菌病（VVC）临床表现的评分标准**

| 症状及体征 | 0分 | 1分 | 2分 | 3分 |
| --- | --- | --- | --- | --- |
| 瘙痒 | 无 | 偶有发作，可被忽略 | 能引起重视 | 持续发作，坐立不安 |
| 疼痛 | 无 | 轻 | 中 | 重 |
| 充血、水肿 | 无 | 轻 | 中 | 重 |
| 抓痕、皲裂、糜烂 | 无 | - | - | 有 |
| 分泌物量 | 无 | 较正常稍多 | 量多、无溢出 | 量多、有溢出 |

要以阴道短疗程抗真菌药物为主。口服用药与阴道用药的疗效相似，唑类药物的疗效高于制霉菌素，治愈率80%～90%，用药2～3天症状减轻或消失。

局部用药可选择下列药物放于阴道内：克霉唑栓剂、咪康唑栓剂、制霉菌素制剂，唑类药物的疗效高于制霉菌素。全身用药选择氟康唑。

复杂性VVC的治疗 10%～20%的妇女为复杂性VVC，在诊断及治疗时应予特殊考虑，根据患者的具体情况给予个体化治疗。选择的药物基本同单纯性VVC，无论阴道用药或口服用药，均应适当延长治疗时间。①复发性外阴阴道假丝酵母菌病（recurrent vulvovaginal candidiasis，RVVC）：一年内VVC发作4次以上者称为RVVC，每次发作均有症状，并经真菌学证实。对RVVC病例应检查及去除诱因，并应检查是否合并其他感染性疾病。治疗原则包括强化治疗及巩固治疗，根据培养和药敏试验结果选择药物。强化治疗：若选择阴道用药，则延长治疗时间至7～14天；口服药物则口服氟康唑，第1、4、7天应用。强化治疗达到真菌学阴性后开始巩固治疗。巩固治疗尚无成熟方案，若为每月规律性发作一次者，可在每次发作前预防性局部用药一疗程，连续6个月；若无规律发作者，可采用每周全身用药一次，预防发作，连续6个月。可选用药物包括氟康唑或克霉唑栓剂，连用6个月；或选择其他局部唑类药物间断应用。在维持治疗前应进行真菌培养确诊，治疗期间定期复查，监测疗效及药物副作用，一旦发现肝功能异常等副作用，立即停药，待副作用消失更换其他药物。②重度VVC：

应在治疗单纯性VVC方案基础上，延长疗程；症状严重者，局部应用低浓度糖皮质激素软膏或唑类霜剂。若为口服或局部用药一日疗法的方案，则在72小时后家用一次；若为局部用药3～7天方案，则延长为7～14天。③不良宿主VVC：如未控制的糖尿病或免疫抑制剂者，控制原发病，抗真菌治疗同重度VVC。④妊娠合并VVC：早孕期权衡利弊慎用药物，选择对胎儿无害的唑类阴道用药，而不选用口服抗真菌药物治疗。以低剂量、长疗程方案为主，可选用克霉唑栓剂、硝酸咪康唑栓剂、制霉菌素栓剂，以7日疗法效果好。

性伴侣治疗 性伴侣无需常规治疗，约15%男性与女性患者接触后出现龟头炎，对有症状男性应进行相关检查及治疗。RVVC患者的性伴侣应同时检查，必要时给予治疗。

随访 治疗结束后7～14天，建议追踪复查。症状仍持续存在或诊断后2个月内复发者应复诊，可做真菌培养同时行药敏试验。对RVVC在治疗结束后7～14天、1个月、3个月和6个月各随访一次，3个月及6个月时建议同时进行真菌培养。

（薛凤霞）

xūyǎngjūnxìng yīndàoyán
**需氧菌性阴道炎**（aerobic vaginitis，AV） 阴道内需氧菌繁殖，能产生$H_2O_2$的乳杆菌减少或缺失，使阴道黏膜充血、水肿，并产生脓性分泌物的阴道炎症。

**病因与发病机制** 尚不清楚。正常阴道菌群是以产$H_2O_2$乳杆菌为优势菌。而AV时，阴道内能产$H_2O_2$的乳杆菌减少或缺失，需氧菌增加，主要为B族链球菌、葡萄球菌、大肠埃希菌及肠球菌等。

AV发病机制仍不清楚，可能与以下因素有关。①肠道来源细菌：虽然特异性病原体尚未确定，但肠道来源的细菌可在阴道定植，这可能参与了AV的发病。②雌激素缺乏：阴道分泌物中含有许多基底旁细胞，类似萎缩性阴道炎，提示阴道可能缺乏雌激素作用。③局部免疫调节机制：细菌性阴道病缺乏白细胞炎症反应，而AV的炎症反应明显，阴道分泌物中促炎细胞因子升高，提示免疫调节机制可能参与其发病。④维生素D缺乏：维生素D缺乏导致阴道上皮结构蛋白的合成下降，破坏了阴道上皮结构完整性而脱落。阴道上皮的脱落导致阴道pH改变，黏膜脆性增加，继发炎细胞浸润及感染。

**临床表现** 主要表现为阴道分泌物增多、性交痛，或有外阴、阴道瘙痒、灼热感。阴道分泌物增多，典型特点为稀薄脓性、黄色或黄绿色，有时呈泡沫状，有异味但非鱼腥臭味，KOH试验阴性。因分泌物中含有大量白细胞，分泌物呈脓性。妇科检查见阴道黏膜充血，严重者有散在出血点或溃疡；子宫颈充血，表面有散在出血点，严重时也可有溃疡。

**阴道分泌物检查** ①阴道pH>4.5，通常>6.0。②生理盐水湿片显微镜检查：乳杆菌减少或缺乏；中性粒细胞增多，甚至是含有中毒颗粒的白细胞；基底层和基底旁上皮细胞增加，缺乏成熟鳞状上皮细胞。③革兰染色涂片显微镜检查：乳杆菌减少或缺失，革兰阳性球菌及肠杆菌科的革兰阴性小杆菌增多。④细菌培养：多为B族链球菌、大肠埃希菌、金黄色葡萄球菌及肠球菌等。

**诊断** 尚无公认的诊断标准，以东德斯（Donders）提出的阴道分泌物显微镜湿片诊断标准以及滕佩拉（Tempera）提出的结合临床特征和湿片特点的诊断标准。

阴道分泌物显微镜湿片诊断标准 Donders 于 2002 年提出了 AV 的诊断标准，认为脱屑性阴道炎是 AV 最严重的类型，诊断评分表见表。

结合临床特征以及湿片特点的诊断标准 Tempera 等于 2004 年从临床和微生物学两方面诊断 AV。诊断标准如下：①阴道异常黄色分泌物。②阴道 pH 升高，多数 pH > 5.0。③阴道分泌物有异味（但 KOH 试验阴性）。④阴道分泌物高倍镜检大量白细胞（×400）。⑤Donders 分类确定乳杆菌分级为 Ⅱ a、Ⅱ b 和 Ⅲ 级。

治疗 首先应去除原发病因素，改善全身情况。虽然治疗 AV 有一定疗效，但中国尚无有效标准治疗方案。根据病原菌使用抗生素如克林霉素、头孢呋辛、莫西沙星等；阴道乳杆菌制剂调整阴道菌群，恢复阴道正常的微生态环境；局部中成药治疗辅助治疗。

(薛凤霞)

xìjūnxìng yīndàobìng
**细菌性阴道病**（bacterial vaginosis，BV） 以阴道内乳杆菌为主的正常菌群减少或消失，厌氧性相关微生物增多为特征的临床综合征。称"细菌性"是因阴道内有大量不同的细菌；称"阴道病"是因其临床以及病理特征无炎症改变。

**病因与发病机制** BV 非单一致病菌所引起，而是多种致病菌共同作用的结果。正常阴道内以产生 $H_2O_2$ 的乳杆菌占优势。发生 BV 时，阴道内的乳杆菌减少而其他微生物大量繁殖，主要有加德纳菌、弯曲杆菌、普雷沃菌、紫单胞菌、类杆菌、消化链球菌等厌氧菌及人型支原体，其中以厌氧菌居多，这些微生物的数量可增加 100 ~ 1000 倍。

**临床表现** 多发生在性活跃期妇女。10% ~ 40% 患者无临床症状。有症状者主要表现为阴道分泌物增多，有鱼腥臭味，性交后加重，可伴有轻度外阴瘙痒或烧灼感。分泌物呈灰白色、均匀一致、稀薄，常黏附于阴道壁，但黏度很低，容易将分泌物从阴道壁拭去，阴道黏膜无充血的炎症表现。

**诊断** 主要有两种诊断标准，阿姆泽尔（Amsel）临床诊断标准及革兰染色纽金特（Nugent）评分诊断标准，临床应用较多的还是 Amsel 临床诊断标准。BV 为正常菌群失调，细菌定性培养在诊断中意义不大。目前还有细菌性阴道病试剂盒供临床应用。

Amsel 临床诊断标准（下列 4 项中有 3 项阳性，即可诊断 BV）：下列 4 项临床特征中至少 3 项阳性即可诊断 BV。①线索细胞阳性（在严重病例中，线索细胞可达 20% 以上，但几乎无白细胞。线索细胞即阴道脱落的表层细胞，于细胞边缘贴附颗粒状物即各种厌氧菌，尤其是加德纳菌，细胞边缘不清）。②胺试验阳性（取阴道分泌物少许放在载玻片上，加入 10% KOH 1 ~ 2 滴，会产生一种烂鱼肉样腥臭气味，这是由于胺遇到碱释放氨所致）。③阴道 pH > 4.5。④阴道内可见均质、稀薄分泌物。其中①为必备条件。

**治疗** 选用抗厌氧菌药物，主要有甲硝唑、克林霉素。性伴侣不需常规治疗。治疗后若症状消失，无需随访；对症状持续存在或症状反复出现者，需接受随访；对妊娠合并 BV 者，治疗后需要随访。

口服药物首选甲硝唑或克林霉素；局部药物选择 2% 克林霉素软膏阴道涂布或甲硝唑泡腾片。局部用药与口服用药疗效相似，治愈率在 80% 左右。

由于 BV 与不良妊娠结局有关，对任何有症状的孕妇及无症状的早产高危孕妇（有胎膜早破、早产史）均需进行 BV 的筛查及治疗，多选择口服甲硝唑或克林霉素治疗，但临床中应权衡利弊，用药前最好取得患者知情同意。

(薛凤霞)

表 AV 显微镜湿片诊断标准 （×400，相差显微镜）

| AV 评分 * | 乳杆菌分级 * * | 白细胞数 | 含中毒性颗粒白细胞所占比例 | 背景菌落 | 基底旁上皮细胞所占比例 |
|---|---|---|---|---|---|
| 0 | Ⅰ 和 Ⅱ a | ≤10/HP * * * | 无或散在 | 不明显或溶胞性 | 无或 <1% |
| 1 | Ⅱ b | >10/HP 和 ≤10/上皮细胞 | ≤50% 的白细胞 | 大肠杆菌类的小杆菌 | ≤10% |
| 2 | Ⅲ | >10/上皮细胞 | >50% 的白细胞 | 球菌样或呈链状 | >10% |

注：* AV 评分：<3 分，无 AV 体征；3~4 分，轻度 AV；5~6 分，中度 AV；>6 分，重度 AV，相当于脱屑性阴道炎。* * 乳杆菌分级 (lactobacillary grades，LBG)：Ⅰ级可见多量乳杆菌，无其他细菌；Ⅱ a 级可见混合菌群，但主要为乳杆菌；Ⅱ b 级可见混合菌群，但乳杆菌比例明显减少，少于其他菌群；Ⅲ 级可见乳杆菌严重减少或缺失，其他细菌过度增长。* * * HP：高倍视野 (high power field)。

wěisuōxìng yīndàoyán

## 萎缩性阴道炎（atrophic vaginitis）

因体内雌激素水平下降，阴道局部抵抗力降低，乳杆菌不再是优势菌，其他病原体过度繁殖或入侵引起的阴道炎症。见于自然绝经及卵巢切除或卵巢放射治疗后的女性，也可见于产后闭经或药物假绝经治疗的女性等。

**病因** 卵巢功能衰退，雌激素水平降低，阴道壁萎缩，黏膜变薄，上皮细胞内糖原含量减少，阴道内 pH 增高，常接近中性，局部抵抗力降低。常见病原体为需氧菌、厌氧菌或两者混合感染。

**临床表现** 主要症状为阴道分泌物增多及外阴瘙痒、灼热感。阴道分泌物稀薄、呈淡黄色，严重者呈脓血性白带。由于阴道黏膜萎缩，可伴有性交痛。妇科检查见阴道呈老年性改变，上皮萎缩、菲薄，皱襞消失，上皮变平滑。阴道黏膜充血，有小出血点，有时见浅表溃疡。溃疡面可与对侧粘连，严重时造成狭窄甚至闭锁，炎症分泌物引流不畅形成阴道积脓或宫腔积脓。

**诊断** 根据绝经、卵巢手术史、盆腔放射治疗史或药物性闭经史及临床表现，诊断一般不难，但应排除其他疾病才能诊断。应取阴道分泌物检查，显微镜下见大量基底层细胞及白细胞而无滴虫及假丝酵母菌。对有血性白带者，应与子宫恶性肿瘤鉴别，需常规行子宫颈刮片，必要时行分段诊刮术。对阴道壁肉芽组织及溃疡需与阴道癌相鉴别，可行局部活组织检查。

**治疗** 治疗原则为补充雌激素，增强阴道抵抗力；抑制细菌生长；适当补充阴道乳杆菌，保持阴道微生态平衡。①增强阴道抵抗力：针对病因给予雌激素制剂，可局部给药，也可全身给药。局部用药可选择雌三醇软膏；全身用药可口服替勃龙。对同时需要性激素替代治疗的患者，可每日给予戊酸雌二醇和黄体酮胶囊。乳腺癌或子宫内膜癌患者慎用雌激素制剂。②抑制细菌生长：阴道局部应用抗生素。阴道局部干涩明显者，可应用润滑剂。③改善阴道微生态，补充乳杆菌，保持阴道微生态平衡。

（薛凤霞）

yīngyòu'ér yīndàoyán

## 婴幼儿阴道炎（infantile vaginitis）

因婴幼儿阴道黏膜薄、雌激素水平低及阴道内异物等所致的阴道继发感染。常见于 5 岁以下婴幼儿，多与外阴炎并存。

**病因** ①生理因素：婴幼儿卵巢尚未发育，缺乏雌激素，外阴、阴道发育较差，阴道细长，黏膜仅由数层立方上皮组成，阴道上皮糖原很少，阴道 pH 6.0～8.0，阴道上皮抵抗力低下，自然防御功能尚未形成，易受各种感染。②不良卫生习惯：阴道邻近肛门易受污染。而婴幼儿的不良卫生习惯，如外阴不洁、大便污染或蛲虫感染等而引起阴道炎症。③阴道异物：婴幼儿好奇，在阴道内误放置橡皮、纽扣、果核、发夹等异物刺激阴道局部，造成继发感染。④病原体感染：婴幼儿的外阴部常裸露在外，易被外界病原体感染，常见的病原体有葡萄球菌、链球菌、大肠埃希菌、滴虫、假丝酵母菌或因间接接触淋病奈瑟菌而受感染，这些病原体可通过患儿的母亲、保育人员或幼儿园儿童的衣物、浴池、浴盆、浴巾、玩具或手等传播。

**临床表现** 主要症状为阴道分泌物增多，呈脓性。临床上多因婴幼儿内裤上有脓性分泌物而就诊。由于大量分泌物刺激引起外阴瘙痒，患儿哭闹、烦躁不安或用手搔抓外阴。部分患儿伴有泌尿系统感染，出现尿急、尿频、尿痛。妇科检查可见外阴、阴蒂、尿道口、阴道口黏膜充血、水肿，有脓性分泌物自阴道口流出。病变严重者，外阴表面可见溃疡，小阴唇可发生粘连，粘连的小阴唇有时遮盖阴道口及尿道口，粘连的上、下方可各有一裂隙，尿自裂隙排出，致尿流变细或分道。有时易误诊为生殖器畸形。在检查时还应做肛诊排除阴道异物及肿瘤。

**诊断** 婴幼儿语言表达能力差，采集病史常需详细询问患儿母亲，同时询问母亲有无阴道炎病史，结合症状及体征，通常可做出初步诊断。

婴幼儿阴道炎有各自的特点。①滴虫阴道炎：除有外阴瘙痒和阴道口黏膜充血红肿外，其阴道口分泌物多为稀薄、脓性、黄绿色、泡沫状，湿片镜检可发现滴虫。②外阴阴道假丝酵母菌病：除有母亲患病史外，也可能有长时间应用大剂量抗生素的病史，外阴奇痒、皮肤黏膜红肿，更甚者可见凝乳状或豆渣样白色分泌物覆盖阴道口黏膜，镜检可见假丝酵母菌为其特点。③细菌感染的阴道炎：其分泌物多呈脓性，有时有特殊异味，为尽早明确诊断应取阴道分泌物涂片检查或送培养找病原体。④蛲虫病：当雌虫移至肛门周围排卵时，会阴部瘙痒难忍，夜间尤甚，患儿常哭闹不安，其外阴部红肿、有抓伤、大量脓性分泌物流出。应粪便检查找蛲虫，以利于及时对症治疗，防止误诊误治。⑤异物所致阴道炎：常有疼痛、灼热和分泌物增多，且常混有血液。应用小指做肛门检查以确定阴道内有无异物。

**治疗** ①保持外阴清洁、干燥，减少摩擦。②针对病原体选择相应抗生素口服治疗，或用吸管将抗生素溶液滴入阴道。③对症处理：有蛲虫者，给予驱虫治疗；若阴道有异物，应及时取出；小阴唇粘连者，外涂雌激素软膏后多可松解，严重者应分离粘连，并涂以抗生素软膏。

（薛凤霞）

### fàngshèxìng yīndàoyán
## 放射性阴道炎（radiation vaginitis）
妇科盆腔肿瘤或某些妇科疾病采用放射治疗引起阴道黏膜炎性损害的疾病。

**病因** 因放射源、放射方法、照射面积、剂量等因素的不同，又因放射治疗过程中，阴道都包括在放射区域内，必然受到辐射，特别是子宫颈癌的腔内照射，均可引起阴道物理性炎症反应，可以发生感染，也易合并放射性直肠炎。

**临床表现** 潜伏期多在停止放疗后1~3周，根据放射线的剂量和个体耐受性而不同。主要表现为阴道灼热、疼痛、分泌物增多，伴膀胱和/或直肠刺激症状。

妇科检查：急性期可见阴道、子宫颈黏膜充血水肿，组织坏死，甚至引起溃疡。慢性期可见阴道狭窄缩短，在局部坏死溃疡的基础上可能并发直肠阴道瘘、膀胱阴道瘘或复合瘘；盆腔组织则可发生进行性纤维化和木质样硬化。

**诊断与鉴别诊断** 根据患者接受放射治疗病史及阴道炎症的相关检查可以明确诊断。急性期患者阴道组织坏死有时很难与肿瘤复发鉴别，阴道脱落细胞学检查有很大诊断价值，多点活检可确定诊断。

**治疗** 在放射治疗期间，应注意低压冲洗阴道，防止上行感染，保持外阴清洁，局部应用抗生素，控制感染，促进上皮愈合，避免阴道粘连。放射治疗也应注意加强随访，对于阴道萎缩性改变及炎症改变，必要时可局部坐浴，适量应用雌激素软膏等。同时注意内裤宽松、柔软、棉质，多进食高蛋白、高纤维素饮食。放射治疗并发的直肠阴道瘘、膀胱阴道瘘或复合瘘外科手术治疗不易成功。

（薛凤霞）

### āmǐbāxìng yīndàoyán
## 阿米巴性阴道炎（ameba vaginitis）
阴道黏膜破损或机体抵抗力下降时，阿米巴原虫侵入阴道壁组织内，繁殖生长，而发生的阴道炎症。为继发感染。

**病因与发病机制** 多由阿米巴病原体随大便排出后直接感染外阴或阴道。溃疡的形成是阿米巴性阴道炎的基本病变。当阿米巴原虫侵入阴道黏膜后，以其伪足的活动及其分泌的溶组织酶，使黏膜细胞发生坏死，形成溃疡，边缘隆起，病灶周围有淋巴细胞及少数浆细胞浸润，溃疡表面被覆黄棕色坏死物质，内含溶解的细胞碎片、黏液和阿米巴滋养体。

**临床表现** 阴道出现大量分泌物是该病的特征。分泌物常呈血性、浆液性或黄色黏液脓性，具有腥味。若该病引起溶组织变化可产生潜行溃疡，溃疡的口小而底大，其边缘不整齐，显著突起，表面覆以果酱状黏液，底部有坏死组织，溃疡与溃疡灶之间的阴道黏膜正常，但散在的小溃疡也可融合成片。触之易出血，触痛明显。在孕期感染可直接或间接感染胎儿，以致引起胎儿死亡。另外由于妊娠期母体细胞免疫反应比非妊娠期低，免疫球蛋白的浓度在不同妊娠阶段含量也各异，妊娠期发病往往较严重，甚至可致命。

**诊断与鉴别诊断** 根据腹泻或痢疾病史及有关检查，可以明确诊断。最可靠的诊断是从阴道分泌物中（同时检查患者的粪便）找到阿米巴滋养体。①涂片检查：取溃疡处分泌物加1滴生理盐水立即检查，可检出活动的滋养体，加亚甲蓝于盐水中染色，可使滋养体核更清晰。②培养法：用阴道分泌物培养阿米巴，阳性率高，但需特殊条件。③活组织检查：对分泌物检查阴性的阴道慢性溃疡病例，更应做活组织检查。取病变处活组织检查，可见圆形的阿米巴滋养体。④酶联免疫吸附试验：用纯化抗原检测患者血清中抗体，出现阳性的时间平均为2周。

需与以下疾病相鉴别。①阿米巴性阴道炎呈肿瘤样增生时，需与恶性肿瘤鉴别，可通过组织活检明确诊断。恶性肿瘤无阿米巴原虫及滋养体。②阿米巴性阴道炎出现阴道溃疡时，需与结核性溃疡鉴别。结核性溃疡边缘不齐，呈鼠咬状，溃疡底部有颗粒状突起的结核结节。病理切片无阿米巴滋养体而为干酪样坏死及类上皮细胞和朗汉斯巨细胞形成的肉芽肿。其他需与急性单纯性溃疡鉴别，阴道黏膜取病理检查可见鳞状上皮增生，底部为肉芽组织，无阿米巴滋养体，而阿米巴性阴道炎分泌物涂片及组织病理检查可找到阿米巴滋养体。

**治疗** 确诊后以全身用药治疗为主，结合局部治疗。

全身治疗 常用药物：①甲硝唑，对阿米巴原虫有杀灭作用，毒性小、疗效高，口服后有效血浓度可维持12小时左右。也可口服替硝唑。②盐酸吐根碱，能干扰阿米巴原虫的分裂与繁殖，但对包囊的作用不肯定，毒性大，排泄缓慢，易发生蓄积中毒，对心肾功能不全、老年体弱患者及孕妇等禁用。③卡巴砷。④雅胆子，对急性患者有效，也可用于慢性患者及带菌者。⑤氯喹等。

局部治疗 1:5000 高锰酸钾溶液冲洗阴道后，阴道放置甲硝唑栓剂。

(薛凤霞)

**zǐgōngjǐngyán**

## 子宫颈炎（cervicitis）

子宫颈局部损伤后，病原体入侵而发生的子宫颈炎性疾病。子宫颈由两种不同类型的上皮细胞组成：鳞状上皮和柱状上皮。子宫颈炎是妇科常见疾病之一。

正常情况下，子宫颈具有多种防御功能，可阻止病原体进入上生殖道，具有重要的防御作用，但子宫颈亦易受分娩、性交及宫腔操作的损伤，且子宫颈管单层柱状上皮抗感染能力较差，易发生感染。临床多见的子宫颈炎是急性子宫颈管黏膜炎。若急性子宫颈炎未经及时诊治或病原体持续存在，可导致慢性子宫颈炎。

因子宫颈的解剖位置特殊，若子宫颈炎诊治不及时或不正确，很容易上行至子宫、输卵管等器官，引起盆腔炎性疾病及其后遗病变等并发症，有症状的盆腔炎性疾病仅占上生殖道感染的一小部分，大部分为隐匿性盆腔炎性疾病和不典型盆腔炎性疾病，亦可造成输卵管性不孕及输卵管妊娠等严重后果；也可造成绒毛膜羊膜炎、胎膜早破、早产、新生儿感染等不良妊娠结局；且患子宫颈炎症后更容易感染人类免疫缺陷病毒等性传播疾病病原体，及早发现、及时诊断及治疗子宫颈炎对预防和减少上生殖道感染及其后遗症具有重要意义。

子宫颈炎以往分为急性子宫颈炎和慢性子宫颈炎。慢性子宫颈炎通常认为是急性子宫颈炎治疗不彻底转化为慢性所致，或是分娩、流产或手术损伤后引起的感染。目前认为上述所提的慢性子宫颈炎的这些类型，有些命名不准确，有些无临床诊断及治疗意义。如子宫颈糜烂、子宫颈腺囊肿、子宫颈肥大及子宫颈息肉均不属于子宫颈感染性疾病。认为临床意义最大的是子宫颈管黏膜炎，又称黏液脓性子宫颈炎（mucopurulent cervicitis，MPC），实际上就是以往的急性子宫颈炎，目前临床称子宫颈炎。

(薛凤霞)

**jíxìng zǐgōngjǐngyán**

## 急性子宫颈炎（acute cervicitis）

子宫颈可见局部充血、水肿，上皮变性、坏死，黏膜、黏膜下组织、腺体周围见大量中性粒细胞浸润，腺腔中可见脓性分泌物的急性炎症。

**病因** 急性子宫颈炎可由多种病原体引起，也可由物理因素、化学因素刺激或机械性子宫颈损伤、子宫颈异物伴发感染所致。病原体主要包括以下 2 种。①性传播疾病病原体：如淋病奈瑟菌、沙眼衣原体、单纯疱疹病毒（尤其是 HSV-2 感染）和生殖支原体，主要见于性传播疾病的高危人群。②内源性病原体：部分子宫颈炎的病原体与引起细菌性阴道病的病原体相同。然而大多数子宫颈炎患者分离不出任何病原体，尤其是性传播疾病的低危人群（如年龄大于 30 岁的女性）。尽管重复给予抗生素治疗，但子宫颈炎仍持续存在，其原因尚不清楚。因大多数持续性子宫颈炎的复发及再感染不是由沙眼衣原体、淋病奈瑟菌感染所引起，所以应考虑其他因素，如阴道菌群持续异常、阴道冲洗等。

沙眼衣原体及淋病奈瑟菌均感染子宫颈管柱状上皮，沿黏膜面扩散引起浅层感染，病变以子宫颈管明显。除子宫颈管柱状上皮外，淋病奈瑟菌还常侵袭尿道移行上皮、尿道旁腺及前庭大腺。

**临床表现** 大部分患者无症状。有症状者主要表现为阴道分泌物增多，呈黏液脓性，阴道分泌物刺激可引起外阴瘙痒及灼热感。此外，还可出现月经间期出血、性交后出血等症状。若合并尿路感染，可出现尿急、尿频、尿痛。妇科检查见子宫颈局部充血、水肿、黏膜外翻，有黏液脓性分泌物附着甚至从子宫颈管流出，子宫颈管黏膜质脆，容易诱发出血。若为淋病奈瑟菌感染，因尿道旁腺、前庭大腺受累，可见尿道口、阴道口黏膜充血、水肿及大量脓性分泌物。

**诊断** 出现两个具有诊断性体征，显微镜检查阴道分泌物白细胞增多，可做出子宫颈炎的初步诊断。子宫颈炎诊断后，需进一步做衣原体及淋病奈瑟菌的检测。由于子宫颈炎也可以是上生殖道感染的一个征象。因此，对于子宫颈炎患者，应注意有无上生殖道感染。

**体征** 两个特征性体征，具备一个或两个同时具备：①子宫颈管或子宫颈管棉拭子标本上，肉眼见到脓性或黏液脓性分泌物。②用棉拭子擦拭子宫颈管时，容易诱发子宫颈管内出血。

**分泌物白细胞检测** 可检测子宫颈管分泌物或阴道分泌物中的白细胞，后者需排除引起白细胞增多的阴道炎症。①子宫颈管脓性分泌物涂片进行革兰染色，中性粒细胞＞30/高倍视野。②阴道分泌物湿片检查白细胞＞10/高倍视野。

**病原体检测**　应进行沙眼衣原体及淋病奈瑟菌检测，以及有无细菌性阴道病及滴虫阴道炎。

检测淋病奈瑟菌常用的方法有以下几种。①分泌物涂片革兰染色：查找中性粒细胞内有无革兰阴性双球菌，由于子宫颈分泌物的敏感性、特异性差，不推荐用于女性淋病的诊断方法。②淋病奈瑟菌培养：为诊断淋病的金标准方法。③核酸检测：包括核酸杂交及核酸扩增，后者诊断淋病奈瑟菌感染的敏感性及特异性高。

检测沙眼衣原体常用的方法有以下几种。①衣原体培养：因其方法复杂，临床少用。②酶联免疫吸附试验：检测沙眼衣原体抗原，为临床常用的方法。③核酸检测：包括核酸杂交及核酸扩增，尤以后者为检测衣原体感染敏感、特异的方法，但应做好质量控制，避免污染。

**治疗**　主要为抗生素药物治疗。对于子宫颈炎是采用经验性治疗还是获得检测结果后再治疗，受以下几个因素的影响。有性传播疾病高危因素的患者（如年龄小于25岁、多性伴侣或最近有新性伴侣及无保护性行为者），未获得病原体检测结果即可给予抗沙眼衣原体治疗，尤其是对无随访条件和用非敏感方法（没有核酸扩增技术）诊断的患者。若淋病患病率＞5%（低龄人群及特殊机构居住人群），应同时行抗淋病奈瑟菌治疗。对于获得病原体者，针对病原体选择抗生素。

对于合并滴虫阴道炎或细菌性阴道病者，应进行针对性治疗。对未进行经验性治疗的子宫颈炎患者，在对病情初评后应根据沙眼衣原体和淋病奈瑟菌的诊断结果（采用核酸扩增技术）来决定采用何种治疗。同时感染 HIV 的子宫颈炎患者应接受与普通子宫颈炎患者相同的治疗方案。HIV 阳性子宫颈炎患者的治疗能减少子宫颈 HIV 病毒的排放，从而减少 HIV 对易感性伴侣的传播。

**单纯急性淋病奈瑟菌性子宫颈炎**　主张大剂量、单次给药，常用药物有头孢菌素及头孢霉素类药物，前者如头孢曲松钠、头孢克肟、头孢唑肟；后者如头孢西丁。另可选择氨基糖苷类抗生素中的大观霉素。由于淋病奈瑟菌感染常伴有沙眼衣原体感染，因此若为淋菌性子宫颈炎，治疗时除选用抗淋病奈瑟菌药物外，同时应用抗衣原体感染药物。

**沙眼衣原体感染所致子宫颈炎**　治疗药物主要有四环素类，如多西环素；大环内酯类，主要有阿奇霉素、克拉霉素、红霉素；氟喹诺酮类，主要有氧氟沙星、左氧氟沙星、莫西沙星。

**合并细菌性阴道病**　同时治疗细菌性阴道病，否则将导致子宫颈炎持续存在。

**复发性和持续性子宫颈炎**　对持续性子宫颈炎患者应再次评估，需了解有无再次感染性传播疾病，性伴侣是否已进行治疗，阴道菌群失调是否持续存在。如果排除了复发或再感染性传播疾病、患细菌性阴道病的可能性且性伴侣已经评估及治疗，则对持续性子宫颈炎无肯定有效的治疗方法。此外，对持续性子宫颈炎进行重复或延长抗生素治疗是否有效，尚不清楚。因此应进行随访，判断治疗效果。

**性伴侣的处理**　如果患者诊断为可疑沙眼衣原体、淋病奈瑟菌或毛滴虫感染，并得到了相应治疗，则其性伴侣也应进行相应的检查和治疗，治疗方法同患者。为了避免重新感染，患者及其性伴侣在治疗期间均禁止性生活（即单剂量疗法7日或在7日疗法结束后）。

**随访**　治疗后建议进行随访。在治疗后6个月内，衣原体或淋病奈瑟菌重复感染较多见，故对症状持续存在者建议进行重新评估。因此，无论其性伴侣是否治疗，对所有感染沙眼衣原体或淋病奈瑟的患者，均建议在治疗后的3~6个月进行重新筛查。

（薛凤霞）

mànxìng zǐgōngjǐngyán

**慢性子宫颈炎**（chronic cervicitis）　子宫颈间质内有大量淋巴细胞、浆细胞等慢性炎细胞浸润，可伴有子宫颈腺上皮及间质增生和鳞状上皮化生的炎性疾病。

既往认为子宫颈糜烂，即子宫颈外口处的子宫颈阴道部外观呈细颗粒状红色的征象，是慢性子宫颈炎最常见的病理类型之一。但已明确"子宫颈糜烂"并不是病理学上的上皮溃疡、缺失所致的真性糜烂，也与慢性子宫颈炎间质中出现慢性炎细胞浸润并不一致。因此，"子宫颈糜烂"作为慢性子宫颈炎症的诊断术语已不再恰当。子宫颈糜烂样改变只是一个临床征象，可为生理性改变，也可为病理性改变。除慢性子宫颈炎外，子宫颈的生理性柱状上皮异位、子宫颈上皮内病变，甚至早期子宫颈癌也可呈现子宫颈糜烂样改变。生理性柱状上皮异位多见于青春期、生育年龄妇女雌激素分泌旺盛者或口服避孕药或妊娠期，由于雌激素的作用，鳞柱交界部外移，子宫颈局部呈糜烂样改变外观。此外，子宫颈上皮内病变及早期子宫颈癌也可使子宫颈呈糜烂样改变，因此对于子宫颈糜烂样改变者需进行子宫颈细胞学检查和/或人乳头瘤病毒检测，必要时行阴道镜及活组织检查以除外子宫颈上皮内病变或子宫颈癌。

**病因**　可由急性子宫颈炎迁延而来，也可为病原体持续感染所致，病原体与急性子宫颈炎相似。

**分类**　根据病理分为慢性子宫颈管黏膜炎、子宫颈息肉及子宫颈肥大。

**慢性子宫颈管黏膜炎**　子宫颈管黏膜皱襞较多，感染后容易形成持续性子宫颈黏膜炎。

**子宫颈息肉**　子宫颈管腺体和间质的局限性增生，突出于子宫颈外口形成息肉。光镜下见息肉表面被覆高柱状上皮，间质水肿、血管丰富以及慢性炎性细胞浸润。

**子宫颈肥大**　慢性炎症的长期刺激导致腺体及间质增生。此外，子宫颈深部的腺囊肿也可使子宫颈呈不同程度肥大，硬度增加。

**临床表现**　多无症状，少数患者可有阴道分泌物增多、淡黄色或脓性，性交后、月经间期出血，偶有分泌物刺激引起外阴瘙痒或不适。妇科检查可发现子宫颈黏膜外翻、水肿或子宫颈呈糜烂样改变，表面覆有黄色分泌物或子宫颈口可见黄色分泌物流出。若为子宫颈管黏膜炎，表现为子宫颈管黏液及脓性分泌物，反复发作；若为子宫颈息肉，息肉可为单个或多个、色红、质软而脆，呈舌型，可有蒂，蒂宽窄不一，根部可附在子宫颈外口，也可在子宫颈管内；若为子宫颈肥大，子宫颈可呈不同程度肥大。

**诊断与鉴别诊断**　根据临床表现可初步做出慢性子宫颈炎的诊断，但应注意将妇科检查所发现的阳性体征与子宫颈的常见病理生理改变进行鉴别。

**治疗**　不同病变采用不同的治疗方法。

**慢性子宫颈管黏膜炎**　初次就诊者很难区分急性或慢性的，通常需要进行性传播疾病的病原体检查，对持续或反复发作的子宫颈管黏膜炎，也应除外是否为沙眼衣原体或淋病奈瑟菌的再次感染。对慢性子宫颈管黏膜炎，还应注意有无细菌性阴道病存在，若存在，应给予相应处理。若为子宫颈糜烂样改变，伴有接触性出血或有乳头状增生，而未检测到性传播疾病病原体、药物治疗无效，并排除系统性红斑狼疮以及子宫颈癌，可给予物理治疗，包括激光、冷冻、微波等方法。若为子宫颈糜烂样改变并无炎症表现，而仅为生理性柱状上皮异位则无需处理。

**子宫颈息肉**　行息肉摘除术，并送病理组织学检查。

**子宫颈肥大**　一般无需治疗。

（薛凤霞）

## zǐgōngjǐng féidà
## 子宫颈肥大（cervical hypertrophy）

炎症的长期刺激致腺体及间质增生，或腺体深部有黏液潴留形成囊肿，使子宫颈呈不同程度肥大、硬度增加的征象。子宫颈较正常大，但尚无具体数值标准。子宫颈肥大本身并无特殊的治疗方法，往往无需治疗。但子宫颈管肥大者，需除外子宫颈管病变，尤其是子宫颈腺癌。

（薛凤霞）

## zǐgōngjǐng xīròu
## 子宫颈息肉（cervical polyp）

子宫颈管黏膜增生形成局部突起病灶的征象。息肉常有蒂，自基底部向子宫颈外口突出。息肉可为一个或多个不等，直径一般约1cm，色红，呈舌形，表面光滑或分叶状，质软而脆，易出血，蒂细长，根部多附着于子宫颈外口，少数在子宫颈管壁。关于子宫颈息肉的发生机制尚不明确，光镜下有些息肉中心的结缔组织常有充血、水肿及炎性细胞浸润，因此认为息肉可能是炎症的长期刺激，导致子宫颈黏膜增生而形成。但有些息肉的发生可能与炎症无关，50%的子宫颈息肉发生在绝经后。绝经后的子宫颈炎症较生育年龄妇女少见。子宫颈息肉极少恶变，但应与子宫的恶性肿瘤鉴别。由于子宫颈管恶性肿瘤以及子宫体的恶性肿瘤也可呈息肉状从子宫颈口突出，因此对于子宫颈息肉应予切除，并送病理组织学检查。

（薛凤霞）

## zǐgōngjǐng xiànnángzhǒng
## 子宫颈腺囊肿（cervical cyst）

子宫颈腺管阻塞导致腺体分泌物引流受阻，潴留形成的囊肿。子宫颈阴道部被覆鳞状上皮，而子宫颈管被覆柱状上皮。鳞状上皮与柱状上皮一般在子宫颈外口处交接，称为原始鳞柱交界。鳞柱交界并非固定不变，而是随雌激素的变化而变化。雌激素增加时，鳞柱交界外移至子宫颈阴道部；雌激素下降时，鳞柱交界移至子宫颈管内部。这种随雌激素变化而移动的鳞柱交界称为生理性鳞柱交界。原始鳞柱交界与生理性鳞柱交界之间的区域称为转化区。在转化区的动态形成过程中，新生的鳞状上皮覆盖子宫颈腺管口或伸入腺管，将腺管口阻塞，导致腺体分泌物引流受阻、潴留形成囊肿。镜下见囊壁被覆单层扁平子宫颈黏膜上皮。检查时见子宫颈表面突出多个青白色小囊泡，内含无色黏液。子宫颈腺囊肿是子宫颈转化区生理改变的结果，而非炎症，其意义在于提示此处曾为原始鳞柱交界的起始处，一般无需治疗。

（薛凤霞）

zǐgōngtǐyán
## 子宫体炎（uterine body inflammation）
子宫体部发生的炎症。可分为子宫内膜炎和子宫肌炎。前者是指子宫内膜的炎症，后者是指子宫肌层的炎症，两者可合并存在。

（薛凤霞）

zǐgōng nèimóyán
## 子宫内膜炎（endometritis）
发生于子宫内膜的炎性疾病。是妇科常见疾病，分急性子宫内膜炎和慢性子宫内膜炎2种。

（薛凤霞）

jíxìng zǐgōng nèimóyán
## 急性子宫内膜炎（acute endometritis）
子宫内膜充血、水肿，有炎性渗出物，严重者内膜坏死、脱落形成溃疡，镜下见大量白细胞浸润的疾病。

**病因与发病机制** 多发生于产后、剖宫产后、流产后及宫腔内手术操作后、子宫动脉栓塞治疗后。①感染性流产或产褥期感染：感染性流产后，子宫颈口开放，持续阴道流血，加之失血引起的机体抵抗力降低是感染的诱因。产褥期，病原体可自胎盘剥离面进入，再扩散到肌层，引起子宫内膜、子宫肌层的感染。②子宫腔内手术操作：宫腔操作后，内膜创面易发生细菌繁殖。机体抵抗力低下，手术之后不注意外阴卫生，使外界致病菌侵入宫腔。③宫腔内放射治疗（如子宫颈癌）、坏死性的内膜息肉、黏膜下子宫肌瘤或子宫内膜癌也可伴发

感染导致子宫内膜炎。④子宫动脉栓塞治疗后。

**病理** 子宫内膜水肿、充血。重度炎症内膜有不同程度的坏死，呈灰绿色，表面可有脓性渗出物，形成溃疡，向下蔓延而感染子宫肌层，在其中形成多发性小脓肿。镜检可见内膜中有大量散在的中性粒细胞。

**临床表现** 分娩或流产后、宫腔内有较大的创面或部分胎盘残留或因细菌的致病力强而发生者有较严重的临床表现。由于其他原因所引起者多属轻型，这与宫腔有开口通向阴道，有利于炎性分泌物引流有关。

白带多 根据不同的病理类型，有不同的阴道分泌物增多，可呈血性白带，有时可有恶臭味。

下腹痛 下腹坠痛，尤以耻骨联合下为重，产褥期往往合并盆腔结缔组织炎，故整个下腹部均有压痛。

阴道不规则流血 阴道流血量时多时少，产褥期血性恶露不断，流产后阴道持续流血。

全身症状 部分感染较重者可能会有体温升高、白细胞增多等全身症状。大部分无此症状，因子宫肌层较厚，是防止感染扩散的屏障。子宫内膜的脱落也可防止感染扩散。

**诊断** 根据病史、临床表现和妇科检查一般诊断不难。妇科检查见阴道内有大量分泌物，子宫体有明显的压痛。如果是发生于流产后或产褥期，则子宫不能按正常时间复原。

**治疗** 需采取全身治疗，必要时进行手术治疗。最好在应用抗菌药物之前做阴道分泌物涂片革兰染色和细菌培养，以便发现特殊的病原体感染，对症用药。

全身治疗 子宫内膜炎往往

是需氧菌和厌氧菌的混合感染，因而在进行宫腔培养及药敏试验的同时，可先用广谱抗生素治疗。阴道分泌物培养结果出来后，可根据药敏结果调整抗菌药。加强全身支持疗法，贫血和低蛋白血症者，可给予输血和白蛋白。阴道流血较多者，可给予止血药物，必要时亦可考虑使用雌激素类药物，促进子宫内膜生长，有利于改善子宫腔内环境。

手术治疗 若子宫腔内有异物（包括产后或流产后的组织残留物及宫内节育器等）可轻轻取出，不要搔刮宫壁组织，以免感染扩散。子宫颈管有粘连者应扩宫口使子宫腔内的分泌物或脓液流出，并保持引流通畅。

（薛凤霞）

mànxìng zǐgōng nèimóyán
## 慢性子宫内膜炎（chronic endometritis）
子宫内膜间质有大量淋巴细胞、浆细胞浸润，有时尚可见肉芽组织和纤维变性的疾病。常因宫腔内的分泌物通过子宫口流出体外，而症状不甚明显。

**病因** 内分泌紊乱导致的子宫内膜不规则脱落，可致阴道不规则流血，长期少量流血可致上行性感染。长期存在的输卵管卵巢炎或严重的子宫颈炎可以导致慢性子宫内膜炎。宫内节育器所致阴道不规则流血患者也往往合并子宫内膜炎，多呈慢性改变。分娩或流产后有少量胎盘残留或胎盘附着部的复旧不全常是导致慢性子宫内膜炎的原因。绝经期后女性，由于体内雌激素水平显著低落，子宫内膜与阴道黏膜均变得菲薄，容易受到病菌的侵袭，导致炎症的发生，甚至宫腔积脓。在临床上萎缩性子宫内膜炎与萎缩性阴道炎往往并存。

**病理** 与其他慢性炎症不一

样，除充血、水肿外，还有白细胞和浆细胞浸润，有时还可看到肉芽增生和纤维素样改变。而大量浆细胞的存在是诊断慢性炎症的重要依据之一。

**临床表现**　阴道有浆液性或血性分泌物，有的呈脓性，有臭味，子宫积脓时可有恶臭分泌物。有时有腰骶部疼痛或者下腹部坠痛。产后或流产后引起的慢性子宫内膜炎可以有子宫长期出血，甚至可能发生大量出血。妇科检查子宫大小正常，可有轻压痛，如有妊娠物残留或产后子宫肌炎，则子宫不能按正常复原，可能增大，子宫颈口开放。宫旁组织可能有增厚及触痛。大约有20%的患者可以完全无症状，而是因诊断其他妇科疾病进行诊刮时才发现。

**诊断与鉴别诊断**　因慢性子宫内膜炎无特异的临床表现，所以确切的诊断应是组织病理诊断。诊断性刮宫术，不仅为慢性子宫内膜炎提供诊断依据，也为子宫异常出血提供诊断依据。

如在诊刮术前探宫腔时，即有大量脓性分泌物流出，则宫腔积脓的诊断成立，待炎症控制后再做诊刮，以排除子宫内膜癌或确定其他诊断。

**治疗**　①祛除诱因：如安放的宫内避孕器应取出；产后或流产后所致者，应做细致刮宫术以清除可能残留的退化胎盘组织；有子宫内膜息肉者，可通过刮宫术或宫腔镜去除；如有黏膜下子宫肌瘤或子宫内膜癌则应根据情况进行相应的处理。②应同时选用广谱抗菌药物。③对老年性子宫内膜炎，用少量雌激素治疗，可促进子宫内膜再生，防止炎症扩散并使月经紊乱和出血等症状好转。

（薛凤霞）

**zǐgōng jīnóng**

**子宫积脓**（pyometra）　子宫颈狭窄、阻塞，使子宫腔内的分泌物不能外流或引流不畅，致子宫腔积液，随后继发细菌感染所致的疾病。该病并不常见，主要发生于老年女性。

**病因**　造成子宫颈管狭窄、阻塞的原因可能与子宫颈恶性肿瘤、尤其是应用过镭疗者；子宫颈物理治疗或子宫颈锥切术后致子宫颈管阻塞；阴道炎所导致的穹隆部粘连；老年女性的子宫颈萎缩等有关。

**临床表现**　主要表现为阴道分泌物多，呈脓性，或感下腹坠痛、发热。由慢性子宫内膜炎而逐渐形成的宫腔积脓也可以无明显症状。妇科检查可见子宫增大，柔软，有触痛，宫旁结缔组织可有明显增厚，并可有附件的炎性包块同时存在。老年女性如有以上情况应结合妇科B超辅助诊断。

**诊断**　以宫腔探针探入宫腔时，如有脓液流出，诊断即可确立。同时轻取宫腔组织以了解有无恶性肿瘤存在。有时子宫颈管瘢痕较多，子宫颈管弯曲，以致探针不易插入，故需耐心操作。

**治疗**　一旦诊断确立，将子宫颈扩张，脓液即可顺利外流。如引流不够满意可在子宫颈管内放置橡皮管引流，以防止子宫颈管在短期内又发生阻塞，影响脓液的排出；如引流通畅，症状即迅速消失。在引流的同时，应取子宫腔分泌物作细菌培养以及药敏试验。应及时给予大剂量抗生素治疗，待培养结果出来，再根据药敏结果作相应的抗生素调整。

（薛凤霞）

**zǐgōng jīyán**

**子宫肌炎**（myometritis）　子宫内膜炎蔓延到子宫肌层引起的炎性疾病。与分娩尤其是多次剖宫产史或者子宫切口瘢痕愈合不良、多次宫腔手术操作、子宫肌层的手术、宫腔镜下子宫肌瘤处理、肌层病灶挖除术等有密切关系。子宫内膜炎发展至严重阶段时，炎症直接浸润淋巴及血管播散达子宫肌层，引起子宫充血、水肿、增生，从子宫体纵切面可见呈红色，子宫体积增大，肌层增厚，肌纹理增粗。镜下见肌纤维增生，纤维结缔组织增生，血管及淋巴管明显扩张，肌层中有淋巴细胞及浆细胞浸润。其症状及体征临床上易与子宫肌腺症、子宫肌瘤、子宫内膜炎等疾病相混淆，术前诊断及鉴别诊断很困难。病理检查仅在因其他原因切除子宫时方得以确诊。急性期症状与子宫内膜炎相似，但病情更重，病程持久；慢性期症状较轻，可能仅有月经过多，白带增多，下腹牵涉痛或腰骶部酸痛不适等症状。妇科检查发现子宫稍大，有压痛。治疗基本同子宫内膜炎。

（薛凤霞）

**shūluǎnguǎnyán**

**输卵管炎**（salpingitis）　发生于输卵管的炎性疾病。最常见的盆腔炎类型。输卵管位于盆腔内，需借助于宫腔和阴道与外界相通，故原发感染极少，大多继发于生殖道其他部位或盆腔邻近器官的感染。常见病原体及感染途径同盆腔炎性疾病。根据起病缓急和自然病程，输卵管炎可表现为急性输卵管炎、输卵管积脓及慢性输卵管炎、输卵管积水、输卵管粘连、输卵管阻塞等。

（谭先杰）

**jíxìng shūluǎnguǎnyán**

**急性输卵管炎**（acute salpingitis）　输卵管炎自然病程的早期阶段，多为一化脓性病理过程。

**病因**　可有 2 类不同的致病菌。一类为特异性淋病奈瑟菌感染，细菌沿子宫颈黏膜、子宫内膜扩散至输卵管黏膜；另一类为非特异性化脓性细菌感染，细菌由子宫内膜通过淋巴管和血管进入子宫旁结缔组织，最后导致输卵管周围炎和输卵管炎。急性输卵管炎若进一步发展，可发生输卵管卵巢炎、输卵管卵巢脓肿、盆腔腹膜炎、Fitz-Hugh-Curtis 综合征（盆腔炎合并肝周围炎）、急性腹膜炎、败血症和脓毒血症、感染性休克死亡。若治疗不彻底，可形成输卵管积水、输卵管阻塞和粘连、不孕等盆腔炎性疾病后遗症。

**病理生理**　如果输卵管的炎症是经子宫内膜向上蔓延，首先引起输卵管黏膜炎，输卵管黏膜肿胀、间质充血、水肿及大量中性粒细胞浸润。重者输卵管黏膜上皮发生退行性变或成片脱落，引起输卵管黏膜粘连，导致输卵管管腔闭塞或伞端闭塞，若有渗出液或脓液集聚，则形成输卵管积脓。淋病奈瑟菌及大肠埃希菌、类杆菌及普雷沃菌除直接引起输卵管上皮损伤外，其细胞壁脂多糖等内毒素可引起输卵管纤毛脱落，导致输卵管运输功能减退甚至丧失。当炎症继续发展积脓过多时，可发生破裂，脓液流入腹腔引起急性腹膜炎。此外，炎性渗出物还可能流入子宫直肠陷凹形成盆腔脓肿。

如果炎症是通过子宫颈的淋巴播散至子宫颈旁的结缔组织而来，首先波及的是输卵管浆膜层，然后累及肌层，而输卵管黏膜受累较轻或不受累。病变以输卵管间质炎为主，由于输卵管管壁增粗，可压迫管腔使其变窄。轻者输卵管仅有轻度充血、肿胀、略

增粗；重者输卵管肿胀明显、弯曲，纤维素性脓性渗出物增多，可以引起周围组织粘连；如与卵巢粘连时，可以形成输卵管卵巢炎块。

**临床表现**　发热和下腹痛是急性输卵管炎的典型症状。轻者体温不一定很高，重者出现寒战高热，体温可达 39～40℃，甚至发生败血症。下腹痛可与发热同时发生，可为双侧下腹部剧痛，或病变部位的剧痛。如疼痛发生在月经期，可引起月经量增多和经期延长；如疼痛发生在非月经期，可有不规则阴道流血、白带增多等。由于炎症刺激，患者可有尿频、尿急、肛门坠胀等膀胱和直肠刺激症状。

重症患者多呈急性病容，下腹剧痛，炎症部位的腹部发硬、拒按，呈现腹膜刺激症状，肠鸣音减弱。妇科检查见阴道和子宫颈充血，分泌物多，呈黄白色或脓性，双合诊或三合诊检查有阴道穹隆触痛、子宫颈举痛和子宫压痛，双侧附件区增厚，压痛明显。如果已形成较大的输卵管卵巢脓肿，则在子宫的一侧或双侧或在子宫直肠陷凹处可扪及张力较高的、有压痛的囊性包块。

**诊断与鉴别诊断**　根据病史及临床检查，一般不难诊断，必要的实验室检查可辅助诊断，可留取血、尿及子宫颈分泌物做常规检查。血白细胞总数多在 $10 \times 10^9/L$ 以上，中性粒细胞在 80% 以上。有寒战、高热者应进行血培养，明确致病菌的种类及药物敏感性，以指导抗生素的应用。还可留取尿道或子宫颈分泌物培养找细菌（包括厌氧菌）或衣原体检查。如盆腔有积液，可行阴道后穹隆穿刺，如有脓液，则诊断更明确。

需要与急性阑尾炎、局限性肠炎、急性胃肠炎、卵巢肿瘤蒂扭转、异位妊娠或卵巢黄体囊肿破裂、急性肠系膜淋巴结炎、急性结肠炎等疾病鉴别。

**治疗**　一旦诊断明确，应及时给予治疗，争取恢复输卵管畅通，防止发生盆腔炎性疾病后遗症。主要包括支持治疗、药物治疗和手术治疗（见盆腔炎性疾病）。

（谭先杰）

mànxìng shūluǎnguǎnyán

**慢性输卵管炎**（chronic salpingitis）　多为急性输卵管炎未经治疗或治疗不当迁延所致，现归为盆腔炎性疾病后遗症。但也有起病即为慢性的肉芽肿性输卵管炎，如输卵管结核。

慢性输卵管炎多为双侧，有时也可为单侧，肉眼所见输卵管充血，轻度或中度肿胀，黏膜完整或成片脱落，伞端多有闭锁。从病理角度，慢性输卵管炎可分为：①间质性输卵管炎：多与慢性卵巢炎并存。输卵管蜷曲增粗，管壁增厚、伞端内端闭锁呈杵指状。输卵管与卵巢及阔韧带后叶粘连，不易分离。②输卵管积水：输卵管发生炎症时，细菌主要侵袭输卵管黏膜，伞端因炎症粘连闭锁，峡部管腔因粘连或肿胀而闭塞，积聚在管腔内的漏出液和渗出液逐渐增加或脓液吸收后残留的浆液性液体形成输卵管积水。因输卵管壶腹部管壁肌层肥厚，液体多积聚在壶腹段管腔，导致输卵管远端膨大，近端相对细小而呈腊肠状；因它与周围器官无粘连，有时会以近端狭小部为轴发生扭转。扭转后所发生的症状与卵巢囊肿蒂扭转相似，手术前难以鉴别。积水的输卵管表面可光滑，管壁甚薄，壁内液体清亮，

蜷曲于子宫后方或可游离于盆腔。

慢性输卵管炎的症状常不明显，偶见低热、下腹坠胀、坠痛、腰痛，多在月经期、性交后或劳累后症状更明显，有时可有尿频、白带增多、月经量多、周期不准、经期延长等症状。检查时子宫多呈后倾位，活动性差，有时可触及增粗的、有触痛的输卵管。如已形成输卵管卵巢囊肿或输卵管积水，则可触及囊性包块。

根据有急性输卵管炎病史及上述症状和体征，诊断通常不困难，但须与陈旧性宫外孕和子宫内膜异位症相鉴别，如果诊断或鉴别诊断有困难，可进行腹腔镜检查。治疗见盆腔炎性疾病后遗症。

（谭先杰）

## shūluǎnguǎn luǎncháoyán
**输卵管卵巢炎**（salpingo-oophoritis） 输卵管和卵巢合并发生的炎症。俗称附件炎。多发生在育龄期妇女，青春期前后及更年期妇女相对少见。

卵巢表面被一层白膜包被，很少单独发生炎症，卵巢炎多继发于输卵管炎。当感染从生殖道黏膜上行波及输卵管内膜使其发生水肿，并有渗出液排出，即形成急性输卵管内膜炎，继而波及输卵管各层组织，最后达浆膜层引起输卵管周围炎。输卵管周围的炎症可通过直接蔓延或经淋巴道扩散而侵及卵巢。如炎症仅侵犯卵巢表面，则周围的渗出物、纤维素可形成粘连覆盖在卵巢周围，即为卵巢周围炎。如炎症侵入卵巢实质，则可形成多发小脓肿，脓肿相互融合后即形成卵巢脓肿。卵巢脓肿常与输卵管积脓相通而形成输卵管卵巢脓肿。

急性输卵管卵巢炎患者常呈急性病容，恶寒甚至寒战，腹胀、下腹剧痛，排便及排尿时较重，可有膀胱、直肠刺激症状。如在经期时发病，可有月经量增多或经期延长。腹部检查时常发现腹胀、下腹压痛明显、腹肌强直、拒按。妇科检查可发现阴道有脓性或脓血性分泌物，子宫颈红肿，子宫颈举痛。由于患者腹肌紧张拒按，子宫大小不易扪清，一般较固定，两侧附件增厚有压痛；如已形成脓肿可扪及肿块，呈囊性或有波动感。

治疗见盆腔炎性疾病。急性期治疗不彻底或不及时可转成慢性输卵管卵巢炎，产生下列病变，导致盆腔炎性疾病后遗症。①输卵管卵巢囊肿形成：急性期形成的输卵管卵巢脓肿在一段时间后脓液吸收液化而形成囊肿。也有卵巢周围炎阻碍卵泡破裂而形成卵巢囊肿，或卵泡破裂时细菌侵入形成炎性积液，以后与输卵管积水贯通而形成囊肿。②急性期形成的脓肿长期不消，当患者劳累、性生活后、月经期前后或妇科检查后可促使反复发作，以致输卵管壁高度纤维化、增厚，周围粘连增加，脓液越来越黏稠，形成肉芽组织。③附件炎性包块：由于慢性炎症引起纤维组织增生，可形成包块，一般体积较小、实性，如果与周围脏器如直肠、膀胱、大网膜等相粘连，则形成较大的包块。

（谭先杰）

## shūluǎnguǎn luǎncháo nóngzhǒng
**输卵管卵巢脓肿**（tubal ovarian abscess，TOA） 输卵管、卵巢急性感染导致局部组织坏死、脓液淤积的化脓性炎症。盆腔炎性疾病的病理表现之一，是盆腔炎性疾病自然病程的终极阶段。是最常见的盆腔脓肿类型。

**病因与发病机制** 由于卵巢白膜是良好的防御屏障，卵巢很少单独发炎，但急性输卵管炎发展到一定阶段后可侵犯卵巢，卵巢常与发炎的输卵管伞端粘连而发生卵巢周围炎，称为输卵管卵巢炎。炎症可通过卵巢排卵后的破孔侵入卵巢实质形成单个或多个脓肿，这些脓肿可融合成大的脓肿，脓肿壁与输卵管积脓粘连并穿通，即形成 TOA。可为一侧或双侧病变，大约半数的患者是在较严重的、有症状的盆腔炎性疾病初次发病后形成，而另一部分则是盆腔炎性疾病屡次发作或重复感染而形成。TOA 多位于子宫后方或子宫阔韧带后叶或肠管间的粘连处。

**临床表现** 与盆腔炎性疾病相似，但是脓肿患者虽经过积极治疗，体温仍较高，腹膜刺激症状进一步加重，同时常伴有直肠压迫及刺激症状。妇科检查除子宫和附件有明显压痛外，在盆腔一侧或双侧可扪及张力大而稍呈囊性的压痛肿块。如脓肿位于子宫直肠陷窝，则阴道检查时可在后穹隆扪及压痛明显的肿块；如脓肿向腹腔破裂，则可以引起弥漫性腹膜炎，患者有剧烈腹痛，持续加剧，恶心、呕吐、寒战，甚至出现休克，腹膜刺激症状明显；如脓肿破溃入直肠或阴道后穹隆，则由肛门或阴道排出大量脓液，继而症状、体征迅速好转。

**诊断** 询问病史，如在产后、剖宫产术后、人工流产术后或其他妇产科手术后，患者发高热、下腹痛，妇科检查发现盆腔深部触及包块、触痛、有波动感，白细胞计数增高，血沉快，多可确诊。后穹隆穿刺抽出脓液，则诊断更明确。此外也可应用 B 超、MRI 或 CT 等协助诊断。

**治疗** 见盆腔炎性疾病。

（谭先杰）

pénqiāng yánxìng jíbìng
## 盆腔炎性疾病（pelvic inflammatory disease，PID）

发生于女性上生殖道及其周围组织的一组感染性疾病。根据感染部位和自然病程，分为子宫内膜炎、输卵管炎、输卵管卵巢炎、输卵管卵巢脓肿、盆腔结缔组织炎及盆腔腹膜炎。感染可局限于一个部位，也可同时累及多个部位。该病多发生在性活跃期、有月经的妇女，初潮前、绝经后或未婚女性很少发生，即使发生也通常是邻近器官的炎症扩散。严重者可发展成为弥漫性腹膜炎、败血症、感染性休克。如果未得到及时治疗，可形成盆腔粘连、输卵管阻塞、导致不孕、输卵管妊娠、慢性盆腔痛、炎症反复发作等盆腔炎性疾病后遗症。

**病原体**　可来源于外界（外源性）和自身（内源性），又有需氧菌和厌氧菌之分。外源性和内源性病原体可分别或同时存在，多数情况为需氧菌和厌氧菌的混合感染。①外源性病原体：主要为性传播性疾病的病原体，多通过生殖道黏膜上行感染，最常见的是淋病奈瑟菌和沙眼衣原体。②内源性病原体：主要是原来寄居在阴道中的细菌，常见的致病菌为金黄色葡萄球菌、溶血性链球菌、大肠埃希菌、阴道加德纳菌、脆弱类杆菌、消化球菌、消化链球菌、普雷沃菌等。金黄色葡萄球菌、溶血性链球菌等需氧菌多通过生殖道黏膜上行感染，但也可通过损伤的子宫颈到达宫旁结缔组织引发炎症。厌氧菌感染的特点是容易形成盆腔脓肿、感染性血栓静脉炎、脓液有粪臭并有气泡。

**感染途径**　①沿生殖道黏膜上行蔓延：病原体入侵外阴、阴道后，或者阴道内的菌群沿黏膜面经子宫颈、子宫内膜、输卵管黏膜至卵巢及腹腔。这是非妊娠期、非产褥期 PID 的主要感染途径。淋病奈瑟菌、衣原体及葡萄球菌等沿此途径扩散。②经淋巴系统蔓延：病原体经外阴、阴道、子宫颈及子宫体创伤处的淋巴管侵入盆腔结缔组织及内生殖器的其他部分。这是产褥感染、流产后 PID 感染的主要途径。③经血循环传播：病原体先侵入人体其他系统，再经血循环感染生殖器。这是结核分枝杆菌 PID 的主要途径。④直接蔓延：腹腔其他脏器感染后，直接蔓延到内生殖器，如阑尾炎可引起右侧输卵管炎。

**高危因素**　了解高危因素有助于预防和诊断 PID，这些高危因素包括以下几种。①年龄：PID 高发年龄为 15～25 岁，可能与年轻妇女性活动频繁、子宫颈柱状上皮生理性向外移位、子宫颈黏液机械防御功能较差有关。②性活动：PID 多发生于性活跃期的女性，尤其是初次性交年龄小、多个性伴侣、性交过频及性伴侣有性传播疾病者。③下生殖道感染：如淋病奈瑟菌性子宫颈炎、衣原体性子宫颈炎及细菌性阴道病。④宫腔内手术操作：如人工流产、诊断性刮宫、输卵管通液术、子宫输卵管造影术、宫腔镜检查等。手术操作致生殖道黏膜损伤、出血、坏死，导致下生殖道内源性病原体上行感染。⑤性卫生不良：不注意性卫生、经期性交，使用不洁卫生巾或护垫，频繁阴道冲洗等。⑥邻近器官炎症直接蔓延：如阑尾炎、腹膜炎等蔓延至盆腔，病原体以大肠埃希菌为主。⑦PID 病史：PID 所致的盆腔广泛粘连、输卵管损伤、输卵管防御能力下降，容易造成再次感染而导致急性发作。

**病理生理**　根据感染部位和自然病程不同，有以下病理生理表现。①子宫内膜炎及子宫肌炎：子宫内膜充血、水肿、有炎性渗出物，严重者内膜坏死、脱落形成溃疡。镜下可见大量白细胞浸润，炎症向深部侵犯则形成子宫肌炎。②输卵管炎、输卵管积脓、输卵管卵巢脓肿。③盆腔腹膜炎。④盆腔结缔组织炎。⑤败血症和脓毒血症：当病原体毒性强、数量多、患者抵抗力降低时，可发生败血症。多见于严重的产褥感染、感染性流产及播散性淋病。发生 PID 后，如果身体其他部位发现多处炎症病灶或脓肿者，则要考虑脓毒血症，确诊需要血培养。⑥Fitz-Hugh-Curtis 综合征：一种肝包膜有炎症而无肝实质损害的肝周围炎，可由淋病奈瑟菌及衣原体感染引起。由于肝包膜水肿，吸气时右上腹疼痛。肝包膜上有脓性或纤维渗出物，早期在肝包膜与前腹壁腹膜之间形成松软的膜状粘连，晚期则形成坚韧的琴弦样粘连。5%～10% 的输卵管炎可出现此综合征，临床表现为下腹痛后出现右上腹痛，或下腹痛与右上腹痛同时出现，也可见右侧胸腔有少量炎性渗出。

**临床表现**　因炎症轻重及范围不同，临床表现差异较大。轻者无症状或仅有轻微症状。常见症状为下腹痛、发热、阴道分泌物增多。腹痛特点是持续性，活动和性交后加重。病情严重者可有寒战、高热、头痛、食欲缺乏。如果在月经期发病，可出现月经量增多、月经期延长。若发展成腹膜炎，则出现恶心、呕吐、腹胀、腹泻等消化系统症状。若炎症发展形成脓肿，则有下腹包块及局部压迫刺激症状；若包块位于子宫前方，可出现膀胱刺激症状，如尿频、排尿困难、尿急、尿痛；若包块位于子宫后方或腹膜后，则出现直肠刺激症状，如腹泻、里急后重感、肛门坠胀和排便困难等。

不同患者的体征差异较大，轻者无明显异常，或仅在妇科检查时有子宫颈举痛、子宫体压痛或一侧下腹部（附件区）压痛。严重病例呈急性病容，体温升高、心率加快、下腹部压痛、反跳痛和肌紧张，甚至出现腹胀、肠鸣音减弱或消失。妇科检查可发现阴道内有臭味的脓性分泌物；子宫颈充血、水肿，如果子宫颈管黏膜或宫腔内有感染，则可见脓性分泌物从子宫颈口流出；阴道穹隆可能饱满，触痛明显，子宫颈举痛；子宫体增大，压痛明显，活动受限；若为单纯输卵管炎，可触及增粗的输卵管，压痛明显；若为输卵管积脓或输卵管卵巢脓肿，则可触及压痛明显的囊性包块，活动差；若有宫旁结缔组织炎，则在子宫一侧或两侧扪及片状增厚，宫骶韧带触痛。如果有盆腔脓肿而且位置较低，可在阴道后穹隆或侧穹隆扪及有波动性的包块。

**诊断与鉴别诊断** 根据病史、症状、体征及实验室检查可做出初步诊断。血常规检查可发现白细胞总数升高（$> 10 \times 10^9/L$），以中性粒细胞数升高为主。B 型超声检查可能提示盆腔内有渗出或包块。如后穹隆穿刺抽出脓液，则可以确诊。

因临床表现差异较大，临床诊断准确性不高。采用美国疾病预防与控制中心的诊断标准（表），可以提高对该病的认识和警惕，对可疑患者做进一步评价，及时治疗，减少后遗症的发生。

根据最低标准，如果性活跃的年轻女性或者具有性传播疾病的高危人群妇女出现下腹痛，排除了其他引起下腹痛的原因后即可给予经验性抗生素治疗；附加标准可增加诊断的特异性，多数患者有子宫颈黏液脓性分泌物，或阴道分泌物 0.9% 氯化钠溶液涂片中见到大量白细胞；特异性标准使诊断更为准确，但除超声检查外，其他为有创检查或费用较高，仅适用于部分病例。如果进行腹腔镜检查，诊断标准包括：输卵管表面明显充血；输卵管壁水肿；输卵管伞端或浆膜面有脓性渗出物。腹腔镜诊断输卵管炎准确率高，并能采取感染部位的分泌物做细菌培养。但是并非所有疑诊 PID 的患者均能接受该检查，而且它对轻度输卵管炎的诊断准确率较低，对单独存在的子宫内膜炎也无诊断价值。

临床诊断后，有条件的医院应进一步明确病原体。留取子宫颈管分泌物及后穹隆穿刺液涂片、培养及核酸扩增检测病原体；如果剖腹探查或腹腔镜检查，可直接采取感染部位的分泌物做培养及药敏试验准确。

需要与急性阑尾炎、克罗恩病、急性胃肠炎、卵巢肿瘤蒂扭转、异位妊娠或卵巢黄体囊肿破裂、子宫内膜异位症、急性肠系膜淋巴结炎、急性结肠炎、局限性回肠炎、过敏性紫癜、大网膜扭转或梗塞、急性肾盂肾炎等相鉴别。

**治疗** 主要为抗生素药物治疗，必要时手术。若患者一般情况好，症状轻，能耐受口服抗生素，并且有随访条件，可在门诊给予口服或肌内注射抗生素治疗。以下情况需要住院治疗：患者一般情况差，病情严重，伴有发热、恶心、呕吐；有盆腔腹膜炎；有输卵管卵巢脓肿；门诊治疗无效；不能耐受口服抗生素；诊断不清。

**支持疗法** 卧床休息，半卧位有助于脓液积聚于子宫直肠陷凹，从而使炎症局限。给予高热量、高蛋白、高维生素流食或半流食，补充液体，注意纠正电解质紊乱及酸碱失衡。高热时采用物理降温。尽量避免不必要的妇科检查以免引起炎症扩散或脓肿破裂。腹胀严重者可行胃肠减压。

**抗生素治疗** 可控制或清除病原体，改善症状及体征，减少

**表 美国疾病预防与控制中心 PID 的诊断标准（2010 年）**

| |
|---|
| **最低标准**（minimum criteria） |
| 　子宫颈举痛或子宫压痛或附件区压痛 |
| **附加标准**（additional criteria） |
| 　体温超过 38.3℃（口表） |
| 　子宫颈或阴道异常黏膜脓性分泌物 |
| 　阴道分泌物 0.9% 氯化钠溶液涂片可见大量白细胞 |
| 　红细胞沉降率升高 |
| 　血 C 反应蛋白升高 |
| 　实验室检查证实子宫颈淋病奈瑟菌或衣原体阳性 |
| **特异性标准**（specific criteria） |
| 　子宫内膜活检组织学证实子宫内膜炎 |
| 　阴道超声或 MRI 检查显示输卵管增粗，输卵管积液，伴或不伴盆腔积液、输卵管卵巢肿块，以及腹腔镜检查发现 PID 征象 |

后遗症的发生。经过及时正确的抗生素治疗，绝大多数患者能彻底治愈。抗生素的应用原则是：经验性、广谱、及时和个体化。理想情况是根据药物敏感试验结果选择抗生素，但药物敏感试验需较长时间，一般是经验性使用广谱抗生素，并加上抗厌氧菌的药物。应根据药物有效性、医院条件、患者接受程度、药物价格等因素来选择抗生素。因静脉滴注抗生素起效快，故对于病情较重的患者通常首选静脉滴注，待临床症状改善 24～48 小时后，可酌情改为口服抗生素；根据抗生素抗菌谱选择药物，联合用药；连续用药至少 14 天。可选择下述抗生素方案：①第二代头孢菌素（或相当于第二代头孢菌素）药物或第三代头孢菌素（或相当于第三代头孢菌素）药物。输卵管卵巢脓肿者可加用克林霉素或甲硝唑对抗厌氧菌。②克林霉素与氨基糖苷类药物联合。③喹诺酮类药物与甲硝唑联合方案。④青霉素类与四环素药物联合。

**手术治疗** 主要用于抗生素控制不满意的输卵管卵巢脓肿或盆腔脓肿。手术指征有：①药物治疗无效：输卵管卵巢脓肿或盆腔脓肿经药物治疗 48～72 小时，体温持续不降，患者中毒症状加重或包块增大，应及时手术，以免发生脓肿破裂。②脓肿持续存在：经药物治疗病情有好转，继续控制炎症数日（2～3 周），包块仍未消失但已经局限化，应手术治疗，以免日后再次急性发作。③脓肿破裂：突然腹痛加剧，寒战、恶心、呕吐、腹胀，检查腹部拒按或有中毒性休克表现，应怀疑脓肿破裂。若脓肿破裂未及时诊治，死亡率很高。因此，一旦怀疑脓肿破裂，应在抗生素治疗的同时进行手术治疗。根据情况选择经腹、腹腔镜或经阴道手术。手术原则是切除病灶和引流脓液。手术范围应根据病变范围、患者年龄、一般状态等全面考虑。年轻妇女应尽量保留卵巢功能，可行保守手术；年龄大、双侧附件受累或附件脓肿屡次发作者，可行全子宫及双附件切除术；对极度衰弱的危重患者，适当缩小手术范围。若盆腔脓肿位置低，突向阴道后穹隆，可经阴道切开排脓。还可在超声或 CT 引导下行经皮穿刺引流输卵管卵巢脓肿，体弱或要求保留生育功能的患者尤为适用。

**其他治疗** 包括活血化瘀、清热解毒等中药治疗，以及微波、频谱等物理治疗，但这些治疗主要作为盆腔炎性疾病后遗症的辅助治疗。

**治疗性伴侣** 由于 PID 患者的性伴侣很可能感染淋病或沙眼衣原体但常无症状，故建议对患者出现症状前 60 日内接触过的性伴侣进行检查和治疗，以降低患者再次感染的危险。

**PID 后遗症** 近期后遗症包括引起肝周围炎、输卵管卵巢脓肿、盆腔囊肿、感染性休克等。远期后遗症包括不孕症、异位妊娠、慢性盆腔痛以及 PID 反复发作等。

**预防** ①注意性生活卫生，减少性传播疾病。②及时治疗下生殖道感染。③重视公共卫生教育，提高公众对生殖道感染的认识，宣传预防感染的重要性。④严格掌握妇科手术指征，做好术前准备，严格无菌操作，预防感染。⑤及时治疗 PID，减少后遗症。⑥对 PID 患者的性伴侣进行检查和治疗，减少再次感染风险。

（谭先杰）

pénqiāng fùmóyán
## 盆腔腹膜炎（pelvic peritonitis）

局限在盆腔腹膜的炎症。是盆腔炎性疾病的一种。

**病因与发病机制** 常因急性输卵管炎、急性输卵管卵巢炎、急性盆腔结缔组织炎播散而引起，或由于刮宫、输卵管通液、子宫输卵管碘油造影等医源性操作后所致，其他如阑尾炎、憩室炎等也可引起盆腔腹膜炎。

急性盆腔腹膜炎时，整个盆腔腹膜充血水肿，渗出液中含有大量纤维素样物质，导致盆腔脏器形成粘连，渗出物聚集在粘连的间隙内，可形成多发性小脓肿；或聚集在子宫直肠窝内形成盆腔脓肿。如果脓肿破入直肠或阴道，则症状很快减轻，如破入腹腔则可引起弥漫性腹膜炎，使病情加重。

**临床表现** 主要表现为高热、脉搏快、常有恶心呕吐和食欲缺乏，下腹剧烈的痉挛样疼痛，并伴有腹膜刺激征表现。患者喜欢屈曲双腿以减轻腹壁紧张疼痛。因患者怕痛，妇科检查通常不满意，阴道穹隆触痛明显。慢性盆腔腹膜炎常伴有慢性输卵管卵巢炎。妇科检查可扪及包块，多固定，可有压痛。

**诊断与鉴别诊断** 根据病史、症状和体征，诊断并不困难，但应与急性阑尾炎穿孔以及其他引起腹膜刺激症状的妇科病如卵巢肿瘤扭转、子宫肌瘤坏死、异位妊娠破裂等鉴别。

**治疗** 盆腔腹膜炎的治疗原则与弥漫性腹膜炎不同，首选积极抗生素药物治疗，加强支持疗法，促进炎症吸收。除非有脓肿形成或一般治疗无效，才考虑手术治疗（见盆腔炎性疾病）。

（谭先杰）

pénqiāng jiédìzǔzhīyán

## 盆腔结缔组织炎（pelvic connective tissue inflammation）

盆腔结缔组织初发的炎症。不是继发于输卵管、卵巢的炎症，是初发于子宫旁的结缔组织，然后再扩展至其他部位。盆腔结缔组织是腹膜外的组织，位于盆腔腹膜的后方，子宫两侧及膀胱前间隙处，这些部位的结缔组织间无明显界限。

**急性盆腔结缔组织炎** 多由于分娩或剖宫产时子宫颈或阴道上段撕裂，进行困难的子宫颈扩张术时子宫颈撕伤，经腹、经腹腔镜或经阴道的子宫全切术时阴道断端周围血肿，以及人工流产术中误伤子宫及子宫颈侧壁等情况时细菌进入发生感染。发病初期，患者可有高热、下腹痛；下腹痛与急性输卵管卵巢炎类似，如发病前曾有子宫切除术、剖宫产术时单侧壁或双侧壁损伤，更易获得诊断。妇科检查可见发病初期，子宫一侧或双侧有明显的压痛，与边界不明显的增厚感，增厚可达盆壁；子宫略大，活动性差，触痛，一侧或双侧阴道穹隆也可形成包块；如已形成脓肿，因脓肿向下进入子宫后方，在阴道后穹隆处常触及较软的包块，触痛明显。治疗见盆腔炎性疾病。

**慢性盆腔结缔组织炎** 由于子宫颈的淋巴管直接与盆腔结缔组织相通，因此多为慢性子宫颈炎发展至盆腔结缔组织发炎。炎症可从子宫颈部位，向主韧带、髂窝、宫骶韧带、直肠侧窝蔓延扩大直至盆壁，导致子宫活动度受限或完全固定于盆壁而不能活动，形成冰冻骨盆。轻度的慢性盆腔结缔组织炎一般无症状，偶尔在身体劳累时有腰痛、下腹坠痛，重者可发生较严重的下腹坠痛、腰酸痛、性交痛。妇科检查子宫多呈后倾位，三合诊时触知宫骶韧带增粗呈条索状，触痛，双侧宫旁组织肥厚，触痛，如为一侧性者可触及子宫位置改变，屈向于患侧。治疗主要是抗感染及促进炎性病变吸收（见盆腔炎性疾病后遗症）。

（谭先杰）

pénqiāng yánxìng jíbìng hòuyízhèng

## 盆腔炎性疾病后遗症（sequelae of pelvic inflammatory disease）

急性盆腔炎性疾病（pelvic inflammatory disease，PID）没有得到及时正确治疗而发生的一系列后遗症。曾称慢性盆腔炎。

**病理** 主要病理改变是组织破坏、广泛粘连、增生及瘢痕形成，导致：①输卵管阻塞、输卵管增粗。②输卵管卵巢粘连形成输卵管卵巢肿块。③输卵管伞端闭锁，浆液性渗出物聚集形成输卵管积水；输卵管积脓或输卵管卵巢脓肿的脓液吸收、被浆液性渗出物替代形成输卵管积水或输卵管卵巢囊肿。④盆腔结缔组织病变，子宫骶韧带增生、变厚，若病变广泛，可使子宫及双附件固定，浑然一体，形成所谓"冰冻骨盆"。

**临床表现** 因病理改变不同，患者可有一种或多种表现。①不孕：输卵管粘连阻塞可导致不孕，急性盆腔炎后不孕的发生率为20%～30%。②异位妊娠：盆腔炎后异位妊娠发生率为正常妇女的8～10倍。③慢性盆腔痛：慢性炎症形成的粘连、瘢痕及盆腔充血，常引起下腹坠痛、疼痛及腰骶部酸痛，常在劳累、性交后及月经前后加剧。约20%的急性盆腔炎发作后遗留慢性盆腔痛。④盆腔炎反复发作：由于盆腔炎造成输卵管组织结构破坏，局部防御功能减退，若继续存在高危因素，可造成再次感染，导致盆腔炎反复发作。有盆腔炎病史者，约25%会再次发作。

**妇科检查**：若为输卵管病变，可在子宫一侧或两侧触及条索状增粗输卵管，并有轻度压痛；若为输卵管积水或输卵管卵巢囊肿，则在盆腔一侧或两侧触及囊性肿物，活动多受限；若为盆腔结缔组织病变，子宫常呈后倾后屈，活动受限或粘连固定，子宫一侧或两侧有片状增厚、压痛，宫骶韧带常增粗、变硬，触痛。

**诊断与鉴别诊断** 以前有盆腔炎病史，症状和体征明显者，诊断多无困难。但一些患者自觉症状较多，无明显盆腔炎病史及阳性体征。诊断困难时可行腹腔镜检查。

PID后遗症有时与子宫内膜异位症不易鉴别，后者有痛经或性交疼痛，如果妇科检查时在子宫直肠窝或宫骶韧带触及痛性结节，则有助于子宫内膜异位症的诊断，鉴别困难时应行腹腔镜检查。输卵管积水或输卵管卵巢囊肿需要与卵巢囊肿鉴别，输卵管卵巢囊肿除有盆腔炎病史外，肿块呈腊肠型、囊壁较薄，周围有粘连。而卵巢囊肿一般为圆形或椭圆形，周围无粘连（卵巢子宫内膜异位囊肿除外），活动性好。附件炎性包块与周围粘连，不活动，有时可与卵巢癌混淆，炎性包块为囊性而卵巢癌多为实性或囊实性，B型超声、血清肿瘤标志物和其他影像学检查有助诊断，必要时需要做腹腔镜检查。

**治疗** 需要根据不同情况选择方案：①对于不孕患者可进行腹腔镜检查，如果存在输卵管粘连或积水则一并处理，患者多需要辅助生殖技术协助受孕。②对于慢性盆腔痛无特效治疗方法，通常采取对症治疗及中医中药、物理治疗和心理调节等措施，治疗前应排除子宫内膜异位症等其他引起盆腔痛的疾病。③对于盆腔炎反复发作者，发作时应正确、及时、足量使用抗生素，并根据具体情况选择手术治疗。

（谭先杰）

nǚxìng shēngzhíqì jiéhé

## 女性生殖器结核（female genital tuberculosis）

结核分枝杆菌侵入女性生殖器所引起的慢性疾病。又称结核性盆腔炎。女性生殖器结核为全身结核的表现之一，常继发于身体其他部位的结核（如肺结核、肠结核、腹膜结核和肠系膜淋巴结结核，也有少数患者继发于淋巴结核、骨和关节结核或泌尿系统结核），极少数为原发感染。多见 20～40 岁妇女，也可见于绝经后妇女，约 10% 的肺结核患者伴有该病。该病潜伏期长，可达 1～10 年。多数患者在发现生殖器结核时，原发病灶多已痊愈；病程发展缓慢，常无急性发病过程，有些患者除了不育外，无其他明显自觉症状，易漏诊。

**传播途径** ①血行传播：最主要的感染途径。原发病灶多在肺、肠等部位。肺部感染后，结核分枝杆菌在短时间内即进入血液循环，传播至体内各器官，感染其他器官的同时也可感染女性内生殖器官输卵管、子宫内膜和卵巢，侵犯子宫颈、阴道及外阴者少见。②直接蔓延：结核性腹膜炎、肠系膜淋巴结结核与输卵管结核之间可通过直接蔓延传染，发生干酪样变，破坏生殖器，发生广泛粘连；输卵管结核也可蔓延至腹膜导致结核性腹膜炎。盆腔腹膜结核常与输卵管结核并存，约占生殖器结核的 50%。③淋巴传播：较少见，多为逆行传播，如肠结核通过淋巴管逆行传播至生殖器官。④原发感染：非常少见。⑤性接触：患有附睾结核或泌尿道结核的男性，可通过性交接触直接感染女性，导致子宫颈、阴道和外阴原发结核。

**分型** 结核分枝杆菌可累及女性的一个或多个生殖器官，以输卵管的感染率最高，约为 95%；其他部位的女性生殖器结核往往是由输卵管结核蔓延所致，子宫内膜结核的发生率约为 60%；卵巢结核约为 20%；子宫颈、阴道及外阴结核的发生率极低。

输卵管结核 经血行感染的输卵管结核，严重者可见输卵管黏膜皱襞有广泛的肉芽肿反应及干酪样坏死，镜下可见典型的结核结节。慢性输卵管结核的外观与一般慢性输卵管炎无区别，感染可导致输卵管黏膜皱襞的增生和融合，镜下可见腺瘤样形态。

子宫内膜结核 多由输卵管结核扩展而来，病变多局限于子宫内膜，很少侵及肌层，子宫的外观及大小表现正常或稍小。病灶多首先出现在宫腔两侧上角处，故在刮宫诊断时要强调尽量刮取子宫双角处的内膜。子宫内膜有周期性脱落的特点，大部分子宫内膜结核病灶，可随月经排出。结核感染常侵犯子宫内膜基底层，是子宫内膜功能层再度发生感染的原因。

卵巢结核 卵巢与输卵管相邻，但因有卵巢白膜包围保护，因而较少受累。如果受累，则病变多为双侧，可见卵巢表面有结核结节或干酪样坏死或肉芽肿。由于血行感染的结核可在卵巢深层间质中形成结节，也有发生干酪样坏死性脓肿者。

子宫颈结核 多源自于子宫结核的下行感染，经血行传播或淋巴传播。表现为溃疡型、乳头型、间质型、子宫颈黏膜型四种。子宫颈结核常伴有大量的脓性白带排出，同时可有溃疡或乳头增生，易误诊为子宫颈癌，确诊需要通过病理组织学检查。

外阴与阴道结核 甚为少见，多自子宫及子宫颈向下蔓延而来或血行传播，病灶表现在外阴及阴道局部形成单个或数个表浅溃疡，久治不愈，还可形成窦道。

**临床表现** 多外观正常，除不育外无其他主诉。病情较重者可有食欲缺乏、易疲劳、消瘦、午后低热等症状。

不孕 生殖器结核患者最主要的临床表现。半数以上患者仅有不孕而无其他不适。由于该病多发生在青春期妇女，故大多数患者均为原发性不孕。输卵管伞端闭锁、管腔粘连狭窄或内膜破坏、输卵管蠕动功能异常以及子宫内膜慢性炎症等均是导致不孕的原因。早期的生殖器结核患者，经过抗结核药物积极治疗后，仍有可能受孕，但发生异位妊娠的概率较高，宫内正常妊娠较为困难。

月经异常 常见，月经异常的情况与病情有关。子宫内膜感染的初期，子宫内膜充血或形成溃疡，可致月经量过多、经期延长或不规则出血，易误诊为功能性子宫出血；晚期因内膜受结核分枝杆菌的破坏，可致月经量少，甚至闭经。在初诊患者中，经量减少或闭经者远多于月经量多者，与患者延误就诊时间，以致病情较重有关。

腹痛 多数患者无腹痛或仅有下腹轻微隐痛，但同时合并结核性腹膜炎者可出现剧烈腹痛；如并发化脓性感染，则可出现急性腹痛及高热。

**白带异常** 白带增多多见于子宫颈结核或者合并子宫颈结核者。阴道分泌物呈脓性或混有血液；子宫颈组织脆，有性交后出血及接触性出血，易误诊为子宫颈癌。

**全身症状** 部分患者可有疲倦、乏力、食欲缺乏、消瘦、低热等中毒症状。

**诊断** 仔细询问病史，如有不孕、月经过少或闭经、下腹痛及盆腔炎症状，结合妇科检查盆腔有包块，应考虑该病。未婚妇女，无性接触史，诉下腹痛及月经失调，肛查盆腔附件部位增厚，有包块，也应考虑该病。由于该病患者常无典型症状，须依靠辅助诊断方法确诊。

**病理学检查** 生殖器官的结核发生在盆腔内者除见粟粒状结核病灶及干酪样物质外，一般均须做病理检查明确诊断。对不孕患者及可疑患者进行诊断性刮宫，将刮出的子宫内膜做病理检查。一般在月经来潮12小时内或月经前2~3天进行诊断性刮宫，术前3天及术后1周应使用抗结核治疗，以免病灶扩散。因子宫内膜结核通常来源于输卵管，故刮宫时应注意刮取双侧子宫角部，并将刮出物全部送病理检查。如看到典型的结核结节，即可确诊。但阴性结果不能排除结核，因输卵管结核可单独存在。若子宫小而坚硬，刮不出组织，应考虑子宫内膜结核。其他如子宫颈、阴道、外阴的病变也须做病理检查，明确诊断。

**结核分枝杆菌检查** 取月经血或刮出的子宫内膜、子宫颈分泌物、子宫腔分泌物、腹腔液、盆腔包块穿刺液或盆腔包裹性积液行结核分枝杆菌检查。常用方法有以下几种。①涂片抗酸染色。②结核分枝杆菌培养：此法准确，但结核分枝杆菌生长缓慢，需要较长时间才能得到结果。③分子生物学方法：如聚合酶链反应。快速简便，但是可能出现假阳性。④动物接种：将分泌物接种于豚鼠腹壁上，6~8周后解剖检查。此法复杂，耗时较长，难以推广。

**X线检查** 可选择性进行以下检查。①胸部或腹部X线片：肺、消化系统及泌尿系统拍片有可能发现原发病灶，但有些患者在患生殖器结核时，原发病灶已愈合，有时可发现孤立的钙化灶。②子宫输卵管碘油造影：具有一定诊断价值，特别是当患者已长期闭经做诊断性刮宫刮不出组织物时，子宫输卵管碘油造影往往是唯一较可靠的诊断生殖器结核的方法。造影片可示：子宫腔呈不同程度的狭窄和变形，边缘可呈锯齿状；输卵管管腔有多发性狭窄，呈念珠状或呈僵直状；造影剂进入子宫壁间质或宫旁淋巴管、血管时应考虑有子宫内膜结核；输卵管壶腹部与峡部间有梗阻，并伴有碘油进入输卵管间质中的灌注缺损；输卵管有多数粟粒状，散在性，透亮斑点阴影。输卵管碘油造影对生殖器结核的诊断价值较大，但有将结核分枝杆菌或干酪样物质带到盆腔的风险，甚至形成结核病的扩散而危及生命，因此应该严格掌握输卵管子宫造影的适应证。输卵管部有包块等情况时，不宜做造影术。在造影前后，应给予抗结核药物，以免病情加重。

**腹腔镜检查** 子宫内膜活体组织检查不能发现结核灶时，可用腹腔镜检查子宫、输卵管的浆膜面有无粟粒状结节，输卵管周围有无粘连等，或见输卵管、卵巢有无增厚或肿物。应避免发生肠道损伤。

**结核菌素试验** 结核分枝杆菌试验阳性说明体内曾有结核分枝杆菌感染，若为强阳性说明目前有活动性病灶，但并不能说明病灶部位。若为阴性一般提示没有感染过结核分枝杆菌。

**其他** 白细胞计数不高，分类中淋巴细胞增多；活动性结核患者红细胞沉降率增快，但正常不能除外结核病变。由于特异性差，这些指标只能作为诊断参考。

**鉴别诊断** 需与子宫内膜异位症、输卵管妊娠、卵巢肿瘤、盆腔炎性疾病后遗症和子宫颈癌等疾病相鉴别。①腹膜结核：可出现腹水、腹胀，如为包裹性积液，可触及囊性肿物，需与卵巢囊肿鉴别。常在开腹或腹腔镜手术时证实。②结核性盆腔炎：盆腔炎性包块与子宫粘连紧密时，需与子宫肌瘤鉴别。个别患者于子宫旁或子宫直肠陷窝处触知无痛小结节时，需与卵巢恶性肿瘤鉴别。如果合并普通感染，子宫直肠窝触及痛性结节时，需与子宫内膜异位症鉴别。③子宫颈结核：见子宫颈局部有乳头状增生或小溃疡时，需与子宫颈癌鉴别。④外阴结核：形成的溃疡，容易与外阴癌混淆。

**治疗** 治疗原则与其他器官结核的治疗原则相同，即抗结核药物为主，休息营养为辅，部分患者采取手术治疗。

**抗结核药物治疗** 对90%的女性生殖器结核有效。药物治疗应遵循早期、联合、适量、全程和规则的原则。采用异烟肼、利福平、乙胺丁醇、链霉素及吡嗪酰胺等药物联合治疗，其中异烟肼和利福平为基本组成，疗程为6~9个月。推行两阶段短疗程药物治疗方案，前2~3个月为强化期，后4~6个月为巩固期或继续期。

常用的治疗方案为：①强化期2个月，每日链霉素、异烟肼、利福平、吡嗪酰胺四种药物联合应用。巩固期4个月，每日连续应用异烟肼和利福平；或巩固期每周三次间歇应用异烟肼和利福平。②强化期2个月，每日链霉素、异烟肼、利福平、吡嗪酰胺联合应用。巩固期6个月，每日应用异烟肼、利福平和乙胺丁醇；或巩固期6个月，每周3次应用异烟肼、利福平和乙胺丁醇。也可采用全程间歇疗法，强化期2个月，每周3次联合应用链霉素、异烟肼、利福平、吡嗪酰胺。巩固期6个月，每周3次应用异烟肼、利福平、乙胺丁醇。

第一个方案可用于初次治疗的患者，第二个方案多用于治疗失败或复发的患者。疗效可根据患者全身及局部反应情况予以判断。体温正常、体重增加、胃纳改善以及盆腔局部炎块缩小，均表示治疗效果良好，但确切的依据仍需行子宫内膜病理检查。子宫内膜被破坏而闭经或经量过少者，虽经治愈，月经亦很少能恢复正常。

**支持疗法** 包括加强营养、充分睡眠和休息以增强机体抵抗力，这是控制疾病发展，促进病灶愈合的重要措施。急性患者必须卧床休息，至少休息3个月，慢性患者可从事部分轻工作，须注意劳逸结合，加强营养，适当参加体育运动，增强体质。

**手术治疗** 生殖器结核患者一般都用抗结核药物治疗，但有以下情况可考虑手术治疗：①盆腔结核包块经药物治疗后症状虽有缩小，但是肿块不能消失者。②盆腔结核包块药物治疗无效或治疗后反复发作者。③已形成较大的包裹性积液者。④子宫内膜广泛破坏，抗结核药物治疗无效者。

为了避免手术时感染扩散和减轻粘连以利于手术，术前应采用抗结核药物1~2个月。术后根据结核活动情况，病灶是否切净而决定是否继续使用抗结核药物治疗，以期彻底治愈。手术范围根据年龄及病变范围而定。对年轻女性应尽量保留卵巢功能；对病变局限于输卵管而又迫切希望生育者，可行输卵管切除术，保留卵巢及子宫；对病变范围广、年龄较大者，可行全子宫及双侧附件切除术。由于生殖器结核所致的粘连常较广泛而致密，术前应进行充分的肠道准备，术中应注意解剖关系，避免损伤。

**预后** 虽然生殖器结核经药物治疗后通常能取得良好疗效，但治疗后患者的妊娠率极低，对于希望妊娠者，可行辅助生殖技术助孕。

**预防** 注意营养均衡，加强体育锻炼，增强身体素质，做好卡介苗接种，积极防治肺结核、淋巴结核和肠结核等。

（谭先杰）

wàiyīn jiéhé
## 外阴结核（vulvar tuberculosis）

由结核分枝杆菌入侵机体后引起的外阴部炎症。生殖器结核中，外阴部结核最少见。

**病因** 多为继发性，多由内生殖器结核或肾结核而来，也可由痰液或性交（极少）等外界接触而感染（原发性外阴结核），偶尔可继发于严重的肺、消化道、胸腹膜或内生殖器官的结核。少数外阴结核可能找不到原发结核病灶。儿童外阴结核多因父母有结核病而接触感染。

体内结核病灶的结核分枝杆菌可通过血行、淋巴系统或邻近结核病灶，直接传播、接种于外阴皮肤黏膜。当内脏有活动性结核，同时患者对结核分枝杆菌抵抗力低下时，机体排泄物中的结核分枝杆菌可通过皮肤或黏膜的损伤而感染伤口。

**临床表现** 好发于小阴唇或前庭黏膜，发展缓慢。可分为溃疡型及增生型。外阴部常出现经久不愈的溃疡。①溃疡型：初起为红色丘疹，或为局限性小结节，但很快破溃形成溃疡，其边缘软、薄而不整齐。或呈较硬的椭圆状溃疡，溃疡基面凹凸不平，苍白色肉芽组织覆盖着黄色干酪样物质。病变可扩散至会阴道、尿道及肛门，可以形成瘘管，并使阴唇变形。局部淋巴结常肿大，或继发外阴及下肢淋巴水肿。外阴结核本身不引起疼痛，但摩擦或尿液刺激可诱发剧痛。②增生型：似外阴象皮病，外阴肥厚肿大，有排尿困难，性生活不便或性交疼痛。

**诊断与鉴别诊断** 外阴部发生经久不愈的慢性溃疡，而身体其他部位有结核者，应疑诊为外阴结核。患者常无典型症状，确诊主要依靠分泌物涂片找结核分枝杆菌或活组织检查。

溃疡型外阴结核需与一般性外阴溃疡、梅毒性溃疡（见*梅毒*）、软下疳、外阴恶性肿瘤等相鉴别。

**治疗** 主要是在全身抗结核治疗的基础上，进行局部手术切除病灶。

**抗结核治疗** 药物治疗应遵循早期、联合、规律、适量、全程的原则。抗结核药物联合治疗，将疗程缩短为6~9个月，取得好的疗效。

常用抗结核药物如下。①利福平：对结核分枝杆菌有明显的杀菌作用。不良反应轻，主要是对肝脏的损害，对孕妇有引起胎儿畸形的潜在可能性。利福定的作用、效果及不良反应与利福平相似，孕妇同样忌用。②异烟肼：对结核分枝杆菌杀菌作用强，用量较小，口服不良反应小，价廉，是一种应用广泛的抗结核药物，与其他抗结核药物合用可减少耐药性的产生，并有协同作用，提高疗效。③链霉素：单用易产生耐药性，多与其他抗结核药物联合使用。长期使用会出现眩晕、口麻、四肢麻木感、耳鸣，严重者可出现耳聋等不良反应。老年妇女慎用。④乙胺丁醇：对结核杆菌有抑制作用，与其他抗结核药物无交叉耐药性，联合使用可增强疗效，延缓耐药性的产生。主要不良反应为球后视神经炎，发生率为 0.8%，大剂量时易发生，停药后多能恢复。⑤吡嗪酰胺：毒性大，易产生耐药性，抑菌作用不及链霉素。但对细胞内缓慢生长的结核分枝杆菌有效，与其他抗结核药物联合使用，可以缩短疗程。

**手术治疗** 局部保持干燥、清洁，尽可能避免继发其他病原体感染；估计病变一次可切除干净者，应在全身抗结核治疗的基础上做局部病灶切除。

**支持疗法** 急性患者需卧床休息 3 个月；慢性患者可从事部分轻度工作，但要注意劳逸结合，加强营养，适当参加体育锻炼。

（张淑兰）

shūluǎnguǎn jiéhé

**输卵管结核**（fallopian tube tuberculosis） 结核分枝杆菌感染输卵管并导致结核性输卵管炎的疾病。最常见的女性生殖器结核

（约95%），多发生于 20～40 岁的妇女，也可见于绝经后的妇女。

**病因** 主要病原体是人型结核分枝杆菌，仅有5%病原体为牛型结核分枝杆菌。多为继发感染，盆腔脏器受累后病变向邻近器官直接蔓延，可累及一侧或双侧输卵管。输卵管黏膜的构造有利于结核分枝杆菌潜伏（1～10 年甚至更长），一旦机体免疫力低下，可被激活发病。

**分型** 根据病情发展可将其分为两种类型。①增生粘连型：输卵管表面有多个黄白色结节，与周围器官有广泛粘连，管壁增粗变硬，伞端肿大明显，管口张开如烟斗状，是输卵管结核特有的表现。输卵管、卵巢、盆腔腹膜、大网膜、肠管可有广泛粘连，在其中可见草绿色液体，称为包裹性积液。由于积液量的多少不同，临床上可见如卵巢囊肿样。②渗出型：输卵管管壁有干酪性坏死，黏膜有粘连，管腔内有干酪样物质积留，不能外溢，形成输卵管积脓，输卵管增粗，可与其他细菌发生混合感染。急性期腹腔、盆腔广泛散在粟粒结节，可有大量黄色、浆液性腹水。

根据病理可分为以下三型。①粟粒性输卵管结核：外观通常无明显异常，切开输卵管后，有时可发现黏膜有小结节。②渗出型输卵管结核：大量溶出物使输卵管膨大，管壁变苍白。管腔内常有大量的干酪样坏死物质。合并感染时可形成输卵管脓肿。③增殖粘连型输卵管结核：较为多见。由于纤维组织增生，使输卵管的管壁增厚、变弯曲或呈结节状。肿胀和增厚的部分互相间隔，使输卵管呈串珠样。输卵管伞端的管口可因粘连而封闭，管腔内也可有不规则的狭窄或憩室形成。

输卵管与其周围组织之间可以形成致密粘连。

**临床表现** 该病病程缓慢，症状不典型，易被忽视。①全身症状：结核的一般症状，如发热、盗汗、乏力、体重减轻等症状。②下腹坠痛：有 40%～50% 患者有不同程度的下腹痛或痛经，输卵管结核起急时或继发化脓细菌感染时，可能有较剧烈的腹痛伴发热。③发热：有些患者可有午后发热，有些患者为经期发热，经后体温恢复正常，这种周期性发热被认为是女性生殖器结核特有的症状。④不孕：可为原发性或继发性不孕，前者为多。⑤月经失调：与病情的严重程度及病程的长短有关。发病初期，炎症的刺激可导致月经量过多。病情发展后，若并存的子宫内膜受结核性破坏，则出现月经过少甚至闭经。⑥妇科检查：附件区增厚或存在大小不等的包块，包块可为实质性囊性或囊实性，累及盆腔腹膜则可扪及大片硬化组织。

**诊断与鉴别诊断** 详细询问家族史及既往史，38%的患者既往有其他系统结核病史，20%的患者有家族结核病史。无性生活的女青年有盆腔炎的症状，已婚妇女有原发不育伴月经稀少或闭经及异常子宫出血，以及下腹隐痛，腰痛，慢性盆腔炎久治不愈者，应该考虑该病，并进行相关检查（见女性生殖器结核）。其中，子宫内膜活组织检查、子宫输卵管碘油造影和腹腔镜检查的诊断价值较高。

需要与以下疾病鉴别。①非特异性慢性盆腔炎：多有分娩、流产、急性盆腔炎病史，月经量一般较多，闭经极少见；生殖器结核多为不孕、月经量减少甚至闭经，盆腔检查时可触及结节。

②慢性输卵管炎：临床表现为月经异常、下腹隐痛、腰骶酸痛、不孕等，多有分娩、流产后急性盆腔炎史月经量较多，而表现为闭经者较为少见，没有其他输卵管结核的典型检查所见，子宫内膜活检无结核病灶。③子宫内膜异位症：有继发性进行性痛经，经量较多。腹腔镜检查多能确诊。④卵巢肿瘤：输卵管结核的包块表面不平有结节感或乳头状突起，应与卵巢癌相鉴别。可经腹腔镜检查或剖腹探查确诊。⑤输卵管癌：输卵管癌与输卵管结核性肿块在妇科检查时很难区别，若有阴道排黄色或血性液体且数量较多时，应考虑输卵管癌。剖腹探查或腹腔镜检查时将标本送病理检查可明确诊断。⑥输卵管妊娠：临床上表现为停经、腹痛等，易与输卵管结核相混淆。血及尿妊娠试验、B超、诊断性刮宫有助于明确诊断。

**治疗** 见女性生殖器结核。

**预后** 由于结核分枝杆菌对输卵管的破坏较严重，尽管足量的抗结核药物可以治愈疾病，但患者自然妊娠的机会较少，多需要采用人工助孕技术。

**预防** 见女性生殖器结核。

（谭先杰）

zǐgōng nèimó jiéhé
## 子宫内膜结核（endometrial tuberculosis）
由结核分枝杆菌引起的子宫内膜炎症。多为盆腔结核和/或全身结核的一部分，占女性生殖器结核的50%~60%。

**病因** 感染的主要来源是肺或腹膜结核，常常是由输卵管结核蔓延扩展而来，病变多局限在子宫内膜，严重时可以侵犯子宫肌层。

**临床表现** 根据病情不同，可有以下临床表现。①月经异常：由于结核病变的影响，早期子宫内膜可以充血或形成溃疡，出现月经过多。晚期，子宫内膜受到破坏，影响了内膜的功能，使月经稀少，甚至闭经。②不孕：由于子宫内膜的结核病变破坏了受精卵着床和发育的环境，或是因输卵管的结核病变使输卵管不通，造成不孕，所以，不少患者是因为不孕就诊，而最后确诊为子宫内膜结核。③下腹坠痛：多因合并盆腔结核，导致盆腔充血、粘连或形成脓肿等而引起下腹坠痛。④全身症状：严重者可以出现疲劳、盗汗、低热、消瘦及食欲缺乏等全身症状。⑤妇科检查：可发现子宫发育不好，子宫偏小或有畸形。若合并有盆腔结核，可有盆腔包块或压痛等阳性体征。

**诊断** 确诊需要经过诊断性刮宫或宫腔镜检查，刮取内膜后进行病理检查。刮取的子宫内膜在镜下可见结核结节，其特点为：结核结节周围的腺体对卵巢激素反应性不良，表现为持续增生期状态或分泌期不足的状态。严重的子宫内膜结核可发生干酪样坏死，形成广泛溃疡，致使大部分子宫内膜遭到破坏，并形成瘢痕，导致子宫内膜功能丧失，发生闭经和不孕。诊刮为盲刮，注意双侧子宫角区域。在宫腔镜下可以清楚地看到结核病灶，但如果高度怀疑子宫内膜结核，则不宜进行宫腔镜检查，以免膨宫操作导致结核扩散。

**治疗** 见女性生殖器结核。

（谭先杰）

pénqiāng fùmó jiéhé
## 盆腔腹膜结核（pelvic peritoneal tuberculosis）
结核分枝杆菌感染引起盆腔脏器腹膜感染的疾病。多合并输卵管结核。

**分型** 分为两型。①湿性腹膜炎：以渗出为主，腹膜上散布无数大小不等的灰黄色结节，渗出物为浆液性草黄色澄清液体，积聚于盆腔，有时因粘连可形成多个包裹性囊肿，后者需与卵巢肿瘤相鉴别。②干性腹膜炎：以粘连为主，又称粘连性腹膜炎，特点为腹膜增厚，与邻近脏器之间发生紧密粘连，粘连的块状物，常发生干酪样坏死，易形成瘘管。

**临床表现** 表现多样，缺乏特异性。常见腹痛、腹胀、不孕、月经异常、发热等，可有盆腹腔包块及腹水。

**诊断** 见女性生殖器结核。多需要通过腹腔镜检查才能确诊。

**治疗** 一旦诊断明确，不论病情轻重，均应给予积极治疗，尤其轻症患者，难以肯定其病灶是否已静止或治愈，一旦患者免疫功能下降，病情就可能发展；即使患者无明显症状，也应阐明道理让患者接受治疗。

**一般治疗** 该病是一种慢性消耗性疾病，机体免疫功能的强弱对控制疾病的发展，促进病灶愈合，防止药物治疗后的复发等起很重要作用，故急性期患者至少需卧床休息3个月。病变受到抑制后可以从事轻度活动，但也要注意休息，增加营养及富于维生素的食物，夜间要有充足睡眠，保持精神愉快。特别对不孕妇女更要进行安慰鼓励，解除思想顾虑，以利于全身健康状况的恢复。

**抗结核药物治疗** 为了要达到理想疗效，必须贯彻合理化治疗的五项原则，即早期、联合、适量、足程和规则使用敏感药物。早期结核病变处于细菌繁殖阶段，病变愈早愈新鲜，血供愈佳，药物愈易渗入；治疗积极可防止延误而形成难治的慢性干酪化病灶。联合用药能杀死自然耐药菌或阻止繁殖、产生抗药性结核分枝杆菌的机会大大下降，但由于药物治疗疗程长，患者往往不易坚持，出现过早停药或不规则服药等情况，导致治疗失败。为此临床医师更应注意规则及足程这两个原则，关注患者治疗情况，加强对患者的督导，避免中途停药或任意换药，治疗不彻底，造成耐药、难治等恶果。具体治疗方案多参考肺结核的治疗经验。

手术治疗　仅下列情况考虑手术：①药物治疗6个月，盆腔包块持续存在。②多种药物耐药。③症状（盆腔疼痛或子宫异常出血）持续或复发。④药物治疗后病变复发。⑤瘘管未能愈合。⑥怀疑同时有生殖道肿瘤存在。为避免手术时感染扩散，减少盆腔器官广泛粘连、充血而导致手术操作困难，也有利于腹壁切口的愈合，术前应进行抗结核治疗1~2个月。

手术并发症目前虽已很少，但在术时仍应高度警惕。凡炎块粘连严重，分离时损伤邻近脏器，可能发生瘘管，故在分离粘连时应以锐性分离为主。在器官间作出分离线后，层次清楚后，再做钝性分离。肠管之间的陈旧性粘连不必分离。对于致密性粘连，宁可将小部分宫壁或输卵管残余于肠管或膀胱，也比强行切除全部更为安全；如盆腔结核导致瘘管形成，手术前应行泌尿系及全消化道的X线检查，了解瘘管情况后并充分进行肠道准备后再做手术；如果能将子宫及双侧附件完整切除，腹腔内病灶全部除净，其他器官无并存结核，术后再进行1~2个月抗结核药物治疗，以避免复发。

预防　见女性生殖器结核。

(谭先杰)

**性传播疾病**（sexually transmitted disease，STD）　对性接触或类似性接触为主要传播途径和传播方式的一组疾病。

世界卫生组织在1975年将传统性病改为通过各种性行为和性接触（阴交、肛交、口交、接吻、触摸）密切相关的传染病，统称为性传播疾病。第一代性病，即传统性病，包括：梅毒、淋病、软下疳、性病性淋巴肉芽肿和腹股沟肉芽肿五种。第二代性病，将已发现与病原体相关的性传播疾病统称为性病。

中国原卫生部根据国情，于1991年颁布的"性病诊断标准与治疗方案（暂行）"，将八种性病定为"中国法定性病"：淋病、非淋病性尿道炎、梅毒、尖锐湿疣、生殖器疱疹、软下疳、性病性淋巴肉芽肿和获得性免疫缺陷综合征（简称艾滋病），其中前五种为临床常见性病。

**病因**　各种病原体均可引起性传播疾病。

病毒感染　单纯疱疹病毒（herpes simplex virus，HSV），引起生殖器疱疹（主要为HSV-2）；巨细胞病毒（cytomegalovirus，CMV），引起生殖器CMV感染；甲型和乙型肝炎病毒，引起甲型和乙型肝炎；人乳头瘤病毒（human papilloma virus，HPV），引起尖锐湿疣；传染性软疣病毒，引起生殖器传染性软疣；人类免疫缺陷病毒（human immunodeficiency virus，HIV），引起获得性免疫缺陷综合征。

衣原体感染　沙眼衣原体（chlamydia trachomatis，CT），D~K型引起非淋菌性尿道（子宫颈）炎；淋巴肉芽肿（L型引起）。

支原体感染　解脲支原体引起非淋菌性尿道（子宫颈）炎；人型支原体引起非淋菌性尿道（子宫颈）炎；生殖道支原体引起非淋菌性尿道（子宫颈）炎。

螺旋体感染　梅毒螺旋体引起梅毒。

细菌感染　奈瑟淋病双球菌引起淋病；肉芽肿荚膜杆菌引起腹股沟肉芽肿；杜克雷嗜血杆菌引起软下疳；加特纳嗜血杆菌引起加特纳菌性阴道病；志贺菌属引起痢疾志贺菌感染；弯曲杆菌引起弯曲杆菌病；B群链球菌引起阴部感染及阴道病；某些阴道厌氧菌引起细菌性阴道病。

真菌感染　假丝酵母菌（白色念珠菌、光滑念珠菌）引起外阴阴道假丝酵母菌病；龟头包皮假丝酵母菌病；表浅部真菌引起股癣。

原虫感染　阴道毛滴虫引起滴虫性阴道炎、尿道炎；溶组织阿米巴原虫引起阿米巴病。蓝氏贾第鞭毛虫引起蓝氏贾第鞭毛虫感染。

体表寄生虫感染　引起阴虱及阴虱病、疥疮等。

**传播途径**　主要有以下几种。

直接性传播　性行为或类似性行为是最主要的传播途径，占STD患者的95%~98%。其中，性交是最主要的传播方式，口交或肛交也可通过黏膜直接接触将病原体传播给对方。

间接接触传播　通过接触患者被病原体污染的衣服、被褥、便器或浴池感染。

医源性传播　敷料或器械消毒不严引起的交叉感染，输入被感染的血液或血制品传播。

母婴垂直传播　母亲作为感染者或病原体携带者，妊娠期间通过子宫胎盘血液循环或胎儿宫内感染传播；产时因胎儿通过产道直接接触传播；产后通过母乳喂养或母婴直接接触传播。

**临床表现** 大多数无明显症状，如沙眼衣原体、人乳头瘤病毒和单纯疱疹病毒感染通常无症状，因此广泛传播。性传播疾病引起相关的常见妇科症状：①滴虫阴道炎、细菌性阴道病、外阴阴道假丝酵母菌病可引起阴道分泌物增多。②生殖器疱疹、梅毒、软下疳、淋病性淋巴肉芽肿引起生殖器溃疡。③淋球菌、沙眼衣原体感染引起下腹痛和子宫颈炎。④淋球菌、沙眼衣原体、支原体、HIV 感染引起盆腔炎性疾病。⑤单纯疱疹病毒、沙眼衣原体、支原体引起持续反复的尿道炎。

**并发症与后遗症** 性传播疾病多发生在性活跃的中青年患者，传染性强，能引起各种并发症和后遗症，严重危害人类健康。发生在孕妇时，由于各种病原体可以通过胎盘屏障，易发生流产、胎儿畸形、死胎、早产和新生儿死亡。发生在围生期妇女时，可导致盆腔炎性疾病，生殖道和泌尿道炎性疾病，继而造成异位妊娠、不孕症等。在性传播疾病所致盆腔炎性疾病中，约20%患者因输卵管损害导致不孕或异位妊娠。另外 HSV、HPV、CMV、HIV、淋球菌、CT 感染与子宫颈癌的发病关系均较密切。目前认为，子宫颈癌的发生与 HPV 感染最密切，但并非单一因素促成，而可能是 STD 各病原体间存在诱发子宫颈癌的协同作用。

**治疗** 发现症状应尽快到医院就诊，确诊后尽快治疗。选择对抗相应病原体的药物，治疗期间应禁止性生活或严格使用避孕套。性伴侣应同时治疗。

**预防** 因其病原体种类繁多和耐药菌株的增多，人群普遍易感，感染后又不产生持久的免疫力，可同时感染多种病原体，并反复发作，故重点在预防。通常采取以下措施：①大力加强性传播疾病的健康教育，提倡注意个人清洁卫生，作好隔离工作；加强自爱教育，避免乱交。推广使用避孕套，有不洁性行为后迅速做性传播疾病筛查。②关注可能患有性传播疾病的高危人群并及时检测；进行围生期妇女性传播疾病筛查，早期发现、早期彻底治疗。③发现可疑症状及时到医院就诊；发现病例应及时报告，并对性伴侣进行检查以及治疗。④严格管理暴露于不洁性接触人员，加强定期随访监测，及时指导及处理。⑤建立并管理性传播疾病预防控制网络，收集有关信息，分析发展趋势，及时完善性传播疾病防治规划。⑥加强医务人员的性传播疾病防治知识培训。⑦遵守医疗常规，加强医疗部门的消毒隔离工作，杜绝医源性性传播疾病传播。

（魏丽惠）

**linbìng**

**淋病**（gonorrhea） 淋病奈瑟菌引起的以泌尿生殖系统化脓性感染为主要表现的性传播疾病。

**病因与发病机制** 1879 年德国医师奈瑟（Neisser）首次分离出淋病双球菌（简称淋菌），后被命名为淋病奈瑟菌。淋菌为革兰阴性双球菌，呈肾形或卵圆形，成双排列，两个凹面相对，大小一致，长约 0.7μm，宽 0.5μm，是嗜二氧化碳的需氧菌，最适宜在潮湿、温度为35℃、含2.5%~5%二氧化碳的环境中生长。常存在于中性粒细胞内，离开人体不易生存，对外界理化条件的抵抗力差，在干燥环境中 1~2 小时即可死亡。在高温或低温条件下都易致死，对各种化学消毒剂的抵抗力也很弱。一般消毒剂易将其杀灭。

淋菌主要侵犯黏膜，感染后侵入男性前尿道、女性尿道及子宫颈等处。其感染泌尿生殖器进入尿道后可分为三个阶段。第一阶段：侵入尿道或子宫颈黏膜，36 小时方能深入黏膜下层开始生长；第二阶段：发育阶段，淋病双球菌侵入机体约 36 小时内完成一个生活周期；第三阶段：排毒阶段，部分淋病双球菌死亡后，排出内毒素，从而引起组织对毒素的反应，开始出现临床症状。一般在性交后 2~5 日患者出现尿痛、尿急、尿道烧灼感等症状。

**分型** 发生在生殖器时，根据有无合并症分为以下几种。①单纯型淋病：该病无合并症，如发生在男性或女性的急性淋病、慢性淋病以及发生在女性的妊娠合并淋病、幼女淋菌性外阴阴道炎。②有合并症型淋病：发生在男性有：淋病合并症前列腺炎和淋病合并症精囊炎，淋菌性附睾炎与尿道球腺炎，腺性尿道炎，潴留囊肿，淋巴管炎，淋巴结炎及包皮腺脓肿。发生在女性的有：淋菌性前庭大腺炎、淋菌性尿道旁腺炎、淋菌性肛周炎、淋菌性盆腔炎性疾病。

发生在泌尿生殖器外时，分为以下几种。①泌尿生殖器外型淋病：如淋菌性结膜炎、淋菌性咽炎、淋菌性直肠炎、淋菌性腹膜炎、淋菌性关节炎。②播散型淋病：全身播散性淋球菌感染，表现为全身感染症状，可有低中度发热，体温多在39℃以下，伴乏力、食欲缺乏等其他症状。

淋病奈瑟菌感染女性生殖道后，根据感染部位分为淋菌性阴道炎、子宫颈炎、子宫内膜炎、输卵管炎和盆腔腹膜炎。

**临床表现** 如下所述。

**淋菌性阴道炎** 临床上多同时伴有女性生殖道淋菌性炎症，极少见到单纯淋菌性阴道炎。大多表现为阴道分泌物增多，大量脓性白带，阴道口红、肿、疼痛等，同时伴有化脓性子宫颈黏膜炎及尿道炎。

**淋菌性子宫颈炎** 淋病奈瑟菌主要侵袭柱状上皮及移行上皮，因此，感染初期导致子宫颈黏膜炎及尿道炎，常出现化脓性子宫颈炎、尿道和尿道旁腺炎。妇科检查可见尿道、尿道旁腺、前庭大腺及子宫颈管有脓性分泌物。

**淋菌性子宫内膜炎** 病菌感染引起阴道炎后向上扩散至子宫内膜所致。表现为自宫腔流出脓性分泌物，或伴有臭味，继而出现下腹部疼痛，伴畏寒、发热。妇科检查可见阴道内有大量脓性白带，子宫颈中有脓栓堵塞，子宫颈举痛明显，子宫体稍增大且压痛明显。妇科检查见子宫颈充血，子宫触痛、摇摆痛；当同时有尿道感染时，可见尿道口充血、触痛及脓性分泌物。

**淋菌性输卵管炎** 病菌感染子宫颈黏膜后沿子宫内膜向上蔓延至输卵管，引起淋菌性输卵管炎，并可以形成输卵管脓肿。淋菌性输卵管炎如未能及时治疗，可导致不孕、异位妊娠、慢性盆腔痛等。

**淋菌性盆腔腹膜炎** 淋菌主要侵袭子宫颈柱状上皮及尿道移行上皮，因此，感染初期导致化脓性宫颈黏膜炎及尿道炎，其中10%～15%的淋菌性子宫内膜炎可沿生殖道黏膜上行感染，经子宫内膜、输卵管黏膜至盆腔腹膜，引起盆腔腹膜炎发生。可导致多种并发症和后遗症。66%～77%

的盆腔腹膜炎发生于生育年龄女性月经后。典型症状为发热、全身不适，双侧下腹剧痛，有时一侧较重伴食欲缺乏、恶心和呕吐。继而可有月经延长或不规则阴道流血、脓性白带等。

由于淋菌性盆腔腹膜炎多在女性生殖道感染后发生，妇科检查时可见尿道、尿道旁腺、前庭大腺开口处及子宫颈管有脓性分泌物，双侧附件增厚、压痛。如形成输卵管卵巢脓肿，附件区或子宫后穹隆处可触及肿物，有触痛及波动感。当输卵管卵巢脓肿破裂，引起急性腹膜炎，甚至出现中毒性休克。如急性炎症被控制，则形成盆腔腹膜炎后遗症。

**诊断** 主要根据病史、临床表现及实验室检查做出诊断。

确诊方法主要依据实验室检查，对于在症状发作期间或确诊前60日内与患者有性接触的所有性伴，均应进行淋病奈瑟菌的检查，以防感染。

实验室检查包括以下内容。①涂片镜检：取患者尿道分泌物或子宫颈分泌物，进行革兰染色，在多形核白细胞内找到革兰阴性双球菌。由于女性子宫颈分泌物中杂菌多，该法敏感性和特异性较差，阳性率仅为50%～60%，且有假阳性。②培养法：对症状很轻或者无症状的男性、女性患者都是较敏感的方法，世界卫生组织推荐用培养法检查女性患者。③抗原检测：包括固相酶免疫试验和直接免疫荧光试验。④其他：还有药敏试验及产青霉素酶淋病奈瑟菌测定，基因诊断等方法。

淋病治疗后实验室检查阴性，而仍有一些症状或体征者，如有尿道炎样或前列腺炎样症状，为淋病后综合征。

**治疗** 确诊后应尽快治疗。

**一般疗法** 包括禁止性生活、休息和注意营养及清洗或灌洗阴部。

**全身药物治疗** 原则为选择高效、安全和价格适宜的药物，可选用青霉素类、头孢菌素类、喹诺酮类及大环内酯类等。应用抗生素应及时、足量、规范。由于耐青霉素及喹诺酮的菌株增多，目前选用的抗生素以第三代头孢菌素为主。

(魏丽惠)

méidú
**梅毒**（syphilis） 苍白螺旋体感染人体所引起的慢性、系统性的性传播疾病。几乎可累及全身各器官引起病变，并可通过胎盘传染给胎儿，导致流产、早产、死产及子代的先天梅毒。

**病因** 苍白螺旋体感染所致。苍白螺旋体又名梅毒螺旋体，为一细长的螺旋状微生物，长度6～10μm，横径0.15μm，有6～12个均匀排列的螺旋，运动较缓慢而有规律。在体外及干燥情况下不宜生存，40℃时无传染力，56℃仅存活3～5分钟、煮沸后立即死亡；一般消毒剂及肥皂水能将其杀死，在潮湿生活用品上可存活数小时。耐低温，−78℃保存数年，仍具有传染性。

**传播途径** 主要通过性接触直接传播和血液传播（非性传播）而感染，称获得性梅毒，又称后天梅毒。后天梅毒分为早期梅毒和晚期梅毒。另有妊娠母体经宫腔内垂直传播而使胎儿感染，称先天梅毒。

**临床表现** 梅毒感染后，平均潜伏期为3周，2年内病情进展为一期及二期，若未获治疗或者治疗不充分则可转入第三期，即晚期梅毒，延续多年，甚至可能导致死亡。

早期梅毒　包括一期梅毒、二期梅毒及早期潜伏梅毒。潜伏梅毒是指梅毒未经治疗或用药剂量不足，虽无临床症状，但梅毒血清反应阳性；无其他可导致梅毒血清反应阳性的疾病存在，脑脊液正常。

一期梅毒　主要表现为硬下疳及硬化性淋巴结炎。①梅毒螺旋体侵入皮肤黏膜后7~60天，在侵入部位局部开始出现单发的1~2cm的红色斑疹或丘疹，1~2天后变为质硬小结节，继而结节中央出现红铜色糜烂、破溃，成为典型的硬下疳，又称原发性梅毒初疮。硬下疳溃疡面边界清楚，呈圆形或椭圆形，高出皮肤表面，中央稍凹陷，表面可有少量黏性分泌物，分泌物中含大量梅毒螺旋体，溃疡面基底硬似软骨，无神经疼痛，继发感染时溃疡表面分泌物增多。可出现在发生性行为的任何部位，如外阴、阴道、子宫颈、肛门、口唇、乳房等部位。②硬下疳出现1~2周后局部淋巴结肿大，多为单侧、大小不等、较硬、无痛、无破溃，称为硬化性淋巴结炎。③硬下疳的传染性强，如不治疗，经3~8周可自然消退，不留痕迹，但由于梅毒螺旋体未被全部杀死，患者进入无症状的潜伏期。当硬下疳出现同时，梅毒螺旋体沿淋巴结及血液传布全身，致硬下疳与二期梅毒并存。④硬下疳初期，梅毒血清学反应大多为阴性，以后阳性率逐渐升高。6~8周后，梅毒血清学反应一般全部为阳性。

二期梅毒　一期梅毒未经治疗或治疗不规范，梅毒螺旋体继续增殖，由淋巴系统进入血液循环而达全身，引起二期梅毒，常发生在硬下疳消退后3~4周。主要表现为皮肤黏膜及系统性损害，出现皮肤梅毒疹。①皮肤黏膜损害：包括各种皮疹，如斑疹、斑丘疹、脓疱疹，常出现在躯干、四肢、面部等；扁平湿疣，常出现于肛周及外阴；梅毒性白斑；梅毒性脱发。②系统性损害：可见骨关节损害、眼梅毒、神经梅毒等系统损害。此期梅毒血清学阳性，并为永久性皮肤黏膜损害。

晚期梅毒　包括三期梅毒及晚期潜伏梅毒，病程在2年以上。早期梅毒未经治疗或治疗不规范，1/3患者可进展为晚期梅毒。晚期梅毒时梅毒螺旋体侵犯全身各个系统，引起相应系统疾病并可危及生命。侵犯中枢神经系统，可引发脊髓痨、麻痹性痴呆、视神经萎缩等。侵害心血管系统，可导致主动脉炎、主动脉瓣闭锁不全、主动脉瘤等。侵犯骨骼系统，引起组织和器官破坏，功能丧失，导致残疾或死亡。

诊断　有多名性伴侣或性乱史。主要依靠梅毒实验室检查进行诊断。梅毒病原学检查：在早期梅毒皮肤黏膜损害处，如硬下疳、梅毒疹渗出物或淋巴结穿刺液，在显微镜下见到梅毒螺旋体。②梅毒血清学检查：包括非特异的抗脂质抗体（反应素）及抗梅毒螺旋体特异性抗体阳性。

治疗　以青霉素治疗为主，用药要早期、足量、规范。对青霉素过敏者，可给予头孢菌素类抗生素、盐酸四环素或多西环素。性伴侣也应进行梅毒的检查及治疗，治疗期间禁止性生活。

治愈标准：分为临床治愈及血清治愈。一期梅毒（硬下疳）、二期梅毒及三期梅毒（包括皮肤、黏膜、骨骼、眼、鼻等）损害消退，症状消失为临床治愈。若抗梅毒治疗后2年内，梅毒血清学试验由阳性转为阴性，脑脊液检查阴性为血清学治愈。

随访　梅毒经充分治疗后，应随访2~3年。第1年每3个月随访1次，以后每半年随访1次，包括临床及血清非梅毒螺旋体抗原试验。若在治疗后6个月内梅毒的症状及体征持续存在或血清效价未下降4倍，应视为治疗失败或再感染。除须重新加倍治疗外，还应考虑行脑脊液检查，以检测有无神经梅毒。多数一期梅毒在1年内，二期梅毒在2年内血清学试验转阴。

（魏丽惠）

ruǎnxiàgān

**软下疳**（chancroid）　杜克雷嗜血杆菌感染所致的，以生殖器痛性溃疡伴腹股沟部淋巴结肿大为主要表现的性传播疾病。其发病率仅次于梅毒及淋病，居性传播疾病第三位，主要在热带及亚热带地区流行。

病因　病原菌为杜克雷嗜血杆菌，为革兰阴性兼性厌氧杆菌。阴部外伤时病菌易侵入黏膜组织。

软下疳常与其他性病同时存在，是人类免疫缺陷病毒（human immunodeficiency virus，HIV）传播的协同因子。软下疳患者中HIV的感染率较高；与有软下疳和HIV混合感染的患者性接触后，感染HIV的风险增加10~15倍。10%软下疳患者伴有梅毒螺旋体或单纯疱疹病毒（herpes simplex virus，HSV）感染。

传播途径　几乎均由性接触传播。最易发生在性活跃、性乱的男性中。男性患病率是女性的25倍，女性较少。

临床表现　潜伏期为性接触后3~5天，极少有全身症状。发病部位多局限于生殖道，在外生殖器的阴唇、阴道口、会阴后联合，阴道和子宫颈少见。病变局部常表现为炎性丘疹，1~2天后形成脓疱，随即出现溃疡。溃疡为多发性，呈卫星状分布于阴蒂、阴唇及前庭处，伴剧痛；溃疡面不规则，外周有红晕，表面有脓性分泌物，有大量脓性恶臭的分泌物，易出血、基底软、基底部有肉芽增生，故称软下疳。发病1~2周后，30%~60%患者伴有单侧或双侧的腹股沟淋巴结炎，疼痛，粘连成块；25%淋巴结化脓、肿大，可自行破溃，流出脓性分泌物，形成溃疡和窦道。其鲜明特征是窦道开口呈"鱼口样"，能较快愈合，愈后留有瘢痕。

**诊断** 主要通过临床表现和实验室检查进行诊断。常用以下方法进行检查。①涂片镜检：在溃疡面取分泌物，或取肿大腹股沟淋巴结穿刺液做涂片，革兰染色后直接镜检，见到革兰阴性的杜克雷嗜血杆菌确诊，同时梅毒血清学试验阴性。敏感性仅为50%。②培养法：从溃疡面取材培养。可见革兰染色阴性的短杆菌，平行排列成"鱼群状"。培养出的菌落需经生化鉴定，杜克雷菌氧化酶试验或硝酸盐还原试验阳性。其敏感性低于80%。③其他：PCR法等检测杜克雷嗜血杆菌核酸阳性。须排除梅毒螺旋体和HSV感染，除外梅毒硬下疳。

**治疗** 当诊断未能排除梅毒硬下疳时，不要用影响梅毒诊断的药物。确诊后，应及时、足量用药。治疗以抗生素为主，选用阿奇霉素、链霉素、卡那霉素、庆大霉素等。肿大淋巴结不宜切开，以免继发感染。治疗3~7天后复查。如果治疗有效，一般在3天内溃疡局部症状得到改善，7天内体征改善。溃疡大小不同，完全治愈所需时间亦不同，大溃疡需要2周以上。

未经治疗的软下疳自然病程需持续数月，但可发生尿道瘘、尿道狭窄和阴唇象皮肿。晚期患者虽然治疗有效但会留下瘢痕。

如在临床症状出现的10天内与性伴侣有性接触，无论其性伴侣有无症状，均应同时接受治疗，治疗后进行随访。

（魏丽惠）

## lìnbìngxìng línbā ròuyázhǒng
## 淋病性淋巴肉芽肿（gonococcal lymphoid granuloma）

淋病奈瑟菌感染引起，子宫颈和穹隆处形成绿豆大小糜烂、丘疹或水泡，继而引起一侧腹股沟淋巴结肿大、疼痛及全身症状的性传播疾病。

**病因** 淋病奈瑟菌（简称淋菌）是革兰阴性双球菌，是嗜二氧化碳的需氧菌，常存在中性粒细胞内，卵圆圆形或肾形，常成双排列，离开人体不易生存，在干燥环境中1~2小时即可死亡。在高温或低温条件下都易致死，一般消毒剂易将其杀灭（见淋病）。

**临床表现** 初起时，多发生在子宫颈或阴道穹隆，表现为针头大或者绿豆大的糜烂、丘疹、水疱或脓疱。因患者无痛感，故不易发现。待病变消失后，留下瘢痕。约经过2个月后，一侧腹股沟可有淋巴结肿大，质硬伴疼痛，局部表面皮肤红肿、疼痛，继而破溃形成瘘孔，从瘘孔流出淡黄色脓液。在病变消失后，局部会留下瘢痕。有的患者会表现为发热、全身不适、食欲缺乏、关节痛、眼角膜发炎。病情严重者可有肝脾肿大、贫血，有时甚至出现脑膜炎的症状。

**诊断** 主要根据病史、临床表现及实验室检查可作出诊断。实验室检查包括子宫颈或阴道穹隆以及在出现淋巴肉芽肿时取分泌物涂片及培养。对于在症状发

作期间或确诊前60日内与患者有性接触的所有性伴侣，均应行淋病奈瑟菌的检查，以防感染。

**治疗** 应用抗生素应及时、足量、规范。由于耐青霉素及喹诺酮的菌株增多，目前选用的抗生素以第三代头孢菌素为主。当出现全身症状时对症处理。

（魏丽惠）

## fùgǔgōu ròuyázhǒng
## 腹股沟肉芽肿（granuloma inguinale）

肉芽肿荚膜杆菌感染引起的慢性、轻度传染的性传播疾病。又称杜诺凡病（Donovanosis）。多发生在肛门及外阴处，出现肉芽组织增生性斑块，形成无痛性溃疡，并可自身接触传播。

**病因** 肉芽肿荚膜杆菌（即肉芽肿杜诺凡菌）为革兰阴性杆菌，不产生芽胞，具有荚膜，无鞭毛，$1.5\mu m \times 0.7\mu m$大小。组织涂片可见细菌被包在大组织细胞空泡中，有时在中性粒细胞或浆细胞内。

**传播途径** 主要通过性交或非性交方式传播。

**临床表现** 潜伏期8~84天，多数在性接触后30天发生。早期为外阴单个或多个皮下结节，表面有小丘疹或水疱及脓疱，伴局部瘙痒，抓挠或自破后形成溃疡，或形成无痛性肿块，边界清楚。>80%患者显示有增生肉芽肿样变化，质软、易出血。约10%的患者表现为溃疡。溃疡表面软、覆盖膜状渗出物，呈灰白色或黄色、恶臭，边缘下陷，底部增生形成肉芽隆起。当溃疡向四周发展时，形成卫星状小溃疡面，并可融合，不能自愈。到病变晚期，溃疡皮肤形成瘢痕，淋巴管堵塞，外阴局部出现水肿，呈象皮病样改变。出现瘢痕及粘连时，可引起尿道、阴道、肛门等处狭窄，引起外生

殖器残毁。如外生殖器病变向深部组织破坏，可侵犯子宫颈。

该病进展很慢，可达数年，也有未经治疗而自愈者，但容易复发。

**诊断** 根据病史及临床表现，辅以实验室检查即可诊断。①病史及临床表现：有不洁性接触史。临床检查可见：外生殖器部位溃疡质软，界限清楚，边缘高处皮肤，中心红色，易出血，无痛性肿块或长期不愈，有肉芽增生，有臭味。应高度可疑该病。②实验室检查：病变部位活组织检查及分泌物培养有肉芽肿荚膜杆菌生长，即可确诊。在组织中的单核细胞质的囊性间隙区内见典型的卵圆形小体（杜诺凡小体）即可确诊。

**治疗** 主要是抗生素治疗，包括四环素、红霉素、链霉素等。用药时间视病变消退情况而定，一般疗程不少于 10～15 天，如果青霉素无效，可采用头孢菌素类抗生素。因此病容易复发，应彻底治疗。

（魏丽惠）

shēngzhíqì pàozhěn
**生殖器疱疹**（genital herpes）单纯疱疹病毒感染引起的外阴、阴道、肛门、子宫颈部位水疱或溃疡性病变的性传播疾病。

**病因** 单纯疱疹病毒（herpes simplex virus，HSV）有两种类型HSV-1 及 HSV-2。生殖器疱疹主要由 HSV-2 型病毒所致，HSV 对人乳头瘤病毒感染有协同作用。

**传播途径** 生殖器疱疹多由性交传播，比疱疹性口龈炎少见。

**临床表现** 约 2/3 的 HSV-1 和 HSV-2 为亚临床感染，患者为无症状带病毒者，具有传染性。原发患者初起有局部疼痛及排尿困难，外阴、阴道及子宫颈等处黏膜红肿、有白色斑块，亦可形成溃疡，上覆灰黄色假膜。外阴附近的皮肤可有散在性水疱，水疱破溃后形成溃疡。可有腹股沟淋巴结肿大及压痛、发热、肌痛，严重时可出现脑膜炎等。男性同性恋者可引起男性肛门直肠炎。

**诊断** 临床诊断依据：有生殖器疱疹病史；外生殖器或肛门周围有群簇或散在炎性丘疹、小水疱，2～4 天后脓疱破溃形成糜烂或溃疡，自觉疼痛；如症状不典型，可用以下实验室方法检查。

常用实验室检查方法如下。①细胞学检查：从病损基底部取材直接涂片，可见到具有 HSV 感染特征的多核巨细胞及核内包涵体。但阳性率偏低，仅为 50%，特异性也较低。②病毒培养：于水疱液及溃疡边缘取材，阳性率可达 90%。③核酸聚合酶链反应检测：较病毒培养法阳性率高。④抗体检测：敏感性可达 80%～90%，电镜检查可迅速（30 分钟）做出可靠的诊断。

**治疗** 主要保持局部清洁干燥，同时全身给予抗病毒治疗，如阿昔洛韦等。对于一般患者，以止痛、缩短病程和防止继发感染为原则。对于复发者，长期服用抗病毒药物有效，但不能清除潜伏病毒。

（魏丽惠）

huòdéxìng miǎnyì quēxiàn zōnghézhēng
**获得性免疫缺陷综合征**（acquired immunodeficiency syndrome，AIDS） 由人免疫缺陷病毒（human immunodeficiency virus，HIV）感染引起，发病后患者出现自身免疫系统受损，导致多个器官出现机会性感染及罕见恶性肿瘤，最终引起死亡的疾病。又称艾滋病。1981 年方被诊断，为 20 世纪的新型性传播疾病。

HIV 可存在于感染者的血液、精液、阴道分泌物、眼泪、尿液、乳汁、脑脊液中。AIDS 的传染源是 HIV 携带者及 AIDS 患者（HIV/AIDS）。

**病因** HIV 是一种 RNA 反转录病毒，主要侵犯的靶细胞是 $CD4^+T$ 细胞，引起细胞免疫严重缺陷。HIV 对理化因素抵抗力较弱，56℃ 加热 30 分钟即被灭活，75% 乙醇也可灭活 HIV，但在室温下可存活 7 天，紫外线或 γ 射线也不能灭活 HIV。

HIV 分为 HIV-1 型和 HIV-2型，两型间氨基酸序列的同源性为 40%～60%。HIV-1 对人的致病性、传染性、在机体复制能力、母婴传播率高，引起的临床症状严重度均比 HIV-2 强。目前全球及中国流行的主要是 HIV-1 型。

**传播途径** HIV 通过三种途径传播。①性接触直接性传播：性交、口交或者肛交时通过黏膜接触直接传播。女性传给男性为1/3000～1/700；男性传给女性为1/2000～1/200；男性同性恋之间危险性最高，为 1/1600～1/10。②血液传播：输入被感染的血液及血制品，感染危险为 95%；共用被污染的注射器静脉吸毒为1/150，还有介入性医疗操作等。③母婴垂直传播：母亲是 HIV 携带者或 AIDS 患者，妊娠期间通过子宫胎盘血液循环或胎儿宫内感染传播。其传染危险性，未治疗者为 1/4，治疗者可降低为小于1/10。

握手，拥抱，礼节性亲吻，同吃同饮，以及共用厕所、浴室、办公室、公共交通工具、娱乐设施等日常生活接触，不会传播艾滋病。

**临床表现** 80%～90% 的感染人群为无症状 HIV 携带者成人。

在未经治疗的患者中，从潜伏HIV发展到AIDS的时间可为数月，长的甚至可达17年，中位数10年。如果未经治疗，几乎所有HIV感染者都会发展为AIDS。AIDS患者5年死亡率约为90%。

病程分为三期。①急性期：大多发生在初次感染HIV后2～4周。部分感染者出现HIV病毒血症和免疫系统急性损伤所导致的临床症状。大多数人临床症状轻微，持续1～3周后缓解。临床表现以发热最为常见，占80%以上，平均体温39.4℃，可伴有咽痛、盗汗、恶心、呕吐、腹泻、皮疹、关节痛、淋巴结肿大及神经系统症状。此期在血液中可检出HIV-RNA和P24抗原，而HIV抗体则在感染后数周才出现。从感染HIV至HIV抗体形成的时期称为感染窗口期。一般在感染后2～3个月出现HIV抗体阳性，95%感染者在6个月内出现HIV抗体阳性。窗口期间虽HIV抗体检测阴性，但具有传染性。②无症状潜伏期：可从急性期进入此期，或无明显的急性期症状而直接进入此期。此期持续时间一般为6～8年，临床无症状。患者外周血中通常不能或很少检测到HIV抗原。当HIV在体内大量复制并造成机体免疫系统进行性损伤时，则出现临床症状。③艾滋病期：为感染HIV后的最终阶段。由于病毒不断复制，患者因免疫系统受损，临床表现出现持续性发热、腹泻、持续性全身淋巴结肿大、体重减轻。部分患者表现为神经精神症状，如记忆力减退、头痛、精神淡漠、性格改变、癫痫及痴呆等。同时出现机会性感染，如口腔假丝酵母菌感染、肺孢子菌肺炎、巨细胞病毒感染、弓形虫病、隐球菌脑膜炎、活动性肺结核等。

常见的恶性肿瘤有皮肤黏膜的卡波西（Kaposi）肉瘤、淋巴瘤等。

**诊断** 需结合流行病学、临床表现和实验室检查等进行综合分析，慎重做出诊断。经检测证实HIV抗体阳性是诊断HIV/AIDS的金标准；或HIV抗体阳性，CD4$^+$T淋巴细胞数$<0.2 \times 10^9$/L，也可诊断为AIDS，是判断疾病进展和治疗时机、评价疗效和预后的重要指标。所有HIV阳性者均应检查是否同时存在其他性传播疾病。

**治疗** 治疗目的是最大限度地抑制病毒的复制，保存和恢复免疫功能，降低病死率和HIV相关性疾病的发病率，提高患者的生活质量，减少艾滋病传播。尚无治愈方法。主要采取一般治疗、抗病毒药物治疗及对症处理。

*抗病毒药物治疗* 抗病毒药物包括3大类：①核苷类反转录酶抑制剂，如齐多夫定、司他夫定等。②蛋白酶抑制剂，如英地那韦、尼非那韦。③非核苷类反转录酶抑制剂，如依非韦伦、奈韦拉平。联合用药可增加疗效。

*阻断HIV母婴传播* HIV母婴传播率达15%～50%，单用齐多夫定治疗可降低HIV母婴传播率达66%，如用齐多夫定＋拉米夫定（双联疗法），可使HIV-1母婴传播概率降到1.6%。

*对症处理* 针对不同机会性感染予以对症治疗。

**预防** 积极宣传艾滋病防病知识；教育青少年洁身自好，远离毒品；推广使用避孕套。

(魏丽惠)

shēngzhídào shāyǎn yīyuántǐ gǎnrǎn
# 生殖道沙眼衣原体感染（chlamydia trachomatis infection in genital tract）

沙眼衣原体侵犯泌尿道及生殖道上皮引起炎症为主要表现的性传播疾病。在发达国家，沙眼衣原体感染已超过淋病，居性传播疾病的首位。沙眼衣原体感染的高危因素包括：多个性伴侣、新的性伙伴、社会地位低下、口服避孕药等。

**病因** 沙眼衣原体（chlamydia trachomatis，CT）有18个血清型。前4个血清型A、B、Ba、C主要与沙眼有关，后4个血清型L1、L2、L2a、L3引起性病性淋巴肉芽肿。中间10个血清型（D～K）与泌尿生殖道相关，子宫颈和尿道是其主要靶点。沙眼衣原体含DNA和RNA两种核酸，不能自身合成ATP及氨基酸，为寄生于细胞内的原核生物。具有感染以及繁殖两个完全不同的生物相。

**传播途径** 主要通过性行为传播，也可通过污染的媒介物间接感染。

**临床表现** 潜伏期1～3周，主要侵犯人体黏膜的柱状上皮及立方上皮，包括眼结膜、角膜及泌尿生殖道上皮。感染后多无特异性表现，常为无症状或亚临床症状，致使病程隐匿，成为无症状携带者，最终出现严重的晚期并发症。

生殖道沙眼衣原体感染包括单纯性沙眼衣原体感染和复杂性沙眼衣原体感染。①单纯性沙眼衣原体感染：感染仅局限于子宫颈，未发展到上生殖道。②复杂性沙眼衣原体感染：感染扩散到上生殖道，引起女性盆腔炎性疾病和生殖器以外的感染。

男性和女性均可感染。在男性表现为尿道炎、附睾炎等。在女性则表现为子宫颈炎、子宫内膜炎、盆腔炎和尿道炎。其感染常表现为慢性、隐匿性、持续性和反复感染。

**诊断**　主要依赖实验室诊断。可以通过检测尿液或子宫颈、阴道分泌物拭子取材；如可疑直肠衣原体感染，则需取直肠拭子样本进行检测。

实验室诊断包括以下内容。①细胞生物学检查：包括细胞学涂片和细胞培养分离。细胞学涂片，镜下在上皮细胞内找到包涵体，其敏感性及特异性低，世界卫生组织不推荐作为 CT 的诊断方法；细胞培养分离法是诊断 CT 感染的"金标准"，但因价格贵，需要 3~7 天时间才能诊断，且需一定的设备条件，引用受限。②免疫学检查：CT 抗原检测是目前临床最常用的方法，也可用酶联免疫吸附试验。③分子生物学检查：包括 CT 核酸检测和核酸扩增试验，后者最敏感，食品和药物管理局已批准用于尿液检查，可用于 CT 的筛查。

**治疗**　目的是防止合并症，阻断进一步传播给性伴侣及婴儿，缓解症状。由于 CT 具有独特的生物学性质，主要在侵犯的宿主细胞内生长繁殖，要求抗生素具有较好的细胞穿透性、半衰期长，且应用抗生素疗程应延长。可用阿奇霉素、多西环素（强力霉素）等。判断治愈试验的时间：疗程结束后的 2 周进行抗原检测试验；术后 3~4 周行核酸扩增试验。若症状消失，病原体检查阴性，为临床治愈。

**并发症和后遗症**　女性感染生殖道衣原体，可引起盆腔感染性疾病、异位妊娠、不孕等严重的并发症和后遗症。妊娠期 CT 感染危险性高出淋病 6~10 倍。妊娠可激化子宫颈内潜伏的 CT，促使活动性感染，导致孕妇更易罹患衣原体性子宫颈炎。妊娠时的 CT 感染与以下妊娠不良结局相关：早产、胎膜早破、低出生体重儿、新生儿死亡、产后子宫内膜炎。因此，对高危人群进行周期性的筛查显得尤为重要。

**随访**　在完成治疗后一般无需进行微生物学随访。但有下列情况时需进行微生物学随访：症状持续存在；怀疑再感染；未依从治疗；无症状感染；应用红霉素治疗后。建议在治疗后 3~4 个月对女性患者再次进行 CT 检测，以发现可能的再感染，防止盆腔炎性疾病和其他并发症的发生。

（魏丽惠）

shēngzhídào zhīyuántǐ gǎnrǎn

**生殖道支原体感染**（mycoplasma infection in genital tract）　生殖支原体感染引起的，以女性生殖道炎症和尿道炎为主要表现的性传播疾病。该病已成为欧美国家发病率最高的性传播疾病。

**病因**　支原体是介于细菌和病毒之间的微生物，是已发现能在非生命培养基中繁殖生长的最小微生物。支原体与细菌的区别是没有细胞壁，与病毒的区别在于它同时含有 DNA 和 RNA，并且能在无细胞培养基中生长。生殖道支原体包括人型支原体、解脲支原体和生殖支原体。

支原体可在女性生殖道内生存而不引起感染，当合并其他感染、生殖道内菌群失调或患者免疫力低下，可诱发致病。致病性与支原体的数量及毒力成正比，与宿主的免疫成反比。解脲支原体为下生殖道常见的寄生菌或共生菌。在无症状成人中，其检出率为 6%~75%，孕妇为 80%，新生儿为 15%~33%。

**临床表现**　生殖支原体与生殖道感染、不孕、流产等密切相关。人型支原体感染可引起阴道炎、子宫颈炎和输卵管炎；解脲支原体感染多导致非淋病性尿道炎，占 20%~30%。生殖道支原体合并其他感染时：①与衣原体同存，可导致非淋菌性尿道炎。其症状不明显，半数患者出现尿频或排尿困难，有浆液性分泌物。②与阴道嗜血杆菌同存，可发生非特异性阴道炎。③与淋菌、衣原体同时存在，可导致盆腔炎性疾病。

**诊断**　主要通过实验室检查进行诊断。在感染部位进行培养或检测：①支原体培养是诊断的金标准。当单独用液体培养基易出现假阳性。多采用双相培养法，即在液体培养基中用肉汤增菌，再转种固体琼脂培养基，出现典型的菌落形态即可诊断。②免疫学方法，用荧光素标记抗支原体多克隆抗体或单克隆抗体，检测其抗原。③分子生物学方法，通过聚合酶链反应扩增出某些支原体的片段，但该法不能作为短期内病情监测。

**治疗**　人型支原体或解脲支原体对多种抗生素敏感，常用抑菌性抗生素，主要有作用于核糖体的阿奇霉素、四环素或克林霉素等。因支原体本身无细胞壁，对干扰细胞壁合成的青霉素无效。

（魏丽惠）

shēngzhídào rén rǔtóuliúbìngdú gǎnrǎn

**生殖道人乳头瘤病毒感染**（human papilloma virus infection in genital tract）　人乳头瘤病毒感染女性生殖道皮肤和黏膜引起的性传播疾病。人乳头瘤病毒（human papillomavirus，HPV）与子宫颈关系最为密切。低危型病毒引起生殖器湿疣（见尖锐湿疣），高危型病毒可引起子宫颈癌前病变（见子宫颈上皮内瘤变）和子宫颈癌（见子宫颈恶性肿瘤）。

**病因与发病机制**　人乳头瘤

病毒是一种嗜黏膜和皮肤的病毒，在人和动物中分布广泛，有高度特异性。HPV 是已知最小的 DNA 病毒，人体是其唯一的自然宿主，人的皮肤和黏膜上皮细胞是其宿主细胞，HPV 在组织细胞内以 DNA 复制的方式进行繁殖。已知 HPV 基因型有 100 多种，在生殖道病变中检测出至少有 35 种 HPV 亚型。①低危型 HPV：主要亚型有 6、11、40、42、43、44、61，其中 6 和 11 型最常见，其感染可引起生殖器部位的良性病变，与生殖道尖锐湿疣关系最为密切；HPV-56、HPV-59 ~ 64、HPV-67、HPV-71 可在外阴上皮内增生的病变中检测到。②高危型 HPV：与子宫颈癌及癌前病变关系密切。主要亚型有 16、18、31、33、35、39、45、51、52、56、58 等。在全球，不分地域人种，HPV-16 和 HPV-18 亚型为最常见亚型。在中国人中除 HPV-16、HPV-18 亚型外，HPV-58 和 HPV-52 亚型感染率也较高。其高危因素为多性伴侣、高性交频率以及性伴侣患有生殖道疣、癌和/或宿主的免疫力低下等。

子宫颈高危型 HPV 感染在人群中占 10% ~ 30%。在 30 岁以下的年轻女性中，大多为一过性感染，可在 9 ~ 15 个月通过自身免疫清除 HPV 病毒；只有被高危型 HPV 亚型持续感染的女性才是子宫颈癌和子宫颈癌前病变的高危人群。高危型 HPV 亚型感染后，经 5 ~ 10 年，子宫颈上皮细胞内 HPV 病毒由游离型变为整合型，导致细胞形态变化，成为癌前病变，再经过 5 ~ 10 年发展成为子宫颈癌。在子宫颈癌中，高危型 HPV 感染占 98% 以上，其中 70% 以上为 HPV-16 和 HPV-18 亚型感染，HPV-16 亚型感染多与鳞癌相关，而 HPV-18 亚型与腺癌相关。

**传播途径** HPV 感染主要传播途径为性交直接传播，也可通过污染的物品间接传播。

**临床表现** 多有白带增多，外阴不适或瘙痒，伴烧灼感，也可出现性交后出血。病变可累及从子宫颈到肛周所有鳞状上皮覆盖区域的多个部位。另外，也有很大一部分患者无症状，仅在体检或因其他疾病进行妇科检查时发现。

**诊断与鉴别诊断** 根据病史（如不洁性行为史、配偶感染史或其他间接感染史）、临床表现，结合必要的辅助检查即可诊断。需与假性湿疣、扁平湿疣和生殖器癌等进行鉴别。

**治疗** 尚无有效治疗方法来清除子宫颈上皮细胞内的 HPV 病毒。

**预防** 根据 HPV 高发感染型别，已成功制备两种预防性 HPV 疫苗；并作为一级预防手段，已在全球 160 个国家广泛应用于 9 ~ 25 岁青少年女性，预防 HPV 感染及其子宫颈癌的发生。中国的两价疫苗（抗 HPV16 和 8 亚型）也已研发成功，但接种疫苗者还是应定期做子宫颈筛查。

应用分子生物学方法（HPV-DNA），通过子宫颈分泌物检测子宫颈高危型 HPV 感染，对于预防子宫颈癌有重大意义。目前在全球应用最广的是 HPV-DNA 杂交捕获方法（HPV-HC2）联合子宫颈脱落细胞学检查对 35 岁以上妇女进行子宫颈癌筛查。当高危型 HPV 阴性，细胞学检查正常，提示该妇女可以间隔 3 年以上再进行子宫颈癌筛查，而无患子宫颈癌的风险；对于 HPV 阳性者需要进一步检查或监测，以防存在癌前病变或子宫颈癌。另外，高危型 HPV 检测还可对治疗后的子宫颈癌或癌前病变作为随访观察指标。

(魏丽惠)

jiānruìshīyóu

## 尖锐湿疣（condyloma acuminatum）

人乳头瘤病毒感染引起的以肛门、生殖器部位鳞状上皮增生性疣状病变为主要表现的性传播疾病。感染的高危因素有过早性交、多个性伴侣、免疫力低下、高性激素水平、吸烟等。尖锐湿疣患者的性伴侣中有 60% 发生 HPV 感染。

**病因** 人乳头瘤病毒（human papillomavirus，HPV）是一种嗜黏膜和皮肤的病毒。已发现 HPV 有 100 多个亚型，其中 30 多个亚型与生殖道感染和肿瘤有关。其中 HPV 包括 6、11、40、42、43、44、61，可引起生殖道尖锐湿疣，其中主要型别为 HPV-6、HPV-11 亚型。

**传播途径** 主要传播途径为性交直接传播，也可通过污染的物品间接传播。

**临床表现** 潜伏期为 3 周至 8 个月，平均 3 个月。外阴赘生物，可伴有外阴瘙痒、烧灼痛或性交后出血。病变以性交时容易受损伤的部位多见，如舟状窝附近、大小阴唇、肛门周围、阴道前庭、尿道口，也可累及阴道及宫颈。50% ~ 70% 的外阴尖锐湿疣伴有阴道、子宫颈尖锐湿疣。病灶可表现为红色小丘疹，顶端尖锐，呈乳头状突起，病变进展可呈菜花状、鸡冠状或团块状，表面不平，质脆，表面可有破溃或感染。

**诊断** 包括细胞学涂片可见挖空细胞及角化不良细胞。凹空（koilocyte）细胞是 HPV 感染后细胞受损害的退行性变。阴道镜指示下活检病理诊断可见表层细胞角化不全或过度角化，有凹空细胞出现，是 HPV 感染的特征性改变。

**治疗** 尚无根除 HPV 的方法。治疗仅为去除外生疣体，改善症状以及体征。物理治疗有微波、激光、冷冻。手术治疗为微波刀或手术切除。治愈标准是疣体消失。

HPV 亚临床感染不推荐治疗。世界卫生组织推荐性伴侣应进行尖锐湿疣的检查，并告知患者尖锐湿疣具有传染性。

**预后** 良好，但各种治疗均有复发的可能，多在治疗后的 3 个月内复发，复发率为 25%。

**随访** 治疗后应进行随访。对于反复发作的顽固性尖锐湿疣，应及时取活检排除恶变。

（魏丽惠）

**yīnshībìng**
**阴虱病**（pediculosis pubis） 阴虱引起的性传播疾病。传染性强，易复发。

**病因与发病机制** 根据生长部位，虱分为体虱、头虱和阴虱。阴虱长 1～3mm，无翼，主要寄生在阴毛部位，多见于阴部和肛门周围，常附着在阴毛上，或黏附在阴阜表面；由于阴虱可以活动，偶见于大腿和腹部的毛中，罕见于身体其他长毛的部位，如患者腋部、睫毛、眉毛或头发上也可发现阴虱或虱卵。阴虱繁殖力很强，每天繁殖 40～50 个。阴虱病多发病于性旺盛青壮年。

阴虱可带有其他病菌，使患者继发感染；常与其他性病合并存在，与淋病合并发生率最高。男性阴虱患者常同时合并几种性病，如淋病、梅毒、尖锐湿疣及疥疮。女性阴虱患者常合并外阴阴道假丝酵母菌病、滴虫阴道炎、尖锐湿疣或梅毒。

**传播途径** ①性接触传染：最常见，是主要传播途径，占 95% 以上。性行为常造成阴虱传染于新的宿主，常在性乱者之中流行，也常为夫妇共患，且以女性多见。②直接接触传染：是非性接触的其他直接接触性传染，如与阴虱病的患者同床及密切接触。③间接接触传染：阴虱、虱卵可随着阴毛脱落污染内裤、毛巾、床单、马桶等，其他人接触到阴虱污染物品后被传染。

**临床表现** ①阵发性瘙痒：阴虱依靠吸食人血生存及繁殖。吸食人血时，阴虱用爪勾刺向皮肤打洞或穿洞，虱嘴叮咬皮肤并注入唾液释放毒素，防止血液凝固；阴虱每天需吸血数次，引起患者局部阵发性瘙痒。②皮疹：在阴虱叮咬处常有肉眼不可见的微孔，局部发红，有小红斑点，其上有血痂；可产生过敏反应，常隆起出现丘疹或小红皮疹。③浅青色灰斑：因阴虱吸血后会有少量血液溢出毛细管之外，阴虱唾液毒素又可使血红蛋白变性，在阴毛根部皮肤上可见到浅青色灰斑，直径 0.2～2cm，压之不褪色，也可见于胸腹部、股内侧等处。这种灰斑常需经数月才消失。④继发感染：因瘙痒而搔抓皮肤损伤造成，局部可见脓疱、渗液和结痂。如未发现，已患有阴虱者长期搔抓，可造成局部虱痂。

**诊断** 患者由于局部奇痒，引起搔抓，搔抓后皮损区出现抓痕、血痂，激发出现脓疱，局部可见毛囊炎或灰青色斑，据此可做出诊断。在耻骨部位皮肤或阴毛处查到阴虱或虱卵可以确诊。

**治疗** 发现症状后，应及时到医院治疗。多采取隔离用具、杀灭阴虱、增强免疫等方法；应积极治疗同时存在的相关性传播疾病。

**一般疗法** 剃除阴毛，煮沸消毒或用熨斗熨烫病人使用的衣物、床上用品和污染物灭虱。治疗期间避免性生活。对性伴侣应检查及治疗。

**局部药物治疗** 应用杀灭阴虱成虫和虫卵的药物。包括外用涂抹药物和洗剂，如硫磺软膏（6%）、25% 苯甲酸苄酯乳剂及中药洗剂等。治疗后应复查。

**对症疗法** 若瘙痒剧烈可用抗组胺剂以缓解瘙痒。如继发细菌感染则应用抗生素。

**预防** 加强宣传教育，提倡自爱，避免卖淫嫖娼和性乱。如发现阴虱，治疗同时应追踪传染来源。

（魏丽惠）

**wàishēngzhí qìguān fāyù yìcháng**
**外生殖器官发育异常**（female external genital organ dysplasia） 女性外生殖器官在形成和分化的过程中，由于某些内源性因素或外源性因素的影响，使原始性腺的分化、发育、管道腔化及外生殖器的衍变等发生改变而导致各种发育异常的先天性畸形。其中较为常见的有处女膜闭锁和外生殖器男性化。

**病因与发病机制** 可分为内源性因素和外源性因素。

**内源性因素** 发育过程中，如阴道末端的泌尿生殖窦组织未能腔化，可导致处女膜闭锁，又称无孔处女膜（图）。患者阴道因与外界隔绝，致使阴道分泌物或月经初潮的经血排出受阻，积聚在阴道内，有时还可经输卵管倒流至腹腔。若不及时切开治疗，反复多次的月经来潮将使积血增多，发展成为子宫腔积血；输卵管也可因积血而粘连形成伞端闭锁；经血还可能反流至盆腔而易发生子宫内膜异位症。

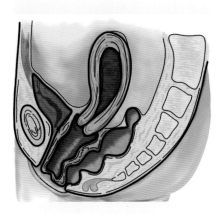

图　处女膜闭锁

在生殖器分化发育过程中，如受到大量内源性雄激素的影响（原因可能是真两性畸形，即染色体形成了 46，XX，46，XX/46，XY 的嵌合体，致使体内同时存在卵巢和睾丸两种性腺组织；或是先天性肾上腺皮质增生，即肾上腺皮质中某些酶的缺乏，致孕酮不能羟化为皮质醇或皮质酮，致使相应的前体积聚，并向雄激素转化），可导致外生殖器男性化。

此外，染色体为 46，XY 的患者，体内雄激素受体基因的缺失可使靶组织对雄激素不敏感，导致虽然存在男性性腺，但雄激素不能发挥正常功能，因此副中肾管抑制因子水平低下，生殖器向副中肾管方向分化，形成女性外阴及部分阴道，最终出现女性表型。

外源性因素　外生殖器分化发育过程中，外源性的雄激素类药物也可导致外生殖器男性化。如妊娠早期服用雄激素类药物，可致女性胎儿阴道下段发育不全、阴蒂肥大及阴唇融合等发育异常；妊娠晚期服用雄激素可导致阴蒂肥大。

临床表现　处女膜闭锁者绝大多数会在青春期发生周期性下腹坠痛，并进行性加剧。严重者可引起肛门或阴道部胀痛和尿频等症状。

外生殖器男性化者常表现为阴蒂肥大，有时显著增大似男性阴茎。严重者可伴有阴唇融合，两侧大阴唇肥厚有皱褶，并有不同程度的融合，类似阴囊。

诊断　并不困难，外生殖器男性化则常较为复杂，需实验室检查和性腺活检确诊。

病史和体征　疑有外生殖器男性化者，应询问其母亲在妊娠早期是否曾接受具有雄激素作用的药物治疗，以及家族中有无类似畸形患者。体格检查时应了解阴蒂大小，尿道口与阴道口的位置，有无阴道和子宫。同时检查腹股沟与大阴唇，了解有无异位睾丸。

妇科检查　处女膜闭锁患者检查时可见处女膜膨出，表面呈紫蓝色；肛诊可扪及阴道膨隆，凸向直肠，并可扪及盆腔肿块，用手指按压肿块可见处女膜向外膨隆更明显。偶有幼女因大量黏液潴留在阴道内，下腹坠痛，导致处女膜向外凸出而就诊。

B超和MRI　处女膜闭锁患者盆腔B超检查可见子宫腔内和阴道内均有积液。疑有外生殖器男性化的患者，可用B超了解盆腔内性腺情况，必要时以MRI帮助诊断。

实验室检查　疑有外生殖器男性化者，特别是疑诊真两性畸形或先天性肾上腺皮质增生时，应检查染色体核型。前者染色体核型多样，后者则为 46，XX。应行血内分泌测定，血睾酮呈高值；有条件者可查血清 17α-羟孕酮值，数值应呈增高表现。

性腺活检　可通过腹腔镜检查进行性腺活检，确诊是否为真两性畸形。

治疗　处女膜闭锁患者以及时手术治疗为主。先用粗针穿刺处女膜中部膨隆部，抽出陈旧积血后再进行"X"形切开，排出积血，常规检查宫颈是否正常，切除多余的处女膜瓣，修剪处女膜，再用可吸收缝线缝合切口边缘，使开口成圆形。

外生殖器男性化患者的治疗也以手术为主。应尊重患者的性别取向决定手术方式。多数取向女性，可行肥大阴蒂部分切除，使保留的阴蒂接近正常女性阴蒂大小，同时手术矫正外阴部其他畸形。对真两性畸形者，因腹腔内或腹股沟处的睾丸有恶变概率，一定要将腹腔内或腹股沟处的睾丸或卵睾切除，保留与外生殖器相对应的性腺。

(朱　兰)

yīndào fāyù yìcháng

**阴道发育异常**（vaginal malformation）　副中肾管的形成和融合过程异常及其他致畸因素引起阴道异常发育的先天性畸形。阴道由副中肾管（又称苗勒管）和泌尿生殖窦发育而来。在胚胎第6周，在中肾管（又称午非管）外侧，体腔上皮向外壁中胚叶凹陷成沟，形成副中肾管。双侧副中肾管融合形成子宫和部分阴道。在胚胎第6~7周，原始泄殖腔被尿直肠膈分隔为泌尿生殖窦。在胚胎第9周，双侧副中肾管下段融合，其间的纵行间隔消失，形成子宫阴道管。泌尿生殖窦上端细胞增生，形成实质性的窦-阴道球，并进一步增殖形成阴道板。自胚胎第11周起，阴道板开始腔化，形成阴道。

大多数研究认为阴道是副中肾管在雌激素的影响下发育而成的，从胚胎第5周体腔上皮卷折到胚胎第8周与泌尿生殖窦融合，其间任何时间副中肾管发育停止，泌尿生殖窦发育成阴道的过程都会停止，总体发病机制不明。

按照1998年美国生殖学会提出的阴道发育异常分类法，阴道发育异常可分为：①副中肾管发育不良。包括子宫、阴道未发育综合征，是一种以没有生殖潜力为特征的生殖系统功能缺陷，即先天性无阴道。②泌尿生殖窦发育不良。泌尿生殖窦未参与形成阴道下端，典型表现为部分阴道闭锁（见阴道闭锁），多位于阴道下段。③副中肾管融合异常。又分为垂直融合异常和侧面融合异常，垂直融合异常表现为阴道横隔，侧面融合异常表现为阴道纵隔和阴道斜隔综合征。

（朱 兰）

xiāntiānxìng wúyīndào
## 先天性无阴道（congenital absence of vagina）
以外生殖器正常、阴道缺失，阴道口处仅有浅凹陷或短浅阴道盲端为表现的先天性畸形。又称子宫阴道未发育综合征（Mayer-Rokitansky-Kuster-Hauser syndrome，MRKH）。发生率为1/4000～1/5000。患者几乎均合并始基子宫或无子宫，但卵巢一般发育正常。常合并其他系统先天性异常，包括骨骼、泌尿系统，特别是肾脏发育异常或肾脏移位。

**发病机制** 多数认为由双侧副中肾管发育不全或双侧副中肾管尾端发育不良所致。目前大多数研究认为，阴道是由副中肾管（又称苗勒管）和泌尿生殖窦发育而成的。因此从胚胎第5周体腔上皮卷折到胚胎第8周与泌尿生殖窦融合，其间任何时间副中肾管的发育停止或副中肾管尾端发育不良，都会导致泌尿生殖窦发育成阴道的过程停止，从而导致先天性无阴道。

**临床表现** 主要为原发性闭经及性生活困难。通常患者的子宫仅为始基状况，因此无周期性腹痛。

**诊断与鉴别诊断** 主要依据临床表现、体格检查和妇科检查等进行诊断，辅以染色体核型分析和血内分泌检查，一般可确诊。检查可见患者体格、第二性征及外阴发育正常，但无阴道口，或仅在前庭后部见一浅凹，偶见短浅阴道盲端。常伴子宫发育不良（无子宫或始基子宫）。有患者伴有泌尿道发育异常，个别伴有脊椎异常。

需与处女膜闭锁（见外生殖器官发育异常）和46,XY性发育障碍疾病－雄激素不敏感综合征相鉴别。①处女膜闭锁：患者在肛诊时可扪及阴道内肿块，向直肠膨隆，子宫正常或增大，B超检查有助于鉴别诊断。②雄激素不敏感综合征：为X连锁隐性遗传病，染色体核型为46,XY。而先天性无阴道的染色体核型为46,XX，血内分泌检查为女性水平。

**治疗** 可分为手术治疗和非手术治疗。主要目标是建立一个新阴道，以解决患者的性生活和性角色问题。治疗前，应常规检查患者的染色体核型，以排除雄激素不敏感综合征、男性假两性畸形、真两性畸形等其他类型的性发育异常。

模具顶压法 用木质或塑料阴道模具压迫阴道凹陷，使其扩张并延伸到接近正常阴道的长度。适用于无子宫且阴道凹陷组织松弛者。

阴道成形术 方法多样，各有利弊。手术方法均为在膀胱直肠间造穴，采用不同材料铺垫人造洞穴形成了不同手术方式。常见术式有：羊膜法阴道成形术、腹膜法阴道成形术、乙状结肠法阴道成形术、皮瓣阴道成形术、生物补片法阴道成形术等方法。

（朱 兰）

yīndào bìsuǒ
## 阴道闭锁（atresia of vagina）
泌尿生殖窦发育不良所致，以阴道完全或部分闭锁，伴有功能正常的子宫内膜为表现的先天性畸形。发生率低，为1/5000～1/4000。

**发病机制** 为泌尿生殖窦发育不良，泌尿生殖窦未参与形成阴道下段所致。

**分型** 根据解剖学特点分为2种类型。

Ⅰ型阴道闭锁 即阴道下段闭锁，有发育正常的阴道上段、子宫颈及子宫（图1）。

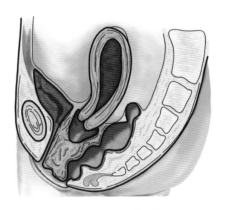

**图1　Ⅰ型阴道闭锁**

Ⅱ型阴道闭锁 即阴道完全闭锁，多合并子宫颈发育不良、子宫体发育不良或子宫畸形，但子宫内膜有功能（图2）。

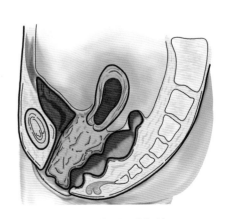

**图2　Ⅱ型阴道闭锁**

**临床表现**　发病年龄 11~16 岁。典型表现为部分阴道闭锁，闭锁多位于阴道下段，可厚达阴道长度的一半以上；上段阴道发育可以正常。主要表现为无月经初潮、周期性腹痛并呈进行性加剧及盆腔包块。症状出现的早晚、严重程度与子宫内膜的功能有关。

**Ⅰ型阴道闭锁**　子宫内膜功能多正常，因此症状出现较早，主要表现为阴道上段扩张，严重时可以合并子宫颈、子宫腔积血。

**Ⅱ型阴道闭锁**　子宫内膜有功能，但功能不正常，症状出现较晚，经血容易逆流至盆腔，常常发生子宫内膜异位症。

**诊断**　主要依据其临床表现、妇科检查和影像学检查，即可确诊。

**妇科检查**　检查时可见盆腔包块，位置较低，位于直肠前方；闭锁处黏膜表面色泽正常，不向外隆起。肛诊可扪及凸向直肠的包块，位置较处女膜闭锁高。

**影像学检查**　MRI 在诊断的准确性上优于 B 超。MRI 不仅可以较准确地显示是否存在阴道闭锁，以及阴道闭锁的类型，还可以全面地观察女性生殖系统及盆腔结构，以判断子宫是否存在功能性内膜及宫颈结构是否正常，从而指导不同手术方案的制定。

MRI 常表现为：子宫、宫颈结构正常，可见阴道上段，阴道下段结构显示不清。腹痛发作期行 MRI 检查时，还可见子宫及阴道中上段扩张积血，扩张的阴道位于会阴部上方，阴道下段显示不清，子宫颈结构正常，阴道闭锁梗阻点位于会阴水平以上。

B 超检查则可显示子宫内口及子宫颈管分离、自子宫腔至阴道上段内探及透声差密集细小光点的液性暗区，尤以阴道内膨大积液为明显。

**鉴别诊断**　应注意与处女膜闭锁（见外生殖器官发育异常）、先天性无阴道进行鉴别。

**治疗**　青春期建立月经周期后，一旦明确诊断，手术治疗是唯一有效的方法。尽早发现、及时手术是预防并发症的关键。手术原则是解除阴道阻塞，使经血引流通畅。

**Ⅰ型阴道闭锁**　宜行阴道闭锁段的切开术，引流经血。手术切开闭锁部分时，关键是掌握方向，以免损伤尿道或直肠。通常选择在周期性腹痛期进行手术。先用粗针穿刺阴道黏膜，抽出积血以明确方向，再切开闭锁段阴道，尽量切开扩张腔隙，排出积血。常规探查子宫颈发育情况并探查宫腔。若闭锁部分较短、创面较小，可缝合前庭黏膜与阴道上段黏膜；若创面较大，应充分止血，放置软模具。在阴道创面未完全上皮化之前，应坚持放置阴道模型，以防止阴道再次闭锁或狭窄。通常放置时间为 3~6 个月。之后可间断放置阴道模型，每日白天取出，夜间置入，直至结婚。此为手术成功的关键。

**Ⅱ型阴道闭锁**　处理的关键在于是否保留子宫。对Ⅱ型阴道闭锁的患者，有建议先评价子宫发育及盆腔情况。对重度子宫内膜异位症、子宫畸形及子宫发育差者，不建议保留子宫。此时的处理较简单，可先切除子宫以缓解症状，手术同时或待患者婚前 1 年再行人工阴道成形术。对于子宫发育较好、无畸形、无子宫内膜异位症或仅有轻微子宫内膜异位症者，可以考虑保留子宫，先行阴道成形术，之后再行子宫颈阴道接通手术。手术可一次完成，也可分两次完成。

**预后**　Ⅰ型阴道闭锁患者手术效果好，术后月经及性生活无影响，可以正常妊娠。Ⅱ型阴道闭锁患者保守治疗术后妊娠的机会极少。

（朱　兰）

yīndào xiégé zōnghézhēng

**阴道斜隔综合征**（oblique vaginal septum syndrome）　以双子宫、双子宫颈、双阴道，一侧阴道完全或不完全闭锁为表现的先天性畸形。往往伴有闭锁阴道侧泌尿系的畸形，以肾缺如多见。存在的阴道斜隔起源于两侧子宫颈之间、两面均覆盖有阴道上皮的膜状组织，斜行附着于一侧的阴道壁，并遮蔽该侧子宫颈；隔的后方则与子宫颈之间形成"隔后腔"。该病于 1922 年由帕斯洛（Purslow）首先提出。国际上尚无统一命名，中国称为阴道斜隔综合征。

**发病机制**　根据格伦瓦尔德（Gruenwald）理论，在胚胎发育过程中，中肾管和副中肾管均由泌尿生殖嵴起源，副中肾管的发育依赖于中肾管的发育。当一侧中肾管发育不全时，同侧副中肾管的发育受到影响，斜隔可能是副中肾管向下延伸、未到泌尿生殖窦，而形成了一盲端所致。因此，任何影响中肾管发育的因素，也可能影响副中肾管的发育，从而形成一系列肾脏、输尿管和子宫、阴道的畸形，包括阴道斜隔。

**分型**　分为 3 种类型。

**无孔斜隔型（Ⅰ型）**　一侧阴道完全闭锁，隔后的子宫与外界及对侧子宫完全隔离，两子宫间和两阴道间无通道，宫腔积血聚积在隔后阴道腔（图1）。

**有孔斜隔型（Ⅱ型）**　一侧阴道不完全闭锁，隔上有一个直径数毫米的小孔，隔后子宫亦与对侧隔绝，经血可通过小孔滴出，但引流不畅（图2）。

无孔斜隔合并子宫颈瘘管型（Ⅲ型） 一侧阴道完全闭锁，在两侧子宫颈之间或隔后阴道腔与对侧子宫颈之间有一小瘘管，有隔一侧的经血可通过另一侧子宫颈排出，但引流亦不通畅（图3）。

**临床表现** 三型均可表现为痛经，其程度有赖于阴道斜隔闭锁的程度。月经周期一般正常。Ⅰ型患者多以较重的痛经、平时一侧下腹痛为主诉，发病年龄较小，并且初潮至发病时间短；Ⅱ型和Ⅲ型（尤其是Ⅱ型）患者主要以月经间期阴道脓性或血性分泌物，或陈旧血淋漓不净为主诉。

**诊断** 正确诊断的关键在于对此病概念上的认识。

**妇科检查** 一侧穹隆或阴道壁可触及囊性肿物。Ⅰ型肿物较硬，宫腔积血时可触及增大的子宫。Ⅱ型、Ⅲ型囊性肿物张力较小，压迫时有陈旧血流出。阴道壁囊肿穿刺可穿出脓液或陈旧血。

**影像学检查** B超和MRI检查对诊断和分类均十分有效。B超检查能清晰显示泌尿、生殖器官畸形及因斜隔造成的相应梗阻，并且无创，应作为首选的辅助检查方法。B超可见：①探及双子宫，伴或不伴宫腔积液。②一侧子宫颈下方可见无回声区或内见密集均匀的光点。③阴道斜隔侧肾缺

如，对侧肾正常或代偿性增大。

MRI能精确地显示泌尿生殖系各个层面的解剖结构，准确区分子宫畸形，区分超声难以分辨的子宫肌层和积血的附件包块，直接显示出阴道斜隔，但是价格较高，普及率较低。

**子宫输卵管碘油造影** 可以诊断子宫畸形和明确瘘管位置。但由于可能引起逆行感染，故仅用于个别诊断困难的病例。可见：Ⅰ型单角子宫显影；Ⅱ型经斜隔小孔注入碘油后隔后腔显影；Ⅲ型同侧子宫显影，碘油经子宫颈瘘管使对侧子宫和隔后腔显影。

**腹腔镜检查** 可以协助诊断内生殖器畸形，发现上生殖道并发症，并可同时进行相应的手术治疗。

**鉴别诊断** Ⅰ型需与原发性痛经、阴道壁囊肿、盆腔包块等鉴别。Ⅱ型、Ⅲ型需与青春期异常子宫出血、阴道炎症、盆腔炎性疾病、阴道壁囊肿、盆腔包块等鉴别。

**治疗** 手术治疗是唯一有效的方法，目的是缓解症状和保留生育能力。经阴道斜隔切除术是最简单、最理想的手术方式，一经确诊即应进行。绝大部分患者可以通过只进行阴道斜隔切除术而获得治愈。值得注意的是，勿因"盆腔包块"行开腹探查术；

也不能仅进行阴道斜隔切开术，否则术后易发生斜隔切开部位的粘连闭锁。

手术时机选择在月经期较好，此时阴道壁肿物张力大，易于定位。手术时经囊壁小孔或阴道内包块最突出处穿刺定位，抽出陈旧血或脓液后，顺针头纵行切开阴道隔膜达足够长，上至穹隆，下至囊肿最低点，以便引流通畅。有学者提出菱形切除多余的隔膜组织，切除后残余菱边电凝止血。充分暴露隔后子宫颈，以肠线间断缝合切缘粗糙面，之后用碘仿纱条填塞囊腔及切口，48~72小时后取出，以预防切口回缩及粘连。原则上主张不行开腹患侧子宫切除术，因其创伤大，并且保留积血侧子宫可能提高受孕能力。

对于未婚患者，有学者主张用宫腔镜电切术切除斜隔并进行冲洗，对处女膜无损害，效果更好。因阴道斜隔综合征不可避免存在大量经血逆流，还有学者主张对患者（尤其是青少年患者）进行腹腔镜检查，以早期诊断可能存在的子宫内膜异位症，防止正常解剖结构的进一步变形和丧失生育能力。

**预后** 若不进行治疗，可继发盆腔子宫内膜异位症、盆腔粘连、盆腔感染，严重者发生输卵管积脓和阴道积脓。一旦畸形纠

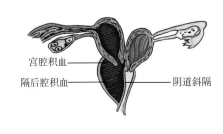

图1 无孔斜隔型（Ⅰ型）

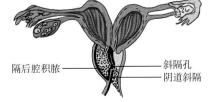

图2 有孔斜隔型（Ⅱ型）

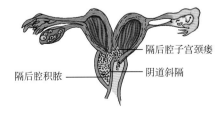

图3 无孔斜隔合并子宫颈瘘管型（Ⅲ型）

正，患者在生育能力方面与正常妇女相同，两侧子宫均可正常妊娠及分娩，但少部分也可伴流产、胚胎停育、异位妊娠的结局。

（朱 兰）

zǐgōng fāyù yìcháng

## 子宫发育异常（uterus malformation）

在双侧副中肾管发育、融合、成腔、中隔吸收的过程中，如受到某些内在或外来因素干扰，其发育停止或融合不全，造成子宫异常发育的先天性畸形。较少见，不少子宫发育异常终身未被发现，在育龄期妇女中发病率约为4.3%。

**病因与发病机制** 正常女性胚胎在第10周双侧副中肾管的中下段和尾端向下、向内跨过中肾管前方，在中线与对侧会合形成子宫体及子宫颈，合并初期一直保持有中隔，使之有两个腔，约在12周时中隔消失形成单腔。在双侧副中肾管发育、融合、成腔、中隔吸收的过程中，如受到某些内在或外在因素的干扰，发育停止或融合不全，即可造成子宫不同类型的畸形发育。

子宫发育异常的原因可分为内在因素和外在因素。①内在因素：指决定性腺和内外生殖器官发育的父母生殖细胞性染色体X和Y，常染色体隐性基因和多基因参与了副中肾管的融合和腔道化，子宫发育异常是多基因引起的缺陷，但相关的基因和染色体定位研究并不多见。②外在因素：主要指药物对生殖器官发育的影响，如激素类药物如雄激素、己烯雌酚等。

**分型** 方法较多，多采用巴特拉姆（Buttram）分型法，按子宫发育异常的形态结合临床表现、治疗及胎儿预后进行分型。

Ⅰ型 生殖器官发育不良，分为五种亚型：ⅠA，阴道发育不良；ⅠB，宫颈发育不良；ⅠC，仅有部分宫底，无宫体；ⅠD，双侧输卵管未发育；ⅠE，复合式发育不良。

Ⅱ型 单角子宫，分为两种亚型：ⅡA，单角子宫一侧为残角子宫；ⅡB，发育侧为单角子宫，有一侧输卵管、卵巢及韧带，另一侧子宫完全未发育（见子宫未发育/发育不全）。

Ⅲ型 双子宫，完全分离的两个子宫体与子宫颈。

Ⅳ型 双角子宫，分为三种亚型：ⅣA，完全双角子宫；ⅣB，不全双角子宫；ⅣC，弓形子宫。

Ⅴ型 纵隔子宫，分为两种亚型：ⅤA，完全纵隔子宫；ⅤB，不全纵隔子宫。

Ⅵ型 己烯雌酚有关的子宫发育不良。

**临床表现** 有的无任何自觉症状，不仅月经正常，可也正常妊娠及生育，如鞍形子宫、双子宫等。但其他类型的生殖系统功能可受到不同程度的影响，到青春期后即出现相应的临床表现。

月经异常 如先天性无子宫、始基子宫及实质子宫患者表现为原发闭经；幼稚子宫患者可表现为月经量过少及痛经；双角子宫及双子宫患者表现为月经量过多及痛经；残角子宫或纵隔子宫可因经血引流不畅出现周期性腹痛。

不孕 如先天性无子宫、始基子宫、实质子宫及幼稚子宫等，为原发不孕发生的主要原因。

病理妊娠 子宫发育异常患者妊娠期容易出现并发症，如孕卵着床于发育不健全的子宫壁或纵隔上，可导致早期流产、习惯性流产、早产等。如孕卵着床于残角子宫内，则多在孕4~5个月发生子宫破裂。双角子宫、单角子宫、鞍形子宫妊娠后期，易发生胎位异常，如臀位、横位、斜位，继而胎膜早破发生率也高。单角子宫及双子宫妊娠后由于子宫供血不足影响胎儿发育，胎儿发育迟缓发生率高，妊娠中晚期，增大的子宫升入腹腔，可能发生妊娠子宫扭转。

产时、产后表现 子宫发育异常常并存子宫肌层发育不良。分娩时可因产力异常、子宫颈扩张困难，而造成难产甚至子宫破裂。经阴道分娩可能发生胎盘粘连、胎盘滞留或产后出血。双子宫患者分娩时，非孕侧子宫可能阻碍胎先露下降，造成机械性产道梗阻。双子宫、双角子宫或纵隔子宫患者，产后可因非妊娠侧宫腔排出蜕膜而发生出血。

**诊断** 结合患者有原发性闭经、痛经、不孕、习惯性流产、每次妊娠胎位均不正或难产等的病史，进一步行B超检查可初步诊断。必要时，子宫输卵管造影或宫腹腔镜联合检查，以明确诊断。子宫发育异常常合并泌尿系统畸形，必要时可进行静脉肾盂造影检查。

**治疗** 子宫发育异常如无临床症状，可不予特殊处理。如因子宫发育异常引起闭经、痛经、不孕或习惯性流产，可试用内分泌治疗。凡经药物治疗无效者，则考虑手术，按子宫发育异常的不同类型分别采取相应的子宫矫形术。另外，子宫发育异常患者孕期应加强监护，及时发现并发症并予以处理，减少对母儿的不良影响，并按患者的年龄、胎位异常、宫缩情况、产程进展及胎儿大小，酌情放宽剖宫产指征。阴道分娩时应警惕胎盘粘连及胎盘滞留，及时发现并处理产后大出血。

（胡丽娜）

zǐgōng wèifāyù/fāyù bùquán

## 子宫未发育/发育不全（uterine rudimentary/uterine hypoplasia）

孕早期发育过程中，双侧副中肾管异常发育致子宫发育异常的先天性畸形。包括先天性无子宫、始基子宫、幼稚子宫、实质子宫。

1970 年，研究者发现早孕时服用己烯雌酚，可导致女性胎儿生殖器官发育异常。1977 年，考夫曼（Kaufman）描述了女性胎儿在子宫内若受到己烯雌酚暴露可引起宫腔改变，子宫造影时可发现生殖道异常，如子宫颈结构异常或发育不良，子宫腔为 T 型，子宫腔内有收缩条索；X 线示子宫腔有充盈缺损，子宫腔的下 2/3 增宽等，以及双侧输卵管缺如或发育不良。由此证明，己烯雌酚在生殖道发育过程中起有害作用。其机制为孕早期副中肾管发育过程中，如胚胎 9 周时，己烯雌酚可与雌激素受体结合，促使副中肾管发育异常，胚胎学的机制尚不清楚。临床表现为妊娠期流产率、早产率高，活婴率低。通过宫腔矫形术、子宫颈环扎术等可改善其妊娠结局。

**先天性无子宫** 很少见，系孕早期发育过程中双侧副中肾管中段及尾段未发育和会合所致，因此没有子宫形成，常合并先天性无阴道，输卵管和卵巢正常。临床表现为原发闭经，第二性征正常。直肠－腹部诊扪不到子宫或为一结节或条索状物。

**始基子宫** 又称痕迹子宫，系孕早期发育过程中双侧副中肾管会合后不久即停止发育所致，常合并先天性无阴道。子宫极小，仅长 1～3cm，无宫腔或有宫腔无内膜，无月经。偶有始基子宫有内膜腔，子宫颈闭锁，青春期后出现宫腔积血。

**幼稚子宫** 系孕早期发育过程中双侧副中肾管会合后短时间内即停止发育所致。子宫通常较正常小，子宫前壁或后壁发育不良，极度前屈或后屈。子宫颈呈圆锥形，相对较长，子宫体与子宫颈之比为 1∶1 或 2∶3，甚至超过 1∶3。临床表现为患者的月经量较少，一般婚后无生育。幼稚子宫常造成痛经、月经过少、闭经和不孕。直肠－腹部诊可扪及小而活动的子宫。治疗方法用小剂量雌激素加孕激素序贯用药，一般自月经第 5 天开始每晚口服己烯雌酚或妊马雌酮，连服 20 天，第 16 天开始服用甲羟孕酮，每日 2 次，连用 5 天，共服 4～6 个周期。

**实质子宫** 系双侧副中肾管融合后未形成腔所致。子宫近似正常大小，无宫腔，无月经。临床表现为无月经来潮，B 超检查无宫腔波，刮宫时确诊。

（胡丽娜）

dānjiǎo zǐgōng

## 单角子宫（unicornuate uterus）

仅一侧副中肾管正常发育，而另一侧副中肾管完全未发育，致子宫发育异常的先天性畸形。占子宫发育异常的 1%～2%。单角子宫多位于右侧，原因不明，65% 的单角子宫合并残角子宫，常伴有同侧肾脏发育异常或卵巢位置异常。

单角子宫非孕期无明显临床症状。因单角子宫一侧血管，血液供应不足，内膜受体缺乏，流产率为 21%～48%；妊娠到足月时，子宫轴偏离中线，子宫腔狭小、臀位、胎膜早破、子宫颈功能不全及早产的发生率高。因单角子宫为一侧韧带，妊娠子宫升入腹腔后易失衡而扭转，若改变体位或其他原因可引起剧烈腹痛、胎心消失、胎位不清，如未能及时处理，可发生胎盘早剥、子宫卒中或者破裂、胎儿死亡，危及母儿安全。

单角子宫往往因其他妇科疾病行 B 超检查时发现。若妊娠时发现上述异常情况，可考虑子宫畸形的可能性，B 超检查可诊断单角子宫。对于单角子宫妊娠时应孕期加强监护及时发现并发症予以处理，减少对母儿的不良影响。并按孕母的年龄、不良妊娠史、胎位异常、宫缩情况、产程进展及胎儿大小，酌情放宽剖宫产指征。阴道分娩胎儿娩出后应警惕胎盘粘连、胎盘植入，及时发现并处理产后大出血。

（胡丽娜）

cánjiǎo zǐgōng

## 残角子宫（rudimentary horn of uterus）

一侧副中肾管发育正常而另一侧副中肾管中下段发育缺陷，致子宫发育异常的先天性畸形。可伴有同侧泌尿道发育畸形。发育侧子宫旁有一个小子宫，多位于发育子宫侧子宫的中下侧，残角子宫多有正常输卵管、卵巢及韧带。

**发病机制** 一侧副中肾管发育正常而另一侧副中肾管中下段发育缺陷所致。

**分型** 按残角子宫的形态及是否与发育侧子宫相通，属巴特拉姆（Buttram）ⅡA 型，分为 3 种亚型。① ⅡA-1a 型：无子宫颈有子宫腔，与发育侧单角子宫相通。② ⅡA-1b 型：无子宫颈有子宫腔，与发育侧单角子宫不相通。③ ⅡA-1c 型：为发育不良的实体始基子宫，无子宫腔、无子宫颈，以纤维束与发育侧子宫相连。多数残角子宫与对侧子宫腔不相通，仅有纤维带相连；偶亦有两者间有狭窄管道相通者。

**临床表现** 残角子宫与发育侧子宫相通时，若内膜有功能，月经来潮后，经血可经发育侧宫腔排出，一般无症状，也可有痛经。残角子宫与发育侧子宫不相通时，若内膜有功能，月经来潮后，经血无法排出，往往因宫腔积血而出现痛经，甚至并发子宫腺肌症或子宫内膜异位症。若残角子宫内膜无功能，无论残角子宫是否与发育侧子宫相通，一般无症状。残角子宫为始基子宫无宫腔时，无月经及周期性腹痛。残角子宫妊娠率为 0.001% ~ 0.0082%，妊娠早期多无症状，部分患者可有下腹隐痛和不规则阴道流血，至妊娠中期时因残角子宫壁薄、发育不良等往往发生自然破裂而出现大出血，危及患者生命。

**诊断** 结合上述临床表现及相关辅助检查有助于残角子宫的诊断。B 超、MRI 等可以清晰显示子宫外形、内膜及胎囊，可以确诊。非孕期及早孕期腹腔镜检查也是有效的检查方法。

**治疗** 非孕期确诊残角子宫后，应切除残角子宫；早中期残角子宫妊娠应切除妊娠的残角子宫；晚期妊娠应行剖宫产后切除残角子宫。切除残角子宫时应将同侧输卵管切除。

（胡丽娜）

shuāngzǐgōng
## 双子宫（didelphys uterus）

双侧副中肾管完全未融合，各自发育形成两个分离的子宫与宫颈，并附有各自的输卵管、卵巢、圆韧带、阔韧带等，常合并阴道纵隔的先天性畸形。

**发病机制** 双侧副中肾管完全未融合。

**临床表现** 25% 的双子宫患者无任何自觉症状，月经正常，妊娠期及分娩过程无并发症。双子宫也可有月经过多、痛经、下腹痛、盆腔痛，伴有一侧阴道闭锁，可有阴道积脓、慢性盆腔炎与子宫内膜异位。亦有双子宫、单阴道或阴道内有一纵隔者，患者可能因阴道有纵隔妨碍性交，出现性交困难或性交痛。早期人工流产时可能误刮未孕侧子宫，以致漏刮胚胎。双子宫妊娠多为右侧子宫，受孕后因子宫供血不足，蜕膜形成不良易流产。因宫腔狭小，在妊娠晚期胎位异常率增加，臀位发生率较正常妊娠高 3.6 倍。双子宫妊娠期并发症较正常妊娠高数倍，妊娠期高血压疾病、胎盘早期剥离、胎儿宫内生长迟缓发生率均较高。分娩时未孕侧子宫可能阻碍胎先露部下降，子宫收缩乏力亦较多见，故剖宫产率增加。新生儿体重较正常孕妇同孕龄胎儿体重低，围生儿死亡率也较高。偶可见两侧子宫均妊娠、各有一胎儿者，发生率约百万分之一，这种情况多属双卵受精，常发生异期分娩。

**诊断** 无症状的双子宫一般是在人工流产、产前检查甚至分娩时偶然发现。B 超检查即有助于诊断。双子宫常伴发阴道纵隔，在行妇科检查时可诊断，如有一侧斜隔，检查时可触穹隆处有囊肿，应同时 B 超检查同侧泌尿系统情况，必要时做肾盂造影。

**治疗** 双子宫行矫形术尚有争议。一般双子宫不行常规矫形术，当有反复流产时，应排除染色体、黄体功能及免疫等因素后行矫形术。双子宫一侧慢性内翻，按翻出子宫局部感染情况，给予抗生素治疗，炎症控制后，还纳内翻子宫并切除。双子宫孕期并发症的发生率高，应加强监护及时诊断处理。当胎位不正，继发宫缩乏力，胎儿宫内窘迫可适当放宽剖宫产指征。双子宫妊娠阴道分娩时需警惕胎盘植入或粘连，及时发现并处理产后大出血。

（胡丽娜）

shuāngjiǎo zǐgōng
## 双角子宫（bicornuate uterus）

双侧副中肾管未完全融合，双侧部分或完全分离的子宫内膜腔连于一个子宫颈的先天性畸形。约占子宫发育异常的 25%。属巴特拉姆（Buttram）Ⅳ型：完全双角子宫为宫颈内口处完全分开；不完全双角子宫为在子宫颈内口之上任何部位分开。因子宫双角距子宫颈内口远近不一，双角分离的程度也不相同。双侧宫角之间有位置不同的交通。

**发病机制** 双侧副中肾管未完全融合。

**临床表现** 主要表现为经量多，伴不同程度的痛经，妊娠结局常不良。双角子宫患者是子宫颈功能不全的高危人群，早期流产率达 28% ~ 61%。孕期胎位异常发生率高，如臀位、横位；胎膜早破、胎儿宫内生长迟缓和围生儿死亡率均较正常孕妇高；妊娠中晚期双角子宫的连接处可发生破裂，一侧宫角妊娠也可能发生扭转。

**诊断** 非孕期妇科检查为双角子宫，可扪及子宫底宽，中央有凹陷；早孕期一侧妊娠，另一侧也可增生肥大，中晚期子宫偏离中线，以上临床表现提示双角子宫的可能。B 超检查可诊断，子宫输卵管碘油造影及腹腔镜检查可明确诊断。

**治疗** 1884 年鲁格（Ruge）首次报道从阴道途径行双角子宫矫形术。多年来以 Strassmam 经腹或阴道行双角子宫矫形术为主要方法。Jone&Joues 术式为切除双子宫角的隔壁与纵隔再缝合。佩洛西（Pelosi）在腹腔镜监护下，由宫腔镜标出了双角子宫腔内隔的位置，从前穹隆或后穹隆切开，将宫体翻出，尽可能少切除宫壁，使宫腔增大，用传统缝合技术，保证切口愈合，本术式避免开腹，减少粘连，术后恢复快，腹腔镜不仅能确诊双角子宫，宫腔镜监测手术，保证安全，并可切除盆腔异位病灶、粘连、治疗输卵管阻塞等。

（胡丽娜）

## ānxíng zǐgōng
## 鞍形子宫（saddle form uterus）

双侧副中肾管尾端已大部融合，仅于子宫底部会合不全，子宫底部中央凹陷，子宫壁向子宫腔突出呈马鞍状的先天性畸形。又称弓形子宫。属巴特拉姆（Buttram）ⅣC型。

**发病机制**　双侧副中肾管尾端已大部融合，但子宫底部会合不全。

**临床表现**　一般无特殊临床症状，月经正常，无明显痛经症状，一般对妊娠无不良影响。若孕囊种植于宫底凹陷处有早期流产的风险，孕期胎位异常发生率高，多为横位。胎儿宫内生长迟缓、胎盘早剥和围生儿死亡率与正常孕妇相比无明显差异。妇科检查可扪及子宫底宽，中央有凹陷；孕晚期查体可扪及子宫底凹陷，宫缩时尤为明显。

**诊断**　常因其他妇科疾病行B超检查时提示。B超显示光滑的子宫底凹陷，回声同子宫肌膜。子宫输卵管造影可见单腔子宫，内膜腔显示有小裂口或压迹（＞1.5cm），子宫底可见宽的鞍形凹陷。宫腔镜、腹腔镜联合检查可明确诊断。

**治疗**　该病一般无临床症状，对妊娠也无不良影响，临床处理上一般可顺其自然，不需特殊处理，早孕期应注意保胎治疗。如果鞍形子宫是多次流产的病因，也可以行经宫腔镜成形术，术中应尽可能少切除宫壁，使宫腔增大。

（胡丽娜）

## zònggé zǐgōng
## 纵隔子宫（septate uterus）

双侧中肾管融合后中隔吸收的某一过程受阻，形成不同程度子宫纵隔的先天性畸形。发病率0.009%～12%，在子宫发育异常者中最常见，占75%左右。属巴特拉姆（Buttram）Ⅴ型，并将纵隔子宫分为2种亚型：纵隔由子宫底到子宫颈内口或外口为完全纵隔子宫；纵隔终止于子宫颈内口以上的任何部位为不完全纵隔子宫。纵隔在子宫颈外口以上的任何部位可有交通。完全纵隔子宫合并阴道纵隔，少数一侧阴道闭锁，伴同侧泌尿系统发育不全。

**发病机制**　双侧中肾管融合后，中隔吸收的某一过程受阻所致。

**临床表现**　不孕者较多，妊娠流产率26%～94%，妊娠结局差。子宫纵隔黏膜、血管呈放射状，血液供给不足，孕卵着床于纵隔，因结缔组织可造成蜕膜于胎盘形成不好，此外，纵隔肌纤维不协调收缩也易引起流产。纵隔子宫同样存在子宫颈肌肉与结缔组织比例失衡，子宫颈功能不全的发生率高，早产率高，达10%～33%。因纵隔宫腔狭小，臀位、胎膜早破、前置胎盘、胎盘早期剥离、产后出血、胎儿宫内生长受限发生率均较正常妊娠高。

**诊断**　采用综合方法。妇科检查子宫颈外口中间可见一隔膜，纵隔终止于颈管以上，子宫颈外观正常。子宫大小正常，子宫底较宽有凹陷。阴道B超检查子宫的轮廓清晰，并可见两个子宫腔；宫腔镜检查有"猫眼"图像，每侧子宫腔可见一输卵管入口；腹腔镜检查可见一个子宫，子宫体可见纵形凹陷或较深纵沟。对临床可疑患者做B超检查，必要时行宫腔镜结合腹腔镜检查可明确诊断。

**治疗**　纵隔子宫易引起不孕、流产及早产，所以一旦发现，应及时行子宫纵隔切除术。腹腔镜监护下宫腔镜切除子宫纵隔成为子宫纵隔切除的主要手段。该手术安全、不开腹，子宫纵隔切除后，能改善内膜功能、扩大子宫腔，妊娠结局好。

（胡丽娜）

## shūluǎnguǎn fāyù yìcháng
## 输卵管发育异常（developmental anomaly of fallopian tube）

在胚胎生殖器官分化发育时期，受内源性或外源性因素的影响，输卵管出现形态和/或功能异常的先天性畸形。往往在成年人后因不孕检查或其他疾病开腹手术发现。

**病因与发病机制**　成年女性的输卵管具有输送卵细胞功能，并是进行受精的场所。输卵管从中肾旁管的上部发育而来，当胚胎为55mm时已经分化形成。在胚胎生殖器官分化发育时期，若受内源性或外源性因素的影响，可造成输卵管形态和/或功能异常。

**分类**　①旁输卵管：从输卵管各部分发生的带柄的囊性物，最多见于壶腹部。旁输卵管壁主要由平滑肌组成，在肌肉内有相当粗的血管沿伞端的分支走向旁输卵管末端，旁输卵管的柄长10～25mm，柄的末端有发育程度不同的伞部和小囊肿。如旁输卵管既不与主管也不与腹腔相通，则分泌物会潴留形成有柄的囊肿，其发病与输卵管积水相同，称为副输卵管积水。②输卵管副口：可见单个或多个，发生于输卵管各部，多见于壶腹部。可以单侧，也可以双侧形成，其开口大小不定，有时比正常输卵管伞端开口还要大，致主副口难以分清，一般离子宫最远的一个为主要副口。输卵管副口常形成花冠样漏斗，探针检查，副口可以通至主管腔。③输卵管单侧缺如：患者阴道、子宫颈发育正常，但子宫体狭长，只有一条输卵管，表示只有一条中肾旁管上部发育。④输卵管发育受阻：中肾旁管未发育或发育不良，只有输卵管的残留或明显痕迹，多伴有无阴道，子宫呈幼稚型。卵巢往往正常，也可见正常发育的阴道。⑤单侧或双侧有两个发育正常的输卵管，均与管腔相通。

**临床表现**　可伴有泌尿道畸形。患者幼年无症状，青春期后由于合并有子宫或阴道发育异常而出现月经异常、闭经等，也易发生不孕不育或异位妊娠。

**诊断与鉴别诊断**　输卵管造影、腹腔镜均可发现输卵管发育异常并帮助判断其类别。

在发生输卵管妊娠时，需与后天性因素如炎症等造成输卵管阻塞鉴别。

**治疗**　该病可导致不孕，如能自然受孕则不需处理，如不孕可考虑采用辅助生育技术如体外受精 - 胚胎移植术。

（杨冬梓）

luǎncháo fāyù yìcháng
**卵巢发育异常**（developmental anomaly of ovary）　胚胎时期原始性腺分化发育为卵巢及生殖细胞迁移至性腺区的过程发生异常，导致卵巢功能低下或无功能，或者表现为卵巢位置、形态异常的先天性畸形。

**发病机制**　人胚胎第 9～10 周，女性未分化性腺开始朝卵巢方向分化，在胚胎 3 个月时才能辨认最早的卵巢标记——原始生殖细胞成熟为卵原细胞，同时原始生殖细胞经背侧肠系膜迁徙至尿生殖嵴的原始性腺所在处。这一分化发育和迁徙过程受遗传或环境因素影响出现分化发育障碍导致卵巢发育异常。

**分型**　常见类型如下：①单侧卵巢缺失，见于单角子宫。②双侧卵巢缺失或发育不全，前者极少见，后者见于特纳（Turner）综合征。③多余卵巢，罕见，可发生于腹膜后。④偶然可见卵巢分裂为几个部位。

**临床表现**　常可见卵巢功能不全导致的月经异常和不孕；如为特纳综合征则有相应的临床特征。卵巢发育异常可导致患者终身处于低性激素状态，不仅性器官和性征不发育、无月经来潮、不能自然生育，还由于低雌激素而骨峰值低下和易出现骨质疏松。

**诊断**　一般诊断依据月经异常、不孕等临床表现，激素测定表现为性激素低下，促性腺激素升高。B 超检查、腹腔镜检查可协助诊断。

**治疗**　激素替代疗法可以解决其月经来潮及性征发育，并通过辅助生育卵子捐赠实现生育。

（杨冬梓）

xìngfēnhuà yǔ fāyù yìcháng
**性分化与发育异常**（abnormality of sexual differentiation and development）　性分化与发育过程中任一环节受到包括遗传或环境因素在内的不良影响引起的异常状态。简称性发育异常（disorder of sex development，DSD）。性分化与发育包括了从受精卵的性别决定、胚胎期的性腺和内外生殖器官的分化发育和青春期发育等阶段。性分化与发育异常的诊治是胚胎发育学、生殖内分泌学、遗传学和整形技术等知识和技术的综合应用。

**病因与发病机制**　任何干扰因素在下述不同的关键时期的作用将导致不同种类的性分化和发育异常。

人类的性别和性分化包括三个依次不可分割的性别决定成分和阶段。①遗传性别：即性染色体及相关性决定和诱导性发育的系列基因及其表达产物所决定，46,XY 为男性，46,XX 为女性；性腺分化为睾丸最关键的是 *SRY*（sex-determining region Y）基因，它作为一"开启"点，发动了其下游的性决定基因的级联激活性的表达和调控。②性腺性别：是指具有睾丸或卵巢的个体，它决定了个体是男性或女性。③表型性别：是指内、外生殖器分化为男性或女性的结构。简而言之，如果染色体是 46,XY，则决定了性腺是睾丸。睾丸分泌抗米勒管激素（anti-Müllelian hormone，AMH）及睾丸分泌的睾酮，前者使米勒管（或称副中肾管，子宫、输卵管和阴道上 1/3 段的始基）退化，后者使午非管（或称中肾管）结构分化发育完成（包括附睾、输精管和精囊），同时睾酮使外生殖器官完成男性分化发育而具有男性外表。如果染色体是 46,XX，则决定了性腺是卵巢，卵巢没有分泌 AMH 和睾酮，因此米勒管得以分化发育完成，在青春期卵巢开始分泌雌激素，乳房等女性性征得以发育形成女性体态。

妊娠 9 天的胚胎开始表达与原始性腺形成有关的基因。原始的生殖细胞在妊娠 3~4 周形成并向下移行，形成具双向分化能力的原始性腺。性腺来自三种原始的胚胎细胞，如下。①支持细胞：男性在 4~6 周时该细胞分化为睾丸支持细胞；它以旁分泌形式分泌 AMH，女性则在妊娠 8 周起，支持细胞分化为卵巢的颗粒细胞，以非促性腺激素依赖的方式分泌睾酮和雌激素。②甾体合成细胞：分别分化为睾丸的间质细胞或卵巢的卵泡膜上皮细胞，它们在促性腺激素/促绒毛膜性腺激素刺激下增殖并合成性甾体。③生殖细胞：妊娠 8~10 周时，如无睾酮作用午非管在此时开始退化；无 AMH 或睾酮作用，则米勒管分化为女性内生殖管道结构。外生殖器至 12 周时尚无双氢睾酮接触则阴唇不能融合，尿生殖窦形成尿道阴道隔。女性胎儿 12 周后宫内高雄激素状态只引起阴蒂肥大，不会引起阴唇融合，即使是阴蒂大至似阴茎，也只是呈"完全性尿道下裂"状的假阴茎，尿道不被皮褶包叠和融合。

**临床表现** 性发育异常病因错综复杂，临床种类繁多。2006 年美国和欧洲儿科内分泌协会众多专家在芝加哥会议中对性发育异常疾病达成共识，摒弃原有界定混淆又加剧患者心理负担命名方式，如假两性畸形、真两性畸形、阴阳人、性反转等，将 DSD 分为性染色体异常 DSD、46,XY DSD 和 46,XX DSD（表）。

性染色体异常和性决定相关因素的异常（关键基因的缺失、突变等）导致性腺发育缺陷，包括：①性染色体异常：如特纳（Turner）综合征、克兰费尔特（Klinefelter）综合征、45,X/46,XY 性腺发育不全、46,XX/46,XY 嵌合体等，同时可能伴有躯体发育异常。②染色体正常的单纯性腺发育异常：导致性器官发育异常，但往往没有影响身高（见性腺发育异常）。③性激素量与功能异常：依其严重程度和发病早晚而出现不同程度的性器官及性征的发育异常。

**诊断与鉴别诊断** 性分化发育异常的诊断是性别鉴定和病因判断的过程。因此需要依次确定以下内容：遗传性别；性腺性别；内、外生殖器解剖结构；睾丸雄激素合成和垂体-性腺轴功能；有无性激素合成酶的缺陷；靶组织对雄激素的敏感性。

**病史** 母亲妊娠史，包括孕 12 周前的用药史、外源性雄激素接触史、物理化学物质接触史、孕期有无男性化病变和以往流产史。家族史应包括近亲结婚，家族中有无高身材、矮身材、骨质疏松、青春期延迟、不育、早绝经、间性外阴、腹股沟疝患者；重要家族史还应包括有无不明原因的围生期和新生儿死亡史等。

**体格检查** 着重检查生殖器，但同时应注意全身其他部分的相关体征。单凭外生殖器物理体检只是初步的线索，可以为进一步辅助检查项目选择提供依据。

**辅助检查** ①遗传性别检查：染色体核型分析，SRY 基因相关检测。②激素和垂体-性腺轴激素检测：如先天性肾上腺皮质增生症者有 17-羟孕酮水平升高，先天性性腺发育不全者青春期有卵泡刺激素升高。③影像学检查：B 超、CT 或 MRI，可了解有无内生殖器官缺无或发育不良、肾脏和肾上腺的改变或畸形。

**治疗** ①性别的选择及处理。②性腺的处理：对于有 Y 染色体的个体，其腹腔内的性腺尤其是发育不良的性腺应予以切除以防

表　性发育异常分类及常见疾病

| 分类 | 常见疾病 |
| --- | --- |
| 性染色体异常 DSD | 45,X（特纳综合征和变体）；47,XXY（克兰费尔特综合征和变体）；45,X/46,XY（混合性腺发育不全、卵睾性 DSD）；46,XX/46,XY（嵌合体、卵睾性 DSD） |
| 46,XY DSD | |
| 　性腺（睾丸）发育异常 | 如完全的性腺发育不全（XY 单纯性腺发育不全综合征）、部分的性腺发育不全、性腺退化、卵睾性 DSD |
| 　雄激素合成或功能障碍 | 雄激素合成障碍（如 17-羟类固醇脱氢酶缺乏、5α-还原酶缺陷，StAR 突变）；雄激素功能障碍（完全/部分性雄激素不敏感综合征）；促黄体生成素受体缺陷（支持细胞发育不全）；AMH 和 AMH 受体异常（持续性米勒管综合征） |
| 46,XX DSD | |
| 　性腺（卵巢）发育异常 | 卵睾性 DSD；睾丸性 DSD（如 SRY 阳性、SOX9 重复）；性腺发育不全 |
| 　雄激素过剩 | 胎儿（如 21 或 11 羟化酶缺乏症）；胎儿胎盘（芳香酶缺乏，如 P450 氧化还原酶）；母体（如黄体瘤、服用雄激素类药物等） |
| 　其他 | 如泄殖腔外翻，阴道闭锁，米勒管、肾、颈胸体节复合异常 |

恶变。③躯体发育如身高的改善：对伴有躯体发育异常如特纳综合征的矮小患者可予以生长激素等促进身高。④性激素替代治疗：一般在12~14岁开始给予雌激素替代疗法，对于有子宫的患者需要使用周期疗法，用至6~24个月后开始加用孕激素。

**预后**　患者如能及早就诊，躯体发育和生殖器官发育异常均可能改善，否则可能留下躯体发育和生殖器官发育异常带来的对生理和心理健康的负面影响，往往不能生育。如未采用激素替代治疗，将可能出现骨质疏松等低性激素的远期并发症。

（杨冬梓）

xìngrǎnsètǐ yìcháng

**性染色体异常**（abnormality of sexual chromosome）　性染色体（X或Y）的数目异常或结构畸变及性决定相关基因的异常（缺失、突变）所致躯体发育异常和性腺发育缺陷而引起的相关性分化/发育异常的遗传性疾病。

**病因与发病机制**　性染色体在性别决定中起到主导作用。性染色体异常包括性染色体数量异常和结构畸变，后者通常以平衡或非平衡易位、缺失及重复等形式出现。由于X、Y染色体短臂末端上的假常染色体区域、X染色体长臂上的性腺发育关键区域、Y染色体上决定男性性别和精子生成基因等的解剖特点，性染色体结构畸变的发生通常表现出特殊的临床特点。

**临床表现**　如下所述。

X染色体结构畸变　有以下各种类型。

易位　X/常染色体相互易位发生在女性，如果发生在X染色体长臂上的性腺发育关键区域Xq13-q26，携带者很可能表现出原发性或继发性卵巢功能丧失或功能不全，以及不同程度的特纳综合征临床表现。如果平衡易位破坏了X染色体上的基因，就可能导致X连锁遗传疾病的发生。X/常染色体平衡易位女性部分表现为健康携带者，其生育的含有同样X/常染色体平衡易位的女儿可能患病，其风险率估计为25%，这类患病女儿通常表现出智力障碍及其他非特异性的临床症状。有生育能力的X/常染色体平衡易位女性携带者可以生育含非平衡染色体异常的子女，其风险率估计为20%~40%。表现型主要包括轻度到重度的智力障碍和多器官性先天畸形。X/常染色体平衡易位的男性携带者很可能患不育症，或者严重的生殖器官畸形。

缺失　①X染色体短臂缺失：女性含短臂缺失的X染色体通常不表现出任何X连锁性遗传病的临床症状，但是这一类女性几乎都表现为躯体矮小，部分患者还有特纳综合征的临床表现。如果断裂点发生在Xq11上的整条短臂缺失，女性患者就表现出完全性卵巢功能丧失；如果断裂点发生在Xq21上的末端缺失，患者就很可能出现早熟症状。男性X染色体短臂缺失，则表现出不同的邻近基因综合征或为缺失综合征症状。如断裂点在X染色体短臂远端，患者表现出X连锁干皮病、以嗅觉丧失和性腺功能减退为特点的卡尔曼（Kallmann）综合征、智力障碍和骨骼发育不良等综合性临床症状；如断裂点在Xp21，患者可能表现出假肥大性肌营养不良、色素性视网膜炎、肾上腺发育不全及智力障碍等临床症状。②X染色体长臂缺失：女性X染色体长臂缺失约40%表现为躯体矮小，含不同断裂点的X染色体

长臂缺失的患者，可能出现生殖腺发育不全或卵巢早衰。断裂点发生在Xq13上的长臂末端缺失很可能表现出完全性卵巢功能丧失，而断裂点发生在Xq24上的末端缺失则可能表现出卵巢早衰。与X染色体短臂缺失比较，X染色体长臂缺失较少引起特纳综合征。含X染色体长臂缺失的男性不能成活。

重复　①X染色体短臂重复：女性的一条X染色体发生短臂重复，携带者可以表现正常也可以是患病，通常保持正常的生育力和月经，患病者表现出智力障碍和多发性先天畸形。已有多次报道Xp21.2与Xp22.2之间的片段重复引起含Y染色体但表现型为女性，被认为该片段可能含有决定性别的性基因位点。②X染色体长臂重复：大部分女性携带者无任何临床症状。男性患者通常表现严重的智力障碍和先天畸形。

倒位　①X染色体臂内倒位：女性患者如倒位发生在长臂关键区域Xq13-q26，表现为不同程度的卵巢功能不全性不孕；如发生在关键区域之外，可以表现正常或生育力降低；可以有智力正常或智力障碍。X染色体长臂倒位男性携带者的智力可以正常也可能有缺陷，生育力则视倒位发生位置不同而异。②X染色体臂间倒位：含X染色体臂间倒位的男性较少见。部分含X染色体臂间倒位的女性表现出卵巢功能不全和智力缺陷。

标志性染色体　不含X失活中心的X衍生标志染色体的致畸风险大，因为X失活中心的丢失会导致X基因组不平衡的发生。

Y染色体结构畸变　通常表现为男性生殖系统的异常。长臂近端的缺失可能导致无精、不育

和躯体矮小等。女性特纳综合征患者身上一旦出现来源于Y染色体标志染色体时，其性腺胚细胞瘤发生的风险率就高。

易位 ①X/Y易位：X/Y易位患者如含有一条正常的X染色体和一条衍生X染色体，表现型为女性，其中大部分卵巢功能正常，能保持正常生育能力，但通常躯体矮小。②Y/常染色体易位：多数表现型为男性，其中多数患有无精症或少精症性不育。

缺失 ①Y染色体缺失：携带者为女性表型，通常有条索状卵巢和淋巴水肿等特纳综合征表现，但患者身高正常。②Y染色体长臂缺失：女性携带者通常表现为性腺发育不良，但身高正常。

诊断、鉴别诊断、治疗和预后 见特纳综合征、45,X/46,XY卵睾性性发育障碍疾病、超雌、46,XX/46,XY卵睾性性发育障碍疾病、曲细精管发育不全综合征。

（杨冬梓）

tènà zōnghézhèng

## 特纳综合征（Turner syndrome）

先天性X染色体异常引起女性性腺不发育导致性发育异常合并躯体发育异常等一组表征的综合征。又称先天性卵巢不发育。曾称45,X综合征、奥尔布赖特（Albright）Ⅱ型综合征、XO综合征、生殖腺侏儒和先天性性腺发育不全。1930年由乌尔里克（Ullrich）首先描述了该病的临床表现。特纳（Turner）于1938年报道了7例青春发育期后的妇女，性功能不发育、颈短而且有蹼、肘外翻及身矮为其主要特征性表现。1959年福特（Ford）发现该病核型为45,XO。其发生率为新生儿的10.7/10万或女婴的22.2/10万。据报道占流产胚胎的3%～10%。仅0.2%的45,X胎儿达足

月，其余在孕10～15周死亡。是一种最为常见的性发育异常。

**病因与发病机制** 该病是由于性染色体异常所致，其性染色体为XO。单一的X染色体多数来自母亲（有人证实本征患者的X染色体75%为母源性，而25%为父源性）。因此，大多数患者是由于父亲的精母细胞性染色体不分离所造成。

其性染色体异常主要有如下几种核型。①X单体型（45,XO）：无染色质，具有典型的表型，最多见。②X染色体缺失：46,X del（Xp），46,X del（Xq）。③等臂染色体：46,X（Xqi），其表型与XO相似，但约有1/5伴发甲状腺炎和糖尿病。④嵌合体：核型为XO/XX，XO/XXX或XO/XY。表型有很大差异，可从完全正常到典型的XO表型。性染色体结构异常者，性染色体长臂缺失或短臂等臂的组型在临床上只有性腺发育不良，而没有身矮的特征。在多种嵌合体核型，其临床表现根据嵌合体中哪一种细胞占多数而定。正常性染色体占多数，则异常体征较少；反之，若异常染色体占多数，则典型的异常体征亦较多。

**临床表现** 特点为身矮、生殖器与第二性征不发育和一组躯体的发育异常。①新生儿呈女性外表，身长短，出生体重较轻。手脚背部有扪之坚实无炎症表现的淋巴水肿，通常在第二年才逐渐消失。②智力一般尚可，但比同胞低，常表现为听力和理解力差。③颌面部发育不成比例，即颏小、缩颌。常有内眦赘皮，偶见双眼距过宽，斜视（内斜或外斜），辐辏功能不足，外展麻痹，眼球可发生轻突或震颤，上睑下垂，近视，椭圆形角膜，角膜薄

翳、蓝色巩膜，先天性青光眼或原发性开角青光眼，白内障等。耳郭大而低位，偶见先天性重听或耳聋。上唇圆曲，下唇直短（呈鲨鱼样）。④颈项短粗，50%患者有颈蹼，发际低，甚至低达肩部。⑤胸部宽，呈桶状或盾牌状，两乳头小而相距远，乳头位于锁骨中线外，乳腺不发育。⑥35%有先天性心脏病，1/4～1/2病例有主动脉弓狭窄及原发性高血压，偶见肺动脉瓣狭窄。⑦骨骼畸形或异常。肘外翻（75%），颈柱发育不良（80%），骨质疏松，"阳性掌骨征"（第四、第五掌骨短小），锁骨外端与骶骨翼发育不良，小指短且弯曲，胫骨内侧可有外生骨疣、椎体扁平以及身矮，通常成年人的身高不超过150cm。⑧多痣，皮肤总嵴纹数增加，有黏液性水肿，指甲常有生长不良，过度凸起。⑨卵巢发育不全呈白色条索状，内外生殖器官呈幼稚型，原发性闭经，绝大多数不育，个别患者能怀孕，流产死产亦多。阴毛、腋毛缺如或稀少。偶见马蹄肾。⑩偶见微血管扩张、甲状腺抗体增高，对葡萄糖不耐受，中枢神经识别、空间感觉和定向障碍。寿命与正常人相同。

**诊断与鉴别诊断** 诊断除根据临床表现外，最主要的是染色体核型检查。核型为45,XO（包括上述核型）即可确诊。需有足够数量的细胞以明确是否有嵌合体的存在。若属结构异常，尚需通过分带技术了解缺失或易位部分的染色体。自10～11岁起促黄体素（lutropin，LH）和卵泡刺激素（follicle stimulating hormone，FSH）显著升高，FSH的升高大于LH的升高，雌激素水平低。染色体检查见典型核型。

应与以下疾病鉴别。①乌尔

里克－努南（Ullich-Noonan）综合征：有身材矮小、生殖器不发育及各种躯体异常的表现，但染色体为 46，XX，故亦称为 XX 特纳综合征。其主要区别除性染色体外是在青春期可有正常的性发育和受孕，为常染色体显性遗传。②单纯性腺发育不全：外表呈女性，有性腺发育不全的特征，但是没有身材矮小以及其他躯体异常，性染色体核型为 46，XX 或者 46，XY。

**治疗**　目的为促进身高，刺激乳房与生殖器发育，防止骨质疏松。

**促进身高**　对促进身高的治疗方法，注射生长激素已被接受并证明安全有效，每天睡前皮下注射。据报道，治疗 2～7.5 年后，大部分患儿身高超过 150cm。开始治疗年龄越小的患儿效果越明显。有学者建议生长激素治疗可从 4 岁或 5 岁开始使用。也可从 12 岁起用 2 年小剂量雄激素。应尽可能延迟青春期的发育直至生长完全，以避免骨骺提早闭合。过早应用雌激素会促使骨骺早期愈合。

**促进乳房和生殖器发育**　雌激素效果良好，需长期使用。一般先促进身高，骨骺愈合后再用雌激素使乳房和生殖器发育。对有子宫的患者应用雌激素周期序贯疗法，可有月经来潮。剂量应个体化。有生育要求的患者可通过供卵体外受精，胚胎移植而怀孕。45，X/46，XX 嵌合型，正常细胞占多数，垂体促性腺激素水平无明显升高者可望生育。

**预后**　患者如能及早就诊，躯体发育和生殖器官发育异常均可能改善，否则可能留下躯体发育和生殖器官发育异常带来的对生理和心理健康的负面影响。大多数患者不能生育。如未采用激素替代治疗，患者将可能出现骨质疏松症等低性激素表现的远期并发症。

（杨冬梓）

45，X/46，XY　luǎngāoxìng xìngfāyù zhàng'ài jíbìng

## 45，X/46，XY 卵睾性性发育障碍疾病（45，X/46，XY ovotesticular disorder of sex development）

由于性染色体的嵌合（45，X/46，XY）而表现出性腺发育和性征及性器官发育嵌合状态的疾病。又称混合性性腺发育不全或 45，X/46，XY 嵌合体。

**发病机制**　45，X/46，XY 嵌合体个体具有 45，X 细胞系，同时至少有一个细胞系含有 1 条 Y 染色体。其表现型和性腺发育的嵌合状态取决于 46，XY 的比例。有时存在结构异常的 Y 染色体。

**临床表现**　如下所述。

**表现为女性生殖器**　具有特纳综合征的特征，区别于在于该病身高正常、躯体无异常。由于缺乏性激素，外生殖器、阴道、子宫和输卵管均发育不良，乳房无发育。阴毛、腋毛稀少或缺无。如有乳房发育，应警惕分泌雌激素的肿瘤，如性腺胚胎瘤或无性细胞瘤。偶见条索状性腺受促性腺激素作用而出现男性化。

**表现为假两性畸形**　又称混合性性腺发育不良症。其一侧性腺为条索状，另一侧为发育不良的睾丸；或一侧是睾丸或条索状性腺，对侧是性腺肿瘤。因 45，X 细胞影响发生条索状性腺，而 46，XY 细胞促使发生睾丸；两种细胞同时存在导致睾丸发育不良，异常的睾丸又易发生肿瘤。通常表现为两性化的外生殖器。其重要的临床表现是通常有米勒管衍生器官，如子宫。这对诊断很有帮助，在几乎所有其他的男性假两性畸形类型中均无米勒管衍生器官存在。只要一个两性畸形的个体具有两侧睾丸和一个子宫，无论是否鉴定出两种细胞遗传学的细胞系，都可以诊断其为 45，X/46，XY 嵌合体。偶尔，表现为始基子宫或仅单侧输卵管或与睾丸同侧的输卵管。

**表现型为男性**　这是最常见的类型。产前通过羊水细胞检查确定为 45，X/46，XY 胎儿的 90% 属此类型。阴囊很小，内有发育不良的小睾丸。其性腺恶变的发生率较低。

**诊断与鉴别诊断**　诊断主要根据上述临床表现以及染色体核型分析。需要注意：①血中没有 45，X/46，XY 嵌合体存在，可能需行多种组织染色体检查，因为不能除外其他组织中存在嵌合体。②血中 45，X/46，XY 细胞之比不反映其他组织中这些细胞的比例。产前诊断可用羊水细胞测定胎儿细胞染色体核型。

需与其他类型的男性假两性畸形及特纳综合征相鉴别。

**治疗**　表现型为两性畸形或女性化外生殖器者，应尽早切除性腺，青春期后使用雌激素补充疗法。发育较好的子宫可保留，今后可通过赠卵而获妊娠。表现型为男性的患者可保留性腺，定期检查阴囊了解睾丸变化情况。必要时行外生殖器的手术矫形。

**预后**　其肿瘤发生率为 10%～20%。此类患者容易发生性母细胞瘤。有时可合并生殖细胞瘤、内胚窦瘤、胚胎性癌或绒癌等恶性肿瘤。

（杨冬梓）

chāocí

**超雌**（superfemale）　女性有 2 个以上 X 染色体的染色体异常性

疾病。发生原因是正常或异常的卵母细胞或精母细胞在第二次减数分裂中发生不分离。患者的临床表现依其表型不同差异很大。雅各布斯（Jacobs）于 1959 年首次报告 47，XXX，大多数智力正常，无畸形，有生育能力。少数智力稍低，发育迟缓或有先天畸形，并有精神分裂症倾向。48，XXXX 由科萨芮利（Kesaree）和伍利（Wooley）首次描述，表现为智力严重障碍，类似先天愚型面容，还可有四肢骨畸形。多 X 的特点为：X 越多，智力低下程度越严重。患者可有乳房和内外生殖器发育差，可有继发性闭经或早绝经，亦可有正常月经或生育。临床可误诊为先天愚型。需要根据上述临床表现及染色体核型测定进行诊断与鉴别诊断。无特别的治疗方法。

（杨冬梓）

46，XX/46，XY luǎngāoxìng xìngfāyù zhàng'ài jíbìng

## 46，XX/46，XY 卵睾性性发育障碍疾病（46，XX/46，XY ovo-testicular disorder of sex development）

患者有双重性腺性别，同一个体中同时具有睾丸及卵巢，并可有双重遗传性别或遗传性别和性腺性别相矛盾，其外生殖器官可以呈间性，也可以是结构完全正常的男性或女性的疾病。多以嵌合体形式存在。其核型大部分为 46，XX（占 80%~90%），约 2/3 的患者被当作男性抚养；也可为 46，XY（约 10%），极小部分为嵌合体。有研究报道，约有 33% 是含 Y 核型的嵌合体。因之按分类的定义既可归入性染色体异常，亦可归入性腺发育异常。卵巢性性发育障碍疾病（disorders of sex development，DSD）极为罕见，发病率在黑种人或非洲较高。

**病因与发病机制** 由于具有双重遗传性别和双重性腺性别，生殖管道在有睾丸的一侧米勒管退化，有午非管分化结构；有卵巢的一侧有输卵管和子宫而无午非管结构。

**46，XX 卵巢性 DSD** ①X-Y 异常交换学说：在父源减数分裂过程中，X 和 Y 染色体的假常染色体区发生交换，若交换的断裂点延伸到 TDF 基因（即现在证实的 SRY 基因），Y 染色体的 TDF 基因易位到 X 染色体上，则可出现 46，XX 男性或 46，XX 卵巢性 DSD。但对于 X-Y 发生交换的 46，XX 患者，为何多数成为 46，XX 男性，而少数发展为 46，XX 卵巢性 DSD，目前有几种解释：X-Y 染色体易位时出现 SRY 位点的重排或突变；在 Y 的易位处由于侧翼顺序造成 SRY 表达减弱；缺少可能在决定睾丸分化中起重要作用的其他 Y 顺序；因 X 易位中的时间、位置或 X 失活程度所致。②其他基因突变：目前仅发现少数 46，XX 卵巢性 DSD 含有 Y 染色体顺序，X 染色体及常染色体上也存在影响睾丸分化的基因。有人发现，小鼠 17 号染色体及人 9 号染色体的变异会导致睾丸分化不全，于是提出人和哺乳动物性别决定可能以 SRY 基因为主，常染色体和性染色体多个基因协调参与的调控串模式。若 SRY 基因的某一靶基因发生突变而自行表达，则在没有 SRY 作用下也可使睾丸发育，出现 XX 男性；若表达不完全致使睾丸发育不全，出现无 Y 的卵巢性 DSD。

**46，XY 卵巢性 DSD** ①SRY 基因点突变：SRY 基因是最重要的 TDF，SRY 基因若发生点突变，则可能出现 46，XY 女性或 46，XY 卵巢性 DSD。1993 年，布劳恩（Braun）等报道了一位核型为 46，XY 卵巢性 DSD 的患者，性腺为卵巢组织，外周血白细胞及性腺组织切片 DNA 均含 SRY 基因。对 SRY 测序发现外周血白细胞 SRY 是正常的，而性腺组织同时存在野生型及突变型 SRY 基因的两种细胞系。②SRY 基因缺失或移码突变：在 46，XY 完全性腺发育不良患者中，已经发现存在 SRY 基因缺失及缺失四个核苷酸而引起的移码突变，认为因缺失 SRY 蛋白或编码无功能的 SRY 蛋白而导致睾丸决定或分化过程受阻。卵巢性 DSD 患者尚未见有关报道。③其他基因突变：常染色体和 X 染色体上也存在影响睾丸发育的基因，这些基因的突变活化可能导致 46，XX 及其他核型患者睾丸发育不全。卵巢性 DSD 的病因学研究还需对 X 染色体及常染色体上的有关基因做进一步研究。在大多数南非地区发现的 46，XX 卵巢性 DSD 都不能检测出 Y 染色体物质，这表明导致卵巢性 DSD 其他原因的存在。④H-Y 抗原异常：H-Y 抗原基因定位在 Y 染色体长臂靠着丝粒部位或远端部位。曾有同一家系里发现三个 46，XX 卵巢性 DSD 病例的报道，三位患者和母亲都含 H-Y 抗原，而父亲缺乏 H-Y 抗原。原位杂交方法检测发现部分 Y 染色体长臂易位到 X 染色体短臂末端。这表明 H-Y 抗原在卵巢性 DSD 发生过程的作用。

以上的发病机制都涉及 SRY 基因、H-Y 抗原及常染色体上的多种基因。除了性连锁之外，已有足够的证据说明卵巢性 DSD 遗传方式也包括常染色体显性遗传。

**临床表现** 由于具有两种性腺，体形多有两性表现，而且往往与染色体核型没有直接关系。

除了生殖器官发育畸形外，无特殊体征，未见身体上的畸形，也没有明显的智力障碍。多数以男性定向养育，因为多数有男性体形或男性化的表现。

**乳房** 多数卵巢在青春期后分泌雌激素，有排卵时还分泌孕激素，乳房发育成女性较多。乳房发育可见于任何核型，乳腺的发育可能出现较晚，但也有乳房不发育者。

**子宫** 嵌合体型病例中子宫发育的比较多，而 XX 核型及 XY 核型中子宫发育良好者较少，约有一半仅有子宫的残遗体，或发育不良或与体外不沟通而产生经血潴留。

**输卵管、输精管** 一般在睾丸的一侧没有输卵管形成，部分病例在卵巢的同侧有输卵管形成，或有输卵管及输精管形成。

**外生殖器** 主要有三种表现。①外生殖器男性化：有不够完善的男性化、长短不一的阴茎，合并尿道下裂或阴茎系带及唇囊皱襞合并不全等。②外生殖器两性化：可见阴蒂增大，唇囊皱襞合并不全，没有阴道或阴道下端闭锁，或与尿道沟通。无阴道者约占真两性畸形的 1/4。③外生殖器基本上女性型：有阴道及阴蒂肥大，大小阴唇发育不良，青春期后有月经来潮。

**诊断** 详细的病史询问如母亲妊娠史、早期妊娠的药物或疾病史、家族中不明原因的围产期和新生儿死亡史、不育或间性新生儿史，加上体格检查可见性征及外生殖器发育的间性状态或畸形，则提示应该进一步做相应检查。但在青春期前，第二性征尚未发育，很难做出正确的判断。而早期确定患者的性别，并给予相应的治疗又是非常重要的。以

下检查对诊断是关键的。

**实验室检查** ①染色体核型鉴定与性染色质试验：核型鉴定对诊断与处理有一定帮助，但却难以从核型来确定性腺，因其核型大部分为 46，XX，也可为 46，XY 或嵌合体。可用简单经济的 X 染色质试验代替。X 染色质又称巴氏（Barr）小体，是一条失活的 X 染色体在间质细胞核内的表现，它的数目与形态和失活的 X 染色体有密切关系。根据剂量补偿规律，女性的 2 条 X 染色体必须有 1 条失活，则 X 染色质试验阳性；而男性仅有的 1 条 X 染色体不失活，X 染色质试验阴性。②*SRY* 和 *ZFY* 基因检测：对核型正常的患者，利用聚合酶链反应扩增 *SRY* 并结合染色体分析，可判断患者的真实性别。③分子细胞遗传荧光原位杂交检测：使用 X、Y 染色体全染色体或其特殊位点的探针标志，可以测定 X、Y 染色体易位。④类固醇激素及其代谢产物、垂体 – 肾上腺轴和垂体 – 性腺轴功能检查：尿 17 – 酮类固醇测定、血皮质醇及促肾上腺皮质激素测定可帮助鉴别肾上腺皮质增生引起的女性假两性畸形。性腺发育不良者可有卵泡刺激素、促黄体素增高。HCG 兴奋试验有助于了解有无具备功能的睾丸组织及其睾酮合成能力。

**影像学检查** ①超声、CT 或 MRI 检查：了解有无子宫或性腺（卵巢或未下降的睾丸）及尿道情况，但对混合性性腺发育不良者不能分辨卵巢或未下降的睾丸；了解肾上腺或肾脏形态学变化。②逆行尿生殖窦造影：膀胱镜经尿生殖窦开口插入确定阴道状况，有无子宫、子宫颈及尿道开口部位，并可做逆行造影明确内生殖管道解剖结构。③剖腹探查或腹

腔镜检查：对临床不能扪及性腺者是必要的检查步骤，可查明腹内米勒管结构及进行性腺活检。常用冰冻切片快速作出诊断。其表现形式有三种：一侧为睾丸，另一侧是卵巢，约占 40%；每侧性腺中既有睾丸组织又有卵巢组织，称卵睾，约占 20%；一侧为卵巢，另一侧是卵巢或睾丸，约占 40%。卵巢位置多正常，其旁附有输卵管。

**病理学检查** 卵巢正常，青春期后卵泡发育，有黄体及白体。卵睾及睾丸常在睾丸下降的位置上，睾丸附有输精管，卵睾旁常附有输卵管，偶见输卵管和输精管同时存在。

**鉴别诊断** 需要与以下疾病鉴别。①性激素量与功能异常：不易鉴别，需对性腺行病理检查，染色体核型分析是重要的鉴别诊断手段。②性腺发育缺陷：见于 46，XY 或 46，XX 性腺发育不良（见 XX 单纯性腺发育不全、XY 单纯性腺发育不全）、睾丸退化综合征、曲细精管发育不全综合征。

**治疗** ①性别选择的重要决定因素是外生殖器解剖条件及外科整形后所能具备的性功能，遗传性别并非性别决定的要素。生育力虽应考虑，但与其他因素相比不作为首要考虑。②对于外貌及外生殖器大体属于女性的，应切除肥大的阴蒂、腹腔中的睾丸及卵睾，必要时扩大阴道，行阴道成形术，并以雌激素治疗使女性化更趋完善。③对于主要体形及生活习惯属于男性的，应修补尿道下裂，切除阴茎系带，切除腹腔中的卵巢。如果睾丸的功能不够完善，应给予雄激素治疗。④剖腹探查中发现发育不良的性腺应予以切除防备恶变，因为有 Y 染色体的个体，其腹腔内的性

腺尤其是发育不良者恶变率高。

疾病多属散发性或非遗传性。应及早作出遗传咨询、诊断并进行相应的手术治疗以便及早做性别定向，并应重视加强性别教育。

**预后** 患者可分别具完全的男性或女性的生育能力。有 Y 染色体的个体，其腹腔内的性腺尤其是发育不良者恶变率高。发育不良的睾丸发生恶变的发生率与性腺组织学来源异常的关系大于核型的变化类型。双侧部分性性腺发育不良者恶变率 90.9%，混合性单侧性腺发育不良恶变率 29.1%。发生的肿瘤类型有生殖母细胞瘤、小管内原位癌（有性索源性瘤。未分化的生殖细胞 - 性索 - 基质混合瘤等）。恶变机会高可能与性腺组织来源异常有关（源于睾丸分化、发育基因突变等）。

（杨冬梓）

qūxìjīngguǎn fāyù bùquán zōnghézhēng
## 曲细精管发育不全综合征
（ seminiferous tubule dysgenesis） 性染色体构成异常所致的，以患儿睾丸发育不全，生精小管透明样变，乳房女性化，外生殖器发育不良并缺乏第二性征为主要表现的综合征。又称 47,XXY 综合征或克兰费尔特综合征（Klinefelter syndrome）。在活婴中的发生率为 1.3/1000。性腺为睾丸。患者有男性分化的外生殖器，但睾酮水平低，睾丸小又硬。组织学检查示曲细精管退化呈玻璃样变，无生精现象，间质细胞（Leydig 细胞）发育低下，无正常集聚，细胞数随年龄增大而减少。

**病因与发病机制** 由染色体数目异常所致。典型核型为 47,XXY，也有嵌合型包括 46,XY/47,XXY，48,XXXY，甚至更多 X，可多至 49,XXXXY（可有智能低下）。

**临床表现** 主要表现为小睾丸和雄激素分泌不足及无生精。患者在青春期前很难发现。一般在青春期才出现症状。至青春期无相应的青春期发育，其第二性征发育差，皮肤细嫩、不长胡须、小阴茎、阴毛稀少、嗓音高尖、身材较高。其他性器官（如附睾、前列腺）分化正常。90% 患者有乳房发育，其乳房发育是由于导管周围纤维组织数量的增加而非自然的导管增生所致。常有心理行为异常。某些嵌合型可有生殖能力。

**诊断** 主要根据上述临床表现和实验室检查。实验室检测示睾酮低下，雌激素在正常男性范围上限、卵泡刺激素、促黄体素显著升高。青春期后人绒毛膜促性腺激素激发试验反应下降。

**治疗** 可选择雄激素替代疗法促进其性征发育。

**预后** 寿命一般正常。多无生育能力，但某些嵌合型的患者可具有生育能力。

（杨冬梓）

xìngxiàn fāyù yìcháng
## 性腺发育异常
（developmental anomaly of gonad） 在分化和形成性腺后，由于各种病因造成性腺发育不全或发育不良的疾病。两性的性腺分化时间完全不同，胚胎 6～7 周时睾丸已开始形成，而且睾丸的发育快于卵巢。卵巢要在胚胎 3 个月时才开始分化，才能辨认最早的卵巢标记——原始生殖细胞成熟为卵原细胞。

性腺发育异常可由于促性腺激素或者受体编码基因突变或是某些遗传因素导致低促性腺激素性性腺发育不良；或缘于遗传因素（如性染色体数目和结构异常）和单基因突变致性腺分化和发育

异常。出生后在进入青春期前遭受某些化学、物理因素（如放疗、化疗、过量的辐射等）对性腺的破坏，在进入青春期后无性腺功能，表现为高促性腺激素性性腺功能低下或性腺功能过早衰竭。后者与性腺发育异常不同。

可表现为低促性腺激素性性腺发育不良和高促性腺激素性性腺发育不良如 XX 单纯性腺发育不全、XY 单纯性腺发育不全和 46,XX/46,XY 卵睾性性发育障碍疾病。

（杨冬梓）

XX dānchún xìngxiàn fāyù bùquán
## XX 单纯性腺发育不全
（simple XX gonadal dysgenesis） 核型为 46,XX，无染色体异常，仅为性腺发育不全的先天性疾病。比 XY 单纯性腺发育不全多见。二者临床表现极为相似，其重要区别是性染色体不同。处理亦完全不同。

**病因与发病机制** 已有报道多个家族姐妹中有 2 个以上的患者，父母中有近亲史，提示可能是一种隐性常染色体遗传病，但仅限于 46,XX 个体。性腺发育不全可来自基因突变，亦可由于染色体异常，因此染色体正常并不除外性腺发育不全。因基因而造成性腺发育不全，其姐妹或母系其他后裔有可能发生该病。

**临床表现** 表型为女性，身高正常、类去睾体型、原发性闭经、乳房及第二性征不发育、内外生殖器为发育不良的女性，有输卵管、子宫与阴道，性腺条索状，用人工周期可来月经。神经性耳聋发生率稍高。

此类患者出生后按女性生活；常因青春期乳房不发育，原发性闭经而就诊；成年时血清雌激素水平低下，促性腺激素水平升高。性腺发生肿瘤甚少，此点与 XY

单纯性腺发育不全者不同。

**诊断与鉴别诊断**　染色体为46,XX区别于XY类型。对于染色体为46,XX的原发闭经患者，通过腹腔镜、超声扫描或剖腹探查观察到双侧条索状性腺即可诊断。与先天性卵巢发育不全（特纳综合征）的区别是此患者身高正常，且无其他特纳综合征的躯体异常特征，重要区别是没有性染色体的异常，仅是先天性单纯性腺发育不全。

**治疗**　青春期后应给予周期性雌-孕激素替代疗法。可有撤退性月经样出血，并促进女性第二性征发育，预防骨质疏松。不需要手术治疗。

**预后**　寿命一般正常。无生育能力。

（杨冬梓）

**XY dānchún xìngxiàn fāyù bùquán**

# XY单纯性腺发育不全（simple XY gonadal dysgenesis）

核型为46,XY，个体具完全女性的内外生殖器官表型，性腺不发育的先天性疾病。又称斯怀尔（Swyer）综合征。较少见，群体发病率约1/100000。由斯怀尔（Swyer）于1955年首先描述而得名。

**病因与发病机制**　病因是多方面的，包括男性性决定中的关键性基因的突变，如Yp末端部分缺失，*SRY*、*SF*-1和*WT*1基因突变。一些常染色体的部分缺失性畸变如9P⁻、10q⁻、12q⁻也引起46,XY性逆转。属骨骼系统疾病的躯干发育异常部分病例有反性表型，即核型为46,XY而具有女性表型。在胚胎早期睾丸不发育，中肾管缺乏睾酮刺激，未能向男性发育；副中肾管未被抗米勒管激素抑制而发育为输卵管、子宫与阴道上段；外生殖器不受雄激素影响而发育为女性外阴。

**临床表现**　女性外观，第二性征发育欠佳，无阴毛、腋毛、乳房不发育，外阴呈幼稚型，可有阴蒂肥大。用人工周期可来月经。体内有条索状性腺，可见发育不全的子宫和输卵管。原发性闭经。30%～60%的患者可发生性腺肿瘤。常因青春期乳房不发育或原发性闭经而就诊。患者智力正常，身高正常。部分患者体型类似去睾者，上肢长，指距大于身高。成年后，血清促性腺激素水平升高，雌激素水平低下，而睾酮的水平可能高于正常女性。骨密度显著低于正常。

**诊断与鉴别诊断**　根据临床表现和染色体核型进行诊断。借助B超可了解有无子宫及其发育情况。病理学检查可见条索状性腺无生殖细胞，还可发现性腺恶性肿瘤。需与完全性雄激素不敏感综合征（见46,XY性发育障碍疾病-雄激素不敏感综合征）和17α-羟化酶缺乏鉴别。

**治疗**　条索状性腺有发生恶变的可能，应予切除，如手术时性腺已有肿瘤，存在性母细胞瘤者仅需性腺切除即可；如有无性细胞瘤或其他恶性肿瘤时，需要更彻底的手术及辅助治疗。肥大阴蒂可以切除。青春期始可使用周期性雌-孕激素替代疗法。通过供卵和体外胚胎移植的助孕技术可望妊娠。

**预后**　及时治疗者寿命一般正常。多无生育能力。如不及时切除性腺30%～60%的本症患者可发生性腺肿瘤。

（杨冬梓）

**xìngjīsù liàng yǔ gōngnéng yìcháng**

# 性激素量与功能异常（the quantity and functional abnormity of sex hormone）

性激素合成和/或功能异常导致各种性发育异常而性染色体正常，性腺性质与性染色体相符的疾病。性激素的产生需要分泌激素的细胞，性激素的合成过程需要多种的酶，性激素起作用需要相应的受体。合成酶的缺乏、受体的异常或受体后的异常影响性激素的产生和作用，形成各种性发育异常。

性激素量与功能异常的患者主要因为存在性激素的合成或功能（如受体或受体后）异常，而无明显的性染色体和性腺异常，形成各种性发育异常。非肾上腺来源的雄激素过多见于母亲在孕期服用合成孕激素类药物如炔诺酮、异炔诺酮或睾酮等；母亲孕期有卵巢分泌雄激素肿瘤或来源不明的雄激素作用造成女性胎儿外生殖器男性化。其男性化的程度与孕期用药的时间、剂量、持续时间和用药种类有关。

性激素量与功能异常包括：①46,XX性发育障碍疾病-雄激素过多。可分为肾上腺来源和非肾上腺来源两类。②46,XY性发育障碍疾病-雄激素缺乏。其中最常见的是17α-羟化酶缺乏。③46,XY性发育障碍疾病-雄激素不敏感综合征。此为雄激素功能异常。威尔金斯（Wilkins）报道了发生女性男性化的用药剂量，炔孕酮为20～250mg/d，炔诺酮10～40mg/d。联合用雌激素并不能对抗雄激素的作用。黄体酮不影响外生殖器，而炔诺酮对外生殖器的影响较强。

（杨冬梓）

**46,XX xìngfāyù zhàng'ài jíbìng-xióng-jīsù guòduō**

# 46,XX性发育障碍疾病-雄激素过多（46,XX disorder of sex development-androgenic excess）

外生殖器官性别与其染色体、性腺及内生殖器官性别不一致，表现为具有一种性别染色体而有两性生殖器官的疾病。即个体的染色体是 46，XX，外生殖器官呈男性化称为 46，XX 性发育障碍疾病（disorders of sex development，DSD），既往称为女性假两性畸形。这类患者主要由于雄激素过多所致。

动物实验证据显示孕期母体内的睾酮浓度将影响胎儿的性发育，且有剂量依赖性。宫内暴露过多雄激素的胎儿，出生后易有先天性肾上腺皮质增生（congenital adrenal cortical hyperplasia，CAH），雌性胎儿表现明显的男性化特征。艾博特（Abbott）等给孕期恒河猴注射雄激素，在母体各胎龄注射睾酮。在孕早期注射睾酮可以影响到胚胎生殖器官的分化，而在孕晚期注射睾酮引起的高雄血症影响其出生后性腺功能的成熟。无论是在孕早期还是后期给予雄激素，雌性后代都有明显的多囊卵巢综合征特征。宫内高雄激素环境还可以影响到成年后基因的表达，如导致代谢异常、多囊卵巢综合征等。

46，XX DSD 的病因包括：胎儿芳香化酶缺陷；先天性肾上腺皮质增生；胎儿期暴露于母体过高的雄激素，包括母亲自身分泌雄激素过多，摄入外源性雄激素过多。上述情况造成胎儿虽然有分化完好的卵巢和内生殖器官，但在胚胎时期外生殖器官分化发育的关键时段内接触了过多的雄激素，外生殖器官呈不同程度的男性化。

**先天性肾上腺皮质增生**　肾上腺皮质在合成类固醇激素的过程中，某些酶（如 21-羟化酶或 11β-羟化酶）的先天性缺陷使皮质醇合成完全或部分缺乏，经负反馈作用促使促肾上腺皮质激素（adrenocorticotropic hormone，ACTH）增加，导致肾上腺皮质增生的常染色体隐性遗传病。有些酶的缺乏使盐皮质激素和性激素合成障碍，有些酶缺乏导致前质化合物增多产生过量的雄激素。21-羟化酶缺陷占所有先天性肾上腺皮质增生（congenital adrenal cortical hyperplasia，CAH）病例的 95%，以雄激素过多为突出特征，是新生儿外生殖器官发育异常的最常见病因，发生率（活产新生儿中）可达 1/15 000，1/4 为非失盐型。以女性多见。严重病例可夭折于婴儿期。

**病因与发病机制**　肾上腺皮质激素合成酶缺陷集中反映在与盐皮质激素、糖皮质激素和性类固醇激素的作用过低或过强三个方面，按其产生的后果分为三组。①缺陷在肾上腺皮质类固醇激素合成途径的起始部分：会引起所有类固醇激素合成异常，导致性分化异常和水盐平衡异常，皮质醇合成受阻，刺激垂体分泌 ACTH 增加，出现双侧肾上腺增生，包括 21-羟化酶、17α-羟化酶、11β-羟化酶缺乏症。②酶的缺陷在盐皮质激素和糖皮质激素合成的最终步骤：导致水盐平衡异常（类盐皮质激素过多综合征，以及糖皮质激素可抑制性的醛固酮增多症）少见。③酶缺乏发生在性激素生物合成的最后步骤：导致性分化的异常，如 11β-羟类固醇脱氢酶、17，20 碳链酶缺乏症等，更加罕见。

已知 CAH 类型有 CYP21A2（21-羟化酶）、CYP11B1（11β-羟化酶）、CYP17（17α-羟化酶、17，20 碳链酶）、3β-HSD II（3β-羟类固醇脱氢酶）、CYP11A1（20，22 碳链酶）等。其中以 CYP21A2 缺陷最常见，占 CAH 总数的 95%。

**临床表现**　临床上可出现肾上腺皮质功能不全、失盐或非失盐、女性男性化、男性性早熟。

**基本临床表现**　视不同病因（出现缺陷的酶在肾上腺皮质激素合成途径的位置）和疾病严重程度而不同（表1）。①糖皮质激素严重缺乏表现：可出现低血糖症，甚至出现肾上腺皮质功能低下危

表 1　不同类型 CAH 的激素分泌异常及临床表现

| 先天性酶缺乏类型 | 激素分泌减少 | 激素分泌增多 | 临床表现 |
| --- | --- | --- | --- |
| 21-羟化酶 | 皮质醇、醛固酮 | 17-羟孕酮、17-酮类固醇（包括脱氢表雄酮等） | 男性假性性早熟、女性假两性畸形、重症者伴失盐 |
| 11β-羟化酶 | 皮质醇、醛固酮 | 11-去氧皮质酮、11-去氧皮质醇、17-酮类固醇（包括脱氢表雄酮等） | 高血压、低血钾、男性假性性早熟、女性假两性畸形 |
| 17α-羟化酶 | 皮质醇、17-酮类固醇、睾酮、雌激素 | 11-去氧皮质酮、皮质酮 | 高血压、低血钾、女性性幼稚、男性假两性畸形 |
| 3β- HSD | 皮质醇、醛固酮、睾酮及雌激素 | Δ5-孕烯酮、17-酮类固醇 | 失盐、男性化不完全、男性假两性畸形、女性假两性畸形 |
| 20，22 碳链酶 | 皮质醇、醛固酮、17-酮类固醇、睾酮及雌激素 | 胆固醇 | 失盐、女性性幼稚、男性假两性畸形 |

象。肾上腺皮质激素合成分泌不足，反馈导致 ACTH 水平增高，引起皮肤色素沉着增加。②盐皮质激素严重缺乏：表现可有失水、低钠、高钾、代谢性酸中毒、低血压等失盐表现，伴血浆肾素活性增高，可进一步发展为循环衰竭，甚至死亡。盐皮质激素前体增多可引起高血压、低血钾，伴血浆肾素活性受抑制。③性征异常表现：为该病特征。肾上腺雄激素增多者表现为男性假性性早熟、女性假两性畸形；女性表现男性化（可有阴蒂增大、阴毛早现、尿道与阴道共同开口、阴唇融合、外形如男性尿道下裂等）。胎儿在 20 周前发病时，外生殖器正在分化与形成过程中，若此时受增高睾酮的影响，外生殖器类似男性，阴蒂显著增大似阴茎，阴茎基底部为尿生殖窦，类似尿道下裂，生殖隆起部分融合；甚至阴蒂似男性阴茎，尿道口在阴茎头部，生殖隆起完全融合，此型常误认为有隐睾与尿道下裂的男性。胎儿在 20 周后发病，阴道与尿道已分化形成，外生殖器将表现为阴蒂稍大，阴道与尿道口正常或阴蒂较大，阴道口为漏斗型。但阴道与尿道口仍分开。还有女性青春期乳房不发育，原发闭经。大多数性征异常者生育功能受影响。④躯体发育异常表现因雄激素增多，早年生长加快，成年身高减低，骨骺融合过早，

肌肉发达。体态多矮小强壮。音调粗沉，体毛增多类似男性。

**不典型临床表现** 在妇科就诊和治疗的患者往往是非典型的 CAH 女性患者，多以原发性闭经、月经稀少、不孕为主诉。许多患者不出现上述典型临床表现，亦无发育异常。如 CYP21A2 与 CYP11B11 缺陷患者可在儿童期或青春期出现雄激素过多证据，表现为痤疮增多或多毛、月经紊乱、卵巢多囊性改变。这一型易误诊为多囊卵巢综合征。

**诊断** 主要根据上述临床表现和实验室检查（表1、表2）。后者主要根据血 17-α 羟孕酮与睾酮水平进行诊断，若水平高则进一步行以下试验以确诊。检测最好在月经干净3~7天进行，并且排除干扰因素，如口服避孕药等，且宜多次检查重复。①地塞米松抑制试验：每天给地塞米松 2mg，分次口服（0.5mg，每 6 小时 1 次），连续 7 天，CYP21A2 缺陷症患者血 17-羟孕酮、尿 17-酮类固醇可被抑制至正常水平。可协助鉴别 CAH 与肾上腺肿瘤。②ACTH 兴奋试验：ACTH 25U 持续静脉滴注 8 小时，每天 1 次，连续 2 天，CYP21A2 缺陷症患者血 17-羟孕酮、尿 17-酮类固醇及孕三醇水平显著升高，而尿 17-羟皮质类固醇增高不明显。③影像学检查：性早熟者 X 线片示骨龄大于实际年龄，超声、CT 及 MRI 检查显示

双侧肾上腺对称性肥大或正常。④其他：染色体和性染色质检查有助于确定患者的遗传性别。

**鉴别诊断** 不典型的和迟发型的在女性常误诊为特发性多毛和多囊卵巢综合征。①女性假两性畸形须与男性假两性畸形和真两性畸形鉴别。可采用口腔黏膜细胞涂片法或外周血染色体核型分析，测血中 17-羟孕酮相鉴别。②成年女性的闭经、多毛须与多囊卵巢和卵巢卵泡膜细胞肿瘤相鉴别，地塞米松抑制试验和血浆睾酮测定结果可资区别。③排除非肾上腺皮质增生的女性男性化，如孕期中不适当地使用性激素如衍生于 19-去甲睾酮的合成孕酮、雄激素等。

**产前诊断** 因 CAH 是常染色体隐性遗传病，患者每生育一胎就有 1/4 概率为 CAH 患儿，故 CAH 患者怀孕时需做产前诊断。①可于妊娠 8~11 周行绒毛膜穿刺术进行人类白细胞抗原（human leukocyte antigen, HLA）分型，CYP21 基因位点和 HLA-B、DR 位点连锁，通过 HLA 分型可对胎儿 21-羟化酶缺陷症患者进行预测。②妊娠 15~19 周可行羊膜腔穿刺术，测定羊水的 17-羟孕酮，21-羟化酶缺陷症患者 17-羟孕酮水平增高。③超声波诊断：B 型超声波扫描有助于了解外生殖器畸形情况。

**治疗** 包括以下内容。

**表2　不同类型 CAH 的血清实验室检查特点**

| 先天性酶缺陷类型 | 皮质醇 | 醛固酮 | 睾酮 | 17-OHP | DOC | DHEA | △4A | PRA |
|---|---|---|---|---|---|---|---|---|
| 21-羟化酶 | ↓/N | ↓/N | ↑ | ↑ | ↓/N | ↑ | ↑ | ↑ |
| 11β-羟化酶 | ↓ | ↓/N | ↑ | ↑ | ↑ | ↑ | ↑ | ↓ |
| 17α-羟化酶 | ↓ | ↓/N | ↓ | ↓ | ↑ | ↓ | ↓ | ↓ |
| 3β-HSD | ↓ | ↓ | ↓ | ↓ | ↓ | ↑ | ↓ | ↑ |
| 20，22 碳链酶 | ↓ | ↓ | ↓ | ↓ | ↓ | ↓ | ↓ | ↑ |

注：17-OHP：17-羟孕酮，DOC：去氧皮质酮，DHEA：脱氢表雄酮，△4A：△4 雄烯二酮，PRA：血浆肾素活性。

**产前治疗**　由于胎儿外生殖器男性化的发生始于 8~9 孕周，理论上在此时期对患病女性胎儿的垂体－肾上腺轴的抑制可以防止生殖器两性化的发生，而于 9 孕周后的继续治疗可以防止进行性的阴蒂异常增大。孕妇治疗常用的药物是氢化可的松和地塞米松。用药原则宜早和小剂量且连续至分娩。

**糖皮质激素的应用**　一般选用皮质醇（氢化可的松）或皮质素，也可用同等剂量的泼尼松、地塞米松等。初剂量应较大，待尿 17-酮类固醇排泄量减少即可减量。用量可参照尿 17-酮类固醇和临床症状来调整。对失盐患者用量宜放大，必要时加用盐皮质激素。合并感染、外伤等时用量宜增加。失盐型患者有危象时，应按急性肾上腺皮质功能减退处理。疗程因人而异，失盐型患者和高血压病例可能需要终身激素治疗。应跟踪随访，注意避免剂量过大而抑制小儿的生长发育，剂量过小而难以控制雄性化及早期骨骺融合。

**盐皮质激素的应用**　对 21-羟化酶严重缺陷、17α-羟化酶缺陷、3β-羟内固醇脱氢酶缺陷或 20,22 裂解酶缺陷者，经及时正确诊断和抢救而挽救生命，否则多数 3 个月内死亡。治疗需静脉滴注氢化可的松每日 25~100mg 与生理盐水含盐每日 2~3g。至呕吐停止，脱水纠正，可渐减量及口服至维持量。有时需用醋酸去氧皮质酮以纠正脱水与低钠。按有无水肿出现和电解质平衡调整剂量。轻者每天加摄 2~5g 食盐也有效。

**性激素的应用**　20,22 裂解酶缺陷型及 17α-羟化酶缺陷型患者出生时外生殖器多呈女性，为使女性性征充分发育，应适时补充女性激素。

**手术治疗**　女性外生殖器畸形需手术整形，即缩小增大的阴蒂，扩大融合的会阴。过去行单纯增大阴蒂切除术，因阴蒂为性敏感器官，现提倡予以保留。将增大的阴蒂部分切除，保留龟头及其血管与神经。术前可行膀胱阴道造影术，了解解剖情况。术时注意勿损伤尿道括约肌。单纯阴蒂整形术可在儿童期进行。术时需加大皮质激素用量。早手术对患者心理创伤较少。阴道整形术应在发育后进行。外生殖器属普拉德（Prader）Ⅳ、Ⅴ型且已按男性生活者，成年后不易改变生活，可行阴茎成形术，切除女性生殖器官。

**其他**　如经上述治疗后血压不能恢复正常，可服以螺内酯（安体舒通）治疗。

**预防**　最好的预防是提供遗传咨询和及早诊断治疗。CAH 属常染色体隐性遗传，父母双方都是携带者的子女，患病风险为 25%。产前胎儿治疗可以有效地减少或避免女性患者的男性化。经产前诊断，胎儿确诊为女性，就应及时诊断治疗，治疗应于孕 10 周前开始进行，且必须持续直到出生。产前小剂量地塞米松治疗尚没有发现胎儿副作用，但孕妇可能出现持续的情绪改变、体重增加、轻度下肢水肿和血压升高等。对于男性化的女性患者要给予性别教育，减少患者及其家属的思想压力，并应要求患者进行及时的手术治疗。鉴于该病早期治疗效果较好，是否终止妊娠仍有争议。新生儿筛查可采用测定载血于纸片中 17-羟孕酮的浓度的方法。

**预后**　一般病例如能早期诊断、及时治疗，预后较好；但如出生时未能及时诊断，常导致发育异常。

**芳香化酶缺陷**　由于 CYP19A1 基因突变导致编码蛋白功能丧失，芳香化酶功能障碍以至于缺乏雌激素合成，表现为 46,XX 性发育障碍。

**病因与发病机制**　芳香化酶缺陷使胎儿和孕母产生的硫酸脱氢表雄酮不能转化为雌激素，而大量地转化为雄烯二酮和睾酮。

**临床表现**　孕母怀孕后呈现男性化，其女性胎儿呈男性化表型，出生时已经有外生殖器官的男性化。可从仅有阴蒂肥大严重至完全似隐睾伴完全性尿道下裂的男性外生殖器。检测有高雄激素血症、高促性腺激素性性腺发育不良，多囊卵巢（可早至 2~4 岁发生），可伴有高胰岛素血症和血脂异常。女孩的男性化也可发生在幼儿期和青春期。由于缺乏雌激素，青春期没有身高突增加速，但因骨骺不闭合而持续生长到高身材和骨质疏松。给予雌激素替代疗法后可出现身高突增加速和骨密度增高。

**诊断与鉴别诊断**　测定染色体核型、垂体－性腺轴激素，超声检查内生殖器官。在确认染色体核型为 46,XX 后，主要是与其他高雄激素血症疾病如先天性肾上腺皮质增生症、多囊卵巢综合征的鉴别。胎儿芳香化酶缺陷的高雄激素血症、高促性腺激素、低雌激素同时存在是其特点；其卵巢的多囊性改变给予小剂量雌激素后能消退。先天性肾上腺皮质增生症有血皮质醇水平低下和促肾上腺皮质激素升高，17-羟孕酮升高并能被地塞米松所抑制，而孕母过高雄激素者没有上述的激素变化特点。CYP19A1 基因检测可有助于确诊。

治疗 ①性别选择及处理：该类患者内生殖器官发育完好，外生殖器官的矫形手术（如阴唇融合的切开分离、肥大阴蒂的缩小整形和阴道成形术等）可酌情安排在不同时段，比如在有性别意识前（出生后 18 个月前）做外阴整形术，青春期行阴道成形术。目的是尽早给予合理的社会性别以免引起不良的心理和精神后果，同时尽量减少手术创伤。②激素替代疗法：给予雌激素替代疗法诱发女性性征发育，一般在 12～14 岁开始，在有满意的乳房发育和阴毛发育后改为雌孕激素序贯疗法（对经血排出通畅者）。

预后 寿命一般正常。经治疗可生育。

预防 注意孕期用药。

（杨冬梓）

46,XY xìngfāyù zhàng'ài jíbìng - xióngjīsù quēfá

## 46,XY 性发育障碍疾病 - 雄激素缺乏

（46,XY disorder of sex development-androgenic deficiency） 个体（包括男性、女性）由于病理性原因导致雄激素合成不足引起生殖器官分化发育异常及雄激素生理功能缺无表现的疾病。

雄激素由男性睾丸产生，肾上腺皮质和女性卵巢也能分泌少量的雄激素。雄激素的主要作用之一是决定生殖器的分化：雄激素可以使外生殖器分化成阴茎，如果胚胎时期缺乏雄激素的刺激，原始生殖器就会向女性型转化。男性的睾酮与促卵泡素一起促进睾丸曲细精管的发育及精子发生和成熟。睾酮也是附睾、输精管、精囊和前列腺等的发育和成熟所必需的。在女性，雄激素与雌激素配合决定体毛、腋毛和阴毛的分布。雄激素缺乏在男女两性均可造成上述生理作用的缺失。

雄激素缺乏可发生于多种酶的缺乏，如 20,22 碳链酶、3β-羟类固醇脱氢酶、17α-羟化酶、17,20 碳链酶与 17β-羟类固醇脱氢酶。前两者缺乏的患者在出生后均早期夭折，后三者除表现为雄激素缺乏外尚有相应的肾上腺激素分泌不足，其中以 17α-羟化酶缺乏最为常见。

先天性 17α-羟化酶缺乏可导致皮质醇、睾酮和雌二醇产生不足而造成性发育异常、躯体发育异常、水电解质紊乱等一系列表现。下以 17α-羟化酶缺乏为例。

**病因与发病机制** 17α-羟化酶存在于肾上腺和性腺，缺乏时 17α 羟化作用受阻，肾上腺合成皮质醇、睾酮和雌二醇及其他相应的代谢产物明显减少，引起低皮质醇、低性激素的表现。皮质醇低时促肾上腺皮质激素（adrenocorticotropic hormone，ACTH）增多，不需 17α-羟化酶参与生物合成的激素，如 11-去氧皮质酮、皮质酮和 18-羟皮质酮均明显升高，它们均有保钠排钾的作用。此酶基因现定位于 10 号染色体，是一种常染色体隐性遗传。

**临床表现** 患者因缺乏性激素，外生殖器为女性，按女性生活。性腺内缺乏 17α-羟化酶时，性激素合成受阻。男性患者睾酮、脱氢表雄酮和雄烯二酮合成受阻。外生殖器为女性幼稚型，性腺为发育不全的睾丸，性腺可位于盆腔、腹股沟或阴唇，因胚胎期抗米勒管激素分泌正常，无子宫与输卵管，阴道呈盲端。女性患者雌激素合成受阻，卵巢发育不全，外生殖器发育幼稚，第二性征不发育。由于缺乏雌激素的抑制，骨骺愈合晚，身材偏高。偶有乳房发育，原因不明。可出现高血压和低血钾，变异程度较大，抵

抗力弱，易感冒发热。有时 17α-羟化酶并非完全缺乏，临床表现将不典型。持续性高孕酮与反复发作的卵巢囊肿是部分性 17α-羟化酶缺乏 46,XX 患者的两个特异性临床表现。

**诊断与鉴别诊断** 临床遇到有高血压、低血钾及原发性闭经、性激素低下、第二性征不发育的患者应考虑 17α-羟化酶缺乏的可能，并需进一步证实。睾酮和雌二醇水平低下，对人绒毛膜促性腺激素刺激试验无反应。卵泡刺激素和促黄体素增高。皮质醇水平低下，ACTH 刺激试验反应不良。17α-羟化酶缺乏，其前体物质孕酮和孕烯醇酮及代谢产物孕二醇均增多。醛固酮与肾素降低。骨龄落后，骨密度低。

17α-羟化酶缺乏，性染色体为 46,XY 者应注意与单纯性性腺发育不全与完全型雄激素不敏感综合征鉴别。应注意与其他原因引起的高血压和低血钾鉴别，如使用利尿药、肾动脉狭窄、恶性高血压、失钾性肾炎、11β-羟化酶缺乏等。仅 17a-羟化酶缺乏者合并有生殖器发育异常，因此不难鉴别。

**治疗** 对 46,XY 的 17α-羟化酶患者需切除发育不全的睾丸，以防治肿瘤的发生；46,XX 的患者不需手术。内科治疗需用糖皮质激素替代治疗，如地塞米松、泼尼松等，用药后血压下降，血钾上升。到达青春期后需行雌激素替代治疗，以促进女性第二性征的发育，并防治骨质疏松。对于阴道发育较差的患者，必要时婚前行阴道扩张术以提高患者生活质量。部分性 17α-羟化酶缺乏 46,XY 患者，若外生殖器模糊需行外阴整形术；对于 46,XX 同时合并卵巢囊肿的患者，由于本身

引起卵巢囊肿出现的机制未能解除，术后卵巢囊肿可反复形成，进行口服避孕药治疗即可有效控制病情，部分患者在药物治疗后其卵巢囊肿可以缩小。故倾向于仅在发生卵巢囊肿破裂或扭转的急症情况下再手术处理卵巢囊肿。

**预后** 经过治疗，患者可以有性生活但无生育能力；染色体为 46,XY 者如保留发育不全的睾丸，需注意有肿瘤发生的危险。

（杨冬梓）

46,XY xìngfāyù zhàng'ài jíbìng-xióng-jīsù bùmǐngǎn zōnghézhēng

## 46,XY 性发育障碍疾病－雄激素不敏感综合征（46,XY disorder of sex development androgen insensitivity syndrome，AIS）

由于位于人类 X 染色体长臂上的雄激素受体基因某些部位突变，导致靶器官对雄激素不敏感，雄激素的正常效应全部或部分丧失而导致多种临床表现的 X 连锁隐性遗传病。

染色体核型为 46,XY，其睾酮、尿 17-酮为正常男性值，体内性腺为睾丸，由于外阴组织中缺乏 5α-还原酶，睾酮不能转化为二氢睾酮，或因缺乏二氢睾酮受体，而不能表达雄激素作用致使外阴女性化。临床较为常见，占原发性闭经的 6%~10%，发病率为出生男孩的 1/（20 000~64 000）。

**病因与发病机制** 雄激素（睾酮和双氢睾酮）必须通过雄激素受体才能起作用。雄激素受体是一种雄激素依赖性转录因子，由三个主要的功能结构域：N 末端结构域、DNA 结合结构域和类固醇结合结构域组成。①N 末端结构域：对靶基因的转录起关键作用。②DNA 结合结构域：由两个锌指结构组成。第一个锌指结构与特异识别激素反应元件有关；第二个锌指结构通过与 DNA 磷酸骨架接触而对稳定 DNA 受体蛋白起重要作用。③类固醇结合结构域：受体在类固醇结合结构域与配基接触与亲和。雄激素与受体结合形成激活的雄激素受体复合物，通过雄激素受体的 DNA 结合区与靶基因附近的雄激素反应元件结合，在靠近转录起始点处形成稳定的前起始复合物，从而促使 RNA 聚合酶 Ⅱ 的有效转录启动，并与其他转录因子一起通过蛋白质间的相互作用而调节转录。

编码雄激素受体的基因是一单拷贝 X 染色体基因，位于人类 X 染色体长臂近着丝粒处与 q13 之间（Xq11~12 区），含有 8 个外显子，编码 910 个氨基酸，中间有两个锌指区，C 末端有一个雄激素结合区。其中某些部位的基因突变可导致靶细胞上雄激素受体的活性缺损，使雄激素和受体结合障碍从而反应缺陷，即靶器官对雄激素不敏感，故称雄激素不敏感综合征或睾丸女性化。此类患者的血浆睾酮和双氢睾酮及尿 17-酮与雌激素水平均在男性正常范围。用人绒毛膜促性腺激素（human chorionic gonadotrophin，HCG）刺激后，雄激素与雌激素水平上升，说明性激素均来自睾丸且反应正常。AIS 患者的外阴皮肤成纤维细胞中缺乏双氢睾酮的结合蛋白，提示此类患者的主要病因是雄激素靶器官上的雄激素受体出现障碍而导致对雄激素不反应或反应不足。

**分型** 1976 年普拉德（Prader）等根据患者有无男性化表现，将 AIS 患者分为无男性化表现的完全型雄激素不敏感综合征（complete androgen insensitivity syndrome，CAIS）和有男性化表现的不完全型雄激素不敏感综合征（incomplete androgen insensitivity syndrome，IAIS）两大类。1980 年格里芬（Griffin）和威尔逊（Wilson）等根据临床表现，提出将 AIS 分为完全型睾丸女性化、不完全型睾丸女性化、莱芬斯坦（Reifenstein）综合征、男性不育综合征和男性化不足综合征五类，但仅前三类有性发育异常。

**临床表现** 由于雄激素的正常效应全部或部分丧失，AIS 可有多种临床表现，可从完全的女性表型到男性表型仅有男性化不足或不育。

**完全型雄激素不敏感综合征** 自幼均按女性生活，在婴幼儿期个别患者可因大阴唇或腹股沟包块而就诊，行疝修补术时发现疝内容物为睾丸。成年后临床表现较为一致，原发性闭经、女性体态、青春期乳房发育但乳头发育差、阴腋毛无或稀少、女性外阴、大小阴唇发育较差、阴道呈盲端、无子宫颈和子宫、人工周期无月经。性腺可位于大阴唇、腹股沟或腹腔内。患者常因原发性闭经或大阴唇、腹股沟包块就诊。在胚胎期，AIS 患者睾丸间质细胞分泌的睾酮由于雄激素受体异常而不能刺激午非管发育形成男性内生殖器，双氢睾酮对泌尿生殖窦和外生殖器不起作用而导致分化成阴道下段与女性外阴。睾丸支持细胞能分泌正常米勒管抑制因子，米勒管被抑制而没有输卵管、子宫、子宫颈和阴道上段。到达青春期后，由于完全缺乏雄激素的抑制，少量的雌激素即可导致乳房发育与女性体态。研究发现 AIS 患者对雌激素的敏感性是正常男性的 10 倍。

**不完全型雄激素不敏感综合征** 此类患者的临床表现范围变化极大。与完全型的主要区别在于有不同程度的男性化，包括增大的阴蒂和阴唇的部分融合，青春期有阴毛、腋毛发育。1947年莱芬斯坦（Reifenstein）报道了一种 X 连锁的家族性疾病，主要表现为会阴阴囊型尿道下裂，乳房不发育和不育，现发现也是因雄激素受体缺陷所引起的。有报道在男性表型正常而仅有原发不育和无精或少精症的患者中也发现有雄激素受体的异常。

**诊断**　主要根据病史、体格检查和实验室检查进行诊断。

**病史**　需要有诊断意义的病史——家族史，一个家族中甚至有数人患此病。

**体格检查**　有上述性征及生殖器的异常表现。在阴囊或大阴唇内及沿睾丸下降通道经上行至腹股沟外环口触诊性腺，多数可扪及腹股沟肿块。

**实验室检查**　①内分泌测定：17-羟皮质酮水平正常，偶尔升高。青春期前 AIS 患者的促黄体素（lutropin，LH）和睾酮（testosterone，T）水平与其年龄相符，青春期后血浆睾酮水平和 LH 水平比正常男性高，卵泡刺激素（follicle-stimulating hormone，FSH）水平正常，生殖腺切除后明显升高。血浆雌二醇值也高于正常男性（约为正常男性的 2 倍）。②染色体核型及性染色质试验：46,XY 核型，性染色质试验阴性。③HCG 刺激试验：有血睾酮和双氢睾酮的正常增加，这在鉴别诊断中很有意义。④性腺病理检查：睾丸常有多个棕黄或白色结节；一个白色螺纹样坚硬的平滑肌体，融合在睾丸的中线上；其旁有大小不等的附属囊肿。睾丸实质镜下有下列四种改变之一：弥漫性管状间质、分叶状管状间质、混合性管状间质和以间质为主。多数

睾丸的间质细胞呈增生状态，曲细精管明显萎缩与僵硬，并被不成熟支持细胞所充盈，多数无生精现象。CAIS 睾丸处于发育不成熟状态，曲细精管充满了支持细胞，有少数精原细胞，但没有精母细胞。青春期后没有精子生长的现象，曲细精管的基膜变厚，个别段落有透明变性，间质细胞过度增生。约 50% 有附睾，但其组织多纤维化；IAIS 在 12 岁前，睾丸的构造是正常的，12 岁后睾丸开始退化，曲细精管中的支持细胞及精原细胞不多，间质细胞却过度增生，罕见有精子生长。由于大多数的性腺没有生殖细胞，患者不能生育。附睾形成正常，这一点与 CAIS 不同。⑤产前遗传诊断：妊娠期作羊水细胞核型鉴定，如果为 46,XY，则应用 B 超探查外阴部。孕 28 周后 B 超探查外阴的正确率较高，必要时可采用胎儿镜检查。由于高度异质性，DNA 诊断仍然存在困难。但是，通过分析受体结合区突变热区可以将相当部分病例检测出来。

**鉴别诊断**　CAIS 需注意与 XY 单纯性腺发育不全和 17α-羟化酶缺乏鉴别。IAIS 临床表现变化范围极广，且某些 AIS 亦有睾酮低下的问题，所以应注意与各种雄激素作用不全的疾病鉴别，包括 5α-还原酶缺乏、间质细胞发育不全和各种影响睾酮合成的酶的缺乏。对于一个 46,XY 患者，HCG 刺激后血睾酮和双氢睾酮的正常增加，是诊断 AIS 的必要条件。

HCG 刺激试验有助于 IAIS 的鉴别诊断。HCG 刺激后，①睾酮和双氢睾酮均明显升高提示睾丸合成雄激素的能力正常，常见于 IAIS。②睾酮明显升高而双氢睾酮无改变，睾酮/双氢睾酮之比明显上升时提示 5α-还原酶缺乏。

③睾酮水平无改变，但雄烯二酮和雌酮明显上升时为 17β-羟类固醇脱氢酶缺乏。④睾酮及其前体物均无改变时为间质细胞发育不良。外阴皮肤 5α-还原酶活性的测定和雄激素受体结合力的测定及雄激素受体基因的检测与分析有助于明确诊断。

**治疗**　此类患者可结婚，不能生育。

**手术方式**　对于手术的方式，不同分型不同。①CAIS：因其女性化程度高，无男性化表现，只需切除双侧性腺与疝修补术即可按女性生活。②IAIS：需根据外生殖器畸形的程度决定性别的选择。按女性生活的 IAIS，需切除双侧性腺，必要时行外阴整形或阴道成形术；按男性生活的 IAIS，则需行隐睾纠正和外生殖器整形。因多数 IAIS 患者对常规剂量的雄激素反应不良，建议患者按女性抚养，并行性腺切除和外阴整形，较按男性生活更为适宜。但对有些 IAIS，尤其是那些雄激素受体结合质量异常和对人工合成的雄激素类似药物有反应的（雄激素受体结合选择性异常），在超生理剂量或改变雄激素类型后，雄激素效应将可达到正常男性水平，这类患者在新生儿和青春期给予治疗仍可按男性生活。

**手术时机**　AIS 诊断明确后，如按女性生活，为预防性腺发生恶变，行性腺切除已被广泛接受，但对于手术的时机仍有争议。有建议 25 岁后切除性腺，以便女性第二性征更好地发育。然而，也有人提出一旦发现 AIS，尽早手术切除性腺。因为在 AIS 中，最早可在 2 个月的新生儿中发现有原位癌，在青春期即有浸润性精原细胞瘤的报道。尽早切除性腺，其优点在于既可以防止或减少患

者的心理损伤，又消除了患者不遵医嘱不定期随诊的危险性，从而避免恶性变的可能性。在 AIS 诊断明确后，手术的时机和方式应根据患者的社会性别、AIS 的类型、睾丸的部位和外生殖器畸形的程度决定。

**预后** 发育不全或位置异常的睾丸容易发生肿瘤已成为共识。1981 年史卡利（Scully）总结 AIS 睾丸发生肿瘤的危险性为 6% ~ 9%。AIS 患者发生的肿瘤可分为生殖细胞和非生殖细胞肿瘤两大类。①生殖细胞肿瘤：恶性程度较低，如原位癌，偶尔为精原细胞瘤。生殖细胞肿瘤恶变的危险随年龄增长而增加，曼纽尔（Manuel）等报道 20 岁时恶变率为 3% ~ 5%，50 岁时可达 30%。②非生殖细胞肿瘤：包括支持细胞和间质细胞肿瘤，最常见的是腺瘤，其中支持细胞腺瘤最为常见。泰勒（Taylor）报道的 19 例 AIS 中，有 2 例（10.5%）为恶性肿瘤，其中 1 例为精原细胞瘤，含有畸胎瘤成分，另 1 例为胚胎癌，此两例恶性肿瘤的性腺均位于腹腔内。北京协和医院资料显示 29 例 AIS 中，2 例为多发性支持间质细胞瘤，1 例微小支持细胞瘤，1 例为精原细胞瘤，肿瘤的发生率为 13.8%。

**产前诊断和遗传分析** AIS 为 X 连锁隐性遗传，对一个女性携带者来说，其 46,XY 后代中患 AIS 的可能性为 1/2；其 46,XX 后代中有 1/2 是携带者。重要的是发现该突变的杂合子携带者，以便遗传咨询。目前利用分子生物学的方法，包括聚合酶链反应－单链构象多态性分析、外显子 1 中 CAG 重复序列的长度多态分析和限制性酶切片段长度多态性分析等，可以对家族性 AIS 进行准确的遗传分析。对有 AIS 家族史者，可进行产前绒毛或滋养细胞组织活检做 DNA 分析。对高龄孕妇、有遗传病史或有高危妊娠因素的孕妇，进行羊水穿刺确定胎儿性别为 46,XY 而 B 超检查发现外生殖器为女性表型时，应高度怀疑 CAIS 的存在，并进一步检查，通过此方法最早可在孕 16 周发现 AIS。

（杨冬梓）

nǚxìng shēngzhí qìguān sǔnshāng

**女性生殖器官损伤**（female genital organ injury） 女性内外生殖器受到各种因素的作用出现损伤性改变的统称。包含多种疾病，如外阴阴道损伤、子宫损伤、骨盆底损伤、泌尿生殖道瘘、阴道膨出、子宫脱垂等。由于病因不同而表现各异，采取不同的治疗方法。其中，彻底止血、防治感染是治疗的关键，同时应兼顾治疗后患者的生活质量，包括性功能及生育功能等。

（狄 文）

wàiyīn yīndào sǔnshāng

**外阴阴道损伤**（vulva vaginal injury） 各种因素导致外阴阴道受损的疾病。

**病因** 最常见的原因是分娩损伤，另有性交损伤、医源性损伤、药物性损伤、外伤性损伤、机械性损伤和放射性损伤等。

**分娩损伤** 在分娩、引产手术过程中发生外阴阴道创伤较为常见。胎儿经阴道分娩时发生外阴、阴道及其深部组织的裂伤和血肿，与胎儿过大、阴道助产（如产钳术、胎头吸引术、臀位助产术、会阴切开术等）及操作失当、急产、会阴发育不良、感染、非医院接生、手术者未能正确掌握手术指征及操作方法等有关。

子宫下段、子宫颈、阴道、盆底及会阴等软组织所组成的软产道是胎儿分娩的通路。在分娩过程中，软产道承受了来自胎儿、羊水的压力，肌纤维不断扩张与收缩，会发生不同程度的损伤。巨大儿、胎位不正、肩难产的分娩可造成外阴及阴道较严重的撕裂、出血，难产时通过阴道助产时，如牵引过快、牵引方向或方法不当，可导致软产道承受压力过大而发生裂伤；臀位阴道分娩实施牵引术时，若产道扩张不充分、胎儿径线过大或旋转机制掌握不当，易产生产道撕裂；急产常见于经产妇分娩，软产道未能充分扩张产生损伤；此外，产妇的一般情况不良，如合并外阴阴道炎、外阴瘢痕、外阴水肿等均易发生软产道损伤。外阴损伤检查时可发现前庭部、尿道周围、小阴唇内侧、会阴部和阴道有裂伤口。

若产妇在分娩时会发生不同程度的会阴撕裂伤，可由于不及时缝合及修补，导致陈旧性会阴裂伤；若发生子宫颈裂伤，轻的裂伤一般能自然愈合，重的裂伤如未及时修补，裂伤自行愈合后会形成纤维组织瘢痕，出现子宫颈外口松弛（见陈旧性子宫颈裂伤）。

**性交损伤** 多发生于青春前期、围绝经期女性，原因包括体内雌激素水平低下、阴道黏膜弹性差、产后或阴道修补术缝合过紧或瘢痕形成、初次性交、暴力性交、生殖器官发育不良等。①初次性交：可使处女膜破裂，绝大多数可自行愈合，偶可见裂口延至小阴唇、阴道或伤及穹隆，引起大量阴道流血，甚至导致失血性休克。性交所致阴道裂伤常发生于阴道后穹隆，多环绕子宫颈，呈"一字形"横裂口或"新月形"，边缘整齐。部分损伤可从处女膜开始，通过会阴部皮肤，伸延至直肠发生严重的直肠阴道裂伤、伤及肛门括约肌，甚至穿破腹腔。②暴力性交：强奸、性虐待所致的创伤对妇女危害极大，轻者可致外阴及阴道擦伤、红肿、尿路感染、阴道炎等，重者导致处女膜破裂大出血或会阴部广泛性裂伤、尿道前庭裂伤、膀胱裂伤、肛门撕裂伤等，引起严重的阴道流血及休克。③肛交：亦可导致肛门裂伤，甚至直肠阴道瘘。

**医源性损伤**　妇科因素如子宫颈活组织检查或会阴、阴道修补术后瘘形成。

**药物性损伤**　在外阴、阴道局部接触药物后即出现阴道、外阴疼痛烧灼感，分泌物增多，可呈血性。阴道检查可见阴道广泛充血，可见药物，并有散在溃疡，也可以形成外阴阴道粘连、狭窄、闭锁或生殖器官瘘等并发症。

**外伤性损伤**　妇科急诊的常见原因之一。如骑跌伤、骑跨伤（见外阴骑跨伤）。骑跌伤一般常发生于外阴，但也可伤及阴道内部，造成血肿形成、挫裂伤、贯通伤等。可以两腿呈分开姿势，向下跌落或骑车等，触及尖锐物体，如锐器、自行车部件、棍棒等。

**临床表现**　主要是局部疼痛、肿胀、出血。①疼痛：外阴阴道创伤的主要症状，程度不同，随着局部肿胀逐渐加重，疼痛也越来越严重，严重者出现疼痛性休克。②局部肿胀：由创伤后的水肿或血肿引起，常见。③出血：由于局部组织受到损伤，血管破裂，少量或大量的新鲜血液从阴道或外阴的创伤处流出。④其他：由于疼痛，患者常出现坐卧不安，行走困难；出血量多时，可有头晕、乏力、心慌、出汗等；合并感染时，可有发热和局部红、肿、热、痛等；如合并泌尿系统感染，则可出现尿频、尿急、尿痛等。

**诊断与鉴别诊断**　通过病史、临床表现、体格检查基本可以确诊。青春期女性外伤性出血在接诊时需注意仔细询问病史，并在家长的配合下认真检查，注意保护隐私，动作轻柔，避免损伤处女膜。如疼痛明显不能配合时，可以在局部麻醉后进行检查。对于可疑有盆腔血肿者需行超声检查，怀疑阴道异物者可进行 X 线检查。

鉴别诊断时应注意是否合并泌尿系统、直肠、后穹隆等部位损伤。发生骑跨伤时常合并尿道损伤，表现为排尿疼痛、肉眼血尿，通过尿道逆行造影诊断后，应尽早进行修补吻合，避免漏诊加重尿道的损伤。当有尖锐物体损伤外阴时，可引起外阴深部穿透伤，严重者可穿入膀胱、直肠或腹腔内。如有裂伤、贯通伤，应查清并及时缝合修补，预防并发症发生，做好随访工作。

**治疗**　根据病因，采取不同的治疗手段。彻底止血、防治感染是治疗的关键。

**预防**　减少产伤发生的关键。应做好孕期的定期体检，及时治疗孕晚期的外阴阴道炎，尽早发现高危孕产妇，避免骨盆绝对狭窄所导致的难产。在分娩过程中，指导产妇正确运用腹压，严格掌握催产素的使用方法，防止急产，及时会阴切开，分娩后应仔细检查子宫颈、阴道及裂伤口有无延裂，及时缝合，缝合后常规进行肛门检查。对于急产、难产产妇应排除子宫颈裂伤、后穹隆裂伤。当产妇产后出血或肛门胀痛时应再次检查，排除阴道血肿的可能性。

（狄　文）

wàiyīn qíkuàshāng

**外阴骑跨伤**（vulvar straddle injury）　当骑跨于自行车、栏杆等运动时，运用了骑、跨越动作，造成会阴部组织损伤的外伤性疾病。较为常见，是妇科常见的急诊之一。多发生于未成年少女。

**病因**　当女孩骑车、跨越栏杆或座椅，沿楼梯扶手滑行或由高处跌下，外阴部直接触及硬物，致外阴部软组织不同形式和不同程度的骑跨伤。

**临床表现**　受伤后患者当即感到外阴部疼痛，伴有外阴出血。检查可见外阴皮肤和皮下组织有明显裂口及活动出血。还常出现外阴血肿，血肿的大小、严重程度以及自觉症状的轻重与受伤程度和出血量有关。出血不多时，一般无特殊表现，仅有疼痛、局部少量出血，生命体征平稳；出血多时，可出现脉搏快、血压低等失血性休克或贫血的表现。严重的出现阴道撕裂、阴道贯通伤，并且可以出现尿道损伤。

值得注意的是，外阴骑跨伤常合并尿道损伤，出现排尿疼痛、肉眼血尿；当有尖锐物体损伤外阴时，可引起外阴深部穿透伤，严重者可穿入膀胱、直肠或者腹腔内。

**诊断与鉴别诊断**　根据明确的病史及典型的症状、体征即可诊断。

如血肿不大、无继续增大趋势，仅给予对症处理即可；但当血肿增大压迫尿道时，可出现排尿困难、尿潴留，此时需警惕是否合并尿道损伤，诊断时应询问患者有无血尿、小便疼痛不适，可通过尿道逆行造影诊断。检查时如有出血，应仔细分辨出血的来源部位，警惕有无合并尿路损伤、内脏损伤，可以通过 B 超了解有无盆腔积液，结合患者体征判断有无内出血的存在。

**治疗** 外阴裂伤、阴道撕裂伤均需要及时缝合。当出现尿道损伤时，应根据受伤部位、临床表现综合判断，必要时进行尿道逆行造影、尿道膀胱镜检查以明确损伤部位与程度，尽早进行修补吻合，避免漏诊加重尿道的损伤。外阴血肿处理原则见外阴血肿。

**预防** 在青少年人群中做好宣传工作，加强体育运动时的自我保护意识，避免该疾病的发生。在外伤出现后不能羞于就诊，避免病情的延误与加重。

（狄 文）

**wàiyīn xuèzhǒng**

## 外阴血肿（vulval hematoma）

各种因素导致女性外阴损伤，造成局部皮下血管破裂、血液淤滞而形成血肿。女性外阴损伤中最常见的一种。多见于儿童或年轻人，多有运动不当史。

**病因与发病机制** 最常见的原因是会阴部外伤，如跨越障碍物如栏杆、树枝等物体，或碰撞物体如自行车座椅、骑马，或沿楼梯扶手滑行、由高处跌下，使外阴部直接受到外伤。此外，自然分娩或外阴手术时，由于会阴部伤口存在、血管止血不严密也可导致，极少数在妊娠晚期因用力后出现。外伤分为闭合性和开放性。

由于外阴部血液循环丰富，静脉数量多，无静脉瓣，皮下组织疏松，当局部受到硬物撞击，使皮下血管破裂而皮肤无破口时，血液在疏松组织中可以多处迅速蔓延，极易形成外阴血肿。血肿继续增大时，患者除扪及块物外，

还感到剧烈疼痛和行动不便，甚至因巨大血肿压迫尿道而导致尿潴留。血液是细菌良好的培养基，如处理不及时，还可引起继发感染。外阴血肿常出现在阴唇部位，也可在阴蒂、阴阜处，有的波及耻骨联合、肛周处。血肿的大小、严重程度以及自觉症状的轻重与受伤的程度和出血量的多少有关。较小的血肿除局部肿胀外无其他自觉症状，但如果血肿大，出血来势很凶或继续有活动性出血而得不到及时治疗，或治疗不恰当时，血肿可沿着阴道黏膜蔓延至阴道顶端，甚至形成腹膜后血肿。

**临床表现** 外阴局部肿胀疼痛、血肿表浅时可见皮下淤血，局部的皮肤可出现紫蓝色。当血肿局部有血管活性出血未及时止血时，血肿会逐渐长大，并向盆腔深处渗透。检查可见外阴部有紫蓝色块物隆起，压痛显著。可扪及外阴部有块状物外，并伴有剧烈疼痛及行动不便。巨大血肿压迫尿道时，可有尿潴留。伤及膀胱、尿道，可有尿液自阴道流出；伤及直肠，可见直肠黏膜外翻等。

**诊断** 女性外阴血肿有明确的病史及典型的症状、体征，诊断一般无困难。

**治疗** 应根据血肿大小、是否继续长大以及就诊的时间而定。①如血肿不大，直径 4~5cm，出血已停止，可给予局部冷敷，密切观察。如血肿小、无增大，可暂保守治疗。患者应卧床休息，在出现血肿的最初 24 小时内宜局部冷敷（冰敷），以降低局部血流量和减轻外阴疼痛。24 小时后可改用热敷，或加用超短波、远红外线等物理治疗，以促进血肿的吸收。②如血肿较大或血肿继续增大，则应立即进行手术切开。

手术选择在血肿较低部位切开，纵切口清理血块，寻找出血点，结扎止血。如未发现活动出血，在清除积血后，可用肠线缝合，封闭血肿腔，并放引流条。如血肿陈旧或已经感染化脓，应切开引流，引流条一般在术后 24 小时取出。注意有无合并尿道、直肠损伤并积极预防感染。③凡血肿巨大，特别是有继续出血者，应在良好的麻醉条件下（最好骶管麻醉或鞍麻）切开血肿，排出积血，结扎出血点后再予缝合。术毕应在外阴部和阴道内同时用纱布加压，以防继续渗血，同时安置保留尿管开放引流。外阴血肿不论切开与否，均可在血止后配合中药治疗，以利于血肿的吸收消散。

**预后** 只要给予及时治疗，预后一般良好。

**预防** 女性应避免运动不当或过度运动。观察周围环境，避免在激烈的运动中快速接触尖利物体，出现问题应及时就医，避免严重复合伤的诊治延误。

（狄 文）

**yīndào yìwù**

## 阴道异物（vaginal foreign body）

异物滞留在阴道内，主要表现为阴道分泌物增多、疼痛和感染，长期滞留未能取出者，可引起泌尿生殖道瘘阴道溃疡、盆腔脓肿结石等，容易造成误诊，给患者精神和肉体带来极大痛苦。主要发生于幼女或精神异常、有特殊性倾向者。

**病因** 阴道异物的来源多样。婴幼儿出于好奇心或企图解除阴道瘙痒等，将异物塞入阴道。误入幼女阴道内的异物种类颇多，常见的有发卡、火柴棍、花生米、玉米粒等。可见于性伙伴将玻璃杯、饮料瓶等塞入阴道。也有为

寻求性刺激，自己将黄瓜、橘子、阳物模具等塞入阴道，最终无法取出，或由于疏忽将避孕用具遗忘在阴道内。此外还有一部分阴道异物属于医源性，如子宫托、阴道隔膜等。

**临床表现**  主要表现如下。

疼痛和出血  体积较大、锐利或有刺激性的异物可引起阴道剧烈疼痛和出血。

阴道壁损伤  玻璃制品在试图取出时破裂，损伤阴道壁。

阴道分泌物增多，伴异味  根据异物的性质不同，可引起急慢性阴道炎，表现为阴道瘙痒、阴道分泌物增多伴臭味，可表现为大量脓性、血性分泌物，或反复发作的淡黄色、稀薄、腥味液体排出。由于分泌物长期刺激或因并发症导致漏尿等，可合并外阴炎，表现为外阴部甚至大腿内侧出现皮疹，继发感染后，感外阴灼痛，行动不便。

幼女阴道异物在发生当时或短时间内多无任何痛苦，或平时向母亲诉说阴道瘙痒，未引起重视，或因恐惧不敢告之父母，待阴道排液增多或出血时才被家长发现而引起注意。因此，门诊遇到阴道排液的幼女，病史含糊不清，应想到异物的可能性，尤其是曾按炎症治疗不见好转的，更应引起注意。

阴道内异物感伴性交疼痛  有性生活史的妇女可因异物的大小有性交时的异物感，严重时性交疼痛，长期异物存留引起瘢痕形成、阴道闭锁，甚至无法性交。

尿痛、尿急  阴道异物压迫膀胱或伴有膀胱结石者，出现尿痛、尿急症状。

其他  阴道异物引起尿瘘或粪瘘等并发症时，临床上可出现漏尿、粪便经阴道排出或阴道内阵发性排气现象。

**并发症**  最常见的为阴道瘘，此外还有异物易位、盆腔感染脓肿形成、阴道粘连等。

阴道瘘  长期存在阴道内的固体异物会压迫局部组织，致缺血坏死，甚至侵入膀胱或直肠，形成阴道瘘。包括尿瘘和粪瘘，致使尿液或粪便经阴道排出。尿瘘的主要临床表现为漏尿，漏尿的形式因漏孔部位不同而异。粪瘘是较少见的并发症，大的直肠阴道瘘在阴道窥器暴露下能直接窥见瘘孔；瘘孔极小者往往在阴道后壁只见到一颜色鲜红的小肉芽组织，用探针从此处探测，同时用另一手指放入阴道能直接触到探针即可确诊；小肠或结肠阴道瘘需经钡剂灌肠方能确诊。

异物易位  进入邻近器官。进入膀胱可形成膀胱结石；或穿透阴道穹隆进入盆腔，形成盆腔异物、阔韧带异物等。

盆腔感染脓肿形成  长期阴道异物除引起生殖道、泌尿道炎症外，还可引起结缔组织增生、息肉形成。异物穿透阴道移行至盆腔甚至阔韧带内，可形成盆腔脓肿、阔韧带脓肿，严重时感染扩散，引起盆腔腹膜炎、感染性休克及败血症。

阴道粘连  部分阴道闭锁慢性炎症致局部肉芽组织增生瘢痕形成，严重时影响经血排出，出现阴道不规则出血或长期脓血性分泌物，由于经血排出不畅引起闭经，伴周期性下腹痛或持续下腹隐痛。阴道上端闭锁可使阴道缩短，导致性交疼痛或性交困难。

**诊断**  主要依靠病史和妇科检查进行诊断，妇科检查可见外阴及阴道口周围皮肤黏膜充血、潮红，部分呈湿疹样改变。有性生活史的患者，通过阴道窥器检查可发现异物。阴道壁潮红、充血，甚至有溃疡形成，典型的溃疡位于阴道穹隆部，圆形，边缘不规则，底部有红色颗粒。溃疡边缘新生上皮可脱落。

婴幼儿有阴道异物，如异物较大且硬者，可在肛诊检查时发现，但质软而小的异物，不易查出，必要时需在全麻下用宫腔镜或鼻镜窥视阴道检查。如形成膀胱阴道瘘及直肠阴道瘘者，阴道壁上可见瘘孔，阴道内有尿液及粪便污染，个别患者瘘孔较小或部位隐蔽，需经辅助检查确诊。如阴道异物时间较长出现长期慢性炎症使阴道黏膜肉芽增生，可形成息肉。炎症进一步发展并伴感染时，可形成阴道狭窄、粘连，甚至可发生阴道部分闭锁。当有异物存在时，阴道中常存在混合菌群，通过分泌物涂片染色或培养才能确诊。

阴道异物的诊断依据为：①有明确的异物塞入阴道的病史，或可疑阴道异物史。②临床表现为阴道分泌物增多，呈脓血性，水样，伴臭味。③肛门指诊可探及阴道内异物，有性生活史妇女经阴道检查即可做出诊断。④必要时进行 B 超、X 线、CT 等辅助检查。⑤一般无全身感染的症状或体征。⑥生殖道局部的炎症可经分泌物涂片、培养或 PCR 等确诊。⑦幼儿有些小而软的非金属异物诊断较为困难，国外有用小儿阴道镜检查以确诊。中国尚无小儿阴道检查的专用器械，常用鼻镜代替。

实验室检查包括以下几项。①阴道分泌物涂片：查找滴虫、念珠菌及其他病原微生物，以确定感染的类型。阴道异物容易合并感染，阴道分泌涂片检查有助于诊断及治疗。②阴道脱落细胞学检查：协助诊断炎症反应，排除恶性肿瘤，如婴幼儿应排除子宫颈和阴道的葡萄状肉瘤。③亚甲蓝试验：目的在于鉴别膀胱阴道瘘、子宫颈阴道瘘或输尿管阴道瘘，并可协助辨别位置不明的极小瘘孔。④X线片检查：根据异物性质不同有不同的影像结果，有时可见不透明阴影。⑤膀胱镜检查：能了解膀胱内情况，有无结石、炎症，特别是漏孔的位置和数目。⑥静脉肾盂造影：可用于诊断输尿管阴道瘘。

**鉴别诊断**  需与阴道或子宫颈葡萄状肉瘤鉴别。

**治疗**  阴道是富有弹性的肌性管腔，其上端比下端宽阔，并且阴道黏膜有许多横行皱襞，平时前后壁紧贴，因此一旦异物进入阴道很难自行脱落。

**取出异物**  取出途径随患者的年龄和异物的大小、位置、形状不同而略有区别。①经阴道取出：年长儿童可用特殊器械伸入阴道勾出异物，必要时采用麻醉。成人可直接在窥器直视下夹取异物。取尖锐异物时，应使异物长轴与阴道纵轴平行，异物锐端朝向阴道口，以防损伤黏膜组织。②肛诊推移法：年幼儿童可在肛诊手指指导下，配合特殊器械伸入阴道，将异物推挤出来。③鼻镜：以鼻镜扩张幼儿阴道，钳镊夹取异物，幼儿如不能合作，可行氯胺酮静脉麻醉。④宫腔镜直视下取出异物：将宫腔镜涂以滑润剂缓缓插入阴道，然后以左手拇指、示指持棉球压迫外阴，防止液体外流，使阴道膨胀，在宫腔镜直视下全面观察病理改变，根据病情进行必要的治疗，如取异物、取活体组织检查、冲洗及涂药等。⑤阴道灌洗：可将尿管插入阴道，用40%紫草油反复加压冲洗阴道，有时小的异物如沙砾、麦粒等可被冲洗液冲出，并有消炎作用。

**局部治疗**  异物取出后应按阴道炎进行常规处理，用0.5%～1%的醋酸液或者1:5000的高锰酸钾溶液冲洗阴道，或者5%碘伏擦洗阴道，或者局部涂红霉素软膏。可疑水蛭钻入阴道者，常常仅见阴道黏膜充血及小出血点，可局部涂红霉素软膏，口服消炎药物治疗。如果为炎症性出血或者化验查到滴虫者，可使用甲硝唑。合并其他特异性阴道炎者，应按相应的治疗原则处理。极少数阴道侧壁有息肉状物，应取出后行病理检查。病理检查为阴道葡萄状肉瘤者，需化疗及行根治性手术。

**阴道手术修补术**  凡有尿瘘及粪瘘形成者，均需手术修补。手术修补的原则：①一般于3～6个月，等炎症消退、瘢痕软化、局部血供恢复正常后再行手术。②膀胱内有结石伴炎症者，应在控制炎症后行取石和修补术。③对月经定期来潮者，应在月经净后3～7天手术。④必要时术前给地塞米松，促使瘢痕软化。⑤术前3～5天用1:5000高锰酸钾液坐浴，粪瘘修补者术前3天进少渣饮食，并口服抗生素诺氟沙星或甲硝唑控制肠道细菌。⑥尿瘘修补术后需留置导尿管7～14天，保证膀胱引流持续通畅，防止发生尿路感染，粪瘘修补术后服用阿片碱，控制4～5天不排便。

**阴道粘连分离术**  长期留置阴道内的异物可造成阴道粘连或部分阴道闭锁，应予手术分离。

**剖腹探查术**  阴道异物所致的并发症，大多经阴道手术即可解决，极少数需剖腹探查，如阴道异物导致的盆腔脓肿、阔韧带脓肿、输尿管阴道瘘等，或曾行剖腹手术时异物遗留于阴道顶端。

（狄  文）

yīndào fǔshíxìng sǔnshāng
**阴道腐蚀性损伤**（vaginal corrosive injury）  阴道局部使用药物时，因剂量过大、用法不当或误用腐蚀性药物而造成的阴道损伤。药物损伤后如不及时治疗，阴道黏膜可以出现坏死、剥脱，最后可引起阴道粘连和狭窄。

**病因**  使用阴道冲洗时，采用的高锰酸钾溶液浓度过高或有颗粒未充分溶化，形成氢氧化钾而腐蚀阴道黏膜，引起阴道溃疡和出血；长期使用阴道冲洗液治疗外阴、阴道炎症引起阴道广泛溃疡。

**临床表现**  最先出现用药后局部瘙痒、阴道分泌物增多，可呈脓性、血性，甚至有新鲜出血，阴道、外阴灼热疼痛难忍。妇科检查可见外阴红肿、充血，阴道广泛充血，并有散在溃疡存在。如为高锰酸钾烧灼所致的损伤，可见溃疡表面有黑色糊状物（二氧化锰）覆盖。阴道冲洗所致者，子宫颈局部也可出现急性炎症表现，子宫颈黏膜充血，棉拭子擦拭后局部易出血，子宫颈管有溃疡、出血点和/或脓性分泌物。

**诊断**  依赖明确的药物使用史、临床表现和体征。需要注意的是与阴道恶性疾病、子宫颈癌进行鉴别，必要时可以通过活检病理确诊。

**治疗**  对于急性发病者，应立即停止使用药物，可给予生理盐水冲洗，减少药物的局部吸收。凡用药物治疗阴道炎症者，应遵医嘱，切勿自行改变药物使用途径、任意延长使用时间，或使用非医嘱性药物进行阴道内上药。忌将任何腐蚀性药物纳入阴道。

阴道放入药物后，如出现任何不适，应立即取出，并用温开水或温生理盐水冲洗干净。局部可涂擦紫草油或用紫草油纱布覆盖，以促进溃疡愈合，防止继发粘连。保持局部干燥，一般每日更换纱布一次，直至创面痊愈。对于化学试剂所引起的腐蚀性改变，在对症处理后，局部皮肤、黏膜可出现瘢痕性、挛缩性改变，引起性生活受限，功能较难恢复，需要进行植皮、瘢痕修复。

因腐蚀性药物使用时间较长，经过黏膜广泛吸收后引起了全身中毒反应者，应测定肝肾功能，有肾衰竭时尽早给予肾透析治疗，可根据使用药物的化学特点进行对症处理。

(狄　文)

## chénjiùxìng huìyīn lièshāng
## 陈旧性会阴裂伤（old laceration of perineum）

会阴不同程度的撕裂伤未及时修补或修补失败所致的陈旧性损伤。

**病因**　若会阴裂伤没有经过正确的处理，将导致陈旧性会阴裂伤。可能导致会阴裂伤的原因主要有分娩接生技术不适当、会阴发育不良、急产和巨大儿等。①分娩接生技术不适当：多因医疗、卫生条件差，乡村助产人员助产技术不过关或未经正规培训，或还在沿用旧法接生技术。②会阴发育不良：多见于年轻初产妇，生育年龄早，会阴发育并不完全，胎儿分娩时会阴的伸展程度超过了生理限度。③急产：分娩产程过快，会阴没有足够的时间进行生理性的伸展以适应胎儿娩出的需求，造成会阴裂伤。④巨大儿：母体营养过剩、母体糖尿病导致胎儿体重超过4000g，胎儿双顶径大于10cm，导致头位难产，会阴过度延伸导致撕裂。⑤其他：性

侵犯、阴道异物等造成的会阴裂伤。

**临床表现**　可出现不同程度的临床症状。轻度的陈旧性会阴裂伤多无临床表现，仅在进行妇科检查时发现；严重者可有不同程度的大便失禁，出现生殖道瘘。

**诊断**　根据其病史（如难产、助产或旧法接生史）、症状和体征可做出诊断。①Ⅰ度裂伤：会阴部皮肤及阴道入口黏膜撕裂，出血不多。②Ⅱ度裂伤：裂伤已达盆壁的筋膜及肌肉，累及阴道后壁黏膜，向阴道后壁两侧沟延伸并向上撕裂，解剖结构不易辨认，出血较多，但肛门括约肌完整无损。③Ⅲ度裂伤：裂伤向会阴深部扩展，肛门外括约肌部分或完全断裂，但直肠黏膜尚完整。④Ⅳ度裂伤：除肛门外括约肌受累外，尚向上延至直肠下段前壁，使肛门、直肠和阴道完全贯通，直肠肠腔外露，组织损伤严重，但出血量可不多。

**治疗**　轻度患者无需特殊处理，如患者有修复要求可以进行修复性手术；严重者需及时行修补性手术。修补时要组织对合整齐，恢复原解剖关系，妥善止血，预防感染。术后注意伤口护理，保持大便通畅，鼓励患者进行缩肛锻炼。

**预防**　尤其关键，包括提高接生技术、正确保护会阴、加强对基层妇幼保健人员的培训及孕产期保健知识宣传，到医院分娩，杜绝无证接生；指导产妇分娩时正确用力，防止婴儿分娩过快；及时发现会阴、阴道异常，选择适宜的分娩方式；提高接生技术，正确保护会阴；对于会阴过紧、胎儿较大或需手术助产者，应行会阴切开术；第三产程后应仔细检查软产道，如有裂伤应立即修

补、缝合。

(狄　文)

## xìngjiāo sǔnshāng
## 性交损伤（coital injury）

因性生活所致的女性生殖器损伤。

**病因与发病机制**　一般均为暴力性交或奸污所致，也可能与过早、过频性生活，甚至同时有多个性伴侣有关。高危因素有妊娠期阴道充血、产后或绝经后阴道萎缩、阴道手术瘢痕、阴道畸形或狭窄、性交时位置不当及男方酒后同房等。如老年妇女卵巢功能衰竭，雌激素锐减，若未及时补充，则生殖器萎缩、弹性减弱，易发生性交损伤。

**临床表现**　可表现有疼痛、阴道流血、分泌物增多。损伤部位一般多位于阴道后穹隆。因右侧穹隆较宽敞，男方龟头多活动于该侧，故右侧裂伤多于左侧。损伤可为单一性或多发性，多环绕子宫颈呈"一"字形横裂或新月形裂口。阴道组织血供丰富，性交引起撕裂后立即出现阴道流血，有时甚至可因流血过多而致休克。严重撕裂还可导致腹膜破裂，以致引起气腹，出现腹胀、腹痛。轻度陈旧性性交损伤多无明显表现，有的出现分泌物持续增多、外阴异味。

**诊断与鉴别诊断**　患者就诊时，有可能会刻意隐瞒性生活史，故凡有阴道流血者应警惕性交损伤的可能。详细询问出血前是否有性活动史，并除外妊娠性疾病、炎症性疾病。

**治疗**　应首先了解裂伤部位和范围，可用窥阴器扩开阴道，检查出血部位及裂伤范围，注意有无穿破腹膜、直肠或膀胱。如发现出血多，可以用纱布立即填塞阴道，进行压迫止血，不可用力过猛，以防损伤黏膜，行输血

补液治疗；充分准备后手术，经阴道用肠线缝合裂伤处，术后给予抗生素预防感染。

当处女膜环出现破裂及前庭擦伤引起出血时，由于出血不多，一般无需处理，如局部周围组织渗血，应立即压迫止血或者缝合止血。

值得注意的是，由于外阴部的血供丰富、血管分支丰富并且局部皮下组织疏松，皮下出血可迅速扩散，易形成外阴血肿。若不及时治疗，血肿可以迅速增大，压迫尿道引起尿潴留，血肿经宫旁组织向上扩散至阔韧带甚至肾周围脂肪囊，出血严重者可伴有失血性休克。

如出现外阴血肿，应根据血肿大小、是否继续增大及就诊时间而定，如血肿小且无进行性增大，可保守治疗，卧床休息，24小时内局部冷敷，72小时后可改用热敷或远红外线等治疗，促进血肿吸收。对较大血肿，应及时清除积血，结扎止血，切口缝合，术后纱布压迫48小时。

（狄　文）

chénjiùxìng zǐgōngjǐng lièshāng
## 陈旧性子宫颈裂伤（old laceration of cervix）

裂伤常发生在子宫颈两侧，轻的裂伤一般能自然愈合；重的裂伤如未及时修补，裂伤自行愈合后形成纤维组织瘢痕，出现子宫颈外口松弛。

**病因**　主要为产伤，当子宫颈未充分扩张时，由于急产、手术助产，先露部强行通过而造成子宫颈裂伤。在早孕人工流产时，器械的过度扩张子宫颈也可造成裂伤，或外阴、阴道外伤时出现子宫颈裂伤。

**临床表现**　表现为白带增多或性交出血，由于子宫颈管黏膜外翻，容易导致感染，使子宫颈充血、水肿，分泌物增多，白带为脓性或黏液状。大量白带的刺激可继发阴道炎、外阴炎，引起外阴瘙痒。子宫颈管黏膜外翻，组织充血脆弱，出现性交出血。子宫颈炎严重时，炎症可沿骶骨韧带、主韧带扩散蔓延，形成盆腔结缔组织炎，出现腰骶酸痛、下腹坠胀；裂伤如发生在子宫颈内口，使黏膜下肌纤维和结缔组织分离，导致子宫颈内口松弛和宫颈功能不全，而发生习惯性流产，常发生于中孕时期；由于子宫颈口松弛，宫内节育器容易脱落。妇科检查可见宫颈外口呈鱼口状，子宫颈前后唇外翻，子宫颈黏膜翻出，检查时易出血。触诊子宫颈质硬，子宫颈口松弛。

**诊断**　主要根据临床表现和查体进行诊断。

**治疗**　主要为手术治疗。轻度无症状者，可以观察随访；子宫颈黏膜外翻同时容易出现子宫颈炎反复发作者，可行修补术或局部物理治疗，但如缝合不当，可造成不孕，故对要求生育者较少采用。子宫颈功能不全引起的习惯性流产者，在妊娠14～16周时做子宫颈环扎术。

**预防**　包括在自然分娩及手术助产分娩后，常规检查子宫颈有无裂伤，若发现裂伤较重，应及时修补；人工流产时，扩张宫口应按扩宫器械序号逐一增加，不要跳号，切勿用力过猛；妊娠月份较大时，术前应用扩张子宫颈的药物，待子宫颈口扩张后再行手术。

（狄　文）

mìniào shēngzhídàolòu
## 泌尿生殖道瘘（urogenital fistula）

生殖道与其邻近泌尿系统器官之间形成的异常通道。其中，生殖道与泌尿道之间形成的异常通道称为尿瘘，在临床上最常见，其次为粪瘘，二者可同时存在，称为混合性瘘。此外尚有子宫腹壁瘘，极罕见。

根据瘘的大小分为大瘘孔（瘘孔＞3cm）、中瘘孔（瘘孔1～3cm）、小瘘孔（瘘孔＜1cm）。

（狄　文）

niàolòu
## 尿瘘（urinary fistula）

生殖道与泌尿道之间形成的异常通道。患者常无自主排尿，表现为尿擅自阴道外流。又称泌尿生殖道瘘。根据尿瘘的发生部位，分为膀胱阴道瘘、膀胱子宫颈瘘、尿道阴道瘘、膀胱尿道阴道瘘、膀胱子宫颈阴道瘘及输尿管阴道瘘。临床以膀胱阴道瘘最多见，有时两种类型尿瘘同时并存。其中膀胱阴道瘘是指膀胱与阴道之间有通道；尿道阴道瘘是尿道与阴道之间有通道，包括尿道阴道瘘、尿道横断、尿道纵裂伤、尿道完全缺损。更为严重的是膀胱尿道阴道瘘。通道位于膀胱、尿道和阴道三者之间。

**病因与发病机制**　发展中国家以分娩为常见原因，发达国家以妇科手术后出现多见。产科分娩中以头位难产、肩难产、滞产、器械助产多见。妇科手术包括子宫切除、妇科恶性肿瘤浸润、放疗损伤。另外，生殖器的外伤也可以出现生殖道瘘，如骨折并发泌尿生殖道瘘，但较为少见。

在中国，20世纪80年代前主要是分娩损伤（以头位难产、肩难产、滞产、器械助产多见）所致，其次为盆腔手术损伤、结核、结石、子宫托嵌顿、药物腐蚀、放疗及癌肿侵犯。近年来泌尿生殖道瘘中的产科因素逐渐减少，约占5%，而以妇科、泌尿科手术为多见原因。还有生殖器的外伤也可以出现生殖道瘘，如骨折并发泌尿生殖道瘘，但较为少见。

**临床表现** 临床表现多种，主要以漏尿为主。

漏尿 漏尿出现的时间因产生瘘孔的原因不同而有区别。分娩时压迫及手术时组织剥离过度所致坏死型尿瘘，多在产后及手术后 3~7 日开始出现。手术时直接损伤所引起的创伤型尿瘘于术后立即开始漏尿。漏尿的表现形式还因瘘孔部位不同而异，如膀胱阴道瘘通常不能控制排尿，尿液均由阴道流出；尿道阴道瘘仅在膀胱充盈时才漏尿；一侧性输尿管阴道瘘因健侧尿液仍可进入膀胱，在漏尿同时仍有自主排尿；膀胱内瘘孔极小或瘘道曲折迂回者，在取某种体位时可能暂时不漏尿，但变更体位后出现漏尿。

外阴皮炎 由于尿液不能自主控制，在大笑、咳嗽、腹压增大时出现尿失禁，尿液不断刺激外阴、阴道的皮肤、黏膜，出现刺激性炎症改变，局部充血水肿、可有溃疡形成、外阴因瘙痒而搔抓出现瘢痕、增生改变，局部可以出现营养不良性改变。患者由于外阴异味不能参加正常的社交集体活动，非常痛苦，存在不同程度的心理负担。

尿路感染 伴有膀胱结石者多有尿路感染，出现尿频、尿痛、尿急症状。

闭经 不少患者长期闭经或月经稀少，其原因尚不清楚，可能与精神创伤有关。

性交困难及不孕 阴道漏尿、狭窄、炎症均可致性交障碍，并可因闭经和精神抑郁导致不孕。

**辅助检查** 包括以下几项。

亚甲蓝试验 目的在于鉴别患者为膀胱阴道瘘、膀胱子宫颈瘘或输尿管阴道瘘，并可协助辨认位置不明的极小瘘孔。方法为将 200ml 稀释亚甲蓝溶液经尿道注入膀胱，若见到有蓝色液体经阴道壁小孔溢出者为膀胱阴道瘘；蓝色液体自子宫颈外口流出者为膀胱子宫颈瘘；阴道内流出清亮尿液，说明流出的尿液来自肾脏，则属输尿管阴道瘘。

靛胭脂试验 亚甲蓝试验瘘孔流出清亮液的患者，静脉推注靛胭脂 5ml，10 分钟内见到瘘孔流出蓝色尿液。确诊为输尿管阴道瘘。

膀胱镜、输尿管镜检查 膀胱镜检查能了解膀胱内情况，有无炎症、结石、憩室。特别是瘘孔位置和数目等。必要时行双侧输尿管逆行插管及输尿管镜检查确定输尿管瘘位置。

肾显像 了解双侧肾功能和上尿路通畅情况。若初步诊断为输尿管阴道瘘，肾显像显示一侧肾功能减退和上尿路排泄迟缓，即表明输尿管瘘位于该侧。

排泄性尿路造影 限制饮水 12 小时及肠道充分准备下，静脉注射 76% 泛影葡胺 20ml 后，分别于注射后 5、15、30、45 分钟摄片，以了解双侧肾功能及输尿管有无异常，用于诊断输尿管阴道瘘、结核性尿瘘和先天性输尿管异位。

**诊断与鉴别诊断** 根据临床症状，诱因如滞产、难产、阴道助产手术或妇科疾病手术等病史，妇科检查发现阴道有漏尿孔道，诊断可以明确。重要的是明确产生尿瘘的原因，瘘的性质、部位、大小及周围组织情况，还可了解阴道有无狭窄、尿道是否通畅以及膀胱容量等以利于制定治疗方案。对特殊病例需进行辅助检查。这对正确处理有重大意义。

先天性泌尿生殖道畸形的女性在青春期后无月经来潮史，出现周期性进行性下腹疼痛，合并有排尿困难或咖啡色血性尿等，经妇科检查存在生殖道畸形，可以发现瘘道或瘘孔形成，如无瘘孔发现，为明确是否合并泌尿系或其他系统的发育缺陷，应进行膀胱镜、静脉肾盂造影等辅助检查确定有关器官的畸形和功能受损程度。

**治疗** 对结核、癌肿所致的泌尿生殖瘘，应先针对病因进行治疗。产后和妇科手术后 7 日内发生的尿瘘，经放置导尿管和/或输尿管导管后偶有自行愈合的可能。年老体弱不能耐受手术者，考虑采用尿收集器保守治疗。

手术时间的选择 创伤型新鲜清洁尿瘘一经发现立即手术修补。坏死型尿瘘或瘘孔伴感染者，应等 3~6 个月，待炎症消除、瘢痕软化、局部血供恢复正常后，再行手术。瘘管修补失败后，至少应等待 3 个月再行手术。膀胱内有结石伴炎症者，应在控制炎症后行取石和修补术。对月经定期来潮者，应在月经净后 3~7 天手术。

手术途径的选择 手术有经阴道、经腹和经阴道腹部联合途径之分。原则上应根据瘘孔类型和部位选择不同途径。绝大多数膀胱阴道瘘和尿道阴道瘘可经阴道手术，输尿管阴道瘘多需经腹手术。经阴道修补是妇科医师通常采取的术式，适用于瘘口位置低、较小的患者。经膀胱修补是泌尿外科医师所采取的术式，适用于瘘口位置高、较大，二次或二次以上手术修补失败者，但经过多次手术失败后，瘘口周围组织解剖层次不清，局部组织纤维化，血运差，手术成功率下降。对于分娩或妇科手术短期内出现的泌尿生殖道瘘，如瘘孔小，可以放置导尿管引流，利于瘘孔的自然愈合，不能自然愈合的在3～6个月后进行手术修补。

**术前准备** 目的为手术创造有利条件，促进伤口愈合。方法有：①术前3～5日用1:5000高锰酸钾液坐浴。有外阴湿疹者在坐浴后局部涂擦氧化锌油膏，待痊愈后再行手术。②老年妇女或闭经患者，术前应口服雌激素制剂半个月，促进阴道上皮增生，有利于伤口愈合。③常规尿液检查，有尿路感染者应先控制感染，再行手术。④术前半小时开始应用抗生素预防感染。⑤必要时术前给予地塞米松，促使瘢痕软化。

**术后护理** 手术能否成功，术后护理是重要环节。术后留置导尿管或耻骨上膀胱造瘘，应保证膀胱引流持续通畅，发现阻塞必须及时处理。导尿管保留7～14日。术后每日进液量不应少于3000ml，大量尿液冲洗膀胱，防止发生尿路感染。外阴部应每日擦洗干净。术后继续给予广谱抗生素预防感染。已服用雌激素制剂者，术后继续服用1个月。

**预防** 绝大多数尿瘘是可以预防的，预防产伤所致的尿瘘更重要。认真进行定期产前检查，细致观察产程。正确处理异常分娩，防止第二产程延长和滞产。经阴道手术分娩时，术前必先导尿，小心使用手术器械，术后常规检查生殖泌尿道有无损伤。对产程长、膀胱及阴道受压过久、疑有损伤可能者，产后应留置导尿管持续开放10～14日，保持膀胱空虚，有利于改善局部血运和防止瘘形成。妇科手术损伤引起的尿瘘，多是子宫全切除术时损伤输尿管所致，应对盆腔内器官有广泛粘连者先充分暴露输尿管，明确解剖关系后再行切除术，

以免伤及输尿管；若术中发现输尿管或膀胱损伤，应及时修补以防尿瘘形成。

（狄　文）

**fènlòu**
**粪瘘**（fecal fistula） 人体肠道与生殖道之间形成的异常通道。可致粪便由阴道排出。最常见的是直肠阴道瘘。

**病因** 分娩时胎头长时间停滞在阴道内，阴道后壁及直肠受压，造成缺血坏死是形成粪瘘的主要原因；Ⅲ度会阴撕裂、修补后直肠未愈合或会阴切开缝合时，缝线穿透直肠黏膜未被发现，可导致直肠阴道瘘。长期放置子宫托不取出、生殖道癌肿晚期破溃或放疗不当等均可能引起粪瘘。此外，新生儿先天性直肠阴道瘘常合并肛门闭锁。

**临床表现** 因瘘孔大小而异，如直肠阴道瘘瘘孔较大者，多量粪便经阴道排出，稀便时更是持续外流，无法控制；若瘘孔小且粪便成形时，阴道内可无粪便污染，但阴道内不时出现阵发性排气现象。还有外阴阴道炎性改变，外阴出现慢性皮疹、瘙痒难忍，精神上尤其痛苦，可能出现轻生举动。

**诊断** 一般并无困难，根据病史、临床表现、查体可以确诊。除先天性粪瘘外，一般均有明显病因。大的直肠阴道瘘在阴道窥器暴露下能直接窥见瘘孔。瘘孔小者，往往在阴道后壁只见到一颜色鲜红的小肉芽样组织，若从此处用探针探测，同时用另一手示指放入直肠内，能直接接触到探针即可确诊。小肠或结肠阴道瘘需经钡剂灌肠方能确诊。

**治疗** 以手术为主，手术或产伤引起的新鲜粪瘘应及时修补。先天性直肠阴道瘘无合并肛门闭

锁者，在15岁左右月经来潮后进行修补，过早手术可引起阴道狭窄。压迫坏死造成的粪瘘，应等待3～6个月，炎症完全消退后再行手术。

术前3日进少渣饮食，每日用1:5000高锰酸钾液坐浴。口服肠道抗生素、甲硝唑等控制肠道细菌，手术前晚及手术当日晨行清洁灌肠。术后应保持局部清洁。每日擦洗会阴2次；进少渣饮食4天，控制4～5天不排便。术后第5天口服缓泻剂，常用液状石蜡，通常于排便后拆线。

如尿瘘、粪瘘合并存在，应根据情况，尽量同时修补；如粪瘘较大不易修补，可先进行尿瘘修补，术后3个月再修补粪瘘。

**预防** 产时处理避免第二产程延长，注意保护会阴，避免会阴Ⅲ度撕裂；会阴裂伤缝合后常规肛查，发现有缝线穿透直肠黏膜时应立即拆除重缝；避免长期放置子宫托不取；生殖道癌肿放射治疗时应掌握放射剂量和操作技术。

（狄　文）

**wàiyīn pífūbìng**
**外阴皮肤病**（vulvar dermatosis） 发生在外阴皮肤和黏膜的疾病。不包括性传播疾病和肿瘤。较为常见的是外阴"白色病变"，既往又称慢性外阴营养不良，是一组女性外阴皮肤黏膜营养障碍而致的组织变性及色素改变的慢性疾病。包括外阴鳞状上皮细胞增生、外阴硬化性苔藓、外阴硬化性苔藓合并鳞状上皮细胞增生。

**病因** 尚不明确。

**特点** 女性外阴皮肤病有以下特点：第一，由于该部位的解剖特点，与尿道、肛门相邻，病原菌可以在该区域传播，如假丝酵母菌、滴虫等。外阴皮肤病可

以为原发性病变或继发性病变，临床可以出现多种皮肤病，临床表现多样，患者不适感明显，是就医的主要主诉。第二，局部病损表现多样化，感染初期出现原发性病损表现，如外阴斑、丘疹、结节、囊肿、脓疱等，在经历的初期的病程之后如无有效治疗或反复发作之后，会出现继发性病损改变，如表皮破损、糜烂、溃疡、瘢痕、苔藓样变等，应注意加以询问和区别病程。第三，外阴皮肤病与全身皮肤病的关系，二者可同时出现，外阴皮肤病与全身皮肤病有关，是其中的局部表现，如银屑病（牛皮癣）、白癜风，或外阴皮肤病与全身皮肤病无关，需要行体格检查鉴别。

**临床表现** 外阴非感染性皮肤病的临床表现可能较轻、病程较长，会导致临床表现经常不典型，由于局部皮肤温暖潮湿，鳞屑常不明显。外阴受到潮湿、不洁等因素刺激出现局部炎症，表现为外阴红斑、肿胀、破溃、局部疼痛等外阴擦伤病变；婴幼儿外阴受到尿液浸透，尿布中的氨刺激后可出现尿布性皮炎，表现为大腿内侧潮红、红色丘疹改变。

其他的外阴皮肤病可有不同表现。①接触性皮炎：是外阴局部接触刺激性或过敏性物质引起的炎性改变，如接触消毒剂、药物或内裤刺激等，出现为急性炎症反应，表现为外阴灼痛、充血、瘙痒，局部可以出现丘疹、水疱，应询问接触史、去除接触物、给予对症止痒抗炎，如炉甘石洗剂、硼酸洗剂、氢化可的松软膏，需注意有无合并假丝酵母菌的感染。②外阴脂溢性皮炎：以皮脂腺分布密集部位（如外阴、大腿内侧）为主，造成局部皮肤炎症反应，表现为皮肤瘙痒、潮红、鲜红色

或黄红色斑块，上覆盖油腻性鳞屑和结痂，呈湿疹样改变，病程长者出现局部苔藓样变，常合并假丝酵母菌感染，给予抗真菌剂、氢化可的松治疗。③外阴毛囊炎：是外阴化脓性细菌感染毛囊引起，病原体有葡萄球菌、链球菌，外阴有粟粒样丘疹，单发或多发，不融合，化脓时伴有疼痛，可自行吸收但易复发，治疗上给予局部消毒、抗生素软膏外用。④外阴Behcet综合征：又称眼－口－生殖器综合征。是一种病因不明、多系统受累的全身性疾病在外阴局部的表现。该征以反复发作的口腔黏膜溃疡、外阴溃疡、眼炎、其他皮肤病损为主要特征，可伴有心血管、关节、中枢神经系统损害。病因不明，与机体免疫有关。多见于20～40岁患者，外阴皮损特征类似与口腔病损，发生于阴唇、阴道和子宫颈，初为红斑或丘疹，进而形成溃疡，直径3～10mm，伴有明显疼痛感，愈合需1～3周，周期性反复发作，可伴腹股沟淋巴结肿大。

**鉴别诊断** 外阴皮肤病应重视鉴别诊断，尤其要考虑到有无恶变的可能。同时对可疑病灶及时活检，明确病理诊断，确定正确的治疗方法。

鳞状上皮细胞增生应与外阴白癜风和特异性外阴炎相鉴别，若外阴皮肤出现界限分明的发白区，但表面光滑润泽，质地弹性完全正常，且无任何自觉症状者为白癜风；如外阴皮肤增厚、发白或发红，伴有瘙痒、阴道分泌物增多者，应首先排除念假丝酵母菌、滴虫感染所致的阴道炎和外阴炎，以上两种疾病通过分泌物镜下检查可以查到病原体而确诊，在原发炎症治愈后外阴局部的白色区域逐渐消失，恢复正常；

外阴皮肤出现对称性发红、增厚，伴有严重瘙痒，但无阴道异常分泌物者，应考虑糖尿病所致的外阴炎，通过询问病史进行血糖检测确诊。外阴、阴道炎症性疾病，如糖尿病性外阴阴道炎、外阴阴道假丝酵母菌病、接触性皮炎、反复性老年性阴道炎等，均可在控制炎症感染后，外阴局部的病变会很快减退或消失，病变局部恢复与周围组织同样的色泽。此外，股癣、牛皮癣也会出现于会阴部位，但经过检查可发现在身体其他部位也存在同样的病损。

**治疗** 无有效治疗方法，治疗包括一般性对症治疗和药物治疗，可缓解症状，当考虑有恶变时应给予手术。

（狄 文）

wàiyīn línzhuàng shàngpíxìbāo zēngshēng

**外阴鳞状上皮细胞增生**（squamous epithelial cell hyperplasia of vulva） 病因不明，以鳞状上皮细胞良性增生为主的外阴疾病。曾称增生性营养不良。多见于30～60岁的妇女，国外报道绝经后期妇女多见。恶变率为2%～5%。

**病因** 仍不明确，既往研究表明慢性损伤、过敏、局部营养失调或代谢紊乱均不是导致该病的直接原因，公认与外阴局部皮肤长期处于潮湿状态和阴道炎性排出液的刺激有关。

**病理** 镜下可见表皮层角化过度和角化不全，棘细胞层不规则增厚，上皮脚向下延伸，末端钝圆或较尖。上皮脚之间的真皮层乳头明显，并有轻度水肿以及淋巴细胞和少量浆细胞浸润，但上皮细胞层次排列整齐、保持极性、细胞的大小和核形态、染色均正常。

**临床表现** 外阴瘙痒是该病最主要的症状，发生部位以会阴

部为主，病变可呈局灶性、多发性或对称性，一般以对称性多见。外阴瘙痒多为难忍性，行走时局部的衣物、皮肤摩擦均可以触发难忍性的局部瘙痒，影响患者的工作、生活。患者多通过搔抓局部缓解瘙痒，搔抓会刺激较大的神经纤维，从而可以暂时抑制瘙痒神经纤维反射，瘙痒暂时得到缓解，但又可导致皮肤进一步损伤，加重了疾病进展并触发新的瘙痒反应以致瘙痒更剧，形成恶性循环。早期病变较轻时，皮肤颜色暗红或粉红，角化过度部位则呈现白色。病变晚期则皮肤增厚、色素增加、皮肤纹理明显，出现苔藓样变，似皮革样增厚，且粗糙、隆起。严重者有抓痕、皲裂、溃疡。若溃疡长期不愈，应警惕局部癌变，需尽早活检确诊。

**诊断与鉴别诊断** 根据临床症状和体征，结合病程长短，对治疗的反应性，可作出初步诊断。确诊需要病理组织学检查，特别是怀疑有不典型增生和癌变时，病理检查更是唯一确诊手段。活检应在皲裂、溃疡、隆起、硬结或粗糙处进行，并应选择不同部位多点取材，取材深度足够。为做到取材适当，可先用1%甲苯胺蓝涂抹病变皮肤，待自干后用1%醋酸液擦洗脱色，凡不脱色区表明该处有裸核存在，故在该处活检，发现不典型增生或早期癌变的可能性较大。若局部破损范围太大，应先治疗数日，待皮损大部愈合后，再选择活检部位以提高诊断准确率。若病检结果为不典型增生或原位癌，则应诊断为外阴上皮内瘤变。

应与以下疾病进行鉴别诊断。①白癜风：若外阴皮肤出现界限分明的发白区，但表面光滑、润泽，质地弹性完全正常，且无任何自觉症状者为白癜风。②外阴、阴道炎症性疾病：如外阴皮肤增厚、发白或发红，伴有瘙痒、阴道分泌物增多者，应首先排除假丝酵母菌、滴虫感染所致的阴道炎和外阴炎，分泌物镜下检查查到病原体即可确诊，在原发炎症治愈后外阴局部的白色区域逐渐消失，恢复正常；外阴皮肤出现对称性发红、增厚，伴有严重瘙痒，但无阴道异常分泌物者，应考虑糖尿病所致的外阴炎，通过询问病史进行血糖检测确诊。外阴、阴道炎症性疾病，如糖尿病性外阴阴道炎、外阴阴道假丝酵母菌病、接触性皮炎、反复性老年性阴道炎等，均可以在控制炎症感染后，外阴局部病变会很快减退或消失，病变局部恢复成与周围组织同样的色泽。③股癣、牛皮癣：也会出现于会阴部位，但检查可发现在身体其他部位也存在同样病损。检查病灶时，应在明亮光线下进行，仔细观察。

**治疗** 如下所述。

**一般治疗** 包括个人卫生、使用温和无刺激的液体清洁外阴，保持外阴部皮肤清洁、干燥，禁用肥皂或其他刺激性药物擦洗，避免用手或器械搔抓患处。不食辛辣和过敏食物。衣裤宽大透气，忌穿不透气的化纤内裤，以避免长时间湿热加重病变。凡精神较紧张的失眠者，可加用镇静、安眠和抗过敏药物以加强疗效。

**局部药物治疗** 目的是控制局部瘙痒。一般均主张采用糖皮质激素局部治疗。临床常用药物有氟轻松软膏、0.01%曲安奈德软膏或1%~2%氢化可的松软膏或霜剂等，每日涂擦局部可缓解瘙痒症状。长期连续使用高效类固醇药物，可导致局部皮肤萎缩，故当瘙痒基本控制后，即应停用高效糖皮质激素类制剂，改用作用较轻微的氢化可的松软膏继续治疗。在局部涂药前可先用温水坐浴，可以暂时缓解瘙痒症状，并有利于药物的吸收。坐浴时切忌用毛巾擦患处，以免因机械性摩擦而加剧病损。即使瘙痒消失，患者不再搔抓，增生变厚的皮肤仍须经过较长时期方可明显改善，甚至有可能完全恢复正常。故需坚持长期用药。

**手术治疗** 由于外阴鳞状上皮细胞增生发生癌变的机会仅5%左右，手术后对局部功能有一定影响，且外科治疗后仍有远期复发可能，故目前主张药物治疗或物理治疗为主。外科治疗仅适用于：已有恶变或恶变可能者；反复药物治疗或物理治疗无效者。如病灶极局限，可考虑行单纯病灶切除，但因一般病变范围较广，故多需行单纯外阴切除术。由于切除后瘢痕组织形成常导致术后性交痛，故有人主张手术时同时行皮片移植以保持外阴正常形态和功能。术后应定期随访。复发部位多在切口周围，再次手术仍难以避免再度复发。

**物理治疗** 对缓解症状、改善病变有一定效果，但有复发可能。常用以下方法。①激光治疗：一般采用$CO_2$激光或氦氖激光治疗，破坏深达2mm皮肤层，消灭异常上皮组织；破坏真皮层内神经末梢，从而阻断瘙痒和搔抓所引起的恶性循环。②冷冻治疗：可用棉签蘸液氮直接涂擦于皮损表面，也可用液氮治疗仪冷冻头贴于皮损表面。治疗第2日局部有水疱出现，皮肤多在2周至3个月内愈合。③聚焦超声治疗：一种无创技术。将超声波束经体外穿透入组织内预先选定的深度，在该处产生一个生物学焦域而不损伤超声波所经过的表层组织和邻近组织。超声焦域位于真皮层，使真皮内组织包括血管和神经末梢发生变性，继而促进该处新的微血管形成并改进神经末梢的营养状况，以达到治疗目的。复发后仍可再次治疗。

（狄 文）

wàiyīn yìnghuàxìng táixiǎn

## 外阴硬化性苔藓 （lichen sclerosis of vulva）

以外阴及肛周皮肤萎缩变薄、色素减退变白为主的疾病。是最为常见的外阴上皮内非瘤样病变。可发生于任何年龄妇女，但以绝经后妇女和青春期少女最多见，其次为幼女。

**病因与发病机制**　病因不清，患者常合并斑秃、白癜风、甲状腺功能亢进或减退等自身免疫性疾病，说明此病可能与自身免疫病有关。病变部位有淋巴细胞和浆细胞浸润，提示局部组织有免疫应答存在。有研究发现，患者的多种性激素水平发生显著变化，雌激素受体、孕激素受体、雄激素受体均有不同程度降低，血清二氢睾酮水平明显低于正常妇女，提示睾酮不足可能为发病原因之一。这是临床中丙酸睾酮治疗该病的依据，但同时发现病变基底层的性激素受体缺少，推测这是应用性激素不能完全治愈该病的原因所在。发现此病有母女、姐妹等直系亲属家族性发病的报道，提示发病与基因遗传有关，但未确定特定基因参与该病的发生。还认为与自由基作用密切相关，当局部组织中超氧化物歧化酶和全血谷胱甘肽含量明显下降时，自由基不断产生和聚集，对皮肤组织进行强氧化性损伤，新陈代谢发生障碍，导致局部病变。

**病理**　典型病理特征为表皮萎缩，表层角化过度和毛囊角质栓塞，棘层变薄伴基底细胞液化变性，黑素细胞减少，上皮脚变钝或消失。病变早期真皮乳头层水肿，晚期出现均质化，均质带下有淋巴细胞和浆细胞浸润。表皮过度角化及黑素细胞减少使皮肤外观呈白色。

**临床表现**　主要症状为病损区皮肤发痒，但其程度远较鳞状上皮细胞增生患者为轻，甚至有个别患者无瘙痒不适，有的患者出现灼热感、晚期出现性交困难。病损常位于大阴唇、小阴唇、阴蒂包皮、阴唇后联合及肛周，多呈对称性。早期皮肤发红、肿胀，出现粉红、象牙白色或有光泽的多角形小丘疹，丘疹融合成片后呈紫癜状，但在其边缘仍可见散在丘疹。进一步发展时皮肤和黏膜变白、变薄，失去弹性，干燥易皲裂。其典型临床特征为外阴萎缩，小阴唇变小甚至消失，大阴唇变薄，皮肤颜色变白、发亮、皱缩、弹性差，常伴有皲裂及脱皮，皮肤菲薄，阴道口挛缩狭窄。幼女患者瘙痒症状多不明显，可能仅在小便或大便后感外阴及肛周不适。检查时在外阴及肛周区可见锁孔状珠黄色花斑样或白色病损环，至青春期时，多数患者的病变可能自行消失。

**诊断与鉴别诊断**　根据一般临床表现作出初步诊断，病理检查是唯一的诊断方法，病理检查方法见外阴鳞状上皮细胞增生。

应与老年生理性萎缩相鉴别，后者仅见于老年妇女，其外阴部皮肤的萎缩情况与身体其他部位皮肤相同，表现为外阴组织包括皮肤各层及皮下脂肪层均萎缩，因而大阴唇变平，小阴唇退化，但患者无任何自觉症状，同时应与白癜风、白化病相鉴别。

**治疗**　包括以下内容。

一般治疗　与外阴鳞状上皮细胞增生治疗相同。

局部药物治疗　主要药物有丙酸睾酮及黄体酮。丙酸睾酮有促进蛋白合成作用，能促使萎缩皮肤恢复正常，目前均认为丙酸睾酮局部涂擦是治疗该病的主要方法，但其疗效常因人而异，有些萎缩皮肤可基本恢复正常，有的病变有所改善，但亦有无明显疗效者。临床上一般以2%丙酸睾酮油膏或软膏涂擦患部，擦后稍予按揉。如瘙痒症状较严重，亦可将丙酸睾酮制剂与1%或2.5%氢化可的松软膏混合涂擦，瘙痒缓解后逐渐减少以至最后停用氢化可的松软膏。如在丙酸睾酮治疗期间出现毛发增多或阴蒂增大等男性化副反应或疗效不佳，可改用0.3%黄体酮油膏局部涂擦以替代丙酸睾酮制剂。也有用氯倍他索软膏局部治疗取得良好效果。凡瘙痒顽固、表面用药无效者可用曲安奈德混悬液皮下注射。

幼女硬化性苔藓至青春期时有自愈可能，其治疗有别于成年妇女，一般不宜采用丙酸睾酮油膏或软膏局部治疗，以免出现男性化。治疗目的主要是暂时缓解瘙痒症状，多主张用1%氢化可的松软膏或0.3%黄体酮油膏或软膏涂擦局部，多数幼女症状可获缓解，但仍应长期定时随访。

手术治疗　方法同外阴鳞状上皮细胞增生，但此病恶变机会更少，故很少采用手术治疗。

（狄 文）

wàiyīn yìnghuàxìng táixiǎn hébìng línzhuàng shàngpíxìbāo zēngshēng

## 外阴硬化性苔藓合并鳞状上皮细胞增生 （lichen sclerosis associated with squamous epithelial cell hyperplasia of vulva）

在外阴硬化性苔藓的基础上，由于长

期末能得到有效的治疗或者致病因素长期存在，患者因瘙痒而搔抓外阴病变部位，出现的鳞状上皮细胞增生性病变。俗称外阴缓和营养不良。该病易合并不典型增生。

**病因与发病机制** 在硬化性苔藓的基础上，由于长期未得到有效的治疗或致病因素长期存在，患者因瘙痒而搔抓外阴病变部位，而出现鳞状上皮细胞增生。

**临床表现** 硬化性苔藓和鳞状上皮细胞增生两种病变同时存在。由于病程长短不同，有的可以仅表现为硬化性苔藓病变的特点，如出现病变似皮革样增厚、粗糙、隆起伴有抓痕、皲裂、溃疡。有的区域则在原有硬化性苔藓的基础上，出现鳞状上皮细胞增生性改变如皮肤增厚、色素增加、皮肤纹理明显。主要症状为局部烧灼感、瘙痒及性交痛，瘙痒常为难忍性、顽固性，检查见外阴皮肤皱缩、变薄伴有局部隆起、角化过度。

**诊断** 由于此种病变与单纯鳞状上皮细胞增生相比更容易合并不典型增生，因此应高度警惕局部癌变的可能性，需要局部活检以明确诊断，活检部位应多点活检、并重点选择典型增生性的部位，取材深度要够，通过病理进行确诊。

**治疗** 氟轻松软膏及丙酸睾酮交替使用。先用氟轻松软膏局部涂擦，继用2%丙酸睾酮软膏或0.3%黄体酮油膏，根据病情可长期使用。

**随访** 随访尤其重要，当患者出现异常表现如局部溃疡、原有溃疡加重、局部出血、色泽改变加深时，应及时进行活检病理检查，以除外恶性疾病改变。由于患者长期存在病变加之治疗效果不确定，使之心理精神上存在负担，应注意加以引导，培养良好的女性外阴局部的卫生习惯，提高机体免疫抵抗力，以减少各种因素对病损的刺激。

（狄　文）

**fùkē zhǒngliú**

**妇科肿瘤**（gynecologic tumor）发生于女性生殖器及乳腺的肿瘤。此处仅指女性生殖道肿瘤，包括外阴、阴道、子宫颈和子宫内膜、卵巢及输卵管部位的良性和恶性肿瘤。

**病因** 如下所述。

**遗传因素** 很多妇科肿瘤具有遗传倾向，或者具有明确的遗传学病因，如卵巢癌有5%～8%具有遗传易感者，其中70%为遗传性卵巢癌乳腺癌综合征，为常染色体显性遗传，是由于易感基因 *BRCA*1 和 *BRCA*2 的突变所导致。

**感染因素** 与妇科肿瘤发病关系最明确的感染因素就是人乳头瘤病毒（human papilloma virus，HPV）感染，可以导致下生殖道包括外阴、阴道和子宫颈的癌前病变和癌。

**饮食和生活习惯** 过早性生活、多性伴、患有性传播疾病等均与子宫颈癌的发病密切相关。不健康饮食、脂肪摄入过多和肥胖可明显提高子宫内膜癌的发病率。吸烟与子宫颈癌发病率增高也有关。

**生殖内分泌因素** 长期不孕，肥胖，多囊卵巢综合征，以及晚绝经者发生子宫内膜癌的风险增加；口服避孕药对卵巢癌和子宫内膜癌都有保护作用。内源性雌激素过高（患有分泌雌激素的肿瘤）或使用外源性雌激素（口服或外用雌激素）使子宫内膜癌发病率增加。

**精神心理和免疫功能** 长期心理失衡，抑郁、情绪失常可能降低机体免疫力，增加肿瘤易感性。

**筛检和预防** 目前妇科肿瘤治疗的有效性在相当的程度上取决于诊断时的疾病阶段。早期诊断使肿瘤在癌前阶段或者浸润、转移前被发现，使治疗有更大的机会取得成功。早期诊断的最好办法是寻找到有效的筛检方法，子宫颈癌的筛查即为一个很好的例子。西方工业化国家大范围的子宫颈癌筛检项目，使得很多子宫颈病变在癌前或早期癌阶段得到诊断和治疗，导致子宫颈癌，尤其是晚期子宫颈癌发病率显著下降。

除子宫颈癌外，其他女性生殖道癌瘤尚无良好的筛查方法，但定期查体，重视身体出现的不适和症状，及时就诊，有益于肿瘤的早期发现、早期治疗，可提高生活质量和延长生存期限。

**诊断** 有下列症状或不适的女性应及时就诊，警惕肿瘤的发生和发展：如异常阴道分泌物、阴道排液或血水、异常阴道流血、腹部扪及肿块、腹胀腹痛等。除病史、查体外，必要的辅助检查对于明确有无肿瘤、肿瘤位置和性质非常有帮助。

**超声检查** 对于观察子宫大小、子宫内膜厚度、附件有无占位及占位的大小、质地和血运都有很好的分辨率和效果。

**影像学检查** CT、MRI 可以很好地判断肿瘤累及的范围、毗邻关系，PET-CT 可以用于高度可疑肿瘤但使用其他方法没有阳性发现的患者，对发现恶性肿瘤的敏感性和特异性都很高，但其放射剂量大，还可出现假阳性，不宜作为常规检查。

血清肿瘤标志物检查 很多妇科肿瘤具有敏感或特异的肿瘤标志物，如CA125异常升高伴盆腔包块常常提示有卵巢上皮恶性肿瘤的可能；其他常用肿瘤标志物还有鳞状上皮细胞癌抗原浓度升高提示外阴鳞癌、子宫颈鳞状细胞癌，乳酸脱氢酶升高可见于卵巢无性细胞瘤，血清甲胎蛋白升高预示着卵巢卵黄囊瘤，人附睾分泌蛋白（HE4）对于早期卵巢癌的诊断具有重要意义。这些肿瘤标志物在治疗前有助于判断肿瘤的性质，治疗中和治疗后往往还是治疗效果和是否复发的风向标。

病理学检查 肿瘤最终定性的确切诊断要依靠组织病理学检查，因此如何安全有效地获取肿瘤组织非常重要。如子宫颈癌可通过阴道镜检查下定位取活检获得诊断；外阴阴道的瘤块可直接通过活检获得组织；子宫内膜癌或肉瘤可通过诊断性刮宫或宫腔镜获得子宫内膜组织。对盆、腹腔明确存在的大的包块，超声或CT引导下肿块穿刺获得细胞或组织送病理检查是行之有效的手段。而对一些没有明显肿块、腹水、腹胀且不能除外恶性肿瘤者，腹腔镜检查和活检也是非常直观和有效的诊断手段。

各种腔镜的使用 电子影像技术的发展使得腔镜微创技术在妇科肿瘤领域的应用越来越广泛，尤其是在早期肿瘤的诊断方面。最常用的有以下几种。①阴道镜：用于检查和诊断子宫颈癌前病变和子宫颈癌。配合光源和滤镜，可以将受检部位局部放大20倍左右，从而可以清晰地检查子宫颈、阴道上皮和血管变化，定位异常之处活检，可显著提高活检准确性和阳性检出率。②宫腔镜：用于宫腔内病变的观察、诊断和取材。可以全面直观地观察宫腔形态、内膜厚度、有无占位和异常血管，尤其是对于局限性的癌瘤或者息肉样内膜增生或肉瘤，直视下活检阳性率明显高于盲取内膜。③腹腔镜：已广泛应用于盆、腹腔外科手术。腹腔镜的镜头有广角和放大作用，可以全面、系统地探查整个盆、腹腔所有脏器，对细节和微小病灶的观察远远优于人的肉眼，并在任何可疑的肿瘤部位活检取得组织，即使是几毫米的病灶也可以准确取材，精确性和敏感性都远远胜过体外经皮穿刺。

治疗 手术、化疗、放疗是肿瘤治疗的三大基石。这些治疗原则也会不断改进。新型的辅助化疗将会越来越多地用于妇科肿瘤，放疗与化疗的同时使用也会更加普遍。

手术治疗 手术切除是治疗妇科肿瘤最经典的方法。随着对各种肿瘤生物学行为和预后的了解，手术治疗方案也逐渐个体化。微创技术也越来越多地应用于妇科肿瘤的手术治疗。卵巢肿瘤的剔除、附件的切除、全子宫双侧附件术、盆腔淋巴结切除术、根治性子宫切除术等手术大多可以在腹腔镜下完成，但应注意适应证，警惕恶性肿瘤的盆、腹腔播散问题。开腹手术仍然有不可替代的作用：如晚期卵巢癌的肿瘤细胞减灭术，务求干净彻底，有时甚至要切除肿瘤累及的肝、脾、肠管等组织，仍然只有开腹手术可以做到。随着年轻患者的增多，保留功能的需求也越来越多，像根治性子宫颈切除术（保留子宫体）治疗早期子宫颈癌这种新术式也将不断创新涌现，并有更多的患者获益。

化疗 20世纪20年代以顺铂为主的联合化疗方案使得卵巢恶性生殖细胞肿瘤的预后发生了惊人的逆转，90年代以后紫杉醇的出现以及在妇科肿瘤领域的广泛应用使卵巢癌等恶性肿瘤患者生活质量显著提高，生存明显延长。化疗在滋养细胞肿瘤治疗中的作用更是毋庸置疑，大部分患者可以治愈。新的化疗药物和现有化疗药物更优化的配伍方案应运而生，大量临床试验在关注各种各样联合化疗方案的疗效。但化疗的基本模式尚未发生根本性的变革。临床工作中会更加关注如何尽可能地减少这些药物带来的副作用，降低化疗药物的副作用本身就会改善肿瘤患者的生命质量，甚至可能延长其生命时间。而众多新辅助化疗的应用也为肿瘤的治疗打开了新的思路和途径。

放疗 放疗用于妇科肿瘤已经有100多年的历史，一直是其主要的治疗手段之一。现在放疗仍然是大部分子宫颈癌和一部分子宫内膜癌患者的主要治疗手段。放疗的根本目的就是给予肿瘤靶区高剂量的照射，尽量降低周围正常组织接受的剂量，达到既能根治肿瘤又能保存较高生存质量的目的。腔内放疗是针对妇产科肿瘤的独特放疗方式，指将放射源置入宫腔和阴道内进行近距离治疗，其目的是使阴道、宫颈、子宫体及邻近的宫旁浸润病灶达到致死剂量的照射，同时尽可能避免盆腔正常组织受量过多。随着科学技术的发展，放疗技术设备不断更新，近距离治疗、术中放疗、适形调强和立体放疗等精准放疗都是发展的方向。

综合治疗 针对各种肿瘤的不同分期、肿瘤特性，制定个性化的综合治疗方案是必然的。如卵巢癌的治疗原则是在满意的肿瘤细胞减灭术后辅以多疗程联合化疗。而子宫内膜癌手术后有高危因素者需辅助放疗，早期子宫颈癌以手术为主，有高危因素者辅助放疗，而中晚期子宫颈癌以放疗为主，辅以化疗。任何肿瘤的中晚期或复发都会涉及不止一种治疗手段。除了手术、放疗和化疗这三种传统手段，随着对肿瘤发生机制、肿瘤遗传学和肿瘤免疫学的进展，免疫治疗和基因治疗也逐渐进入临床。

**其他** 新的医学模式下，患者的生命质量将会越来越受到重视，如妇科肿瘤患者治疗过程中生育和生理功能的保护和保留，去势患者的激素补充治疗问题。在治疗中，进行患者心理方面的保健和治疗，将极大改善患者的整个治疗状态。另外，肿瘤相关知识的宣教、家庭社会的支持、国家卫生政策的支撑也不可或缺。

（沈 铿 曹冬焱）

wàiyīn liángxìng zhǒngliú
# 外阴良性肿瘤 （vulvar benign tumor）
发生于外阴上皮组织和其他组织的各种良性肿瘤。比较少见。

**分类** 通常分为以下几类。①上皮来源的良性肿瘤：有乳头状瘤、角化棘皮瘤及黑色素细胞肿瘤。②皮肤附件的良性肿瘤：如汗管瘤、汗腺瘤及毛发上皮瘤。③间叶组织来源的良性肿瘤：有平滑肌瘤、纤维瘤、脂肪瘤、平滑肌瘤、血管瘤与淋巴管瘤等。④神经源性良性肿瘤：有神经纤维瘤、神经鞘瘤等。⑤其他类型良性肿瘤：如良性混合瘤。

**病因与发生机制** 因组织起源不同而各异，一般考虑为皮肤相关组织的细胞异常增生或发育异常引起。

**临床表现** 一般表现为无痛性外阴结节或肿物，有时可伴肿物表面破溃。血管瘤则表现为皮下为鲜红色或暗红色微凸起于皮肤的小结节，表面光滑，压之可褪色。①乳头状瘤：见外阴乳头状瘤。②汗腺瘤：由汗腺上皮增生而成，生长缓慢，直径1～2cm，包膜完整，与表皮不粘连。③纤维瘤：来源于外阴结缔组织，多位于大阴唇，是最常见的外阴良性肿瘤。常为单发，初起为硬的皮下结节，增大后形成带蒂肿块。镜下见波浪状或相互盘绕的胶质束和成纤维细胞。④脂肪瘤：来自大阴唇或阴阜脂肪细胞，肿瘤大小不一，多无蒂，与周围组织界限清楚，有包膜。⑤平滑肌瘤：见外阴平滑肌瘤。

**诊断** 有时单从外观上就能得出初步诊断，但最后诊断一般需要术后的病理检查明确。有时术后病理可能提示良性肿瘤恶变。

**治疗** 不同类型的肿瘤发病原因不同，治疗原则也不同，一般以手术切除为主。血管瘤、淋巴管瘤可用放射性同位素、深部X线或镭照射治疗。

色素痣 容易恶变，宜行预防性切除术，但隆起或带毛的色素痣恶变机会少，可不急于切除。如伴疼痛、出血则应切除。对于平坦的周边活跃的外阴交界痣、复合痣，尤其到青春期性激素活跃时，其恶变机会增加，应在生育前进行彻底切除。

汗腺瘤 一般先做活组织检查，确定诊断后再局部切除。

纤维瘤 局部切除，一般无复发。

脂肪瘤 小的脂肪瘤，一般无症状，也无危害，可不处理。如果肿瘤较大，则可手术切除。

血管瘤、淋巴管瘤 可选择的方法很多，浅表者可用$^{32}$P、$^{90}$Sr敷贴，效果良好，最好在3岁以前治疗。其次可选择冷冻疗法，面积不大者也可用硬化剂，如尿脂奎宁液局部注射或分散注入病变处，或用5%鱼肝油酸钠在病灶内注射。也可用电灼、电解、电凝固、X线、激光等治疗。面积小者亦可手术切除。

神经纤维瘤 多发生于阴唇，也可累及阴蒂，患者常伴有神经纤维瘤病，组织学特点与身体其他部位的神经纤维瘤相似，可行手术治疗。此瘤极少恶变，如无症状，或肿瘤较小，可观察。

**预后** 治疗后一般不复发，预后好，手术后定期复查即可。

（刘继红 万 挺）

wàiyīn rǔtóuzhuàngliú
# 外阴乳头状瘤 （vulvar papilloma）
由局部炎性刺激外阴皮肤或黏膜，形成表面向外生长的、乳头状突起的、上皮来源的外阴部良性肿瘤。主要分为两类：乳头状瘤与疣状乳头状瘤。此外还有一种以上皮增生为主的纤维乳头状瘤，可视为外阴乳头状瘤的一种亚型。多发生在大阴唇，也可见于阴阜、阴蒂和肛门周围。该病比较少见，多见于中老年妇女，发病年龄大多在40～70岁。

**病理** 典型的乳头状瘤肉眼所见为单发或多发的局部突起，肿瘤表面有无数的乳头状突起，乳头小而多，质略硬。镜下可见复层鳞状上皮有明显的棘层细胞增生肥厚，以上皮增生为主，上皮向表面突出而形成多数的乳头状形态，上皮脚变粗向真皮纤维结缔组织内伸展。上皮细胞排列整齐，细胞无明显的变异性，偶尔可见少数核分裂象。肿瘤恶变率低，为2%～3%。

**临床表现** 该病生长缓慢，

可无症状，但也可有外阴瘙痒及局部炎症病史。病变一般不大，偶有大至 4～5cm。肿瘤可带蒂呈葡萄状或菜花状。如肿瘤较大，因反复摩擦，表面可溃破、出血和感染。

**诊断与鉴别诊断** 诊断一般不困难，根据临床表现，可作出初步的诊断，确诊应根据活检后病理学结果。

典型的乳头状瘤与尖锐湿疣在临床上有时难以区别。尚应与外阴扁平湿疣、早期外阴癌等进行鉴别。①外阴尖锐湿疣：多发生于外阴和肛周，呈多灶性乳头状增生。有感染史，人乳头瘤病毒阳性，发展迅速。镜下见上皮棘细胞层肥厚，可见挖空细胞。②外阴扁平湿疣：病灶呈丘疹或结节状，多发生于阴唇和会阴，容易破溃，分泌物可找到苍白密螺旋体。梅毒血清反应阳性。③外阴癌：呈乳头状或菜花状增生，有疼痛、瘙痒症状，易形成溃疡，生长较快。病理检查可确诊，绝大多数为鳞状细胞癌。④外阴软纤维瘤：呈息肉状，镜下见有明显的纤维血管间质的成分。

**治疗** 以局部手术切除为主，切除范围宜在病灶外 0.5～1cm。虽为良性肿瘤，手术后有复发的可能。手术时冷冻切片检查，若证实有恶变，应做更广泛的外阴切除。

**预后** 较好，恶变率低。

(刘继红　万　挺)

wàiyīn pínghuájīliú

# 外阴平滑肌瘤 （vulvar leiomyoma） 由平滑肌细胞组成的外阴良性肿瘤，来源于外阴平滑肌、毛囊立毛肌或血管平滑肌。多发生在生育年龄，主要发生在大阴唇、阴蒂及小阴唇，有蒂或突出于皮肤表面，一般为单发，外形

呈圆形或椭圆形，表面光滑，质地偏硬，有包膜，活动好。如果肌瘤小，可无任何症状。如肿瘤过大，则产生外阴下坠感，甚至影响活动与性生活。初步诊断不困难。最终诊断需病理检查才能证实。组织学形态与子宫平滑肌瘤相似，大部分显示典型的平滑肌特性，病理检查镜下可见平滑肌细胞呈纵横交错、平行或漩涡状排列，H-E 染色胞质呈红色，核长杆形，两端钝圆，核周有晕状空隙，肌束之间有纤维间质。治疗原则为手术切除，行有蒂肌瘤局部切除或深部肌瘤摘除。对浅表或有蒂肌瘤，行局部切除。平滑肌细胞有上皮细胞样变化者，不论是局灶性还是广泛性变化，也不论肌瘤的大小，都要有足够的切除，不能做肌瘤剜出，因为这种肌瘤容易复发。

(刘继红　万　挺)

wàiyīn liúyàng bìngbiàn

# 外阴瘤样病变 （vulvar tumor-like lesion） 发生于外阴的肿物，但并非真正的肿瘤。包括前庭大腺囊肿、外阴表皮样囊肿、外阴中肾管囊肿、外阴子宫内膜异位症、尿道肉阜、化脓性肉芽肿、结节性淀粉样变、疣状黄色瘤及纤维上皮瘤样病变等。

**前庭大腺囊肿** 前庭大腺位于大阴唇后部下方，前庭大腺的大导管阻塞致黏液性分泌物积聚而形成囊肿。多发生于生育年龄妇女，患者可能因囊肿增大压迫阴道口或因感染引起疼痛而就诊。检查时，可见肿物位于前庭区大阴唇后半部，呈椭圆形，穿刺可抽出黏液，如感染化脓则可抽出脓液。治疗多采用囊肿造口术。该术简单，且能保留前庭大腺功能。已形成脓肿时，应立即切开引流。切除后组织行病理检查，

镜下可见囊壁由纤维膜构成，囊内衬以立方状上皮或者复层移行上皮。

**外阴表皮样囊肿** 较常见的外阴部囊肿，可由胚胎期泌尿生殖窦表皮分化增生而成，亦可由于局部损伤或手术将表皮带入真皮下组织而形成。囊肿多见于大阴唇及会阴部，生长缓慢，一般无症状。治疗可采用手术切除。病理可见囊壁衬以复层鳞状上皮，囊内含白色或者淡黄色油状角质物质。

**外阴中肾管囊肿** 由中肾管残余形成。胚胎分化过程中，女性体内中肾管逐渐退化消失，但中肾管上皮细胞团可以增生，其中可出现腔隙而形成囊肿，这些囊肿可沿生殖器的不同部位而存在，如输卵管泡状附件、卵巢冠囊肿、阔韧带囊肿及阴道壁囊肿，而发生在外阴者则甚为少见，常位于处女膜、阴道前庭、小阴唇及阴蒂周围。囊肿无症状，一般不需治疗，大者可手术切除。病理可见囊壁薄，由纤维组织及少量平滑肌构成，囊壁内衬以立方状或柱状上皮，内容物为黏液或浆液。

**外阴子宫内膜异位症** 往往发生于外阴切开术的瘢痕处，可能与手术时子宫内膜种植有关。病变区为紫蓝色结节，可周期性增大，伴内部疼痛或出血。病理可见正常的子宫内膜腺体或间质。

**尿道肉阜** 妇科的常见病，好发于中年及绝经期前后，主要为炎症刺激或炎症后组织反应过度增生形成，病变常与尿道黏膜相连，大部分可有疼痛及出血。

**化脓性肉芽肿** 通常位于邻近阴道入口的阴唇内侧，外观与肉芽组织相似，上皮可有部分溃疡形成，病变本身为肉芽组织，

有大量炎症细胞浸润。

**结节性淀粉样变** 可以累及外阴皮肤，表现为外阴局限性溃疡性结节，边界不清，有时外观上需要与鳞状细胞癌鉴别，病理主要见均质性浅粉色的蛋白性物质沉着。

**疣状黄色瘤** 可形成菜花样、疣状或乳头状，外观与外阴癌相似，病理可见表皮棘细胞层增生。

**纤维上皮瘤样病变** 较常见，又称皮赘或软垂疣。一般单发，质软，为息肉样结节，镜下为纤维血管结缔组织构成的轴心，表面覆盖鳞状上皮，间质结构稀疏，或呈水肿状。大部分可以通过外科手术切除而治愈，一般不复发，手术后应定期随访。

（刘继红 万挺）

wàiyīn línzhuàng shàngpínèi liúbiàn
## 外阴鳞状上皮内瘤变（vulvar intra-epithelial neoplasia、VIN）
发生于外阴鳞状上皮内的细胞非典型增生病变。是一系列病变的发展过程。部分可同时合并子宫颈或阴道上皮内肿瘤或浸润癌。

**病因** 通常与人乳头瘤病毒感染相关。

**病理** 表皮的极向消失，上皮细胞排列紊乱，细胞核有异形性，表面角化及上皮层增厚，颗粒层明显，基底至棘细胞层出现异形细胞，形态大小不等，胞核大，染色质增多、粗糙深染，核膜尚清晰，核分裂象增多。①轻度非典型增生（VIN I）：上皮过度增生，异形细胞局限在上皮的下1/3，表面细胞成熟且正常。②中度非典型增生（VIN II）：上皮层下2/3部分的细胞呈明显的异型，排列紊乱，但表层仍正常。③重度非典型增生/原位癌（VIN III）：异型细胞占据上皮层2/3以上，几乎达表面。原位癌是指上皮层

细胞全层受累，表面上皮角化或角化不全，全层细胞层次消失，上皮脚肥大变圆，伸入真皮，上皮基底膜完整。

外阴上皮非典型增生可以逆转，病变可以自然消退；重度非典型增生也可发展为原位癌，甚至进展为浸润癌。

**临床表现** 一般无症状，长期受刺激或摩擦可出现瘙痒、疼痛、出血和感染，甚至发生溃疡。多发生于小阴唇内侧，一般生长缓慢，恶变率约为10%。肉眼观为白色、暗灰色或暗红色的扁平颗粒状或疣状病损。

**诊断** 需行阴道镜下活检后病理确诊。

**治疗** 大多数VIN I可自行消退，可定期做阴道镜检查，如果无明显症状且病变未发生变化，可不予治疗。对有症状者，可选择外用药物（如5-氟尿嘧啶软膏、咪喹莫特软膏等）或激光治疗。对于VIN II～VIN III，可行外阴表浅皮肤局部切除术，切缘超过病灶外0.5～1cm即可，注意保留外阴基本的解剖构型。如病变较广泛或为多灶性，切除范围较广，有时需同时行邻近皮瓣转移或植皮。也可采用5%咪喹莫特软膏局部外涂使用，用药持续3个月以上。用药期间及停药后需定期复查病灶变化，密切随访。

（刘继红 万挺）

wàiyīn èxìng zhǒngliú
## 外阴恶性肿瘤（vulvar malignant tumor）
发生于外阴表皮、特殊腺体和其他组织的恶性肿瘤。较少见，约占女性全身恶性肿瘤的1%。好发于绝经后的妇女，但发病年龄分布较广，约18%发生于40岁以下。

**分类** 通常分为以下几类：①上皮来源的肿瘤，如外阴鳞状

细胞癌、外阴基底细胞癌及外阴黑色素瘤等。②皮肤附件来源的肿瘤，如外阴腺癌等。③间叶组织来源的肿瘤，如外阴肉瘤和淋巴瘤等。以鳞状细胞癌最常见，占外阴恶性肿瘤的80%以上，恶性程度则以恶性黑色素瘤和肉瘤最高。

**病因** 尚不清楚。外阴上皮性癌可能与黏膜慢性病变、人乳头瘤病毒感染或性传播疾病相关。外阴恶性黑色素瘤则可能与黑痣恶变有关。

**临床表现** 以外阴瘙痒最为常见（约80%）。体征因病理类型及病期而不同。上皮性癌一般以溃疡或菜花状肿物常见，黑色素瘤常表现为有黑色素沉着的痣或结节样肿物。外阴癌早期时病灶可不明显，有时与外阴营养不良疾病共存，继续发展可为局部小硬结，高出皮肤，以后自行破溃或因瘙痒抓破而成溃疡，其溃疡基底部边缘较硬，溃疡常有出血或感染。病变进一步发展至晚期，向深部或邻近器官浸润，侵犯尿道、阴道或肛门。外阴局部可大部分被肿瘤侵犯占据，呈大溃疡或"火山口"样。起源于前庭大腺的恶性肿瘤，常表现为靠近阴道口的大阴唇有隆起和硬性水肿现象，表面皮肤可完好。

**诊断与鉴别诊断** 对所有外阴赘生物均需进行活体组织病理检查。因外阴癌病变容易观察，一般可较早明确诊断，但也有部分女性因羞于诊治，延误至晚期才就诊。一般建议对病灶行局部切除活检。治疗前可行超声、CT、磁共振成像和淋巴造影等检查，了解有无局部或远处转移情况，特别是了解盆腔和腹主动脉旁淋巴结转移情况。恶性黑色素瘤容易早期出现远处转移，需行多部

位的影像学检查。

该病诊断不困难，对有长期外阴局部瘙痒伴分泌物，外阴有硬块或赘生物，或有硬性溃疡者，行活检病理后可明确诊断。

需与外阴湿疣、外阴营养不良、外阴汗腺腺瘤、外阴急慢性炎症、溃疡等相鉴别，通常需活检病理进行鉴别诊断。

**治疗**　主要治疗方法为手术切除。传统的手术方式是广泛的外阴广泛切除及双侧腹股沟淋巴结清扫术，手术创伤大，术后并发症发生率高。强调个体化治疗，对早期患者，如病灶局限，推荐行外阴病灶局部广泛切除术，切除范围应包括癌灶周围至少1cm、外观正常的组织，并行一侧或双侧的腹股沟淋巴结及股淋巴结切除，或行前哨淋巴结活检。对于病灶较大的患者，如肿瘤靠近尿道或肛门，可在术前行辅助放疗或放化疗，以尽可能保留尿道及肛门的功能。手术切缘太近或术后病理发现切缘阳性或淋巴结转移者，应补充术后放疗。恶性黑色素瘤患者术后酌情辅助化疗和免疫治疗，可能减少复发。复发后的治疗通常需要再次手术切除和皮瓣转移或移植。不能手术和再次放疗者，可考虑姑息化疗。

**预后**　早期预后较好，中晚期预后较差，5年生存率约为50%。

（刘继红　万　挺）

wàiyīn línzhuàng xìbāo'ái

# 外阴鳞状细胞癌（vulvar squamous cell carcinoma）

来源于外阴皮肤表面鳞状上皮的恶性肿瘤。简称外阴鳞癌。约占外阴恶性肿瘤的81%，多发生在大阴唇，其次是小阴唇、阴道前庭等，大约10%发生于阴蒂。

**病因与发病机制**　大多病因不明，可能与性传播疾病、外阴皮肤慢性炎症或免疫功能低下有关，多见于老年妇女。少数（约35%）与人乳头瘤病毒（human papillomavirus，HPV）感染有关，被称为HPV相关外阴鳞癌，一般见于较年轻女性。

**病理**　典型表现为大小不等的鳞状细胞巢，高分化者癌巢中心有角化株，中低分化者角化物少，细胞呈实性片状、梁索状分布，异型性明显，角化很少。与HPV相关的鳞癌主要为鲍文（Bowen）氏病或湿疣样癌，肿瘤表面为乳头结构，瘤巢内常见单细胞角化，细胞异形性明显，有挖空细胞，双核或多核细胞。

**临床表现**　主要表现为外阴出现质地较硬的溃疡或结节，也可呈现大片融合伴感染、坏死、出血的病灶。多数癌灶周围伴有白色病变或糜烂、溃疡，溃疡常可经久不愈。部分患者伴有外阴长期瘙痒，晚期患者还有脓性或血性分泌物增多、尿痛等不适。病变可累及尿道、会阴或肛门四周等。

外阴浸润性鳞癌多发生于大、小阴唇，但外阴任何部位均可发生。早期浸润癌体征不明显，常与外阴营养不良疾病共存。癌灶多变，直径为0.5～8cm，颜色可呈白色、灰色、粉红色或暗红色，表面既可干燥、洁净，也可有分泌物和坏死。癌灶既可为单发，也可为多发。单灶性癌可分为菜花型和溃疡型。向外生长的菜花型多为分化好的病灶。溃疡型癌灶呈浸润生长，多发生于外阴后部，可侵犯巴氏腺、会阴体和坐骨直肠窝。外阴常合并有外阴营养不良疾病，病灶弥漫，少见明显的小病灶。

**转移途径**　主要为直接蔓延和淋巴扩散，一般扩散较早，极少血行转移。①直接蔓延：在外阴局部的肿瘤逐渐增大，可能累及阴道、肛提肌、直肠、尿道口或膀胱。②淋巴转移：外阴有丰富的淋巴管，而且外阴的淋巴毛细管丛是互相交通的，因此，一侧外阴的癌肿可经由双侧的淋巴管扩散，最初转移至腹股沟浅层淋巴结，再至位于腹股沟下方的股管淋巴结，并经此进入盆腔内髂外、闭孔和髂内淋巴结，再向腹主动脉旁淋巴结或锁骨下淋巴结转移。阴蒂部癌肿可绕过腹股沟浅层淋巴结直接至股管淋巴结或盆腔淋巴结，外阴后部以及阴道下段癌也可跳过腹股沟浅层淋巴结而直接转移至盆腔淋巴结。③血行转移：较少见，仅发生于少数晚期患者。

**分期**　根据国际妇产科联盟2009年分期，外阴鳞癌在临床上可分为四期。①Ⅰ期：病变局限于外阴或会阴，无淋巴结转移。②Ⅱ期：肿瘤侵犯了下1/3尿道，下1/3阴道或肛门，无淋巴结转移。③Ⅲ期：肿瘤转移至腹股沟淋巴结。④Ⅳ期：肿瘤侵犯了上2/3的尿道或阴道，或膀胱黏膜、直肠黏膜等受累，腹股沟淋巴结固定或溃疡，或有任何部位的远处转移。

**诊断**　诊断需依靠病理确诊，对于外阴皮肤黏膜有可疑病灶或外阴溃疡性肿块者，应取活检。活检要求楔形切除一块组织，包括病灶周围一些正常皮肤及病灶下方的真皮组织和结缔组织。

**治疗**　以手术为主。传统的手术方式是广泛的全外阴根治性切除及双侧腹股沟淋巴结清扫术。这种手术方式对患者创伤较大，多数患者的手术伤口不能一期愈合，需要长期换药或植皮，且伤口愈合后瘢痕大使外阴变形，对患者的生理及心理均影响较大。现手术方式进行了改良，并取得了相似的疗效，避免了过大的创伤，从而形成了一些个体化治疗的新建议。目前，对外阴鳞癌的治疗非常强调个体化，根据患者不同年龄、不同临床分期、不同病灶大小、不同病理组织学分类、不同淋巴结状况以及不同病灶部位，选择不同的手术方式及辅助治疗方法。

早期　如病灶局限，推荐行外阴局部广泛切除术，切除范围应包括癌灶周围至少 1cm 宽的、外观正常的组织；对于病灶较大的患者，如肿瘤靠近尿道或肛门，可在术前行辅助放疗或同期放化疗，以期缩小对尿道及肛门部位的切除范围。推荐行一侧或双侧的腹股沟淋巴结及股淋巴结切除。术后病理发现淋巴结转移者，应补充术后放疗。

目前临床上缺乏敏感的方法对早期外阴癌是否有淋巴结转移进行检测，影像学检查和细针穿刺活检均不能达到令人满意的检出率。腹股沟淋巴结清扫成为外阴癌常规的治疗方法，但这一手术方式并发症的发生率高达 70%，包括切口感染、皮瓣坏死、淋巴瘘、下肢静脉栓塞以及淋巴水肿等，不仅会增加患者的痛苦和治疗费用，也会严重影响患者的生活质量。前哨淋巴结活检术（sentinel lymph node biopsy，SLNB）的开展为这一问题的解决带来了新的希望。荟萃分析发现，文献报道的 SLNB 用于早期外阴癌淋巴结转移诊断的敏感性为 66%～100%，特异性均为 100%。SLNB 对早期外阴鳞状细胞癌患者淋巴结转移具有很高的诊断价值，但以 SLNB 代替腹股沟淋巴结清扫还需要更多的高级别循证医学证据支持。

晚期　治疗与早期外阴癌的处理不同，在进行任何治疗前，应先评估腹股沟淋巴结的状态：①若腹股沟淋巴结区未扪及可疑的淋巴结，应行双侧腹股沟及股淋巴结切除术。若术后病理提示阳性，应对转移的一侧腹股沟区及盆腔区进行辅助放疗。②临床检查发现腹股沟淋巴结肿大，可疑阳性者，应行盆腔 CT 检查，然后手术切除所有增大的淋巴结，术中送快速冰冻切片病理检查。术中病理阴性者，行系统的腹股沟、股淋巴结切除术；若术后病理阳性，给予辅助放疗。术中病理阳性者，建议仅切除增大的淋巴结，而避免系统的淋巴结切除术，术后给予腹股沟和盆腔区放疗。对腹股沟淋巴结转移的患者，宜尽早施行术后的辅助放疗，放疗剂量 50～60Gy。③如果腹股沟淋巴结固定或出现溃疡不可手术切除，应取活检进行确诊，然后行放射治疗，并可同时加抗癌药物化疗。部分病例放疗后可再行淋巴结切除术。

对晚期外阴鳞癌的原发肿瘤处理原则如下：如果切除原发肿瘤可以达到切缘清晰，且不损伤括约肌造成大小便失禁，可以考虑先手术。如果直接手术需行肠造瘘或尿路改道，则先放疗和/或化疗，待肿瘤缩小后再手术。术前放疗剂量不宜超过 55Gy。如无法手术切除，可行全量放疗加化疗。原发灶剂量一般需 60～70Gy。在放疗后密切随访 6～12 周，如仍有肿瘤残留，可考虑手术切除残留病灶。若手术切缘邻近癌灶（<5mm），又无法再行扩大切除，术后应补充局部放疗。

外阴鳞癌对放射线敏感，但由于外阴正常组织对放射线耐受性差，而限制了外阴鳞癌的照射

剂量，因此，放疗通常仅作为辅助治疗外阴鳞癌的方法。

预后　若能够早期得到诊断，治疗效果好。腹股沟淋巴结转移状态与预后有密切关系。腹股沟淋巴结无转移者，5 年生存率可达 90% 左右；腹股沟淋巴结阳性者，5 年生存率则下降至 50%～60%。其他高危因素主要包括年龄、肿瘤分化、分期、肿瘤的厚度、间质浸润深度以及淋巴血管间隙受累的情况。

（刘继红　万挺）

wàiyīn Pèijítèbìng
## 外阴佩吉特病（vulvar Paget disease）

发生于外阴部皮肤腺上皮，呈湿疹样病损的癌前病变。绝大多数是上皮内病变，发展缓慢，偶见发展为浸润性腺癌。通常发生于绝经后妇女，平均发病年龄为 60 岁较罕见。

**病因与发病机制**　该病起源于外阴腺体的表皮内肿瘤，病因可能与局部皮肤退行性变或慢性炎症持续刺激相关。发病机制尚未清楚。

**病理**　镜下可见棘层肥厚，位于表皮中的佩吉特（Paget）细胞大而圆，较正常角质形成细胞大 1～2 倍，无细胞棘突，核大深染，核膜清楚。Paget 细胞巢常在钉突尖端明显，表皮中无角化不良细胞。Paget 细胞不侵入真皮间质，过碘酸希夫染色及阿尔新蓝（Alcian blue）染色阳性，多巴胺染色阴性，免疫组化染色显示癌胚抗原、EMA、54kD 细胞角蛋白、Cam5.2 及腺癌标志物单抗 B72.3 皆阳性，S100 蛋白染色阴性。

**临床表现**　主要症状为顽固性的外阴瘙痒和局部疼痛或烧灼感，病灶开始于外阴生毛部、大阴唇或肛周，逐渐向周围和小阴唇扩大。偶见侵犯尿道、膀胱、

输尿管甚至子宫颈内膜。体检常可见外阴病灶呈多灶性湿疹样外观，边界清楚隆起的红色湿疹状斑块，可有白色痂皮覆盖，常发生于富有大汗腺的区域。

**诊断与鉴别诊断**　临床上应与外阴湿疹、鲍温病、类湿疹样癌和恶性黑色素瘤相鉴别，确诊需活检。

**治疗**　需行外阴表浅皮肤的局部切除术。由于潜在的组织学改变常超过临床可见的病变范围，确定一个清楚的手术切除范围比较困难，一般切除皮肤距离病灶边缘 2.5cm 以上。术后再出现症状或病灶明显时可再行手术切除。

肿瘤侵犯到尿道或肛门时，可考虑激光治疗或局部药物治疗。以 5% 咪喹莫特软膏局部使用，持续至少 4 个月。用药期间及停药后需密切观察病灶变化。

如果合并潜在腺癌，则必须切除足够的深度及宽度。单侧病变至少应行同侧腹股沟淋巴结切除术，术后是否辅助放疗尚有争议。

**预后**　不伴有浸润性癌者，预后较好。大约 40% 的患者切除病灶后可复发，复发后病变一般仍局限于外阴上皮内，偶尔可由原位腺癌发展成浸润癌。

（刘继红　万挺）

wàiyīn jīdǐxìbāo'ái
**外阴基底细胞癌**（vulvar basal cell carcinoma）　来源于外阴表皮基底细胞的恶性肿瘤。很少见，占外阴肿瘤的 2.5% 左右，多见于 55 岁以上妇女。

**病因**　病因不明确，可能与局部放射治疗有关。

**分型**　可分为两种基本类型，即表浅斑块型和侵蚀性溃疡型。①表浅斑块型：表面粗糙、带有黑色素或呈微红色，质地较硬。②侵蚀性溃疡型：呈局限性硬结，边缘隆起呈围堤状，中心出现表浅溃疡，或坏死组织或表面结痂。偶见病灶呈色素性肿块、斑丘疹或如蕈样息肉状生长物。肿瘤周围可出现卫星结节，也可为多中心起源。镜下见肿瘤组织自表皮基底层长出，细胞成堆伸向间质，基底细胞排列呈腺圈状，中央为间质，有黏液变性。

**病理**　光镜可见癌细胞形成团片或条索状，有时也可呈假腺体状，由基底层向下和周围间质浸润。主要特征是瘤组织边缘部的一层细胞呈柱形，其长轴呈栅栏状排列，相当于皮肤基底细胞。

**临床表现**　病灶多位于大阴唇或会阴联合，偶见于小阴唇或阴蒂。肿瘤生长缓慢，多为局部扩展，很少有远处转移。临床可见大阴唇有小肿块，多为单发，伴瘙痒或烧灼感，继发感染后可见溃疡形成，并有血性臭性分泌物。体检可见病灶早期呈灰色，几乎有些半透明，位于变薄的皮下，结节直径常常小于 2cm。

**诊断**　根据临床表现及检查，需做病理学检查进一步确诊。应注意检查全身皮肤有无基底细胞瘤。常伴其他原发性恶性肿瘤如乳房、胃、直肠、肺、子宫颈、子宫内膜及卵巢癌等。

**治疗**　原则是局部病灶广泛切除，不需行外阴根治术及腹股沟淋巴结清扫术。术后病理检查切缘无癌，可认为切除彻底。

**预后**　经过积极治疗，预后较好，5 年生存率为 80% ~ 95%。约 20% 在手术后复发。

（刘继红　万挺）

wàiyīn hēisèsùliú
**外阴黑色素瘤**（vulvar melanoma）　发生于外阴皮肤黑色素细胞的高度恶性肿瘤。是第二常见的外阴恶性肿瘤，发病率仅次于鳞癌，占外阴恶性肿瘤的 7% ~ 10%。黑色素细胞主要位于皮肤表皮，镶嵌于基底细胞之间，因此，恶性黑色素瘤好发于皮肤及近皮肤的黏膜，多见于阴蒂、小阴唇、大阴唇，常见于无毛发分布区。65% ~ 70% 起自于或累及外阴的黏膜面，25% 仅累及一侧大阴唇，10% 累及阴蒂，约有 20% 的患者就诊时呈广泛病变。约 10% 来自外阴痣恶变，60 ~ 70 岁为发病高峰。

**病因与发病机制**　病因尚未明确，其发生与环境因素、基因突变及遗传因素作用的积累有关，可能的发生因素主要有以下几点：①由皮内型真皮内痣恶变而来。②外伤或者经常摩擦的皮肤部位刺激恶变。③机体免疫缺陷等。此外，也有研究发现外阴恶性黑色素瘤在白人中高发，或者在某些遗传病家族中高发。另一些研究发现，鼠类肉瘤滤过性毒菌致癌同源体 B1 基因（*BRAF*）是黑色素瘤中最重要的突变基因，发生率为 50% ~ 70%。

**病理**　镜检可见表面扩散型为瘤细胞只限于表皮层内，细胞大，胞质丰富，含黑色素颗粒，核大，核仁明显。结节型，显示真皮内有肿瘤细胞浸润，瘤细胞形态多样，如上皮样、梭形、痣细胞样及混合性等。细胞内可见黑色素颗粒，核分裂多见。

临床病理中常需行免疫组织化学染色进一步确诊。Keratin、Vimentin、S-100、HMB-45 等抗原的联合组化染色有助于黑色素瘤的诊断和鉴别诊断。黑色素瘤细胞一般 Keratin 呈阴性染色，Vimentin 及 S-100 呈阳性反应。HMB-45 为恶性黑色素瘤的特异性抗体，表达率约为 90%。但有些恶性黑色素瘤不表达色素抗原。

**临床表现**　类似于其他外阴恶性肿瘤，可无症状，于体检时偶然发现。最常见外阴肿块，其次为外阴出血或瘙痒、外阴溃疡、排尿困难、疼痛。若疾病晚期肿瘤转移，腹股沟部位可出现肿块。另有原有外阴皮肤痣增大等。

病灶肉眼观为表面扩散型或结节型，临床经常可见到局部皮肤或黏膜呈蓝黑色、黑褐色或无色素，病变界限不清，病灶为扁平、凸起或息肉状，可有溃疡，或皮肤卫星状转移结节形成等改变。病变范围小者数毫米，大者十几厘米。约 10% 的黑色素瘤为无色素的黑色素瘤。

**诊断**　根据特殊的临床表现一般诊断不困难，但确诊需根据病理活检结果，在活检时应注意切除一些边缘的正常组织。

**治疗**　与其他外阴恶性肿瘤相同，手术是最主要的治疗方法。手术范围倾向更为保守，手术切缘应距离病变至少 1cm，淋巴结切除的意义还有争议，但有研究证明选择性淋巴结切除对生存有益。免疫治疗在黑色素瘤的治疗中占有较为重要的地位，手术后的辅助治疗应首选免疫治疗，如卡介苗、α 干扰素等。近年来发现，免疫检查点抑制剂在恶性黑色素瘤中有较好的治疗效果，如纳武单抗（Nivolumab）是抗 PD-1 的全人源 IgG4 抗体，2014 年美国食品药品鉴督管理局批准将其用于治疗不可切除的黑色素瘤。此外，BRAF 抑制剂对有 *BRAF* 基因突变的患者也是首选的全身治疗方法。因此，建议对黑色素瘤患者应做肿瘤的基因检测。

既往认为黑色素瘤对化疗和放疗耐受，但近年来的资料显示晚期患者对化疗和放疗有效，对晚期患者采用放疗和化疗使个别患者生存达 10 年以上。常用的化疗药物为达卡巴嗪。

**预后**　该病恶性度高，预后差，5 年生存率平均为 30%~35%。

（刘继红　万　挺）

wàiyīn xiàn'ái
## 外阴腺癌（vulvar adenocarcinoma）

起源于外阴部位多种腺体组织的恶性肿瘤。主要包括前庭大腺癌、尿道旁腺癌以及汗腺癌。原发性外阴腺癌罕见，其组织学形态与大肠腺癌非常相似，含有杯状细胞以及潘氏细胞。前庭大腺癌约占外阴恶性肿瘤的 5%，50~60 岁为发病高峰年龄。尿道旁腺癌则非常罕见。汗腺癌亦十分少见。

**病因与发病机制**　尚未明确，一般认为较多起源于外阴腺体的恶变，诱因尚不明确。前庭大腺癌可能与慢性炎症有关。

**临床表现**　①前庭大腺癌：早期为位于小阴唇内侧深部的硬结，分叶状，表面光滑，易误诊为巴氏腺炎性肿块。最常见的症状为阴道疼痛和肿胀，肿瘤发展增大时，可延伸到大阴唇和阴道下部，并且固定、表面破溃，有浆液血性分泌物渗出，较易侵犯会阴与肛提肌，可有会阴的疼痛及肿胀。②尿道旁腺癌：发生于外阴前庭尿道开口周围的尿道旁腺，早期症状为排尿困难、尿道出血和尿道口出现出血性肿物，检查时可见暗红色息肉状肿物突出于尿道口，位于黏膜下。③汗腺癌：属低度恶性，进展缓慢，多来自大汗腺，亦可由小汗腺发生。肿瘤常位于大阴唇，好多发，局部呈暗红色结节，可突出皮肤表面，表面皮肤完整，也可表现为浅表溃疡或湿疹样改变。常见症状为外阴局部瘙痒，也可没有症状。

**诊断**　同外阴鳞状细胞癌，需行切除病理活检。

**治疗**　手术效果较好，早期前庭大腺癌及汗腺癌可行外阴局部根治切除术。手术切缘阳性或神经周围浸润，应加放疗。根据临床需要，若影像学检查见可疑淋巴结转移，可考虑行腹股沟及盆腔淋巴结清扫术。如果同侧腹股沟区淋巴结阳性，双侧腹股沟区及盆腔放疗可以减少区域性肿瘤复发。中晚期病例应采用化疗及放疗的综合治疗。因尿道可耐受较高放疗剂量，故尿道旁腺癌可选择放疗，效果较好，早期患者亦可行外阴局部切除术及部分尿道切除术。

**预后**　早期治疗效果较好，晚期预后差。

（刘继红　万　挺）

wàiyīn ròuliú
## 外阴肉瘤（vulvar sarcoma）

来源于外阴间叶组织的恶性肿瘤。占外阴恶性肿瘤的 1.1%~3.0%。

**病因与发病机制**　病因尚不明了，一般由相应的间叶组织，如平滑肌纤维、脂肪、血管等异常增生恶变而来。

**分型**　主要包括平滑肌肉瘤、横纹肌肉瘤、脂肪肉瘤、纤维瘤及血管肉瘤，以及其他更罕见的组织学类型。①外阴平滑肌肉瘤：较为常见，多见于老年妇女，平均年龄 56 岁。可分为有两型：一型是低分化平滑肌肉瘤，瘤细胞显著多形性，核分裂很活跃；另一型是高分化平滑肌肉瘤，形态与平滑肌瘤很相似，但生物学行为表现为恶性。②外阴横纹肌肉瘤：发病年龄较早，多发于女婴及 5 岁以下的幼女，肉眼观肿瘤呈息肉状或葡萄状，且发展快。③外阴纤维肉瘤：多见于中老年人，好发于大阴唇或阴蒂，直径一般在 5~8cm。

**临床表现** 半数以上发生于大阴唇，其次为阴蒂与小阴唇，偶见前庭大腺纤维肉瘤。主要症状为外阴部肿块，疼痛及破溃后出血。肿瘤初始为边界清楚的结节，带蒂或呈弥漫性浸润，可保持多年不进展，未引起注意。可由于创伤或慢性刺激而迅速发展，短时间内增大或溃烂，并发生转移，主要转移途径为血管和淋巴管，尤其是生长快与恶性程度较高的平滑肌肉瘤、横纹肌肉瘤和脂肪肉瘤，可发生肺、骨骼、肝和脑等远处转移。体检可见外阴实性肿块，早期肿块表面皮肤完好，随着肿瘤发展，皮肤可出现溃疡、感染或出血，肿瘤切面可呈鱼肉状，浅红色或暗红色，较大病灶可伴有出血或坏死。

**诊断** 凡外阴皮下肿物短期内迅速增大者，应考虑该病的可能。对于皮肤已溃疡者，可钳取活检，皮肤完好者应切除活检或切取活检。

**治疗** 以手术治疗为主，辅以化疗或放疗可提高疗效。常需行肿瘤局部的广泛切除和腹股沟淋巴结清扫术，必须尽可能保证足够的切除范围，腹股沟淋巴结阳性应行髂血管区淋巴结清扫术。如果肿瘤尚局限在原发部位，即使有淋巴结转移，手术治疗亦有一定效果。但如果有远处转移，治疗效果很差。放疗效果不肯定。化疗可能有辅助治疗的作用，可选用的药物有放线菌素 D、长春新碱、异环磷酰胺、多柔比星（阿霉素）及达卡巴嗪（氮烯咪胺）等。

**预后** 较差，5 年生存率约 25%，大部分患者会在治疗后 1~2 年出现复发。

（刘继红 万挺）

**wàiyīn zhuǎnyíxìng zhǒngliú**

## 外阴转移性肿瘤（vulva meta-static carcinoma）

原发于全身其他部位的恶性肿瘤转移至外阴。如来自子宫颈癌、子宫内膜癌、阴道癌和妊娠滋养细胞肿瘤的转移，来自生殖系统以外的原发癌以尿道癌和肾癌多见。外阴转移性癌罕见，占外阴恶性肿瘤的 8%~13%，占全身皮肤转移癌的 2%。外阴转移性癌发病中位年龄为 55~56 岁。

**病因与发病机制** 原发肿瘤的扩散主要通过静脉癌栓逆行转移到外阴，也可通过淋巴转移或直接蔓延而来。子宫颈癌可由血循环及淋巴转移到外阴，也可直接经阴道累及外阴。宫内膜癌、卵巢癌、绒癌可经血流逆行转移到外阴，也常通过圆韧带内的淋巴管转移到腹股沟淋巴结。直肠癌可直接向周围组织浸润或经淋巴道转移到阴道和会阴。

**病理** 癌灶多位于真皮或皮下组织，镜下可见膨胀性生长，多发性病损，无上皮内瘤变，并可见广泛的血管浸润。转移性癌与原发癌的病理形态及分化程度基本一致。转移性鳞状细胞癌为真皮层中境界清楚的上皮细胞巢，并不侵犯表皮。而转移性腺癌有侵犯外阴鳞状上皮的倾向。恶性淋巴瘤转移灶位于真皮层内，一般不侵犯上皮。

**临床表现** 首发症状多为患者自己或体检时偶然发现外阴结节，单个或多发。其次为外阴疼痛，少数可表现为尿频、尿痛、排尿不畅等泌尿系症状。外阴病变多位于皮下，随着病情发展表皮溃破，易形成溃疡。少部分患者开始即呈糜烂、菜花状改变，往往伴有感染及其他原发部位症状。

**诊断与鉴别诊断** 诊断依据主要有：存在外阴以外的原发癌灶；外阴肿瘤的病理形态或细胞形态符合来源组织肿瘤的形态；没有肿瘤原发于外阴的依据。是否有妇科良恶性肿瘤或全身其他部位脏器的诊治病史。

其诊断有时存在一定难度，若外阴转移性肿瘤部位先于原发灶而出现，容易把外阴转移性肿瘤误诊为原发性外阴癌。因此，要注意与各种原发性的外阴癌相鉴别，同时还要寻找原发癌的部位。除与各种原发性外阴癌相鉴别外，还应与外阴炎症性肿块、原发性外阴良性肿瘤、非赘生性囊肿、疝气等相鉴别。

**治疗** 根据原发肿瘤类型和外阴转移灶的特征选择不同的治疗方法。可在行原发肿瘤的根治性手术的同时，行外阴转移灶的姑息性手术，术后再辅以放疗或化疗。①手术：根据病灶范围可进行姑息性外阴肿物切除术。②放疗：适用于有手术禁忌证或病变范围广泛者，或病灶邻近肛门、尿道，估计手术无法切净者。对外阴病灶进行垂直照射，必要时可给予阴道腔内照射。腹股沟淋巴结受累者，也可给予腹股沟部位的垂直照射。③化疗：根据原发肿瘤类型选择相应的化疗方案，以姑息化疗为主。

**预后** 治疗后部分患者可达到长期生存。

（刘继红 万挺）

**yīndào liángxìng zhǒngliú**

## 阴道良性肿瘤（vaginal benign tumor）

来源于阴道黏膜、肌层、血管或淋巴管的良性肿瘤。罕见。根据其来源可分为纤维瘤、阴道平滑肌瘤、阴道血管瘤、脂肪瘤、神经瘤、黏液瘤和阴道乳头状瘤等。患者通常无症状，或仅表现为阴道分泌物增多，部分患者性交时发现阴道肿物。偶有生长较大者，可以产生阴道不适感或者性交困难，有时也可压迫膀胱或者直肠，引起小便以及大便困难。阴道良性肿瘤可呈结节状，多为单个生长，大小不一，一般为2～3cm直径，肿瘤多位于阴道黏膜下，表面光滑、固定、有时触之有囊性感。诊断时用窥器检查可见阴道壁结节样肿物，或触诊局部硬块。通过三合诊检查和盆腔磁共振检查，了解阴道肿物与周围组织的关系。主要治疗方法是肿物的局部手术切除。该病预后良好，手术如能切除彻底，术后较少复发。

（刘继红 万挺）

### yīndào rǔtóuzhuàngliú

阴道乳头状瘤（vaginal papilloma） 发生于阴道壁，鳞状上皮细胞过度增生形成的乳头状肿瘤。阴道上皮起源的较常见的肿瘤，可发生于任何年龄，以年轻妇女多见，可以有蒂，单个或多个，可发生于阴道各壁，部分乳头状瘤可伴有不典型改变，上皮内瘤变甚至偶尔可发展成鳞状细胞癌。因此，对乳头状瘤应完整切除并仔细检查有无恶变。组织学检查可见乳头状瘤由单个或分支的乳头构成，有来自浅表固有膜的结缔组织，被覆薄层阴道鳞状上皮，间质内含纤维组织。诊断主要依靠切除活检，病理确诊。手术切除是主要治疗方法，切除后的标本应做详细的病理检查，以排除恶性变。偶见阴道广泛弥漫的乳头状瘤充满阴道腔，无法手术切除，可行后装腔内放射治疗1～2次，治愈率高。该病预后好，若切除不彻底有可能原位复发，复发后仍可治愈。

（刘继红）

### yīndào xiānwéijīliú

阴道纤维肌瘤（vaginal fibromyoma） 属于罕见的阴道间叶性肿瘤，在成年妇女中任何年龄均可发生。可发生于阴道任何部位，阴道前壁较常见，大小不等，平均直径3cm。肿瘤较小时无症状，随肿瘤逐渐长大，可出现白带增多、下坠感，并可出现膀胱、直肠压迫症状如尿频、尿急、大小便困难或性交困难。当肿瘤有溃疡、坏死时，可出现白带增多、阴道流血。临床检查可发现阴道壁上有实性、质硬、边界清楚的肿块，并可向阴道内突出或脱出于外阴。诊断主要依靠切除活检，病理确诊。治疗采用手术切除。预后好。

（刘继红）

### yīndào pínghuájīliú

阴道平滑肌瘤（vaginal liomyoma） 发生于阴道的良性间叶性肿瘤。常见于生育期的妇女，平均年龄40多岁，少数在妊娠期发现。大多数患者无症状或仅有下坠感，有症状者多表现为疼痛或出血，肿瘤进一步增大，压迫邻近组织或器官引起相应的功能障碍。还有表现为性交困难和子宫出血。直肠阴道隔受累会引起排便困难、腹痛等肠道症状，尿道阴道隔受累则引起排尿困难。典型的阴道平滑肌瘤为孤立、质硬、有包膜的结节，切面呈漩涡状，肿物最大径常小于3cm，一般为椭圆形黏膜下肿块，无蒂。镜下所见阴道平滑肌瘤与发生于其他部位的平滑肌瘤无明显差别，由成束的梭形平滑肌细胞排列成栅栏状或编织状。诊断主要依靠切除活检，病理确诊。治疗方式为手术切除，可切开阴道黏膜，摘除肌瘤。肿瘤位于阴道上段且较大时，可经腹部手术。手术切除

后预后较好。

（刘继红）

### yīndào shénjīng xiānwéiliú

阴道神经纤维瘤（vaginal nerve fibroma） 属于罕见的阴道神经源性间叶性肿瘤。肿瘤可发生于阴道任何部位，大小不等，通常阴道前壁较多见。该病与阴道纤维肌瘤通常难鉴别，临床症状类似，肿瘤较小时无症状，随肿瘤逐渐长大，可出现阴道壁灼痛、触痛明显，伴阻塞症状，如可出现白带增多，下坠感，发现阴道肿块，出现膀胱、直肠压迫症状如尿频、尿急、大小便困难或性交困难。当肿瘤有溃疡、坏死，可出现白带增多、阴道流血。临床检查可发现阴道壁上有实性、质硬、边界清楚、活动性一般的肿块，并可向阴道内突出或突出于外阴。诊断主要依靠切除活检，病理确诊。肿瘤常为单个，诊断上应注意与膀胱和直肠膨出、阴道壁囊肿或阴道壁包涵囊肿鉴别。当肿瘤伴有溃疡、坏死时，应与肉瘤鉴别。治疗采用局部手术切除。术后预后较好。

（刘继红）

### yīndào xiànbìng

阴道腺病（vaginal adenosis） 阴道壁和子宫颈阴道部表面或黏膜下结缔组织内出现腺上皮或增生的腺体组织结构的疾病。

**病因与发病机制** 正常的阴道壁和子宫颈鳞状上皮覆盖部一般无腺体组织，病灶腺上皮可转化为正常鳞状上皮也可发生恶变。一般认为，阴道腺病的发生与下列因素有关：①患者在胚胎8～18周，母亲服用过大剂量人工合成的己烯雌酚。②多见于青春发育期，说明青春期卵巢功能建立，产生雌激素，可促使阴道腺病的发生。③碱性的阴道环境，适宜

于腺病的发生。阴道感染滴虫或真菌性阴道炎等，可促使潜伏的阴道腺病出现临床症状。

**病理** 镜检可见腺组织大多与子宫颈内膜腺上皮相似，为高柱状上皮，细胞内含有黏液。有些与子宫内膜腺上皮相似，但无内膜间质，可与阴道的子宫内膜异位症相区别。偶见类似输卵管上皮形态。

**临床表现** 常无症状，如病变范围广泛，可有白带增多、血性分泌物、阴道灼热感、性交疼痛或接触性出血等。多在阴道穹隆或阴道上 1/3 段前壁有散在小结节，一般直径 0.5～5mm。阴道黏膜可见红色斑点或柱状上皮异位，甚至形成溃疡，亦可为息肉样或形成黏膜嵴，或鸡冠状突起、阴道蕈样改变。

**诊断** 阴道镜检查见到与子宫颈所见极为相似的转变区，可见腺体开口、腺囊肿或柱状上皮岛；病理检查见到阴道黏膜有腺体即可诊断。

**治疗** 无症状者若不伴有不典型增生，可不治疗，进行随访；对有症状者应采取以下治疗方法。

增加阴道酸度 采用局部冲洗、坐浴或硼酸粉剂坐浴，保持阴道酸性环境，以促进柱状上皮鳞化，促使病灶愈合。

物理治疗 可用微波、激光、烧灼或冷冻治疗。

积极治疗合并症 如合并滴虫阴道炎、真菌性阴道炎症应积极治疗。

手术治疗 对于已出现不典型增生者，建议局部切除。

**随访** 若发现有恶变倾向，需要密切随访，每 6～12 个月随访 1 次，做阴道细胞学及阴道镜检查，发现有异常即行活检。

(刘继红 万挺)

yīndào xuèguǎnliú
## 阴道血管瘤 (vaginal hemangioma)

阴道皮肤或黏膜下血管增生、扩张形成肿块的疾病。极罕见。一般分为单纯性血管瘤及海绵状血管瘤。表现为阴道流血，当血管瘤破裂时可突然大出血，甚至休克。海绵状血管瘤患者可有阴道下坠感，站立时明显。临床检查病变可表现为单个暗紫色结节，略突出于阴道黏膜或形成结节状；或为弥漫性改变，病变处触之软，按压后可变小。需结合症状、体征做初步诊断，如阴道壁暗紫色结节伴阴道坠胀感，但最终需切除后病理确诊。诊断上还应注意与黑色素瘤、子宫内膜异位症、阴道静脉曲张鉴别。单纯性血管瘤一般病灶较小，可行激光、电灼等治疗。病灶界限清楚的，可局部手术切除，术中为防止出血，可于病灶周围先缝合，阻断血供后再切除。海绵状血管瘤可采用局部放疗。

(刘继红 万挺)

yīndào shàngpínèi liúbiàn
## 阴道上皮内瘤变 (vaginal intraepithelial neoplasias, VAIN)

局限于阴道上皮层内的不同程度的不典型增生病变。是阴道浸润性癌的癌前病变。阴道上皮内瘤变可与子宫颈或外阴的上皮内瘤变同时并存。

**病因** 仍未明确。人乳头瘤病毒感染是发生 VAIN 最主要的因素，其他可能原因为子宫颈癌或外阴癌曾行放疗或免疫抑制剂治疗，也有人认为绝经后萎缩的阴道上皮更易发展成 VAIN。

**临床表现** 多无症状，或仅有阴道分泌物增多，少见接触性阴道流血。体检阴道黏膜可无异常、轻度糜烂或稍为隆起增厚的白斑。妇科检查时应注意旋转窥阴器看清整个阴道壁黏膜，以免窥阴器叶片遮挡而遗漏可疑病变。

**诊断** VAIN 无特殊的症状和体征，诊断主要靠细胞学配合组织学活检。

阴道脱落细胞涂片检查是 VAIN 初筛的有效方法。当阴道细胞学检查出现异常时，应行下生殖道（包括外阴、阴道和宫颈）的阴道镜检查，以排除异常细胞来自子宫颈或外阴。阴道镜下常可见病变处的阴道上皮呈现白色镶嵌状、点滴状和微粒状表现。涂抹碘液可见局部病灶不着色（阳性）。对阴道黏膜上明显的病灶，可直接取活检送病理检查；如阴道黏膜无明显异常，可在阴道镜或碘液涂抹阳性处行活检送病理检查。

VAIN 分为 3 级。①VAIN 1：扁平上皮下 1/3 层细胞增生，细胞轻度异型性，极性存在，核分裂象少见，中上层细胞分化成熟。②VAIN 2：扁平上皮下 2/3 层以内的细胞有中度异型性，极性稍紊乱，核分裂象多见，上 1/3 层内的细胞成熟。③VAIN 3：扁平上皮下 2/3 层以上的细胞重度异型性，极性丧失，核分裂多，可见不典型核分裂，细胞边界不清。病变累及上皮层全层时为原位癌。

**鉴别诊断** 需与下列疾病相鉴别。①阴道炎或阴道上皮萎缩：症状和体征往往与 VAIN 相同，鉴别主要依靠病理检查，表现为炎症时细胞增生，由于胞质内糖原减少，核质比增大，但细胞极性保持好，核分裂少见，且位在深层。②人乳头瘤病毒感染：症状和体征与 VAIN 无区别，其病理表现为细胞不典型增生位于中浅层，并出现挖空细胞。

**治疗** 阴道上皮是由原始鳞状上皮发展而来，比子宫颈移行带上皮的抗病能力强，轻度阴道上皮内肿瘤也可能有自行消退的现象，因此，轻度和中度 VIAN 的年轻患者，不需积极治疗，可以定期细胞学检查或阴道镜检查。VAIN 不会发生转移和无邻近器官侵犯，不论用何种方法治疗均可以治愈。一般药物治疗较易复发，激光和手术治疗效果较满意。治疗结束后需定期复查阴道细胞学及阴道镜检查。治疗方法如下。

**局部药物治疗** 用5%的氟尿嘧啶软膏或咪喹莫特软膏涂抹于阴道病灶表面。每次阴道置药后在阴道口和外阴涂抹凡士林软膏或锌氧膏以保护外阴部皮肤。有效率约80%。

**二氧化碳激光治疗** 一种简单而有效的治疗方法。有效率约80%。在激光治疗之前，应排除浸润性病变的存在，如有怀疑则不能进行激光治疗，而应给予手术治疗。

**手术治疗** 尤其适用于单个病灶，治疗效果确切，但如果病灶大、切除范围广，可能会使阴道缩短缩窄。对于病灶广泛或多发者，可采用全阴道切除术，并行人工阴道重建。

**放疗** 对于年老体弱、无性生活要求的 VAIN 3 患者，可采用腔内放射治疗。

（刘继红 万 挺）

yīndào èxìng zhǒngliú
### 阴道恶性肿瘤（vaginal malignant tumor）

原发性阴道恶性肿瘤很少见，约占女性生殖器官恶性肿瘤的1%。主要病理类型是鳞癌（见阴道鳞状细胞癌），其他类型如腺癌（见阴道腺癌）、肉瘤（见阴道肉瘤）及恶性黑色素瘤（见阴道黑色素瘤）少见。主要发病年龄为40～59岁。

**病因** 病因不明，一般认为与长期黏膜刺激或损伤有关，部分与感染人乳头瘤病毒相关。年轻的透明细胞癌患者发病可能与母亲在妊娠时口服雌激素有关。

**临床表现** 主要表现是阴道肿物及阴道流血。阴道上段肿瘤的症状类似子宫颈癌，如接触性阴道流血、阴道排液等；阴道中段肿瘤一般表现为阴道肿块，局部阻塞症状，可伴有阴道流血；阴道下段肿瘤可脱出或露出阴道口，伴有腹股沟淋巴结肿大，一般无疼痛。有时肿瘤可侵入盆腔，在盆腔内可触及包块。阴道后壁及上段 1/3 多见，早期病变可表现为黏膜潮红、粗糙，触之易出血，可出现结节状肿物或菜花状肿物；晚期病例可出现阴道浸润性狭窄及阴道旁组织和膀胱直肠受累的表现。

阴道癌在发展过程中以直接蔓延常见，其次为淋巴结转移，血行转移少见。

**诊断** 诊断不难，但需注意以下原则：肿瘤原发于阴道，排除其他原发可能，肿瘤若侵犯子宫颈应诊断为子宫颈癌；肿瘤局限于尿道应诊断为尿道癌。根据详细病史、妇科检查及阴道内肿物活检，可得出正确的诊断。应行 CT 或 MR 检查了解腹盆腔及腹股沟淋巴结情况，并排除远处转移。怀疑膀胱或直肠受侵犯，应行膀胱镜检查及肠镜检查。

**治疗** 由于与膀胱、直肠相距较近，且多为老年患者，宜采取放射治疗。强调个体化治疗，阴道上段癌治疗方式可参考子宫颈癌的治疗，下段癌参考外阴癌的治疗，而中段癌多选择放疗为主的治疗。但对非鳞癌的阴道恶性肿瘤，以手术治疗为主，必要时需行盆腔脏器廓清术。

**预后** 较差，5 年生存率24%～74%（中位数47%），复发后治疗效果尤差。

（刘继红 万 挺）

yīndào línzhuàng xìbāo'ái
### 阴道鳞状细胞癌（vaginal squamous cell carcinoma）

发生于阴道黏膜鳞状上皮的恶性肿瘤。非常少见，占女性生殖系统恶性肿瘤的 1%～2%，好发于老年妇女，发病年龄高峰 50～70 岁，60 岁以上者占 50% 左右。

**病因** 病因不详，一般认为与长期黏膜刺激或损伤（如子宫托）、盆腔放射治疗史、人乳头瘤病毒感染、免疫抑制治疗及激素缺乏等因素有关。

**临床表现** 病变多位于阴道上 1/3，早期病灶局限，黏膜潮红、表面粗糙，触及易出血，呈结节、扁平、溃疡、乳头或菜花状肿块。晚期可出现全阴道受累、阴道旁组织受累增厚，膀胱或直肠受累，以及远处转移的表现。

临床症状以阴道不规则流血及白带增多为主，病情进展后可出现腰腹痛、大小便困难、肾功能异常、贫血等。

**转移途径** 阴道黏膜的淋巴管和血管均极为丰富，黏膜下结缔组织疏松，此结构导致阴道癌的转移方式主要是淋巴转移和直接浸润邻近器官和组织。①淋巴转移：阴道上 1/3 的淋巴引流入盆腔淋巴结，下 1/3 引流入腹股沟淋巴结，中 1/3 既可引流入盆腔淋巴结，又可引流入腹股沟淋巴结。因此，阴道癌灶的位置不同，其淋巴转移的部位也有所不同。②直接浸润：阴道前壁癌灶可累及尿道和膀胱，后壁病灶可累及直肠或直肠旁组织，侧壁病灶常向阴道旁浸润，上段和下段病灶可分别累及宫颈和外阴。③血行转移：罕见，可发生于晚期病例。

**诊断**　诊断时应注意除外来自生殖器官或生殖器官外的恶性肿瘤转移到阴道的可能。子宫颈有病变时，应诊断为子宫颈癌阴道转移；肿物局限于尿道者，应诊断尿道癌。晚期患者要做内镜检查了解尿道、膀胱、直肠、乙状结肠有无受累。

确诊必须行肿瘤组织活检病理检查，镜下见阴道鳞状上皮癌多为中度分化，可有角化珠、细胞角化不良和存在细胞间桥。

**分期**　治疗前需认真评估癌灶的范围，根据国际妇产科联盟（International Federation of Gynecology and Obstetrics，FIGO）的2006年分期原则进行临床分期。

Ⅰ期：肿瘤局限于阴道壁。

Ⅱ期：肿瘤已侵犯阴道旁组织，但尚未达盆壁。

Ⅲ期：肿瘤已达盆壁。

Ⅳ期：肿瘤已超出真骨盆或已累及膀胱、直肠黏膜，但泡样水肿不属此期。①Ⅳa期：肿瘤侵及邻近器官或直接扩展出真骨盆。②Ⅳb期：肿瘤扩散至远处器官。

**治疗**　阴道上段癌的治疗方案可参考子宫颈癌的处理，阴道下段癌可参考外阴癌的处理。强调放疗和手术的综合治疗，治疗方案应个体化。

*放疗*　由于原发性阴道鳞癌多为老年患者，且解剖上与膀胱和直肠关系密切，手术困难，大多数病例宜首选放疗。放疗剂量应达70～80Gy。凡阴道癌灶位于中上段者，应行盆髂区淋巴结的外照射；凡癌灶位于阴道下段者，除盆髂区的体外放疗外，还应该包括腹股沟淋巴结区的体外照射。盆腔和腹股沟区淋巴结的照射剂量应达50～60Gy。

*手术治疗*　手术方式选择原则：①癌灶位于阴道上段，可行广泛全子宫和阴道大部分切除术及盆腔淋巴结清扫术。②癌灶位于阴道下1/3，行阴道下段、部分外阴（必要时部分尿道）切除术及双侧腹股沟淋巴结（必要时行盆腔淋巴结）清扫术。③癌灶位于阴道中段或多中心者，行全子宫、全阴道切除及腹股沟、盆腔淋巴结清扫术。④癌灶犯及尿道、膀胱或直肠，可行前盆和/或后盆腔器官切除术，以及盆腔和/或腹股沟淋巴清扫术，同时行尿路改道和/或人工肛门成形术。

*化疗*　化疗有一定作用，主要用于同期放化疗。术后和放疗后辅助化疗的作用尚存争议。

*预后*　较差，影响预后的因素较多，即使临床分期相同，肿瘤细胞分化和阴道癌灶部位不同，预后也不相同。肿瘤的大小也明显影响预后。

（刘继红　万挺）

yīndào hēisèsùliú

**阴道黑色素瘤**（vaginal melanoma）　来源于阴道壁散在的黑色素细胞的高度恶性肿瘤。约占原发性阴道癌的3%，占皮肤黑色素瘤的0.3%，多见于40～60岁妇女。可发生于阴道的任何部位，呈黑色斑、乳头、结节或溃疡形态。生长快、容易血行扩散，早期即可出现远处转移。

**病因与发病机制**　该病由阴道的黑色素细胞恶变而来，病因尚未明确，部分研究证明与基因突变有关，大约25%的黏膜型黑色素瘤患者被发现 c-kit 原癌基因突变。

**临床表现**　主要表现为阴道流液，阴道肿块溃疡。阴道流液可呈柏油样，可伴疼痛、排尿困难、性交障碍、下腹坠胀感等症状。检查可见阴道壁有蓝黑色或棕黑色肿物突起，呈乳头状或结节状，形状不规则，表面凹凸不平，可形成溃疡。有时病变为多灶性。肿瘤生长迅速，向外直接蔓延可突出于阴道口，向上可扩散到子宫颈，并可向盆腔内侵犯阴道旁和子宫旁组织以及直肠和膀胱，淋巴结受累常见。晚期经血行播散，可发生肝、肺、脑等远处器官转移。

**病理**　大体上阴道黏膜表面形成黑色或棕黑色肿块（无色素性恶性黑色素瘤不着色），肿瘤大小不一，有时表面形成溃疡，呈浸润性生长。镜下见瘤细胞生长活跃，呈片状分布，内含黑色素，分布量不均匀，核仁大，可见核分裂，常见炎症细胞浸润。当见不到色素时，可通过免疫组化方法显示细胞的 HMB45 和 S100 蛋白呈阳性反应。

**诊断**　阴道内任何色素病变应引起高度警惕，根据临床症状及阴道检查所见，可做出初步诊断。确诊需行病理活检。诊断时应强调做全身的检查，注意全身淋巴结及有无远处转移。

**治疗**　如下所述。

*手术治疗*　以手术为主，确诊后尽快施行根治性手术，必要时需行盆腔脏器廓清术。病变位于阴道上1/3者，行广泛全子宫和阴道中上段广泛切除，及盆腔淋巴结切除术。肿瘤侵犯阴道中下段者，应行次广泛全子宫切除和全阴道切除及盆腔淋巴结切除术；肿瘤侵犯阴道下1/3者，需同时行腹股沟淋巴结系统切除术；有时还需行部分外阴切除。

*化疗*　抗肿瘤药物治疗作用有限，根治性手术后辅助化疗的作用尚存争议，化疗多用于晚期患者的姑息治疗。主要药物有达卡巴嗪、羟基脲及洛莫司汀等，

可单一用药或以 2～3 种药物联合化疗。

**放疗** 该病对放疗不敏感，可用于术后辅助治疗，对亚临床病灶的照射可能降低复发概率。

**免疫治疗** 有一定作用，根治性切除术后应用大剂量干扰素作为巩固治疗可减少复发，并使患者生存期延长，但治疗费用昂贵。近年来以抗细胞毒性 T 淋巴结细胞相关抗原-4（CTLA-4）抗体和抗程序性死亡受体（PD-1）抗体为主的免疫治疗手段在皮肤恶性黑色素瘤的治疗中取得长足进步，部分患者经过免疫治疗可达长期存活，目前已有多种 PD-1 抗体被批准用于恶性黑色素瘤的治疗，但对黏膜黑色素瘤的治疗效果仍然有限。

**预后** 总体预后差，5 年生存率≤20%，治疗后需密切随访。

（刘继红 万 挺）

yīndào xiàn'ái

**阴道腺癌**（vaginal adenocarcinoma） 原发于阴道壁的腺癌。阴道本身无腺体，阴道腺癌可来自残余的中肾管、副中肾管及异位的子宫内膜组织。为少见的阴道恶性肿瘤，占原发性阴道恶性肿瘤的 4%～9%。其发病年龄自 14 岁开始上升，19 岁达高峰，此后快速下降，年龄范围 7～34 岁，中位年龄 19 岁。

**病因** 妊娠晚期时胎儿阴道发育成熟，如果母亲在怀孕时使用己烯雌酚，对胎儿生殖道有一定的影响。己烯雌酚使胎儿阴道的腺上皮存留，可导致阴道腺病；在初潮后体内的雌激素可促使癌的发生，故阴道腺癌多发生于青春期和年轻妇女。

**分型** 根据阴道腺癌的来源，可以分为透明细胞腺癌、中肾管腺癌、内膜样腺癌以及其他罕见腺癌。

**阴道透明细胞癌** 绝大部分透明细胞癌与母亲妊娠时使用己烯雌酚有关。可发生于阴道的任何部位，主要发生于阴道前壁上 1/3。肿瘤的大小为 1～30cm，大部分都呈外生性生长及浸润表现。97% 的患者存在阴道腺病，镜下见癌细胞胞质透亮，细胞结构排列呈实质一片，可呈腺管状、囊状、乳头状及囊腺型。电镜下见癌细胞胞质内含糖原颗粒群，细胞有微绒毛，短而钝，线粒体和高尔基体丰富。

**阴道中肾管腺癌** 位于中肾管在阴道部分行走的途径，即阴道侧壁和顶壁。肿瘤生长的部位较深，表面覆以阴道黏膜上皮。镜下见癌细胞呈腺管状或乳头状，细胞为典型的图钉状，核深染，大而异型。过碘酸希夫反应和黏多糖染色皆阴性。

**内膜样腺癌** 来自异位子宫内膜，镜下见癌细胞与透明细胞癌相同，或是无黏液分泌的腺上皮细胞，有明显的异型性。

**罕见腺癌** 如混合性肠腺癌和嗜银细胞癌。镜下见癌细胞有假复层柱状细胞，有黏液分泌，有未分化小细胞巢，小细胞对嗜银染色呈阳性反应，对 5-羟色胺抗体呈阳性反应。电镜下见小细胞有神经分泌颗粒。

**临床表现** 早期可无症状，随病程发展，可出现阴道排液、阴道流血。有些可产生黏液，使阴道分泌物较黏稠。肿瘤侵犯膀胱时出现尿频、尿急、尿血或排尿困难；侵犯直肠时出现里急后重、排便困难；侵犯阴道旁、主韧带、宫骶韧带时，可有盆腔两侧或腰骶疼痛。

体检发现阴道病灶多为外生型，多数呈息肉状或结节状，也可呈扁平斑块状或溃疡状，质地较硬，可在阴道表面蔓延以至累及大部分阴道。

**诊断与鉴别诊断** 需行组织学活检病理检查确诊。由于原发阴道腺癌少见，诊断时应先排除阴道外的原发癌灶，如子宫内膜腺癌、尿道旁腺癌和前庭大腺癌转移至阴道，特别是老年妇女，在诊断为原发阴道腺癌之前应行子宫颈管和子宫内膜活检。

**治疗** 以手术治疗为主，根据情况辅以放疗与化疗。

**手术治疗** 主要治疗方法。由于阴道透明细胞癌常发生于年轻女性，确诊时的年龄较小，治疗时必须注意保护阴道和卵巢的功能。对于小病灶的 Ⅰ 期患者可采用局部广泛切除、腹膜后淋巴结切除及局部放射治疗。不建议仅行局部切除，因为 Ⅰ 期患者 17% 有淋巴结转移，甚至很小的透明细胞癌就出现淋巴结转移。年轻患者可考虑保留生育功能的治疗。对于较大的肿瘤应行根治性手术（参考阴道鳞状细胞癌的手术方式），必要时还需行盆腔脏器廓清术。

**放疗** 对放疗不敏感，主要用于早期患者术后辅助治疗，或用于晚期和复发患者的治疗。一般建议的照射剂量是 70～75Gy。

**化疗** 抗癌药物化疗对阴道透明细胞癌有一定疗效。可选用的药物有：紫杉醇、多柔比星、放线菌素 D 及铂类。手术前进行新辅助化疗，可能减小肿瘤体积，缩小手术范围，个别病例化疗后甚至可行局部切除，从而保留生理功能。

**预后** 影响预后的重要因素是肿瘤的大小。治疗后应长期随访，大多数的复发出现在治疗后的 3 年内，也有报道在治疗 20 年后复发的病例。

（刘继红 万挺）

*yīndào ròuliú*

### 阴道肉瘤 （vaginal sarcoma）

来源于阴道间叶组织的恶性肿瘤。包括阴道平滑肌肉瘤、阴道纤维肉瘤、阴道胚胎性横纹肌肉瘤等。该病罕见，占阴道恶性肿瘤的2%以下，其中最常见的类型为阴道平滑肌肉瘤。

（刘继红 万挺）

*yīndào pínghuájī ròuliú*

### 阴道平滑肌肉瘤 （vaginal leio-myosarcoma）

起源于阴道黏膜下间质平滑肌纤维的恶性肿瘤。是最常见的原发性阴道肉瘤。可发生于任何年龄，40～60岁多见。该病恶性度高，生长快，可直接浸润邻近脏器，还可通过淋巴及血行转移至区域淋巴结及远处器官。

**病因** 尚不明确。

**病理** 大体肿瘤粉灰色，鱼肉样伴散在出血、黏液变和坏死，可有分叶或表面黏膜溃疡形成，阴道平滑肌肉瘤细胞呈编织状排列，细胞呈圆形或梭形、核大、染色质多而深染，偶见瘤巨细胞。每10个高倍视野有5个以上核分裂，这些特征与子宫平滑肌肉瘤基本相同。

**临床表现** 常发生于阴道中上段，肿瘤的性状与身体其他部位的平滑肌肉瘤相似。早期为黏膜下小的硬结，表面黏膜完整，一般无症状，部分患者因自己触及肿瘤而就诊。随病情发展，可从黏膜下向周围组织侵犯，也可穿透黏膜，呈乳头状、菜花状或形成溃疡。肿瘤呈浸润性发展后，通常表现为阴道疼痛、阴道下坠、压迫不适感。部分可伴有阴道不规则出血或性交出血，阴道分泌物增多，呈脓性或血性，可有恶臭。晚期可出现阴道大出血，并因压迫或侵犯膀胱、尿道和直肠产生尿频、尿急、排尿中断、排便不畅或便秘等症状，约半数病例有阴道和直肠疼痛。

妇科检查可见阴道壁肿物，多位于阴道上1/3，可触及结节状或浸润状硬块，表面可伴出血、溃疡，阴道壁变硬、狭窄。晚期可有浅表淋巴结肿大和远处器官转移征象。

**诊断** 确诊需行组织学活检，对黏膜下肿物可行切除活检或穿刺活检。组织学形态有时与良性平滑肌瘤难以鉴别，需要做免疫组化染色。

**治疗** 治疗原则是手术为主，行局部广泛切除，要有足够的切缘。术后宜辅助盆腔放疗和静脉化疗。化疗药物选择主要有：多柔比星（阿霉素）、表柔比星（表阿霉素）、吉西他滨、多西他赛等，一般选择两药联合化疗方案。

**预后** 预后差，多数在5年内死亡，少数早期病例根治性切除后可长期生存。

（刘继红 万挺）

*yīndào pēitāixìng héngwénjī ròuliú*

### 阴道胚胎性横纹肌肉瘤 （vaginal embryonal rhabdomyosarcoma）

中胚叶起源的恶性肿瘤。又称葡萄状肉瘤。恶性度极高，幼女及青春期女孩均可发病，以幼女多见，尤其是2岁以内的幼女。

**病因** 尚不明确。可能与遗传因素有关。

**病理** 阴道内与阴道外葡萄状肉瘤的肉眼观与镜下观均十分相似，大体标本均为多发性息肉样结构。显微镜检查可见肿瘤表面被覆正常阴道上皮，肿瘤由横纹肌细胞、星形或梭形细胞组成，核异形性明显。典型病例具有未成熟肿瘤细胞的特点：有完整上皮覆盖；上皮下有新生层；未分化的圆形、梭形多形细胞；中央有混合性间质瘤（主要见于中胚层混合瘤）。未成熟的圆形、梭形或多形细胞由上皮下的细胞构成，胞质内有嗜酸性颗粒，边缘不整齐，胞核浓染，核异质，核大小不一，但巨核、畸形核不多见。

**临床表现** 主要病变部位在阴道前壁，好发于阴道前壁下2/3。初期可无症状，随着肿瘤的发展，可出现阴道分泌物增多和阴道流血，出现有蒂或无蒂的息肉样组织，呈白色发亮、半透明的息肉状结构，远端膨大为圆形水泡状物，形如一串葡萄突向阴道，甚至突出于阴道口外。如肿瘤侵犯膀胱或尿道可出现尿急、尿频、排尿困难或血尿。

**辅助检查** 由于此病多发生于婴幼儿，阴道检查困难，可行一指检查，必要时可给予轻度麻醉，用气管镜、尿道镜或宫腔镜等进行阴道检查。可见肿瘤呈息肉样突向阴道，或达阴道口外，肿瘤状如葡萄，表面光滑、淡红色、质软。直肠指检可了解阴道情况及阴道周围浸润情况。对小儿进行肛查时，最好用小指伸入直肠。如病情需要，仍应行阴道检查。

进行阴道窥镜检查前，首先需征得家属的同意并取得合作。一般不用麻醉，但如患儿不能很好地配合以及处女膜孔过小，则可在静脉麻醉下进行，操作必须轻柔，以免损伤出血。

**诊断与鉴别诊断** 根据发病年龄小、阴道流血以及体检发现阴道葡萄状肿物等特点，可做出初步诊断。确诊需行肿瘤组织切除活检。需与阴道其他类型肉瘤或恶性肿瘤相鉴别，如平滑肌肉瘤一般为完整类圆形结节或肿物，发病年龄段极少为婴幼儿等。

**治疗** 主要包括以下内容。

手术治疗　强调初始手术的彻底性，以尽可能减少复发。手术范围根据病情决定，可行子宫阴道的广泛切除及盆腔淋巴清扫术，甚至需行盆腔脏器切除术。但这种广泛手术对婴幼儿创伤很大，影响患儿的发育和生育，且术后死亡率较高。

化疗　美国横纹肌肉瘤研究协作组发现，多柔比星联合顺铂化疗能取得较高的缓解率。因此，建议对儿童患者可先行化疗，再根据肿瘤缓解情况行保守性手术。

放疗　一般用于根治性手术后的巩固治疗、手术切缘阳性或无法耐受手术的患者。放疗剂量依年龄、病变部位及范围而定。

预后　该病恶性度很高，多数患者在出现症状后数月内死亡。5 年生存率 10%～30%，部分患者经积极治疗后能获得较好的长期缓解。早期诊断是改善预后的重要因素。

（刘继红　万挺）

## zǐgōngjǐng liángxìng zhǒngliú
## 子宫颈良性肿瘤（cervical benign tumor）

一组生长于子宫颈的良性肿瘤，常见子宫颈息肉、子宫颈肌瘤、子宫颈乳头状瘤、子宫颈囊肿，少见者有子宫颈乳头状纤维腺瘤以及子宫颈绒毛状腺瘤。

子宫颈息肉　最常见的子宫颈良性肿瘤，直径数毫米至数厘米不等，常见于生育年龄妇女，有子宫颈管息肉和子宫颈外口息肉两种。很多患者无症状，仅在妇科检查时偶然发现。最常见的症状是经间期出血或性交后出血。有时可有白带增多或月经过多。根据症状和妇科检查即可诊断，但确诊需要将息肉摘除后送病理检查。

子宫颈囊肿　分为两种。①先天性子宫颈囊肿：来源于子宫颈侧方残余的中肾管。囊壁多由柱状上皮构成。一般无症状。②后天性子宫颈囊肿：多继发于良性疾病，如子宫颈肌瘤的囊性变、子宫颈腺体囊肿、囊性腺肌瘤。其症状与原发良性疾病相似。妇科检查可见子宫颈部位有囊性肿块。先天性者，根据患者年龄、囊肿大小及症状，行单纯囊肿切除或子宫颈切除术；后天性者，针对原发病进行治疗。

子宫颈绒毛状腺瘤　又称肠腺瘤样瘤。极罕见，来自子宫颈内膜肠腺化生。可分为绒毛状和绒毛管状两种。组织形态为细长指状、乳头状生长，表面有更细小绒毛分支。由复层柱状细胞覆盖在绒毛表面，绒毛中心为少量纤维结缔组织。由于该瘤组织生长深或浸润时与绒毛状腺癌难以区别，并且有时在附近可找到腺癌，故在治疗上有学者建议行子宫颈锥切，也有学者主张行全子宫切除，同时术后须密切随访。

（谭先杰）

## zǐgōngjǐng rǔtóuzhuàngliú
## 子宫颈乳头状瘤（cervical papilloma）

位于阴道部子宫颈的鳞状上皮过度生长形成的乳头状良性肿瘤。又称子宫颈鳞状上皮乳头状瘤。主要发生于生育年龄妇女，文献报道，50%～70% 与妊娠并存，且多为单发。

病因与发病机制　尚不清楚。可能与某些遗传因素有关。

病理　肉眼观为乳头状或菜花状，部分表面呈疣状。镜下可见棘层细胞增生，整个上皮层增厚呈乳头状，中心为纤维结缔组织，棘细胞排列整齐有层次，偶见少量核分裂，细胞内含糖原。

临床表现　阴道分泌物增多，合并感染时有异味，或不规则阴道流血，或接触性出血，局部检查可见子宫颈阴道部乳头状赘生物。

诊断与鉴别诊断　主要通过肉眼检查、阴道镜检查以及活检诊断。

需要与下列几种疾病鉴别。①子宫颈尖锐湿疣：由人乳头瘤病毒（human papillomavirus，HPV）引起，常为多发性，并累及阴道及会阴。细胞学检查可见挖空细胞，免疫组织化学检测 HPV-Ag 阳性，DNA 探针原位杂交及聚合酶链反应阳性率更高，并可确定 HPV 类型。②子宫颈鳞状细胞疣状癌：外观呈乳头状或菜花状，质地脆，易出血，镜下见癌细胞浸润性生长。子宫颈鳞状上皮乳头状瘤与其外观相似，但生长缓慢，向局部浸润，易复发而无转移，对放射线不敏感。③子宫颈鳞状细胞癌：组织脆，容易出血。

治疗　原则为先做活，确诊后再行手术局部切除。若在妊娠期，以等待至妊娠 3 个月后进行手术为主，以免诱发流产，细小的乳头状瘤可用物理方法去除，较大者做子宫颈锥形切除术或子宫颈切除。

（谭先杰）

## zǐgōngjǐng rǔtóuzhuàng xiānwéixiànliú
## 子宫颈乳头状纤维腺瘤（cervical papillary fibroadenoma）

生长于子宫颈，由上皮和间叶组织构成的乳头状肿瘤。一种极少见的子宫颈良性肿瘤，多发生于绝经期和老年期妇女。肿瘤可呈息肉状、分叶状或乳头状生长。镜下见肿块主要为纤维间质组织，表面被分泌黏液的柱状上皮覆盖。该柱状上皮又形成乳头向分支状的空隙内突出，上皮成分和间质成分均为良性形态。诊断主要依赖于活体组织的病理检查，治疗原则为手术切除病灶。

（谭先杰）

## 子宫颈肌瘤（cervical myoma）

zǐgōngjǐng jīliú

生长于子宫颈部，由子宫平滑肌组织增生形成的肿瘤。是子宫肌瘤的特殊类型（占子宫肌瘤的2.2%~8%）。该病虽不多见，但因其部位特殊，其临床表现、诊断和处理与其他部位的子宫肌瘤不尽相同，值得注意。由于肌瘤生长部位低，或长入腹膜下或阔韧带内，紧靠周围血管、输尿管及其他盆腔脏器，血供丰富，使周围脏器移位，扰乱正常解剖，增加手术难度和并发症的发生率。

按生长部位将子宫颈肌瘤分为4类：前壁、后壁、侧壁及悬垂型（即子宫颈黏膜下肌瘤），亦可多方向生长。肌瘤多为单发，也可多发。一般发生在子宫颈后唇，但也有发生在前唇或侧方。较大的子宫颈肌瘤，可引起子宫颈变形，即发生肌瘤部位的子宫颈唇或子宫颈壁显著肥厚，但无肌瘤的子宫颈部分逐渐伸展延长而变薄，故子宫颈外口常被压向对侧，从而使子宫口成横径较短的月牙形，其凹面朝向肌瘤发生侧。由于肌瘤逐渐增大，子宫颈几乎完全展平。阴道检查常难发现子宫颈外口。不变形的子宫体常被肿大肥厚的子宫颈推向对侧而倒向一侧。向阔韧带或后腹膜生长的子宫颈肌瘤，常使子宫颈明显延长。子宫颈肌瘤也可在颈管内生长，向颈口突出可形成黏膜下子宫颈肌瘤。向子宫颈管内生长很大时，可充满整个盆腔。

**临床表现**　症状因肌瘤的发生部位而异。悬垂型常伴有不规则阴道流血，向阴道内生长者，增大至一定程度可影响性交。阴道分泌物增多，可呈血性，有臭味。肌瘤显著增大脱出阴道外时，表面可形成溃疡。向膀胱、直肠方向生长的巨大子宫颈肌瘤，可引起相应的压迫症状。肌瘤将子宫–膀胱窝及膀胱顶向上推移，挤压膀胱，使三角区扭转倾斜，引起输尿管移位，导致膀胱循环障碍，以致膀胱壁充血、黏膜水肿、肿胀等而出现尿频、尿痛、尿潴留和尿淋漓不尽等症状，并可继发膀胱炎。膀胱压迫症状多于经前期及经期加重。当肌瘤压迫输尿管下端或使膀胱三角区移位时，也可引起尿潴留、输尿管梗阻而引起输尿管积水，甚至肾盂积水，并伴发肾盂肾炎。直肠压迫症状较膀胱压迫症状少见。但当肌瘤充满真骨盆腔，或因粘连引起便秘、排便困难，或者便意频数。嵌顿于骨盆底的子宫颈肌瘤，妨碍静脉回流，可使痔疮加重。肌瘤也可压迫通过骨盆底的脊髓神经，引起下肢疼痛。如壁间子宫颈肌瘤增大，完全阻塞颈管，将阻断经血外流，导致子宫、输卵管积血，出现假性闭经。

**诊断与鉴别诊断**　根据临床表现及妇科检查，子宫颈肌瘤容易诊断。但子宫颈黏膜下肌瘤向阴道内生长者，易与突向阴道的宫体黏膜下肌瘤混淆，但从经量正常、活检有典型的宫颈内膜，即可明确为子宫颈黏膜下肌瘤。向盆腔生长的子宫颈肌瘤，经子宫输卵管碘油造影，见子宫颈管延长及子宫腔在高位，可与体部肌瘤鉴别。此外，子宫颈肌瘤还需要与慢性子宫内翻相鉴别。

**治疗**　以手术为主，手术方式依据肌瘤的大小、生长部位及患者对生育的要求等因素决定。是否切除子宫，其原则与子宫体肌瘤相同（见子宫肌瘤）。因子宫颈位于盆腔深部，肌瘤生长部位的不同，致使子宫及其韧带变形，周围脏器移位，因此手术比较困难，手术时需要先辨识肌瘤与周围组织及脏器的解剖关系，然后决定手术范围和方式。如决定行子宫切除术，为缩小手术范围，尽量减少失血量，避免损伤盆腔脏器，在按子宫切除步骤切断及结扎子宫动脉后，应先剥除子宫颈肌瘤，然后再切除子宫。悬垂于阴道内的子宫颈黏膜下肌瘤可按宫体黏膜下肌瘤处理。如瘤蒂较粗，可下牵肌瘤，以暴露瘤蒂，再环切瘤蒂黏膜，暴露瘤蒂，缝扎其根部后切除肌瘤。如肌瘤大，无法暴露瘤蒂，先楔形切除部分肌瘤，缝扎止血，缩小瘤体，再下牵暴露瘤蒂后，按上法处理。

（谭先杰）

## 子宫颈上皮内瘤变（cervical intra-epithelial neoplasia，CIN）

zǐgōngjǐng shàngpínèi liúbiàn

与子宫颈浸润癌密切相关的一组癌前病变的统称。反映了子宫颈癌发展的连续过程，即有子宫颈不典型增生、原位癌、早期浸润癌、浸润癌的一系列病理变化。曾根据细胞异型程度分为以下三个级别：CIN Ⅰ，轻度不典型增生；CIN Ⅱ，中度不典型增生；CIN Ⅲ，重度不典型增生和原位癌。世界卫生组织女性生殖系统肿瘤分类（2014 年），建议采用与细胞学分类相同的二级分类法，即低级别鳞状上皮内病变（low grade squamous intraepithelial lesion，LSIL）和高级别鳞状上皮内病变（high grade squamous intraepithelial lesion，HSIL），LSIL 相当于以前分类的 CIN Ⅰ，HSIL 包括 CIN Ⅲ 和大部分的 CIN Ⅱ，CIN Ⅱ 可用 p16 免疫组化染色情况进行分流。

**病因与发病机制**　子宫颈组织学的特殊性是 CIN 的病理学基

础。子宫颈上皮是由子宫颈阴道部的鳞状上皮和子宫颈管柱状上皮组成。子宫颈鳞状上皮和柱状上皮的交接部称为鳞柱交界区（squamocolumnar junction，SCJ），随着青春期、妊娠、绝经和激素的刺激而发生动态变化。新生儿期，SCJ 位于子宫颈外口，称为原始 SCJ；青春期，在雌激素的作用下子宫颈管柱状上皮及其下的间质成分达到子宫颈阴道部，形成新的 SCJ，称为生理 SCJ。原始 SCJ 和生理 SCJ 之间的区域称为移行带。在移行带形成过程中，子宫颈表面被覆的柱状上皮逐渐被鳞状上皮替代，替代的方式包括鳞状上皮化生和鳞状上皮化。移行带中成熟的化生鳞状上皮对致癌物质相对不敏感，但未成熟的化生鳞状上皮代谢活跃，在一些物质如人乳头瘤病毒（human papillomavirus，HPV）刺激下，可发生细胞分化不良，排列紊乱，细胞核异常，有丝分裂增加，从而形成 CIN。

已经明确，高危型 HPV 感染是 CIN 的根本致病因素，90% 以上的 CIN 中存在 HPV 感染。目前 HPV 病毒已分离出 140 多种亚型，某些特定类型的 HPV 感染与 CIN 和子宫颈癌有因果关系，如 16、18、31、33、35、39、45、51、52、56、58、59、66、68 等亚型，称为高危型 HPV。子宫颈 HPV 感染通常不会持续存在，而且多数没有临床表现，大多数在感染 9～15 个月自然清除，仅少数发展为持续感染并导致 CIN。其他高危因素如性生活过早、多个性伴侣、性传播疾病、吸烟、经济状况低下、口服避孕药和免疫抑制等会影响疾病的进展。这些因素或者增加了女性接触 HPV 的机会，或者降低了机体的免疫功能，从而导致了 CIN 的发生和发展。

**临床表现** 多数患者无明显临床症状，部分患者有白带增多、血性白带、接触性出血。子宫颈可光滑或表现为肥大、糜烂、红斑、白色上皮等。

**诊断与鉴别诊断** 由于 CIN 缺乏典型的临床表现，通常不能通过肉眼检查确定诊断，需要采取细胞学（病毒学）-阴道镜-活检的"三阶梯"策略进行筛查和诊断。

**子宫颈细胞学检查** 20 世纪 40 年代至 21 世纪初，该检查均为子宫颈癌普查的首选初筛方法。Bethesda 系统（the Bethesda system，TBS）报告方式（表 1）已逐渐取代传统的巴氏分类法。需注意，留取标本前 24 小时内无性交，处于非月经期，停用阴道抗生素或抗真菌药物 72 小时后，于阴道双合诊检查前。

**HPV 检测** 高危型 HPV DNA 检查最初是作为子宫颈细胞学检查异常的分流措施，及子宫颈病变治疗后的疗效评估和复发判定。现 HPV 检测尤其是分型越来越多地作为子宫颈病变的初筛措施，一般认为它比液基薄层细胞学检查（thinprep cytology test，TCT）的价值更高。

关于筛查方法，不同国家、不同地区和针对不同年龄段的女性并不一致，有以细胞学筛查作为初筛手段者，有以 HPV 检测作为初筛手段者，也有联合使用这两种方法作为初筛手段者。表 2

**表 1　Bethesda 系统子宫颈细胞学结果报告方式（2004 年）**

| 异常鳞状细胞 | 异常腺上皮 |
| --- | --- |
| 非典型鳞状细胞，包括意义未明的非典型鳞状细胞（atypical squamous cells of undetermined significance，ASC-US）和不排除高度上皮内病变的不典型鳞状细胞（atypical squamous cells cannot exclude HSIL，ASC-H） | 不典型腺上皮（atypical granular cell，AGC）倾向于肿瘤，包括子宫颈管细胞和腺细胞 |
| 低级别鳞状上皮内病变（low grade squamous intraepithelial lesion，LSIL） | 子宫颈管原位腺癌（adenocarcinoma in situ，AIS） |
| 高级别鳞状上皮内病变（high grade squamous intraepithelial lesion，HSIL） | 腺癌，包括子宫颈管型、子宫内膜型、子宫外型 |
| 鳞癌 | |

**表 2　美国妇产科学院关于子宫颈癌筛查的建议小结**

| 人群 | 推荐的筛查方法 | 建议 |
| --- | --- | --- |
| <21 岁 | 不筛查 | |
| 21-29 岁 | 每 3 年细胞学单独筛查 | |
| 30-65 岁 | 每 5 年联合筛查（最佳）或每 3 年单独筛查（可接受） | 不推荐单独 PHPV 筛查 |
| >65 岁 | 既往筛查有足够阴性结果可终止筛查 | 既往高度病变病史者，治疗后继续筛查不少于 20 年 |
| 子宫切除后 | 无需筛查 | 既往高度病变病史者，继续细胞学单独筛查不少于 20 年 |
| 接种疫苗后 | 同未接种人群 | |

是美国妇产科学院的建议，是中国采用最广泛的建议。需要注意的是，这些建议会随着证据的变化而不断更新。

阴道镜检查 阴道镜下观察子宫颈醋酸白试验、碘染色的反应，观察子宫颈血管的类型，并对可疑部位在阴道镜下多点活检。主要适用于 TBS 报告发现上皮细胞不正常、细胞学阴性但肉眼可疑病灶等。阴道镜检查只是提供可疑的病变部位，以此为指导进行活体组织检查，它不能作为确定病变性质的诊断方法，也不能替代细胞学检查。

子宫颈管诊刮术 刮取颈管内膜组织送病理检查，指征包括：细胞学异常或临床可疑的绝经前后、鳞柱交界部内移妇女，尤其可疑腺癌、病变累及宫颈管、细胞学多次阳性或可疑，阴道镜检查阴性或不满意或阴道镜下活检阴性者。

子宫颈活体组织检查 CIN 和子宫颈癌的诊断必须根据子宫颈活体组织的病理检查。多在阴道镜碘染不着色区域取材。取材包括病变和周围组织，钳取子宫颈上皮和足够的间质组织，临床和细胞学可疑时重复活检。但对以下情况应采取诊断性子宫颈锥形切除术（锥切）：①阴道镜检查无法看到病变的边界或未见到鳞柱交界部、病灶位于子宫颈管内。②细胞学检查为 HSIL 而阴道镜下活检为阴性或 CIN Ⅰ。③子宫颈管诊刮术的病理报告为异常或不肯定、疑为子宫颈腺癌。④阴道镜活检怀疑有间质浸润但无法明确浸润深度和范围。

子宫颈锥形切除术 简称锥切。由外向内呈圆锥形地切下一部分子宫颈组织，目的是完整切除容易发生病变的子宫颈鳞柱移行带，并对切除的标本进行全面的病理检查，以确诊子宫颈病变；同时，它也是治疗子宫颈病变的方法之一。

**治疗** 应做到个体化，根据疾病情况（CIN 级别、部位、范围、HPV-DNA 检测结果）、患者情况（年龄、婚育状况、随访条件）及技术因素综合考虑。与筛查的情况类似，不同的国家和地区，采用的流程并不完全相同。

子宫颈细胞学异常或 HPV 病毒检测阳性的处理 ①高危型 HPV-DNA 检查阳性但子宫颈细胞学阴性：6 个月后复查细胞学，1 年后复查细胞学和高危型 HPV-DNA。也可阴道局部使用干扰素 3 个疗程，然后再采取上述复查策略。②ASC-US：若 HPV-DNA 检测阴性，可 3 个月后复查 TCT；若 HPV-DNA 阳性，行阴道镜检查。③ ASC-US、ASC-H、AGC：行阴道镜检查及子宫颈活检，对于≥35 岁的 AGC 患者需行子宫内膜组织活检。若阴道镜及病理检查排除癌前病变，可在半年或 1 年后复查子宫颈细胞学。

在通过 HPV 分型作为初筛，然后用细胞学分流的体系中，采用的则是以下流程：①如果 HPV 分型发现所有 14 种高危 HPV 亚型均阴性，可按常规流程定期筛查。②如果是 HPV16 或 HPV18 阳性，则推荐进行阴道镜检查及活检。③如果除 HPV16 和 HPV18 外，其他 12 种高危 HPV 亚型均阳性，则进行宫颈细胞学检查。若细胞学检查结果为 ASC-US 或更严重的病变，则行阴道镜检查；若子宫颈细胞学检查正常，则一年后复查。

CIN Ⅰ 的处理 60%～80% 的 CIN Ⅰ 会自然消退，因此可以保守观察。如果患者合并子宫颈糜烂而且有接触性出血或持续性 CIN Ⅰ，可给予治疗。

进行治疗选择前需要考虑以下情况：①细胞学检查为 ASC-US、ASC-H 或 LSIL，每 12 个月检测 HPV DNA 或每6～12个月复查宫颈细胞学。若细胞学高于 ASC 或高危 HPV DNA 阳性，行阴道镜检查。②细胞学检查为 HSIL 而组织学检查为 CIN Ⅰ，如果阴道镜检测满意而且进行子宫颈管取材阴性者，可选择诊断性锥切；也可选择每隔 6 个月行阴道镜和细胞学检查观察，若两次结果阴性可常规随诊，若仍为 HSIL 则行诊断性锥切。③若 CIN Ⅰ 持续超过 2 年，可以继续随访，亦可治疗。如果决定治疗，并且阴道镜检查满意，可以采用消融或切除疗法；若阴道镜检查不满意，建议行诊断性锥切。④妊娠期发现的 CINⅠ 可暂不治疗，待产后 6 周复查再定。

CIN Ⅱ 和 CIN Ⅲ 的处理 尽管长期随访发现 CIN Ⅱ 自然消退的可能性较大，但在组织学上它比 CINⅢ 更具有异质性，与 CINⅢ 区分困难。因此，为了提高安全性，一般采用 CIN Ⅱ 作为治疗起始。除非有特殊情况（如妊娠），不建议对 CIN Ⅱ 和 CINⅢ 妇女采用定期细胞学和阴道镜检查进行观察。同时也不能将全子宫切除术作为 CIN Ⅱ 和 CINⅢ 的初始治疗。

具体的处理原则如下：①对于阴道镜检查满意、组织学诊断为 CIN Ⅱ 和 CINⅢ 者，可采用切除方法（锥切），也可采用激光、冷冻、微波等物理消融方法。②对于阴道镜检查不满意者，不能实施消融治疗，建议行诊断性锥切。对于 CINⅡ，可行高频电圈环形电切，也可行冷刀锥切。对于 CINⅢ，推荐冷刀锥切。③ 对于复发性

CIN Ⅱ和 CIN Ⅲ，建议锥切。④对于妊娠期诊断的 CIN Ⅱ和 CIN Ⅲ，除非高度怀疑浸润癌，否则不进行子宫颈锥切，也暂不给予其他治疗，产后 6 周复查后再处理。如果高度怀疑浸润癌，则需要行子宫颈锥切，根据是否保留胎儿，可立即手术或在妊娠中期手术。⑤随诊。CIN Ⅱ和 CIN Ⅲ治疗后每 6 ~ 12 个月检测 HPV DNA，也可以单独采用细胞学或联合使用细胞学和阴道镜进行随访。

子宫颈原位腺癌的处理 CIN Ⅱ和 CIN Ⅲ的处理原则不适用于 AIS，因为 AIS 常累及子宫颈管，完全切净困难。而且 AIS 为多灶性、非连续性病变，诊断性切除组织切缘阴性并不意味着完全切净。无生育要求的患者，子宫切除术为首选的治疗方式；若强烈要求保留生育功能，可行保守性切除术，若切缘阴性需定期随诊，若切缘阳性可行再次病灶切除术或 6 个月后重新评估。

妊娠合并 CIN 的处理 目前无证据表明妊娠期间 CIN 比非孕期更容易发展为浸润癌。绝大多数病变均于产后自行缓解或无进展。无浸润病变或妊娠已届晚期的妊娠患者可以间隔一段时间（≥12 周）再次进行阴道镜和细胞学检查，分娩后 6 个月再做评估。若病变进展或细胞学提示为浸润性癌时，建议再次活检。只有怀疑浸润癌时才建议行诊断性锥切。

年轻患者（≤20 岁）CIN 的处理 仍根据 CIN 级别处理，但稍有调整。①CIN Ⅰ：12 个月后重复细胞学。若细胞学结果低于 HSIL，则 12 个月后重复细胞学；细胞学为阴性则常规随诊，细胞学≥ASC 则行阴道镜检查；若细胞学 ≥ HSIL，则行阴道镜检查。②CIN Ⅱ和 CIN Ⅲ：阴道镜检查满意的年轻患者随访或治疗均可。阴道镜检查不满意，尤其是 CIN Ⅲ患者建议行病灶切除或消融术。

③随访：患者每 6 个月行细胞学和阴道镜检查。若 2 次阴道镜和细胞学结果均正常则常规随诊。若阴道镜结果进展，或高级别的细胞学病变，或阴道镜检查病变持续 1 年，则建议再次活检。若活检结果为 CIN Ⅱ或 CIN Ⅲ，则需要治疗。

（谭先杰）

zǐgōngjǐng èxìng zhǒngliú
**子宫颈恶性肿瘤**（malignant neoplasm of cervix） 发生于子宫颈的恶性肿瘤。有多种组织学类型，包括鳞状细胞癌（简称鳞癌）、腺癌、肉瘤及其他罕见类型如微偏腺癌、小细胞癌等。其中以子宫颈鳞状细胞癌最多见，约占 90%，腺癌次之，约占 5%，其他恶性肿瘤约占 5%（表）。子宫颈癌的发生率仅次于乳腺癌，居女性恶性肿瘤的第二位。随着子宫颈癌普查的广泛开展、手术方式的不断改进及手术并发症防治措施的持续完善，子宫颈癌的发生

表 2014 年世界卫生组织子宫颈恶性肿瘤分类

| 分类 | 相关疾病 |
| --- | --- |
| 恶性上皮肿瘤 | |
| 　鳞癌和前驱病变 | 鳞状细胞上皮内病变：低级别鳞状上皮内病变和高级别鳞状上皮内病变；鳞癌：包括角化型癌、非角化型癌、乳头状癌、基底细胞样癌、湿疣性癌、疣状癌、鳞状 – 移行细胞癌和淋巴上皮瘤样癌 |
| 　腺癌和前驱病变 | 原位腺癌<br>腺癌：包括子宫颈管腺癌，普通型；黏液性癌，非特殊型；黏液性癌，胃型；黏液性癌，肠型；黏液性癌，印戒细胞型；绒毛状腺癌；子宫内膜样腺癌；透明细胞癌；浆液性癌；中肾管癌和混合性腺癌 – 神经内分泌癌 |
| 　其他上皮肿瘤 | 腺鳞癌、腺样基底细胞癌、腺样囊性癌和未分化癌 |
| 　神经内分泌肿瘤 | 低级别神经内分泌肿瘤：类癌和非典型类癌；高级别神经内分泌肿瘤：小细胞神经内分泌癌和大细胞神经内分泌癌 |
| 恶性间叶肿瘤 | 平滑肌肉瘤、横纹肌肉瘤、腺泡状软组织肉瘤、血管肉瘤、恶性外周神经鞘瘤和其他肉瘤，如脂肪肉瘤、未分化宫颈肉瘤和尤因（Ewing）肉瘤 |
| 恶性混合性上皮 – 间叶肿瘤 | 腺肉瘤、癌肉瘤 |
| 恶性黑色素肿瘤 | 恶性黑色素瘤 |
| 生殖细胞肿瘤 | 卵黄囊瘤 |
| 淋巴和髓系肿瘤 | |
| 继发性肿瘤 | |

率和死亡率已有较大幅度的下降。

**病因与发病机制** 子宫颈鳞癌的病因与发病机制已基本明确，高危型人乳头瘤病毒（human papilloma virus，HPV）如16、18、52、58型等持续感染是其发病的必要因素。增加HPV感染的因素和行为，如初次性交年龄过低、多个性伴侣、多产、多次妊娠、吸烟等也被认为与子宫颈鳞癌的发生密切相关。关于HPV致癌的分子机制研究很多，公认的是高危型HPV的早期基因E6、E7通过一些分子事件使正常细胞向肿瘤细胞转化而导致子宫颈癌发生。子宫颈腺癌的发病机制与鳞癌基本相同，而其他少见类型的病因及发病机制尚不清楚。

**临床表现** 早期常无明显临床症状，少数Ⅱ期以上的较晚期患者也可无症状，只是在子宫颈癌筛查时才被发现。浸润性子宫颈恶性肿瘤的最常见症状是异常阴道流血（80%）及阴道分泌物增多。异常阴道流血可表现为性交后阴道流血、月经过多、绝经后阴道流血或不规则阴道流血等。有些患者则表现为阴道排恶臭液体，晚期患者尤为明显。妇科检查时早期病例常无明显异常。外生型肿瘤较易辨认，多为鳞癌，呈糜烂样改变或菜花状，触之易出血，累及阴道可导致阴道壁皱褶和穹隆变浅或消失。内生型肿瘤多为腺癌或其他少见类型，子宫颈常表现为膨大硬结状，表面可光滑或有溃疡。

**诊断** 对子宫颈癌筛查时发现异常或出现症状、体征时应进一步检查以明确诊断。子宫颈脱落细胞学检查是广泛应用的筛查方法，常采用薄层液基细胞学检查也可采用传统巴氏涂片。高危型HPV DNA检测也被用于子宫颈癌筛查，联合两种方法可提高筛查的准确性。通过筛查可以发现早期子宫颈鳞癌和腺癌及其子宫颈上皮内瘤变（cervical intraepithelial neoplasia，CIN），而其他少见类型肿瘤不易早期发现。

确诊靠病理学检查，主要方法有以下几种。①阴道镜检查和子宫颈活体组织检查及子宫颈管活体组织检查：对细胞学检查异常和/或HPV检测阳性，或妇科检查怀疑子宫颈病变时应行阴道镜检查。若阴道镜检查异常或肉眼可见子宫颈赘生物或溃疡病变，应行子宫颈活体组织检查。若子宫颈表面无明显肉眼病变，但子宫颈质硬、子宫颈管增粗呈桶状，应行子宫颈管活体组织检查或子宫颈管搔刮术。②子宫颈锥形切除术：当子宫颈脱落细胞学检查多次异常，但阴道镜检查阴性或不满意，或镜下活体组织检查阴性，或组织学诊断为CIN而临床不能排除浸润癌时，应行子宫颈锥形切除术。

子宫颈恶性肿瘤的完整诊断应包括：肿瘤的组织学类型及分化程度；临床分期。

**鉴别诊断** 应与临床症状或体征相似的各种子宫颈病变进行鉴别。①子宫颈良性病变：如子宫颈柱状上皮移位、子宫颈息肉、子宫颈子宫内膜异位症等。②子宫颈良性肿瘤：如子宫颈肌瘤、子宫颈乳头状瘤等。

**治疗** 根据患者年龄、临床分期、组织学类型、对生育的要求、全身情况、设备条件和医疗技术水平综合决定治疗措施。各种类型子宫颈恶性肿瘤的治疗原则基本相同，即以手术和放疗为主，辅以化疗以及其他治疗方法的综合治疗。手术治疗和放射治疗都是子宫颈恶性肿瘤的根治性治疗方法。手术治疗仅用于ⅡA期以前的早期子宫颈恶性肿瘤患者。对于年轻患者，手术治疗具有保留生育功能、卵巢功能与阴道功能的优势。放射治疗适用于各个期别的患者，尤其对鳞癌疗效确切，最大的缺点是可破坏卵巢功能和阴道功能，故对年轻的早期患者多选择手术治疗。化疗是子宫颈恶性肿瘤重要的辅助治疗方法，可用于手术前和手术后的辅助治疗，或与放射治疗联合应用。对于晚期复发病例或者一些特殊类型的肿瘤，化疗是主要的治疗手段。

**预后** 不同组织类型子宫颈恶性肿瘤的预后并不相同，子宫颈鳞癌的预后相对较好，而罕见病理类型如子宫颈小细胞癌、子宫颈疣状瘤、子宫颈黑色素瘤、子宫颈微偏腺癌及转移性子宫颈恶性肿瘤等预后均较差。对最常见的子宫颈鳞癌，临床分期和淋巴结转移是公认的最重要预后相关因素。除此以外，肿瘤大小、病理分级、子宫颈间质浸润、宫旁组织侵犯、阴道壁受累、脉管侵犯及手术切缘受累等也与预后密切相关。

**预防** 主要针对HPV相关的鳞癌和腺癌，包括病因预防及临床前预防即"三早"预防。病因预防包括普及子宫颈癌预防知识，提倡晚婚、性卫生知识宣教等。HPV疫苗接种是预防子宫颈癌发生的有效措施，已在全球100多个国家广泛应用。所谓"三早"预防指早发现、早诊断、早治疗。规范开展子宫颈癌筛查是实现"三早"最有效的手段，及时规范治疗筛查发现的CIN是阻断子宫颈癌发生的最后一道防线。对鳞癌和腺癌以外的少见类型子宫颈恶性肿瘤尚无有效预防策略。

（谢 幸 万小云）

**zǐgōngjǐng línzhuàng xìbāo'ái**

## 子宫颈鳞状细胞癌（cervical squamous cell carcinoma）

由各级分化程度的鳞状细胞组成的浸润性、上皮性癌。是子宫颈恶性肿瘤中最常见的组织学类型，占80%~85%，由高危型人乳头瘤病毒（human papilloma virus，HPV）感染子宫颈上皮细胞后，再在其他内外因素的协同作用下，子宫颈部位的鳞状细胞发生癌变而成。

**病因与发病机制**　病因已基本明确。通过大量流行病学调查、基础与临床研究证实，高危型HPV持续感染是引起子宫颈鳞癌发生的必要因素。感染的HPV通过一系列致癌过程诱发子宫颈的正常上皮向子宫颈上皮内瘤变（cervical intraepithelial neoplasia，CIN）转化，最终导致子宫颈鳞癌发生。不良性生活方式、吸烟、性传播疾病、多产、营养不良、机体免疫功能下降、经济收入低下等是与HPV相互作用的协同因素，共同促进了子宫颈鳞癌的发生。

**高危型HPV感染**　HPV是一种DNA病毒，主要通过性途径传播。已知能感染女性生殖道的型别有150余种，其中可诱导子宫颈鳞癌发病的高危型HPV有10余种，主要包括HPV16、18、31、33、35、39、43、51、52、56、58、59、68、73、82型等。大多数HPV感染可被宿主的免疫系统清除，在感染的数月至两年内自然消退，大约只有10%的感染会呈持续状态，只有HPV持续感染才可能诱发子宫颈鳞癌发生。E6和E7是HPV主要的两个癌基因，由E6和E7基因编码的病毒蛋白直接参与了宿主细胞的恶性转化，它们可分别引起宿主细胞抑癌蛋白p53降解和Rb功能失活，继而

导致该两条信号通路上一系列分子功能异常，最终使宿主细胞发生恶性转化。

**不良性生活方式**　生殖道HPV感染多见于有不良性生活方式的妇女，如多个性伴侣、初次性交年龄过小及其男性伴侣有多个性伴侣等，不良性生活方式促进了HPV的传播，增加了HPV感染的概率。

**吸烟**　吸烟妇女患子宫颈鳞癌及子宫颈上皮内瘤变的危险性显著增加。烟草燃烧的降解产物如尼古丁、烟碱、焦油等有致突变作用，可以使HPV感染的子宫颈管细胞永生化。也已在子宫颈分泌物中检测到来自烟草的致突变物质。

**孕产次过多**　生育过密、生育次数过多容易引起子宫颈上皮反复损伤，协同促进子宫颈鳞癌的发生。

**性传播疾病**　如沙眼衣原体、单纯疱疹病毒等感染生殖道可破坏子宫颈上皮的完整性，增加对HPV感染的易感性。

**其他**　如机体内源性或外源性免疫功能低下、种族差异、遗传背景、社会经济状况等因素均与子宫颈鳞癌的发生相关。

**病理**　子宫颈鳞癌起源于鳞柱交界的转化区。镜下可见具有异型性的肿瘤细胞突破基底膜向间质侵犯，根据间质受侵的范围可分为子宫颈微小浸润癌和浸润癌。子宫颈微小浸润癌的大体观无明显异常或呈糜烂状外观。子宫颈浸润癌的大体观有四种类型：外生型、内生型、溃疡型和颈管型。

根据肿瘤细胞的分化程度可分为高分化、中分化和低分化三种，分化程度与预后相关。

**临床表现**　如下所述。

**症状**　取决于疾病进程和肿瘤生长方式。子宫颈微小浸润癌无自觉症状。发展至浸润癌时则出现各种症状，一般外生型肿瘤出现症状较早、较明显，而内生型肿瘤出现症状较晚、较不明显，容易引起漏诊或误诊。

典型的子宫颈浸润癌有以下症状。①阴道流血：是子宫颈浸润癌最常见的症状。患者常主诉有接触性阴道流血，包括性交后出血或妇科检查后出血。生育期年龄妇女也可表现为月经量增多、经期延长或不规则出血。绝经后妇女可出现绝经后出血。出血量一般不多，仅少数表现为大量阴道流血。②阴道分泌物增多：多出现在阴道流血之前。早期癌，表现为白带量增多，没有任何气味。随着肿瘤生长，分泌物量增多，如淘米水样或混杂血液。晚期癌，因肿瘤继发感染、组织坏死脱落，排液增加而呈脓性或洗肉水样，并带有恶臭味。③疼痛：晚期可出现疼痛，多表现为坐骨神经痛或一侧骶、髂部的持续性疼痛。肿瘤压迫（侵犯）输尿管，造成输尿管狭窄、阻塞导致肾盂积水，表现为一侧腰痛。淋巴系统受侵时可导致淋巴管阻塞、淋巴回流受阻而出现下肢水肿和疼痛等症状。④其他：肿瘤向前方扩散可以侵犯膀胱，出现尿频、尿急、尿痛、下坠和血尿，严重时可引起膀胱阴道瘘。肿瘤向后蔓延可以侵犯直肠，引起小腹下坠感、排便困难、里急后重、便血等症状，进一步可发展为阴道直肠瘘。晚期肿瘤还可出现远处转移，根据转移的部位不同，出现相应的症状。

**体征**　与疾病进程和肿瘤生长方式有关。子宫颈微小浸润癌无特异性体征，发展至浸润癌时

则出现肉眼可见肿瘤，并伴有子宫颈增大、变形、坚韧、质脆、易出血等，但少数内生型肿瘤可以见到子宫颈光滑。子宫体一般大小正常，但子宫体受侵时可增大。若肿瘤累及阴道及穹隆部，肉眼可见局部呈糜烂状、触之出血、缺乏弹性等。若累及宫旁组织，则有一侧或两侧主韧带、宫骶韧带增厚、缩短、呈结节状，甚至固定。若肿瘤侵犯输卵管和卵巢，则可扪及附件包块。晚期患者可出现恶病质。

**诊断** 主要通过症状、体征、辅助检查和病理检查做出诊断。诊断应包括两个方面，病理证实子宫颈鳞癌和准确临床分期。因为早期子宫颈鳞癌无明显的症状和体征，而病理诊断必须通过有创伤的手段，所以子宫颈鳞癌的诊断一般是从无创伤性的筛查方法到最后的有创伤性活检。

子宫颈脱落细胞学检查 发现早期子宫颈癌最常用的检查方法。传统的巴氏涂片技术于 1943 年开始用于临床。近年来出现了液基薄层细胞检测（thinprep cytology test，TCT）技术，该技术有效地减少了涂片不满意的报告。细胞学诊断推荐采用 Bethesda 系统（the Bethesda system，TBS）报告，该报告系统包括三个部分：对涂片充足性的描述、诊断分类（如正常或异常）和细胞学异常的描述。鳞状细胞异常包括：意义未明的非典型鳞状细胞（atypical squamous cells of undetermined significance，ASC-US）、不排除高度上皮内病变的不典型鳞状细胞（atypical squamous cells cannot exclude HSIL，ASC-H）、低级别鳞状上皮内病变（low grade squamous intraepithelial lesion，LSIL）、高级别鳞状上皮内病变（high grade squamous intraepithelial lesion，HSIL）及鳞癌。细胞学异常的级别越高，诊断子宫颈鳞癌的准确性越高。总体而言，细胞学检查诊断子宫颈癌的特异性很高，但敏感性较低。为提高细胞学诊断的准确性，特别注意要从子宫颈癌的好发部位即鳞柱交界处取材。

HPV DNA 检测 鉴于在近100% 的子宫颈癌和 80% 以上的高级别 CIN 中可检测到高危型 HPV DNA 存在，故子宫颈脱落细胞 HPV DNA 检测也被用于子宫颈癌筛查和辅助诊断。HPV DNA 检测诊断子宫颈癌的敏感性高于细胞学检查，但特异性低于细胞学检查，尤其对青春期妇女。所以为了减少假阳性率和避免过度治疗，不推荐 HPV DNA 检测用于 30 岁以下妇女的子宫颈癌筛查。

碘试验和醋酸白试验 将 5% 碘溶液或 5% 醋酸直接涂在子宫颈和阴道黏膜上，观察染色情况。在正常情况下，子宫颈和阴道上皮在碘染色时呈棕色或黑色，当碘染色不着色或醋酸染色呈白色时提示有可疑病变，是阴道镜检查的重点靶区，也可直接在该部位行活组织检查。

阴道镜检查 凡细胞学检查异常和/或 HPV 检测阳性、妇科检查怀疑子宫颈病变，都应行阴道镜检查。阴道镜检查的目的是发现可疑病变并确定病变范围，提供取材部位，提高活体组织检查的阳性率。

病理学检查 子宫颈鳞癌最后的确诊依据是组织学诊断。组织的获得有以下几种途径。①子宫颈活体组织检查：阴道镜指导下的多点活检是子宫颈癌可靠的诊断方法。在无条件行阴道镜检查时，也可在 3、6、9、12 点四处及碘试验不着色区或醋酸染色白色区行多点活检。所取的活组织应有一定深度，包括上皮和间质组织。②子宫颈管诊刮术（endocervical curettage，ECC）：对细胞学检查异常或临床可疑而阴道镜阴性或不满意或镜下活检阴性，应行子宫颈管诊刮术。取材时应从子宫颈管前后左右四壁刮取组织。③子宫颈锥形切除术：当子宫颈脱落细胞学检查多次异常但阴道镜阴性或不满意或镜下活组织检查阴性，或组织学诊断为 CIN 而临床不能排除浸润癌时，应行子宫颈锥形切除术以明确诊断。传统的手术方式为冷刀切除，近年来也采用子宫颈高频电圈刀环形切除术等技术。对子宫颈微小浸润癌的诊断只有在锥形切除的标本中才能作出。

血清鳞状细胞癌抗原（squamous cell carcinoma antigen，SCC）测定 当 SCC 值升高时有助于子宫颈癌的诊断。

其他 确诊后应行胸部 X 线检查、血尿常规检查、肝肾功能检查。根据具体情况还可行膀胱镜、直肠镜、肾盂造影、CT、MRI 等检查，这些检查对确定病变范围有参考价值。

**肿瘤分期** 子宫颈癌的分期为临床分期，通常采用国际妇产科联盟（Federation of Gynecology and Obstetrics，FIGO）制定的标准（表）。

子宫颈癌临床分期的原则：分期的依据是临床检查，必须由有经验的医师于治疗前通过三合诊检查确定，并且不能因为后期的手术和病理发现而更改已确定的分期。ⅠA 期必须通过子宫颈锥形切除术确定。当临床分期有争议时，应归于较早的分期。影像学等检查有助于确定病变范围和

## 表　子宫颈癌临床分期（FIGO，2009 年）

Ⅰ期：病变局限于子宫颈（宫体是否受累不予考虑）

　　ⅠA 期：肉眼未见病灶，仅为显微镜下可见的浸润癌。间质浸润深度从起始部位上皮或腺体基底膜向下≤5mm，浸润宽度≤7mm，静脉或淋巴管区的浸润不改变分期

　　　　ⅠA1 期：间质浸润深度≤3mm，宽度≤7mm

　　　　ⅠA2 期：间质浸润深度 >3～5mm，宽度≤7mm

　　ⅠB 期：临床检查病变局限于子宫颈或镜下可见病变 >ⅠA2 期

　　　　ⅠB1 期：肉眼可见病变最大直径≤4cm

　　　　ⅠB2 期：肉眼可见病变最大直径 >4cm

Ⅱ期：病变超出子宫颈，但未至盆壁，阴道浸润未至阴道下 1/3

　　ⅡA 期：无明显宫旁浸润

　　　　ⅡA1 期：肉眼可见病变最大直径≤4cm

　　　　ⅡA2 期：临床可见病变最大直径 >4cm

　　ⅡB 期：有宫旁浸润

Ⅲ期：病变浸润达盆壁和/或累及阴道下 1/3 和/或无其他原因的肾盂积水或肾无功能

　　ⅢA 期：病变累及阴道下 1/3，但未达盆壁

　　ⅢB 期：病变已达盆壁和/或有肾盂积水或肾无功能

Ⅳ期：病变已超出真骨盆或（活检证实）浸润膀胱或直肠黏膜，泡状水肿者不列入 Ⅳ期

　　ⅣA 期：病变扩散至邻近器官

　　ⅣB 期：病变转移至远处器官

制定治疗计划，但不作为分期的依据。

**鉴别诊断**　应与临床症状和体征相似的子宫颈病变鉴别，主要包括以下疾病：子宫颈肥大和子宫颈柱状上皮移位、急性子宫颈炎、子宫颈息肉、子宫颈外翻、子宫颈结核性溃疡、子宫颈尖锐湿疣、子宫颈乳头状瘤等。这些良性疾病的症状、体征与早期子宫颈鳞癌相似，可通过阴道镜检查、子宫颈脱落细胞检查、活体组织检查等相鉴别。组织学诊断是确诊依据。

**治疗**　应综合患者的年龄、一般状况、临床分期、对生育的要求、有无合并症及其性质等情况制订治疗方案。治疗方式包括手术、放疗及化疗等。

**手术治疗**　是根治性治疗手段，但仅适用于Ⅰ～ⅡA 期。根据不同的临床分期采用不同的手术范围，筋膜外全子宫切除术适用于ⅠA1 期，改良根治性全子宫切除 + 盆腔淋巴结切除术适用于ⅠA2期，根治性全子宫切除 + 盆腔淋巴结切除 ± 腹主动脉旁淋巴结切除术适用于ⅠB～ⅡA期。≤ⅠB期的生育期年龄妇女应保留卵巢。对于年轻希望保留生育功能的患者可行保守性手术，如ⅠA1 期可采用子宫颈锥形切除术，ⅠA2 期和ⅠB1 期（肿瘤直径 <2cm）可采用根治性子宫颈切除 + 盆腔淋巴结切除术。

**放疗**　也是根治性治疗手段，适用于各个期别的浸润癌。由于射线可造成卵巢和阴道不可逆转的损伤，故Ⅰ～ⅡA 期首选手术。ⅡB 及以后各期则以放疗为主，治疗方法包括体外照射及腔内照射两部分，相对早期以腔内放疗为主，体外放射为辅；晚期以体外放射为主，腔内放射为辅。

**化疗**　仅用于辅助性治疗或姑息性治疗。对于巨块型的局部晚期患者，可采用新辅助化疗后再给予手术，以降低手术难度和并发症。同步化放疗的疗效优于单纯放疗，已成为晚期子宫颈癌的首选治疗。单纯化疗主要用于不能耐受放疗的晚期或复发转移患者的姑息性治疗，常用的化疗方案有紫杉醇 + 顺铂、顺铂 + 博来霉素 + 长春新碱、顺铂 + 博来霉素 + 阿霉素等。

**随访**　子宫颈癌治疗后有复发可能，复发率与临床期别、肿瘤转移等因素有关。故患者在治疗后应定期接受随访，2 年内每 3 个月一次，3～5 年内每 6 个月一次，第 6 年开始每年一次。

**预后**　影响子宫颈鳞癌的预后因素最主要有临床分期、淋巴结转移与否、手术切缘状态等。

**预防**　通过规范的子宫颈筛查并正确处理经筛查发现的上皮内瘤变是预防子宫颈癌发生最有效的方法。HPV 疫苗的问世为子

宫颈癌的预防提供了新的手段，也使子宫颈癌成为人类第一个可通过疫苗注射而获得预防的癌症。全世界已有至少 7000 万妇女接受了 HPV 疫苗注射，HPV 疫苗预防子宫颈癌的整体有效率在 70% 以上。其他的预防措施还有开展性卫生教育、提倡晚婚和少生优生、积极治疗性传播性疾病等。

（谢 幸 陈亚侠）

## zǐgōngjǐng xiàn'ái
## 子宫颈腺癌 (cervical adenocarcinoma)

向腺体分化的浸润性、上皮性癌。占全部子宫颈浸润癌的 4%~5%，但该比例近年来有上升趋势，达到了 15.1%~20%。子宫颈腺癌可发生于 18~85 岁妇女，其平均发病年龄与子宫颈鳞状细胞癌接近。值得注意的是，在年轻妇女子宫颈浸润癌中，腺癌比例相当高。

**分类** 根据 2014 年世界卫生组织子宫颈肿瘤组织学分类，子宫颈腺癌可分为：子宫颈管腺癌，普通型；黏液腺癌（非特殊型、胃型、肠型、印戒细胞型）；绒毛状腺癌子宫内膜样腺癌；透明细胞癌；浆液性腺癌；中肾管腺癌；混合性腺癌 – 神经内分泌癌。

**病因与发病机制** 高危型人乳头瘤病毒 (human papilloma virus，HPV) 持续感染是其必要的发病原因。研究表明，在子宫颈鳞癌和腺癌组织中均可检测到 HPV DNA，但二者之间 HPV 型别的比例却不相同，子宫颈鳞癌中以 HPV16 为主，HPV18 仅占 HPV 阳性患者的 5%~17%，而在子宫颈腺癌中以 HPV18 为主，所占比例高达 34%~50%，提示 HPV16、HPV18 尤其是 HPV18 在子宫颈腺癌的发病过程中起着重要的作用。增加 HPV 感染的因素和行为，如初次性交年龄过低、多个性伴侣

等也被认为与子宫颈腺癌的发生密切相关。子宫颈腺癌的发生也可能与内分泌失调及服用外源性激素有关。

关于 HPV 导致子宫颈腺癌发生的分子机制与子宫颈鳞癌基本相同。

**临床表现** 如下所述。

**症状** 主要取决于疾病的进程，有 15%~20% 的子宫颈腺癌患者可无症状。

典型的子宫颈腺癌有以下症状。①阴道分泌物增多：常出现在阴道流血之前，呈水样或黏液状，特别是子宫颈黏液性腺癌，患者常诉有大量黏液状白带，少数略带脓性呈黄水状，因量多常需用会阴垫，可混杂血液。晚期癌时因肿瘤继发感染、组织坏死脱落，排液增加而呈脓性或洗肉水样、并带有恶臭味。②阴道流血：患者常主诉有接触性阴道流血，包括性交后出血或妇科检查后出血。生育期年龄妇女也可表现为月经量增多、行经期延长或不规则出血。绝经后妇女可出现绝经后出血。出血量一般不多，但晚期患者可表现为大量阴道流血。③继发症状：晚期患者根据病灶广泛程度及侵犯的脏器而出现一系列继发症状，如疼痛、肛门坠胀、贫血和泌尿系统症状等。

**体征** 与疾病进程和肿瘤生长方式有关，近 15% 的患者无肉眼可见病灶。子宫颈微小浸润腺癌无特异性体征，发展至浸润癌时则出现肉眼可见病灶。由于其大多呈内生型生长，子宫颈管扩大使整个子宫颈增大呈"桶状"、质硬，而子宫颈表面光滑或呈轻度糜烂状改变。外生型生长者可呈息肉状、结节状、乳头状或蕈样团块。子宫体一般大小正常，但子宫体受侵时可增大。若肿瘤

累及阴道及穹隆部，肉眼可见局部呈糜烂状、触之出血、缺乏弹性等。若累及宫旁组织，则有一侧或两侧主韧带、宫骶韧带增厚、缩短、呈结节状，甚至固定。若肿瘤侵犯输卵管和卵巢，则可扪及附件包块。晚期患者可出现恶病质。

**诊断** 主要通过症状、体征、辅助检查和病理检查做出诊断，由于子宫颈腺癌常生长于子宫颈管内，子宫颈表面光滑或仅轻度糜烂状改变，容易造成漏诊。诊断应包括两个方面，病理证实子宫颈腺癌和准确临床分期（见子宫颈鳞状细胞癌）。

**子宫颈脱落细胞学检查** 是发现早期子宫颈腺癌最常用的检查方法。由于子宫颈腺癌多位于子宫颈管被覆柱状上皮及间质腺体内，病灶隐匿，常致取材不足，因此该检查诊断子宫颈腺癌的阳性率明显低于子宫颈鳞癌，其敏感性仅 50%~72%。

对子宫颈脱落细胞学检查中发现的不典型腺细胞应引起重视，尽管并不常见，但其存在临床病变的可能性较大，对不典型腺细胞仅反复多次进行子宫颈脱落细胞学检查是不够的，应推荐行阴道镜检查。

**阴道镜检查** 子宫颈腺癌的阴道镜图像有别于子宫颈鳞癌，由于肿瘤组织的特殊生长，发源于子宫颈柱状上皮的中心血管高度扩大，末端终止于类似正常柱状上皮的绒毛突状癌组织中，形成大而分散的点状血管，有时亦可呈发夹形异形血管，血管粗大且分布异常。子宫颈表面腺口异常增多和/或不规则分布，腺口白色、大小不规则，使子宫颈表面似蜂窝状图，尤以黏液性腺癌为著。对于可疑部位，必须在阴道

镜下行多点活检并送病理组织学检查。

子宫颈和子宫颈管活组织检查　阴道镜指导下的多点活检是确诊子宫颈腺癌可靠和不可缺少的方法。由于子宫颈腺癌来自子宫颈内膜，病灶有时局限在子宫颈管内，且多数为内生型生长，病灶位置较深，导致活检难以取到病灶而漏诊。

子宫颈管诊刮术　由于病灶位于颈管内，因此对所有发现不典型腺细胞的妇女都应推荐阴道镜和子宫颈管诊刮术，可明显提高诊断的正确率。

子宫颈锥形切除术　当子宫颈脱落细胞学检查多次提示腺细胞异常但阴道镜阴性或不满意或镜下活组织检查阴性，或组织学诊断为子宫颈腺不典型增生而临床不能排除浸润癌时，应行子宫颈锥形切除术以明确诊断。子宫颈活检虽能明确诊断，但由于活检所取组织有限有时不能肯定浸润深度，故要诊断子宫颈微小浸润腺癌至少应做子宫颈锥形切除术。手术方式应选冷刀锥切除。

其他　确诊后应行胸部 X 线检查、血尿常规检查、肝肾功能检查。根据具体情况还可行膀胱镜、直肠镜、肾盂造影、CT、MRI 等，这些检查对确定病变范围有参考价值。

**肿瘤分期**　子宫颈腺癌的分期为临床分期，通常采用国际妇产科联盟（Federation of Gynecology and Obstetrics，FIGO）制定的标准。

**治疗**　治疗方案应根据临床期别、患者年龄、有无生育要求等综合决定。

手术治疗　是根治性治疗手段，但仅适用于 I ～ ⅡA 期，根据不同的临床分期采用不同的手术范围。① ⅠA1 期子宫颈微小浸润腺癌：手术范围的确定比较困难，从单纯的全子宫切除到根治性全子宫切除术 + 盆腔淋巴结切除术均有，对于年轻渴望保留生育功能者也可行子宫颈锥形切除术，通常采用冷刀切除，但腺癌病灶有多灶性、跳跃性等特点，行子宫颈锥形切除术时必须呈圆柱状切除，即与子宫颈管平行至少 25mm 处做 90° 垂直切除以形成平的圆柱形底，从而保证切除所有的转化区及深部的子宫颈腺体，以期切除全部病灶，术后必须严密随访。② ⅠA2 ～ ⅡA 期：一般选择根治性全子宫切除 + 盆腔淋巴结切除 ± 腹主动脉旁淋巴结切除术，由于对子宫颈腺癌保留卵巢的安全性尚不肯定，一般主张不予保留卵巢。对年轻希望保留生育功能的 ⅠA2 期和 ⅠB1 期患者也可选择根治性子宫颈切除术 + 盆腔淋巴结切除术。一般推荐完成生育后行根治性手术。

放疗　也是根治性治疗手段，适用于各个期别的浸润腺癌。由于射线可造成卵巢和阴道不可逆转的损伤，故 I ～ ⅡA 期首选手术。ⅡB 期及以后各期则以放疗为主，治疗方法包括体外照射及腔内照射两部分，较早期以腔内放疗为主，体外放疗为辅；晚期以体外放射为主，腔内放射为辅。ⅠA2 ～ ⅡA 期患者手术后病理证实有后腹膜淋巴结转移、手术切缘阳性、宫旁组织转移和脉管浸润等高危因素时，应给予辅助性放疗，常选择体外照射。

化疗　单纯化疗主要用于不能耐受放疗的晚期或复发转移患者的姑息性治疗，常用的化疗方案有紫杉醇 + 顺铂、顺铂 + 博来霉素 + 长春新碱、顺铂 + 博来霉素 + 阿霉素等。

同步化放疗　对于 ⅠB2 期和 ⅡA2 期患者，可采用同步化放疗。而对于 ⅡB ～ Ⅳ 期晚期子宫颈腺癌患者应首选同步化放疗，已有研究表明同步化放疗的疗效高于单纯放疗。常用的方案有顺铂、顺铂 + 5-氟尿嘧啶、顺铂 + 5-氟尿嘧啶 + 羟基脲等。

**随访**　子宫颈腺癌治疗后有复发的可能，故患者在治疗后应定期接受随访，方案与子宫颈鳞癌相同。

**预后**　影响子宫颈腺癌的预后因素与鳞癌相同，但腺癌的总体预后较鳞癌差。

（谢　幸　吕卫国）

zǐgōngjǐng wēixiǎo jìnrùn'ái
**子宫颈微小浸润癌**（cervical microinvasive carcinoma）　病灶浸润基底膜下深度 ≤5mm 和宽度 ≤7mm 的最早期子宫颈浸润癌。临床分期为 ⅠA 期。子宫颈微小浸润癌是组织学诊断，发病年龄相对较轻，无临床症状和体征，属于临床前癌，子宫旁和淋巴结转移率低，预后好，所以在治疗上与子宫颈浸润癌有较大的不同，倾向于保守性处理。

**病因与发病机制**　子宫颈微小浸润癌的病因和子宫颈癌相同，高危型人乳头瘤病毒（human papillomavirus，HPV）感染是必要的致病因素。HPV 是一种 DNA 病毒，主要通过性途径传播。能导致子宫颈癌发病的高危型 HPV 有 10 余种。大多数 HPV 感染是一过性的，通常在感染的数月至两年内自然消退，呈持续感染状态大约只有 10%。只有 HPV 持续感染才可能诱发子宫颈癌发生。E6 和 E7 是 HPV 主要的两个癌基因，由 E6 和 E7 基因编码的病毒蛋白直接参与了宿主细胞的恶性转化。

吸烟、不良性生活方式、性

传播疾病、多产、经济收入低下、营养不良、机体免疫功能下降等是与 HPV 相互作用的协同因素，促进了子宫颈癌的发生。①吸烟：是子宫颈癌发生的高危因素，烟草燃烧的降解产物如尼古丁、烟碱、焦油等有致突变作用，并已在子宫颈分泌物中检测到这些致突变物质。②生殖道 HPV 感染：常见于初次性交年龄较低、有多个性伴侣及其男性伴侣有多个性伴侣，不良性生活方式促进了 HPV 的传播，增加了 HPV 感染的概率。③性传播疾病：如沙眼衣原体、单纯疱疹病毒等生殖道感染可增加对子宫颈 HPV 感染的易感性。④其他高危因素：如机体内源性或外源性免疫功能低下、种族差异、遗传背景、社会经济状况等均与子宫颈癌的发生相关。

**病理**　无大体病灶，仅在显微镜下存在浸润癌的证据。子宫颈微小浸润癌的病理类型也和子宫颈癌一样可分为鳞状细胞癌、腺癌及其他少见类型。

**鳞状细胞癌**　镜下可见癌细胞团在子宫颈上皮内瘤变的基础上呈小滴状或锯齿状突破基底膜，浸润子宫颈间质。子宫颈微小浸润鳞癌的镜下诊断标准为病灶浸润基底膜下深度≤5mm，宽度≤7mm。再根据浸润深度分为 IA1 期和 IA2 期，IA1 期指子宫颈浸润深度≤3mm，IA2 期指子宫颈浸润深度>3mm 至≤5mm。脉管浸润不作为子宫颈微小浸润鳞癌的定义部分。

**腺癌**　子宫颈微小浸润腺癌是浸润腺癌的早期阶段。镜下可见腺体增生，腺体轮廓呈不同程度异常。腺体细胞可超过一层，细胞核明显增大、深染、核质比值增大、有核分裂象。微小浸润癌时腺体基底膜的完整性因肿瘤

浸润而破坏。当有无间质浸润较难判断时，可根据腺体周围的间质反应来判断，如间质水肿、淋巴细胞浸润和成纤维细胞增生等，还可以通过网状纤维染色或层粘连蛋白等免疫组化染色的方法进行判断。子宫颈微小浸润性腺癌的诊断标准与鳞状细胞癌相同，即以病灶浸润基底膜下深度≤5mm 和宽度≤7mm 作为标准，也可进一步分为 IA1 和 IA2 期，但是亚分期的临床意义不及子宫颈鳞癌。

**临床表现**　子宫颈微小浸润癌本身无特异性的临床症状。对于无症状者，只有通过子宫颈癌筛查才能发现。部分妇女或因其他妇科症状经检查而被发现，如异常阴道流血（包括行经期延长、周期不规则、接触性出血、绝经后出血等）、阴道分泌物改变（如白带增多或伴有性状和气味异常）。这些症状可由子宫颈柱状上皮移位、子宫颈炎、子宫颈子宫内膜异位症、子宫颈息肉、子宫颈良性肿瘤等引起，而非子宫颈微小浸润癌本身所致，但这些症状的存在，有助于早期发现子宫颈微小浸润癌。妇科检查时，单纯子宫颈微小浸润癌无阳性体征，通常所见的子宫颈糜烂状改变并非由微小浸润癌直接所致。

**诊断**　子宫颈微小浸润癌是组织学诊断，因缺乏临床症状和体征，规范的筛查是发现该病的有效方法。

**子宫颈脱落细胞学检查**　是子宫颈癌筛查的常用方法。①子宫颈微小浸润鳞癌：出现细胞学涂片异常发生率为 70%，包括意义未明的非典型鳞状细胞（atypical squamous cells of undetermined significance，ASC-US）、不排除高度上皮内病变的不典型鳞状细胞、

轻度鳞状细胞上皮内瘤变、高度鳞状细胞上皮内瘤变及鳞状细胞癌等。②子宫颈微小浸润腺癌：病变位置较深，脱落细胞学检查假阴性率高，阳性率低，仅约 25%。主要异常表现为不典型腺上皮细胞（atypical granular cell，AGC）。对于 ASC-US 以上或 AGC 的细胞学涂片异常均应推荐阴道镜检查。对于 ASC-US，可推荐 6 个月后重复细胞学检查、HPV 检测或阴道镜检查。

**HPV DNA 检测**　高危型 HPV 持续感染是子宫颈癌发生的必要条件，所以几乎可以在所有的子宫颈癌的脱落细胞标本中检出高危型 HPV DNA，所以 HPV 检测已普遍用于子宫颈癌筛查。但鉴于青春期妇女有很高的 HPV 感染率和 HPV 检测对预测高级别上皮内瘤变有较高的假阳性率，故对青春期妇女不推荐 HPV 检测作为子宫颈癌的初筛。

**阴道镜检查及子宫颈活组织检查**　凡细胞学检查异常和/或 HPV 检测阳性、妇科检查怀疑子宫颈病变，都应行阴道镜检查。碘试验和醋酸白试验有助于提高阴道镜检查及活组织取材的准确性。子宫颈微小浸润癌在阴道镜下典型表现为：细点状或粗点状血管，粗大而不规则的镶嵌，有时可见有异性血管。醋酸白上皮为致密厚实的牡蛎灰色，出现得快，消失得慢。对阴道镜检查任何可疑部位都应进行活组织检查。为提高组织学诊断的准确性，通常采用多点活检。为准确判断有无间质浸润，所取组织应包括上皮和间质。如果不能排除子宫颈管内的隐匿病灶，应行子宫颈管诊刮术。

**子宫颈锥形切除术**　当子宫颈脱落细胞学检查多次异常但阴

道镜阴性或不满意或镜下活组织检查阴性，或组织学诊断为子宫颈上皮内瘤变（cervical intraepithelial neoplasia，CIN）而临床不能排除浸润癌时，应行子宫颈锥形切除术。虽然在钳取的子宫颈活组织中能观察到有无间质浸润，但只有在子宫颈锥形切除或全子宫切除的标本上才能做出子宫颈微小浸润癌的最终诊断。所以若要在手术前明确诊断，必须行子宫颈锥形切除术。

**治疗** 治疗方案应根据组织学类型、临床期别、患者年龄、有无生育要求等综合决定。

**鳞状细胞癌** 根据组织学诊断，对于ⅠA1和ⅠA2期给予不同的处理。① ⅠA1期：因ⅠA1期淋巴结转移的概率＜1%，故ⅠA1期患者无需行盆腔淋巴结切除术。无生育要求者可行筋膜外全子宫切除术；若有生育要求，可行治疗性子宫颈锥形切除术。这种治疗性子宫颈锥形切除术通常采用冷刀切除，以确保手术切缘阴性。术后根据手术切缘状态和子宫颈管内诊刮的结果，决定是否后续治疗。若两者均为阴性，说明治疗已足够，可定期随访。但若任一阳性，说明手术后有残留病灶的可能。对希望保留生育功能者，可重复行子宫颈锥形切除术；对不希望保留生育功能但准备行单纯子宫切除术者也需再次行子宫颈锥形切除术，否则按子宫颈浸润癌处理。② ⅠA2期：潜在的淋巴结转移率为3%～5%，所以对无生育要求者应行根治性子宫切除术和盆腔淋巴结切除术。ⅠA2期子宫颈鳞癌发生卵巢转移的概率极低，故对未绝经患者应保留双侧卵巢。若患者要求保留生育功能，可选择根治性子宫颈切除术和盆腔淋巴结切除术或子宫颈锥

形切除术和盆腔淋巴结切除术。在行这两种手术时，应先行盆腔淋巴结切除术，术中快速冷冻切片，若有盆腔淋巴结转移则改行根治性手术。根治性子宫颈切除术要求子宫颈组织切缘8～10mm内无肿瘤组织，若子宫颈切缘有肿瘤组织浸润，则改行根治性全子宫切除术。

**腺癌** 治疗原则与鳞状细胞癌相似，应行根治性全子宫切除术和盆腔淋巴结切除术。对于年轻、希望保留生育功能者也可行保守性手术，但腺癌病灶有多灶性、跳跃性等特点，行子宫颈锥形切除术时必须呈圆柱状切除，即与子宫颈管平行至少25mm处做90°垂直切除以形成平的圆柱形底，从而保证切除所有的转化区及深部的子宫颈腺体，以期切除全部病灶。

**预后** 总体良好，但与临床期别和病理类型有关，5年生存率ⅠA1期鳞状细胞癌接近100%，ⅠA2期为95%，ⅠA1期腺癌为90%。

**随访** 治疗后应规范随访（见子宫颈鳞状细胞癌）。

**预防** 同子宫颈鳞状细胞癌。

（谢 幸 胡东晓）

zǐgōngjǐng wēipiān xiàn'ái
## 子宫颈微偏腺癌（cervical minimal deviation adenocarcinoma）

肿瘤细胞分化程度高，细胞异型性极微，常与子宫颈黏液细胞相似，但临床表现恶性的一种子宫颈腺癌。又称子宫颈内高分化腺癌。发生率低，为罕见疾病，仅占同期子宫颈腺癌的1%～3%。子宫颈微偏腺癌包括黏液性与子宫内膜样两类，其中子宫内膜样偏微腺癌更为少见，发生率低于同期子宫颈腺癌的1%。

**病因与发病机制** 病因不甚明确。多数患者未能检测到高危

型人乳头瘤病毒（human papillomavirus，HPV）的存在，提示HPV感染并非是主要的发病原因。约50%的子宫颈微偏腺癌患者的染色体19p13.3区存在STK11基因杂合丢失，与疾病的发生有一定相关性。

**病理** 其主要的镜下特点为：①增生的子宫颈管黏膜腺体大小不一，多有树枝样突起，腺腔内见乳头状结构，肿瘤性腺上皮与正常子宫颈腺上皮相似，呈高柱状单层排列，核异型性不明显，腺体很少出现"背靠背"现象，仅少数可见明显恶性的小灶区域。②腺体周围出现特殊的间质纤维组织反应性增生，有炎症细胞浸润。③肿瘤性腺体可侵犯血管、淋巴管或神经外壳。④癌细胞黏液染色呈红色，而正常子宫颈腺体则呈紫色；免疫组织化学染色可协助诊断，如癌胚抗原、Ki67蛋白、HIK1083、肌动蛋白、细胞增殖核抗原等在子宫颈微偏腺癌中的表达在90%以上，可用于与良性子宫颈腺体增生的鉴别。

**临床表现** 发病年龄多在25～76岁，中位年龄46岁。临床症状缺乏特异性，可表现为大量稀薄的黏液性或水样白带，多无腥臭味，不伴外阴瘙痒。有时也可出现异常阴道流血（包括接触性出血、月经紊乱等）。部分患者表现为盆腔疼痛或尿路梗阻的症状。尚有少数患者主诉尿失禁，检查后实为阴道排液。

妇科检查在早期可无特殊发现，绝大多数晚期患者可发现子宫颈增大肥厚，甚至增大到正常的数倍，质地硬，呈桶状或橡皮球状，也可呈结节状，子宫颈表面可有糜烂状改变。约11%的黏液性微偏腺癌患者可合并肠息肉口唇色素斑综合征（Peutz Jeghers syndrom，PJS），6% 左右的患者合并卵巢黏液性肿瘤或环状小管性索瘤并有瘤内嗜银细胞数增加。子宫内膜样微偏腺癌与 PJS 无相关性。

**诊断** 子宫颈微偏腺癌在形态学上分化良好，异型性小并保持正常子宫颈腺体的分支形状，与子宫颈良性疾病不易鉴别，故在临床和病理上容易发生漏诊或误诊。通常采用子宫颈癌筛查和诊断的各种方法，但诊断比较困难。病理学诊断也非常困难。

子宫颈脱落细胞学检查对子宫颈微偏腺癌的筛查价值有限，反复多次细胞学检查可提高阳性率。HPV 检测多为阴性。若细胞学检查发现不典型腺上皮细胞而子宫颈肉眼观察无明显异常，需行阴道镜检查及子宫颈活组织检查，在可疑病例中应行子宫颈管诊刮术。子宫颈微偏腺癌的阴道镜检查并无特征性表现，并由于癌灶常常向子宫颈间质内浸润性生长，造成阴道镜检查假阴性。同样，活组织检查过于浅表也会得不到有诊断价值的组织，所以推荐活检的深度需要达到 5mm 以上，甚至需要多次活检。当细胞学和组织学诊断不一致，或组织学诊断和临床不一致时，应行子宫颈锥形切除术。在影像学检查中，CT 在评估疾病是否扩散方面有较好的作用。MRI 能最详尽地显示其组织学特点，对疾病的评估和诊断准确性较高。

**临床分期** 见子宫颈鳞状细胞癌。

**鉴别诊断** 应与组织学上良性形态的子宫内膜腺体异常疾病相鉴别，包括子宫颈肥大、良性弥漫性板层状子宫颈腺体增生、子宫颈内膜异位症、小叶状子宫颈内膜腺体过度增生、子宫内膜型肌腺瘤等。此外，尚需与子宫颈高分化腺癌相鉴别。

**治疗** 子宫颈微偏腺癌对放疗和化疗的敏感性较差，手术是主要的治疗方法。早期患者首选手术，术前明确诊断者的手术范围与同期别的子宫颈癌相同。若术后病理报告发现有高危因素，应追加放疗和/或化疗。晚期患者行同步放化疗。许多患者常在手术后通过组织学才得以确诊，故这些患者常术前评估不足，手术时发现已是晚期，造成手术范围欠彻底，术后需追加放疗和/或化疗。常用化疗药物有顺铂、氟尿嘧啶、丝裂霉素 C、长春新碱等。由于该肿瘤可与卵巢黏液性肿瘤或性索间质细胞肿瘤合并存在，故在手术时保留卵巢需非常谨慎。

**预后** 子宫颈微偏腺癌的预后因素与一般子宫颈癌基本相同，但因筛查困难，不易发现，临床症状缺乏特异性，诊断困难，故确诊时多属晚期，错过了最佳的治疗时机，且肿瘤呈内生型浸润性生长，早期即可发生扩散，预后较差。术后病理诊断也容易误诊为子宫颈良性病变或高分化腺癌，造成手术后未正确后续治疗。因此，术前是否正确诊断和准确分期、术后病理诊断是否正确也均是子宫颈微偏腺癌的预后因素。此外，合并卵巢肿瘤或波伊茨 - 耶格（Peutz-Jeghers）综合征、*STK11* 基因突变及 *HIK*1083 过表达等也提示患者的 5 年生存率较低。

（谢幸 陈丽莉）

zǐgōngjǐng'ái hébìng rènshēn
**子宫颈癌合并妊娠**（cervical carcinoma during pregnancy） 妊娠期发生的子宫颈癌。也有将发生于产褥期、产后 6 个月、12 个月甚至 18 个月内的病例归入子宫颈癌合并妊娠。在妊娠期合并的

妇科恶性肿瘤中，子宫颈癌最为常见，但因定义不同，发生率很难确定，为每 1200 ~ 10000 次妊娠中发生 1 例。在妊娠期发现的子宫颈癌大多数为早期，依据国际妇产科联盟（Federation of Gynecology and Obstetrics，FIGO）分期，Ⅰ 期占 69% ~ 83%、Ⅱ 期 11% ~ 23%、Ⅲ 期 3% ~ 8%、Ⅳ 期 0 ~ 3%。妊娠期子宫颈癌的病理类型与非妊娠期相同，以鳞状细胞癌占绝大多数，其次为腺癌，其他还有各种少见类型（见子宫颈恶性肿瘤）。

**病因** 与非妊娠期一样，高危人乳头瘤病毒（human papillomavirus，HPV）持续感染是妊娠期子宫颈癌发病的必要因素。其他如吸烟、不良性生活方式、性传播疾病、多产、经济收入低下、营养不良、机体免疫功能下降等是协同因素。

**临床表现** 与非妊娠期相似，早期子宫颈癌可以没有症状。子宫颈浸润癌的常见症状有性交后出血、不规则阴道流血、水样阴道分泌物等。

**诊断与鉴别诊断** 妊娠期妇女出现阴道流血或异常流液时，需与先兆流产、先兆早产等产科因素造成的出血相鉴别。在排除产科因素后，需与有相似症状或体征的子宫颈病变相鉴别，如子宫颈息肉、子宫颈肌瘤及子宫颈乳头瘤等。若考虑子宫颈癌可能时，可行子宫颈脱落细胞学检查、HPV 检测、阴道镜检查及子宫颈活组织检查等。妊娠期子宫颈癌的诊断方法与诊断标准与非妊娠期相同（见子宫颈鳞状细胞癌和子宫颈腺癌）。

妊娠早期子宫颈癌筛查是发现子宫颈上皮内瘤变（cervical intraepithelial neoplasia，CIN）和早

期子宫颈癌的好时机，因为孕妇需要常规产前检查，可在初次检查时进行子宫颈癌筛查。妊娠期子宫颈癌的筛查方法与非妊娠期相似，但因妊娠期受较高雌激素水平的影响，柱状上皮外移至子宫颈阴道部，鳞柱交界的转化区基底细胞可能呈现与子宫颈上皮内瘤变相似的形态学改变；子宫颈腺上皮的不典型增生也易与良性的 A-S 反应（Arias-Stell reaction）混淆，所有这些均容易造成误诊，所以需在细胞学送检单中注明妊娠情况。在妊娠期间，对细胞学异常的处理也有其特点。①当细胞学检查为意义未明的非典型鳞状细胞时，可等待到产后 6 个月再行阴道镜检查。②当细胞学检查为轻度鳞状细胞上皮内瘤变时，可行阴道镜检查，但若没有高级别子宫颈上皮内瘤变或浸润癌的证据，可在产后 6 个月复查。③当细胞学检查为高度鳞状细胞上皮内瘤变时，应进行阴道镜检查及镜下子宫颈活组织检查。

与非妊娠期一样，阴道镜指导下的多点活检也是诊断子宫颈癌及 CIN 的可靠方法。在妊娠期行阴道镜检查和子宫颈活组织检查是安全的，但应避免行子宫颈管活组织检查或子宫颈管诊刮术，因为这两种操作可能会引起胎膜早破，诱发流产或早产。通过三合诊检查确定妊娠期子宫颈癌临床分期有一定的困难。超声和 MRI 有助于判定肿块大小、子宫颈间质浸润、淋巴转移及远处转移等，对胎儿安全，可以选择。

**治疗** 不同分期，处理不同。

**CIN 的处理** 大约只有 7% 的妊娠期 CIN 在产后会进展到更高级别，无证据表明妊娠期比非妊娠期更容易发展为子宫颈浸润癌，故对妊娠期 CIN 的处理相对保守。

除非确诊为浸润癌，否则不采用治疗的方式，可等产后 6 个月再通过阴道镜和组织学检查相结合的方法评估，并根据组织学诊断实施治疗。但若怀疑有子宫颈浸润癌时，应采用诊断性子宫颈锥形切除术。由于妊娠期实施子宫颈锥形切除术的残留率高、易导致出血、流产和早产，故不用于治疗，仅在细胞学和组织学检查提示浸润癌可能时，用于明确诊断并帮助确定治疗方案、终止妊娠时间和方式。确实需要进行子宫颈锥形切除术的，建议采用冷刀切除，时间选择在妊娠中期较好，以孕 14～20 周为宜，估计在 4 周内分娩者不宜行子宫颈锥形切除术。

**子宫颈浸润癌的治疗** 方案需同时兼顾孕妇和胎儿。治疗总原则是根治子宫颈癌、提高胎儿的存活率和尽可能保留生育功能。具体治疗方案要与孕妇及家属仔细探讨，充分评估孕妇和胎儿的预后与风险。没有一个完全统一的方案，选择取决于患者年龄、肿瘤期别、孕周和本人及家人对是否继续维持妊娠的意愿，采用个体化治疗。①不要求维持妊娠的子宫颈浸润癌：早期子宫颈浸润癌且孕周 < 20 周者，可直接行根治性全子宫切除术和盆腔淋巴结切除术；> 20 孕周者，可先行剖宫产术娩出胎儿，再行根治性全子宫切除术和盆腔淋巴结切除术。晚期子宫颈癌首选放疗或化放疗。< 20 孕周者，直接放疗或化放疗；> 20 孕周者，先行剖宫取胎术再行放疗或化放疗。②要求维持妊娠的子宫颈浸润癌：子宫颈微小浸润癌可以延迟治疗，不影响孕妇的预后但能提高胎儿的存活率。对于 I A1 期患者，如果子宫颈锥形切除术的手术切缘

阴性可延迟到产后治疗，并可以经阴道分娩。对于 I A2 的患者，如果孕周 > 20 周，可以推迟至胎儿成熟再治疗；但对于孕周 < 20 周的早期妊娠，一般不采用延迟治疗。对于 I B 期及以上者，若孕周 > 28 周可以延迟至胎儿成熟再行治疗，对于孕周 20～28 周的可以根据患者及家属的意愿采用推迟治疗或终止妊娠接受治疗，延迟治疗至少对 I B1 期子宫颈癌没有造成明显不良预后。对于孕 20 周之前的子宫颈浸润癌应终止妊娠并接受治疗。

在延迟治疗期间，应密切观察病情，随时注意肿瘤进展情况，必要时应及时终止妊娠。也可根据肿瘤期别、病灶大小等情况给予新辅助化疗，以稳定或缩小病灶，减少宫旁浸润和淋巴结转移。另外，应尽早促胎肺成熟，除 I A1 期外，延迟治疗应在孕 34 周前终止妊娠。分娩方式一般采用古典式剖宫产。

（谢 幸 王新宇）

zǐgōngjǐng cánduān'ái

**子宫颈残端癌**（carcinoma of cervical stump） 因良性肿瘤或其他原因已行子宫体切除术后所残留的子宫颈部分发生癌变的特殊类型的子宫颈癌。子宫颈残端癌可在子宫体切除术后数月至 2 年内发病，也可在更长的时间发病。由于术后 2 年内发现的子宫颈残端癌，很可能是在手术时已患有子宫颈癌而没有在术前得到确诊，属于遗漏的子宫颈癌。真正的子宫颈残端癌是在次全子宫切除术后 2 年以后新发生的癌，又称真性子宫颈残端癌。和普通子宫颈癌一样，子宫颈残端癌也可分为鳞癌、腺癌及其他少见类型（见子宫颈恶性肿瘤）。

子宫颈残端癌临床上比较少

见，文献报道子宫颈残端癌占子宫次全切除术病例的 0.2% ~ 1.8%，占子宫颈癌的 0.1% ~ 0.7%，即在 1% 以下。从次全子宫切除术到确诊残端癌的时间最多见于 5 ~ 20 年。

**病因** 与子宫颈癌相同，主要有以下几种。①不良性生活方式：多个性伴侣及男性伴侣的多个性伴侣是子宫颈癌发生的高危因素。初次性交年龄过低，也被认为和子宫颈癌的发生相关，认为这与青春期子宫颈处于鳞状上皮化生时期，对致癌物较为敏感有关。②生殖道病毒感染：人乳头瘤病毒（human papilloma virus, HPV）感染是子宫颈癌发生的明确病因，根据 HPV 致病力的大小及在子宫颈上皮内瘤变和子宫颈癌组织中 HPV 感染率，HPV 分为高危型和低危型两大类，高危型以 HPV16 型和 18 型最常见，持续性高危型 HPV 感染是发生子宫颈癌的必要条件。③其他：分娩次数的增加，使其患病危险也相应增加；另外，吸烟也是发病因素之一。

**临床表现** 症状与普通子宫颈癌相同，可因肿瘤生长方式和临床分期的不同而异。早期患者可无症状，仅在子宫颈癌筛查或因妇科其他疾病检查时才被发现，约占 6%。子宫颈残端浸润癌的症状主要有阴道流血和/或性交后出血（75% ~ 80%），阴道分泌物增多（10% ~ 15%）。如果肿瘤较大并继发感染坏死，则分泌物也可伴有恶臭，以及腰痛、小腹下坠等症状。子宫颈残端癌的转移途径与普通子宫颈癌相似。

**诊断** 诊断并不困难，诊断方法和普通子宫颈癌相同。但由于切除了子宫体及前次手术造成的解剖学改变以及可能出现的并发症等因素使治疗子宫颈残端癌相对困难，因此早期诊断很重要。

早期病例并无症状，所以若发现子宫颈脱落细胞学检查异常时，应酌情行阴道镜检查和活组织检查，以尽早明确诊断。诊断时应详细询问病史，尤其是尽可能了解前次手术病变性质、术中术后情况及有无并发症等，并结合妇科检查、辅助检查及组织学结果做出诊断。个别病例由于次全子宫切除术后，子宫颈残端比较短、发生萎缩、凹陷或病灶在子宫颈管内，造成细胞学检查、阴道镜及活组织检查假阴性，所以应多次检查或使用子宫颈管诊刮术协助诊断。诊断应包括：肿瘤的组织类型及病理分级；临床分期与普通子宫颈癌相同（见子宫颈鳞状细胞癌）。

**鉴别诊断** ①子宫颈良性病变：子宫颈柱状上皮移位、子宫颈息肉和子宫颈子宫内膜异位症等。②子宫颈良性肿瘤：子宫颈管肌瘤和子宫颈乳头瘤。③子宫颈恶性肿瘤：原发性恶性黑色素瘤、淋巴瘤、肉瘤、转移性癌等。④阴道炎性疾病。

**治疗** 治疗原则基本与普通子宫颈癌相同。但是残端癌的治疗存在一定特殊性。

**手术治疗** 仅适用于ⅠB ~ ⅡA期的早期病例。手术方法与有完整子宫体的普通子宫颈癌无区别，但由于子宫体已切除，盆腔解剖关系发生改变，膀胱、直肠和子宫颈残端粘连，加之周围形成的粘连灶和瘢痕，给手术带来困难，易导致并发症发生。故在决定手术治疗时，倾向于选择比普通子宫颈癌更为早期或病灶更小的病例，因为只有早期病例或病灶不大，手术时才容易分离膀胱和直肠，广泛切除主韧带、宫骶韧带、阴道旁组织。对于局部病灶比较大，癌灶已向子宫颈周围组织及瘢痕组织侵犯的病例，手术操作时易切入肿瘤而导致肿瘤的扩散，手术结果适得其反。随着腹腔镜技术的日益完善成熟，对于已熟练掌握镜下操作技术的医疗单位，上述手术也可选择在腹腔镜下完成。

**放疗** 包括腔内放射和盆腔外照射。由于盆腔脏器之间有瘢痕粘连，残留子宫颈管较短，腔内放疗受到限制，宫旁及盆腔组织的照射量较一般腔内放射治疗减低，常需同时补充外照射。对于体积小的癌瘤，颈管较长（> 2.0cm），且无解剖变异的患者，腔内放疗最有效。对于外生型残端癌最好行阴道内放疗，但需要适宜容器，以利保护膀胱和直肠。对于瘤体大，子宫颈管及阴道均短者盆腔外照射治疗较为适宜。此外，若手术发现盆腔淋巴结有转移者亦宜加盆腔外照射治疗。

**预后** 与临床分期、病变扩散的范围及接受的治疗方案等因素有关。预后总体与普通子宫颈癌基本相同，但子宫颈残端腺癌的预后比普通子宫颈腺癌及子宫颈残端鳞状细胞癌更差。

**预防** 为减少子宫颈残端癌的发生，在行子宫次全切除术前应对子宫颈进行规范检查，包括子宫颈脱落细胞学检查和 HPV 检测，必要时行阴道镜检查、子宫颈和子宫颈管的活组织检查，以排除隐性癌的存在，以免漏诊。在行次全子宫切除术后，患者仍应定期参加子宫颈癌筛查，若发现子宫颈上皮内瘤变应及时处理。若主诉有不规则阴道流血或接触性出血等，更应尽早就医，以明确诊断。

（谢 幸）

zǐgōngjǐng fùfā'ái
## 子宫颈复发癌 (recurrent cervi-cal carcinoma)

子宫颈癌在治疗后经历一段时间的临床治愈阶段又发现新的肿瘤病灶，且其病理类型与原肿瘤相同的子宫颈癌。在任何方式治疗后 3 个月内病灶未能得到控制，并继续发展或在盆腔内出现新的病灶，则称为未控。有时子宫颈癌治疗后复发与未控很难区分，可统称为子宫颈复发癌。绝大多数的子宫颈复发癌发生在初次治疗后 3 年内。据统计，发生于 1 年内者有 42%～50%，2 年内者约 75%，仅 10% 发生在初次治疗后 4～5 年。

**分类**  放疗结束后局部肿瘤消失，3 个月内子宫颈、阴道穹隆和盆腔内无病灶存在的证据，也无远处转移的证据，但在 3 个月后又在盆腔内或远处发现肿瘤，称为放疗后复发。按复发的部位分为三类：中心性复发（包括子宫颈、阴道或子宫体）、宫旁复发（包括盆壁）和远处复发（盆腔外全身不同部位的肿瘤转移）。

子宫颈癌经过根治性手术肿瘤彻底切除，手术切缘阴性，6 个月内体格检查和影像学检查无肿瘤病灶存在的证据，但手术 6 个月后又在阴道残端、盆腔或远处发现新的肿瘤病灶，称为手术后复发。

**病因**  其发生与初次治疗时的临床期别、淋巴结转移、肿瘤分化和组织学类型、肿瘤大小、患者年龄以及并发症等密切相关。①临床分期：是子宫颈癌复发的重要相关因素，临床期别越晚，复发率越高。②淋巴结转移：也是子宫颈癌复发的高危因素，在临床分期相同的子宫颈癌中，有淋巴结转移者的复发危险性显著高于无淋巴结转移者，而且与转移的淋巴结数目相关。③组织学类型：不同的组织学类型的复发率也不相同，透明细胞腺癌、小细胞癌和未分化癌易在治疗后短期内复发和转移。宫旁组织内脉管浸润提示肿瘤发生淋巴结或血行转移的可能性增高。④治疗相关：规范的初次治疗也是减少复发转移的重要因素，若手术不能在安全距离切除肿瘤，甚至手术切缘阳性，则复发的概率显著增加；放疗照射的范围、剂量及肿瘤对放射线的敏感性均是复发的相关因素。

**临床表现**  子宫颈癌复发或转移的早期可无症状。症状的出现与复发癌灶的部位、大小及周围组织受累的范围和程度有关。脏器受累的相应症状主要有阴道流血、咳嗽、胸痛、咯血、疼痛、下肢水肿、食欲缺乏、体重减轻等。腹膜后淋巴结转移和复发一般无症状。体征也取决于复发部位及病灶大小。

**诊断**  主要依靠病史、治疗史、症状、体格检查、辅助检查及病理检查。当子宫颈癌患者治疗后出现症状和体征时，应进一步检查以明确诊断。组织学诊断是确诊的依据。对可疑中心性复发者应行阴道镜检查及阴道镜指导下的活检，对放疗后局部复发者也可直接行子宫颈活组织检查，必要时行子宫颈管诊刮术。对于宫旁、盆腔侧壁等部位复发，可在超声指引或者 CT 定位下行穿刺活检。

液基细胞学检查和阴道镜指导下的活组织检查  对早期诊断子宫颈癌中心性复发有较大的临床价值，若在随访中常规采用可提高早期诊断率，但由于放疗后阴道上皮形态改变、萎缩坏死等，对放疗后局部复发判断的准确性受到限制。

血清鳞状细胞癌抗原检测  70%～92% 的子宫颈鳞癌复发者血清鳞状细胞癌抗原升高，比临床复发早 4～12 个月。治疗后 8 周血清鳞状细胞癌抗原未下降至正常，92% 有癌灶残存在。

影像学检查  胸部 X 线检查、CT、MRI、盆腔超声、同位素骨扫描、静脉肾盂造影等是诊断盆腔内外复发和转移的重要依据，对治疗计划的制定和治疗效果的监测也有重要指导价值。

**治疗**  总的治疗原则是在全面评估初次治疗方法、复发距初次治疗时间、复发肿瘤范围及部位、患者一般状态等的基础上综合评判，从而制定治疗方案。对手术后的局部复发及腹膜后淋巴结转移，选择放疗。对可切除的中心性复发，选择手术治疗；而不可切除的中心性复发选择放疗或化放疗。对原照射野以外部位的复发者选择放疗或放化疗；而原照射野之内的复发者，再次放疗疗效差、并发症高，所以对中心性复发者尽量选择手术切除，若不能手术则选择化放疗或化疗。对晚期子宫颈复发癌者应个体化治疗，采用综合治疗或姑息治疗。

放疗和同步化放疗  放疗以外照射为主，可采用全盆腔、局部中心野或三维（调强）适形放疗。与传统放疗相比，（调强）适形放疗可提高肿瘤局部的照射剂量并减少正常组织的并发症。

同步化放疗的疗效优于单纯放疗，肿瘤总缓解率可达 90%，已成为子宫颈复发癌的常规治疗方法。对术后阴道残端或阴道复发的子宫颈癌，在体外放疗完成后，可补加腔内放疗，以提高局部控制率。

手术治疗  适用于部分子宫

颈复发癌，特别是放疗后中心性复发者。主要的术式有根治性全子宫切除术和盆腔脏器清除术，后者包括前盆腔脏器清除术、后盆腔脏器清除术及全盆腔脏器清除术。术前应充分、全面评估肿瘤的可切除性。孤立性肺转移有时也可手术切除。

化疗　仅作为减轻症状和延缓生命的姑息治疗，很少能达到完全缓解。常用的化疗药物有顺铂、紫杉醇、异环磷酰胺等。一般采用全身化疗，选择合适的病例也可采用选择性动脉插管介入化疗。

预后　大多数子宫颈复发癌的治疗十分困难，预后极差，中位生存期仅 7 个月，仅少数可经过积极治疗获得长期生存。

(谢幸　钱建华)

zǐgōng jīliú

# 子宫肌瘤 (uterine myoma)

发生于子宫，由平滑肌及纤维结缔组织组成的良性肿瘤。女性生殖器官最常见的良性肿瘤，多见于 30～50 岁妇女。随年龄增长肌瘤在不同年龄段的发病率逐渐升高，35 岁左右子宫肌瘤的发病率为 40%～60%，而在 50 岁上下肌瘤发病率高达 70%～80%，大部分肌瘤可以没有症状，通常是在妇科查体时发现，临床报道的子宫肌瘤的发病率远远低于其实际发病率。

病因　尚未明了，可能与以下几个方面相关。

雌孕激素　因子宫肌瘤好发于育龄妇女，青春期前少见，绝经后萎缩变小或消退，提示其发生可能与女性性激素相关。研究检测证实子宫肌瘤中雌二醇的雌酮转化明显低于正常组织，且肌瘤内雌激素受体密度明显高于周边组织，由此认为肌瘤组织局部

对雌激素的高敏感性是子宫肌瘤发生的重要因素之一。孕酮在子宫肌瘤生长中所起作用不甚明确，刺激和抑制的作用均曾有报道。孕激素能够促进子宫肌瘤的有丝分裂活动，刺激肌瘤生长，抗孕激素的米非司酮可诱导大多数子宫肌瘤萎缩，但流行病学研究却同时表明使用长效孕激素者子宫肌瘤发病率明显降低。

遗传易感性　子宫肌瘤发生和生长的遗传学基础是相似的。有家族史的个人患病风险增加 1.5～3.5 倍。细胞遗传学显示 25%～50% 的子宫肌瘤存在细胞遗传学的异常，包括 12 号和 17 号染色体长臂片段相互换位、12 号染色体长臂重排、7 号染色体长臂部分缺失等。美国非洲移民妇女中子宫肌瘤发生率高出正常人 2～3 倍，且更加低龄化。分子生物学研究结果提示子宫肌瘤由单克隆平滑肌细胞增殖而成，多发性子宫肌瘤是由不同克隆细胞形成。

分类　子宫肌瘤是良性肿瘤，主要由平滑肌细胞和不同数量的纤维和胶原组成。按照肌瘤与子宫肌壁的关系分为三类。

肌壁间肌瘤　占肌瘤总数的 60%～70%，肌瘤发生于子宫肌壁间组织，可向内或外生长，周围被肌层组织包裹，形成假包膜样结构。

浆膜下肌瘤　约占 20%，肌瘤起源于子宫浆膜层，突出子宫表面，有时仅有一蒂样组织与浆膜面相连，成为带蒂浆膜下子宫肌瘤。该类肌瘤营养由蒂部血管供应，当血供不足时肌瘤可变性坏死；若瘤蒂扭转断裂，肌瘤脱落可行成游离性肌瘤；当位于子宫体侧壁向宫旁生长的浆膜下肌瘤突出于阔韧带两叶之间则成为

阔韧带肌瘤。

黏膜下肌瘤　占 10%～15%，肌瘤起源于子宫内膜层，向子宫腔方向生长，表面仅为黏膜层覆盖，黏膜下肌瘤易形成蒂，在子宫腔内生长犹如异物，常引起子宫收缩，肌瘤可被挤压出子宫颈外口而突入阴道。根据荷兰哈勒姆（Haarlem）国际宫腔镜培训中心的分类标准，黏膜下肌瘤又分为三种类型。①0 型肌瘤：为有蒂黏膜下肌瘤，肌瘤完全位于宫腔内，根蒂未向肌层扩展。② I 型肌瘤：无蒂黏膜下肌瘤，根蒂向肌层扩展 <50%，肌瘤和子宫肌壁所成的夹角为锐角。③ II 型肌瘤：无蒂黏膜下肌瘤，根蒂向肌层扩展 >50%，肌瘤和子宫肌壁所成的夹角为钝角。

各种类型的肌瘤可发生在同一子宫，成为多发子宫肌瘤。

肌瘤变性　肌瘤变性是肌瘤失去原有的典型结构。常见的变性如下。

玻璃样变　又称透明变性，最常见。肌瘤剖面旋涡状结构消失，由均匀透明样物质取代。镜下见病变区肌细胞消失，为均匀透明无结构区。

囊性变　子宫肌瘤玻璃样变继续发展，肌细胞坏死、液化即可发生囊性变，此时子宫肌瘤变软，很难与妊娠子宫或卵巢囊肿区别。肌瘤内出现大小不等的囊腔，其间有结缔组织相隔，数个囊腔也可融合成大囊腔，腔内含清亮无色液体，也可凝固成胶冻状。镜下见囊腔为玻璃样变的肌瘤组织构成，内壁无上皮覆盖。

红色样变　多见于妊娠期或产褥期，为肌瘤的一种特殊类型坏死，发生机制不清，可能与肌瘤内小血管退行性变引起血栓及溶血、血红蛋白渗入肌瘤内有关。

患者可有剧烈腹痛伴恶心呕吐、发热、白细胞计数升高，检查发现肌瘤迅速增大、压痛。肌瘤剖面为暗红色，如半熟的牛肉，有腥臭味，质软，旋涡状结构消失。镜检见组织高度水肿，假包膜内大静脉及瘤体内小静脉血栓形成，广泛出血伴溶血，肌细胞减少，细胞核常溶解消失，并有较多脂肪小球沉积。

肉瘤样变 肌瘤恶变为肉瘤仅 0.4% ~ 0.8%，多见于年龄较大妇女。肌瘤在短期内迅速长大或伴有不规则阴道流血者，应考虑有恶变的可能。若绝经后妇女肌瘤增大更应警惕恶变的可能。肌瘤恶变后，组织变软且脆，切面灰黄色，似生鱼肉状，与周围组织界限不清。镜下见平滑肌细胞增生，排列紊乱，旋涡状结构消失，细胞有异型性。

钙化 多见于蒂部细小、血供不足的浆膜下肌瘤以及绝经后妇女的肌瘤。常在脂肪变性后进一步分解成甘油三酯，再与钙盐结合，沉积在肌瘤内。X 线片可清楚看到钙化阴影。镜下可见钙化区为层状沉积，呈圆形，有深蓝色微细颗粒。

**临床表现** 如下所述。

症状 子宫肌瘤是否引起临床症状取决于肌瘤的部位和大小，只有从显微镜下才能辨别的肌瘤，到直径≥10cm 的壁间肌瘤或浆膜肌瘤均可以没有症状，但是，20% ~ 50% 的肌瘤患者可能出现比较明显的临床症状。①月经改变：多见于较大的壁间肌瘤及黏膜下肌瘤。壁间肌瘤可使子宫腔增大、内膜面积扩大，使月经期子宫收缩不良及子宫内膜增生过长，引起月经量明显增多、经期延长、周期缩短、不规则阴道流血等；黏膜下肌瘤可使月经过多，经期延长或不规则流血，当肌瘤表面坏死、感染时可有阴道持续性流血或不规则流血。②继发性贫血：长期月经过多可引起继发性贫血，严重时可伴有面色苍白、气短、心慌及全身无力等。肌壁间肌瘤合并月经过多通常引起轻、中度贫血，而黏膜下肌瘤则可能引起中度、重度贫血。③下腹部包块：肌瘤较大时可在下腹部正中扪及包块，质硬、形态不规则、可活动。特别在清晨膀胱充盈时更易扪及。④白带增多：壁间肌瘤较大时可使子宫腔面积增大，内膜腺体分泌增多、盆腔充血，而使白带增多；黏膜下肌瘤特别是其脱出子宫颈口悬吊于阴道内时，其表面出现感染、坏死，此时可产生大量脓血性白带及腐肉样组织排出，伴有感染的臭味。⑤压迫症状：当肌瘤生长在子宫下段前壁时可压迫膀胱而出现尿频、排尿障碍及尿潴留等症状；如生长在子宫侧壁可形成阔韧带肌瘤，较大时可压迫输尿管而致肾盂、输尿管积水，此时可有一侧腰痛、腰胀等不适；如肌瘤生长在子宫下段后壁可压迫直肠，而致大便不畅、便秘、里急后重等。⑥下腹不适：肌瘤较大时，盆腔充血可出现下腹坠胀、腰背酸痛、痛经加重等。浆膜下肌瘤蒂扭转时可出现急性腹痛。肌瘤红色样变时可有剧烈腹痛并发热、血象增高等。⑦不孕：肌瘤引起不孕的主要原因是由于肌瘤的存在引起子宫腔的形态学改变或肌瘤压迫输卵管使之扭曲等；由于肌瘤存在影响子宫的血液循环，子宫内膜淤血妨碍受精卵着床，以及子宫的激惹性增加等均可导致不孕。

体征 与肌瘤大小、位置、数目及子宫形态有无改变相关。肌瘤体积较大时，可在下腹部扪及实质性不规则肿块。妇科检查子宫增大，表面不规则单个或多个结节状突起。浆膜下肌瘤可扪及单个实质性球状肿块与子宫有蒂相连。黏膜下肌瘤位于子宫腔内者子宫均匀增大，脱出于子宫颈外口者，窥器检查即可看到子宫颈口处有肿物，粉红色，表面光滑，子宫颈四周边缘清楚。若伴感染时可有坏死、出血及脓性分泌物。

**诊断** 超声检查为首选的辅助诊断方法，具备使用方便、准确率高、无创伤性、可反复应用的特点。超声检查可显示肌瘤的数目、部位、大小及肌瘤内部回声等，为区别肌瘤是否有变性提供参考，还有助于与卵巢肿瘤或其他盆腔肿块进行鉴别诊断。一般认为 B 超鉴别子宫肌瘤的准确率可达90%以上。

子宫肌瘤的超声图像特征如下：①子宫体积增大，失去正常形态，其轮廓呈不规则波浪状或出现局限性突起。浆膜下带蒂肌瘤为一与子宫体分界明显的球形实质性肿块，有时能找到与子宫相连部分。②子宫肌瘤区呈圆形不均质回声，其周边可形成提示假包膜的环形低回声线。③若肌瘤向子宫腔内生长，则可使宫腔受压变形。较大的黏膜下肌瘤可占据整个子宫腔，压迫并推移子宫内膜，呈弧形较强回声紧贴肌瘤边缘。④子宫肌瘤发生继发性时超声图像有相应的表现：玻璃样变时，切面呈均质样，回声减弱；囊性变时，出现相应的数目不等、大小不一的无回声区；钙化时可在瘤内出现增强光团。⑤彩色多普勒显像可提供瘤体血流情况、阻力指数等，为鉴别肌瘤的良恶性提供参考。

随着妇科内镜技术的发展与

完善，宫腔镜、腹腔镜因可直视子宫腔及盆腹腔病变并同时进行治疗，也应用于子宫肌瘤的诊断，特别是黏膜下肌瘤和突向子宫腔的肌壁间肌瘤。但是，由于该方法为有创检查，应掌握适应证和禁忌证。此外，CT、MRI等也可用于子宫肌瘤的辅助诊断，但其价格昂贵，临床上一般较少使用。总之，子宫肌瘤的辅助诊断手段较多，应根据具体情况选择使用，而超声检查应作为首选的辅助诊断手段，且可重复应用以利随访。

**治疗** 应结合患者年龄、生育要求、症状及肌瘤的位置、大小以及数目综合考虑决定。

随访观察 如果肌瘤体积较小无任何临床症状，可以随访观察，特别是近绝经期妇女。绝经后子宫肌瘤失去女性激素支持，可萎缩或逐渐消失，一般每3~6个月随访一次，若肌瘤增长迅速或出现临床症状，可重新评估并进行相应治疗。

药物保守治疗 如肌瘤小于2个月妊娠子宫大小，月经过多或异常子宫出血症状较明显，特别是近绝经期或全身状况不宜手术者，可给予药物对症治疗。①雄激素：可对抗雌激素，使子宫内膜萎缩，直接作用于子宫使肌层及血管的平滑肌收缩，较少出血。常用药物为丙酸睾酮。②促性腺素释放激素类似物（gonadotropin releasing hormone agonist，GnRHa）：用药后可降低雌二醇到绝经水平，以缓解症状并抑制肌瘤生长使其萎缩。GnRHa适用于围绝经期有症状的肌瘤妇女，对年轻的有症状子宫肌瘤患者仅作为术前辅助治疗，益处在于使肌瘤和子宫体积缩小、升高血红蛋白、纠正贫血、减少术时出血。但停药后肌瘤多逐渐增大至原来大小，且用药6个月以上可产生围绝经期综合征、骨质疏松等副作用，故长期用药受限。③米非司酮：为孕酮的拮抗剂，具有抗孕酮、抗糖皮质激素的作用，作为术前用药或促进绝经使用。不宜长期使用。

手术治疗 主要适应证包括：子宫大于10周妊娠，月经过多继发贫血；有膀胱、直肠压迫症状或肌瘤生长较快，保守治疗失败；由于肌瘤引起不孕或反复流产排除其他因素时；严重腹痛、性交痛或慢性腹痛、有蒂肌瘤扭转引起的急性腹痛；肌瘤生长较快，怀疑有恶变。手术方式有以下几种。

子宫肌瘤剔除术 适用于年轻希望保留子宫、保留生育功能的患者。可经腹或腹腔镜下实施肌瘤剔除手术；黏膜下肌瘤可经阴道或宫腔镜下切除。术后有50%复发机会，约1/3患者需再次手术。①腹腔镜子宫肌瘤剔除术：适用于各类浆膜下和肌壁间子宫肌瘤，但应结合施术者的水平和经验进行评估。手术指征包括：各类浆膜下子宫肌瘤；肌瘤引起压迫症状；肌瘤伴月经过多致贫血；壁间肌瘤伴有不孕、不育；壁间及浆膜下肌瘤短期内增大迅速；患者要求保留子宫。随着腹腔镜技术的日臻成熟和操作水平的不断提高，特别是GnRHa类药物预处理的应用，腹腔镜子宫肌瘤切除的适应证不断拓宽，手术的指征与非指征只是相对而言，最重要的是术者的临床经验与操作熟练程度，正规的术前预处理对于保证手术成功至关重要。②宫腔镜子宫肌瘤切除术：任何影响子宫腔或子宫颈管正常解剖学形态、伴发月经过多或异常子宫出血症状的子宫及子宫颈肌瘤均应首先考虑宫腔镜子宫肌瘤切除术。适应证：0型黏膜下肌瘤；Ⅰ~Ⅱ型黏膜下肌瘤，肌瘤直径≤5.0cm；肌壁间肌瘤向子宫腔生长，肌瘤表面覆盖肌层组织≤0.5cm；各类脱入阴道的子宫或子宫颈黏膜下肌瘤；子宫腔长度≤12cm；子宫体积<8~10周妊娠；排除肌瘤恶变。禁忌证：包括生殖道感染急性期；严重内科疾病的急性期不能耐受手术者，如心、肝、肾功能衰竭等；严重子宫颈瘢痕，不能充分扩张。手术前应进行宫腔镜联合B超对肌瘤的部位、大小、数目及其对子宫腔影响的程度进行全面了解，同时对子宫腔形态及子宫内膜情况进行全面评估；联合B超检查，借助宫腔镜灌流介质与充盈膀胱形成的双向透声，清楚显示各类肌瘤的部位、大小、向宫腔内凸比例和肌瘤的数目等，为手术的可行性提供参考指标。酌情进行术前预处理，通常使用GnRHa类药物缩小肌瘤体积、纠正贫血、减少瘤体周围血供等，利于手术操作，降低手术并发症等。③经阴道子宫肌瘤剔除术：主要适用于黏膜下肌瘤脱入阴道内，或子宫颈肌瘤位于子宫下段且外突明显者。经阴道子宫肌瘤切除要求术者具有娴熟的经阴道手术经验，肌瘤部位最好在子宫下段及后壁且肌瘤不宜过大，对于较大肌瘤应考虑GnRHa类药物预处理。④经腹子宫肌瘤剔除术：为传统的子宫肌瘤剔除方法，适用于除黏膜下肌瘤以外的各类子宫肌瘤，因手术创伤大、粘连形成等风险高，主要适用于腹腔镜手术或阴道手术困难的子宫肌瘤剔除。

全子宫切除术 适用于年长无保留子宫愿望或疑有恶变的患者。术前应行子宫颈刮片细胞学检查，排除子宫颈恶性病变。关于手术路径的选择则宜综合考虑子宫大小、盆腔粘连情况及施术者的技巧等因素。①腹腔镜子宫切除术：适应证包括月经过多致贫血，保守治疗无效；肌瘤增大或多发肌瘤引起压迫症状；肌瘤生长迅速，或可疑恶变；合并子宫颈病变；无生育要求、无保留子宫愿望；绝经后肌瘤继续增长。禁忌证包括全身其他系统疾病致手术禁忌；子宫过大（＞20周妊娠）；患者有生育要求。常用的术式包括腹腔镜辅助阴式子宫切除术、腹腔镜子宫次全切除术、腹腔镜全子宫切除术和腹腔镜筋膜内子宫切除术。②阴式子宫切除术：经阴道手术视野相对狭小，操作要求较高，对子宫大小的选择应依据术者的经验和操作熟练程度，对于体积如孕3个月以上的巨大子宫或严重盆腔粘连者应慎重考虑。③经腹子宫切除术：为传统的全子宫切除方法，因手术创伤大、粘连形成等风险高，主要适用于腹腔镜手术或阴道手术困难的子宫切除。

**其他治疗方法**　子宫动脉栓塞术、聚焦超声等相继应用于子宫肌瘤的治疗，取得了一定的临床疗效。但是，由于上述方法为保守性治疗手段，需要掌握适应证与充分术前告知。①子宫肌瘤消融术：是通过各种能源形式（高频电、激光、射频冷冻等）破坏瘤体组织及其血供，以达到抑制肌瘤生长、缩小肌瘤体积、缓解肌瘤所致临床症状的目的。腹腔镜子宫肌瘤消融术是在腹腔镜直视下将高频双极电针刺入瘤体进行多点电凝，电凝间距通常为0.5～1.0cm，进而在瘤体内形成多个凝固性坏死区域，使瘤体缺血、坏死，达到抑制肌瘤生长、缩小瘤体的目的。该术式的最大优点是操作技术要求低、简单、易行、并发症少。适用于不能耐受长时间手术的浆膜下及肌壁间子宫肌瘤以及拒绝手术切除肌瘤的患者。②子宫血管阻断术：腹腔镜子宫血管阻断术是在腹腔镜下分离子宫动脉远侧端，用双极电凝钳凝固子宫与肌瘤血供，达到使肌瘤萎缩、体积缩小的目的，文献报道适应于各种子宫肌瘤的治疗。③子宫动脉栓塞术：其机制是通过阻断子宫动脉，选择性阻断瘤体的血供和肌瘤的去血管化，进而使瘤体组织变性坏死，减少肌瘤引起的月经过多、纠正贫血、缩小子宫及肌瘤体积，被认为是替代子宫切除治疗子宫肌瘤的方法。④高强度聚焦超声：是将体外超声能量通过软组织沉积在靶区内子宫肌瘤上，产生生物学效应，使瘤体内组织细胞变性坏死，达到治疗目的。高强度聚焦超声由中国首先研发并应用于临床，其对子宫肌瘤治疗的安全性、可行性已通过临床验证，已成为子宫肌瘤的无创治疗选择。

（段　华　孙馥菁　陈　芳）

zǐgōng jīliú hébìng rènshēn
## 子宫肌瘤合并妊娠（uterine myoma during pregnancy）

占肌瘤患者0.5%～1%，占妊娠的0.3%～7.2%，而肌瘤体积小又无症状者常常被忽略，故实际发病率远远高于报道。由于晚婚、高龄妊娠者增多以及超声技术在产科领域的广泛应用，妊娠合并子宫肌瘤的检出率呈上升趋势。不同部位、不同性质的肌瘤对妊娠的影响不同，妊娠合并子宫肌瘤的处理正确与否直接影响到妊娠的结局。

**子宫肌瘤与妊娠的相互作用**
子宫肌瘤及妊娠两者间的作用是相互的。

**子宫肌瘤对妊娠的影响**　子宫肌瘤可能对妊娠各时期、分娩期和产褥期造成一系列不良影响。许多研究已证实子宫肌瘤与不孕症的关系，尤其是黏膜下肌瘤，因可导致子宫腔变形并引起子宫异常收缩；子宫内膜血供障碍，使受精卵着床失败造成不孕。子宫肌瘤患者妊娠后，随着妊娠月份增加以及胚胎的生长发育，子宫内压力增加可引起子宫收缩，导致流产或早产；由于肌瘤压迫或由此导致的子宫血供异常，可使胎盘、胎膜发育不良导致胎儿生长受限、胎盘位置异常、产前出血、胎膜早破等。尽管目前缺乏关于无症状肌瘤期待疗法和手术治疗对妊娠影响的前瞻性研究，但多数学者认为，对于影响宫腔形态的肌瘤或直径较大的肌壁间肌瘤实施肌瘤剔除手术可提高生育能力，预防妊娠后子宫肌瘤引起的相关并发症，改善生育结局。另外，随着辅助生殖技术的成熟及临床应用，子宫肌瘤对辅助生殖技术、试管婴儿成功率的影响也越来越受到重视。不少学者赞同对于明确子宫肌瘤引起的不孕患者实施辅助生殖技术时，可先行子宫肌瘤剔除或在取卵前剔除较大的肌瘤，以改善子宫形态及血供，提高辅助生殖的成功率。但是，肌壁间肌瘤剔除术后妊娠发生子宫破裂的风险不容忽视，一旦发生将危及母儿生命。因此，对于妊娠前行子宫肌瘤剔除术的患者，应根据术中情况，特别是壁间肌瘤的位置、大小及对肌壁的破坏深度，指导术后避孕时间，妊娠期间加强监护，在临产前适时终止妊娠。

**妊娠对子宫肌瘤的影响**　传统观念认为，患有子宫肌瘤者，妊娠后伴随着体内雌激素、孕激素的改变，子宫肌纤维受雌激素、孕激素的影响逐渐肥大，结缔组织肿胀，淋巴和血液循环增多，不仅子宫肌瘤随妊娠周数的增加迅速增大，还易发生各种退行性变，如透明变性、黏液样变性及囊性变等。但是在临床实际中，妊娠期间肌瘤的大小并非呈持续增长，妊娠对肌瘤的影响也不是一成不变的。国外学者曾利用超声诊断连续监测，对妊娠合并子宫肌瘤者进行追踪观察，发现在妊娠早期，不论原肌瘤大小，仅有约一半的肌瘤在形态上发生了显著变化，多数肌瘤保持不变或随着体内雌激素的增加而稍有增大；在妊娠中期，直径 2 ~ 5.9cm 的肌瘤多保持不变或有所增大，而直径 6 ~ 11.9cm 的较大肌瘤则因内部激素受体的减少而逐渐变小；到了妊娠晚期，则基本上保持不变或有所缩小。研究显示正常子宫内膜的雌激素受体的数量在分泌期及妊娠期减少；肌瘤内的雌激素受体在月经周期中变化不大，而且在妊娠期受到抑制。肌瘤的生长不仅与体内的雌孕激素有关，同时也与体内雌激素受体关系密切。较大的肌瘤内部由于缺乏有效的雌激素受体从而使得雌激素的作用减低，这可能是较大的肌瘤在妊娠中能够保持不变或有所缩小的原因。

**临床表现** 多数子宫肌瘤患者妊娠期平稳，无明显临床表现，或临床表现非特异。但是，在妊娠期间及产褥期容易发生妊娠期肌瘤性疼痛综合征，包括肌瘤红色变性、无菌性坏死、恶变及出血梗死。5% ~ 15% 的患者在孕期发生腹痛是由肌瘤发生红色变性引起。患者会有强烈的腹部疼痛感，同时伴白细胞增多、恶心、发热等。腹部查体子宫易激惹，局部压痛明显。

此外，如上所述，子宫肌瘤会对女性妊娠与分娩产生不同程度的影响：较大的黏膜下肌瘤、肌壁间肌瘤和胎盘附着处肌瘤会导致并发症，如疼痛，阴道流血、胎盘早剥、胎儿生长受限、早产或流产等；生长位置较低的肌瘤可能导致妊娠后期及分娩期胎位异常、胎盘早剥、产道梗阻；分娩后阻碍胎盘排出，或较大肌瘤影响子宫收缩，可导致产后出血。

**诊断** 并不困难，主要根据患者停经史、早孕反应、尿妊娠试验、超声检查等可以确诊。

**治疗** 需根据妊娠的孕周、肌瘤的大小位置、分娩方式的选择综合决定其处理方式。

*妊娠期子宫肌瘤的处理* 若无临床症状，一般不需特殊处理。①妊娠早期：如果肌瘤较大，估计继续妊娠会产生并发症且患者要求终止妊娠，可先行人工流产再行肌瘤剔除术。②妊娠中期：如果肌瘤直径 <6cm 且无症状，可定期监测，大多数不需特殊处理；若肌瘤直径 >6cm 且无症状者，尽可能采取保守治疗，监测肌瘤大小变化以及肌瘤与胎盘的位置关系。③妊娠晚期：小型子宫肌瘤不阻碍产道者，可经阴道试产；但对较大肌瘤的处理意见尚不统一，有学者主张对无症状者等到足月待自然分娩，或根据肌瘤生长的部位、胎儿及产妇情况决定分娩方式。值得注意的是，一旦选择自然分娩，在产程中应严密注意先露高低和胎方位及监测产程进展，及时发现难产和纠正难产，产后积极使用子宫收缩药物，严密观察阴道出血情况。也有学者主张对肌瘤 >8cm 者，应行选择性剖宫产术，认为大的子宫肌瘤可能影响子宫收缩，易发生滞产、产后胎盘滞留、出血

和感染，还可能因为不能控制的产后出血或产后感染而被迫切除子宫。

*剖宫产术中子宫肌瘤的处理* 由于妊娠合并子宫肌瘤的胎位异常和新生儿窒息率均增高，因而剖宫产率增加，特别是子宫肌瘤体积较大或位于子宫下段时，选择性剖宫产比较恰当。经 B 超检查确诊为胎盘种植于肌瘤表面者，因容易引起胎盘植入或剥离困难，造成难以控制的大出血，更应考虑剖宫产。对剖宫产时子宫肌瘤是否剔除，目前尚有争议。"主张派"认为：子宫肌瘤剔除后可免受再次手术痛苦，减轻经济负担；肌瘤不处理，影响子宫缩复，使产后出血及盆腔感染机会增加；虽然产后激素水平下降可使肌瘤缩小，但不会完全消失，肌瘤变性出现腹痛等症状时仍需手术。北京协和医院等研究发现剖宫产时剔除肌瘤，可使 90% 的单发肌瘤患者及近半数多发肌瘤患者避免日后肌瘤复发而行子宫切除术。因而提出，在剖宫产时行肌瘤剔除术是可行的，但并不是所有的肌瘤剔除都是安全的，需要严格掌握适应证，术前要有充分的准备，包括严格挑选病例，配备经验丰富的手术医师，及时应用缩宫素或暂时性血管阻断技术等，减少失血等并发症。

"保守派"认为剖宫产术中肌瘤剔除出血率高，输血率高，故主张剖宫产时不必常规行肌瘤剔除术，除非肌瘤位于切口附近或浆膜下以及小型肌瘤或肌瘤剔除术后子宫修补非常方便可考虑同时剔除，其余部位肌瘤因易导致出血过多暂不剔除。尤其是位于子宫下段、肌壁间、黏膜下、大于 5cm 的肌瘤失血量明显增多。少数患者因失血过多不得不行子

宫切除术。故剖宫产时是否行肌瘤剔除术应根据具体情况而定。不容置疑的是，若因妊娠合并心脏病、子痫、弥散性血管内凝血（disseminated intravascular coagulation，DIC）等危重患者，应尽量缩短手术时间，为保证产妇安全不宜同时行肌瘤剔除术；当肌瘤>5cm 特别是 >10cm 时，或为多发性、阔韧带内、子宫角部、直肠窝、子宫颈等部位者，不应同时行肌瘤剔除术。这些部位一旦发生出血，往往来势汹涌，损伤惨重。

（段　华　陈　芳）

tèshū lèixíng pínghuájīliú
## 特殊类型平滑肌瘤（special type of leiomyoma）
一组病理组织形态奇异，或细胞丰富，或核分裂较多，而临床经过大多表现为良性的肌瘤。目前研究不多，容易与子宫肌瘤相混淆。

**病因与发病机制**　特殊类型平滑肌瘤发病率较低，临床多以个案进行报道，关于病因机制的研究较少，具体病因不明。可能与下列因素相关。①雌孕激素：研究表明特殊类型平滑肌瘤中的雌孕激素受体表达升高。而口服避孕药患者中富于细胞型平滑肌瘤发病率增加，提示外源性孕激素可能促进平滑肌细胞分裂，刺激肌瘤细胞生长，促使肌瘤发生形态上改变。②有研究认为子宫肌瘤发生形态学上改变可能与体细胞突变、局部生长因子之间相互作用有关，但具体的作用方法及机制尚未明确。

**临床表现**　与子宫肌瘤无明显差异。主要表现如下。

月经改变　黏膜下肌瘤出现症状较早且明显，当其发生坏死、感染时，会出现不规则阴道流血；肌壁间肌瘤较大时，可引起月经过多，伴有大血块，经期延长，月经间隔时间缩短等；如伴发子宫内膜增生过长，则更易发生月经周期紊乱；若患者长期月经过多，可导致继发性贫血，表现为头晕、乏力、心悸、全身疲倦。

腹部包块　患者常诉腹部胀大，下腹扪及肿块，多位于正中，少数偏于一侧。特别是晨起膀胱充盈时，更易扪及，其质地多坚硬、形态不规则。

压迫症状　肌瘤增大后可压迫邻近器官，引发各种症状，如前壁肌瘤和子宫颈前唇肌瘤可压迫膀胱发生尿频、憋尿困难，甚至产生尿潴留；后壁肌瘤可压迫直肠发生便秘；阔韧带内肌瘤可压迫输尿管发生输尿管积水、肾盂积水，出现明显腰酸下坠症状。

下腹坠胀、疼痛　一般患者无腹痛，常见的症状是下腹坠胀、腰背酸痛等，但当浆膜下肌瘤发生蒂扭转时，可引起急性腹痛；或黏膜下肌瘤刺激宫缩可引起痉挛性疼痛。

白带增多　壁间肌瘤使宫腔面积增大，内膜腺体分泌增多，并伴有盆腔充血，致使白带增多。

不孕症　突向宫腔的肌壁间肌瘤及黏膜下肌瘤可导致宫腔变形；或引发非孕期子宫异常收缩，影响受精卵着床而导致不孕。

**类型**　依据镜下所见，倾向于把特殊类型子宫肌瘤分为以下几种类型。

富于细胞型平滑肌瘤　肿瘤细胞密度较周围正常肌层明显增高，其排列紧密，细胞核异常丰富密集，但细胞大小形态尚一致，个别细胞有异形，偶见分裂象，每10个高倍镜视野有 1~4 个分裂象。

奇异型平滑肌瘤　肿瘤细胞以圆形或多边形细胞为主，细胞多形性，核呈异形甚至出现巨核细胞，但没有分裂象，临床表现良性，有文献报道应用孕激素药物后肌瘤细胞可以有异型性，发生奇异型平滑肌瘤。

核分裂活跃型平滑肌瘤　镜下见较多的核分裂象，可达每10个高倍镜视野 5~10 个，无病理性核分裂象，细胞异型性不明显，无凝固性坏死，肿瘤边缘无浸润。

血管型平滑肌瘤　平滑肌瘤内血管很丰富，血管内皮细胞明显，瘤细胞围绕血管排列，与血管平滑肌紧密相连，血管壁的平滑肌细胞与肌瘤细胞之间有移行过渡，核分裂每10个高倍镜视野小于2个。

上皮样平滑肌瘤　瘤细胞呈圆形或多角形，排列成群或索条状类似上皮细胞。根据不同的细胞特征分为3种亚型：平滑肌母细胞型、透明细胞型和丛状微岛型。上皮样平滑肌瘤大多为良性，核分裂象为每10个高倍镜视野 0~1 个。

神经纤维瘤样平滑肌瘤　肌瘤细胞呈栅栏状排列，像神经纤维瘤，在电镜下见到肌瘤细胞胞质内含微丝、致密小体与胞膜联合的小空泡。

水样变性平滑肌瘤　平滑肌肿瘤结节被水肿的纤维间质所分隔，局部堆积水肿液，伴不同含量的透明变性胶原。

黏液样平滑肌瘤　大体分界清楚，切面胶冻样。瘤细胞呈梭形，有卵圆形或典型的两头钝圆的雪茄烟形核。瘤细胞呈细束状排列，周围有大量黏液样基质。

其他　还有少见的脂肪平滑肌瘤、颗粒细胞平滑肌瘤、类似淋巴瘤并有淋巴样细胞浸润的平滑肌瘤、含小管的平滑肌瘤等。

**诊断与鉴别诊断**　特殊类型

平滑肌瘤仍属于良性肿瘤的范畴，通过超声、宫腔镜、腹腔镜、CT、MRI 等均无法与普通平滑肌瘤相鉴别，最终诊断需依据术后病理组织学检查。值得注意的是，虽然特殊类型平滑肌瘤在某些方面具有与肉瘤易混淆的组织特征，如细胞异型性、核分裂象、细胞密度等，但其本质上仍是良性肿瘤，强调病理检查中多处取材、综合判断、结合临床资料及肉眼所见，做到恰当诊断，以防遗漏或过度诊断。

在鉴别诊断中，注意以下方面：一是患者的年龄，子宫平滑肌肉瘤多见于围绝经期妇女，年轻妇女若出现上述病理特点，则首先应考虑特殊类型的子宫平滑肌瘤，除非有确凿的病理依据；二是大体标本，子宫平滑肌肉瘤无假包膜，组织呈烂鱼肉样，可有宫外浸润及粘连；三是子宫平滑肌肉瘤在新的诊断标准中强调肿瘤细胞的凝固性坏死。如无以上特点，则支持特殊类型平滑肌瘤的可能性增大。

**治疗**　在治疗上，因特殊类型肌瘤属良性肿瘤，其处理方法符合普通子宫肌瘤的手术治疗原则，必须结合患者年龄、生育要求，症状及肌瘤的位置、大小、数目综合考虑。

术后加强随访，以及时发现病变的复发及变异的可能。

（段　华　陈　芳）

**jìngmàinèi pínghuájīliúbìng**
**静脉内平滑肌瘤病**（intravenous leiomyomatosis）平滑肌瘤细胞超出子宫范围，沿血管蔓延的结节样生长的子宫中胚叶良性肿瘤。该病少见。1896 年伯奇－赫什－苏尔德（Birch-Hirs-chfeld）首次用德文描述了血管内平滑肌瘤病。但是直到 1975 年，诺利斯（Norris）等才提出血管内平滑肌瘤病诊断名词。主要临床特点是平滑肌瘤细胞超出子宫范围沿血管蔓延结节样生长。虽然肿瘤的组织结构与子宫平滑肌瘤一样，均由良性增生的平滑肌细胞组成，但其具有与子宫肌瘤完全不同的酷似恶性肿瘤的生长方式，并且有 10%~30% 的患者肿瘤可以累及下腔静脉，右心房室和肺，甚至引起死亡。

**病因**　尚不清楚。目前存在两种理论：一是认为肿瘤起源于子宫血管壁的平滑肌；二是认为侵袭性的子宫肌瘤才是起源，具有向静脉管腔侵袭的倾向和特性。此外，染色体畸变也为病因研究提供了线索。有学者在血管内平滑肌瘤细胞中发现了特殊的染色体畸变：12q15 与 14q24 之间发生易位，而在同一患者的子宫肌层细胞的染色体中却没有类似的改变。他们认为这一染色体的畸变可能与肌细胞侵袭性密切相关。关于女性性激素，因普通平滑肌瘤与血管内平滑肌瘤病患者中雌激素、孕激素受体水平均较高，未见特殊差异，故尚不能说明其在血管内平滑肌瘤病中具有特殊的作用。

**临床表现**　主要临床特征是：①发病年龄 21~72 岁（多数集中于 40~45 岁），育龄妇女居多，约 90% 有生育史。②病变原始部位在子宫。③平滑肌细胞在子宫和子宫外的静脉管腔内呈蚯蚓或结节样生长。④肿瘤最初主要累及一侧宫旁静脉系统，子宫静脉比卵巢静脉更易受累。⑤近 25% 的病变范围超出阔韧带，10%~30% 的患者可通过腔静脉进入心脏，成为伴有心脏受累的血管内平滑肌瘤病。⑥以心脏和大血管受累为首发症状者，40%~50% 有子宫肌瘤手术史。血管内平滑肌瘤病无特异的临床体征。患者可以仅表现为子宫肌瘤的症状，如不规则阴道流血、疼痛、不适或盆腔压迫感；也可以没有任何临床症状，直到出现心功能不全、肺栓塞或猝死。即使疾病同时累及盆腔、大血管和心脏，患者往往仅表现出心脏症状。另外，其临床表现往往与肿瘤栓塞程度相关，如右心衰竭、间歇性晕厥、呼吸困难、胸闷、气短、下肢水肿、腹胀等。研究显示，虽然超过 50% 的患者右心室甚至肺动脉被累及，但只有 2/3 表现出充血性心力衰竭，且从发现该病到出现症状的时间跨度多为数年甚至数十年，说明血管内平滑肌瘤病是一种静息缓慢生长的肿瘤。当肿瘤未出现严重的血管栓塞或三尖瓣缺损时，心功能完全可以代偿。

**诊断与鉴别诊断**　最终诊断依据术后病理组织学检查，术前诊断率较低。当在术中观察到子宫表面有一种特殊的静脉形态或暗红色结节，或阔韧带内有结节或暗紫色肿块，子宫静脉或其他盆腔静脉内的蚯蚓状物，触之变硬，应警惕该病的可能。但是，当血管内平滑肌瘤病伴有大血管受累时，临床医师往往只关注受累部位的病变，而忽略了原发病变，这时就需要利用影像学检查协助诊断。除了心脏超声、胸片检查外，应完善盆腹腔 CT、血管造影，了解患者是否同时存在盆腔病变及病变范围。

需要与子宫恶性肿瘤、深静脉血栓相鉴别。

**治疗**　该病肌瘤生长缓慢，预后较好。但肿瘤栓塞使其风险性增加，如果不及时采取干预措施，肿瘤侵入心脏，可能引起机械性梗阻，导致死亡。

手术治疗　是最主要的方法，手术彻底切除肿瘤是成功治疗该病的关键。肿瘤切除不净有导致复发和再次手术的可能。手术治疗强调术前要全面评估肿瘤范围，制定手术计划和步骤，并需要多学科医师的协作完成。

超过 70% 的患者是以心脏、大血管受累作为首发症状，需仔细检查这些患者的盆腔，了解盆腔是否存在病变及病变范围。如有盆腔病变，要尽量彻底切除。

该病是雌激素依赖性肿瘤，对于无生育要求的妇女现多主张在切除子宫的同时切除双侧附件，术后不行激素替代治疗。同时术中要考虑肿瘤的血管侵入性：切除子宫和双附件后，需仔细解剖暴露髂血管及分支；探查有无瘤栓。行瘤栓切除前，应先结扎瘤栓末端处的血管，以防术中瘤栓迁移和残留。

对于无法手术切净的患者，建议行肿瘤向心端血管结扎，防止瘤栓进入下腔静脉。而对于受累的大血管，要尽早将其内瘤栓取出、取尽。当盆腔病变和大血管受累同时存在时，一般先行开胸经心房取栓，再行盆腹腔肿瘤切除。

激素治疗　对于不能手术、手术残留肿瘤和术后复发者，可以使用抗雌激素治疗。治疗药物包括孕激素等，其控制肿瘤及预防复发的效果，仍需要大样本的应用与观察。

**预后**　肿瘤预后好，但有复发和再次手术的可能，需要长期随诊。

（段　华　陈　芳）

zǐgōng nèimó zēngshēng

## 子宫内膜增生（endometrial hyperplasia）

由于子宫内膜受雌激素长期持续影响而无孕激素拮抗，发生的不同程度的增生性改变。具有一定的癌变倾向，故被列为癌前病变。根据长期观察，绝大多数子宫内膜增生是一种可逆性病变，或保持一种持续性良性状态。仅有少数病例在较长的时间间隔以后，可能缓慢发展为癌。可发生在任何年龄。

**病因与发病机制**　尚不清楚。一般认为，长期的雌激素刺激可能是主要的发病因素。人体内雌激素来源分为内源性和外源性。

内源性雌激素刺激　①不排卵：可发生于青春期和围绝经过渡期女性，育龄期女性少见。青春期女孩常因下丘脑－垂体－卵巢轴（hypothalamic-pituitary-ovarian axis，H-P-O 轴）发育不健全、并且容易受到内外环境的多因素影响，从而引起排卵障碍。围绝经期妇女由于卵巢功能逐渐衰退，随着年龄耗尽而剩余的少数卵泡对垂体促性腺激素反应性降低，卵泡不能发育成熟，雌激素分泌波动不能形成排卵前高峰而致卵巢不排卵。育龄期妇女不排卵现象少见，但也有少数育龄期妇女由于劳累、应激、流产、手术或是疾病等内外环境刺激引起短暂不排卵；此外，肥胖、多囊卵巢综合征、高催乳素血症等都可引起持续不排卵现象。这些原因引起的不排卵均能使子宫内膜较长期地在无孕激素对抗的情况下持续性受雌激素作用，使内膜缺少周期性分泌期的转化而长期处于增生的状态。②肥胖：在肥胖妇女，肾上腺分泌的雄烯二酮，经脂肪组织内芳香化酶作用而转化为雌酮；脂肪组织越多，转化能力越强，血浆中雌酮水平越高，造成持续性高雌激素的影响。③内分泌功能性肿瘤：是罕见的肿瘤，如垂体的促性腺功能不正常引起

体内分泌雌激素增多、卵巢颗粒细胞瘤能够持续性自主分泌雌激素，从而导致子宫内膜增生。

外源性雌激素刺激　①无孕激素拮抗的雌激素替代疗法（estrogen replacement therapy，ERT）：女性在围绝经期或绝经后，由于雌激素缺乏而出现更年期综合征，同时尚可能有骨质疏松、血脂代谢异常、心血管变化，甚至脑细胞活动的改变等。因此 ERT 逐渐被广泛应用，并已取得很好的效果。但是，ERT 单有雌激素，会刺激子宫内膜增生。单用雌激素一年后即有 20% 女性出现子宫内膜增生。长期如此，如不同时联合应用孕激素，将有严重内膜增生，甚或子宫内膜癌的发生。②他莫昔芬的应用：他莫昔芬（tamoxifen，TAM）有抗雌激素的作用，故被用于绝经后晚期乳腺癌患者。在体内雌激素水平低的条件下，TAM 又有微弱的类似雌激素的作用，故长期服用 TAM，也可使子宫内膜增生。

**病理**　病理特征为：腺上皮细胞和/或腺体结构有不同程度改变，但无间质浸润。依据病变中腺体结构变化的程度和有无腺上皮细胞的异型性，可将其进一步分为单纯性增生、复合性增生和不典型增生。

单纯性增生　子宫内膜局部或广泛性增厚，或呈息肉样增生。镜下可见腺体数目增多，腺腔囊性扩大，大小不一，犹如瑞士干酪样外观，故又称瑞士干酪样增生。腺上皮细胞的形态与正常晚增殖期相似，为高柱状，可增生形成假复层，无分泌表现和异型性改变。间质和腺体同时增生，间质常出现水肿、坏死，伴少量出血和白细胞浸润。

复杂性增生　内膜可增厚，

也可很薄。镜下可见子宫内膜腺体高度增生，呈出芽状生长，形成腺体或突向腺腔，腺体数目明显增多，出现背靠背，致使间质明显减少。腺上皮呈复层或假复层排列，细胞核大、深染，有核分裂，但无不典型性改变。

**不典型增生** 病变呈局灶性或多灶性分布。增生限于腺体，腺上皮细胞异型性是诊断的关键。病变区腺体增多，间质减少。腺上皮异型性表现为细胞排列的极向紊乱，细胞核大，不规则。可分为三度。①轻度不典型增生：腺上皮细胞异型性轻微，腺体轮廓稍不规则。②重度不典型增生：腺体轮廓明显不规则，腺上皮细胞异型性明显。③中度不典型增生：病变程度界于以上二者之间。

**临床表现** ①子宫不规则出血：最常见的症状。特点是月经周期紊乱，经期长短不一，出血量时多时少，甚至大量出血；或是出现月经稀发，闭经或闭经一段后出血不易自止，持续2~3周或更长时间；有时也可表现为类似正常月经的周期性出血。②贫血：出血多或时间长者常伴贫血。③不育：由于最主要的病因就是长期不排卵而致子宫内膜不同程度的增生，所以其临床常表现为不孕或是生育力低下。

妇科检查可发现子宫大小在正常范围，出血时子宫较软、丰满或是稍有增大。

**诊断** 根据临床表现、临床辅助检查及病理检查，病理检查是确诊本病的依据。

**B超检查** 可评估子宫内膜情况。子宫内膜增生的B超可表现为内膜增厚、回声不均质、外形不规整或有宫腔积液等现象。子宫内膜病理状态下的厚度明显大于生理状态下的厚度，尤其是绝经后子宫内膜厚度>5mm者常提示异常。当然，内膜厚度仅提示病变存在的可能性，根据内膜形态、回声特点及内膜与肌层间的关系等具体表现可大致鉴别病变的良恶性。

**病理学检查** 子宫内膜增生诊断的金标准，并可以明确内膜增生的程度。通常可通过子宫腔内吸取组织、子宫内膜活检、分段诊断性刮宫或是宫腔镜检查等方法获得病理组织。

**其他** ①X线或CT检查：垂体蝶鞍及眼底视野的检查，以便除外脑垂体瘤。②血清激素测定、B超检查或腹腔镜检查：以了解有无多囊卵巢或是有性激素分泌功能的卵巢肿瘤。③基础体温测定：可以了解有无排卵，即或体温为双相型也可根据体温上升的弧度以及上升后维持时间的长短了解黄体的功能是否健全。

**治疗** 应根据患者的年龄、内膜增生的类型、患者对生育的要求等而进行个体化治疗。其治疗方法包括以孕激素为主的激素治疗，同时重复诊断性刮宫等手段进行内膜情况的评估或手术切除子宫。对子宫内膜增生的类型进行准确分类极为重要，防止出现过度治疗或治疗不足的可能。

孕激素可有效治疗子宫内膜增生，其机制在于其可激活孕激素受体，导致间质蜕膜化，从而使内膜变薄、子宫内膜增生发生逆转；此外孕激素还可以降低雌激素受体的水平，并激活氢氧化酶，使雌二醇转化为活性较低的雌酮。

此外，左炔诺孕酮宫内缓释系统（levonorgestrel releasing intrauterine system，LNG-IUS）也可用于子宫内膜增生的治疗，其机制在于LNG-IUS释放的孕激素直接并且持续作用于子宫内膜，其浓度数倍于口服孕激素在子宫内膜所达到的浓度；患者的满意度及依从性均较高，从而疗效更佳。

**预后** 单纯性增生和复杂性增生为良性病变，绝大部分预后好，只有少部分可在10年左右发展为癌。其中单纯性增生80%病变可以自然消退，仅1%可发展为癌；复杂性增生83%病变可以自然消退，经孕激素治疗后85%可逆转，约3%可发展为癌。

不典型增生进展为癌比无不典型增生者高10倍。根据不典型增生的程度不同，其癌变率也有差异：轻度不典型增生约有15%可发展为癌，中度不典型增生约有24%可发展为癌，重度不典型增生约有45%可发展为癌。

**预防** 孕激素可使ERT妇女发生子宫内膜增生和子宫内膜癌的概率大大下降；联合运用雌孕激素可使子宫内膜增生、子宫内膜癌显著减少。

对青春期和围绝经期女性出现不规则阴道流血的情况，应当警惕无排卵性异常子宫出血的可能，防止子宫内膜病变的发生，做到及早诊断和治疗。绝经后妇女出现阴道流血或同时合并子宫内膜增厚（>5mm），应及时行诊断性刮宫。

长期大量服用三苯氧胺可引起子宫内膜增生，甚至有子宫内膜癌发生的可能。对乳腺癌术后服用三苯氧胺患者，应定期行妇科检查，并做B超检查，了解子宫内膜厚度。

(向 阳)

zǐgōng nèimó dānchúnxìng zēngshēng
**子宫内膜单纯性增生**（endometrial simple hyperplasia） 由于无孕激素拮抗的雌激素长期刺激所致的子宫内膜生理性反应。多发生在月经初潮和围绝经期的女性。如发生排卵或应用孕激素治疗，病变可逐渐消退而恢复正常，一般不会发展为子宫内膜癌。

**病因** 雌激素水平的增高可以是内源性的（如反复的无排卵月经、雌激素相关的卵巢肿瘤、多囊卵巢综合征），也可以是外源性的（无孕激素拮抗的雌激素治疗）。其中无排卵月经是最常见的原因。

**临床表现** 可见月经失调、不孕、贫血等表现。

**月经失调** 该病的突出症状之一，常表现为阴道不规则出血，月经稀发，闭经或闭经一段后出血不止。一般称为无排卵性异常子宫出血。

**不孕** 该病生殖期无排卵性异常子宫出血患者除阴道流血以外，不育亦为其主要症状。

**贫血** 阴道流血多的患者，常合并贫血貌，并伴有乏力、头晕及心悸等贫血症状。

**诊断** 根据患者的临床表现、B超提示子宫内膜增厚或宫腔积液及病理检查结果即可获得诊断。其病理特点：镜下病变呈弥漫性，累及内膜的功能层与基底层，由于间质与腺体同时增生而不表现出腺体拥挤。腺体大小不一，轮廓较平滑。腺上皮细胞的形态与正常的晚增殖期相似，不具有异型性。

**治疗** 因阴道流血而刮宫者中，10% ~ 15% 为内膜增生，其中约88% 为没有细胞异型性的单纯增生及复合增生。这一组患者根据不同年龄有不同的处理原则。

**青春期女性** 多为不排卵性异常子宫出血所致，治疗以调整月经周期为主。可采用雌激素、孕激素序贯疗法，即人工周期。该法为模拟自然月经周期中卵巢的内分泌变化，将雌激素、孕激素序贯应用，使子宫内膜发生相应变化，引起周期性脱落。

**育龄期女性** 不育且临床表现为多囊卵巢综合征者，则按多囊卵巢综合征治疗；育龄期异常子宫出血内源性雌激素水平较低者，也可采用人工周期疗法；测量基础体温确为单相不排卵者或是B超监测不排卵者，可采用促排卵治疗。

**围绝经期女性** 常因不排卵引起雌激素持续作用于子宫内膜、缺乏孕激素拮抗而引起子宫内膜单纯性增生，通常刮宫后还有可能出现月经稀发且血量多或流血时间长，对这类患者可采用周期性孕酮治疗，共 3 个周期后随诊观察。

**绝经后女性** 应询问是否用单纯雌激素替代疗法。刮宫后可暂停使用单纯雌激素替代疗法，如仍需用雌激素可加用孕激素。

**预后** 单纯性增生为良性病变，绝大部分预后好，80% 病变可以自然消退，随访 15 年仅约 1% 可发展为癌。

（向 阳）

zǐgōng nèimó fùzáxìng zēngshēng
# 子宫内膜复杂性增生（endometrial complex hyperplasia） 由于受雌激素持续影响而无孕激素拮抗，子宫内膜发生的腺体增生更明显，结构复杂的增生性改变。约3% 可发展为子宫内膜癌。

**病因** 与子宫内膜单纯性增生大致相似，也是由于无孕激素拮抗的雌激素长期刺激所致的子宫内膜生理性反应。但由于复杂性增生的内膜病灶常呈局灶性，可能还与组织中激素受体的分布有关。少数复杂增生可以发展为不典型增生，从而影响预后。

**临床表现** 如下所述。

**症状** ①月经失调：该类患者通常也是因为月经异常或是不规则阴道流血就诊。常见表现有月经量增多、月经稀发或是闭经一段时间后出现长期大量阴道流血。②不孕：长期无排卵使此类患者生育力低或不孕。③贫血：阴道流血量多、持续时间长者，易造成贫血。

**体征** 全身体检常无特殊，阴道流血多且时间长者则呈贫血貌。妇科检查多无异常发现，少数患者子宫略增大，多囊卵巢患者、功能性卵巢肿瘤患者则可扪及增大的卵巢或附件肿块。

**诊断与鉴别诊断** 根据患者的临床表现、B超等辅助检查及病理检查结果即可获得诊断。

该病的临床表现与子宫内膜单纯性增生及不典型增生均相似，鉴别点在于病理特点的不同。病变的子宫内膜可以增厚或很薄，也可以呈息肉状。与单纯增生不同的是，病变为腺体成分的局灶性增生而不累及间质。刮宫物量可多可少，常混有正常、萎缩或其他类型增生的子宫内膜。病变区腺体拥挤，可以"背靠背"，间质明显减少。腺体的轮廓不规则，或弯曲呈锯齿状，或形成腺腔内乳头。无腺上皮细胞的异型性。

**治疗** 基本同子宫内膜单纯性增生，但该病少数可发展为不典型增生，有3% 可发展为子宫内膜癌，所以少数无生育功能、反复出现内膜增生或是病变不消退，且知情选择手术的患者，可以行全子宫切除术。

**预后** 复杂性增生为良性病变，绝大部分预后好，只有少部分可在 10 年左右发展为癌。复杂性增生83% 病变可以自然消退，经孕激素治疗后85% 可逆转，随访13 年约3% 可发展为癌。

（向 阳）

## zǐgōng nèimó bùdiǎnxíng zēngshēng
**子宫内膜不典型增生**（endometrial atypical hyperplasia） 伴有细胞不典型的子宫内膜增生性改变。镜下表现为腺体呈管状或分支状、排列拥挤，并伴有细胞不典型。发生子宫内膜癌的风险较高，属于癌前病变。发生与复杂性增生相似，但部分病例可以缓慢发展为癌。在重度不典型增生中，其癌变率可达 30%～50%。临床资料表明，子宫内膜不典型增生发展为子宫内膜癌的危险性远远高于单纯性增生和复杂性增生。

**病因与发病机制** 尚不十分清楚，认为长期雌激素刺激是其主要发病因素。

**病理** 采取子宫内膜组织的常用方法有以下几种。①子宫腔内吸取组织：以特制的细塑料子宫腔吸管或特制的子宫腔毛刷伸入子宫腔，吸取或刷取组织进行病理组织学检查。其方法简便，患者无痛苦，可在门诊妇科检查时进行。其与子宫内膜诊刮组织学诊断符合率达 90% 以上。②子宫内膜活检：子宫内膜不典型增生有时表现为散在性、局灶性病变，由于内膜活检取材局限，容易误诊。③分段诊断性刮宫：为诊断该病的主要方法，诊刮时尤需注意双侧子宫角处。要排除癌瘤并了解子宫颈是否有累及，需做分段诊刮，标本分别送病理检验。④宫腔镜检查：经宫腔镜直视子宫腔情况并可较准确地采取标本送检。

此型增生限于子宫内膜腺体，腺上皮细胞的异型性是诊断的关键。病变呈局灶性或多灶性分布，其间亦可见正常、萎缩或其他类型增生的腺体。病变区腺体增多，间质减少。增生的腺体不但轮廓不规则，同时具有腺上皮细胞异型性，即细胞排列的极向紊乱或消失，细胞核增大变圆、不规则，核仁明显，胞质丰富、嗜酸性。

**分型** 按病变的程度，不典型增生可分为轻、中、重三度。①轻度：腺体轮廓稍不规则，腺上皮细胞异型性轻微。②重度：腺体轮廓明显不规则分支状，有腺腔内出芽和乳头状结构，腺上皮细胞异型性明显。③中度：病变介于二者之间。

**临床表现** 常发生于比较年轻的妇女。但是也可见于围绝经期或绝经后妇女。

**症状** ①月经失调：该病患者常因月经异常或不规则阴道流血就诊。常见月经量增多、月经稀发或闭经一段时间后出现长期大量阴道流血。②不孕：因下丘脑－垂体－卵巢轴（hypothalamic-pituitary-ovarian axis，H-P-O 轴）功能失调造成长期无排卵，使此类患者生育力低或不孕。③贫血：阴道流血量多、持续时间长者，易造成贫血。

**体征** 全身体检常无特殊，阴道流血多且时间长者则呈贫血貌。妇科检查多无异常发现，少数患者子宫略增大，多囊卵巢患者、功能性卵巢肿瘤患者则可扪及增大的卵巢或附件肿块。

**诊断** 根据病史、临床表现、辅助检查及病理检查进行诊断。病理是确诊该病的依据。

重度不典型增生需与分化好的子宫内膜癌鉴别。有无间质的浸润是极其重要的鉴别依据，若腺体旁间质内有结缔组织反应，腺体融合成筛状，有复合性乳头生长，间质被鳞状上皮取代，则有参考价值。此外，对孕激素治疗的反应以及患者的年龄也有助于二者的鉴别。子宫内膜不典型增生还可与内膜癌并存，有报道并存癌率高达 17%～43%。

**治疗** 不典型增生是潜在恶性的癌前病变，如果不治疗，20% 将发展为癌。治疗目的是促使病变内膜转化，阻断病变向子宫内膜癌发展；控制出血，调节月经促排卵；促进生育。

治疗前首先要明确诊断，查清不典型增生的原因，是否有多囊卵巢、卵巢功能性肿瘤或其他内分泌功能紊乱等。有上述任何情况者应做针对性的治疗，同时对子宫内膜不典型增生开始对症治疗。

治疗方法的选择需根据患者的年龄、对生育的要求、病变的程度、并存的病变及随访条件综合考虑。一般来说，年龄偏大、不要求再生育者，应考虑手术治疗。年轻未婚或已婚未育者，可考虑药物治疗。药物治疗无效或恶化者，也应考虑手术治疗。少数有严重内科合并症而不能耐受手术者也可考虑药物治疗。

**年轻及生殖期患者治疗** 药物治疗效果好，故可选择药物治疗，以保留生育功能。常用药物为孕激素，此外还有达那唑和促性腺素释放激素类似物（gonadotropin releasing hormone agonist，GnRHa）治疗。

**孕激素** 治疗子宫内膜不典型增生最常用的、疗效较好的药物。对子宫内膜有直接作用，孕激素可减少子宫内膜雌激素受体水平，抑制子宫内膜 DNA 合成，可使增生的内膜腺体发生分泌反应或萎缩性改变，间质发生蜕膜样变，以达到治疗目的。常用的孕激素类药物包括甲羟孕酮、甲地孕酮。3 个月为 1 个疗程，每完成 1 个疗程治疗均应刮取子宫内膜进行病理组织学检查，根据内膜对药物反应情况，决定下一步治疗。若子宫内膜出现分泌反应或萎缩，无增生现象，提示内膜转化较好，可停药或再巩固治疗1个疗程，继之行促排卵治疗；如治疗后子宫内膜增生虽有好转但并未完全恢复正常，可增加剂量重复治疗；若治疗后病变无好转反而加重或发生癌变，宜改行手术治疗。

在孕激素治疗中，影响药物疗效的主要因素为孕激素受体含量和子宫内膜不典型增生的程度。孕激素受体含量高者对药物治疗反应好；轻度患者对药物治疗反应好，治疗后妊娠率也较高，而中、重度，特别是重度患者对药物治疗反应较差，停药后易再发。

达那唑 是一种乙炔睾丸酮衍生物，在体内形成高雄激素、低雌激素环境，对子宫内膜有较强的抗增殖作用。可用于子宫内膜不典型增生合并子宫肌瘤者。

GnRHa GnRHa 大剂量长期应用使靶器官即垂体 GnRH 受体功能减退而产生降调节作用，造成体内低雌激素环境，使雌二醇降至绝经期水平而内膜腺体萎缩。可试用于肝功能异常而不能耐受大剂量孕酮或达那唑治疗的子宫内膜不典型增生患者。治疗后84%内膜转为正常，复发及癌变分别为5%。

左炔诺孕酮宫内缓释系统加洛（Gallos）等发现，左炔诺孕酮宫内缓释系统（levonorgestrel releasing intrauterine system，LNG-IUS）用于子宫内膜不典型增生患者，其总的病变消退率可达95%，明显高于口服孕激素的消退率69%。已将 LNG-IUS 用于子宫内膜不典型增生患者的治疗。该法依从性较高，疗效较为确切。

绝经过渡期或绝经后期患者治疗 年龄是内膜增生恶变的主要高危因素。年龄大于50岁的患者，如果刮宫或内膜活检有不典型增生，其子宫内已有癌存在的可能性约为20%。50岁以上的不典型增生者以后发展为癌的概率比年轻者高，为30%～35%。所以，对这组患者不能过分保守治疗，要警惕子宫内膜不典型增生合并癌的可能，故而应考虑手术治疗；因内膜不典型增生而切除子宫时，应在手术台上检查切下的子宫是否有同时存在的癌，并注意有无癌肌层浸润的情况而选择恰当的手术范围。

预后 不典型增生与复杂性增生相似，但部分病例可以缓慢发展为癌。在重度不典型增生中，其癌变率可达30%～50%。

子宫内膜不典型增生为子宫内膜癌的癌前病变，癌变率一般报道为10%～15%，也有报道高达23%～25%。癌变率与以下因素有关。①年龄：年轻者癌变率约3%，而绝经前后癌变率25%左右。②不典型增生程度：轻、中、重度不典型增生的癌变率分别为15%、24%、45%。③对孕激素治疗的反应：对孕激素治疗反应不良者，特别是对长期较大剂量孕激素持续治疗反应不好者或停药后很快复发者，癌变危险性增加。④核型分析：DNA 异倍体者，组织细胞的细胞核形态计量测定显示核参数明显增大者，癌变率增加。

手术切除子宫者，预后好。经孕酮类药物治疗后，多数患者，特别是年轻的轻、中度不典型增生者，病变可转化，并可妊娠；药物治疗后，虽有复发可能，但只要严密随访，及早发现癌变，及早手术治疗，预后仍较好。

（向 阳）

zǐgōng ròuliú

## 子宫肉瘤（sarcoma of uterus）

来源于子宫体间叶组织的恶性肿瘤。是一种少见的女性生殖器官恶性肿瘤，占子宫恶性肿瘤的2%～4%，占生殖道恶性肿瘤的1%。恶性程度很高，多见于绝经前后的妇女。这种肿瘤来源于中胚层，可来自子宫的肌肉、结缔组织、血管、内膜基质或肌瘤。肉瘤可见于子宫各个部位，宫体部远较子宫颈部常见，约为15：1。各种类型肉瘤的发病年龄不同，子宫颈葡萄状肉瘤多见于幼女，低度恶性子宫内膜间质肉瘤为35岁左右，高度恶性子宫内膜间质肉瘤为50岁左右，子宫恶性米勒管混合瘤为38岁左右。子宫肉瘤以多胎者多见，未婚者少见。

病因 不明，有认为盆腔放疗史可能与其发病有一定的关系。

分类 子宫肉瘤有多种组织来源，有来源于子宫本身组织，也有来源于子宫以外的成分，因此，其分类很复杂。2014年世界卫生组织女性生殖器官肿瘤组织学分类将其分为：平滑肌肉瘤（包括上皮样平滑肌肉瘤、黏液样平滑肌肉瘤）；子宫内膜间质及相关肿瘤（包括子宫内膜间质结节、低级别子宫内膜间质肉瘤、高级别子宫内膜间质肉瘤、未分化子宫肉瘤、类似于卵巢性索肿瘤的子宫肿瘤）；杂类间叶性肿瘤（包括横纹肌肉瘤、恶性血管周上皮样细胞肿瘤）；其他。

美国抗癌协会将子宫肉瘤简化分为：子宫平滑肌肉瘤；子宫内膜间质肉瘤；同源性恶性米勒管混合瘤；异源性恶性米勒管混合瘤；其他子宫肉瘤。

临床表现 如下所述。

症状 ①阴道不规则流血：流血量多。肿瘤如坏死或形成溃疡，可排脓血样或米汤样臭液。②腹痛：由于肿瘤发展快，肿瘤迅速长大，常出现腹痛，瘤内出血、坏死或肉瘤侵破子宫壁的浆膜层破裂出血而出现急性腹痛。③腹部肿块：有时自己可以摸到，特别是有子宫肌瘤者，肿块可迅速增大。④阴道分泌物异常：阴道分泌物增多，可为浆液性、血性或白色液体，合并感染时可为脓性，伴恶臭。⑤肿瘤压迫症状：可引起排尿障碍，并可有腰腹疼痛。压迫盆腔则出现下肢水肿等症状。⑥其他症状：晚期可出现消瘦、全身无力、贫血、低热等症状，如转移到肺，则咳嗽、咯血；如转移到脑，则出现头痛、下肢瘫痪等症状；当肿瘤自宫腔下垂到子宫颈及阴道时，常因感染有恶臭味分泌物排出。

体征　子宫增大；子宫颈出现息肉样或肌瘤样肿物。晚期肉瘤可浸润盆壁，固定不动，很少出现腹水。

诊断与鉴别诊断　主要依据病理进行诊断。诊断时需注意以下几点：①重视绝经前后及幼女的阴道流血及子宫颈息肉样物。②警惕子宫肿物快速增大及突发疼痛。③绝经后子宫肌瘤继续增大。④手术时仔细检查切除的肿物标本。⑤诊断性刮宫。⑥病理诊断：准确的病理诊断对估计患者的预后及正确处理非常重要。

治疗　以手术治疗为主，辅以放疗和化疗。

手术治疗　手术时仔细检查盆腹腔脏器及盆腹腔淋巴结，并取腹水或腹腔液行细胞学检查，以行广泛性全子宫及双附件切除为宜。低度恶性子宫内膜间质肉瘤可行全子宫及双附件切除，年轻患者如肿瘤范围局限可保留一侧卵巢，手术时应行大网膜切除。

化疗　可作为该病综合治疗的方法之一，疗效不能肯定。一般认为子宫平滑肌肉瘤的化疗敏感性高于恶性米勒管混合瘤及子宫内膜间质肉瘤，化疗对肺转移的效果比盆腔、腹腔和肝转移好。

放疗　对子宫肉瘤的效果尚无定论，但从临床效果观察对局部复发的预防有一定价值。子宫内膜间质肉瘤对放疗较为敏感，恶性米勒管混合瘤次之，高度恶性的平滑肌肉瘤则疗效最差，子宫内膜间质肉瘤可在手术前先行腔内放疗后手术。肿瘤局限在子宫内膜者可不采用放疗，Ⅱ期、Ⅲ期、Ⅳ期应手术后在家行放疗或化疗，复发或转移的晚期子宫肉瘤可用钴–60进行姑息治疗。

内分泌治疗　主张采用大量的孕激素类药物治疗，低度恶性子宫内膜间质肉瘤内孕激素及雌激素受体较高，对孕激素有较好的反应，而高度恶性子宫内膜间质肉瘤对孕激素反应差。常用激素包括甲羟孕酮或甲地孕酮。

预后　复发率高，预后差。常见的影响预后的因素包括：子宫的大小（子宫体积大者预后不良）、肉瘤的类型、临床分期、血管转移、淋巴转移、瘤细胞的异型性和核分裂象、手术范围及治疗方法等相关因素。

子宫肉瘤的恶性度高，预后较差。由于不易早期诊断，局部复发快，有通过血行转移，故死亡率高。继发性子宫肉瘤及低度恶性子宫内膜间质肉瘤恶性程度较低，预后较好。原发性子宫平滑肌肉瘤，高度恶性子宫内膜间质肉瘤及子宫混合型米勒管肉瘤预后差。葡萄状肉瘤的恶性程度最高，平均生存时间为52周，极个别病例生存时间较长。

（马　丁）

zǐgōng pínghuájī ròuliú

**子宫平滑肌肉瘤**（leiomyosarcoma of uterus）　主要来源于子宫肌层的平滑肌细胞，可单独存在或者与平滑肌瘤并存的肉瘤。是最常见的子宫肉瘤。可发生于任何年龄，但多见于围绝经期妇女，一般为45~55岁。

病因　确切病因不明，研究认为可能与下列因素有关。①内源性雌激素水平升高刺激：如多囊卵巢综合征、卵泡膜细胞瘤者常同时患子宫肉瘤。②外源性雌激素长期刺激：如卵巢早衰、口服避孕药或者绝经前后长期雌激素替代治疗。③放射史：约有8.3%的子宫肉瘤患者有盆腔放疗史，从放疗开始到发现肉瘤可间隔2~20年。

分类　理论上，子宫平滑肌肉瘤可分为原发性和继发性两种。①原发性平滑肌肉瘤：发生自子宫肌壁或肌壁间血管壁的平滑肌组织。此种肉瘤呈弥漫性生长，与子宫肌层无明显界限，无包膜。②继发性平滑肌肉瘤：为原已存在的平滑肌瘤恶变。据统计，约有0.5%的子宫平滑肌瘤恶变为肉瘤。肌瘤恶变常自肌瘤中心部分开始，向周围扩展，直到整个肌瘤进展为肉瘤，此时通常侵犯包膜。继发性肉瘤的预后较原发性者为好。从临床上和病理学上，有时很难区分肉瘤是原发性或是继发性，因此有学者不主张进一步分类。

临床表现　早期可无明显症状，或表现为类似子宫肌瘤的症状，但病情发展迅速。

阴道不规则流血　为主要临床症状。常见月经异常或绝经后阴道流血，出血量不一，色鲜红或暗红。

阴道分泌物异常　阴道分泌

物增多，常见为浆液性或血性分泌物，如合并感染时分泌物浑浊、恶臭。

下腹疼痛 较常见，约半数患者因肿瘤生长迅速或压迫邻近脏器而表现为下腹不适、腹部胀痛或隐痛。

腹部肿块 部分患者因自觉发现腹部肿块而就诊。子宫肌瘤短期内迅速增大，或绝经后肌瘤不萎缩反而又增大，应考虑恶性的可能。

肿块压迫症状 约30%患者可因肿块压迫邻近脏器，出现泌尿生殖道和消化道症状，如膀胱受压可表现为尿频、尿急、尿潴留；直肠受压可表现为便秘、大便困难、里急后重；盆腔组织受压可表现为静脉及淋巴回流障碍，导致一侧下肢水肿。

**诊断** 该病无特异的临床症状，有的甚至无症状出现，与生殖道其他恶性肿瘤有很多类似之处，且发病率低，易被忽略，明确诊断主要根据病理检查结果，因此，术前诊断率不高。

病史 绝经前后妇女有阴道不规则流血伴子宫增大者；子宫肌瘤在短期内迅速增大，尤其绝经后的肌瘤患者，应考虑有肉瘤变的可能。

体征 盆腹腔包块，可伴有腹水、下腹痛或腰痛。体格检查不可能区分巨大的平滑肌瘤和平滑肌肉瘤。晚期患者因肿瘤浸润盆壁不能推动，或伴血性腹水。

辅助检查 ①影像学检查：阴道B超检查可显示子宫肿瘤内部结构、边缘情况、血流信号以及血流阻抗指数等，对于临床诊断有所帮助。磁共振与超声相比，诊断无明显优越性。鉴于子宫肉瘤肺部转移比较常见，应常规做X线检查，如有阳性发现，则有

助于临床诊断和治疗。②诊断性刮宫：为子宫肉瘤有效的辅助诊断方法，但对子宫平滑肌肉瘤的诊断阳性率较低。如组织位于子宫肌层内，尚未侵犯内膜，单靠刮宫无法诊断。

术中剖视标本及病理检查 术前诊断为子宫肌瘤而手术时，应在术中仔细检查切除的肌瘤标本，必要时做冷冻切片检查，以明确诊断而决定手术范围。多发性子宫肌瘤应该逐一检查，避免遗漏。确诊主要根据术后病理检查结果。

**鉴别诊断** 有时需与下列疾病鉴别：恶性潜能未定型平滑肌瘤、上皮样平滑肌肿瘤、黏液样平滑肌肉瘤、良性转移性平滑肌瘤、播散性腹膜平滑肌瘤病、静脉内平滑肌瘤病等。

**并发症** 因长期慢性失血或急性子宫失血可引起贫血，晚期者尤甚；广泛肺转移导致咯血、呼吸衰竭；晚期患者可出现消瘦、全身乏力、低热等恶病质症状。

**治疗** 包括以下内容。

手术治疗 是子宫平滑肌肉瘤的主要治疗方法。手术的范围为经腹全子宫及双侧输卵管-卵巢切除术。当子宫颈受侵，则按子宫颈癌手术范围处理。为了便于临床分期及估测预后，术中还应留取腹腔冲洗液，探查盆腔及腹主动脉旁淋巴结并活检。即使对于盆腹腔转移的患者，切除子宫仍能有效缓解临床症状。对于年轻患者是否能保留卵巢，在临床上可以根据患者要求、特别是病理组织学特点，在充分知情的条件下个体化处理。

放疗 一般不主张单纯放疗，术后辅助放疗的效果也不确切。对于复发性或有转移的晚期病例，如无手术治疗的可能性，可考虑

用放疗进行姑息治疗，以延长患者生命。

化疗 对化疗的敏感性不高。化疗只是综合性治疗措施之一，且通常作为手术后的辅助治疗方法。

**预后** 一般较好，据统计5年生存率达20%~63%。初次手术切除范围、临床期别、病理类型和绝经状态是影响预后的重要因素。

（马 丁）

zǐgōng nèimó jiānzhì ròuliú

## 子宫内膜间质肉瘤（endometrial stromal sarcoma）

来源于子宫内膜间质细胞的肿瘤。占子宫肉瘤的30%~40%。

**分类** 根据肿瘤的组织学和临床特征将其分为两类：低度恶性子宫内膜间质肉瘤（low grade endometrial stromal sarcoma, LGESS）和高度恶性子宫内膜间质肉瘤（high grade endometrial stromal sarcoma, HGESS），前者约占80%，病情发展缓慢，预后较好。而后者恶性程度高，病情发展快，易侵袭和转移，预后差。两者的病理特征及流行病学也不相同。HGESS大多数发生在绝经后，好发年龄在55岁左右（30~75岁），一半以上为绝经后妇女。LGESS发病年龄较HGESS年轻，40~50岁，多为绝经前妇女。

**病因与发病机制** 确切病因不明。HGESS与LGESS发病机制类似，但是也有较为明显的差异。

LGESS肿瘤形成息肉状，自子宫内膜突向宫腔或突至子宫颈口外，体积比一般息肉大，蒂宽，质软脆，表面光滑或破溃而继发感染；或肿瘤似平滑肌瘤，位于子宫肌层内，常浸润子宫肌层，呈结节状或弥漫性生长，与子宫肌层之间界限不清。肿瘤切面质

地柔软、均匀，似生鱼肉状，组织水肿，伴出血、坏死时，则可见暗红、棕褐或灰黄色区域；亦可见囊性变区。但出血坏死较 HGESS 少见。宫旁组织或子宫外盆腔内可见似蚯蚓状淋巴管内肿瘤，质如橡皮筋，富有弹性，此为 LGESS 常见的特征。镜下见瘤细胞如增殖期子宫内膜间质细胞，大小一致，卵圆形或小梭形，核分裂象少（<10 个/HP）。肿瘤沿扩张的血管淋巴管生长，呈舌状浸润周围平滑肌组织。具有广泛的间质透明变性。雌激素受体和孕激素受体可能阳性，DNA 倍体多为二倍体。

HGESS 与 LGESS 相似，但肿瘤体积更大，出血坏死更明显，有的病灶类似子宫内膜癌或子宫中胚叶混合瘤，缺乏蚯蚓状淋巴管内肿瘤的特征。镜下见瘤细胞呈梭形或多角形，大小不一，核异型性明显，可找到瘤巨细胞，核分裂象多（>10 个/HP），瘤细胞可排列成上皮样细胞巢、索或片状，可沿淋巴窦或血窦生长，或侵入肌层。HGESS 恶性程度高、生长快，常有局部复发及远处转移。

**临床表现** 早期症状不明显，或表现为类似子宫肌瘤的症状，但病情发展迅速。

阴道不规则流血 主要临床症状。常见为月经异常或绝经后阴道流血，流血量不一，色鲜红或暗红。

阴道分泌物异常 阴道分泌物增多，常见为浆液性或血性分泌物，如合并感染时分泌物浑浊、恶臭。

下腹疼痛 较常见，约半数患者因肿瘤生长迅速或压迫邻近脏器而表现为下腹不适、腹部胀痛或隐痛。

腹部肿块 部分患者因自觉发现腹部肿块而就诊。

肿块压迫症状 肿块压迫邻近脏器，出现泌尿生殖道和消化道症状，如膀胱受压可表现为尿频、尿急、尿潴留；直肠受压可表现为便秘、大便困难、里急后重；盆腔组织受压可表现为静脉及淋巴回流障碍，导致下肢水肿。

**诊断与鉴别诊断** 根据病史、症状、体征，应疑有子宫内膜间质肉瘤的可能。分段诊刮对诊断子宫内膜间质肉瘤有一定的价值。B 超和 CT 等检查可协助诊断，术中仔细检查切除的标本，必要时做冷冻切片检查，以明确诊断而决定手术范围。但最终诊断还要靠石蜡切片病理检查。

需与子宫内膜息肉及子宫黏膜下肌瘤鉴别。①子宫内膜息肉：常为多发，有蒂，且较细，体积较小，而子宫内膜间质肉瘤多为单发息肉样肿物，基底宽或蒂粗，常伴有出血坏死和感染，阴道排液多等。②子宫黏膜下肌瘤：鉴别较为困难，多需手术病理确诊。但子宫内膜间质肉瘤生长快，血流信号丰富，彩色多普勒测定有低阻频谱，部分患者血清 CA125 可升高等。

**并发症** 因长期慢性失血或急性阴道流血可引起贫血，晚期者尤甚；广泛肺转移导致咯血、呼吸衰竭；晚期患者可出现消瘦、全身乏力、低热等恶病质症状。

**治疗** 以手术治疗为主，根据情况进行放疗、化疗和激素治疗。

手术治疗 是主要治疗方法。手术的范围为经腹全子宫＋双侧附件切除术。当子宫颈受侵，则按子宫颈癌手术范围处理。为了便于临床分期及预后，术中还应留取腹腔冲洗液，探查盆腔及腹主动脉旁淋巴结并活检。即使对于盆腹腔转移的患者，切除子宫仍能有效缓解临床症状。对年轻患者也不宜保留卵巢。肺转移患者行肺叶切除术，术后行放疗和化疗。

放疗 多数学者认为，子宫内膜间质肉瘤对放疗较为敏感，放疗对子宫内膜间质肉瘤及子宫混合性中胚叶肉瘤的疗效比子宫平滑肌肉瘤好。有学者认为手术辅以放疗能提高子宫肉瘤的疗效，对子宫内膜间质肉瘤尤为明显。目前多数学者认为子宫内膜间质肉瘤术后辅助放疗的适应证有：Ⅰ期以上患者；术后有残存病灶者；HGESS。术后体外照射需根据术后残瘤及转移灶的情况制定治疗方案。

化疗 LGESS 术后或复发后化疗预后良好，化疗多以顺铂或异环磷酰胺为主的方案；而 HGESS 化疗效果较差。

孕激素类药物治疗 LGESS 及一部分 HGESS 为性激素依赖性肿瘤。孕激素受体、雌激素受体阳性患者对于孕激素类药物有较好的反应。

**预后** 该病恶性度相差很大，LGESS 恶性程度低，预后较好。HGESS 易出血、坏死、易复发，预后较差。

**预防** 定期体检、早期诊断、早期治疗并做好随访工作。

（马 丁）

zǐgōng èxìng Mǐlèguǎn hùnhéliú

**子宫恶性米勒管混合瘤**（malignant mixed Müllerian tumor of uterus） 来源于米勒管衍生物中分化最差的子宫内膜间质组织，能够分化成黏液样组织、结缔组织、软骨组织、横纹肌组织及平滑肌组织，可同时含有恶性的上皮成分和恶性的间质成分即癌和肉瘤成分的肿瘤。又称子宫恶性中胚叶混合瘤。若肉瘤和癌两种成分都是来自子宫原有的组织成分为同源性恶性米勒管混合瘤；若肉瘤中含有子宫以外的组织成分如横纹肌、软骨、骨等，为异源性恶性米勒管混合瘤。

**病因与发病机制**　组织发生来自子宫内膜的原始间质细胞，具有中胚叶组织多向分化潜能，可分化为上皮及间叶组织。因此子宫内膜不但可发生单纯的上皮性恶性肿瘤（如腺癌）和单纯的间叶性恶性肿瘤（如内膜间质肉瘤、纤维肉瘤等），还可发生恶性上皮成分（癌）和恶性间叶成分（肉瘤）混合的肿瘤。

**临床表现**　阴道不规则流血最常见，主要表现为绝经后阴道流血，可有阴道排液或组织样物排出。常伴下腹部或盆腔疼痛。

**诊断与鉴别诊断**　①病史：症状无特异性，与一般女性生殖系统肿瘤症状类似，因此术前诊断颇难。一般认为，绝经后阴道流血、腹痛等症状，应考虑子宫肉瘤的可能性。当盆腔检查见子宫颈口有息肉样突出物，在诊断宫颈息肉、子宫内膜息肉及黏膜下肌瘤时，应警惕该病的可能。②妇科检查：以下情况应警惕该病的可能：凡老年妇女及少女具有妇科症状并伴有子宫增大者；在行阴道检查时，见有宫口开大，息肉样物存在，宫腔脱出物存在，巨块肿物存在及有大量坏死组织存在时；以往接受过盆腔放射治疗的患者，出现子宫增大，特别是治疗多年之后的子宫增大者。③诊刮：术前诊刮价值较大，文献报道，其诊刮阳性率达 80% ~ 90%。也有报道仅为 30% ~ 40%，建议宫腔镜下行活组织检查。有时因取材不够，只取到腺癌成分

未取到肉瘤成分而误诊为子宫内膜腺癌。

需与子宫平滑肌肉瘤、子宫内膜间质肉瘤、恶性淋巴瘤、恶性血管内皮瘤等相鉴别。

**治疗**　包括以下内容。

**手术治疗**　首选手术治疗。手术方式多主张参照卵巢癌，行全子宫/次广泛子宫 + 双附件 + 大网膜 + 盆腹腔病灶 + 盆腔淋巴结 + 腹主动脉旁淋巴结切除术。

**化疗**　化疗有一定的疗效，尤其是对 Ⅱ 期以上患者，具有重要作用。一般认为异环磷酰胺及顺铂的效果比其他药物好。

**放疗**　手术前后的盆腔放疗明显减少盆腔复发。

**激素治疗**　有报道同源性子宫恶性米勒管混合瘤雌激素受体（estrogen receptor，ER）、孕激素受体（progesterone receptor，PR）可阳性，而异源性子宫恶性米勒管混合瘤 ER、PR 阳性率则下降，对受体阳性的患者，可考虑甲羟孕酮、醋酸甲地孕酮、己酸羟孕酮治疗。一般主张应用孕激素类药物 1 年以上。

**预后**　很差，5 年生存率为 20% ~ 30%。

（马　丁）

**zǐgōng nèimó'ái**
**子宫内膜癌**（endometrial carcinoma）　发生于子宫内膜的一组上皮性恶性肿瘤。又称子宫体癌。以来源于子宫内膜腺体的腺癌最为常见。为女性生殖道三大恶性肿瘤之一，发病率占女性生殖道恶性肿瘤的 20% ~ 30%，占女性全身恶性肿瘤的 7%。

**病因**　确切病因不明，研究认为与下列因素有关。①体质相关因素：肥胖、未孕或不育、晚育、延迟绝经。②疾病相关因素：内科疾病，如糖尿病、高血压；

妇科疾病，主要指与雌激素水平增高相关的疾病，如多囊卵巢综合征、卵巢女性化肿瘤、子宫内膜不典型增生、子宫肌瘤等，外源性雌激素应用。③其他：包括遗传因素（即在近亲或家族中有患癌的历史），盆腔放射治疗后，多发癌或重复癌倾向，口服避孕药和吸烟等。

**临床表现**　极早期无明显症状，以后出现阴道流血、阴道排液、疼痛等。①阴道流血：主要表现为绝经后阴道流血，尚未绝经者可表现为月经紊乱、经量增多或经期延长。②阴道排液：阴道异常分泌物多为血性液体或浆液性分泌物，合并感染则有脓血性排液，恶臭。子宫腔有积血或积液。③疼痛：若癌肿累及子宫颈内口，可引起宫腔积脓，患者可有下腹疼痛。晚期浸润周围组织或压迫神经可引起下腹及腰骶部疼痛，并可有贫血、消瘦及恶病质等相应症状。

**诊断**　依据病史及临床表现、体征、辅助检查，一般不难确诊。

**病史及临床表现**　子宫内膜癌患者多为老年妇女，表现为绝经期延迟或月经不规则；常为不孕或产次不多，合并肥胖、高血压、糖尿病者；若绝经后又有不规则阴道流血或排液臭则更宜引起注意。对有不规则阴道流血的年轻患者，也要慎重查明病因，尤其经过治疗而无效者也应做诊刮。阴道排液及腹痛已是晚期症状。

**体征**　早期妇科检查可无异常发现，晚期盆腔检查可发现子宫增大（或未萎缩），癌灶浸润周围组织时，子宫固定。若穿破宫壁，累及附件时可出现盆腔包块（或附件包块）。晚期可有消瘦、贫血、恶病质等相应体征。

辅助检查 ①B超检查：可显示子宫大小、宫腔形态、内膜厚度、宫腔内有无赘生物及其大小、位置、肌层有无浸润及深度等，为临床诊断及处理提供参考。②分段诊刮：最常用、最有价值的诊断方法，能鉴别子宫内膜癌和子宫颈管腺癌，也可明确子宫内膜癌是否累及腺管，为治疗方案的制定提供依据。③宫腔镜活检：可直接观察宫腔及子宫颈管内有无病灶存在，大小及部位，直视下取材活检，减少漏诊，但是有可能促进癌细胞的扩散。④细胞学检查：子宫颈刮片、阴道后穹隆涂片及子宫颈管吸片取材进行细胞学检查，辅助诊断的阳性率不高。⑤其他：如胸部 X 线片、MRI、CT 等检查及血清 CA125 测定可协助判断病变范围，有子宫外癌肿播散者其血清 CA125 值明显升高。

**鉴别诊断** 绝经及围绝经期阴道流血为子宫内膜癌最常见的症状，故应与引起阴道流血的各种疾病鉴别。

绝经过渡期异常子宫出血 以月经紊乱为主要表现，妇科检查无异常发现，应进行分段诊刮活检确诊。

萎缩性阴道炎 主要表现为血性白带，检查时可见阴道黏膜变薄、充血或散在出血点、分泌物增加等表现，治疗后可好转，必要时先进行抗炎治疗再做诊断性刮宫排除。

子宫黏膜下肌瘤或内膜息肉 有月经过多或经期延长症状，B 超、宫腔镜及分段诊刮可以明确诊断。

子宫颈管癌、子宫肉瘤及输卵管癌 均可有阴道排液增多或不规则流血，B 超及分段诊刮可协助鉴别诊断。

**分期** 2009 年关于子宫内膜癌的国际妇产科联盟分期如下。

**治疗** 主要治疗方式为手术治疗、放疗及药物（化疗药物及激素）治疗。应根据患者全身情况、癌变累及范围及组织学类型制定适宜的治疗方案，早期患者以手术为主，按手术 – 病理分期的结果及存在的复发高危因素选择辅助治疗，晚期则采用手术、放疗、化疗等综合治疗。

手术治疗 治疗子宫内膜癌的主要方法，其目的一是进行手术 – 病理分期，确定病变范围及预后相关的重要因素；二是切除癌变的子宫及其他可能存在的转移病灶。①Ⅰ期：标准术式为经腹筋膜外子宫全切及双侧附件切除术；盆腹后淋巴清扫及腹主动脉旁淋巴清扫术，取样应根据术中对肌层浸润深度、病理类型及分化程度、患者具体情况而定。子宫内膜乳头状浆液性癌恶性程度高，早期可有淋巴结转移或盆腹腔转移，其临床Ⅰ期应与卵巢癌相同，除分期探查、切除子宫、双附件及腹膜后淋巴结清扫外，还应切除大网膜及阑尾。②Ⅱ期：应行全子宫或广泛性子宫切除及双附件切除术，同时行盆腔淋巴结及腹主动脉旁淋巴结清扫或取样术。③Ⅲ期：有盆腔转移（双附件及子宫外病灶），可先行缩瘤术后再配合放疗和化疗等综合治疗，以争取治疗或延长患者存活时期；并鉴别卵巢癌或双癌。

放疗 治疗子宫内膜癌的有效方法之一，分腔内照射及体外照射两种。腔内放射为主，晚期或有严重内科疾患、高龄、无法手术的其他期，可按临床分期进行放疗。

手术与放疗联合治疗 术前放疗已较少用，多采用术后放疗作为辅助治疗，术后放疗可明显降低局部复发，提高生存率。应先手术明确癌瘤扩散范围及分期，任何放疗都是补充手术治疗的不足，减少阴道盆腔局部复发，减少使用放疗的盲目性。术后选用阴道腔内放疗者以术后 3 ~ 4 周为宜。有盆腔淋巴结转移或子宫外转移者选用体外照射（全盆腔照射剂量一般为 40 ~ 50Gy/P4 ~ 6 周，腹主动脉旁照射则为 30 ~ 40Gy/P3 ~ 4 周）。

**表 子宫内膜癌分期（FIGO，2009 年）**

| 分期 | 肿瘤范围 |
| --- | --- |
| Ⅰ 期 | 肿瘤局限于子宫体 |
| Ⅰ A 期 | 肿瘤浸润深度 <1/2 肌层 |
| Ⅰ B 期 | 肿瘤浸润深度 ≥1/2 肌层 |
| Ⅱ 期 | 肿瘤侵犯子宫颈间质，但无子宫体外蔓延 |
| Ⅲ 期 | 肿瘤局部和/或区域扩散 |
| Ⅲ A 期 | 肿瘤累及浆膜层和/或附件 |
| Ⅲ B 期 | 阴道和/或宫旁受累 |
| Ⅲ C 期 | 盆腔淋巴结和/或腹主动脉旁淋巴结转移 |
| Ⅲ C1 期 | 盆腔淋巴结阳性 |
| Ⅲ C2 期 | 腹主动脉胖淋巴结阳性和/或盆腔淋巴结阳性 |
| Ⅳ 期 | 肿瘤侵及膀胱和/或直肠黏膜，和/或远处转移 |
| Ⅳ A 期 | 肿瘤侵及膀胱或直肠黏膜 |
| Ⅳ B 期 | 远处转移，包括腹腔内和/或腹股沟淋巴结转移 |

孕激素治疗　对晚期或复发癌、早期要求保留生育功能的患者可考虑使用。①机制：抑制垂体促卵泡素及促黄体素；对肿瘤细胞直接抑制（延缓 DNA 和 RNA 的复制，抑制瘤细胞核分裂减少）；促使癌细胞向正常转化；改善患者全身状况。②优点：可反复应用（或更改制剂种类），无毒性及骨髓抑制等作用。晚期或复发癌等可选用。③用药原则：大剂量、长时间，具体治疗方案尚无一致意见，以高剂量使用一段时期后改为维持量为宜。

化疗　晚期或复发子宫内膜癌综合治疗措施之一，也有用于术后有复发高危因素患者的治疗，以减少盆腔外的远处转移。常用化疗药物有顺铂、多柔比星、紫杉醇、环磷酰胺、依托泊苷等，可单独或联合应用，也可和孕激素合并使用。

预后　影响预后的因素主要有：病理诊断（类型、分级、有无肌层浸润、淋巴转移、病变累及的范围等）；患者全身状况；治疗方案选择。单纯放射可得到 50%～70% 的 5 年生存率，手术、放疗、综合治疗可明显降低局部复发率，延长患者存活时间。

预防　普及防癌知识，定期体检；重视绝经后妇女阴道流血和围绝经期妇女月经紊乱的诊治；正确掌握雌激素的应用指征及方法；对高危因素人群密切随访及监测。

（马　丁）

zǐgōng nèimó jiāngyèxìng rǔtóuzhuàng'ái
## 子宫内膜浆液性乳头状癌
（uterine papillary serous carcinoma，UPSC）　博曼（Bokhman）Ⅱ型子宫内膜癌的典型代表，占子宫内膜癌发病率的 1.1%～11.6%。2001 年世界卫生组织子宫肿瘤分类中正式命名为 UPSC，包括以往文献中提到的子宫乳头状浆液性癌、子宫浆液性癌、子宫浆液性乳头状囊腺癌等。UPSC 恶性程度高，分化程度低，手术病理分期高，早期易转移，临床表现无特异性。UPSC 瘤细胞有独特的异型性，显著侵犯肌层及血管，近三成病例可见砂粒体，而乳头及囊肿等形成仅是细胞生长方式的特点而已。预后较子宫内膜样癌差，5 年生存率仅为 46%。

病因与发病机制　确切病因不明，患者无常见的高危因素，如不孕、早孕、肥胖、高血压、糖尿病及长期无孕激素拮抗的雌激素刺激史等。研究认为与下列因素有关。

个人或家族乳腺癌史　多数报道认为，UPSC 患者个人或家族乳腺癌史的概率较高，分别为 12.4%～25% 和 16%～44%，远高于子宫内膜腺癌，因此，乳腺癌可能是 UPSC 的高危因素。提示临床医生在确诊 UPSC 时，应注意检查患者的乳腺。

S100A4 去甲基化　有学者利用逆转录聚合酶链反应 RT-PCR 方法检测 19 例子宫内膜良性疾病，87 例子宫内膜样腺癌，21 例 UPSC 患者的 S100A4 的 mRNA 水平，并用免疫组化法来证实 RT-PCR 结果，并定位 S100A4 蛋白，发现 S100A4 去甲基化在 UPSC 肿瘤形成过程中起重要作用。

临床表现　UPSC 早期发病临床表现无特异性，与子宫内膜癌发病相似，主要表现为绝经后阴道流血，可有阴道排液、腹胀、腹痛等，晚期有与卵巢上皮性癌类似的腹部症状，表现为腹痛、腹胀、腹部包块等。

诊断与鉴别诊断　UPSC 术前诊断较困难。对于该疾病的确定诊断主要依赖对诊刮或手术标本行病理检查。应与子宫内膜样癌、子宫颈内膜癌、透明细胞癌相鉴别。

症状及体征　若有绝经后阴道流血及阴道排液，则应考虑 UPSC。不少患者诉绝经后阴道排液，但常不引起重视，很少患者以此为主诉就诊。晚期有与卵巢上皮性癌类似的腹部症状，临床上如遇到老年妇女以盆腔肿块、腹水等症状就诊时，除考虑卵巢肿瘤外，还应警惕 UPSC 的可能。

病理　子宫内膜腺体发育不良（endometrial glandular dysplasia，EmGD）是子宫内膜良性疾病向 UPSC 过渡的特征性形态学改变，即 EmGD 是 UPSC 的癌前病变。EmGD 特征性的 p53 及 MIB-1 免疫染色对诊断 UPSC 有特异性价值，早期识别 EmGD 有助于 UPSC 的早期诊断、治疗和改善其预后。

UPSC 病理检查结果可分为三种类型：纯净型、混合型及息肉型。混合型常混有其他组织学成分，为透明细胞癌、子宫内膜样腺癌、癌肉瘤。UPSC 的组织病理学特征与卵巢乳头状浆液性腺癌非常相似，肿瘤发生转移、累及卵巢时，需与卵巢乳头状浆液性腺癌子宫转移鉴别。二者并存时，诊断 UPSC 的标准为：肿瘤主要位于子宫；卵巢的浸润表现为卵巢门淋巴管内瘤栓，或在广泛腹膜播散的同时卵巢皮质有微小浸润灶。

辅助检查　UPSC 术前子宫颈涂片、内膜诊刮确诊率低，B 超亦无特异性，目前仍无较好的早期诊断方法。因此，发现相关诊断标志物成为近年研究 UPSC 的焦点。①人组织激肽释放酶-10：可能是 UPSC 新的分子诊断标志物之一，可用于监测 UPSC 复发和治疗效果，对改善 UPSC 的预后有重要意义。②C-erbB2 和 HER-2 蛋白：C-erbB2 扩增可能参与子宫内膜癌的发生，其蛋白表达与 UPSC 生物学行为的高侵袭性和形态学异型性有关。HER-2 蛋白高表达与不良预后相关，HER-2 蛋白可能成为 UPSC 的分子诊断标志物。③CA125：治疗前血清 CA125 水平的检测有助于正确估计病情。治疗过程中随访 CA125 水平还可以动态反映治疗效果，并早期发现疾病进展和复发。CA125 水平的变化对术前了解有无子宫外转移、判断预后及肿瘤有无复发均有参考价值。一般认为，UPSC 的 CA125 水平与子宫内膜异位症患者相当，但较原发性卵巢癌者低。

**分期** 见子宫内膜癌。

**治疗** 以手术治疗为主，辅以化疗、放疗的综合治疗已达成共识，认为综合治疗可提高 UPSC 的治疗效果，改善生存率，但合理的个体化治疗方案仍需进一步探讨。

**手术治疗** 手术原则是及时、全面、彻底和细致的分期，以指导术后辅助治疗。晚期 UPSC 手术治疗与卵巢上皮性癌类似，行肿瘤细胞减灭术。术后残余病灶的大小对患者的总生存期和无瘤生存期有明显影响。UPSC 与子宫内膜样腺癌不同，更倾向于腹腔内、腹膜后及上腹部播散。分级和肌层浸润并不能完全预示宫外有无转移。传统内膜癌手术范围不能准确分期，鉴于 UPSC 侵袭性强、早期易转移的特点，多数学者建议行全面的分期手术，如同卵巢癌，包括最大限度的肿瘤减灭术和准确的分期。尚不能证实这样做是否有助于提高 UPSC 患者的生存率。但可能通过对疾病的准确分期，根据不同的分期采用不同的治疗方案或辅助治疗来改善预后。全面的手术分期包括腹腔细胞学、经腹全子宫和双附件切除术、大网膜切除或活检、腹膜活检、盆腔淋巴结和腹主动脉旁淋巴结清扫或活检。

**化疗** 运用已越来越广泛，疗效已得到肯定，常用的化疗药物主要有铂类（包括顺铂和卡铂）和紫杉醇。

**放疗** UPSC 的放疗更注重实际疗效与敏感性以及个体方案的选择，减少了以往治疗的盲目性和无选择性。但由于该病较罕见，大规模的临床试验较难实施，具体放疗方案仍未统一。全腹照射、盆腔照射、腹主动脉旁照射和阴道内近距离治疗等以及以上疗法的联合应用，究竟何种方法可改善预后尚无定论。

**预后** 由于 UPSC 恶性程度高，分化差，早期可发生脉管浸润，侵犯深肌层，子宫外扩散及淋巴结转移率高，预后差，5 年生存率仅为 46%。文献报道其 5 年生存率 Ⅰ 期 61%，Ⅱ 期 29%，Ⅲ 期 17%，Ⅳ 期为 0。传统认为子宫内膜癌肌层浸润程度与病程分期成正相关。而对 UPSC，大多数学者认为两者关系不大。故目前认为，肌层浸润深度与子宫外淋巴结转移、分期之间无明显相关关系，肌层浸润程度并不能预测有无宫外转移，微小灶性肌层浸润也可能有宫外播散，术后病理分期常高于术前临床分期。另有学者发现，3 种 UPSC 病理类型（纯净型、混合型、局限于子宫内膜息肉型）复发率相似，子宫外肿瘤出现频率无显著差别。目前认为能预测 UPSC 预后的方法只有肿瘤细胞减灭术的理想程度。

（马 丁）

zǐgōng nèimó línzhuàng xìbāo'ái
**子宫内膜鳞状细胞癌**（squamous cell carcinoma of endometrium，SCCE） 非常罕见，好发于老年妇女。自 1982 年格布哈特（Gebhard）首次报道以来，文献中仅见散发报道。挪威进行的以人口为基础的流行病学调查显示，其发生率约占子宫内膜癌的 0.1%。

**病因与发病机制** 尚不明确。研究提示可能与下列因素相关。

**炎症** 早期的报道表明大多数患者因宫腔积脓等炎症性病变，造成子宫内膜鳞状化生，甚至形成宫腔鱼鳞癣（指子宫内膜广泛被角化的鳞状上皮取代），继而在鳞化基础上出现异形增生，进而发展成鳞癌。

**内膜鳞化** 部分文献报道在癌旁仅可见良性化生的鳞状上皮，并未伴有宫腔积脓等炎症表现，提示内膜鳞化可能是 SCCE 形成的基础。

**未生育** 据报道，约 36% 的子宫内膜鳞状细胞癌患者无生育史，提示这可能是其高危因素。

**HPV 感染** 少数病例曾检出 HPV DNA，但大多数病例与 HPV 感染并无关系。

**P16 丢失与 COX-2 过表达** 部分病例曾检测出 P16 丢失或 COX-2 过表达，提示其改变可能在部分内膜鳞癌中起到病因的作用。

**临床表现** 主要为绝经后阴道不规则流血及异常排液，但病情发展迅速。

**阴道不规则流血** 主要临床症状。常见绝经后阴道流血，量一般不多，可为持续性也可间断出血，色鲜红或暗红。

**阴道排液** 早期多为浆液性或浆液血性排液。如合并感染，则分泌物为脓血性、浑浊、恶臭。

**下腹疼痛** 通常不引起疼痛，

但合并感染或晚期肿瘤浸润周围组织可引起下腹及腰骶部疼痛。

**全身症状**　晚期患者可出现消瘦、全身乏力、低热等恶病质症状。

**诊断与鉴别诊断**　其临床表现与其他类型内膜癌比较并无特别之处，临床确诊困难，确诊主要靠病理检查。诊刮标本的诊断并不可靠，不能完全排除腺鳞癌的可能，因此宫腔镜下活检术的诊断意义更为明确。子宫颈液基细胞学检查中，约50%可见到异常，但诊断癌的仅约17%。诊断组织病理学上，原发性 SCCE 与其他部位的鳞状细胞癌相似，因此须仔细检查大体标本，多取材，排除子宫颈癌的播散及内膜腺鳞癌。弗鲁曼（Fluhman）1954年提出诊断原发性 SCCE 癌的三个标准：子宫腔内肿瘤没有腺癌成分；肿瘤与子宫颈的鳞状上皮没有联系；没有原发的子宫颈鳞癌蔓延至子宫腔。另外，原发性 SCCE 在诊断中必须注意排除以下两种情况：子宫颈鳞癌向子宫腔内蔓延；混合性腺鳞癌。

需与下列疾病鉴别：绝经过渡期异常子宫出血、萎缩性阴道炎、老年性子宫内膜炎合并宫腔积脓、子宫颈鳞癌、子宫内膜腺鳞癌等。明确诊断主要依靠术后病理检查。

**治疗**　主要行手术治疗，采用子宫和双侧附件切除，根据浸润深度和扩散情况可加以盆腔、主动脉旁及腹股沟淋巴结清扫，有些加上术后放化疗。因该病发病率极低，几乎不可能进行放疗和化疗等辅助治疗的随机实验，有关这两种辅助的作用只有极少的报道，并且大多不能明显改善生存率，尚无可推荐的最合适治疗方法。

**预后**　与临床分期相关，但总体预后很差。早期多数文献中随访的病例诊断后平均生存期均小于24个月；近年来的报道表明，同样是经手术和放疗，部分患者获得较长期生存，可能与患者得到较早期的诊断有关。

（马　丁）

zǐgōng nèimó tòumíngxìbāo'ái
**子宫内膜透明细胞癌**（endometrial clear cell carcinoma）　子宫内膜癌的一种特殊病理类型，是非激素依赖型子宫内膜癌的典型代表之一。少见，占子宫内膜恶性肿瘤的2%～5%。多发于绝经后老年、体瘦妇女。

**病因与发病机制**　病因不清，发病与高雌激素无关，与肥胖、高血压、糖尿病亦不密切。发病机制亦不清楚，可能与基因变异有关。

**病理**　大体上无典型特征，病灶多继发于萎缩性子宫内膜之上，显微镜下多呈现实性片状、囊状、腺管样或乳头状排列，癌细胞胞质丰富、透亮、核呈异型或靴钉状。多数情况下，两种或两种以上的形态混合存在。其恶性程度高，多深肌层浸润，易早期发生转移，患者被确诊时多为晚期肿瘤。

**临床表现**　极早期无明显症状，后出现阴道流血、异常阴道排液、疼痛等，病情进展迅速。

*阴道流血*　多为绝经后阴道流血，量一般不多。

*异常阴道排液*　常为瘤体渗出液或感染坏死后脓血性分泌物。

*疼痛*　若癌肿过大或累及子宫下段、子宫颈内口者，可引起宫腔积血、积脓、出现下腹部疼痛。癌灶浸润周围组织或压迫神经时，可引起下腹及腰骶部疼痛。

*全身症状*　晚期常出现贫血、恶病质、发热及全身衰竭等全身症状。

**诊断**　除依据临床表现和体征外，病理组织学检查是确诊的依据。

*症状*　多发于绝经后老年体瘦妇女，有不规则阴道流血或异常阴道排液者应考虑宫内膜癌的可能。

*体征*　早期妇科检查可无异常发现，晚期可有子宫增大，合并宫腔积脓时可有明显的触痛，子宫颈管偶见癌肿脱出。癌灶浸及周围组织时，子宫固定或在宫旁触及不规则结节状物。

*辅助检查*　①细胞学检查：子宫颈口分泌物涂片细胞学检查阳性率不高，通过宫腔冲洗、宫腔刷或宫腔吸引涂片可以提高阳性率。②分段诊刮：最常用最有价值的诊断方法。分段诊刮能获得子宫内膜组织标本进行病理诊断，同时确定病变的部位和累及的范围，为制订治疗方案提供依据。③影像学检查：妇科 B 超检查可以了解子宫大小、形状，有无病灶及病灶大小和范围，子宫内膜厚度及肌层有无浸润及深度，为临床诊断和处理提供参考。MRI、CT 检查可以帮助正确诊断肌层浸润的程度以及腹腔脏器和淋巴结的转移情况。④宫腔镜检查：可直接观测病灶的生长部位、大小、形态，并在直视下取活体组织送病检。适应证：有异常出血而子宫内膜诊刮阴性；疑为早期子宫内膜癌可在直视下取样活检；了解有无子宫颈管受累。宫腔镜检查可以减少早期内膜癌的漏诊率，但是否会因使用膨宫剂而引起内膜癌细胞的扩散存在争议。⑤血清标志物检查：CA125、CA199、CEA 等检测有一定的参考价值。其中以检测 CA125 最为

常见，术前检测可以用于提示肿瘤的进展程度，术后用于监测治疗反应或随访。

**鉴别诊断** 绝经后的阴道流血是该病最常见的症状，所以应与引起阴道流血的各种疾病相鉴别。如更年期异常子宫出血、子宫黏膜下肌瘤或内膜息肉、子宫肉瘤、子宫颈管癌或卵巢癌、老年性阴道炎、子宫内膜炎合并宫腔积脓及其他类型的子宫内膜癌等。仅依赖于病史和妇科检查是难以鉴别的，分段诊刮病理学检查是常用的鉴别诊断方法。

**治疗** 以手术治疗为主，辅以化疗、放疗和内分泌治疗。

**手术治疗** 为首选治疗方法。手术治疗目的有两个，一是进行手术-病理分期，二是切除癌的子宫及其他可能存在的转移病灶。随着对该病的深入研究，越来越强调全面的分期手术。全面的分期手术包括：全子宫+双附件切除+腹水查瘤细胞检查+大网膜切除或活检+腹膜活检+盆腔淋巴结和腹主动脉旁淋巴结切除或活检术。目前进行分期手术有两种方式：剖腹分期手术和腹腔镜分期手术。研究表明，即使病灶为尚局限于子宫的透明细胞癌，经全面的手术分期，52%可发现子宫外的盆腔转移，包括附件、大网膜转移及淋巴结受累等，20%因淋巴结阳性术后期别升高。因此，对早期患者行全面的分期手术是必要的。晚期患者手术治疗则与卵巢上皮性癌类似，行肿瘤细胞减灭术。

**化疗** 该病与卵巢癌转移方式相似，术后应尽早采用以铂类为主的化疗4~6个疗程，以预防和治疗腹腔或远处转移。

**放疗** 阴道和盆腔淋巴结是转移的常见部位，补充放疗应包括腔内照射和体外照射。

**孕激素治疗** 多用于晚期和复发病例，多是辅加用药，混杂因素较多，难以进行客观的评价。有研究表明该病雌激素受体及孕激素受体表达多为阴性，故孕激素不作为该病常规治疗方法。

**预后** 预后差，5年生存率为33.9%~42.3%。目前，有关该病预后因素的研究结果不一，组织学分级、肌层浸润、淋巴血管间隙浸润、年龄等均是影响预后的重要因素。

**预防** 定期防癌检查，对于围绝经期月经紊乱和绝经后不规则阴道流血应及时诊断性刮宫，排除恶性肿瘤后再对症治疗。

(马 丁)

zhuǎnyíxìng zǐgōng nèimó'ái
**转移性子宫内膜癌**（metastatic endometrial carcinoma） 发生于子宫内膜的转移性恶性肿瘤。除由生殖道肿瘤局部浸润与淋巴转移所致外，以来源于乳腺和胃肠道的腺癌最为常见。子宫内膜是罕见发生转移性肿瘤的器官，尤其是很少作为非生殖道肿瘤的首发转移部位，仅在极少数国外文献中见报道。据统计，发生在子宫体的非生殖道来源的转移性肿瘤中，子宫肌层占63.5%；子宫肌层与子宫内膜同时受累占32.7%；子宫内膜单独受侵仅占3.8%。

**病因** 常见组织来源有以下器官恶性肿瘤。

**卵巢癌** 多通过局部淋巴管转移而来。

**子宫颈癌** 可通过局部浸润或沿颈管上行性转移至子宫内膜，尤其是子宫颈原发肿瘤为子宫颈腺癌时需与原发性子宫内膜癌合并子宫颈癌相鉴别。

**乳腺癌** 乳腺癌转移性子宫内膜癌占非生殖道转移性子宫内膜癌来源的50%，常见于乳腺小叶癌，乳腺导管癌与大汗腺癌仅见个案报道。有报道称与乳腺癌患者口服他莫昔芬类药物相关，但亦有少数未口服他莫昔芬类药物乳腺导管癌患者发生转移性子宫内膜癌的报道。

**胃肠道肿瘤** 胃肠道肿瘤尤其是结肠癌是非生殖道转移性子宫内膜癌的主要来源之一，主要转移途径包括局部浸润、淋巴转移与血行转移等。

**其他罕见部位** 肾脏、膀胱、胰腺、肺、甲状腺、皮肤黑色素瘤及胆囊的恶性肿瘤转移至子宫内膜均有相关文献报道。

**临床表现** 部分患者会出现与原发性肿瘤相关的症状，转移性子宫内膜肿瘤未表现出临床症状而在术前检查或术后病理检查中发现；部分患者在原发病灶治疗多年后表现出转移灶症状，如阴道流血、阴道排液、疼痛等。①阴道流血：主要表现为月经紊乱、子宫不规则出血、经量增多或经期延长，部分患者表现为绝经后阴道流血。②阴道排液：多为血性液体或浆液性分泌物，合并感染则有脓血性排液，恶臭。③疼痛：肿瘤浸润周围组织或压迫神经可引起下腹及腰骶部疼痛。④其他：晚期可有贫血、消瘦及恶病质等相应症状。

**诊断** 依据病史、体征和辅助检查可以确诊。

**病史** 有原发肿瘤病史，多具有原发肿瘤的症状，如乳腺包块、大便带血、同房出血等，部分患者合并月经不规则、绝经后出血、阴道排液或宫腔积脓等症状。大多数患者无原发性子宫内膜癌的高危因素，如不孕或产次不多，合并肥胖、高血压、糖尿病等。

体征　早期可仅见原发疾病体征，妇科检查可无阳性发现，晚期盆腔检查可发现子宫增大（或未萎缩），癌灶浸润周围组织时，子宫固定，若合并附件转移性肿瘤时可出现盆腔包块（或附件包块）。晚期可有消瘦、贫血、恶病质等相应体征。

辅助检查　①B超检查：可显示子宫大小、宫腔形态、内膜厚度、宫腔内有无赘生物及其大小、位置、肌层有无浸润及深度等，为临床诊断及处理提供参考。②分段诊刮：是最常用最有价值的诊断方法，能鉴别子宫内膜癌和子宫颈管腺癌，为治疗方案的制定提供依据。③宫腔镜活检：可直接观察宫腔及子宫颈管内有无病灶存在，大小及部位，直视下取材活检，减少漏诊，但是有可能促进癌细胞的扩散。④细胞学检查：子宫颈刮片、阴道后穹隆涂片及子宫颈管吸片取材进行细胞学检查，辅助诊断的阳性率不高。⑤其他：如胸部X线片、MRI、CT等检查及血清CA125测定可协助判断病变范围，合并腹腔内其他脏器及腹膜转移者其血清CA125值明显升高。

鉴别诊断　首先应与原发性子宫内膜癌合并其他部位肿瘤相鉴别。转移性子宫内膜癌的病理组织学结构及相应免疫组化标记物染色应与原发病灶一致，多数患者可见到病灶周围正常内膜，而无原发性递进性子宫内膜病变，部分患者子宫血管内可见瘤栓。阴道不规则流血为转移性子宫内膜癌最常见症状，故还应与可能引起阴道流血的疾病鉴别。

绝经过渡期异常子宫出血　以月经紊乱为主要表现，妇科检查无异常发现，应做分段诊刮活体组织检查确诊。

萎缩性阴道炎　主要表现为血性白带，检查时可见阴道黏膜变薄、充血或散在出血点、分泌物增加等表现，治疗后可好转，必要时先行抗炎治疗再做诊断性刮宫排除。

子宫黏膜下肌瘤或内膜息肉　有月经过多或经期延长症状，B超、宫腔镜及分段诊刮可以明确诊断。

子宫颈管癌、子宫肉瘤及输卵管癌　均可有阴道排液增多或不规则流血，B超及分段诊刮可协助鉴别诊断。

治疗　尚无通用治疗方案，主要视原发肿瘤的治疗原则而定，子宫转移灶局部治疗方式包括手术治疗、放疗及化疗。应根据患者全身情况、癌变累及范围及组织学类型制定适宜的治疗方案。局部转移患者以手术切除子宫及双附件并行盆腔淋巴结清扫及腹主动脉旁淋巴清扫术或取样术为主，术后按原发肿瘤的治疗原则选择辅助治疗；多部位转移患者则可能需采用手术治疗、放疗、化疗等的综合治疗。

预后　该病多为原发肿瘤晚期多器官转移的部分病变，预后差。影响预后的因素主要有：①原发肿瘤的生物学行为特征，包括原发肿瘤的部位、病理类型、分级、分期等。②转移性肿瘤的病理特征（包括类型、有无肌层浸润，淋巴转移，病变累及的范围等）。③患者的全身状况。④治疗方案的选择。

预防　普及防癌知识，定期体检；重视恶性肿瘤患者异常阴道流血的诊治和盆腔有无转移灶的监测；正确掌握雌激素及激素类抗肿瘤药物的应用指征及方法；对高危因素人群密切随访及监测。

（马　丁）

shūluǎnguǎn liángxìng zhǒngliú
**输卵管良性肿瘤（benign tumor of fallopian tube）** 极为少见，组织类型繁多，其中腺瘤样瘤（见输卵管腺瘤样瘤）相对多见。其他如乳头状瘤（见输卵管乳头状瘤）、血管瘤、平滑肌瘤、脂肪瘤等均极为罕见。输卵管原发性良性肿瘤来源于副中肾管或中肾管。

临床表现　除不育外，常无其他明显临床症状，多在手术中发现。少数出现阴道排液，若肿瘤扭转或破裂时，可出现急性下腹疼痛或者急性腹膜炎的表现。

诊断与鉴别诊断　由于肿瘤体积小，无症状，术前难以诊断，在手术后明确诊断。

需与以下疾病相鉴别。①卵巢囊肿：可出现月经紊乱，少腹痛及扭转。瘤体较大呈球形，可移动，肿块边界清楚。B超或CT检查可确诊。②原发性输卵管癌：好发于绝经期妇女，发作性腹痛伴阴道排液，为黄色浆液性或血性，妇科检查包块活动受限或完全固定，病理切片可确诊。

治疗　一旦发现输卵管肿瘤，建议行手术治疗，因在手术之前不易诊断。一般仅需行输卵管切除术，如果病变为单侧，手术对以后怀孕的影响不明显，只要对侧输卵管形态及功能完好，手术后一般均能正常妊娠。

妊娠期诊断为输卵管肿瘤时，可根据病变的具体情况而定。如果孕早期、孕中期发现病变，病变考虑为良性时，宜在孕中期时接受手术治疗。如果已处于晚期妊娠，孕妇没有任何不适症状，肿块不大，诊断考虑良性肿瘤，可在密切观察下随访，在分娩时和剖宫产术中一起施行手术治疗，或在产后再另行处理。

如果病变为恶性，孕早期、

孕中期时应及时接受彻底的手术治疗，放弃妊娠，术后根据病变具体类型及期别，加用化疗等其他辅助治疗手段。如果已处于晚期妊娠，在胎儿已能存活的情况下，应及时进行手术治疗及剖宫产术；如果胎儿尚未成熟，使用促胎儿肺成熟的药物，经短期准备后及时手术处理。

**预后** 较好。

（马 丁）

shūluǎnguǎn xiànliúyàngliú

**输卵管腺瘤样瘤**（adenomatoid tumor of fallopian tube） 输卵管良性肿瘤中最常见的一种。迄今文献报道不超过百例。该瘤有许多同义词，如腺纤维瘤、腺瘤、腺肌瘤、间皮瘤及网状内皮瘤等。发生率约为 0.04%。可发生于不同年龄，但以育龄妇女多见。80%以上的患者伴有子宫肌瘤，未见恶变。

该瘤的组织发生尚无定论，有认为系来自米勒管上皮残迹，也有认为系间叶组织来源，还有认为系炎症而来，因 80% 的患者同时伴有输卵管炎，不管是淋菌性或结核性输卵管炎，在炎症愈合过程中发生输卵管组织纤维化而且腺上皮增生。通过电镜研究，支持肿瘤由间皮来源的说法。

**病因** 病因不明。不孕与生育少可能是其主要的发病因素。

**病理** ①巨检：多数位于输卵管壁内或近子宫角的浆膜下，偶见双侧。通常肿瘤直径 <3cm，实性，质硬。多数轮廓清楚，但无包膜。切面均匀，呈灰白色、淡粉红色，有时有小的钙化灶。②镜下检查：肿瘤组织内有许多大小不等的不规则腺样腔隙，为扁平或立方上皮覆盖，无明显基底膜。典型的瘤细胞为上皮样、立方或柱状，嗜伊红，核居中、

圆形，染色质匀细，核分裂象罕见。瘤细胞可单个或成堆，形成实性或上皮样细胞索。肿瘤间质为疏松纤维结缔组织或平滑肌，及多量散在的淋巴细胞。淋巴细胞常环绕肿瘤，并可见淋巴滤泡形成。

**临床表现** 该瘤发生年龄为 25~86 岁，多发生在 30~50 岁。临床表现很不典型，多数以其伴发疾病如子宫肌瘤、慢性输卵管炎及输卵管周围炎症状出现。在手术中无意被发现者居多。

**诊断** 常无临床症状，故很少在术前做出诊断。最后诊断取决于病理学检查。子宫一侧可触及体积不大的肿瘤，直径多 <3cm，多数位于输卵管浆膜下，囊性或实性，可活动。B 超检查可协助诊断。CT 可明确肿瘤的生长部位、大小、性质。

**鉴别诊断** 有时需与下列疾病鉴别：输卵管乳头状瘤、输卵管囊性及实性畸胎瘤、输卵管平滑肌瘤、输卵管血管瘤和输卵管恶性肿瘤等。免疫组化染色有助于鉴别，角蛋白阳性支持腺瘤样瘤的诊断。

**治疗** 常规治疗方法为手术切除患侧输卵管，或行肿物剥除术。应引起注意的是由于该瘤无包膜，加之罕见，易误诊为癌或其他恶性病变，造成不必要的过度治疗。

**预后** 良好。但有术后复发的报道。

（马 丁）

shūluǎnguǎn jītāiliú

**输卵管畸胎瘤**（teratoma of fallopian tube） 由性腺多能干细胞向胚层细胞组织分化形成的输卵管肿瘤。该病罕见，迄今世界各地报道不过数十例，主要为成熟性畸胎瘤，未成熟性畸胎瘤更为

罕见。患者年龄一般在 21~60 岁，约 40% 的患者为未产妇。

**病因** 尚不明确，但大多认为畸胎瘤起源于性腺的多能干细胞，胚胎发育时期，随着原始生殖细胞移动、性腺形成，可能在输卵管形成的途径上残留有原始生殖细胞，以后在多种因素作用下形成畸胎瘤。

**病理** 肿瘤以单侧居多，一般位于输卵管的中段或外侧端，多向管腔内生长，少数外突并带蒂。畸胎瘤肉眼观为囊性或实性，大小不一，直径 1~2cm。剖开后可见毛发、牙齿、骨质及油脂样组织；镜下可见外、中、内三个胚层衍化组织，偶见向单一甲状腺组织分化的实性成熟性畸胎瘤。

**临床表现** 无特异症状和体征，部分患者可表现为类似卵巢肿瘤的症状。

*下腹疼痛* 较常见，多为一侧下腹部隐痛或胀痛。若发生畸胎瘤破裂或蒂扭转，可突发下腹痉挛性疼痛，伴恶心、呕吐及肛门坠胀感，有时不全扭转可自然复位，腹痛随之缓解。部分患者下腹疼痛也可能与合并一侧输卵管异位妊娠有关。

*腹部肿块* 部分患者因自觉发现腹部肿块而就诊，可伴有腹胀及下腹部隐痛。

*痛经和性交痛* 部分患者可出现痛经和性交痛，但也可能与合并有卵巢巧克力囊肿、子宫腺肌症或子宫肌瘤等疾病有关。

*不孕* 近一半患者因不孕就诊，于腹腔镜检查时发现输卵管畸胎瘤，可能与肿瘤导致输卵管蠕动异常，影响拾卵和对受精卵的运输有关。

*其他* 畸胎瘤较大时压迫周围脏器可致腹胀、尿频等；部分患者有月经失调、绝经后阴道流

血及白带增多等症状，但多可能与合并其他疾病有关。

**诊断** 该病无特异的临床症状，有的甚至无症状出现，且发病率极低，易漏诊和误诊。尚无仅输卵管畸胎瘤本身而术前确诊的病例报道，几乎所有病例都是因子宫肌瘤、卵巢巧克力囊肿或剖宫产等行盆腔手术或因疾病本身发生并发症而就诊时发现，确诊主要根据术后病理检查结果。腹部和阴道 B 超检查可确定肿瘤部位、大小、性质，彩超检查可显示肿瘤内部结构、血流信号等；腹部平片可显示肿瘤内的牙齿、骨质及钙化影，均有助于诊断，但仍难以与卵巢畸胎瘤相区别。

**鉴别诊断** 需与卵巢畸胎瘤、输卵管异位妊娠、子宫内膜异位症、子宫肌瘤以及其他卵巢良性、恶性肿瘤等疾病相鉴别，但由于无特异性症状和体征，且输卵管畸胎瘤往往合并以上疾病，因此诊断仍十分困难，明确诊断主要依靠术后病理检查。

**治疗** 成熟性输卵管畸胎瘤的治疗原则可按良性肿瘤处理，主要为手术切除肿瘤或患侧输卵管，手术方式可选择经腹或腹腔镜两种方式；若怀疑恶变或为未成熟性畸胎瘤，可行术中冷冻切片检查，确诊后按卵巢恶性肿瘤的处理原则治疗。

**预后** 成熟性输卵管畸胎瘤为良性肿瘤，预后好。尚无成熟性输卵管畸胎瘤恶变的病例报道。

（马 丁）

shūluǎnguǎn rǔtóuzhuàngliú
**输卵管乳头状瘤**（papilloma of fallopian tube） 来源于输卵管上皮，一般生长在输卵管黏膜并向输卵管腔突出，呈疣状或菜花样，直径为 1～2cm，常发生在生育年龄妇女，与输卵管积水并发率较

高，偶尔亦与输卵管结核或淋病并存。早期无症状，因常常合并输卵管炎及输卵管周围炎，出现不孕、腹痛及月经过多等症状。随着肿瘤的发展，逐渐出现阴道排液，合并感染时，呈脓性。管内液也可流向腹腔形成腹水，盆腔检查可触及肿块。子宫一侧可触及实质性肿物，直径一般≤2cm。B 超检查示附件有肿物。CT 检查可确诊肿物大小、形态及位置。病理检查可见乳头状结构覆以单层柱状上皮细胞，输卵管壁内及其周围有炎症细胞浸润。少数可发生恶变而成乳头状癌。手术切除患侧输卵管，如果有恶变，按输卵管癌处理。

（马 丁）

shūluǎnguǎn èxìng zhǒngliú
**输卵管恶性肿瘤**（malignant tumour of fallopian tube） 甚为少见。有原发和继发两种，绝大多数为继发癌，占输卵管恶性肿瘤的 80%～90%，原发灶多数位于卵巢和宫体，也可由对侧输卵管、子宫颈癌、直肠癌、乳腺癌转移而来。主要通过淋巴道转移。

**病因** 病因不明。70%患者有慢性输卵管炎，50%有不孕史，单侧输卵管癌患者的对侧输卵管经病理检查多有炎性改变，推断慢性炎症刺激可能是发病的诱因。慢性输卵管炎多见，输卵管癌却罕见，故炎症并非是唯一诱因。

**临床表现** 早期无症状，病变发展时可出现输卵管癌三联征，即腹痛、盆腔肿块、阴道排液。

**腹痛** 一般为患侧下腹钝痛，为输卵管膨大所致。有时呈阵发性绞痛，为输卵管痉挛性收缩引起。阴道排出大量液体后，疼痛随之缓解，少数出现剧烈腹痛，则系并发症引起。

**盆腔肿块** 妇科检查时常可

触及一侧或两侧输卵管增粗或肿块。质实兼有囊性感，呈腊肠样或形状不规则，有轻触痛，活动常受限。排液后肿块缩小。液体积聚后又复增大。

**阴道排液** 约50%患者有阴道排液，为黄色水样液体，一般无臭味，量多少不一，常呈间歇性。这是该病最具特异性的症状。

**阴道流血** 多发生于月经中间期或绝经后，为不规则少量流血，诊刮结果常呈阴性。

**诊断与鉴别诊断** 术前确诊率为 2%～35%。因此凡遇到间歇性阴道排液症状的妇女，应想到有输卵管癌的可能。当排液症状和腹痛、腹部肿块有紧密联系时，临床高度怀疑本病可能。如找到癌细胞，经分段诊断性刮宫排除子宫颈癌和子宫内膜癌，超声检查及腹腔镜检查有助于诊断。输卵管癌与卵巢肿瘤、输卵管卵巢囊肿不易鉴别，如有可疑，宜及早剖腹探查确诊。

**治疗** 治疗原则是以手术为主，化疗、放疗为辅的综合治疗，强调首次治疗的彻底性。

**手术治疗** 是最主要的治疗手段，原则上早期应行全面分期手术，晚期行肿瘤细胞减灭术，做全子宫、双侧附件及大网膜切除术，如癌肿已扩散到盆腔或腹腔，仍应争取大块切除肿瘤。

**化疗** 方法与卵巢癌相似，多采用以铂类和紫杉醇为主的联合方案。

**放疗** 由于以铂类为主的联合化疗疗效显著，故较少应用。

**预后** 不良。

（马 丁）

yuánfāxìng shūluǎnguǎnái
**原发性输卵管癌**（primary carcinoma of fallopian tube） 女性生殖器官中较少见的恶性肿瘤。发

生率在子宫颈癌、子宫体癌、卵巢癌、外阴癌和阴道癌之后，居末位。

**病因** 尚不明确。可能与遗传因素、输卵管慢性炎症刺激等有关。

**病理** 单侧居多，双侧少见，好发于壶腹部。病变起自输卵管内膜，浆膜面粗糙，与周围组织粘连。早期呈结节状，随疾病发展，输卵管增粗，形如腊肠。约50%患者伞端闭塞，外形与输卵管积水、积血或积脓不易区别。切面可见输卵管管腔扩大，管壁薄，腔内充满灰白色乳头状或菜花状赘生物，常伴感染、坏死及暗棕色混浊液体。

镜下多为腺癌，根据癌细胞分化程度及组织结构可将输卵管癌分为乳头型、乳头腺泡型、腺泡髓样型三级。以后两者恶性程度最高。多数输卵管癌为中分化或低分化癌。

**临床表现** 早期多无症状，随着病变的发展，可出现典型的输卵管癌三联征，即腹痛、盆腔肿块、阴道排液。

腹痛 输卵管肿块可导致下腹不适或腹痛。若输卵管扭转或外溢性输卵管积水，则发生剧痛或绞痛。

盆腔肿块 附件肿块是输卵管癌的重要体征。术前检查发现盆腔肿块占61%～65%，较大的肿块患者自己也可以触及。

阴道排液 输卵管癌的重要临床症状，50%以上的患者有阴道排液。排出的液体多为浆液性或浆液血性，量较多。有时排出液体中还混有坏死脱落的组织碎片。

阴道流血 肿瘤坏死或侵蚀血管导致流血，但这种流血量并不多。若混在分泌液体中，则呈血性浆液。

不孕 由于伴慢性输卵管炎者较多，原发或继发不孕史也是很常见的，但并非特异症状。

其他 由于肿瘤的增大与发展，出现一些对周围器官的压迫症状及肿瘤转移所致的症状，如腹胀、尿频、尿急、胃肠不适及恶病质等。

**诊断** 主要依据病理及以下辅助检查进行诊断。①阴道细胞学检查：如找到腺癌细胞，且能排除子宫内膜以及颈管内膜癌，则应高度怀疑该病。②血清 CA125 和/或人附睾蛋白4（$HE_4$）检测：对诊断、疗效检测及估计预后有一定意义。③诊断性刮宫：进行全面的分段诊刮，可除外子宫腔、子宫颈管的癌瘤以及引起阴道排液的其他良性病变，如黏膜下肌瘤。④B超及CT检查：可明确肿块的部位、大小、性质、形状及有无腹水。⑤腹腔镜检查：对可疑病例又不能确诊，可借助腹腔镜检查明确诊断。晚期病例不易与卵巢癌鉴别。若分段诊刮病理学为阴性，则应怀疑该病。⑥淋巴造影：可用于了解腹膜后盆腔及腹主动脉旁淋巴结有无转移。

**鉴别诊断** 注意与以下疾病相鉴别。

卵巢癌 多呈球形或分叶状，无阴道流液现象。而输卵管癌则常呈腊肠形或椭圆形，甚少巨大者。除腹腔镜检查以外，一般检查在术前极难与卵巢癌区别。

子宫内膜癌 有阴道流液，但多见为阴道流血。通过诊刮或子宫内膜活检，阳性者往往为子宫内膜癌。

附件炎性肿块 如输卵管积水、输卵管卵巢囊肿及输卵管脓肿等，炎性肿块常伴有周围粘连，管腔内为黄色液体或脓液，无乳头状或髓样组织，剖开标本即可

区别。

输卵管乳头状瘤 中、晚期也有阴道排液，可通过B超及CT检查协助诊断。

输卵管妊娠 常有停经史，有腹痛及内出血等急腹症的表现，血人绒毛膜促性腺激素升高。开腹后不难鉴别。

**治疗** 手术治疗是主要治疗手段，辅以化疗和/或放疗。

手术治疗 手术原则同卵巢癌的肿瘤细胞减灭术或肿瘤大块切除术，包括全子宫附件、大网膜及阑尾切除术，对于盆腹腔一切转移和种植的病变尽可能全部切除。同时行腹膜后淋巴结清扫术，以利临床分期及指导术后辅助治疗。

化疗 采用较多的是顺铂与环磷酰胺（CP方案）或阿霉素联合或以上三药的联合（PAC方案）。以泰素－紫杉醇为基础的联合治疗明显优于以顺铂为基础的联合化疗。

放疗 主要用于术后辅助治疗。一般术后联合化疗优于单纯放疗。

**预后** 影响预后的因素有临床分期、输卵管浸润深度、是否双侧输卵管病变、初次手术残余瘤灶及病理分级。输卵管伞端闭锁者预后好。

（马 丁）

shūluǎnguǎn èxìng Mǐlèguǎn hùnhéliú
**输卵管恶性米勒管混合瘤**（malignant mixed Müllerian of fallopian tube） 发生于女性生殖系统，具有恶性上皮与间质两种成分组成的一类肿瘤。多见于子宫、子宫颈、卵巢等脏器，原发于输卵管者极为罕见。原发性输卵管恶性米勒管混合瘤平均发病年龄57.5岁（14～79岁），94.1%发生于绝经后妇女，未产妇可达25%。

80%以上可侵及输卵管肌层，既可沿腹盆腔脏器和腹膜表面扩散、种植，也可转移至盆腹腔脏器内（约60%，包括子宫、子宫颈、卵巢、对侧附件）和腹主动脉旁淋巴结，也可伴肝、肺、骨等远处转移（约8%）。转移灶可仅出现癌或肉瘤一种成分，亦可两种成分并存。

**病因** 确切病因不明。一般认为是幼稚间叶细胞分化而来。

**病理** 肿瘤大多位于输卵管远侧端，管腔常增粗，并可不同程度浸润破坏管壁。肿瘤质硬，黄白色或鱼肉状，易见坏死、出血。镜下可见上皮性成分形态各异，可呈浆液性腺癌、鳞癌、子宫内膜样腺癌、透明细胞癌等形式，分布于松散或稠密的肉瘤间质中。肉瘤成分则以是否有米勒管原有组织成分分为同源性（多表现为平滑肌肉瘤、间质细胞肉瘤）、异源性（多表现为横纹肌肉瘤、软骨肉瘤、骨肉瘤等）。免疫组化证实上皮和间叶成分各自表达其相应的免疫表型。PAX2可作为米勒管来源肿瘤的一个特异性上皮肿瘤标志物。

**临床表现** 极不典型。早期无明显症状，或表现为类似卵巢肿瘤的症状。

**腹部胀痛** 因肿瘤生长迅速或压迫邻近脏器而表现为下腹不适、腹部胀痛或隐痛。

**盆腔肿块** 部分患者因自觉发现盆腔肿块而就诊。妇科检查时，常可触及一侧或两侧输卵管增粗或肿块，质实兼有囊性感，呈腊肠样或形状不规则，有轻触痛，活动常受限。

**阴道排液** 间断性阴道排液多见，时间长短不一，颜色各异，一般无臭味，最长达8个月。

**阴道流血** 多发生于月经中间期或绝经后，为不规则流血，淋漓不尽，伴有恶臭，部分患者性生活后阴道流血。刮宫常呈阴性，偶有误诊为子宫颈癌而延误诊治。

**诊断** 该病常无临床症状，与生殖道其他肿瘤有很多类似之处，且发病率极低，极易被忽略，因此极易误诊或漏诊，术前诊断率极低。最后诊断取决于病理检查。

**症状** 部分患者以腹部胀痛为首要症状。

**体征** 盆腹腔包块，可伴有下腹痛、间断性阴道排液或腹水。晚期因肿瘤浸润盆壁不能推动，或伴血性腹水。

**辅助检查** 彩超提示一侧附件区囊性或实性包块，可伴有腹腔积液。CT和MRI检查有助于诊断和治疗。

**鉴别诊断** 原发性输卵管恶性米勒管混合瘤需与下列病变相鉴别。

**输卵管腺癌** 临床表现和大体形态与该类似，唯镜下仅见恶性上皮成分，不伴肉瘤间质。

**输卵管重度炎症** 虽可引起局部上皮乳头状增生、间质水肿和成纤维细胞增生，但缺乏细胞明显异型性。

**输卵管肉瘤样癌** 与癌肉瘤是否为同一病变虽争议颇多，尚未统一，但一般认为肉瘤样癌间质虽可表现为纤维肉瘤甚或横纹肌肉瘤、软骨肉瘤等成分，但所占比例较小（一般多≤50%），这些肉瘤样成分认为系癌细胞发生发展过程中异向分化或化生的结果，免疫组化除间叶性标志物表达阳性外，亦可具有上皮性细胞免疫表型的表达（例EMA、Keratin等），且形态学仔细观察可发现癌和肉瘤间存在彼此移行过渡形态。

原发性子宫、卵巢恶性米勒管混合瘤扩散累及输卵管 病变晚期常鉴别困难，当子宫、卵巢与输卵管同时存在恶性米勒管混合瘤时，通常以各自瘤体大小、癌肿分布状况来判断是转移病变还是原发灶，若子宫或卵巢肿瘤体积明显小于输卵管，且肿瘤呈多灶散在分布，并易见瘤栓现象时，则常提示为转移的可能。

**治疗** 一般首选手术治疗，可辅以化疗和放疗。早期彻底手术可收到较好效果。手术范围通常与输卵管癌相同，即包括子宫、双附件、部分大网膜切除。若盆腔内有转移或种植病灶，亦应尽可能一并切除。当癌瘤扩散全腹腔时，彻底切除可能性很少，但主张行减瘤术以争取术后放、化疗效果。化疗缺乏最佳方案，临床多采用术后辅以铂为基础的化学药物。放疗疗效差，但临床仍试行术后辅以放疗，以改善生存质量。

**预后** 一般较差，5年生存率在12%～20%。其预后取决于肿瘤侵犯的范围及深度，仅局限于输卵管浅表者预后相对较好。若广泛浸润或转移，则预后极差，多于术后数月内死亡。有异源性成分者，预后相对还要差。

（马 丁）

yuánfāxìng shūluǎnguǎn róngmáomó'ái

## 原发性输卵管绒毛膜癌（primary choriocarcinoma of fallopian tube）

极少见的恶性肿瘤。大多由输卵管妊娠的滋养细胞演变而成，称为妊娠性绒癌；也有来源于异位的胚性残余或具有形成恶性畸胎瘤潜能的未分化胚细胞，称为非妊娠性绒癌，这种情况十分罕见。输卵管妊娠性绒癌占输卵管妊娠的2.5%～4.1%。有报道认为原发性输卵管绒癌发病率有上升的趋势，是因为异位妊娠非手术治疗的增多，使得异位妊娠病程延长，进一步发展为原发性输卵管绒癌的可能性增大。

**病因** 对于该病发病原因的研究已逐步深入，但其发生原因尚不明确。

**病理** 输卵管表面呈暗红色或紫红色，肿瘤小者为一稍大的输卵管，大者为输卵管与周围组织粘连成不规则肿块，表面有暗红色结节，切面见充血、水肿、管腔扩张，腔内充满坏死组织及血块。镜下可见朗格汉斯细胞及增生、分化不良的滋养细胞，失去绒毛形态，癌瘤部位有广泛出血及坏死。

**转移途径** 主要经血行播散，滋养细胞极易而且很早就可以通过血液转移到身体其他部位，肺是最常见的转移部位。由于滋养细胞的生长特点是破坏血管，各转移部位的共同特点是局部出血。

**临床表现** 很不典型，且原发性输卵管妊娠性绒癌和非妊娠性绒癌的临床表现也不相同。

**症状** ①输卵管非妊娠性绒癌多数于7~14岁发病，主要表现为性早熟，如生长过快、乳房增大、月经来潮等。②输卵管妊娠性绒癌主要发生于生育期年龄的妇女，临床症状同异位妊娠，有停经史，可伴有早孕反应或腹腔内出血症状，易误诊为异位妊娠。

**体征** 妇科检查子宫颈明显举痛，子宫大小正常或稍大，一侧附件扪及不规则包块，质软、有触痛、活动性差。发生转移者出现转移部位相应的症状。

**诊断与鉴别诊断** 术前诊断率极低，甚至术中仍不能辨别。诊断主要依靠临床症状和体征，结合血、尿人绒毛膜促性腺激素（human chorionic gonadotrophin, HCG）的测定，患者瘤细胞可分泌 HCG，使患者血、尿 HCG 水平明显升高。另外，肺部 X 线有助于确定转移病灶。明确诊断主要依靠病理检查。由于原发性输卵管绒癌大多由输卵管葡萄胎妊娠演变而来，因此输卵管妊娠手术时的剖检，可疑病例的术时快速病理切片以及输卵管妊娠手术后血 HCG 的随访是减少漏诊的重要手段。

需与下列疾病相鉴别。①卵巢肿瘤：一般无症状，实性肿瘤表面有结节感或伴有腹水，B 超可以协助诊断。②子宫内膜癌：可出现阴道排液，但该病有不规则阴道流血，分段诊刮做病理检查可以确诊。③附件炎性包块：可有不孕史或盆腔炎病史，患者往往有腹痛及腰骶痛。妇科检查见附件区可触及活动受限的囊性肿块。④异位妊娠：两者均有子宫正常、子宫外有不规则包块，均可发生致命性大出血。但异位妊娠患者 HCG 滴度稍高，而输卵管绒癌滴度明显增高，病理检查有助于确诊。

**治疗** 多采用手术与化疗的综合治疗，手术是必要的，可行患侧附件切除术，有转移灶者应一并切除。治疗应考虑病灶范围、患者年龄、对保留生育的要求等。手术难度大者，也可以先化疗，化疗用药同子宫绒毛膜癌，待肿瘤缩小或局限后再实施彻底的病灶切除术，手术后继续化疗，临床治愈标准同子宫绒毛膜癌。

**预后** 该病极少见，术前诊断率不高，多数患者确诊时已属晚期，一般预后不良。随着手术方法的改进和放疗、化疗的联合应用，5 年生存率有所提高，如来源于输卵管妊娠的滋养细胞，其生存率约 50%；如来源于原发性畸胎瘤样组织，预后很差。

**随访** 治疗结束后应长期严密随访，随访期间应严格避孕。

（马 丁）

shūluǎnguǎn shēngzhíxìbāo zhǒngliú
**输卵管生殖细胞肿瘤**（germ cell tumor of fallopian tube） 少见，多数为成熟性畸胎瘤中的囊性肿瘤，其次为未成熟畸胎瘤、卵巢单胚层和高度特殊性畸胎瘤（如卵巢甲状腺肿或类癌）。截至 2015 年，全世界仅有 60 余例输卵管畸胎瘤的报道。肿瘤几乎都为单侧，肿瘤直径在 0.7 ~ 20cm，囊实性或实性，多数病灶在输卵管的峡部或壶腹部。镜下组织与卵巢畸胎瘤相同，含有三个胚层衍化的各种组织。患者年龄一般在 21 ~ 60 岁，半数在 31 ~ 40 岁，40% 为未产妇。

**病因与发病机制** 尚不十分清楚，组织发生可能为生殖细胞向卵巢移行过程中，进入输卵管胚基而后发展形成。

**临床表现** 无典型症状或无症状，因此术前无明确诊断者。

**腹痛** 疼痛一般不重，常表现为一侧下腹间断性钝痛。

**下腹或盆腔包块** 仅极少数因发现腹部包块而就诊。

**阴道流血** 阴道不规则流血是常见症状，有时表现为月经不规则或绝经后阴道流血。

**诊断与鉴别诊断** 该病的临床表现无特异性，大多偶然发现，一般在手术前很难准确诊断，多因子宫肌瘤、剖宫产等盆腔手术中偶然发现并经病理检查确诊。辅助诊断可做血清肿瘤标志物 CA125、甲胎蛋白、神经元特异性烯醇化酶、β-人绒毛膜促性腺激素等测定。因其罕见，部位特殊，极易误诊为卵巢肿瘤，因此需与卵巢肿瘤进行鉴别诊断。

**治疗** 输卵管成熟性畸胎瘤的治疗主要为手术切除患侧输卵管，若恶变或为未成熟畸胎瘤，则治疗方法同卵巢恶性肿瘤。有生育要求要保留生育功能的年轻患者，任何期别均可以行保守性手术仅行患侧附件切除。无生育要求的则行全子宫及双附件切除、大网膜切除及盆腔淋巴结清扫，行手术病理分期。之后辅以化疗，化疗方案采用卵巢生殖细胞肿瘤的化疗方案。

**预后** 输卵管成熟性畸胎瘤经手术切除患侧输卵管可彻底治愈。输卵管未成熟畸胎瘤的预后取决于肿瘤的分期及其分化程度。根据畸胎瘤中组织成分的不同可分为3组：胚胎性畸胎瘤，分化最差，预后最坏，2年生存率13%～14%；畸胎瘤主要为分化好的神经组织则预后好，5年生存率为93%，如为未分化组织，则预后差，5年生存率降至30%；混合型，其5年生存率为46%。

（马 丁）

*shūluǎnguǎn ròuliú*
**输卵管肉瘤**（sarcoma of fallopian tube） 比原发性输卵管癌更为少见，占妇科恶性肿瘤的0.1%～0.5%，与原发性输卵管腺癌之比为1:25。可分为原发性和继发性两种。原发性输卵管肉瘤起源于输卵管黏膜或输卵管肌壁；继发性输卵管肉瘤是由原发于卵巢的肉瘤转移而来，比原发性输卵管肉瘤更为少见。原发性输卵管肉瘤可发病于任何年龄妇女，但多数为绝经期前后老年妇女。两侧输卵管发病率相近，约1/3为双侧性。转移途径有直接扩散、淋巴及血行转移。

**病因** 尚不清楚，可能与慢性输卵管炎有关。

**临床表现** 与原发性输卵管癌相似。

**阴道排液** 为浆液性或血性，继发感染时呈脓性。排出的液体为淡黄色或血水样稀液，量多少不一。如肿瘤坏死、脱落或侵犯血管时，则排出血性液体。继发感染时则分泌物有臭味。

**腹痛** 部分患者有下腹部疼痛，一般不重，常表现为一侧下腹间断性钝痛或绞痛，晚期可广泛转移至肝、肺等，出现疼痛等转移症状。

**下腹或盆腔包块** 下腹部可发现肿块，患者常可自己触及，妇科检查时在附件区可触及实性肿块。

**其他** 由于肿瘤生长迅速，转移更广泛，患者很快出现腹水、全身乏力、消瘦、恶病质表现。

**诊断与鉴别诊断** 手术前诊断很困难。一般为质软、大小不等的包块，肿瘤表面多呈结节状，输卵管腔内为乳头状肿瘤充填，并可经输卵管伞端向腹腔内突出。输卵管伞端可开放或闭锁，如闭锁则肿瘤伴有积液。镜检为典型的纤维肉瘤或平滑肌肉瘤。

应与子宫内膜炎、卵巢肿瘤、附件炎性肿块进行鉴别诊断。

**治疗** 彻底的肿瘤细胞减灭术，切除双侧输卵管、卵巢及子宫。若癌瘤已超出输卵管，应尽可能将所有瘤灶切除干净，即使不能全部切尽也应遵循卵巢癌的手术原则，尽可能地减瘤，术后辅以化疗以及放疗。常用化疗方案有VAC（长春新碱＋放线菌素D＋环磷酰胺）方案，其他还有PAC（阿霉素＋顺铂＋环磷酰胺）方案。对该病的放疗治疗研究甚少。单纯放疗疗效差，化疗联合放疗可望提高疗效。

**预后** 该病对放化疗不敏感，且易血行转移，故预后极差，多数患者生存≤2年，5年生存率仅有16%。最重要的预后因素是临床分期。

（马 丁）

*luǎncháo shàngpíxìng zhǒngliú*
**卵巢上皮性肿瘤**（ovarian epithelial tumor） 来源于卵巢表面生发上皮及其下间质的肿瘤。根据国际癌瘤研究机构（Inernational Agency for Research on Cancer, IARC）讨论修改后推出的世界卫生组织2014版女性生殖道肿瘤病理和肿瘤遗传学诊断标准，卵巢上皮性肿瘤是最常见的一类卵巢肿瘤，约占全部卵巢肿瘤的60%，占卵巢良性肿瘤的50%，其中恶性上皮性肿瘤占原发性卵巢恶性肿瘤的85%～90%。多见于50～60岁的中老年妇女。

**病因** 原因仍不明了，相关高危因素如下：①遗传因素，5%～10%的卵巢上皮性癌具有遗传倾向，以家族聚集或遗传性的形式发病。绝大多数遗传性卵巢癌与*BRCA*1基因突变，小部分与*BRCA*2基因突变相关，属常染色体显性遗传。②持续排卵、未产、不孕；初潮早、晚绝经。③环境及其他因素。

**组织发生** 卵巢上皮性肿瘤来源于卵巢表面生发上皮及其下间质，该上皮成分与腹膜间皮连续，具有分化为各种苗勒上皮的潜能：向输卵管上皮分化，形成浆液性肿瘤；向子宫颈黏膜分化，形成黏液性肿瘤；向子宫内膜分化，形成子宫内膜样肿瘤等。

**分型** 按照分化方向不同，该病的组织学亚型分为：卵巢浆液性肿瘤、卵巢黏液性肿瘤、卵巢子宫内膜样肿瘤、卵巢透明细胞瘤、卵巢移行细胞瘤和卵巢浆液-黏液性肿瘤。其中，大部分肿瘤亚型又按肿瘤的分化程度不同分为良性、交界性和恶性。

**转移途径** 卵巢恶性肿瘤可有以下转移途径。

直接种植 盆腹腔扩散的主要方式,肿瘤从卵巢直接种植与脏器及腹壁的腹膜表面,以直肠窝最常见。其次为大网膜、肠管表面、肠系膜、横膈等。

淋巴结转移 几乎与腹腔种植扩散同时发生,可转移到盆腔髂血管旁淋巴结、腹主动脉旁淋巴结、锁骨上淋巴结等。

血行转移 少见,可转移到肝、脾的实质,肺转移、脑转移少见。

**临床表现** ①良性肿瘤:一般生长缓慢,病程长,多为单侧、囊性、光滑、活动。患者一般情况良好,可无自觉症状,腹水征一般阴性;多因查体时发现包块就诊。卵巢上皮性良性肿瘤可发生恶变,若肿瘤短期内生长加速,伴有疼痛、腹水、肿瘤标志物升高,应警惕恶变。②恶性肿瘤:生长迅速,病程短,可为双侧、实性或囊实性,形态不规则,固定,常表现为子宫直肠陷凹,实

性结节或包块。患者常有腹水,腹胀,腹痛,一般情况差,可出现消瘦甚至恶病质。

**辅助检查** 包括以下内容。

影像学检查 B超检测肿块的部位、大小、提示肿瘤的囊、实性,囊内有无乳头和血流及是否伴有腹水等,从而有利于鉴别良恶性。CT和MRI并不具更高的诊断价值,但有助于对肿瘤累及范围和邻近脏器受累情况的判断。

肿瘤标志物检查 血清 CA125 水平测定可用于卵巢上皮肿瘤恶变的诊断和病情监测,敏感性高,对原发性卵巢浆液性恶性肿瘤尤其敏感。部分黏液性癌伴有血清 CA199 升高。血清附睾蛋白($HE_4$)升高更具有特异性,尤其是在 CA125 不升高的卵巢肿瘤。

细胞学检查 腹水或胸腔积液细胞学检查有助于良性、恶性的诊断。

腹腔镜检查 可直接观察肿块状况、盆腹腔脏器和腹膜受累情况,并在可疑部位取活检获得组织病理学诊断。

**诊断与鉴别诊断** 多无特异症状,根据年龄、病史、临床表

现、影像学检查、肿瘤标志物检查等确定卵巢肿瘤存在,最后确诊和分型依靠病理检查。分期多采用国际妇产科联盟(Federation of Gynecology and Obstetrics, FIGO)手术 – 病理分期(表)。

卵巢良性肿瘤应与卵巢瘤样病变、输卵管卵巢囊肿、子宫肌瘤等鉴别,巨大卵巢囊肿应与大量腹水鉴别。卵巢恶性肿瘤应与子宫内膜异位症、结核性腹膜炎、慢性盆腔炎、生殖道以外的肿瘤、转移性卵巢肿瘤等鉴别。

**并发症** 卵巢肿瘤可发生扭转、破裂、感染和恶变。

卵巢肿瘤蒂扭转 是常见的妇科急腹症,好发于瘤蒂长、中等大、活动度良好、重心偏于一侧的卵巢良性肿瘤。患者表现为突发一侧下腹剧痛,常伴恶心、呕吐甚至休克。妇科检查扪及肿物张力大、压痛,以瘤蒂部最明显。蒂扭转一经确诊,应尽快手术治疗。

卵巢肿瘤破裂 有自发性和外伤性两种。自发性破裂多为恶性肿瘤浸润性生长穿破囊壁或肿瘤内自发出血所致;外伤性破裂

表 2014 年 FIGO 有关卵巢癌、输卵管癌和腹膜癌的分期系统及相应的 TNM 分期

| FIGO 分期 | 病理 | TNM 分期 |
|---|---|---|
| I 期 | 肿瘤局限于卵巢或输卵管 | T1 |
| IA 期 | 肿瘤局限于一侧卵巢(未累及包膜)或一侧输卵管,卵巢或输卵管表面没有肿瘤,腹水或腹腔冲洗液中没有恶性细胞 | T1a |
| IB 期 | 肿瘤局限于双侧卵巢(未累及包膜)或双侧输卵管,卵巢或输卵管表面没有肿瘤,腹水或腹腔冲洗液中没有恶性细胞 | T1b |
| IC 期 | 肿瘤局限于一侧或双侧卵巢或输卵管,有如下情况之一: | T1c |
| IC1 期 | 术中手术导致肿瘤破裂 | |
| IC2 期 | 术前肿瘤包膜破裂,或者卵巢或输卵管表面出现肿瘤 | |
| IC3 期 | 腹水或腹腔冲洗液中出现恶性细胞 | |
| II 期 | 肿瘤累及一侧或双侧卵巢或输卵管,伴有盆腔蔓延(在骨盆缘以下)或腹膜癌(Tp) | T2 |
| IIA 期 | 肿瘤蔓延至和/或种植于子宫和/或输卵管和/或卵巢 | T2a |
| IIB 期 | 肿瘤蔓延至盆腔的其他腹膜内组织 | T2b |

续 表

| FIGO 分期 | 病理 | TNM 分期 |
|---|---|---|
| III 期 | 肿瘤累及一侧或双侧卵巢或输卵管，或原发性腹膜癌，伴有细胞学或组织学确认的盆腔外腹膜播散，和/或转移至腹膜后淋巴结 | T3 |
| IIIA 期 | 转移至腹膜后淋巴结，伴有或不伴有骨盆外腹膜的微小转移 | T1，T2，T3aN1 |
| IIIA1 期 | 仅有腹膜后淋巴结阳性（细胞学或组织学确认） | T3a/T3aN1 |
| IIIA1（ⅰ）期 | 转移灶最大直径≤10mm（注意是肿瘤直径而非淋巴结直径） | T3a/T3aN1 |
| IIIA1（ⅱ）期 | 转移灶最大直径>10mm | T3b/T3bN1 |
| IIIA2 期 | 骨盆外（骨盆缘之上）累及腹膜的微小转移，伴有或不伴有腹膜后淋巴结阳性 | T3c/T3cN1 |
| IIIB 期 | 骨盆缘外累及腹膜的大块转移，最大直径≤2cm，伴有或不伴有腹膜后淋巴结阳性 | 任何 T，任何 N |
| IIIC 期 | 骨盆缘外累及腹膜的大块转移，最大直径>2cm，伴有或不伴有腹膜后淋巴结阳性* | M1 |
| IV 期 | 腹腔之外的远处转移 | T3c/T3cN1 |
| IVA 期 | 胸腔积液细胞学阳性 | |
| IVB 期 | 转移至腹腔外器官（包括腹股沟淋巴结和腹腔外淋巴结）** | |

注：*包括肿瘤蔓延至肝脏和脾脏包膜，但不包括脏器实质的受累；**脏器实质转移属于IVB期。

常因腹部受重击、分娩、性交、妇科检查及穿刺等引起。患者常突发剧烈腹痛，伴恶心、呕吐。疑有肿瘤破裂应立即剖腹探查。

卵巢肿瘤继发感染 较少见，多因肿瘤扭转或破裂后引起，也可来自邻近器官感染灶，或者恶性肿瘤坏死后继发感染。

**治疗** 一经发现，应行手术治疗。

卵巢上皮性良性肿瘤 应根据患者年龄、生育要求及对侧卵巢情况决定手术范围。年轻、单侧良性肿瘤应行患侧卵巢囊肿剥除，尽可能保留正常卵巢组织和对侧正常卵巢。围绝经期妇女可行单侧附件切除或子宫双附件切除术。术中剖开肿瘤肉眼观察区分良、恶性，必要时做快速冰冻切片组织学检查明确性质，确定手术范围。若肿瘤大或可疑恶性，尽可能完整取出肿瘤，防止囊液流出及瘤细胞种植于腹腔。

卵巢上皮性恶性肿瘤 以手术治疗为主，辅以化疗、放疗及其他综合治疗。早期（FIGO Ⅰ～Ⅱ期）应行全面分期手术，需要切除子宫双侧附件、大网膜、阑尾、盆腔和腹主动脉旁淋巴结。晚期应行肿瘤细胞减灭术，尽可能切除一切原发和转移肿瘤。化疗为主要的辅助治疗，多采用铂类药物和紫杉醇为主的联合化疗药物，一般6~9个疗程。

**预后** 良性肿瘤若保留卵巢术后可能会复发，但不影响生存。

交界性肿瘤是一种低度潜在恶性肿瘤，生长缓慢，转移率低，复发迟，但应警惕部分交界瘤癌变的可能。

恶性肿瘤发展迅速，不易早期诊断，治疗困难，死亡率高。其预后与肿瘤分期、组织学分类及分级，患者年龄及治疗方式有关，以分期最重要。期别早，细胞分化好、恶性度低，术后残余癌灶直径<1cm，化疗敏感者，预后好。

**随访与监测** 手术后应定期随诊，以便及时发现复发，及时处理。良性肿瘤可半年至1年随访，影像学监测有无复发。

卵巢上皮性恶性肿瘤易于复发和播散，应长期随访和监测。术后1年内每月1次；术后1~2年每3个月1次；术后3~5年视病情4~6个月1次；5次以后者每年1次。随诊监测内容包括临床症状、体征、全身及盆腔检查（包括三合诊检查）、B超检查。必要时做CT或MRI检查。肿瘤标志物，如CA125、CA199等可根据病情选用。

**预防** 卵巢上皮性恶性肿瘤的病因不清，难以预防。长期口服避孕药对卵巢癌有保护作用；多生育因减少排卵次数也有保护作用。遗传性卵巢癌综合征家族中的成员是卵巢癌的高危人群，应对其加强筛查。对筛查出明确携带有BRCA1/BRCA2基因突变者，25~30岁起每年应行妇科检查，同时配合B超和血清CA125、HE4进行筛查，高危人群每半年检查一次以期早期发现病变早期治疗。卵巢实性肿瘤或囊肿直径>5cm者，应及时手术切除。完成生育功能后可考虑预防性切除双侧附件避免发生卵巢癌。乳癌和胃肠癌的女性患者，治疗后应严密随访，定期做妇科检查，确定有无卵巢转移癌。预防应加强对高危人群的监测随访，早期诊治可改善预后。

（沈 铿 曹冬焱）

luǎncháo jiāngyèxìng zhǒngliú

## 卵巢浆液性肿瘤 (serous tumor of ovary)

向输卵管上皮方向分化的卵巢上皮性肿瘤。最常见的卵巢肿瘤。占所有卵巢上皮性肿瘤的46%；分为良性浆液性瘤、浆液性交界性瘤和浆液性腺癌，良性多见。良性和交界性肿瘤多发生于30~40岁的女性，而囊腺癌患者则年龄偏大。

**良性浆液性瘤** 常见，约占卵巢良性肿瘤的25%，占卵巢浆液性肿瘤的58%，12%~23%为双侧性。

病理 ①大体表现：多单侧，球形，大小不等，表面光滑。由单个或多个纤维分隔的囊腔组成，囊内充满清亮液体。大多囊内壁薄而光滑，无乳头，但也可见囊内或囊外有乳头状生长。②镜下形态：囊壁内衬单层柱状上皮，浆液上皮呈矮柱状或立方形，与输卵管上皮相似；乳头分支较粗，腺腔内或乳头间质内可见沙砾体的形成，对肿瘤的良恶性判断无意义。

临床表现 通常除包块外无自觉症状。

诊断与鉴别诊断 盆腔超声检查可见囊性单房或多房肿物，可有少量乳头，血运不丰富。血清CA125可正常或轻度升高。组织病理学诊断为疾病诊断的金标准。需与卵巢其他良性囊肿、盆腔包裹性积液等鉴别。

治疗 年轻患者宜采用保留生育功能的手术，即肿瘤剥除或单侧附件切除。年龄近绝经或已绝经，或合并其他妇科良性疾病，可考虑全子宫双侧附件切除。

预后 良好，不影响生存。

**浆液性交界性瘤** 卵巢浆液性肿瘤中9%~15%为交界性。在所有卵巢上皮性交界肿瘤中，浆液性交界性瘤 (serous borderline tumors, SBTs) 占46%，发病年龄年轻，患者平均年龄40岁。

病理 ①大体表现：通常中等大小，直径10cm以下，40%为双侧。囊性为主或者囊实性，可有较多的乳头，融合成团，但通常无缺血坏死。②镜下形态：镜下见复杂且逐渐分支的乳头状结构，上皮细胞层次增加，但不超过3层，细胞轻度异型性，核分裂象 <1/HP，无间质浸润。

特殊类型的SBTs 肿瘤表面乳头肿瘤直接来源于卵巢表面上皮，容易有腹膜种植，宜手术探查。微乳头型交界瘤与低度恶性浆乳癌有重叠或混合存在，侵袭性较一般的SBTs强，常伴有外生乳头和腹膜浸润性种植。腹膜种植卵巢SBTs虽非恶性，但可伴有卵巢外扩散，最常见的是腹膜和大网膜表面小而浅的结节，分为非浸润性种植和浸润性种植，与预后密切相关。认为SBTs的腹膜种植可能为同属米勒管分化潜能的卵巢和腹膜上皮同时发生的多中心病变。淋巴结受累多见于同时伴有腹膜种植的交界性肿瘤，受累淋巴结见小乳头，细胞轻至中度异型性，核分裂象少见。

临床表现 一般无自觉症状，腹部包块为主，双侧或包块较大时可伴有轻度腹胀和不适。20%~30%可发生腹膜种植。即使有腹膜或大网膜种植，腹水也少见。

诊断与鉴别诊断 术前诊断困难。超声提示卵巢肿瘤乳头较多、血运丰富，血清CA125升高，双侧卵巢病变，应警惕有交界瘤的可能。确诊需要行病理组织学检查。

卵巢表面有乳头，伴有腹膜或大网膜种植，尤其是浸润性种植，应仔细与浆液性癌相鉴别。

治疗 年轻尚未生育的患者可采取保留生育功能手术：切除患侧附件，保留子宫和对侧附件。如果肿瘤为双侧，选择包膜完整、与周围无粘连的一侧行肿瘤剥除，保留部分正常卵巢组织。已有卵巢外病变、患者近绝经或已绝经，应切除子宫和双侧附件。是否行全面分期手术尚有争议，但若手术中探查发现卵巢外的种植，及时切净可改善预后；另外，发现卵巢外种植应常规切除大网膜。不推荐常规进行腹膜后淋巴结清扫，除非有可疑淋巴结浸润种植。除非有卵巢外的浸润性种植转移，否则不推荐术后辅助化疗。

预后 复发率28%~30%；多为晚期复发，大多数复发后仍为交界性肿瘤。10年存活率在90%以上。浸润性种植的SBTs预后与低级别浆液性癌相似。淋巴结受累的交界性肿瘤并非预后不良。

**浆液性腺癌** 卵巢上皮-间质恶性肿瘤最常见的一种，占卵巢恶性肿瘤的40%~50%。

病理 ①大体表现：2/3为双侧。体积较大，囊实性或实性为主，可有较多的乳头或完全表现为表面乳头，组织糟脆伴有缺血坏死。②镜下形态：与交界瘤的区别是明确的破坏性间质或包膜浸润，高级别浆乳癌常见，核异型性突出，核分裂象多见。免疫组化CA125、WT1、p53弥漫阳性。镜下见囊壁上皮明显增生，在4~5层以上。癌细胞为立方形或柱状，细胞异型性明显，并向间质浸润。大多为分化差的癌。

临床表现 早期无明显症状，晚期主要表现为腹部包块和腹水，可伴有腹胀、纳差、消瘦。更晚期可出现肠梗阻症状及恶病质。

转移方式 直接种植播散最

常见。常见部位为子宫直肠窝、盆腹腔脏层及壁层腹膜，大网膜。其次为淋巴转移、直接蔓延浸润和血行转移。

**手术病理分期** 见卵巢上皮性肿瘤。

**诊断与鉴别诊断** 盆腔包块实性为主，生长迅速，伴有腹水、消瘦要警惕为恶性病变。查体肿瘤边界不清、活动不佳、直肠窝可触及实性无痛结节，腹水征阳性均提示可能为恶性病变。

超声显示盆腔肿物边界不清、回声不均、肿瘤内部丰富低阻血流以及伴有腹水提示为恶性。血清 CA125 在卵巢浆液性癌的阳性率最高，数值可高出正常值的十数倍甚至百倍，且与肿瘤负荷成正相关。腹腔镜检查可在直视下观察病变范围，并在病灶处取活检明确肿瘤性质和来源、获得组织学证据，尤其适用于晚期病例、病灶弥散、大量腹水、一般状况差、原发部位不清的患者。

需与盆腹腔结核、感染、其他脏器恶性肿瘤转移到卵巢等疾病相鉴别。

**治疗** 基本原则：在理想的肿瘤细胞减灭术基础上，辅以紫杉醇和铂类为主的联合化疗。

**全面分期手术** 根据国际妇产科联盟（Federation of Gynecology and Obstetrics，FIGO）关于卵巢癌手术病理分期系统的要求全面探查、活检和切除病变可能累及的部位，适合早期的患者。手术范围包括：切除卵巢肿瘤送病理检查，留取腹腔游离液体送细胞学检查，全面系统的探查盆腹腔脏器实质及腹膜横膈并对可疑部位取活检、横结肠下大网膜切除；盆腔及腹主动脉淋巴结切除；全子宫和双附件切除（卵巢动静脉高位结扎）、阑尾切除。

**肿瘤细胞减灭术** 对晚期卵巢癌患者实施的尽最大努力切除一切肉眼可见卵巢癌的原发灶和转移灶。

**新辅助化疗** 对于肿瘤广泛、腹水伴营养不良或合并症使手术困难者，可在组织病理学确诊为卵巢癌后，先行 1~2 个疗程的化疗，待肿瘤缩小、腹水减少、一般状况改善后再行手术，有利于提高手术切净程度。

**化疗** 主要的辅助治疗。常用于术后杀灭有残余癌灶，控制复发；也可用于复发灶的治疗。多以铂类药物和紫杉醇为主的化疗药物。可采用静脉化疗或静脉腹腔联合化疗。

**其他辅助治疗**包括放疗、免疫治疗和靶向治疗等。

**预后** 中低分化多见，高分化少见，总体预后较差。低级别浆液性癌 5 年生存率约 80%，高级别浆液性癌 5 年存活率仅 20%。

（沈 铿 曹冬焱）

luǎncháo niányèxìng zhǒngliú
**卵巢黏液性肿瘤**（mucinous tumor of ovary） 向黏液腺上皮方向分化的卵巢上皮性肿瘤。2014 年出版的《女性生殖器官肿瘤学分类》将既往组织学分类中的子宫颈管内膜型定义为浆黏液肿瘤，而仅将肠型定义为黏液性肿瘤。黏液性肿瘤是仅次于浆液性肿瘤的、较多见的卵巢上皮来源肿瘤，良性为主，恶性少见；黏液性良性肿瘤占所有卵巢良性肿瘤的 20%，黏液性囊腺癌占卵巢恶性肿瘤的 10%，需注意与转移的区别。

临床病理特点：多为单侧；肿瘤较大，可形成巨大占位；分化程度不均一，需要认真取材以避免疏漏恶性病变；组织学分为肠型和子宫颈管型。上皮内癌与微小浸润癌需除外同时合并有浸润癌；与腹膜黏液瘤关系密切。

**良性黏液性瘤** 多见，约占卵巢黏液性肿瘤的 80%。

**病理** ①大体表现：体积常较大、单侧，圆形或卵圆形，表面光滑，呈灰白色。切面多为多房，囊腔内充满胶冻样黏液，内含黏蛋白和糖蛋白，囊内很少有乳头生长。②镜下形态：镜下见囊壁为纤维结缔组织，内衬单层柱状上皮，细胞核位于基底部；有的上皮类似子宫颈的黏液柱状上皮，有的类似小肠有明显杯状细胞的黏液上皮。可有轻微细胞复层和异型性。

**临床表现** 恶变率 5%~10%。囊肿偶可自行破裂，瘤细胞种植在腹膜上继续生长并分泌黏液，在腹膜表面形成胶冻样黏液团块，极似卵巢癌转移，称腹膜黏液瘤。瘤细胞呈良性，分泌旺盛，细胞异型和核分裂少见，多限于腹膜表面生长，一般不浸润脏器实质。

**诊断与鉴别诊断** 盆腔超声检查见囊性单房或多房肿物，体积可巨大，乳头少见，血运不丰富。血清 CA199 可正常或轻度升高。CA125 很少高于正常。组织病理学诊断为疾病诊断的金标准。

需注意与卵巢其他良性囊肿、盆腔包裹性积液、腹膜黏液瘤等疾病鉴别。

**治疗** 对年轻患者宜采用保留生育功能的手术；肿瘤剔除或单侧附件切除。年龄近绝经或已绝经，或合并其他妇科良性疾病，可考虑全子宫双侧附件切除。

**预后** 复发率较卵巢浆液性肿瘤高，个别可进展为交界性或者恶性，需要长期严密随诊。反复发作或合并腹膜黏液瘤，影响生存。

**黏液性交界性瘤** 约占卵巢黏液性肿瘤的 12%。

病理 ①大体表现：一般较大，少数为双侧，表面光滑，常为多房。切面见囊壁增厚，有实质区和乳头区形成，乳头细小、质软。②镜下形态：上皮不超过3层，细胞轻度异型，细胞核大、染色深，有少量核分裂，增生上皮向腔内形成粗短的乳头，无间质浸润。肠型黏液性交界性瘤：占卵巢黏液性交界瘤（mucinous borderline tumor，MBTs）的85%，单侧、体积大、多房囊性。上皮细胞似小肠上皮。肠型分化程度异质性较高，良性 - 交界性 - 恶性可混合存在，取材和诊断时需避免漏诊浸润性病变。上皮内癌：肠型 MBTs 细胞复层4层以上，腺腔内呈实性、乳头或筛状结构，囊壁上皮细胞具有异型性；子宫颈型 MBTs 上皮细胞具有重度异型性，但无间质浸润，预后与交界瘤相同。假黏液性腹膜瘤：盆腹腔充满大量黏液和胶冻样物质，是来自阑尾的高分化黏液瘤，而卵巢和腹膜属于继发肿瘤。

临床表现 一般无自觉症状，腹部包块为主，双侧或包块较大可伴有轻度腹胀和不适。合并有腹膜黏液瘤时可表现为明显的腹胀、纳差，严重者可表现为肠梗阻。

诊断与鉴别诊断 术前诊断困难。确诊需要病理组织学检查，需要除外合并恶性成分，除外其他部位尤其是肠道和阑尾转移到卵巢的恶性肿瘤。

治疗 年轻尚未生育的患者可采取保留生育功能手术：切除患侧附件，保留子宫和对侧附件。如果肿瘤为双侧，选择包膜完整、与周围无粘连的一侧行肿瘤剥除，保留部分正常卵巢组织。已有卵巢外病变、患者近绝经或已绝经，应切除子宫和双侧附件。全面探查分期手术对于发现卵巢外病变并切除有意义。不推荐常规进行腹膜后淋巴结清扫。合并腹膜黏液瘤应常规切除阑尾和大网膜。不推荐术后辅助化疗。

预后 晚期复发较浆液性交界瘤少见，大多数复发后仍为交界性肿瘤。10 年存活率在 90% 以上。

**黏液性囊腺癌** 少见，占卵巢原发恶性肿瘤的 6% ~ 10%。

病理 ①大体表现：多为单侧，瘤体较大，囊壁可见乳头或实质区，切面为囊、实性，囊内液混浊或血性。②镜下形态：通常合并有良性、交界性和上皮内癌成分。癌性区域腺体密集，间质较少，腺上皮超过三层，细胞明显异型，并有间质浸润。肿瘤的浸润通常以膨胀性为主并与插入式混合存在，有时在囊内呈息肉或结节样浸润而不浸透囊壁。

临床表现 早期无明显症状，晚期主要表现为腹部包块和腹水，可伴有腹胀、纳差、消瘦。更晚期可出现肠梗阻症状及恶病质。

转移方式 直接种植播散最常见：常见部位为子宫直肠窝、盆腹腔脏层及壁层腹膜，大网膜。其次为淋巴转移、直接蔓延浸润和血行转移。

手术病理分期 见卵巢上皮性肿瘤。

诊断与鉴别诊断 诊断依靠病理。注意要与来自消化道、胰腺、胆道、阑尾的肿瘤鉴别。

预后 插入性浸润、细胞核高度异型性和肿瘤破裂、附壁结节有肉瘤等恶性成分预后不良。临床预后主要取决于手术分期。Ⅰ期病例术后预后好，尤其是膨胀性浸润的病例。

治疗 基本原则同浆液性腺癌（见卵巢浆液性肿瘤），在理想的肿瘤细胞减灭术基础上，辅以紫杉醇和铂类为主的联合化疗，高分化Ⅰa 期无需化疗。

（沈 铿　曹冬焱）

luǎncháo zǐgōng nèimóyàng zhǒngliú
**卵巢子宫内膜样肿瘤**（endometrioid tumor of ovary） 具有子宫内膜上皮和/或间质组织学特点的卵巢肿瘤。可来自异位的子宫内膜和卵巢表面上皮。较卵巢浆液性肿瘤及卵巢黏液性肿瘤少见。

**良性子宫内膜样肿瘤** 罕见，主要见于育龄妇女。单房，表面光滑，囊壁衬以单层柱状上皮。肿瘤常有明显的纤维间质，呈腺纤维瘤或囊腺纤维瘤结构，似正常子宫内膜。需要与卵巢子宫内膜异位囊肿相鉴别，后者囊性为主，且有明显的子宫内膜间质。

**子宫内膜样交界瘤** 很少见，临床预后好。有的病例伴有子宫内膜异位症，还有的伴有子宫内膜增生。肿瘤多为单侧性，肿瘤大时可有出血坏死，大体上不能与恶性肿瘤鉴别。镜下有两种图像。其一，肿瘤以实性为主，有明显的纤维间质呈腺纤维瘤或囊腺纤维瘤样和拥挤的腺体结构，类似子宫内膜复合增生，上皮有中度异型性，常伴有鳞化；其二，肿瘤囊实性，呈绒毛腺管状及乳头状增生，形态同高分化绒毛腺管状子宫内膜样癌。以上两种图像可混合存在。若肿瘤的部分腺上皮有高度异型性但并未见明确的间质浸润，可诊断交界瘤合并上皮内癌；若这些腺体或乳头融合成片或灶性浸润，但直径 < 5cm，可诊断交界瘤伴微浸润。治疗应手术切除后密切随诊。

**子宫内膜样癌** 占卵巢上皮性癌的 10% ~ 24%，预后相对好于其他类型的卵巢上皮性癌，也是Ⅰ期卵巢癌中最多见的组织学类型。肿瘤在同侧卵巢或盆腔其他部位合并内膜异位的概率高达42%。患者通常较年轻，15%～20%同时伴有子宫体的内膜癌。

肿瘤中等大，囊性或实性，有乳头生长，囊液多为血性。镜下与子宫内膜癌极相似，多为高分化腺癌或腺棘皮癌。与子宫同时合并子宫内膜样癌时，两者同时单发（双癌）还是一处为转移性，主要依据临床分期、肿瘤的大小、组织类型、分化、有无血管、输卵管和子宫壁浸润、是否合并内膜增生或卵巢的子宫内膜异位症等综合分析。

**肉瘤** 少见。包括恶性米勒管混合瘤、卵巢腺肉瘤、卵巢子宫内膜样间质肉瘤以及未分化肉瘤等。

（沈 铿 曹冬焱）

luǎncháo tòumíngxìbāoliú
# 卵巢透明细胞瘤（clear cell tumor of ovary） 多为恶性，良性及交界性肿瘤罕见。

**透明细胞腺纤维瘤** 良性，大多有明显纤维间质增生，呈腺纤维结构。

**透明细胞交界瘤** 罕见，预后好。上皮有中到重度异型性，偶尔可见核分裂；细胞排列成复层和出芽，但不超过三层，无间质浸润。

**透明细胞癌** 占卵巢癌的5%～11%，患者均为成年妇女，平均年龄48～58岁，10%合并高钙血症，临床Ⅰ期多见。常合并子宫内膜异位症（25%～50%）。肿瘤大多为单侧性，体积较大。镜下瘤细胞可呈实性或腺样分布。肿瘤细胞胞质丰富或呈泡沫状，含丰富糖原，胞核异型性明显，深染，有特殊的靴钉细胞附于囊内及管状结构。肿瘤易转移至腹膜后淋巴结及肝。

（沈 铿 曹冬焱）

luǎncháo yíhángxìbāoliú
# 卵巢移行细胞瘤（transitional cell tumor of ovary） 卵巢表面上皮向移行上皮分化形成的卵巢肿瘤。较少见，占卵巢肿瘤的1.5%～2.5%。按分化程度分为良性布伦纳（Brenner）瘤、交界性Brenner瘤、恶性Brenner瘤和移行细胞癌，良性居多。少数患者有雌激素增高症状，如子宫内膜增生、阴道流血等。

**良性Brenner瘤** 多数体积小（直径＜5cm），单侧，表面光滑，质硬，切面灰白色，漩涡或编织状，如纤维瘤，可有钙化。肿瘤常位于卵巢髓质近卵巢门处。体积大者常混合有良性或交界性黏液性肿瘤。

**Brenner交界性瘤** 少见，均为单侧性，局限于卵巢；肿瘤的体积较大，囊实性，囊腔衬覆的移行上皮形成宽带状乳头样结构，有轻度异型性，与膀胱移行上皮癌Ⅰ级类似，但无间质浸润。

**恶性Brenner瘤** 很少见，常为单侧囊实性肿物，体积较大，实性区为良性Brenner成分，浸润部分为鳞癌或移行细胞癌。病变限于卵巢，少有复发。

**移行细胞癌** 较恶性Brenner瘤预后差，15%为双侧，60%～70%手术时已有卵巢外扩散，但对放、化疗敏感，如果肿瘤细胞绝大部分为移行细胞癌结构，则可能预后较好。如果成分复杂，伴有低分化腺癌或鳞癌结构则预后较差。

（沈 铿 曹冬焱）

luǎncháo wèifēnhuàʼái hé bùnéng fēnlèi zhǒngliú
# 卵巢未分化癌和不能分类肿瘤（ovarian undifferentiated carcinoma and unclassified tumor） 由于细胞分化太差，不能区别原发性卵巢癌属于何种卵巢普通上皮起源，称为未分化癌。大体上肿瘤多为实性，伴有广泛坏死。镜下肿瘤呈片状生长，有多量核分裂和明显异型性。肿瘤侵袭性极强，5年生存率仅为6%。其中小细胞癌最有特征。发病年龄9～43岁，平均24岁，70%有高钙血症。常单侧，较大，表面光滑或结节状，切面为实性或囊实性，质软、脆，分叶或结节状，褐色或灰黄色，多伴有坏死出血。镜检癌细胞为未分化小细胞，圆形或梭形，胞质少，核圆或卵圆，有核仁，核分裂多见（16～50/10HP）。细胞排列紧密，呈弥散、巢状、片状生长。恶性程度极高，预后极差，90%患者在1年内死亡。

不能分类的腺癌指不能归于各亚型的特点明确分类的原发性卵巢癌，很少见。

（沈 铿 曹冬焱）

luǎncháo jiāojièxìng zhǒngliú
# 卵巢交界性肿瘤（borderline ovarian tumor，BOT） 来源于卵巢上皮，界于良性与恶性之间的一种肿瘤。又称低度恶性潜能肿瘤。这类肿瘤生长缓慢，转移率低，复发迟，预后好。

在所有恶性及交界性上皮性瘤中，浆液性交界性瘤及浆液性癌分别占14%及32%，黏液性交界性瘤及黏液性癌分别占10%及3%。所以在浆液性瘤中，恶性癌多于交界性瘤，而在黏液性瘤中，交界性瘤多于恶性癌。

**病因** 病因不详，似乎也并非卵巢良性肿瘤恶变的中间过程。有研究发现，不孕本身及诱导排卵治疗不孕可能会增加卵巢交界性肿瘤的风险，但也有相反的报道。

**分型** 根据组织学特点，可分为以下几型。

浆液性交界性瘤　通常中等大小，直径<10cm，双侧性>1/3，有囊内性或囊外生长性生长，后者很可能有卵巢外瘤灶。浆液性交界性瘤的组织学类型有2种：普通型浆液性交界性肿瘤/不典型增生性浆液性肿瘤；微乳头型/非浸润性低级别浆液性癌。微乳头型即在典型类型中有微乳头的形态，肿瘤中出现直径>5mm融合区域的微乳头结构，且细胞核的非典型性较普通型明显，其出现双侧性肿瘤、囊外乳头及腹膜种植等囊外扩散均较多，约50%的患者可能伴有浸润性低级别浆液性癌。该肿瘤较普通型更易出现恶性病变，复发率高，预后较普通型差。

黏液性交界性瘤/不典型增生性黏液性肿瘤　原有肠型和子宫颈型两种类型。2014世界卫生组织新分类中将原来的子宫颈黏液型列为新增加的浆液－黏液性肿瘤一类。新分类中的卵巢黏液性交界性肿瘤则特指原分类中的肠型，常为双侧性，体积较大，为多房性，表面光滑，囊壁为多层性的增殖的肠型黏液细胞，有核异型性，偶有腺体内乳头性生长，无间质浸润，诊断时需除外假黏液性腹膜瘤及胃肠道转移到卵巢的肿瘤。

浆黏液性交界性肿瘤/不典型增生性浆黏液性肿瘤　以往这类肿瘤归为卵巢交界性黏液性肿瘤的子宫颈黏液型，但肿瘤部分病理形态表现及临床进程类似于浆液性肿瘤，可出现微乳头及腹膜种植等，故2014年世界卫生组织新分类将其单独命名为新的一类肿瘤，以更为直观的表达其肿瘤特性。

其他　内膜样交界性肿瘤/不典型增生性内膜样肿瘤；透明细胞交界性肿瘤/不典型增生性透明细胞肿瘤；Brenner交界性瘤/不典型增生性Brenner瘤；浆黏液性交界性肿瘤/不典型增生性浆黏液性肿瘤。

**临床表现**　患者平均年龄较癌年轻10岁，90%的交界性肿瘤患者为25~55岁，40岁以下者多为交界性瘤，超过50岁者上皮性癌常见。无特异性症状，主要因盆腔包块就诊。

**卵巢外病变**　卵巢交界性肿瘤虽非恶性，但可以在卵巢外发现病灶，通常不用转移，而用种植或卵巢外瘤灶来表示。

腹膜种植　常见于囊外型的浆液性交界瘤。腹膜种植有两种类型，即浸润型和非浸润型。浸润性种植者的预后比非浸润性种植者差。

累及淋巴结　黏液性交界瘤多为Ⅰ期，淋巴结受累少见。浆液性卵巢交界瘤累及区域性淋巴结者有21%~25%。常见累及部位有腹主动脉旁淋巴结、盆腔髂血管旁淋巴结、闭孔淋巴结和大网膜淋巴结。有区域性淋巴结累及并不影响存活率。

假黏液性腹膜瘤　一特殊的临床病理综合征，表现为腹胀、腹部包块，影像学检查提示不均质包块、腹水、腹膜增厚，胶冻样物质可累及盆腹腔所有脏层和壁层腹膜，复发常见，化疗无效。认为其黏液上皮来自破裂的阑尾高分化黏液瘤，而卵巢肿瘤是继发肿瘤。

**诊断**　术前诊断困难，如果患者年轻、卵巢肿瘤增长迅速，血清肿瘤志记物轻度升高，影像学表现有较多乳头，血运丰富，但缺乏盆腹腔广泛种植转移、腹水、恶病质等典型恶性疾病体征，应考虑交界性肿瘤的可能。确诊需要符合上述组织学诊断标准。

2014年世界卫生组织新分类中更加强调一些客观指标在诊断中的作用：①交界性肿瘤中的交界性成分应超过肿瘤的10%，不足者仍归入良性囊腺瘤中，注明伴有灶状上皮增生。②子宫内膜样交界性肿瘤中，如果腺体融合生长（膨胀性浸润）>5mm，或出现明确浸润性病变时则应诊断为子宫内膜样癌。③卵巢生发上皮包涵囊肿和浆液性囊腺瘤的区别也是由肿瘤的大小所决定，前者<1cm，后者≥1cm。④交界性肿瘤的微小浸润灶的最大径<5mm。

**治疗**　手术是主要治疗手段。

保守性手术　适用于年轻、切盼生育的患者，可切除患侧附件，保留对侧卵巢和子宫。如果是双侧卵巢肿瘤，则选择包膜完整，周围无粘连，估计肿瘤未侵及包膜或包膜外的一侧行肿瘤剥除术，而保留部分正常卵巢组织。保留生育功能的手术后肿瘤复发率高，但通常复发后仍为交界瘤，仍可通过手术治疗获得满意的生存率。但对于浆液性交界瘤伴腹膜浸润性种植者，不建议行保留生育功能的手术。对于年龄较大无生育要求者，应切除子宫和双侧附件，以降低复发率。

全面分期手术　除了子宫附件，还包括腹膜多点活检，大网膜切除，黏液性交界瘤需切除阑尾。分期手术不改善交界瘤的预后，但可以排除浸润性恶性肿瘤和转移性肿瘤，可发现潜在的浸润性腹膜种植灶，更准确地评估预后和术后选择适合的后续治疗。腹膜后淋巴结切除不改善患者预后，系统清扫的并发症多，不推荐常规施行，仅在临床发现有显著增大的淋巴结时予以切除。

术后辅助治疗　交界性肿瘤术后辅助治疗（化疗、放疗）尚有争议。目前仅对腹膜、大网膜有浸润性种植者或术后很快复发者应给予化疗，但满意的肿瘤细胞减灭术后则不必采用辅助治疗。

预后　交界性瘤中有 28%~30% 复发，多为晚期复发，复发瘤病理结果仍为交界瘤，预后仍良好。黏液性交界瘤则很少复发，这可能与肿瘤包膜是否完整有关。浆液性交界瘤常有囊外乳头性生长，卵巢外病灶亦较多，手术不易切净，故复发亦多见。而黏液性交界瘤则绝大多数包膜完整，为临床 I 期，卵巢外转移较少，故复发亦较少。交界瘤的预后很好。5 年存活率为 90%~100%。

（沈　铿　曹冬焱）

luǎncháo xìngsuǒ jiānzhì zhǒngliú

# 卵巢性索间质肿瘤（ovarian sex cord-stromal tumor）

来自卵巢的非生殖细胞和非上皮成分的一类异质性的良性或恶性肿瘤。又称卵巢性腺间质肿瘤。起源于正常情况下能产生卵母细胞周围细胞的分裂细胞群。包括由卵巢皮质和卵巢门细胞来源的颗粒细胞、泡膜细胞、成纤维细胞、支持细胞或间质细胞等各类细胞单独或混合发生的肿瘤。占所有卵巢肿瘤的 4.3%~8%。临床行为良性或低度恶性。卵泡膜细胞分泌雌激素，间质细胞分泌雄激素，因此卵巢性索间质细胞瘤在临床可出现内分泌失调症状，故又称功能性卵巢肿瘤。

2014 年世界卫生组织女性生殖道肿瘤分类将其分为 3 类。①纯性索肿瘤：包括卵巢颗粒细胞瘤、纯的支持细胞瘤和环小管性索瘤等。以卵巢颗粒细胞瘤最为常见。②纯间质肿瘤：包括卵巢纤维瘤、纤维肉瘤、卵巢卵泡膜细胞瘤、卵巢硬化性间质瘤、间质细胞瘤和良恶性的甾体细胞瘤等。③混合性性索间质肿瘤：主要指卵巢支持-间质细胞瘤。

（沈　铿　曹冬焱）

luǎncháo kēlìxìbāoliú

# 卵巢颗粒细胞瘤（ovarian granulose stromal cell tumor）

起源于卵巢间质颗粒细胞的肿瘤。最常见的卵巢性索间质肿瘤。又分为成年型和幼年型两种。成年型颗粒细胞瘤占 95%，多发年龄为 40~50 岁的女性；而幼年型颗粒细胞瘤罕见，多发生在 10 岁以下的儿童或幼儿。所有的颗粒细胞瘤均应看作潜在恶性，因为颗粒细胞瘤的复发率高而复发的间隔很长。约 1/3 在首次治疗后 5 年或更长时间复发，1/5 于 10 年后复发。主要在腹腔内扩散，远处转移少。

病因与发病机制　不明。

病理　①成年型颗粒细胞瘤：95% 的肿瘤为单侧性。大小差别很大，从肉眼不可见到直径 40cm。大多数肿瘤为实性或囊实性。表面光滑，圆形、卵圆形或分叶状。镜下瘤细胞较小，大小一致，为圆形、卵圆形。具典型的是核膜上特征性的纵沟呈咖啡豆样。异型性小，核分裂象一般 <3/10HP。免疫组化显示 vimentin、α-inhibin、CD199、Calretinin、S-100 和 cytokeratin 阳性，CK7、EMA 和 OM-1 为阴性。②幼年型颗粒细胞瘤：青春期前颗粒细胞瘤患者中 85% 为幼年型。镜下肿瘤细胞呈弥漫性或结节样分布，形成幼稚的巨滤泡结构，缺乏核纵沟，异型性和核分裂较多。

临床表现　①与雌激素刺激有关的症状：颗粒细胞瘤能分泌雌激素，故有女性化作用。青春期前可发生同性假性性早熟，如月经初潮提前、乳房发育、生长过快、阴毛等第二性征过早出现等。育龄期引起月经紊乱；绝经后妇女可伴有绝经后阴道流血、子宫内膜增生，甚至子宫内膜腺癌。②与肿块相关的症状：腹胀、腹痛、下腹可扪及包块，肿瘤出血或坏死可伴有发热。腹水少见。

诊断与鉴别诊断　术前诊断不易，通常在肿瘤切除后依靠组织病理学明确诊断。

治疗　目的是治愈，治疗方式以手术为主，化疗和放疗为辅，并应长期随诊。有生育要求者可切除患侧附件，保留子宫和对侧附件。双侧者少见，故不建议常规剖探对侧卵巢。提倡进行全面分期手术了解肿瘤浸润范围，指导术后辅助治疗。超过 II 期的患者应行肿瘤细胞减灭术，尽量切净肿瘤和转移灶，提高预后。复发的颗粒细胞瘤也应争取再次手术切净复发瘤，提高生存率。I a 期、无高危因素的颗粒细胞瘤患者无需化疗，手术加随访即可。有高危因素的 I 期（肿瘤破裂、分化差、核分裂象多见）及超过 I 期的患者术后需要辅助铂类为主的联合化疗。

预后　与肿瘤分期、瘤体巨大、肿瘤破裂、双侧性、异型性和核分裂象有关。但大多数颗粒细胞瘤为 I 期，有晚期复发的特征，复发也并不致命，因此预后良好，5 年生存率约 90%。但超出 I a 期的幼年型颗粒细胞瘤恶性程度高，术后短期内复发，核分裂活跃，预后不良。

（沈　铿　曹冬焱）

luǎncháo luǎnpāomó xìbāoliú

# 卵巢卵泡膜细胞瘤（ovarian thecoma）

起源于卵巢间质的卵泡膜的肿瘤。属于卵巢性索间质肿瘤，为有内分泌功能的卵巢实性肿瘤，能分泌雌激素。常与卵巢颗粒细胞瘤合并存在，但也有纯卵泡膜细胞瘤。卵泡膜细胞瘤平均发病年龄为 53 岁左右，65% 的患者为绝经后患者，其发病比颗粒细胞瘤晚，几乎不发生在初潮之前。

**病因与发病机制** 不明。

**病理** ①大体表现：绝大多数为单侧，仅 3% 为双侧，呈圆形、卵圆形或分叶状。肿瘤质硬或韧。切面实性，因瘤细胞含脂质，故肿瘤切面可呈淡黄色或深黄色间以灰白色的纤维组织，或如纤维瘤样的编织状。年轻妇女的卵泡膜细胞瘤可广泛钙化。②镜下形态：瘤细胞呈卵圆形或梭形，排列成交织的束。瘤细胞核圆，胞质较丰富但界限不清。因卵泡膜细胞瘤有分泌类固醇激素的功能，所以瘤细胞质内富含脂质，苏木精 – 伊红（H-E）染色色浅，脂肪染色阳性，网织纤维包绕，这点有别于颗粒细胞瘤。卵泡膜细胞瘤常与纤维瘤混合存在称为纤维泡膜细胞瘤。

**临床表现** 与颗粒细胞瘤非常相似，雌激素增高引起的功能性表现尤为明显。主要为月经紊乱，月经过多或闭经，以及绝经后出血。但假性性早熟极端罕见。个别患者可有男性化表现。肿瘤本身引起的症状并无特殊，腹胀、腹痛不如颗粒细胞瘤那样普遍及突出。卵泡膜细胞瘤多中等大且质实，并可发生扭转，但腹腔内破裂和出血者甚少，合并腹水者也不多，个别可有麦格综合征。常合并子宫内膜显增生或不典型增生。合并子宫肌瘤和子宫内膜癌的机会亦较一般妇女为高。

**诊断** 术前诊断不易，通常在肿瘤切除后依靠组织病理学明确诊断。

**治疗** 在青春期，可行患侧附件切除或部分卵巢切除，小心判定恶性程度。若为近绝经期或绝经期以后的老年患者，不论其良恶性，均应做全子宫加双附件切除术。如是恶性卵泡膜细胞瘤，应将所见的种植转移灶彻底切除，术后加用放疗或化疗，其疗效均较满意。

**预后** 基本上是良性肿瘤，预后良好。仅有个别为恶性，多发生在 50 岁以上的妇女，手术切除加放化疗，预后也远好于卵巢上皮性肿瘤。

（沈铿 曹冬焱）

luǎncháo xiānwéiliú

## 卵巢纤维瘤（ovarian fibroma）

起源于卵巢间质的成纤维细胞的肿瘤。较常见的良性卵巢实质性肿瘤，现归类于卵巢性索间质肿瘤。发病率占所有卵巢肿瘤的 2%～5%。多发生于中老年妇女，40～50 岁多见。

**病因与发病机制** 不明。

**病理** ①大体表现：大多数为单侧，4%～8% 为双侧。多呈实性，直径大小不等，小的直径可为 1～2cm，大的直径可达 15cm。表面光滑或呈结节状或分叶状，灰白色或乳白色。切面质密，色灰白，呈旋涡状，常伴有囊性变。较大的肿物内可见局灶性出血或坏死，有时可见囊腔形成。②镜下形态：肿瘤由成纤维细胞和纤维细胞组成，少见核分裂象。细胞呈编织状或旋涡状排列。许多纤维瘤可见细胞间水肿或黏液样变。

**临床表现** 30%～50% 患者无症状，肿瘤一般生长缓慢，当肿瘤较大时可产生压迫症状，引起排尿不畅、大便困难及下腹部隐痛等。扭转时可出现急腹症表现。当肿瘤直径 >5cm 时，约 50%

的患者可能出现胸腔积液、腹水（又称麦格综合征）。但典型的麦格综合征仅见于 1%～3% 的病例，相对来讲腹水则更为常见。手术将肿瘤切除后胸腔积液、腹水可消失。

**诊断与鉴别诊断** 需根据病史、症状、体征，结合妇科超声检查、肿瘤标志物检查以及相关辅助检查综合分析，最终诊断依据术中所见和组织病理学检查。

缺乏脂肪组织可用于鉴别纤维瘤和卵泡膜细胞瘤，合并胸腔积液、腹水的患者应注意与卵巢恶性肿瘤鉴别，当纤维瘤水肿明显时，需和巨大卵巢水肿鉴别。

**治疗** 手术治疗为主要治疗方法。手术范围应根据患者年龄、全身状况及生育要求而定。一般切除患侧附件即可。对有生育要求的年轻妇女可行肿瘤剥除术，绝经后妇女可同时行全子宫双附件切除术。

**预后** 卵巢纤维瘤为良性肿瘤，术后预后良好。

（崔满华 曹冬焱 沈铿）

luǎncháo yìnghuàxìng jiānzhìliú

## 卵巢硬化性间质瘤（ovarian sclerosing stromal tumor）

起源于卵巢间质并具有内分泌功能的、罕见的卵巢良性肿瘤。1973 年由斯库利（Scully）首次报道，好发于年轻女性。世界卫生组织卵巢肿瘤组织学分类将其归属于性索间质肿瘤中的单纯间质肿瘤亚型。据报道，卵巢硬化性间质瘤占卵巢性索间质肿瘤的 2%～6%。

**病理** ①大体表现：肿瘤多数位于一侧，大小不等，包膜完整，表面光滑，实性，质硬。切面实性、灰白色，部分呈囊性变。②镜下形态：由富细胞区和硬化/水肿区构成。在富细胞区瘤细胞被胶原或水肿的纤维结缔组织分隔，形成了不规则的假小叶结构。瘤细胞形态多样化，有圆形或多角形的上皮样细胞、间质细胞、梭形细胞等，核分裂象少见。瘤细胞形成的巢、索间有丰富的薄壁血管。③免疫组化：波形蛋白、结蛋白、平滑肌肌动蛋白表达阳性。

**临床表现** 一般无症状。部分患者由于肿瘤细胞能分泌雌激素、雄激素，临床上可出现性激素紊乱引起的月经异常、原发或继发不育、绝经后出血、男性化等症状。血浆中雌激素、睾酮、雄烯二酮、脱氢表雄酮均有升高。

**诊断与鉴别诊断** 因该病缺乏特异性临床表现，术前影像学检查及术中诊断困难。主要依据术后病理诊断。

卵巢纤维瘤、卵泡膜细胞瘤与硬化性间质瘤均为实性肿瘤，但是它们的发病年龄不同，前两者多发生于绝经前后的中老年妇女，而后者多发生在30岁以下育龄妇女，这点将对肿瘤的临床鉴别诊断有所帮助。

**治疗** 手术治疗，行患侧附件切除术后，不育者肿瘤切除后月经恢复正常，可妊娠及正常分娩。

**预后** 良好，尚未见复发及转移报道。

（崔满华 曹冬焱 沈铿）

luǎncháo zhīchí-jiānzhì xìbāoliú
### 卵巢支持–间质细胞瘤（ovarian sertoli-leydig cell tumor）

由支持细胞、卵巢网样上皮、成纤维细胞、Leydig细胞单独或混合构成的一组睾丸型性索间质肿瘤。又称男性母细胞瘤。占卵巢肿瘤的0.2%~0.5%。根据其所含细胞种类及量不同又分为支持–间质细胞瘤、纯支持细胞瘤和纯间质细胞瘤三类。其中以支持–间质细胞瘤最为多见，亦是该类肿瘤中最常具有转移及恶性行为者。任何年龄都可发生，但30岁以下常见，平均年龄为25岁。

**病因与发病机制** 不明。

**分型** 根据肿瘤组织学特征将该类肿瘤分为高分化、中分化、低分化、网型和含异源成分型5类。①网型：指部分肿瘤生长似睾丸网，易与内胚窦瘤、肉瘤及上皮性癌混淆；多为中低分化。②含异源成分型：最常见的是含胃肠道黏液上皮，预后较好；另一种含来自间质的异源成分，如横纹肌、软骨、肝细胞或神经外胚层，行为呈恶性肿瘤表现。

**病理** ①大体表现：瘤体可小至显微镜下瘤灶，或大至直径>50cm，平均10cm。分化差及网型肿瘤瘤体偏大，亦较易出现部分囊性变或出血坏死。98%为单侧的实性肿瘤，表面光滑、实性、切面灰白色带黄色，有时有明显的囊性变。除低分化肿瘤外，出血坏死少见。②镜下形态：含支持细胞及间质细胞两种成分。高分化者，有明显的管状结构，管间的纤维间质中有不等量的散在或成簇的间质细胞，瑞克（Reinke）结晶不易找到；中分化者，倾向呈小叶结构，支持细胞排列成岛、小梁、片块或条索；低分化者，由大片排列紧密的梭形细胞构成，其形态类似未分化的性腺间质。③组织化学：波形蛋白（Vimentin）、角蛋白（CK）、α-抑制素（α-inhibin）阳性。

**临床表现** 最典型的症状是去女性化及男性化，发生率为25%~77%。首先表现为去女性化，如月经稀少或闭经、不育、乳房萎缩等。随后逐渐出现男性化，如多毛、痤疮、声调低沉、喉结增大、阴蒂肥大等。儿童期发病可表现为异性性早熟。

女性化见于少数患者，表现为月经过多或不规则、绝经后出血。此类患者年龄近绝经，肿瘤多为高分化。腹部肿块发生率为32%~46%，约20%瘤体直径<5cm，常被忽略。因肿瘤扭转或破裂导致急腹症者仅见于少数分化差者。

**诊断与鉴别诊断** 该病临床特点主要为程度严重、进展迅速的男性化征及盆腔肿块，血清睾酮浓度>6.9nmol/L，影像学发现卵巢占位应想到此种肿瘤的可能。若无内分泌症状或存在女性化症状，一般术前不易考虑为支持–间质细胞瘤，需病理学检查确认诊断。

病理诊断需要与卵巢颗粒细胞瘤等其他卵巢性索间质肿瘤相鉴别；分化差者还需要与卵巢类癌等肿瘤相鉴别；网型的要注意与卵巢的浆液性交界瘤或癌（见卵巢浆液性肿瘤）鉴别；含有横纹肌或软骨等异源成分者要与卵巢的未成熟畸胎瘤（见卵巢畸胎瘤）鉴别。

**治疗** 对年轻、要求生育的Ⅰ期患者，行患侧附件切除术。对年长、无生育要求或临床分期已晚的患者，应行全子宫及双附件切除术。年轻、早期、保留生育功能的患者，是否按照卵巢癌的标准进行分期手术，以及年龄大、分期晚的患者是否进行标准肿瘤细胞减灭术，尚无定论。有高危因素（中、低分化，超出Ⅰa期）的支持–间质细胞瘤，应该术后辅助化疗并长期随诊。

**预后** 高分化瘤常为良性，无复发；而11%的中分化者、59%的低分化者，以及19%的含异源成分者表现为临床恶性，但属于低度恶性，且发现时多为Ⅰ期，预后要远好于卵巢上皮性癌。复发或转移常在初治后 12 个月内出现，可累及对侧卵巢，其他转移部位常为大网膜、腹腔或盆腔淋巴结、肝脏；亦可见于肺、骨及脑。网型患者预后差。胃肠道黏液上皮的异源成分常出现在中分化肿瘤中，不影响其预后，但含横纹肌、软骨等间质异源成分的患者预后差。

(沈 铿 曹冬焱)

## luǎncháo huánguǎnzhuàng xìngsuǒ zhǒngliú

## 卵巢环管状性索肿瘤（ovarian sex-cord tumor with annular tubule）

瘤细胞呈环状小管花环样结构兼具颗粒和支持细胞部分分化特征的肿瘤。属于低度恶性肿瘤，临床极为少见。少部分患者合并家族性黑斑息肉综合征（Peutz-Jeghers syndrome，PJS）。

**病因与发病机制** 不详。

**病理** ①大体表现：伴有 PJS 者，肿瘤直径通常 <3cm，双侧约占 2/3，实性，切面灰黄色，呈单个或多个结节状；不伴有 PJS 者，肿瘤体积大，最大 20cm，平均直径 >5cm，单侧，圆形、椭圆或结节形，多数具有包膜，切面灰黄或粉红，大部为实性，可有出血、坏死、囊性变，钙化少见。②镜下形态：分成 2 种。简单环形小管：一排瘤细胞沿小管周边呈栅栏状排列，另一排瘤细胞沿小管内玻璃样物质周边呈栅栏状排列，两排瘤细胞核之间为瘤细胞胞质，此为其最具特征性的组织形态；复杂环形小管：由连续不断的环形小管网组成，每一个小管内均有玻璃样物质。环形小管之间为纤维性卵巢间质。

**临床表现** ①盆腔包块：大多为囊实性盆腔肿物。②内分泌变化：环管状性囊肿瘤可分泌较高水平的雌激素和少量孕激素。月经紊乱是最重要的症状，还可有不规则阴道流血、闭经、绝经后出血、幼女性早熟等。可伴有子宫内膜息肉或子宫内膜增生。③PJS：常染色体显性遗传性疾病，1/3 的患者可在面部、口唇、口腔黏膜、舌、指（趾）端等处出现多发性色素斑，胃肠道（多在小肠）出现错构瘤性多发息肉。部分患者合并卵巢性索间质肿瘤。

**诊断** 该病缺乏特异的临床表现和肿瘤标志物，无法临床诊断，只能依靠手术切除肿瘤后组织病理学检查获得诊断。

**治疗** 合并 PJS 者，肿瘤小，临床经过良性，年轻患者可行单侧附件切除；年龄大者切除子宫双附件。不合并 PJS 者，肿瘤较大，多为单侧，但 20% 可出现复发和转移。对临床 Ⅱ 期以上及复发患者，均应行细胞减灭术，由于肿瘤主要以腹膜后淋巴结为其扩散途径，腹腔内种植少见，亦少见累及子宫与对侧卵巢，所以手术时切除淋巴结显得十分重要，切除范围包括腹主动脉旁及盆腔腹膜后淋巴结。

肿瘤对放疗有一定敏感性，术后、远处转移灶、残留灶等均可辅以放疗。含铂联合化疗对复发肿瘤有效，但经验有限。

**预后** 约有 20% 的病例可出现复发或远处转移，平均复发期为 6.3 年。

(沈 铿 曹冬焱)

## luǎncháo liǎngxìng mǔxìbāoliú

## 卵巢两性母细胞瘤（ovarian gynandroblastoma）

有明确的典型的支持-间质细胞和颗粒-泡膜细胞两种成分的混合型或未分类的卵巢性索间质肿瘤。两种性索间质成分相互混杂在一起。临床罕见。常表现为单侧盆腔包块，中等大小，平均直径 6cm。可同时或先后表现为高雄激素（如闭经、乳腺萎缩、多毛、声音低沉和阴蒂肥大等）和高雌激素（如月经不规律、绝经后出血、子宫增大、子宫内膜增生等）两大类症状。诊断需依据组织细胞检查，可见肿瘤组织内含有支持细胞、间质细胞以及结构清楚的含 Call-Exner 小体的颗粒细胞、泡膜细胞，并在肿瘤中相互混杂。肿瘤标志物抑制素及 MIC2 免疫组织化学染色阳性。该病多为良性。手术切除患者附件即可。

(沈 铿 曹冬焱)

## luǎncháo lèigùchún xìbāoliú

## 卵巢类固醇细胞瘤（ovarian steroid cell tumor）

具有相似的形态特征，即瘤细胞呈多边形或大圆形，酷似黄体细胞、间质细胞（Leydig 细胞）及肾上腺皮质细胞，并分泌各种类固醇激素而产生临床综合征的肿瘤。曾称脂质细胞瘤或类脂质细胞瘤。临床罕见，在所有卵巢肿瘤中不到 0.1%。

2003 年世界卫生组织卵巢肿瘤组织学分类中将这一类肿瘤明确命名为卵巢类固醇细胞瘤，并将其归入性索-间质细胞肿瘤的范畴中。根据组织来源分为卵巢间质黄素瘤、卵巢间质细胞瘤和卵巢非特异性类固醇细胞瘤三类。2014 年将其划入性索间质肿瘤大类下的单纯间质肿瘤范畴中，分为卵巢莱狄细胞瘤和卵巢非特异性类固醇细胞瘤两类，不再将卵巢间质黄素瘤单独列出。

**病因与发病机制** 尚未明确。可能来源于黄素化的卵巢间质细胞、卵巢门细胞或肾上腺皮质残瘤等。若肿瘤位于阔韧带或卵巢门，提示肿瘤可能来源于肾上腺皮质残迹；若肿瘤位于卵巢内，则认为是非肾上腺残迹来源。

**病理**  ①大体表现：肿瘤体积相对较小，多数位于卵巢内，周围有正常卵巢组织包绕。该类肿瘤绝大多数为单侧发生，实性、边界清楚，多数细胞富含脂质，典型的切面呈金黄色或者橘黄色，伴有出血坏死时可呈暗红色。大约25%的瘤细胞内含脂质较少。②镜下形态：最常见为体积较大的多角形细胞弥漫分布，或有丰富胞质的圆形和椭圆形透亮细胞，弥漫排列成巢或成列。部分瘤细胞伴有颗粒状嗜酸性细胞质，多数脂质染色阳性。③免疫组化：抑制素、视网膜钙结合蛋白、波形蛋白阳性率很高。

**临床表现**  根据分泌激素的差异，临床表现可不同，主要分为高雄激素型和高雌激素型。

**高雄激素型**  最常见且最具特征性。表现为男性化改变，主要有多毛、痤疮、嗓音低粗、阴蒂增大、喉结、乳房萎缩、颞部脱发及发际线后移等。程度可有差异，但通常较重，且进展较快。育龄期患者往往不育。青春期前常表现为异性性早熟。

**高雌激素型**  约占20%，由于雌激素刺激，可表现为阴道不规则流血、子宫内膜增厚；若发生于青春期前，则表现为同性性早熟。

**其他类型**  还可分泌其他类固醇激素，如皮质醇、醛固酮和孕激素等，并引起相应症状；还可呈典型的库欣综合征表现。

**诊断**  主要根据症状、体征、实验室及辅助检查，确诊需依靠病理学检查。

对于临床表现和激素水平测定典型，但影像学检查阴性者，可采用中等剂量地塞米松抑制试验初步判断异常升高性激素的来源，如结果提示可能来源于卵巢者，可行剖腹探查术。

**症状与体征**  性激素水平升高引起的相应症状和体征是诊断此类肿瘤的最重要线索。以高雄激素表现最常见，任何年龄出现进行性发展的男性化表现（包括青春期前的异性性早熟），经血性激素测定证实，排除下丘脑－垂体－性腺轴上其他常见原因，特别是发现卵巢有异常肿物时，应考虑该疾病的可能。高雌激素型也不能忽视。值得注意的是，对合并子宫内膜病变的诊断，要警惕子宫内膜增生甚至子宫内膜癌的发生。

**实验室检查**  血清类固醇激素测定至关重要，既是诊断的重要依据，也是监测病情、判断疗效的敏感指标。①雄激素检测：血睾酮升高最常见，其他如雄烯二酮、双氢睾酮和硫酸脱氢表雄酮中的一种或数种也可升高。其中，间质细胞瘤患者睾酮升高最为明显，而硫酸脱氢表雄酮明显升高则提示肿瘤可能来源于肾上腺皮质残迹。②雌激素检测：血雌激素（包括雌二醇和雌酮）升高者并不少见，但有时临床表现为高雌激素型的仅为其中一部分，可能是因为雌激素相关的生物学效应被过高的雄激素所掩盖。③孕激素、皮质醇、醛固酮等其他类固醇激素的检测：有一定诊断意义，对于有肥胖、高血压、糖代谢异常等表现的患者更应常规检测。

**影像学检查**  超声检查是最常用的方法。典型的超声表现是边界清楚的卵巢中高回声均质实性包块，彩超可见丰富的血流信号。多数肿瘤体积较小，甚至患侧卵巢可正常大小，且肿瘤多位于卵巢内，此时影像学检查可能比较困难。在常规盆腔超声检查不满意者，可灵活选用 CT、MRI 或 PET 等其他影像检查手段以提高诊断率。

**鉴别诊断**  需与多囊卵巢综合征、卵泡膜细胞增殖症、肾上腺皮质增生及分泌雄激素的卵巢肿瘤（如支持－间质细胞瘤、颗粒细胞瘤和卵泡膜细胞瘤）等鉴别。病理对其鉴别十分重要，免疫组化是主要的鉴别手段。

**治疗**  以手术为主，良性者不需要术后辅助治疗，恶性者术后是否化疗缺乏有效证据。术后性激素水平持续异常，考虑残留或恶性复发者可使用促性腺素释放激素类似物（gonadotropin releasing hormone agonist, GnRHa）辅助治疗。

**手术治疗**  是治疗该病最重要的手段。对于良性者，可根据患者年龄、生育要求等具体情况选择肿瘤剔除术或患侧附件切除术；绝经后妇女以全子宫及双附件切除术为宜。手术需强调尽量切净肿瘤，因为即使微小的残存瘤也可导致术后性激素（主要是雄激素）水平持续异常和相应的临床表现持续存在。鉴于该类肿瘤绝大多数为单侧发生，因此无需常规行对侧卵巢剖视。

**辅助治疗**  多采用 GnRHa 进行辅助治疗。可能的作用机制包括抑制肿瘤细胞分泌激素和诱导瘤细胞凋亡等。GnRHa 应用指征包括术后血性激素水平持续异常，怀疑术后有肿瘤残留、复发及转移者。术后化疗能否改善预后缺乏有效证据。

**预后**  该肿瘤多为良性，预后良好，少数呈低度恶性行为。做到早期发现、早期诊断、及时治疗，能有效改善预后，达到良好的长期生存效果。

（孔北华  张  辉）

## 卵巢间质黄素瘤

luǎncháo jiānzhì huángsùliú

**卵巢间质黄素瘤**（ovarian stromal luteoma） 来源于黄素化的卵巢间质细胞或其前体的卵巢类固醇细胞瘤。90%病例与间质卵泡膜细胞过度增殖有关。极罕见。自斯卡利（Scully）1964年描述第1例此类肿瘤至今，共报道几十例。以中老年妇女为主，绝经后妇女约占80%。

**病因与发病机制** 肿瘤来源于黄素化的卵巢间质细胞或其前体，与间质卵泡膜细胞过度增殖有关。可能与卵巢受到黄体生成素的持续刺激有关，这种刺激促使间质黄素细胞增殖形成卵巢间质黄素瘤。

**病理** ①大体表现：肿瘤绝大部分为单侧，少数为双侧，肿瘤体积较小（直径＜3cm），分布于卵巢皮质或髓质，无包膜但边界清楚，切面呈灰白色或黄棕色实性结节。②镜下形态：肿瘤界限清楚，由排列呈结节状的黄素化间质细胞构成，细胞呈弥漫排列。肿瘤细胞呈圆形或多边形，无间质细胞晶体即瑞克（Reinke）结晶。多数肿瘤细胞核小、圆、居中央或略偏位，有单个明显的核仁。胞质丰富，嗜酸性（图）。细胞核无异型性，核分裂象罕见。90%以上病例伴有同侧和/或对侧间质卵泡膜细胞增生和黄素化。20%病例出现退行性改变，退行性改变出现的囊腔可形成假血管或假腺样结构。③免疫组化：α-抑制素、视网膜钙结合蛋白、波形蛋白和促黑色素标志物（melan-a）在肿瘤中阳性率较高。

**临床表现** 以阴道不规则流血和高雌激素综合征为主要表现。60%患者首发症状为阴道不规则流血，其次表现为高雌激素血症引起的综合征，如子宫内膜过度增生、子宫内膜息肉等，少数患者合并子宫内膜癌。12%患者伴有男性化症状。部分病例可无任何内分泌异常及临床表现，仅在术后病理诊断中意外发现。

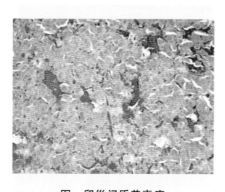

**图 卵巢间质黄素瘤**
注：黄素化间质细胞呈圆形或多边形，多数核小且圆、居中央，有单个明显的核仁。胞质丰富嗜酸性。

**诊断** 主要根据临床表现、实验室检查、影像学检查和病理学检查做出诊断。

**实验室检查** 血雌激素水平可升高，部分男性化症状患者血睾酮水平明显升高。可通过特异性监测卵巢静脉中性激素含量诊断此类肿瘤。

**影像学检查** 以经阴道B超配合彩超检查最理想。典型的声像表现是边界清楚的卵巢中高回声、均质、实性包块。若盆腔B超扫描不满意，可选用CT、MRI等其他手段提高诊断率。

**鉴别诊断** 需与以下疾病进行鉴别。①妊娠黄素瘤：形态上为多发性结节，发生于妊娠后期，少有男性化表现，产后自行迅速消失。间质黄素瘤与妊娠无直接关系，肿瘤不会自行消失。②黄素化卵泡膜细胞瘤：肿瘤细胞排列成束状或编织状，周围无间质包绕。③卵巢间质细胞瘤：多位于卵巢门，有Reinke结晶，与间质黄素瘤不同。

**治疗** 主要为手术治疗，可根据患者年龄、生育要求等选择单纯肿瘤切除、患侧卵巢切除或患侧附件切除术。术中应注意探查对侧卵巢。手术强调尽量切净肿瘤，因为即使微小的残存瘤也可导致术后性激素水平持续异常和相应的临床表现持续存在。术后应用促性腺素释放激素类似物可减少体内升高的激素水平。

**预后** 该肿瘤多为良性，预后良好。

（孔北华　张　露）

## 卵巢莱狄细胞瘤

luǎncháo láidíxìbāoliú

**卵巢莱狄细胞瘤**（ovarian leydig cell tumor） 位于卵巢门部或瘤细胞内含瑞克（Reinke）结晶的良性卵巢类固醇细胞瘤。罗特（Roth）和斯滕伯格（Sternberg）将卵巢莱狄（Leydig）细胞瘤分为门细胞瘤和非门细胞Leydig细胞瘤两个亚型。前者较为常见，来源于卵巢门部的Leydig细胞，该细胞见于80%~85%的成人卵巢。后者是少数Leydig细胞位于卵巢门附近的卵巢间质内，成为非门细胞型Leydig细胞瘤，占卵巢类固醇细胞瘤的15%。

**病因与发病机制** 绝大多数起源于卵巢门部的Leydig细胞。妊娠期及围绝经期因体内促性腺激素水平升高而使门细胞增多，为该病的高发时期。

**病理** ①门细胞型间质细胞瘤：常为单侧性、实质性结节，位于卵巢门部，但大的肿瘤可占据卵巢大部分。肿瘤无包膜，绝大多数＜5cm。切面呈棕黄色或暗红色，可有囊性变及出血。镜下瘤细胞与卵巢门处正常的门细胞相似，呈大圆形或多角形、卵圆形、肾形，空泡状，含有核仁。胞浆内含脂褐素，半数以上瘤细胞可出现Reinke结晶。瘤细胞排列成片、巢或索状。②非门细胞型间质细胞瘤：瘤细胞可能直接源自卵巢间质细胞，肿瘤位于卵巢髓质，单个或多个。镜下肿瘤由间质细胞组成，胞质内可找到Reinke结晶。

**临床表现** 主要表现为男性化症状，如面部多毛、痤疮、月经稀发或闭经、不孕等；青春期前患者可表现为异性性早熟。无Reinke结晶的间质细胞瘤可出现雌激素过高的表现，如月经量多或绝经后阴道流血，并可伴有子宫内膜增生甚至子宫内膜癌等，若发生于青春期前则表现为同性性早熟。

**诊断** 通常根据临床表现、影像学及实验室检查可做出诊断。因大多数卵巢间质细胞瘤分泌雄激素，故任何年龄妇女出现的进行性、严重男性化（包括青春期前的异性性早熟）应高度怀疑该病。

**影像学检查** 经阴道超声联合彩超检查有助于诊断，CT、MRI等对诊断亦有一定帮助。

**实验室检查** 血睾酮水平升高最常见，其他如硫酸脱氢表雄酮、雄烯二酮和双氢睾酮中一种或数种也可以升高。

**鉴别诊断** 在病理学检查上，应该与支持–间质细胞瘤、卵巢门细胞增殖症等相鉴别；在临床表现上，应与可能引起雄激素分泌过多的疾病如多囊卵巢综合征、卵泡膜细胞增殖症以及肾上腺疾病等相鉴别。

**治疗** 主要治疗方式为手术治疗。由于此类肿瘤为良性，年轻患者可行肿瘤切除术或患侧附件切除术，绝经期妇女一般采取全子宫和双附件切除术。

**预后** 该病几乎均为良性，预后良好。

（孔北华 孙 平）

luǎncháo fēitèyìxìng lèigùchún xìbāoliú
## 卵巢非特异性类固醇细胞瘤
（steroid cell tumor of ovary, not otherwise specified） 具有卵巢类固醇细胞瘤的共性，但不能纳入卵巢间质黄素瘤以及卵巢间质细胞瘤的肿瘤。其中一部分病例可能为没有发现瑞克（Reinke）结晶的莱迪（Leydig）细胞瘤或者不能进一步确定卵巢实质的间质黄素瘤。卵巢非特异性类固醇细胞瘤占卵巢类固醇细胞瘤的60%，平均发病年龄为43岁，其发病年龄早于其他的卵巢类固醇细胞瘤。

**病因与发病机制** 以往曾根据肿瘤细胞形态类似肾上腺皮质细胞以及在卵巢门、阔韧带处可见到肾上腺皮质残留，认为其来源于卵巢内肾上腺残余。

**病理** ①大体表现（图1）：肿瘤边界清，部分见完整包膜，呈分叶或结节状。瘤体多为单侧，平均直径为8.5cm，约6%为双侧性。切面色泽因细胞含脂质和脂色素含量的多寡而不同，可呈黄色、橘黄色、红色或棕色，肿瘤细胞含脂褐素则呈深棕色或黑色。肿瘤多为实性，偶尔可见出血、坏死、囊性变。②镜下形态（图2）：瘤细胞为圆形或多边形，排列成巢状或条索状，有丰富的血管分隔。细胞核居中，常有轻微异型性，核仁明显。胞质丰富，呈伊红色，含嗜酸性颗粒，或因含丰富脂质而呈空泡或疏松的海绵状。免疫组化：钙结合蛋白及α-抑制素在此类肿瘤细胞中普遍高表达。

该病具有恶变潜能，25%～40%为恶性，肿瘤恶性判断的标准为：肿瘤直径>7cm，伴有出血和坏死，细胞核呈中至重度异型性，核分裂象≥2/10HP。

**临床表现** 约半数病例有男

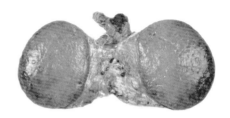

**图1 卵巢非特异性类固醇细胞瘤肉眼形态**

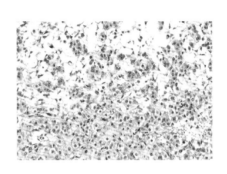

**图2 非特异性类固醇细胞瘤的组织形态（H-E染色，×200）**

性化体征，如多毛、痤疮、阴蒂肥大及闭经等；少数有高雌激素表现，如月经过多、绝经后出血、内膜增生过长等；偶尔可见泌乳素升高和库欣综合征，约25%病例无内分泌症状。

**诊断** 该病诊断困难，多结合临床表现、影像学检查及实验室检查进行初步诊断，最终诊断取决于病理检查，可借助免疫组化检查。

**影像学检查** 可行超声检查，CT、MRI检查结果因瘤细胞所含脂质的量而不同。

**实验室检查** 血中睾酮明显升高，部分患者雌二醇、皮质醇等有不同程度的升高。

**鉴别诊断** 需与以下疾病相鉴别。①妊娠黄素瘤：有时与脂质较少或不含脂质的类固醇细胞瘤相似，但是此瘤多发生于妊娠晚期，常为双侧性，镜下细胞核异型性不明显。②卵巢透明细胞癌：癌细胞内富含糖原，核多偏位，而本瘤细胞的胞质内充盈脂滴，核居中央。

**治疗**　一般行患侧附件切除术或全子宫及双侧附件切除术，术后不需化疗。恶性者则需行瘤体缩减术，术后辅以放化疗。也有应用促性腺激素释放素促效剂。

**预后**　该肿瘤多为良性，少数具有恶变潜能。因此早期诊断和治疗尤为重要。

（孔北华　张　溪）

luǎncháo shēngzhí xìbāo zhǒngliú

**卵巢生殖细胞肿瘤**（ovarian germ cell tumors，OGCTs）　来源于不同分化阶段生殖细胞的一组肿瘤。具有不同的组织学特性。占全部卵巢肿瘤的 20%～25%，发病率仅次于卵巢上皮性肿瘤，绝大部分为良性。在西方国家，卵巢恶性生殖细胞肿瘤占所有卵巢恶性肿瘤的 5%，在中国有报告占 18.2%。生殖细胞肿瘤来源于卵巢的原始生殖细胞，故常发生于青少年，青春期前的患者占 60%～90%，绝经后仅占 4%。20 岁之前发生的卵巢肿瘤，70% 为生殖细胞来源，其中 1/3 为恶性，诊断时的平均年龄为 16～20 岁。

世界卫生组织将生殖细胞肿瘤分为三类：原始生殖细胞肿瘤；二胚层或三胚层畸胎瘤；单胚层畸胎瘤以及与皮样囊肿相关的体细胞型肿瘤。原始生殖细胞肿瘤指的是一组新生物处于原代形式，很少进化，与畸胎瘤有明显区别。畸胎瘤通常包括来自两个或更多胚层的组织。

卵巢恶性生殖细胞肿瘤（malignant ovarian germ cell tumors，MOGCTs）发病率低，但恶性程度高，既往死亡率高。国外数据显示，MOGCTs 中卵巢无性细胞瘤最多见，占 48%，其次是卵巢卵黄囊瘤（22%）、未成熟畸胎瘤

（18%）和胚胎癌（4%）；中国报道，卵巢无性细胞瘤占 11%，卵巢卵黄囊瘤占 45%，未成熟畸胎瘤（见卵巢畸胎瘤）占 26%。胚胎癌罕见，是发生于原始生殖细胞的一种未分化癌。组织结构复杂，恶性程度高。发病年龄 4～28 岁，近半数发生于青春期前。肿瘤生长迅速，局部侵袭性强，易早期转移。

**病因**　尚不明确，可能与多种因素相关，包括遗传、环境、激素等。目前认为 MOGCTs 来源于卵巢的原始生殖细胞，是一种特殊类型的卵巢肿瘤，具有共同的组织学发生，同一肿瘤内存在不同的组织学成分，在原始生殖细胞移行的性腺外部位可发生组织学形态相似的肿瘤。认为原始生殖细胞通过单性生殖形成无性细胞瘤和胚胎癌，后者向胚外途径分化形成卵黄囊瘤和绒毛膜癌；向胚内途径分化，形成畸胎瘤。

**临床表现**　可出现疼痛、腹部包块等表现，晚期出现腹胀、腹水、胸腔积液、消化不良等表现。肿瘤扭转、破裂、感染或出血时可出现急腹症。部分肿瘤细胞分泌人绒毛膜促性腺激素，患者可发生性早熟及月经改变。

**诊断**　根据患者病史、临床表现及影像学、血清学辅助检查结果可初步诊断，明确诊断需术后病理确诊。

病史　发病年龄轻，成熟性囊性畸胎瘤大多数发生于年轻妇女，偶见于儿童和绝经后妇女；大多数恶性生殖细胞肿瘤发生于青少年和年轻妇女，是诊断的参考指标之一。

影像学检查　①超声检查：提示单侧卵巢肿瘤，体积较大，回声以实性为主的混合性肿物，

诊断准确率达到 90.4%。②CT：可充分显示盆腔肿瘤位置及与周围组织的结构。③MRI：对软组织的对比分辨率高，可清晰显示女性盆腔病变结构，初步判断肿瘤性质。④PET：属于代谢性影像技术，用于诊断卵巢恶性肿瘤具有满意的灵敏度与特异度。

肿瘤标志物检查　OGCTs 可分泌特异性肿瘤标志物，如卵黄囊瘤分泌甲胎蛋白，绒癌分泌人绒毛膜促性腺激素，胚胎癌两种标志物均分泌，无性细胞瘤二者皆不分泌。检测血清中肿瘤标志物可用于 OGCTs 的诊断及病情监测。

**治疗**　良性和恶性 OGCTs 的治疗有明显差异。

良性 OGCTs　对于青春期及育龄期妇女，单侧肿瘤应行卵巢肿瘤剥除或患侧附件切除术；双侧肿瘤争取行卵巢肿瘤剥除术；绝经后妇女可考虑行全子宫双附件切除术。一般通过腹腔镜技术完成手术。

恶性 OGCTs　根据肿瘤的类型和分期选择适当与规范的治疗。

手术治疗　目的是明确诊断、正确分期、切除肿瘤或行肿瘤细胞减灭术。绝大部分 MOGCTs 患者为年轻女性，希望保留生育功能，且肿瘤多为早期，单侧卵巢受累，加之 MOGCTs 对化疗十分敏感。因此，手术的基本原则是无论期别早晚，只要对侧卵巢和子宫未受累，均应行保留生育功能的手术，仅切除患侧附件，同时行全面分期探查术。晚期患者可行肿瘤细胞减灭术，尽可能达到理想的肿瘤细胞减灭术，残余灶 <1cm，甚至无肉眼可见病灶，以利于提高术后辅助化疗疗效，改善预后。

化疗　MOGCTs 对化疗十分

敏感。以铂类为基础的联合化疗使得 MOGCTs 的预后显著改善。5 年生存率达到 90% 以上。根据肿瘤分期、组织学类型和血清肿瘤标志物的高低，术后可采用 3~4 个疗程的联合化疗。长春新碱 + 放线菌素 D + 环磷酰胺方案（VAC）为经典方案，其疗效逊于博来霉素 + 依托泊苷 + 顺铂方案（BEP），BEP 方案与长春新碱 + 顺铂 + 博来霉素方案（BVP）疗效相同，但不良反应较少，因此世界卫生组织推荐使用 BEP 方案。早期患者是否需术后辅助化疗依肿瘤组织学类型、分级及期别而定，晚期患者经肿瘤细胞减灭术后采用 BEP 联合化疗，可显著改善患者预后。

放疗 MOGCTs 中，无性细胞瘤对放疗最敏感，可获得较好疗效，但已被化疗替代。因为无性细胞瘤的患者多年轻，要求保留生育功能，且化疗疗效优于放疗、毒性反应小。

复发病例的治疗 MOGCTs 复发的主要原因是初始治疗不规范，90% 的患者于初始治疗后 2 年内复发。对于初始治疗未行化疗的复发病例，可行 BEP 方案联合化疗。对于初始治疗已使用联合化疗的复发病例，由于细胞耐药以及博来霉素的终身剂量限制等，治疗较为棘手。可选用二线化疗药物，但化疗有效率不满意。对于未成熟畸胎瘤复发病例，可行再次手术治疗，效果优于其他类型复发病例。

**预后** 联合化疗的出现使得恶性生殖细胞肿瘤的预后显著改善。大多数生殖细胞肿瘤（60%~70%）诊断为早期，I 期患者预后良好，90% 以上的病例长期无瘤生存；早期患者即使复发亦可成功治疗达到治愈。恶性生殖细胞

肿瘤好发于育龄期女性，晚期患者采用保留生育功能手术及术后联合化疗后，治愈率亦能达到 90% 以上。

（孔北华 宋坤）

luǎncháo jītāiliú
## 卵巢畸胎瘤（ovarian teratoma）

卵巢生殖细胞异常增生、集聚而成的肿瘤。源自卵巢内全能性的生殖细胞，含有人体外胚层、中胚层和内胚层三种组织成分，肿瘤内可见毛发、皮肤、油脂、牙齿、骨骼等外胚层组织，也可能有肌肉、胃肠道、甲状腺等中胚层或内胚层组织。

**分类** 分为良性的成熟畸胎瘤（又称皮样囊肿）和恶性的未成熟畸胎瘤。卵巢良性畸胎瘤恶变的概率仅为 0.5%~2%，通常发生在 40 岁以上的女性中。最常见的形式为鳞癌变，黑色素瘤、肉瘤等其他形式的恶性肿瘤亦有报道。以往，多认为恶性卵巢畸胎瘤主要来自良性畸胎瘤的恶变。近十年来，越来越多的研究认为恶性畸胎瘤的恶性特征主要表现在不能分化成熟，而非细胞出现了间变现象。

**成熟畸胎瘤** 最常见的卵巢生殖细胞肿瘤。好发于育龄期妇女（20~30 岁患者占 75%）。多为单侧，双侧占 10%~17%。偶见向单一胚层分化，形成高度特异性畸胎肿瘤。

**未成熟畸胎瘤** 占卵巢恶性生殖细胞肿瘤的 20%，占卵巢恶性肿瘤的 1%。一半的未成熟畸胎瘤发生于青少年及年轻女性（11~19 岁）。肿瘤多为单侧，偶见双侧发生。肿瘤生长迅速，易早期转移。

**病因与发病机制** 尚未彻底明了。不孕、不育、月经不规律、家族史、饮酒等与卵巢畸胎瘤的

发生具有相关性。

对成熟卵巢畸胎瘤进行 DNA 成分及核型分析证实：它们具有二倍体、正常的 46,XX 核型。其他的分析也发现：它们对多态性基因标志物显示出了同源性。该现象表明，绝大多数的成熟畸胎瘤来源于同一个生殖细胞，该生殖细胞位于第 1 次有丝分裂之后，此时配对的染色体已经分离，但是在第 2 次有丝分裂之前。因此，这些肿瘤源自一个良性生殖细胞的肿瘤性转化。更确切地说，是单性生殖性转化，其结果是产生了一个未能完全模拟正常发育状况的良性肿瘤。

恶性的未成熟卵巢畸胎瘤的核型通常也只与 46,XX 核型轻度不同，它们常含有一条或两条染色体的三体形式。

**病理** 畸胎瘤通常包括来自两个或更多胚层的组织。①成熟畸胎瘤：来源于原始生殖细胞，可包括来自外胚层、中胚层及内胚层的组织。因此，常常含有毛发、脂质成分、软骨、骨、牙齿或神经组织。②未成熟畸胎瘤：通常更大，为 14~25cm，而成熟畸胎瘤直径平均 7cm。常为实性或实性为主的囊实性。囊性成分常为浆液性或黏液性液体或油性脂肪。肿瘤常穿透界限不清的包膜。常可见到类似成熟畸胎瘤中的成熟性组织。

单胚层畸胎瘤罕见，常发生在中年患者中，完全或主要由一种组织类型构成。分成三个类型：卵巢甲状腺肿、卵巢类癌瘤和神经瘤。①卵巢甲状腺肿：占所有成熟性畸胎瘤的 3%。主要或完全由成熟性甲状腺组织构成，表现为充满甲状腺胶质的滤泡。罕见的情况下会发生甲状腺危象。恶变很罕见，在很多情况下恶变是

通过组织学标准得到诊断的，但其临床行为仍表现为良性肿瘤。②卵巢类癌瘤：也很罕见。常发生在绝经后女性中。大体标本为实性，而镜下表现为岛屿状、桥梁状或黏液状。类癌综合征很罕见。虽然被认为有恶性潜能，绝大多数的卵巢类癌瘤有相对良性的临床过程，很少发生转移。③神经瘤：可形成良性、室管膜瘤样肿瘤或原始神经外胚层肿瘤。后者是侵袭性较高的肿瘤，预后很差。

**临床表现**　50%～60%的患者并无症状，其他常见的症状也无特异性，如腹胀、疼痛、异常子宫出血。查体可发现无痛性盆腔肿块。

症状　①腹胀或盆腔下坠感：肿瘤较大时可引起腹胀和下坠感。压迫膀胱时会引起尿频。②疼痛：继发扭转、出血、感染及破裂时可出现疼痛。③异常子宫出血：部分患者可出现。④其他少见的症状：如甲状腺危象（甲状腺组织占优势时称为卵巢甲状腺肿）或类癌综合征（非常少见）。

体征　常可发现无痛性盆腔肿块，10%～15%为双侧，80%的肿块直径＜10cm，多为圆形，边界清楚，囊性质地，软硬不均，甚至可扪及骨性结节。

**诊断与鉴别诊断**　影像学有较高的诊断率，良恶性畸胎瘤的鉴别需要病理诊断。同时需与下列疾病相鉴别：功能性囊肿（滤泡囊肿、黄体囊肿），上皮性肿瘤（囊性或实性），异位妊娠，输卵管–卵巢脓肿，子宫内膜异位症，输卵管旁囊肿，阑尾脓肿。

肿瘤标志物检查　除非合并混合性生殖细胞癌，单纯的卵巢畸胎瘤血清肿瘤标志物（人绒毛膜促性腺激素、甲胎蛋白）并不会升高。

超声检查　绝大多数的成熟畸胎瘤可以通过超声得到诊断。以下三种表现最常见。①囊性病灶：且可见高回声结节凸向囊腔。②弥散性或部分性回声包块：常由于囊腔内的脂肪组织或头发而发生声波衰减。③多个细回声条带：常由于囊腔内的头发引起。

未成熟畸胎瘤的超声表现常无特异性。通常表现为异质性的、部分实性病灶。可见散在的钙化灶。实性成分内的小脂肪灶常不易辨认。

CT检查　诊断成熟畸胎瘤较易。典型表现为：囊腔内可见脂肪暗影，伴或不伴囊壁内的钙化灶。有时可在脂液交界面处发现浮动的头发团。93%的病例报道可见脂肪组织，56%的病例报道可见牙齿或其他的钙化。

未成熟畸胎瘤在CT检查中有特征性的图像。可见大的、不规则的实性成分，内含粗糙的钙化和小的脂肪灶。常可见出血灶。

MRI检查　诊断成熟性畸胎瘤较易。$T_1$加权像中，囊内脂肪成分具有较高的信号强度，而在$T_2$加权像中，脂肪成分的信号强度高低不等。

诊断未成熟畸胎瘤也较易。可见大的、不规则的实性成分，内有粗糙的钙化和小的脂肪灶。同样可见到出血灶。

**分期与分级**　卵巢畸胎瘤分级和分期决定了治疗方式，并有助于判断预后。依据分化的程度及未成熟组织的量，畸胎瘤可分为四级（Gonzalez-Crussi分级系统）：0级，指低倍镜下未见未成熟组织，通常为良性；1级，指少于1个低倍镜视野可见未成熟的神经组织，可能为良性；2级，指1～3个低倍镜视野可见未成熟的神经组织，可能为恶性；3级，

指超过3个低倍镜视野可见未成熟的神经组织，为明显恶性。

若为明显恶性，则需对肿瘤进行临床分期，通常分为四期：1期，指恶性畸胎瘤局限于卵巢（或双侧卵巢）；2期，指恶性畸胎瘤播散至输卵管、子宫或盆腔内其他部位；3期，指恶性畸胎瘤播散至淋巴结或腹膜；4期，指恶性畸胎瘤播散至其他远处脏器，如肺。

**并发症**　最常见的并发症是扭转（3%～12%），还可能发生感染、出血、破裂和恶变。

扭转　表现为突发剧烈腹痛和相应的局部症状。

感染和出血　肿瘤迅速增大，局部明显压痛，同时伴有发热、贫血等全身感染或失血症状。

破裂　可致严重的化学性腹膜炎，属外科急症，而缓慢漏出的症状则类似播散性肿瘤。

恶变　常见于绝经后妇女，表现为肿瘤突然增大，失去弹性，并出现消瘦、贫血和肿瘤热等全身症状。

**治疗**　成熟卵巢畸胎瘤的治疗主要为手术切除病灶，切除后即可痊愈。未成熟卵巢畸胎瘤的治疗包括手术、化疗、放疗及再次肿瘤细胞减灭术。

手术治疗　对于绝经前患者，若病灶局限于单侧卵巢，行单侧卵巢切除术加手术分期。对于绝经后患者，可行全子宫切除加附件切除。对侧卵巢受累很少见，因此无需行常规切除或楔形活检。

肿瘤细胞减灭术　最常见的播散位置是腹膜，其次为腹膜后淋巴结，血行播散至远处器官（如肺、肝、脑）很少见。腹膜上出现的任何病灶均应送病理检查。尽管目前资料有限，但还是推荐对转移患者行肿瘤细胞减灭术。

化疗 Ⅰa期Ⅰ级患者，单纯手术即可治愈而无需化疗。除此之外，其他患者均应接受术后化疗。若患者存在腹水，则无论处于何种分级均应化疗。首推博来霉素＋依托泊苷＋顺铂方案（BEP）。以往采用过的方案还有长春新碱＋放线菌素D＋环磷酰胺方案（VAC）及长春新碱＋顺铂＋博来霉素方案（BVP）。

放疗 通常不用于未成熟畸胎瘤的初始治疗。此外，尚无证据表明化疗联合放疗比单纯化疗有更高的疾病控制率。放疗应用于化疗后仍然存在局限且持续性病灶的患者。

预后 未成熟畸胎瘤最主要的预后因素是肿瘤分期。5年生存率为80%～100%。化疗前肿瘤病灶不能完全切除的患者，其5年生存率仅为50%，而病灶得以完全切除的患者，其5年生存率高达94%。

预防 无特殊的预防方法。

（孔北华 董涛涛）

luǎncháo luǎnhuángnángliú
# 卵巢卵黄囊瘤（ovarian yolk sac tumor）
生殖细胞向胚外的中内胚层分化的高度恶性生殖细胞肿瘤。由于此瘤来源于原始卵黄囊，所以称为卵黄囊瘤。因其组织结构与大鼠胎盘的内胚窦结构非常相似，因此又称为卵巢内胚窦瘤。占卵巢恶性肿瘤的1%，多见于儿童及年轻妇女，平均好发年龄为18～25岁。

**病因与发病机制** 病因至今仍不十分清楚，与多种因素有关，包括遗传、环境、激素等方面。在多种致病因素中遗传和内分泌影响最受重视。基础研究发现，卵黄囊瘤DNA倍体数多为非整倍体，且与睾丸恶性肿瘤一样，有染色体12q的异常，这可能是卵黄囊瘤发病的基因学基础之一。

**病理** 常见于单侧卵巢，双侧发生者少于10%。肿瘤较大，多呈圆形、卵圆形或分叶状，直径多超过10cm。切面部分囊性，组织质脆，有出血坏死区，也可见海绵样区，呈灰红、红褐或灰黄色。由于肿块大，柔软而质脆，故易于破裂。

卵黄囊瘤具有多种不同的组织学结构。①微囊性结构：又称网状结构，最多见。由扁平或星芒状瘤细胞形成疏松的网状和小囊或微囊结构，低倍镜下似蜂窝状，但高倍镜下瘤细胞的异型性明显，核分裂多见。②内胚窦样结构：又称Schillei-Duval小体，是由上皮和血管组成的一种血管套样结构，其中心为毛细血管，横切面很像肾小球。虽然这种特殊结构具有诊断意义，但在有些肿瘤中形态并不典型。③透明球：又称玻璃样小体。瘤细胞内外或网状结构中可见大小不一、数量不等、分布不均的圆形小球，直径10～30μm，H-E染色强嗜酸性，抗淀粉酶过碘酸希夫反应（PAS）阳性，AFP阳性。④管泡结构：瘤细胞组成大小不一，形态各异的腺管、腺泡、条索或实性细胞巢，瘤细胞核大，深染。⑤嗜酸性基膜样物：呈细丝网状、条索状或不规则团块，嗜酸且折光性强，分布于瘤细胞胞质和网状腔内。上述各种结构常互相混杂并移行，以1～2种为主。最常见的是微囊性结构，其中夹杂实性团块或腺泡样结构；多囊性卵黄囊肝样和腺样或原始内胚层样结构很少见，但多以单一成分形成肿瘤。

**临床表现** 多发生于年轻患者，早期无特异症状，由于卵巢卵黄囊瘤增长迅速，又易出现包膜破裂及腹腔种植，故常见症状有腹部包块、腹胀、腹痛及腹水。若肿瘤出现坏死、出血，可使患者体温升高而出现发热症状。少数患者可伴随有胸腔积液而表现为胸闷、憋气。卵巢功能一般都正常，少数患者有短期闭经或月经稀发病史，已婚者多数有过妊娠分娩史，少数患者发现肿瘤时同时合并妊娠。由于肿瘤恶性程度高、病情进展快，故就诊时多数患者已有盆腹腔转移症状。

**诊断与鉴别诊断** 主要依据病史、影像学检查、血清肿瘤标志物及病理检查。根据卵巢卵黄囊瘤在临床表现方面的特点，如发病年龄轻、肿瘤较大、易产生腹水、病程进展快等特点，应警惕这种肿瘤的可能性。还应与其他生殖细胞肿瘤相鉴别。

**超声检查** 肿瘤体积多较大，边界多较规则，部分因侵犯周围器官而边界显示不清。肿瘤内部回声虽呈多样性改变，但大部分以实质性肿块为主，内部可因肿瘤出血、坏死等呈蜂窝状改变，部分肿瘤呈囊实性或可见絮状物声像，但无明显的乳头状改变。肿块均较大，超声分型中以实质型及蜂窝型为多。彩超检查显示实质型及蜂窝型肿块内血流信号较丰富，而阻力指数多偏低，这与肿瘤细胞生长速度快、新生血管缺乏中层平滑肌，导致血流阻力指数与正常血管相比偏低有关。

**血清甲胎蛋白检测** 瘤细胞可分泌甲胎蛋白（α-fetoprotein，AFP），故血清AFP浓度明显升高。AFP是一个特异性的肿瘤标志物。放射免疫法对检测血清AFP的表达水平具有高度敏感性。因此，血清AFP检测对卵巢卵黄囊瘤的诊断具有较高的临床意义。

**治疗** 包括手术治疗和术后

辅助化疗。手术时一般可见血性腹水，约有半数已转移。

**手术治疗** ①原发性肿瘤：手术范围应包括卵巢原发肿瘤、大网膜及盆腔内种植瘤切除。对已有转移的，应行肿瘤细胞减灭术，术中尽可能比较彻底地将肿瘤切除，使残存肿瘤直径不超过1cm。对早期年轻患者，为保留年轻患者的生理生育功能，在对侧卵巢经冰冻切片证实正常者，可保留对侧附件及子宫，因子宫与对侧卵巢是否切除并不影响预后。②复发性肿瘤：如果复发瘤比较局限、体积不大，单用联合化疗即可奏效。如果腹腔内的复发瘤分布较广而多，或是体积偏大，仍需手术切除，术后再行联合化疗。若患者能耐受足量标准联合化疗，可取得满意的疗效。

**化疗** 治疗卵黄囊瘤的有效方法之一。博来霉素＋依托泊苷＋顺铂方案（BEP）、博来霉素＋长春新碱＋顺铂方案（BVP）是常用的化疗方案。BEP方案与BVP方案疗效相近，但BEP方案毒性较低，已成为治疗该病的首选方案。以往采用过的方案还有长春新碱＋放线菌素D＋环磷酰胺方案（VAC）。

**预后** 卵黄囊瘤生长迅速，易早期转移，预后较差。

**预防** 对于自身不适或有临床症状时应及时就医，定期查体，尤其具有肿瘤家族史的患者，应尽量做到早期发现、早期诊断、早期治疗。治疗后定期随访，预防复发，有效改善预后。

（孔北华　张小磊）

luǎncháo wúxìngxìbāoliú
**卵巢无性细胞瘤**（ovarian dysgerminoma） 来源于尚未有性分化以前的原始生殖细胞的卵巢肿瘤。为中度恶性的实性肿瘤，较为少见，发生率约占卵巢生殖细胞肿瘤的2%，占卵巢恶性肿瘤的5%。可发生于任何年龄，多发生在10～30岁，5岁以下及绝经期之后罕见。

**病因与发病机制** 尚未明确。无性细胞瘤与原始生殖细胞的许多组织学特征相似；睾丸精原细胞瘤与DSG的组织学特征极为相近，而卵巢与睾丸产生的卵子和精子都来源于原始生殖细胞；无性细胞瘤内常混合存在其他生殖细胞肿瘤的成分，如畸胎瘤、卵黄囊瘤、胚胎癌、绒癌等。因此，多数学者认为无性细胞瘤最可能来源于卵巢的原始生殖细胞。

**病理** 肉眼观肿瘤为圆形、椭圆形或分叶状，实性，质韧触之如橡皮。一般包膜完整，表面光滑，切面淡棕色。镜下见体积和形态较为一致的圆形或多角形大细胞，细胞核大而不规则，胞质丰富，染色淡或透亮，瘤细胞呈巢状或条索状排列，有少量纤维组织间隔分开，间质中常有淋巴细胞浸润。

**临床表现** 盆腔包块是最常见的症状，单侧居多。常伴有腹胀感。肿瘤发生扭转破裂出血可有急性腹痛。腹水较少见。极少数病例可出现高血钙。多数患者月经及生育功能不受影响，仅有少数两性畸形患者发生原发性闭经或第二性征发育差，或出现阴蒂大、多毛等男性特征。约5%的无性细胞瘤患者表型为女性而性腺发育异常，如单纯性腺发育不全（46,XY，双侧条索状性腺）、混合性性腺发育不全（45,XX/46,XY，单侧条索状性腺，对侧睾丸）及雄激素不敏感综合征（46,XY，睾丸女性化）。

肿瘤生长较快，但不常发生早期转移。淋巴转移首先累及髂总淋巴结及腹主动脉旁淋巴结，接着为纵隔及锁骨上淋巴结。晚期可发生血行转移，最常见转移部位为肝、肺、肾及骨。

**诊断与鉴别诊断** 青春期及生育期卵巢恶性肿瘤，应首先考虑生殖细胞肿瘤的可能。如包块增长快，但腹水不明显，一般情况好，并非很恶性表现，血清甲胎蛋白（α-fetoprotein，AFP）及人绒毛膜促性腺激素（human chorionic gonadotrophin，HCG）均阴性，多考虑DSG。极少数DSG含有合体滋养层巨细胞成分，血清HCG可升高。血清乳酸脱氢酶（lactate dehydrogenase，LDH）有时也可升高。确诊依靠组织病理学诊断。

诊断时应注意：约有15%的DSG为混合型无性细胞瘤，瘤内存在其他类型的恶性生殖细胞肿瘤成分，如未成熟畸胎瘤（见卵巢畸胎瘤）、卵巢卵黄囊瘤、胚胎癌或卵巢绒毛膜癌等。混合型DSG中，有些以无性细胞瘤为主，混有少量或极少量其他成分；有些以其他类型恶性生殖细胞肿瘤为主，仅含有少量无性细胞瘤成分。如血清肿瘤标志物AFP及HCG为阳性，应考虑混合型的可能。如存在原发性闭经，第二性征发育差，甚至有男性化体征，应注意两性畸形的可能而进行染色体检查和内分泌测定。

需与其他恶性生殖细胞肿瘤（尤其是胚胎癌）、恶性间质瘤（幼年型颗粒细胞瘤）及转移性肿瘤（弥漫性大细胞淋巴瘤及恶性黑色素瘤）相鉴别。血清肿瘤标志物及组织病理学检查可有助于鉴别。

**治疗** 包括手术治疗、化疗、放疗等方法。

**手术治疗** DSG多发生于年

轻妇女，常为单侧卵巢发病，即使复发也很少累及对侧卵巢和子宫，且对化疗敏感，因此手术的基本原则是无论期别早晚，只要对侧卵巢和子宫未受肿瘤累及，均应行保留生育功能的手术，仅切除患侧附件。是否同时行包括腹膜后淋巴结切除在内的全面分期手术，存有争议。对于复发的DSG仍主张积极手术。

**化疗** DSG对化疗十分敏感，根据肿瘤分期、类型和肿瘤标志物的水平，术后可采用3~6个疗程的联合化疗。常用联合化疗方案为博来霉素+依托泊苷+顺铂方案（BEP）、博来霉素+长春新碱+顺铂方案（BVP）及长春新碱+放线菌素D+环磷酰胺方案（VAC）。

**放疗** 为手术和化疗的辅助治疗方法。无性细胞瘤对放射线高度敏感，且放疗可治愈。手术后加放疗，可使存活率达到100%。但由于无性细胞瘤患者多处于青春期及生育期，盆腔部的放疗，将对生理及生育功能产生影响，因此已较少应用。但对已生育而肿瘤又为晚期，转移或复发瘤较多的患者，可在手术后辅以放疗。

**病情监测** 对于DSG的病情监测，尚无较为特异的肿瘤标志物用来了解病情的状态及化疗效果，但血清LDH或神经特异性烯醇化酶的检测，对于DSG的病情监测还是比较敏感的。

**预后** 单纯无性细胞瘤的5年存活率可达90%；混合型（含绒癌、内胚窦等成分）预后差。

**预防** 病因尚未明确，难以预防。但若能积极采取措施对高危人群严密监测随访，早期诊治可改善预后。对卵巢实性肿瘤或囊肿直径>5cm者，应及时手术切除。青春期及生育年龄妇女发现卵巢肿大，应及时明确诊断。盆腔肿块诊断不清或治疗无效者，应及早行腹腔镜检查或剖腹探查，早期诊治。

（孔北华 姜 侃）

luǎncháo fēirènshēnxìng róngmáomó'ái
**卵巢非妊娠性绒毛膜癌**（ovarian non-gestational choriocarcinoma） 起源于原始生殖细胞，由卵巢生殖细胞中的多潜能细胞向胚外结构（滋养细胞或卵黄囊等）发展而形成的恶性肿瘤。又称原发性卵巢绒毛膜癌。恶性程度极高，可分为单纯型或混合型。单纯型罕见；混合型是指肿瘤中除绒毛膜癌成分外，还同时合并存在其他恶性生殖细胞肿瘤成分。发病率极低，多为散在、个案报道。发病年龄分布极广，但多见于儿童和年轻女性，常合并其他生殖细胞肿瘤成分。

**病因与发病机制** 尚不清楚。组织发生尚无一致认识，一般认为来源于生殖细胞，是由卵巢生殖细胞中的多潜能细胞向胚外结构（滋养细胞或卵黄囊等）发展而来。其特点为细胞滋养层与合体滋养层细胞混合存在，在恶性生殖细胞肿瘤谱系中代表胚外组织分化。

**病理** ①大体表现：肿瘤多为单侧，右侧较左侧多见。肿瘤直径多为8~30cm，为有包膜、实性、质软而易碎的出血性肿物。多为暗红色，有广泛出血、坏死，常可在肿瘤边缘找到少量存活的瘤组织，如为混合型可出现其他生殖细胞肿瘤的形态。②镜下形态：肿瘤细胞由细胞滋养叶细胞、合体滋养叶细胞和中间型滋养叶细胞组成，构成条索状或网状结构，无胎盘绒毛结构。细胞滋养叶细胞呈多边形，境界清楚，大小比较一致，胞质丰富透明，核呈卵圆形，位于中央，核的大小不一，可见多核的瘤巨细胞形成。合体滋养叶细胞形态不规则，胞质丰富，境界不清楚，似"帽带"覆盖在细胞滋养叶细胞周围。间质可见纤维素聚积，可见"血管侵犯"现象。

**临床表现** 发病部位多为女性卵巢和男性睾丸，其他原发部位包括纵隔、腹膜后等体轴附近的部位，肺、食管、胃肠、肾和膀胱等偶见为原发部位。

主要表现为腹水、腹胀、腹部扪及包块；青春期发育以前即出现性早熟、乳房增大；育龄妇女发病可有月经不规律、闭经和阴道不规则流血；如肿瘤发生坏死、破裂出血可出现急腹症，与异位妊娠破裂或卵巢肿瘤扭转等表现极为相似。

该病高度恶性，可侵犯邻近器官组织，经血管和淋巴转移，最常见的转移部位是肺，其他转移部位有脑、肝、肾、胃肠、膀胱和盆腔等，根据部位的不同出现相应的症状。

**诊断与鉴别诊断** 患者一般年龄轻，盆腔包块多增长较快，血清人绒毛膜促性腺激素升高，应考虑绒毛膜癌诊断。若同时伴甲胎蛋白升高者，可能混合卵黄囊瘤成分；如为生育期女性，应与妊娠性绒毛膜癌相鉴别。如有男性女性化、女性性早熟等症状，应引起怀疑，进一步做血清人绒毛膜促性腺激素（human chorionic gonadotrophin，HCG）的测定。为区别单纯型或混合型卵巢绒毛膜癌，可同时测定血清甲胎蛋白（α-fetoprotein，AFP），如AFP也有升高，应考虑混合有卵黄囊瘤成分，也可混有未成熟畸胎瘤或无性细胞瘤。胸部、脑部CT等检查有助于早期诊断。其他辅助检查有 B 超、X 线检查、腹腔镜检查等。

育龄妇女还需与妊娠性绒毛膜癌相鉴别。有些妊娠性绒毛膜癌的子宫原发病灶消失，仅有卵巢内转移灶，或者异位妊娠在卵巢内的绒毛膜癌，不论从临床表现还是病理特点均难以区分。确切区分二者需对肿瘤的基因组进行多态性分析，将肿瘤组织基因组多态性与患者及其丈夫的血样进行比较，如果肿瘤成分仅源于患者自身，则确定为非妊娠性绒毛膜癌，若有父源成分存在，则为妊娠性绒毛膜癌（见绒毛膜癌）。

**治疗** 一般采用较强的联合化疗方案，并在适当时机结合手术进行治疗，在治疗期间对肿瘤标志物的监测有助于评估疗效和预后。

**手术治疗** 不同于妊娠性绒毛膜癌，手术治疗是重要手段。因该病发现时瘤体大、肿瘤活性高，转移和侵犯的部位广泛，早期手术切净率低且易促进血行转移，可行先期化疗，血清 HCG 正常或接近正常的情况下行根治性手术，可减少疗程，降低复发。对年轻有生育要求，且病变局限于性腺的患者，可行保留生育功能的手术。对多疗程化学治疗后仍持续存在的局限、孤立的转移灶（如肺、脑等）行病灶切除，可获得病情的缓解甚至痊愈。

**化疗** 对卵巢非妊娠性绒毛膜癌，特别是对合并有其他恶性生殖细胞肿瘤者，多采用顺铂＋依托泊苷＋博来霉素方案（PEB）或顺铂＋长春新碱＋博来霉素方案（PVB）。对性腺外发生的非妊娠性绒毛膜癌参考对妊娠性绒毛膜癌有效的强效联合化学治疗。一些化学治疗方案如依托泊苷＋氨甲蝶呤＋放线菌素 D/环磷酰胺＋长春新碱方案（EMA/CO）、顺铂＋表柔比星＋异环磷酰胺方案（PEI）等均可取得满意的疗效，减少肿瘤负荷，降低血清 HCG 水平，从而缓解病情。值得注意的是，该病可出现原发耐药，因此，治疗过程中需根据病情及时调整化疗药物。

**预后** 该病恶性程度高，预后极差，要提高对这类肿瘤的认识，早期做出诊断并采取积极措施，采用化疗和手术相结合，兼治多种肿瘤成分，可以改善疗效，多数患者可以获得长期生存。但绝大多数为混合型，其预后取决于混合型肿瘤的成分，通常预后较妊娠性绒毛膜癌差，病情发展快，多数患者初次诊断时已有实质器官的转移，化疗效果不好。

**预防** 定期筛查，及时治疗，做好随访。

(孔北华 代彩凤)

**卵巢转移性肿瘤**（metastatic ovarian tumor） 原发于身体其他任何器官的肿瘤，转移至卵巢，形成与原发病灶具有相同病理特性恶性肿瘤的疾病。又称继发性卵巢肿瘤。并不罕见，占卵巢恶性肿瘤的 5%～10%。在亚洲，其发病率略高于西方欧美国家，可能与原发恶性肿瘤的发病率差异有关。

卵巢转移性肿瘤可来自胃肠道（见胃肠道癌转移卵巢）、乳腺（见乳腺癌转移卵巢）、除卵巢以外的其他生殖器官（见女性生殖道癌转移卵巢）、肺、肾等；白血病、淋巴瘤也可累及卵巢，其中以伯基特（Burkitt）淋巴瘤多见。

**发病机制** 主要有以下几种转移途径。

**直接蔓延** 卵巢邻近器官如乙状结肠、阑尾、输卵管、子宫、膀胱等处的原发病灶呈浸润性生长，穿破该器官的浆膜层而直接蔓延至卵巢，在其表面形成继发病灶，并向深部发展。

**播散种植** 原发病灶已穿破该器官的浆膜层，癌细胞脱落，经腹水或肠蠕动向盆腔内播散，盆底的子宫直肠陷凹常是被累及的部位，可见广泛弥散种植性癌结节。但亦可在卵巢表面种植而成为转移性肿瘤。子宫内膜癌及输卵管癌的脱落癌细胞，可经输卵管种植于卵巢表面。乳腺癌可直接侵犯胸膜和横膈膜，经腹膜种植于卵巢表面。

**淋巴转移** 最常见的转移方式。上腹部恶性肿瘤，尤其是消化道恶性肿瘤容易在淋巴管内形成癌栓，癌栓沿淋巴管向下经腰淋巴结至盆腔淋巴结，通过卵巢周围丰富的淋巴管而进入卵巢形成转移性肿瘤。乳腺癌则通过胸大肌深筋膜的淋巴管，经肋间及腹壁的淋巴管至胃旁淋巴结，再沿上述通路转移至卵巢；盆腔内淋巴管沿髂血管分布，汇集来自卵巢、输卵管、子宫、阴道的淋巴液并相互吻合形成互通的淋巴网。因此，子宫颈、子宫体及输卵管的恶性肿瘤均有可能转移至卵巢。淋巴转移形成的转移性肿瘤，往往为双侧性，在卵巢包膜下膨胀性生长，故外观可保持正常卵巢形态，活动好，但镜下见淋巴管内癌栓。

**血行转移** 较少见。胃肠道的血液回流与卵巢血液回流有关，即肠系膜上、下静脉与卵巢静脉间有直接或间接吻合。

**临床表现** 多有胃肠道癌、乳腺癌等原发肿瘤病史。发病年龄明显早于原发性卵巢癌，胃肠道转移性肿瘤的发病年龄大约早 10 年，因为此期卵巢功能旺盛，血供相对丰富，更适宜于转移性肿瘤的生长。但有时原发肿瘤隐匿，卵巢转移性肿瘤为首发表现，甚至在术后很长时间找不到原发灶。与原发性卵巢癌不同，大多数患者生育功能良好，其生育次数均高，不育者极少。

**原发肿瘤相关症状**　常诉胃痛、胃胀、泛酸或呕血、黑粪，或有幽门梗阻等消化道症状。若继发于肠道恶性肿瘤，可有腹泻、便血等下消化道症状。若原发于子宫内膜癌，可有不规则阴道流血、白带增多等。

**腹部包块或盆腔肿块**　绝大多数均可扪及腹部包块或盆腔肿块，常为双侧性、实性。来自胃癌者大多表面光滑、活动，而来自结肠癌者可能因浸润而较固定。镜下卵巢表面有肿瘤种植，淋巴管或血管内见癌栓。

**腹水**　广泛的淋巴管阻塞、肿瘤本身渗出及患者的低蛋白血症均可产生腹水。大多为淡黄色，偶有呈血性者。

**其他**　如腹胀及下腹不适感、腹痛、月经失调或绝经后阴道流血、恶病质等见卵巢上皮性肿瘤。

**诊断与鉴别诊断**　卵巢转移行为隐匿，早期缺乏特异性症状，故术前诊断率仅 20%～30%。胃肠道来源的卵巢转移性肿瘤中，一半以上无原发肿瘤症状，或同时发现原发及转移灶，或在发现卵巢转移性肿瘤后才找到原发灶，甚至找不到原发灶。其中最常见的肿瘤类型为克鲁肯贝格（Krukenberg）瘤。除以上临床表现外，对妇科及超声检查提示双侧卵巢肿瘤且伴腹水者，要详细询问病史，结合 CT、MRI、细胞学检查、消化道钡餐、胃镜、结肠镜及乳房检查，提高卵巢转移性肿瘤的术前诊断率。术后病理检查确诊卵巢转移性肿瘤至关重要。有时需借助细胞免疫、组织化学染色或肿瘤标志物的检测等方法明确诊断。尤其伴有子宫内膜腺癌时，要考虑到"双癌"的可能性。

该病与卵巢原发性恶性肿瘤不易鉴别，须根据原发性肿瘤病史、手术中探查情况、术后病理检查确诊。

**治疗**　在积极治疗原发肿瘤的基础上，以有效缓解和控制症状为目的。

**手术治疗**　如果患者一般情况允许，应采取手术治疗为主。原发灶不明确时，需行剖腹探查术以明确诊断；原发肿瘤明确时，应行子宫、双附件和大网膜切除，尽可能切除盆腔转移瘤，术后配合化疗或放疗，以减轻肿瘤负荷，提高放化疗敏感性；如已经广泛转移，或患者情况差，原发灶不能切除，可行双侧附件切除。

**化疗**　根据原发性恶性肿瘤的性质来定化疗方案。如来源于乳腺癌，常用环磷酰胺＋多柔比星/氨甲蝶呤＋5-氟尿嘧啶方案（CAF/CMF），多柔比星＋多西紫杉醇或紫杉醇方案（AT）、多西紫杉醇＋卡培他滨方案（XT）等方案；若由胃肠道转移而来，常用 5-氟尿嘧啶＋多柔比星＋丝裂霉素方案（FAM），5-氟尿嘧啶＋多柔比星＋顺铂方案（FAP）等。

**预后**　除原发病灶为生殖系统肿瘤外，其他部位的卵巢转移性肿瘤预后极差，术后平均生存时间为 3～10 个月。

**预防**　重视原发肿瘤的筛查，做到早期诊断、及时治疗、预防远处转移。有胃肠道肿瘤、乳腺癌者，需常规行妇科检查以排除卵巢转移性肿瘤。围绝经期或绝经后的胃肠道恶性肿瘤及乳腺癌者，可行预防性双侧卵巢切除，预防远期转移。

（孔北华　贾琳）

**wèichángdào ái zhuǎnyí luǎncháo**

**胃肠道癌转移卵巢**（metastatic ovarian cancer from gastrointestinal tract）　来自胃肠道的恶性肿瘤经淋巴管、血管、体腔侵入卵巢，形成与原发病灶相同恶性肿瘤的疾病。其中最常见的类型为克鲁肯贝格（Krukenberg）瘤，含有黏蛋白、小周边核的黏液细胞——印戒细胞。胃肠道癌转移到卵巢的发生率为 18%～80%，与不同地区胃肠道肿瘤的发病率不一致有关。功能旺盛、血供丰富的卵巢更适于转移瘤的生长。

**发病机制**　见卵巢转移性肿瘤。

**临床表现**　仅有少数患者先有原发瘤的病史和症状，多数患者因原发病症状不典型而未予重视，故以转移瘤症状而就诊。胃肠道癌转移卵巢的主要症状和其他类型卵巢癌无明显差异，主要是腹胀、腹部包块、腹水等。原发于胃肠道者可有腹痛、腹胀、胃肠道症状或体重下降等。

多数出现腹水，腹水细胞学检查多半可找到印戒细胞。几乎所有的病例均可触及腹部包块，个别患者因卵巢增大不明显或腹壁肥厚，盆腔检查时难以发现。盆腔肿块以双侧性多见，腹部彩超检查不难发现。

**诊断**　凡妇科检查查到附件实质性，尤其为双侧肿块者应考虑到卵巢转移肿瘤的可能性，应该仔细追问消化道肿瘤病史，结合症状、体征可诊断。伴有胃肠道症状者更应考虑该病，进一步行胃肠道钡餐造影、胃镜或肠镜检查，有条件者行 CT 检查，以尽早发现原发病灶。女性胃切除手术时宜常规探查盆腔，疑有病变时可进一步做病理检查等处理，以免漏诊。妇科手术发现双侧卵巢实质性肿瘤，也应常规探查胃肠道。有胃肠道肿瘤手术史的女性，除外科随访外也应定期进行妇科随访。积极寻找原发病，对于诊断、制定治疗方案及判断预后有帮助。

**治疗** 能耐受手术者仍应积极手术。力争手术同时切除原发灶，则预后更佳。

**手术治疗** 妇科手术的范围因情况而异，一般情况下可切除子宫及双附件，大网膜可做部分或横结肠以下切除；如患者身体情况差或术中发现腹腔内广泛转移，则切除双侧附件；原发灶也可切除或已切除但具有盆腔局限转移者，则可切除子宫加双侧附件，同时尽可能切除盆腔转移瘤。如果原发肿瘤范围不大、转移不明显、患者身体情况好，仍应积极争取同期外科切除原发灶，但临床上有许多患者对原发灶的切除难以实现。

**化疗** 术后辅以适当的化疗。可选择常用 5-氟尿嘧啶 + 多柔比星 + 丝裂霉素（FAM）方案和 5-氟尿嘧啶 + 多柔比星 + 顺铂（FAP）方案等。

**预防** 对患胃肠道肿瘤的妇女，定期做好妇科随访工作，预防胃肠道癌转移卵巢的发生、发展。已发生转移者，预后差，应积极治疗并做好随访工作。

（孔北华 郑靖芳）

*rǔxiàn'ái zhuǎnyí luǎncháo*
**乳腺癌转移卵巢**（metastatic ovarian cancer from breast） 原发病为乳腺癌，其后转移至卵巢的病变。发生率为卵巢转移性肿瘤的 1.5% ~ 25%。乳腺癌的卵巢转移以双侧多见，约占 60%。癌细胞可经胸部、腹壁、胃周、腰部淋巴结或血行转移至卵巢，以淋巴转移为主。

**病因** 据统计，在行卵巢去势术的乳腺癌患者中，有 2% ~ 11% 发现卵巢镜下转移癌，这可能与以下因素相关：①卵巢淋巴引流和血供丰富，肿瘤可经淋巴、血液途径转移至卵巢。②绝经前妇女卵巢分泌的大量雌激素激活了癌细胞，使癌细胞容易趋向于卵巢而发生转移。③这些患者易发生基因突变（*BRCA1* 和 *BRCA2*）而同时罹患乳腺癌和原发性或转移性卵巢癌。

**病理** ①大体表现：多为双侧性，中等程度增大，表面光滑或有圆凸的结节状外观，实性为主。②镜下形态：为癌细胞呈管泡状或条索状排列，偶见乳腺髓样癌或印戒细胞，卵巢间质可见灶性黄素化间质细胞。免疫组化：乳腺转移癌通常 GCPDF-15、乳腺球蛋白、GATA3 阳性表达，而波形蛋白、WT1、CA125、PAX8 阴性表达。

**临床表现** 多发生于绝经前妇女。主要为原发病和转移瘤的表现。原发和继发肿瘤同时存在，两者的症状可独立发生或相互干扰，一般以转移瘤的表现更突出。卵巢转移病变早期无特异性症状，晚期可出现盆腔包块、腹胀、腹水、腹痛等表现。

**诊断** 确诊前，大多已有其他部位转移。卵巢转移早期无症状，且病变深居盆腔，难以早期发现，诊断主要根据影像学和血清学检查，确诊依靠病理学检查。

**影像学检查** 盆腔超声检查是最常用的辅助检查手段。必要时可结合 X 线、CT、MRI、PET-CT，了解肿瘤与周围脏器的关系及有无腹膜后淋巴结转移等。

**卵巢肿瘤标志物检测** 协助诊断卵巢肿瘤和鉴别原发与转移卵巢肿瘤的敏感指标。常用的有 CA125、CA153、CEA 等。

**鉴别诊断** 需与下列疾病鉴别：原发性卵巢良恶性肿瘤、盆腔炎性包块和肝硬化腹水等。

**治疗** 在手术治疗的基础上，采取化疗、放疗、内分泌治疗以及生物治疗等多种综合措施，有望延长患者生存期。

**手术治疗** 尽可能积极切除乳腺原发灶和卵巢转移肿瘤，手术范围可根据患者的具体情况而定。一般行子宫及双附件切除术，若转移病变局限于盆腔，可行卵巢肿瘤细胞减灭术。

**化疗** 适用于激素受体阴性或对激素治疗抵抗的患者。可采用序贯单药化疗或联合化疗，以改善生活质量为主，避免强烈化疗。常用的方案有：环磷酰胺 + 多柔比星/氨甲蝶呤 + 5-氟尿嘧啶方案（CAF/CMF）、多柔比星 + 多西紫杉醇或紫杉醇方案（AT）以及多西紫杉醇 + 卡培他滨方案（XT）等。

**内分泌治疗** 适用于未绝经或围绝经期且雌激素受体、孕激素受体阳性或化疗无效的乳腺癌患者。常用的治疗药物有：抗雌激素类（三苯氧胺、托瑞米芬等），芳香化酶抑制剂（阿那曲唑、来曲唑等），孕激素类（甲羟孕酮、甲地孕酮），促性腺激素释放激素类似物（亮丙瑞林、戈舍瑞林等）。

**分子靶向治疗** Her-2/neu 阳性者可采用曲妥珠单抗等治疗。

**预后** 确诊卵巢转移前多伴其他部位转移，一旦出现卵巢转移，常预示病期晚，预后差。

**预防** 乳腺癌术后根据病情辅以化疗、放疗及内分泌等综合治疗，定期复查，早发现、早诊断、早治疗。对于近绝经或绝经后乳腺癌患者，尤其是有卵巢转移高危因素者，卵巢去势（手术或放疗）可降低循环雌激素水平，并减少卵巢癌患病风险，预防卵巢癌的发生，改善长期疗效。

（孔北华 李 鹏）

nǚxìng shēngzhídào'ái zhuǎnyí luǎncháo
## 女性生殖道癌转移卵巢（metastatic ovarian cancer form female genital tract）

来源于女性生殖道的瘤细胞经淋巴管、血管或体腔侵入卵巢，形成与原发病灶相同恶性肿瘤的疾病。发生率报道不一，占转移性卵巢癌的 18%~40%。转移卵巢的女性生殖道癌可来源于以下几个部位：子宫颈、输卵管、子宫内膜及子宫肌层、妊娠滋养细胞。其中子宫内膜癌、子宫颈癌、输卵管癌均可转移至卵巢，尤其以子宫内膜癌转移至卵巢最为多见。外阴及阴道癌转移到卵巢者则极为少见。子宫内膜癌转移至卵巢的发生率报道为 4%~12%，即使是 I 期子宫内膜癌，卵巢中也可有隐匿性转移。子宫颈癌卵巢转移的发生率报道为 2.2%~7.6%。原发性输卵管癌是女性生殖道癌中较少见的一类，卵巢转移率高达 50%，甚至更高。卵巢转移性肿瘤一般发现于原发性生殖道肿瘤诊断后的临床病情评估或者手术过程中以及术后病理切片证实。

**发病机制** 肿瘤细胞转移到卵巢有五种可能的途径：直接蔓延、表面种植、经输卵管转移、淋巴转移和血行播散。子宫颈癌、子宫内膜癌及输卵管癌可直接蔓延或经淋巴管转移至卵巢，后两者还可直接经由输卵管腔转移卵巢。血行转移则是绒毛膜癌的主要转移方式。

**临床表现** 由于患者体内的原发肿瘤以及继发肿瘤同时存在，故其临床表现可以为二者的症状同时存在或者独立出现。

**诊断** 主要根据病史和体征，辅以必要的辅助检查进行诊断。如果已知存在卵巢外原发性生殖道癌，同时出现一个或多个卵巢肿物，则不难做出正确的评估。但在某些情况下，区别原发性卵巢癌以及生殖道癌转移卵巢较为困难。

原发于子宫内膜的癌瘤可通过刮宫做出诊断，但对子宫内膜癌卵巢转移与原发性卵巢子宫内膜样癌的区别可能较为困难，可参考下列指标：如果子宫内膜肿瘤 <2cm，局限于内膜层或仅轻微侵犯肌层，没有血管浸润或蔓延扩散，可诊断为子宫及卵巢两部位的肿瘤均为原发瘤。当子宫内膜肿瘤 >2cm，分化差、明显浸润肌层及输卵管时，则可判断卵巢的肿瘤继发于子宫内膜癌。此外，癌组织切片免疫组化染色也有助于诊断。通过检测雌激素受体、孕激素受体可以使 62.5% 的原发性卵巢子宫内膜样癌与子宫内膜癌卵巢转移区别开来。

子宫颈癌卵巢转移必须注意区别相互独立的子宫颈内膜腺癌与卵巢黏液性囊腺癌。输卵管癌转移卵巢可将卵巢结构完全破坏，以致不易判断输卵管及卵巢何为原发、何为受累。若输卵管与卵巢均有病变存在而两者大小相似，可考虑卵巢为原发灶。若组织中见有砂粒体，则应考虑为卵巢浆液性囊腺癌，此可作为特征性的鉴别依据之一。但是近年来，卵巢浆液性癌起源于输卵管上皮的学说可能使人们重新认识以上的诊断标准。

**治疗** 积极处理原发癌，转移癌则可根据患者的情况、病灶范围等来选择手术、化疗、放疗等治疗。

**预后** 在所有转移性卵巢癌中的预后最好，5 年存活率为 34% 左右。

**预防** 普及防癌知识，定期体检。对原发癌的高危人群应严密检测随访，早期诊治可以改善预后。

（孔北华 毛洪鸾）

luǎncháo xiānwéizǔzhī láiyuán zhǒngliú
## 卵巢纤维组织来源肿瘤（tumor from fibrous tissue of ovary）

卵巢非特异性组织肿瘤之一。主要有以下三个类型：卵巢纤维瘤、卵巢多细胞性纤维瘤和卵巢纤维肉瘤。

**卵巢多细胞性纤维瘤** 又称富于细胞纤维瘤，是一种具有低度恶性潜能的肿瘤，发生率约为纤维瘤的 1/10。

**病理** 大体形态与纤维瘤无明显差别。镜下可见梭形或圆形细胞排列紧密，细胞核可呈轻度异型性，可见少量核分裂象（一般 <4/10HP），以及少量胶原成分形成。

**临床表现** 主要表现为盆腔肿物和/或腹痛。肿瘤多无包膜粘连和破裂。

**诊断与鉴别诊断** 需根据病史、症状、体征，结合妇科超声检查、肿瘤标志物检查以及相关辅助检查综合分析，最终诊断依据术中所见和组织病理学检查。需与纤维肉瘤相鉴别。

**治疗** 以手术为主，对年轻、需要生育者可保留生育功能。但由于该类肿瘤具有低度恶性潜能，如术中发现包膜破裂或粘连，应适当扩大手术范围，术后辅以化疗或放疗。

**预后** 比卵巢纤维肉瘤好。多数呈良性经过，但有 20% 的复发率及死亡率。

**卵巢纤维肉瘤**　是极为罕见的恶性性索间质肿瘤，可能来源于卵巢间质或由卵巢良性纤维瘤恶变而来，多见于老年妇女，平均发病年龄58岁。

**病理**　①大体表现：大多数为单侧，表面光滑，呈分叶状或不规则状。切面灰白色，质软，多见明显的出血坏死灶。②镜下形态：瘤细胞密集丰富，交叉分布或呈编织状排列，瘤细胞呈中至重度异形，界限不清，染色质丰富，核仁显著，核分裂象多见（>4/10HP），并可见病理性核分裂象。

**临床表现**　一般无特殊症状和不适，常因腹痛和/或盆腔肿物而就诊。

**诊断与鉴别诊断**　因该病无特殊病史和症状，妇科检查和彩超可在附件区发现盆腔肿物，确诊主要依据术中冰冻切片或术后石蜡切片病理。

应与多细胞性纤维瘤鉴别。核分裂象是最好的鉴别指标，通常纤维肉瘤核的分裂象>4/10HP。此外，还需与卵巢未分化肉瘤鉴别，纤维肉瘤保留了卵巢间质细胞的特点。

**治疗**　可行全子宫及双附件切除术，必要时行盆腔淋巴结清扫术，术后辅以化疗。

**预后**　极差，因肿瘤的复发及血行转移，患者总生存期一般不超过2年。5年生存率几乎为零。

（崔满华）

luǎncháo jīròuláiyuán zhǒngliú

## 卵巢肌肉来源肿瘤 （tumor from muscle source of ovary）　发生在卵巢，起源于肌肉组织的卵巢肿瘤。包括卵巢平滑肌瘤、卵巢平滑肌肉瘤、卵巢横纹肌肉瘤。

**卵巢平滑肌瘤**　卵巢良性肿瘤，较少见。可能起源于卵巢门部的平滑肌组织、血管壁的平滑肌以及卵巢间质的化生的平滑肌组织。大体和镜下表现均呈现平滑肌瘤特征。常发生于绝经期和绝经后妇女，但有时也发生于年轻妇女。年龄范围20～65岁。

**病理**　①大体表现：大多数为单侧，外形似子宫平滑肌瘤。肿瘤呈圆形或分叶状，边界清晰，大小不等，直径0.3～36cm，切面实性呈旋涡状，表面光滑，色灰白。②镜下形态：肿瘤细胞呈长梭形、核居中呈梭形，两端钝圆，核染色质均细，核仁不明显，核膜清晰，又称雪茄状核。肌原纤维从核两端延伸，平滑肌纤维多数呈编织状排列。无核分裂象或极少。特殊染色和免疫组化染色可确定肿瘤属平滑肌瘤。③免疫组化：马森（Masson）染色，平滑肌纤维呈红色，单克隆抗体结蛋白、平滑肌动蛋白呈阳性标记。

**临床表现**　多无症状，体检时发现盆腔大小不等的肿物，多为单侧。部分患者主诉触及盆腔包块、腹痛、腹坠、月经不调或痛经。

**诊断与鉴别诊断**　该病多无特殊症状，诊断主要基于妇科和影像学检查发现盆腔肿物，但确诊非常困难，易误诊。多依靠术中所见、术后病理及免疫组化检查最终确诊。

需与子宫浆膜下肌瘤以及卵巢癌纤维瘤鉴别。

**治疗**　手术治疗为主。应根据患者年龄、全身状况及生育需求决定术式。可行患侧肿瘤切除或患侧附件切除术，年龄大者可同时行子宫切除术。

**预后**　卵巢平滑肌瘤为良性肿瘤，预后良好。完整切除卵巢平滑肌瘤很少复发，术后不需辅助治疗。

**卵巢平滑肌肉瘤**　原发性卵巢平滑肌肉瘤十分罕见。发病年龄20～65岁，以绝经后妇女居多。组织来源尚不明确，可能来源于血管平滑肌或中肾管残件。也有研究认为可能来源于卵巢平滑肌瘤恶变，或来源于子宫平滑肌瘤的移行，或良性子宫平滑肌瘤的转移，最终恶性变性。

**病理**　①大体表现：肿瘤多数为单侧，多数体积达10cm以上，不规则形成结节状，切面呈鱼肉状伴出血、囊性变或坏死。②镜下形态：细胞中有中重度异型性，核分裂象≥10/10HP，以及出现肿瘤性坏死。肿瘤迅速由血行转移。③免疫组化：Masson染色，肌纤维呈红色。横纹肌纤维染色（PTAH）呈紫红色，desmin及vimentin、平滑肌动蛋白、HHF35测定呈阳性表达。

**临床表现**　患者有盆腔包块史，可有腹痛及压迫症状。常合并子宫肌瘤，出现月经紊乱。

**诊断与鉴别诊断**　主要根据患者的病史、症状、体征结合妇科超声检查，该肿瘤无特异性标志物，最终诊断依据组织病理学，病理学诊断标准同子宫平滑肌肉瘤。

原发性卵巢平滑肌肉瘤需要与纤维肉瘤、梭形细胞癌、转移性胃肠道间质瘤鉴别。黏液样平滑肌肉瘤还应与其他卵巢黏液样肿瘤鉴别，如卵巢水肿、黏液瘤、内胚窦瘤、癌肉瘤等。

**治疗**　以根治性手术及手术后辅助治疗为主。

**预后**　原发性卵巢平滑肌肉瘤主要经血行转移，尽管术后联合化疗可改善预后，但预后不佳。复发率、死亡率高。

**卵巢横纹肌肉瘤** 罕见，组织来源尚未明确，可能为由卵巢未分化间叶组织或卵巢子宫内膜异位症的间质细胞衍化为未分化横纹肌母细胞。发病年龄 2～86 岁，多数 35 岁以上。

病理 ①大体表现：肿瘤单侧常见，肿瘤大小不等，直径从 5～30cm，多数达 20cm 以上，实性、软，呈圆形或不规则形，切面灰红色，呈鱼肉状，部分区域出血、坏死。②镜下形态：肿瘤整个由横纹肌母细胞构成，特点是在肿瘤细胞胞质中可见红染区域、横纹等横纹肌母细胞特征，分为胚胎型、腺泡型和多形型。前两型多见于儿童和年轻妇女，而多形型多见于老年妇女。③免疫组化：PTAH 染色胞质内显示纵纹或横纹。免疫组化单克隆抗体测定波形蛋白、结蛋白、肌红蛋白皆呈阳性表达。

临床表现 多数主诉发现盆腔包块、腹痛、腹胀等，通常肿瘤生长较快，常伴有血性腹水，转移常见。术中发现肿瘤多数已为晚期。

诊断与鉴别诊断 依据临床症状和影像学检查可以发现肿瘤，确诊主要依靠组织学检查、免疫组织化学检查、结蛋白、肌红蛋白等肌性标志物。

需要除外其他卵巢恶性肿瘤伴有横纹肌分化，以及转移性横纹肌肉瘤。

治疗 大多遵循卵巢上皮性癌治疗原则，行肿瘤减灭术，术后辅以联合化疗或放疗。

预后 原发性卵巢横纹肌肉瘤恶性程度高，预后差。有报道平均术后存活期仅 9 个月。但有报道 1 例横纹肌肉瘤已有转移，经手术、化疗和放疗后生存良好。短时间内出现复发和转移，以盆腔直接扩散为主，平均生存时间仅 6～12 个月，70% 患者 1 年内死亡。

（崔满华）

luǎncháo xuèguǎn láiyuán zhǒngliú
# 卵巢血管来源肿瘤（tumor from blood of ovary）
包括卵巢血管瘤、卵巢血管内皮肉瘤和血管外皮细胞瘤。

**卵巢血管瘤** 临床少见。Payae 于 1869 年首次描述，常发生在单侧卵巢，肿瘤常为实性，呈橡皮样硬度，有完整包膜，并分为海绵状及毛细血管型两种类型，海绵状型常见。有关它是一种血管畸形、错构瘤或是真正的肿瘤尚存争议。也有研究者认为，它来源于卵巢畸胎瘤内的血管成分。患者年龄从 4 个月至 81 岁，以婴儿和儿童多见。

病理 ①大体表现：肿瘤多数为单侧、一般体积较小。直径数毫米至 1.5cm。外观呈红色或紫红色。切面通常为海绵状，并可见蜂窝结构。与邻近正常卵巢组织分界清楚，偶有包膜，肿瘤多位于卵巢髓质或卵巢门处。②镜下形态：血管腔内衬单层内皮细胞，管腔内充盈血细胞或部分管腔内见血栓形成。③免疫组化：CD34 呈阳性表达。

临床表现 无明显临床症状，多数是手术或尸检时偶然发现。较少数病例肿瘤较大，患者表现为卵巢肿物引起的腹部增大，或肿物扭转引起的急腹症症状就诊。一些患者可伴发其他部位的血管瘤，比如皮肤、肝脏、脾等器官。

诊断与鉴别诊断 常以盆腔肿物就诊，妇科检查、影像学及肿瘤标志物均无特异性改变。术中探查及肿物切除后病理检查可做出最终判断。

血管瘤需与扩张的血管增生鉴别。后者常见于卵巢门区域，更小、更分散。血管瘤通常形成结节或小肿块。后者通常更小、更分散。血管瘤还须与含有显著血管成分的畸胎瘤鉴别。

治疗 手术治疗，可行肿瘤剥除或附件切除。

预后 良好。

**卵巢血管内皮肉瘤** 又称血管肉瘤。十分罕见，发病率为卵巢恶性肿瘤的 1/100 万。组织来源尚不确定，可能来源于卵巢组织的血管成分，也可能来源于畸胎瘤组织中的血管成分。发病年龄 19～77 岁。

病理 ①大体表现：肿瘤多数为单侧，体积偏大，剖面呈紫蓝色、质软或脆，可见出血和坏死。②镜下形态：由大小和形态各异的血管构成，内衬内皮细胞。在某些区域出现核的多形性以及核分裂象，部分区域可见实性区。③免疫组化：CD34、CD31 呈阳性表达。

临床表现 原发性卵巢血管肉瘤没有特异性的表现，非特异性胃肠症状最常见，如腹痛和腹胀，晚期若肿瘤增大或者扩散，可以压迫直肠或膀胱，继而导致肠梗阻、排尿困难等症状。偶因肿瘤扭转或破裂出现急腹症症状。

诊断与鉴别诊断 临床表现和辅助检查不特异，依据肿物切除后病理学检查确定诊断。

需与淋巴管肉瘤鉴别，该瘤由淋巴管构成，而不是血管成分。

治疗 尚无统一规范的治疗方案。可根据患者的年龄以及生育情况决定术式。若无生育要求可行全子宫及双侧附件切除术，必要时进行减瘤术，术后辅以化疗或放疗。

预后 血管肉瘤通常具有侵袭性，局部复发率高，有转移倾向。若肿瘤局限于卵巢内，预后相对较好；若出现局部浸润或转移时，预后差。

**卵巢血管外皮细胞瘤**　发生在间叶组织的血管源性肿瘤，极为罕见。诊断主要依据病理组织学检查，镜下可见肿瘤细胞体积较小，呈短梭形特征性改变为鹿角分支小血管，网状纤维伴随瘤细胞呈放射状走行，包绕瘤细胞。由于该病属于罕见病种，临床资料较少，尚无统一的治疗方案。相关预后评价未见报道。

（崔满华）

luǎncháo línbāguǎn láiyuán zhǒngliú
**卵巢淋巴管来源肿瘤**（tumor from lymph of ovary）　包括淋巴管瘤和淋巴管肉瘤。

**卵巢淋巴管瘤**　非常罕见。可能为卵巢门部淋巴管过度增生、扩张所形成的错构瘤性病变。

**病理**　肿瘤多数为单侧，体积偏小，表面光滑。切面黄色，囊腔内含清亮黄色液体。镜下卵巢淋巴管瘤由密集的薄壁淋巴管腔构成，内衬扁平的内皮细胞。

**临床表现**　通常无症状，多数是于手术或尸检时偶然发现。

**诊断与鉴别诊断**　同卵巢血管内皮肉瘤。

**治疗**　由于该病属于罕见病种，临床资料较少，尚无统一规范的治疗方案。

**预后**　较好。

**卵巢淋巴管肉瘤**　目前仅见1例报道。肿瘤直径15cm，患者31岁。症状为快速增大的腹部包块。镜下可见增生的淋巴管，内衬扁平内皮细胞，有纺锤形细胞核，内皮细胞向管腔外增生，核染色质深，有分裂象及明显的水肿、出血、坏死。需根据患者的病史、症状、体征结合妇科超声检查、肿瘤标志物检查及其他辅助检查明确诊断，更多的时候需根据剖腹探查和病理学检查做出最终诊断。由于该病属于罕见病种，临床资料较少，尚无统一规范的治疗方案。已报道的病例诊断1年后死于广泛转移。

（崔满华）

luǎncháo gǔ hé ruǎngǔ láiyuán zhǒngliú
**卵巢骨和软骨来源肿瘤**（tumor from bone and cartilage of the ovary）　发生在卵巢的骨源性和软骨源性肿瘤。较少见。相关报道极少。多无特殊临床表现，诊断与鉴别诊断主要依靠术后病理诊断。多数恶性度高，预后差。

**骨源性肿瘤**　卵巢骨瘤的相关报道很少，肿瘤可能来源于纤维瘤、平滑肌瘤或者非肿瘤性病变中的骨化生。肿瘤可大可小，组织学上由致密的骨皮质构成。卵巢骨肉瘤的相关报道非常罕见。组织学上与发生于骨的骨肉瘤相似，预后差。对于一个发生在卵巢的以成骨为主要成分的恶性肿瘤，应当广泛取材，以除外其他肿瘤。

**软骨源性肿瘤**　纯粹的卵巢软骨瘤中文文献未见报道，国外见1例报道。有学者认为，软骨瘤可能来源于卵巢纤维结缔组织化生过程，但卵巢软骨瘤更可能的来源是呈软骨化生的纤维瘤，或者畸胎瘤伴突出的软骨成分。软骨肉瘤也极为罕见，其组织发生尚不明确，可能来源于伴有恶变或者恶性软骨成分过度生长的畸胎瘤。

（崔满华）

luǎncháo zhīfángzǔzhī láiyuán zhǒngliú
**卵巢脂肪组织来源肿瘤**（adipose tissue tumor of the ovary）　该类肿瘤非常罕见，有一些关于脂肪组织构成的良性、恶性肿瘤位于卵巢的报道。良性肿瘤可以是以脂肪为主的畸胎瘤，或是卵巢周围的脂肪粘连、附件中的脂肪垂发生梗死等情况。镜下肿瘤为完全的成熟脂肪细胞组成。而恶性脂肪组织则可能为伴有突出脂肪肉瘤成分的恶性米勒管混合瘤的一部分，或由其他部位发生的脂肪肉瘤转移而来。若为良性肿瘤，切除后预后良好。若为恶性，则预后差，尚无大量的临床资料统计。

（崔满华）

luǎncháo jiānpí láiyuán zhǒngliú
**卵巢间皮来源肿瘤**（tumor from celothelium source of ovary）　主要包括卵巢腺瘤样瘤、卵巢恶性间皮瘤和卵巢其他间质组织来源肿瘤。

**卵巢腺瘤样瘤**　腺瘤样瘤在女性生殖系统中并不罕见，但发生于卵巢的腺瘤样瘤罕见。常位于卵巢门部，属良性肿瘤。近年来研究结果倾向其组织来源于间皮细胞。有人认为是良性间皮瘤。大多见于20~40岁妇女。

**病理**　①大体表现：通常位于卵巢门部位，肿瘤呈圆形或卵圆形，一般较小，多数直径≤3cm，切面呈灰黄色，可呈多囊状，边界清楚。②镜下形态：肿瘤细胞呈立方、低柱状或扁平上皮状，有较丰富的嗜酸性胞质。瘤细胞排列成实性条索的管状或囊状空隙，间质为致密胶原和透明变性的结缔组织。③免疫组化：calretinin和mesothelial阳性。

**临床表现**　一般无明显临床症状，多为偶然发现。

**诊断**　因罕见，临床无特征性表现，诊断均依据术后病理检查。

**治疗**　可行单侧附件切除或肿瘤剥除术。

**预后**　该病可有局部浸润，

但不转移，预后良好。

**卵巢恶性间皮瘤** 恶性间皮瘤是一种临床少见的间皮细胞起源性肿瘤，恶性程度高，原发于胸膜腔者较为多见，起源于卵巢者极为罕见。卵巢恶性间皮瘤主要是指肿瘤全部或大部分位于卵巢表面、卵巢门部的恶性间皮瘤。与恶性腹膜间皮瘤不同，患者多无石棉接触史。

**病理** ①大体表现：肿瘤多数为双侧，实性，大小不等。②镜下形态：肿瘤可累及卵巢表面或其下的实质部分。瘤细胞呈恶性细胞表现，异型性明显，常发生明显浸润。③免疫组化：与腹膜间皮瘤类似。常用的免疫组化标志物为上皮膜抗原（EMA）、cal-retinin、WT1、CK5/6、抗间皮细胞抗体-1 和间皮素。借助于上述多项标志物可与卵巢浆液性乳头状癌鉴别。

**临床表现** 与卵巢癌相似，患者可出现腹痛、腹胀、腹水、盆腔包块症状。

**诊断与鉴别诊断** 该类肿瘤早期多无症状，体征和常规检查无特异性。因此，术前诊断困难，多依靠术后病理。易与卵巢其他恶性肿瘤、腹膜原发恶性间皮瘤、反应性间皮增生及胃肠道恶性肿瘤相混淆，免疫组化结果可帮助鉴别。

**治疗** 以手术为主，参考卵巢癌的术式进行选择。术后辅助化疗或放疗等综合治疗。

**预后** 确诊时多为晚期，预后差。

（崔满华）

luǎncháo wèifēnhuà ròuliú
# 卵巢未分化肉瘤（undifferentiated ovarian sarcoma） 卵巢子宫内膜间质肉瘤的一种。2003 年，世界卫生组织将发生在卵巢的子

宫内膜间质肉瘤分为子宫内膜间质肉瘤和卵巢未分化肉瘤两种。传统上依据肿瘤组织内核分裂的多少，将其分为低度恶性和高度恶性两类；而在新分类中，将瘤细胞与子宫内膜间质相似者归为子宫内膜间质肉瘤，而将瘤细胞缺乏子宫内膜间质分化者归为卵巢未分化肉瘤。可发生于任何年龄，以绝经后妇女居多。

**病因与发病机制** 尚不清楚。因多数卵巢原发性子宫内膜间质肉瘤伴随子宫内膜异位或类似内膜间质的肉瘤样病变，故推测其可能来源于卵巢子宫内膜异位，亦有可能是卵巢生发上皮向子宫内膜样上皮及间质分化。

**病理** ①大体表现：多数肿瘤单侧、实性或囊实性，呈鱼肉状。部分肿瘤含不同大小的囊腔，腔内充满黏液或血性液体。切面呈黄白色或褐色，质软或硬韧，有时可看到灰色的纤维间隔。②镜下形态：典型的肿瘤细胞与发生在子宫的一致，形似增殖晚期子宫内膜的间质细胞，弥漫排列，大小和形态较一致，卵圆形或短梭形。胞质通常稀少，少数肿瘤有少量到中等量的胞质，核卵圆形。染色质细，核分裂象易见，是一类成分单一的肉瘤。

**临床表现** 与其他卵巢肿瘤类似，患者早期常无明显症状，中晚期多出现腹胀、腹痛等消化道症状，腹部肿块、恶病质及膀胱或直肠受压表现等症状。

**诊断与鉴别诊断** 与普通卵巢肿瘤相同，需根据患者的病史、症状、体征结合妇科超声检查、肿瘤标志物检查以及其他辅助检查病理学检查做出最终诊断。

病理学上需与子宫内膜间质肉瘤鉴别。子宫内膜间质肉瘤以弥漫增生的、类似于子宫内膜间

质细胞的瘤细胞为特征的单相型肉瘤，肿瘤边缘呈浸润性生长。还需与卵巢小细胞肿瘤、颗粒细胞瘤、子宫内膜间质肿瘤转移等鉴别。

**治疗** 以手术治疗为主，可明确肿瘤类型及波及范围。应尽可能切除肿瘤，术后辅以放疗、化疗等综合治疗。

**预后** 该病高度恶性，侵袭性强、进展快，常在短期内出现复发和转移。扩散方式以直接播散和血行转移为主。预后极差，多数在一年内死亡。

（崔满华）

luǎncháo zàoxuèxìbāo láiyuán zhǒngliú
# 卵巢造血细胞来源肿瘤（tumor from hematopoietic cell source of ovary） 包括卵巢恶性淋巴瘤、卵巢白血病和卵巢浆细胞病。

**卵巢恶性淋巴瘤** 卵巢恶性淋巴瘤分为原发性或继发性。原发于卵巢的恶性淋巴瘤十分罕见，约为卵巢肿瘤的 1.5%，占恶性淋巴瘤的 0～0.3%，不到 1%。多以个案报道。继发性卵巢恶性淋巴瘤是恶性淋巴瘤累及卵巢所致。恶性淋巴瘤累及卵巢虽然不常见，但在女性生殖系统中卵巢是最常被累及的器官。卵巢恶性淋巴瘤可发生在任何年龄，中年妇女居多，多为 30～40 岁。对卵巢恶性淋巴瘤的组织来源仍有争议，难以判断是原发性还是继发性。

病理 50%～60% 的病例累及双侧卵巢，肿瘤体积较大，典型者有完整的包膜。切面呈白色、褐色或灰红色，偶尔有灶性出血、坏死。常见的是弥漫性大 B 细胞淋巴瘤、伯基特（Burkitt）淋巴瘤和滤泡淋巴瘤，是中国最常见的非霍奇金淋巴瘤。原发性淋巴瘤的诊断需要进行分期和随访研究，以证实没有任何系统性疾病。

**临床表现** 许多患者以盆腔包块和腹痛就诊，原发卵巢恶性淋巴瘤可因巨大卵巢肿物或胸腔积液、腹水而出现进行性呼吸困难、腹胀、疲乏、体重减轻等恶病质表现，易误诊为晚期卵巢癌。

**诊断与鉴别诊断** 原发性卵巢恶性淋巴瘤的诊断需具备下列条件：①肿瘤局限于卵巢，或以卵巢为主，可累及邻近淋巴结或浸润邻近组织。②外周血及骨髓中无异常细胞。③远距离病灶必须在发现卵巢病灶后数月才出现。④以往无淋巴瘤病史。⑤经病理检查证实为恶性淋巴瘤。

需与粒层细胞瘤、无性细胞瘤（见卵巢无性细胞瘤）、未分化癌（见卵巢未分化癌和不能分类肿瘤）、高钙血症型小细胞癌（见卵巢小细胞癌）及转移性乳腺癌（见乳腺癌转移卵巢）鉴别。

**治疗** 手术治疗可以切除肿瘤，了解盆腹腔脏器与腹膜后淋巴结等情况，为诊断及进一步治疗提供依据。手术方式多选择子宫加双附件切除术，并尽可能辅加肿瘤细胞减灭术，使残余细胞减少至最低限度，有利于提高术后放化疗以及综合治疗的效果。

**预后** 较差。

**卵巢白血病** 白血病比淋巴瘤更常累及卵巢，儿童较成人常见。卵巢常较大，可为单侧或双侧性。典型者为实性、质地较软，呈白色、黄色或红棕色，偶尔为绿色（曾称"绿色瘤"，现称粒细胞肉瘤）。以弥漫性生长方式为主，但有时瘤细胞局部可呈条索状。免疫组化染色狼疮抗凝物和髓过氧化物酶阳性可以证实，需与淋巴瘤鉴别。卵巢粒细胞肉瘤的患者可出现或不出现造血系统急性髓系白血病。大多数急性淋巴细胞白血病发生于儿童和青少年，可在造血系统病变消退期间发生卵巢白血病。主要是选择联合化疗，预后一般较差。

**卵巢浆细胞病** 恶性浆细胞病累及卵巢极罕见。可表现为多发性骨髓瘤累及卵巢。卵巢浆细胞瘤可以在多发性骨髓瘤发病时同时存在，也可以在多发性骨髓瘤治疗过程中出现。瘤细胞为成熟或未成熟的浆细胞。成熟的浆细胞核偏位，染色质呈块状，核质比例低，胞质丰富、有核周空晕。不成熟者为多形性，多核巨细胞常见。临床表现为单侧附件区的包块。由于卵巢原发性浆细胞瘤罕见，目前尚缺乏成熟的治疗方法。其预后尚未见确切临床资料。

（崔满华）

**luǎncháo xiǎoxìbāo'ái**

**卵巢小细胞癌**（ovarian small cell carcinoma） 原发性卵巢小细胞癌（small cell carcinoma, SCC）是一种原发于卵巢的非常罕见的恶性肿瘤。2003 年世界卫生组织将其划分入卵巢杂类肿瘤。可分两型，一种常伴有血钙、血磷水平升高，称为卵巢小细胞癌高钙血症型；另一种具有神经内分泌特征，称为卵巢小细胞癌肺型。

**病因与发病机制** 尚不清楚。

**组织来源** 有关卵巢 SCC 的组织来源仍不能十分确定。多数学者认为卵巢细胞癌很可能起源于卵巢体腔上皮、生殖细胞和性索间质这三类常见卵巢肿瘤中的一类。卵巢小细胞癌与这三类肿瘤虽有明显的不同，但也都有相似之处。综合已有的研究报道，卵巢 SCC 与间质肿瘤的区别很多，而与生殖细胞或上皮性肿瘤有较多近似之处。据报道，晚期卵巢 SCC 治疗而存活者，所用联合化疗药物均是对生殖细胞有效的药物，因而有学者认为卵巢 SCC 可能是生殖细胞的变异型。

**病理** ①大体表现：高钙血症型，肿瘤多数为单侧，肿瘤体积较大，直径在 6 ~ 25cm，重量 500 ~ 2000 克，颜色灰白或灰黄色，呈分叶状或结节状，切面可见散在的小囊腔，可见黏液样变及不同程度的出血坏死灶。肺型，肿瘤双侧发病的略多，肿瘤以实性为主，伴少量微小囊性变区，囊内可含黏液、出血、坏死等。②镜下形态：高钙血症型，肿瘤大多数瘤细胞较小，呈圆形，核呈圆形、卵圆形或梭形，核深染，有相对小的核仁，有程度不等的核分裂象。瘤细胞也可排列呈巢状或索状，在 80% 肿瘤中还可见到滤泡样结构。在 25% 的肿瘤中有含丰富嗜酸性胞质的大细胞，核呈泡状，核仁明显，两种可混合存在或成群聚集，比例多寡不一。在 10% 的肿瘤中有一些富含黏液的细胞呈印戒细胞形态。瘤内间质较少，少数局灶坏死伴出血。肺型，瘤细胞多数小而圆，胞质稀少，核仁不明显。常见大区域的坏死以及核固缩，核分裂象常见。肿瘤内常含上皮－间质肿瘤成分。多数卵巢 SCC 对细胞角蛋白阳性率最高，其次是上皮性肿瘤相关抗原（EMA）、波状蛋白、神经特异性烯醇化酶阳性率较高，甲胎蛋白为阴性。

**临床表现** ①高钙血症型：70% 伴有旁分泌性高钙血症，血清磷可以正常或低于正常水平。肿瘤切除后血钙、磷短期内即恢复正常，随着肿瘤复发和转移又复异常。多数患者出现腹胀、腹痛、下腹包块、腹水等症状。②肺型：多发生于绝经期妇女，多数有明显的家族史。多数无自觉症状，血清钙、血清磷基本正常。

腹膜为最好发生转移的部位，可有盆、腹腔淋巴结转移及肝、肺、胸膜等远处转移。

**诊断与鉴别诊断** 由于卵巢SCC很少见，故很少在术前诊断。对年轻妇女或儿童，有单侧附件肿物，合并高钙血症的，除外甲状旁腺及骨的疾病后，要高度怀疑此病。需注意如果无高钙血症的表现也不能排除SCC的诊断，病理是基本的诊断手段。

需与卵巢颗粒细胞瘤、卵巢恶性淋巴瘤、卵巢生殖细胞肿瘤等鉴别。①卵巢颗粒细胞瘤：细胞较大，有明显的纤维瘤样及卵泡膜瘤样成分。表达的特异性抗体的免疫组化染色与小细胞癌不同。小细胞癌超微结构中独特的内质网，亦有助于二者的鉴别。②卵巢生殖细胞肿瘤：SCC缺乏S-D小体等特征性结构可以鉴别。③卵巢恶性淋巴瘤：淋巴瘤缺乏卵泡样腔隙，表达的特异性抗体的免疫组化染色与小细胞癌不同（见卵巢造血细胞来源肿瘤）。

**治疗** 治疗原则是手术、放疗、化疗三者相结合。手术方式采用肿瘤细胞减灭术，包括全子宫及双侧附件切除、盆腹腔肿瘤细胞的减灭术、盆腔淋巴结清扫。有个别报道年轻患者行保留生育功能的手术。但是无论手术、放疗、化疗或联合治疗，治疗效果大都不理想。

**预后** 该病高度恶性，病情发展迅速，预后差。

（崔满华）

luǎncháo liúyàng bìngbiàn
## 卵巢瘤样病变（tumor-like lesion of ovary）
在临床、大体或组织学上类似于卵巢肿瘤的非肿瘤性病变。可发生于任何年龄，但多见于生育期年龄。其发病原因涉及生理及病理两方面，多为单侧性，也有双侧性。如发生破裂或出血可引起急腹症。有些瘤样病变可能影响卵巢功能，在临床上及病理上常常和真性肿瘤混淆，应予鉴别，尤其是月经周期正常而"囊肿"持续存在或增大者，需排除是否为卵巢肿瘤。

卵巢瘤样病变包括卵巢纤维瘤病、妊娠黄素瘤、卵泡囊肿、黄体囊肿、卵巢单纯囊肿、卵巢冠囊肿、卵巢门细胞增生症、卵巢重度水肿、卵巢炎性囊肿。

**门细胞增生症** 可能与门细胞对内源性及外源性促性腺激素刺激敏感有关，可见于绝经期及妊娠期。患者可出现血浆睾酮增高的表现，如男性化症状（多毛、嗓音低、阴蒂肥大等），可手术治疗。需与门细胞瘤鉴别，后者一般体积较大，多数为单侧，而该病多数为双侧，且为显微镜下证实。手术治疗后症状消失，预后良好。

**卵巢重度水肿** 发生于青少年的罕见卵巢瘤样病变。一侧或双侧卵巢由于水肿而呈瘤样增大，多数患者表现为腹痛，其他患者可表现为月经不规律、多毛及男性化。部分患者血清睾酮可增高。需与卵巢纤维瘤水肿、硬化性间质瘤、黏液瘤鉴别。一般需手术治疗，预后良好。

**卵巢炎性囊肿** 卵巢炎症与邻近组织粘连形成的假性囊肿。炎性囊肿在急性感染时，可有发热、白带增多、下腹坠痛、全身不适症状。慢性感染可有下腹坠痛。盆腔检查子宫活动受限，病变累及双侧附件时，于两侧附件或子宫后方可触及大小不等、活动受限的囊性包块，常有触痛。根据囊肿大小、症状轻重可选择药物治疗或手术治疗，有复发可能。

（崔满华）

luǎncháo xiānwéiliúbìng
## 卵巢纤维瘤病（fibroma disease of ovary）
一种发生于年轻妇女的较为少见的病症。

**病因** 尚不明确，可能为产生胶原纤维的卵巢间质的非肿瘤性增生。发病年龄13～39岁，平均25岁。

**病理** ①大体表现：肿瘤多数为单侧，可部分或全部累及，受累的卵巢增大直径在8～12cm，表面光滑或呈分叶状、实性，切面质硬，灰白色，可出现小囊腔。②镜下形态：病灶处梭形纤维细胞增生伴不等量的胶原纤维，围绕正常卵巢结构，包括各期卵泡和黄体，可出现灶性的黄素化间质细胞及卵巢水肿。

**临床表现** 半数以上月经不规律，包括阴道不规则流血、月经过多或闭经。少数伴男性化如痤疮、嗓音改变和多毛。如肿瘤蒂扭转则引发急腹症症状。妇科检查可以扪及单侧或双侧附件肿块。

**诊断与鉴别诊断** 需根据患者的病史、症状、体征结合妇科超声检查，依据术中探查和病理学检查做出最终诊断。

需与卵巢重度水肿、卵巢纤维瘤、卵巢间质增生相鉴别。卵巢重度水肿剖面有水肿液溢出，而无弥漫增生的纤维细胞和胶原纤维包绕卵泡结构的特征；卵巢纤维瘤切面增生的纤维呈交织状排列，其中无正常卵巢结构。

**治疗** 手术治疗，根据患者年龄、生育情况，年轻患者可行单侧附件或卵巢楔切术。若行卵巢楔切术，术时需做冷冻切片检查以除外恶性病变；若年龄较大，无生育要求，一般采取全子宫和双附件切除术。

**预后** 该病发展缓慢，预后

较好，需定期随访。

（崔满华）

## 妊娠黄素瘤 (luteoma of pregnancy)

rènshēn huángsùliú

妊娠过程中，卵巢内单个或多个黄素化结节状病变形成的非赘生性肿物。又称妊娠期结节性卵泡膜黄素化细胞增殖。可能由闭锁卵泡的黄素化卵泡膜细胞发展而来。患者年龄在 19 ~ 42 岁，平均 23 岁。

**病因** 由过量人绒毛膜促性腺激素 (human chorionic gonadotrophin, HCG) 的刺激引起发病，分娩后病变自行消退。由于妊娠黄素瘤很少伴有滋养细胞疾病，因此考虑激素亦非该病唯一的发病因素。

**病理** ①大体表现：肿瘤多数为单侧，有约 1/3 病例为双侧性。病灶大小不等，个别报道可超过 20cm。切面实性，呈橘黄色，整个组织酷似妊娠黄体，但没有黄体花彩样结构，常见灶性出血。②镜下形态：瘤细胞呈多边形或不规则形，细胞大小介于黄素化颗粒细胞和卵泡膜细胞之间。排列成片，偶见排列成索状或巢状。胞质丰富，含嗜酸颗粒。核圆形或有轻度多形性、深染，位于细胞中央或略偏位。核分裂象通常不超过 3/10HP，偶有高达 7/10HP，偶见有瘤细胞内含有胶样滴，类似妊娠黄体细胞。

**临床表现** 一般在异位妊娠手术、剖宫产或产后绝育手术时发现。妊娠中期后，由于血内睾酮水平升高，25% 母亲有男性化症状，如粉刺、多毛、嗓音低沉等。70% 出生的女婴亦有男性化表现，分娩后症状消失。

**诊断与鉴别诊断** 妊娠期发现卵巢肿物，结合临床表现和辅助检查（B 超和激素检测）可做出初步判定，确诊需依据病理学检查。

需与妊娠黄体、黄素化卵泡膜囊肿、卵巢类固醇细胞瘤、卵巢睾丸间质细胞瘤鉴别。

**治疗** 多于手术中发现，可在术中行活检冷冻切片检查，如确诊为妊娠黄素瘤，可保守治疗。血浆睾酮于产后数周降至正常，一般产后几个月可完全消失。

**预后** 良好，再次妊娠有复发可能。

（崔满华）

## 卵泡囊肿 (follicular cyst)

luǎnpāo nángzhǒng

卵泡在生长发育过程中，发生闭锁或不破裂，致卵泡液积聚，卵泡扩张形成的直径 > 2.5cm 的囊肿。又称滤泡囊肿。

**病因** ①下丘脑 - 垂体 - 卵巢性腺轴功能紊乱。②卵巢白膜增厚卵泡破裂受阻。③雌激素活性过强，抑制垂体功能。

**病理** ①大体表现：多为单发，亦可多发，壁薄而透明，表面光滑，灰白色，其内充满淡黄色或透明液体。②镜下形态：囊壁为增生的颗粒细胞和卵泡膜细胞，二者均可黄素化，并形成卡 - 埃（Call-Exner）小体。

**临床表现** 一般无临床症状，多在妇科检查或剖宫产时发现。有时可伴有某个月经周期延长或缩短。罕有因扭转或破裂，出现急腹症症状者。当囊肿较大时，可引起下腹痛和性交痛。偶有患者因囊肿壁的颗粒细胞有活性，持续分泌雌性激素，生育期妇女出现无排卵性，儿童出现假性性早熟。多发的小型卵泡囊肿可致月经过频等月经紊乱。

**诊断与鉴别诊断** 卵泡囊肿因无特殊症状，多在因囊肿性质不明或因其他原因手术时发现，

形态特点为卵巢增大，卵巢上有多个薄壁囊肿，囊壁内为清亮透明液体。需与卵巢单纯囊肿鉴别。

**治疗** 大多数卵泡囊肿可以在 4 ~ 6 周不经治疗而自行吸收消失。若有月经失调，口服避孕药可帮助建立正常的月经周期。囊肿较大或有并发症者，如发生破裂或扭转，可行手术治疗，术中根据卵巢状态可选择囊肿剥除或患侧附件切除。

**预后** 良好，可复发。

（崔满华）

## 黄体囊肿 (corpus luteum cyst)

huángtǐ nángzhǒng

在黄体血管形成期，血液流入黄体腔过量形成黄体血肿，在逐渐被吸收后，其直径仍 > 3cm 的功能性囊肿。成熟卵泡排卵后，卵泡液流出，卵泡腔内压下降，卵泡壁的卵泡颗粒细胞和卵泡内膜细胞在促黄体素 (lutropin, LH) 的作用下进一步黄素化，形成黄体。正常黄体的直径一般 < 2cm。黄体囊肿多发生于生育期年龄。

**病因** ①腺垂体促性腺激素平衡失调，黄体异常功能活跃。②黄体在血管形成过程中，出血过多，如凝血障碍、抗凝治疗后、先天性无纤维蛋白原血症等疾病。③人绒毛膜促性腺激素 (human chorionic gonadotrophin, HCG) 水平过高，黄体酮、泌乳激素、雌二酮水平升高。

**病理** ①大体表现：肿瘤多数为单侧，直径 3 ~ 6cm，呈单房，早期似血肿，待血肿吸收后囊腔内为透亮或淡黄色液体，囊壁部分或全部为浅黄色，多数呈花环状结构，系排卵后卵泡壁塌陷形成许多皱襞，卵泡壁的卵泡颗粒细胞和卵泡内膜细胞向内侵入所致。②镜下形态：囊肿形成的早期，黄体细胞仍存在，且富

含类脂质，仅囊壁内层纤维化，后期残存程度不同的粒层黄体细胞和卵泡内膜细胞，同时囊壁内层纤维化伴明显透明变。

**临床表现**　多在排卵后发生。一般无临床症状，部分患者可能出现月经延长、月经过多等症状。偶有囊肿破裂，出现急腹症症状。

**诊断与鉴别诊断**　需根据患者的月经情况、症状、体征，结合妇科超声检查和肿瘤标志物检查等明确诊断。

黄体囊肿破裂引发的急腹症易误诊为异位妊娠，但黄体囊肿血和尿 HCG 阴性，出血量较异位妊娠少，且无反复出血。

**治疗**　无症状者可随诊观察；若囊肿破裂或扭转，应行手术治疗，破裂者可行电凝或缝合止血，扭转者多因卵巢血运受影响而行单侧附件切除术。

**预后**　良好，可反复出现。

（崔满华）

luǎncháo dānchún nángzhǒng

## 卵巢单纯囊肿 （simple cyst of o-vary）

未能衬覆上皮性质的卵巢囊肿。病因尚不十分清楚。与卵泡囊肿和卵巢冠囊肿的外观难以区分。单纯囊肿为单房、薄壁，内含清色液体。囊壁为纤维结缔组织，内衬扁平上皮或上皮已完全消失。囊肿表面光滑。临床多无症状，囊肿较大时，可能会出现腹胀或邻近器官（膀胱或直肠）压迫症状，当发生扭转、出血、感染或破裂时，可出现急腹症症状和体征。

根据病史、症状和体征，结合妇科超声检查可做出初步诊断，肿瘤标志物检查有利于与卵巢恶性肿瘤的鉴别，腹腔镜或剖腹探查获取囊肿壁的病理学检查是诊断的最终依据。无症状者可随诊观察，若囊肿破裂或扭转，应及时行手术治疗，根据具体情况选择囊肿剥除术或患侧附件切除术。预后良好。

（崔满华）

luǎncháoguàn nángzhǒng

## 卵巢冠囊肿 （epoophoron cyst）

位于输卵管系膜或阔韧带与卵巢门之间的囊肿。绝大多数为良性，但也有极少数恶变者。多发生于生育期年龄，单侧发病多见。

**病因与发病机制**　卵巢冠为胚胎期中肾管的颅侧部，包括纵管及与之相连的中肾小管。传统认为中肾管残留为卵巢冠囊肿的主要来源（女性中肾管一般在胚胎第 6~8 周时慢慢退化，残余组织会相继发展为卵巢冠囊肿）。近年来一些学者认为卵巢冠囊肿也可源于间皮、副中肾管。有研究发现肥胖、不孕可能是卵巢冠囊肿的危险因素。

**病理**　①大体表现：与卵巢单纯囊肿相似，但两者的位置不同，卵巢单纯囊肿位于卵巢上，卵巢冠囊肿位于输卵管系膜内，与卵巢完全分开，大小不一，直径从不足1cm，到大至 17~20cm。一般呈圆形或椭圆形，表面光滑，囊壁菲薄，内有透亮液体。如果囊壁内有乳头状赘生物，应注意存在恶变可能。②镜下形态：中肾管型，囊壁被覆立方形上皮伴有或无纤毛，无分泌细胞及乳头皱褶，透明嗜酸性胞质。有基底膜，基底膜外有厚层平滑肌束环绕。副中肾管型，囊壁被覆输卵管型或宫内膜型上皮，囊壁被覆有纤毛细胞和分泌型细胞，胞质中性，似输卵管上皮，囊壁有乳头状皱褶，基底膜不清，外有薄层平滑肌环绕。间皮型，囊壁被覆扁平上皮，外绕少量纤维组织。

**临床表现**　一般无症状，有时在妇科手术时才发现；若囊肿体积较大，可引起邻近器官的压迫症状如尿频、输尿管积水和盆腔静脉曲张等。偶尔可发生囊肿蒂扭转。

**诊断与鉴别诊断**　一般通过妇科检查及妇科超声可发现囊肿。需与卵巢囊肿鉴别。肿块发生位置及肿块与卵巢之间的关系是鉴别卵巢冠囊肿和卵巢囊肿的关键。同时注意与卵巢其他疾病及输卵管积液的鉴别。

**治疗**　囊肿较小时，可观察。当囊肿直径 >5cm 时，可考虑手术治疗。有生育要求者，多行囊肿剥离术；无生育要求者，需根据年龄和是否同时合并生殖器官其他疾病选择囊肿剥除、患侧输卵管切除或子宫双附件切除术。囊肿剥除手术中应尽量保护卵巢组织。如术中发现囊内有乳头或菜花状或实性结节，应进行快速冷冻病理切片，以排除有无恶变。恶变者影响预后，应按卵巢癌实施手术。

**预后**　良好，恶变者会影响预后。

（崔满华）

èxìng fùmó jiānpíliú

## 恶性腹膜间皮瘤 （malignant peritoneal mesothelioma，MPM）

原发于腹膜上皮和间皮组织的恶性肿瘤。罕见，临床表现无特异性，发病隐匿，诊断困难，死亡率高。发病年龄多在 50~60 岁。

**病因与发病机制**　通常认为与长期接触石棉、滑石粉等有关。1946 年魏耶斯（Wyers）首先注意到恶性间皮瘤似乎与接触石棉有关，1960 年瓦格纳（Wagnert）等肯定了间皮瘤的发生和接触石棉粉尘的密切关系。以后各家报道有石棉接触史的患者所占比例迥异，为0~100%，多数文献报道为 70%~80%。有研究发现，石棉纤维在体外可抑制自然杀伤细胞的活力，石棉纤维强力地抑制了抗癌免疫监视中起重要作用的自然杀伤细胞活性，这至少是致癌的机制之一。其发生还可能与放射性物质、病毒遗传、个体敏感性及慢性炎症等刺激有关。

**病理** ①大体表现：根据肿瘤的生长方式和外形，可以分为弥漫型和局限型两类，以前者更为常见。弥漫型，腹膜广泛受累，常以下腹部或盆腔为重。腹膜的脏层、壁层可见多数大小不一的瘤结节，色暗红或灰白，质软或脆。局限型，好发于上腹部或盆腔，常形成大块肿块附着于浆膜脏层，直径可超过 10cm，其质软而脆或纤维性较硬，有坏死、出血。②镜下形态：上皮型，较常见，约占 75%。上皮细胞可呈高柱状、立方或多边形。典型的上皮样细胞胞质轻度嗜酸性和呈细颗粒状，常有空泡，胞核增大，核分裂象多少不等，一般无明显的基底膜。肉瘤型，纯肉瘤型罕见。瘤细胞呈梭形，排列呈带形或螺环形。分化高者瘤细胞细而长，间质有胶原纤维及网状纤维；分化低者细胞短而粗，间质中胶原纤维及网状纤维少或无，核分裂象多少不等。混合型，上述两型结构呈不同程度的混合，介于二者之间的过渡型细胞也很常见。常用的免疫组化标志物为上皮膜抗原（epithelial membrane antigen，EMA）、calretinin、Wilm 瘤抗原-1、角蛋白 5/6、抗间皮细胞抗体-1 和间皮素。以上标志物在 MPM 多为阳性。

**临床表现** 腹胀、腹痛、腹围增大为最常见三大症状。呈隐袭性进展，早期症状很不明确或无感觉，直至病情发展一定程度，才被发觉。多数只觉腹部胀感或不适感，腹水也可在早期单独出现，量多且顽固。全身情况在较长时期内很少变化，食欲可保持，消瘦不明显，无发热，有时可发生自发性低血糖症。可伴有胸痛、呼吸困难、咳嗽等，提示胸膜间皮瘤症状。晚期可出现肠梗阻症状，腹部膨隆、腹肌硬韧；腹部和直肠指诊可扪及肿块。

**诊断与鉴别诊断** 由于该病少见，临床症状均为非特异性，常导致延迟确诊。根据临床表现、X 线和超声等检查可以提供肿瘤存在的可能性，但确诊有赖于腹腔镜检查、剖腹探查和病理学检查。当组织学不典型，特别是上皮型间皮瘤的形态学酷似转移性腺癌——卵巢外腹膜浆液性乳头状癌（extraovarian peritoneal serous papillary carcinoma，EPSPC），以间皮细胞占优势时，传统的光镜检查有时难以区别，需结合免疫组化及电镜超微结构观察才能做出较正确的诊断。

需注意与以下疾病相鉴别。①结核性腹膜炎：常有发热、盗汗、红细胞沉降率增快等结核中毒症状，腹水细胞学涂片以单核细胞为主，抗酸染色 5%～10% 可找到结核菌，腹水结核菌培养阳性率为 40%，抗结核治疗有效。②肝硬化腹水：缓慢发生的腹痛、腹水和消化道功能紊乱与肝硬化的临床表现相似，如患者既往有肝炎病史时，则极易误诊为肝硬化腹水。③腹腔转移性肿瘤：术前 CT 和 X 线检查等有助于鉴别诊断。术时仔细探查，除外隐蔽的原发灶。④EPSPC：术前误诊率几乎达 100%，鉴别 EPSPC、卵巢癌或间皮瘤必须经过开腹探查和病理检查，再结合诊断标准做出最后诊断。此外，分化低的间皮瘤应通过免疫组化检查与分化低的腺癌相鉴别。借助于上述多项标志物可与卵巢浆液性乳头状癌鉴别。

**治疗** 如为局限型病变，可行局部切除。但多数患者为腹腔、盆腔弥漫性病变，根据病变的范围可做病变切除、大网膜切除及部分腹膜切除，可减少肿瘤负荷、缓解症状、减少腹水产生、暂时控制疾病。如为姑息手术，术后行全身化疗，应用顺铂、多柔比星、环磷酰胺、丝裂霉素和依托泊苷等，除少数病例外，多数疗效不佳。

**预后** 局限型间皮瘤手术切除的治疗效果颇佳，弥漫型间皮瘤手术彻底切除病变的机会极少，部分只能起到手术探查及活检的作用。除少数病例外，多数疗效较差，多在确诊后 1～2 年死亡。腹膜间皮瘤的预后较胸膜间皮瘤差，儿童较成人差。预后也与诊断时的临床期别、病理类型有关，上皮型的预后较混合型、肉瘤型好，应坚持密切随访。

（崔满华）

yíchuánxìng luǎncháo'ái zōnghézhēng
**遗传性卵巢癌综合征**（hereditary ovarian cancer syndrome，HOCS） 在家族中有卵巢癌聚发，并符合常染色体遗传特征的一类临床综合征。已经确定的 HOCS 包括以下两个。①遗传性乳腺癌-卵巢癌综合征（hereditary breast-ovarian cancer syndrome，HBOCC）：最常见，是指一个家族中有 2 个一级亲属或 1 个一级亲属和 1 个二级亲属患乳腺癌或卵巢癌，并具有遗传倾向。②遗传性非息肉性结直肠癌（hereditary nonpolyps colorectal cancer，HNPCC）：即林奇（Lynch）Ⅱ综合征。主要表现为结直肠癌，可合并子宫内膜癌、卵巢癌等。后者少见，临床上 HOCS 常指前者，约占卵巢癌患者的 5%。

**病因**　HOCS 为常染色体显性遗传，是由于易感基因 BRCA1 和 BRCA2 突变所致。普通人群患乳腺癌和卵巢癌的终身危险度分别为 10%~14% 和 1%~2%，而由于 BRCA 基因的相关突变均具有很高的外显率，所以携带 BRCA1 和 BRCA2 突变的女性发生相关肿瘤的终身危险为 80%~90%。BRCA1 突变的女性相对来说更易于在 35~40 岁之前罹患乳腺癌和卵巢癌，发生率分别为 45%~60% 和 20%~40%，而 BRCA2 突变者则分别为 25%~40% 和 10%~20%。

**临床表现**　在有乳腺癌倾向的家族中，乳腺癌患者或其 1 级、2 级血亲中有两个及以上卵巢癌患者，并有以下临床特点：①家族中乳腺癌多呈早发表现，一般发病年龄 <50 岁。②家族中卵巢癌患者发病年龄也较早，一般为 49.6~55.3 岁，平均 52.4 岁（散发性卵巢癌的发病年龄平均为 59 岁）。③家族中可有其他类型肿瘤患者，如子宫内膜癌、消化道癌、前列腺癌等。④卵巢癌的病理类型以浆液性乳头状囊腺癌为多见。

**诊断**　诊断要点：①详尽的家谱分析，家系成员完整的医疗记录应包括卵巢癌、乳腺癌、结肠癌、子宫内膜癌等恶性肿瘤的发病年龄、病理报告、死亡证明等。②发病年龄早。乳腺癌大多 <50 岁，卵巢癌平均 52.4 岁。③乳腺癌和卵巢癌的临床特征。④BRCA1 和 BRCA2 突变基因的检测阳性。

**风险评估和遗传咨询**　具有下述特点的患者和家族，在临床上需要考虑遗传倾向的可能：肿瘤发生的年龄早，多在 45 岁左右

或更早；发生双侧乳腺癌，或在同一女性发生乳腺癌和卵巢癌两种肿瘤；有两名或以上亲属患乳腺癌和/或卵巢癌；家族中出现男性乳腺癌。卵巢癌的遗传风险应当由肿瘤遗传学方面经验丰富的专家根据家族史和病史进行个体化评估。对于风险评估呈高危的人群，应当纳入遗传咨询的范围，对其进行社会心理学评估、风险咨询、相关知识宣教、并尽可能探讨施行基因测定。

需要特别强调的是，不是所有的 BRCA 基因突变携带者都会发展为肿瘤，而且不是所有检测到的突变都具有临床意义。已知的 BRCA 基因致病性突变仅能解释家族聚集现象的 20%~25%，尚有大量不能明确临床意义的突变等待进一步的基础研究和临床观察，以证实其临床意义。

**临床干预**　对于发现 BRCA 基因致病性突变的患者，应在充分的知情同意和遗传咨询后进行适当的临床干预。而对于未发现明确致病性突变或因经济等原因未进行基因检测，但家族遗传倾向明显的患者，也应当进行充分的遗传咨询并选择适当的临床干预方式。

**预防性手术**　由于卵巢癌缺乏有效的筛查手段，诊断时期别较晚且死亡率高，因此预防性双侧附件切除术是遗传性卵巢癌患者预防罹患卵巢癌的最有效的预防措施，可以降低 90% 以上的卵巢癌。由于遗传性卵巢癌的发病年龄较早，对于基因检测明确为 BRCA1/BRCA2 基因突变者，应尽早实施手术干预，预防性双侧附件切除应是 35 岁以上或刚刚完成生育的妇女的最佳选择。对于无条件进行基因检测但为家族遗传倾向明显的高危患者，已绝经或

在完成生育后也应尽早预防性切除双附件。值得注意的是，即使切除了双侧附件，仍有 1%~4% 可能发生腹膜癌。因此在预防性双侧附件切除术后，长期监测和查体还是必要的。

**非手术预防方法**　采用阴道超声和 CA125 的测定筛查卵巢癌敏感性很低。对于拒绝手术者来说，密切随诊，每年 1~2 次进行 CA125 和阴道超声检查是有必要的，但是否改善其死亡率，尚无证据。

**预防性切除双附件术后激素替代疗法**　手术所致的早绝经可能影响生活质量。对附件切除术后绝经症状明显，且无无乳腺癌史者，可短期应用激素替代疗法以有效地治疗症状，改善心血管疾病和骨质疏松，并不增加乳腺癌的风险，而且不抵消对于乳腺的保护作用。短期应用应在预期的自然绝经时间（如 50 岁左右）停止。未保留子宫者单用雌激素的替代疗法可能是更好的选择，不增加乳腺癌风险。

（沈　铿　曹冬焱）

nǚxìng shēngzhídào duōbùwèi yuánfā'ái
**女性生殖道多部位原发癌**（multiple primary carcinoma，MPC）同一患者同时或在不同时期内出现两个或两个以上器官的原发性癌。以卵巢癌合并子宫内膜癌最为常见，卵巢及其他女性生殖器官癌并发乳腺癌也是较常见的组合。

**病因**　尚不清楚。尚无任何一个学说能够准确解释其病因。比较公认的学说主要集中在以下三个。

**延伸的米勒管系统学说**　胚胎发生过程中，卵巢的生发上皮与米勒管密切相关。在成年人中，米勒管的衍生物和卵巢表面均可

作为一种形态单位，对其周围的环境起反应。不少学者认为子宫内膜和卵巢原发性双癌拥有一个共同的胚胎起源——"延伸的米勒系统"，因为在卵巢的表面，输卵管、子宫内膜和子宫颈，均能形成组织类型相似的上皮性肿瘤，可同时发生相同的或独立的肿瘤性或瘤样增殖现象。

**子宫内膜异位症恶变学说** 早在 1925 年桑普森（Sampson）报道了起源于子宫内膜异位症的卵巢癌的病例，之后陆续又有学者报道了相似的病例。由于正常的子宫内膜在雌激素过度刺激下可发生癌变，因此有学者考虑子宫内膜异位症恶变是否也与雌激素过度刺激有关。许多研究结果证实，异位子宫内膜存在雌激素、孕激素受体，说明子宫内膜异位病灶具有激素依赖性。因此从理论上说，过度的雌激素刺激有可能对子宫内膜异位症的恶变起一定作用。尽管子宫内膜异位症恶变的原因不清，但已有文献证实恶变现象是肯定存在的。

**癌基因突变学说** 随着分子生物学、基因工程技术的发展，对癌基因的突变在肿瘤发生中的作用研究不断深入，发现多部位的癌变可能拥有一个共同的易感区域，而这个区域对相同的癌基因又有多点非同步反应，是某些部位已发生明显癌变而某些部位仅表现为原位癌的原因。子宫内膜和卵巢在胚胎发生中密切相关，而且具有相同的癌基因易感区域，当这一癌基因发生突变时，便会发生子宫内膜和卵巢原发性双癌。已有不少研究表明，子宫颈癌、子宫体癌和卵巢均伴有明显的 P53 表达异常。

**临床表现** 无典型的临床表现，异常出血是子宫和卵巢原发双癌的主要症状，其次为腹痛或腹胀以及盆腔包块。

**诊断** 子宫内膜和卵巢原发双癌的诊断长期以来未能明确，大部分患者被诊断为卵巢癌或子宫内膜癌，一般很难直接诊断子宫内膜和卵巢原发性双癌。在病理上，也常常与Ⅱ期卵巢癌和Ⅲ期内膜癌相混淆。

1987 年，扬（Young）和斯库利（Scully）提出了一个较为完整的子宫内膜和卵巢原发性双癌的诊断标准：如果子宫内膜癌浸润至深肌层及淋巴管和血管，如果肿瘤累及输卵管黏膜，侵犯卵巢的表面及其淋巴管及血管，那么卵巢的癌变很可能是继发性的。反之，如不存在淋巴管和血管的转移，子宫内膜癌很小，局限在子宫内膜或仅有浅肌层浸润，卵巢肿瘤又仅局限在卵巢，常伴有子宫内膜异位症，那么这两个肿瘤很可能是原发肿瘤。因此，若盆腔包块患者伴有不规则阴道流血，或术前、术中发现卵巢和子宫均已受癌累及，临床医师应该提醒病理医师注意子宫内膜和卵巢原发性双癌的可能性。

**治疗** 有关子宫内膜癌和卵巢原发性双癌的治疗，目前还没有统一的模式，治疗方法的选择应当根据肿瘤的期别、级别以及具体情况区别对待。原则上以手术治疗为主，辅以放疗、化疗等综合治疗。

**预后** 双癌的预后较好。结合相关报道，5 年生存率可达到 60%～70%。

（崔满华）

qīngshàonián jí xiǎo'ér fùkē zhǒngliú

**青少年及小儿妇科肿瘤**（gynecological tumor in childhood and adolescence） 青少年及小儿妇科肿瘤的总体发生率显著低于成人，仅占青少年及小儿恶性肿瘤总数的 2%～3%，最多见的发生部位是卵巢，其次是外阴、阴道及子宫颈，很少发生于子宫体。青少年及小儿妇科肿瘤的类型也与成人肿瘤有很大的区别，成人常见的子宫颈鳞癌、子宫内膜癌、卵巢上皮性癌等在青少年及小儿极少发生或不发生。青少年及小儿发生卵巢生殖细胞肿瘤的比例明显高于成人，阴道或子宫颈横纹肌肉瘤、子宫颈透明细胞癌等虽然少见但比例也高于成人。青少年及小儿妇科肿瘤的主要类型包括：外阴色素痣、血管瘤、阴道平滑肌瘤、阴道腺病、卵巢成熟畸胎瘤、卵巢良性上皮性肿瘤等良性肿瘤；外阴腺癌、阴道或子宫颈横纹肌肉瘤、子宫颈透明细胞癌、卵巢恶性生殖细胞肿瘤、卵巢恶性性索间质肿瘤等恶性肿瘤。

**发病机制** 大多数青少年及小儿时期发生的妇科良性和恶性肿瘤的发病机制并不清楚。一些已知的发病高危因素的证据主要来自于流行病学调查，如发生于 1 岁以内的恶性生殖细胞肿瘤与母体激素有关；近月经初潮时恶性生殖细胞肿瘤的发生率显著增加，与该时期内分泌出现明显改变有关。青少年透明细胞癌的发生与其母亲在妊娠期接受过雌激素治疗有关，尤其是在孕 18 周前使用过该类药物。对于青春期子宫颈癌的发病机制可能与雌激素作用（如胚胎时期母亲接触过雌激素）、宫颈外翻、初次性生活过早、母亲因素（如在日常生活中长期受到某些物理或化学因素刺激及生殖道细胞发生畸变等）、病毒及其他病原体感染等因素有关。

**临床表现** 因肿瘤的部位、大小及性质等不同，其临床表现不尽相同，主要表现为异常阴道流血或流液、盆腔包块等。外生殖器肿瘤主要表现为局部囊肿、赘生物或外阴色素改变等；阴道及子宫颈肿瘤可表现为阴道流血、流液及阴道口肿物突出；子宫颈恶性肿瘤侵及宫旁组织时开始仅有下腹胀感，其后可表现为钝痛，累及腹膜则可出现剧痛，如波及盆腔组织时可压迫或侵犯神经干，出现持续性疼痛，压迫或侵犯输尿管、膀胱时可出现相应泌尿系统症状；卵巢良性肿瘤表现为腹部增大和腹部包块，或出现相应的压迫症状，如尿频、尿急或排便不畅，肿瘤破裂时出现急腹症。由于卵巢性索间质肿瘤可分泌雌激素，会提前出现乳房发育、月经来潮等。卵巢恶性肿瘤随着肿瘤迅速增大，可出现腹水伴钝性腹痛；若继发感染，则有发热、腹痛；晚期可出现消瘦、恶病质及肿瘤转移的相关症状。

**诊断** 主要依据病史、盆腔检查、实验室检查、影像学检查及病理学检查等。当青少年及小儿出现阴道流血、流液时要考虑阴道、子宫颈及子宫体肿瘤。对出现腹痛、盆腔包块、腹胀、性早熟等症状时，需警惕卵巢肿瘤。但早期卵巢肿瘤多无症状，虽然肿块可使腹部隆起，但常因少女卵巢肿瘤少见而被忽略。与成人不同，青少年及小儿妇科疾病并不常见，也常羞于表述症状，所以更需详细询问病史。通过盆腔检查可了解肿瘤的发生部位、大小、质地、活动度及与邻近器官的关系等，从而初步判断肿瘤的来源、性质及分期。对于子宫颈恶性肿瘤，盆腔检查则是临床分期的依据。但青少年及小儿的生殖器尚未发育成熟，尤其是阴道未发育，妇科检查比较困难，一般仅行肛腹诊检查，如确系病情需要须行阴道检查时，应征得家属的同意。若有子宫肿瘤，行肛腹诊时可扪及增大的子宫。若为卵巢良性肿瘤，可扪及盆腔肿块，推动肿块有子宫牵扯感；若为恶性肿瘤，则肿块固定、有腹水征等。

**实验室检查** 主要是肿瘤标志物测定，如内胚窦瘤、胚胎性癌及未成熟畸胎瘤时血清甲胎蛋白（α-fetoprotein，AFP）或人绒毛膜促性腺激素（human chorionic gonadotropin，HCG）水平可升高；卵巢原发性绒癌可出现尿 HCG 阳性和/或血清 HCG 升高；卵巢性索间质肿瘤可有血清 $E_2$ 水平升高；卵巢上皮性癌可出现血清 CA125、CA199 等升高。影像学检查主要用于卵巢肿瘤的诊断。超声、CT、MRI 等可以评估盆腔肿块的性质与来源，估计肿块的大小及其与周围器官的关系，对于诊断和评估肿瘤进展有较大的帮助。

**病理学检查** 包括细胞学检查和组织学检查。常用的细胞学检查有腹水脱落细胞学检查、阴道或子宫颈脱落细胞学检查；常用的组织学检查有细针穿刺活检、外阴、阴道或子宫颈活组织检查等。组织学检查是肿瘤的最终诊断依据。

**鉴别诊断** 应与各种有类似症状或体征的疾病相鉴别。如卵巢肿瘤需与肾母细胞瘤（Wilms tumor）、巨脾、肠系膜囊肿、极度膨胀的膀胱等鉴别。当影像学等检查鉴别有困难时，可考虑腹腔镜检查。子宫颈恶性肿瘤需与子宫颈结核、子宫颈乳头状瘤等疾病相鉴别。

**治疗** 治疗方案的制定应根据肿瘤部位与性质而定。某些良性疾病如处女膜囊肿、血管瘤等能自然消退，可不予治疗。一些良性肿瘤如阴道囊肿、卵巢良性肿瘤等仅需行肿瘤切除术。对青少年及小儿妇科恶性肿瘤，手术是首选的治疗方法，手术范围与成人基本相同，取决于肿瘤来源、性质和期别，但应尽量保留生理功能。术后根据肿瘤期别决定是否辅以化疗。对卵巢恶性生殖细胞肿瘤，不论期别早晚，只要子宫和对侧卵巢未累及，均可保留生育功能。虽然部分恶性肿瘤对放疗敏感，但因放射线可造成卵巢的不可逆损伤，所以除非已属晚期或已行双侧卵巢切除，青少年及小儿妇科恶性肿瘤一般不考虑放疗。

**预后** 良性肿瘤预后较好。恶性肿瘤的预后与肿瘤的来源、分期、组织类型、肿瘤分化等因素有关。对于外阴、阴道及子宫颈恶性肿瘤，肉瘤较为多见，其恶性程度高，预后极差，5 年生存率低于 13%。卵巢恶性肿瘤中生殖细胞肿瘤最为常见，因对化疗的敏感性高，其 5 年生存率已超过 50%，并可以保留生育功能。卵巢上皮性癌虽然少见，但预后显著较生殖细胞肿瘤差。

（谢 幸 程晓东）

rènshēn zīyǎng xìbāo jíbìng
**妊娠滋养细胞疾病**（gestational trophoblastic disease，GTD） 一组来源于胎盘滋养细胞的异常增殖与变性所导致的疾病。

**发病机制** 滋养细胞是人体中一种极为特殊的细胞，无论从组织来源、发育过程、形态变化或生物学特性等方面均与人体一般细胞不同。

卵子受精后，受精卵沿着输卵管向子宫腔移动，同时也开始进行反复的细胞分裂（又称卵裂），形成分裂球，受精后第 3 天，形成由 16 个细胞组成的实心细胞团，称桑葚胚。其中间为内细胞团，外层为扁平细胞。桑葚胚进入子宫腔后，随着子宫腔内液体的渗入，形成胚泡或胚囊。此时，内细胞团突向液腔，以后发育成胚胎；外层细胞在自身合成蛋白质和葡萄糖的同时，也可以直接从母体吸收养分以供胚胎生长，故称之为滋养层，由滋养细胞构成。由此可见，滋养细胞来源于胚胎的外层细胞（称为胚外层细胞），在早期就从胚胎细胞中分化出来，有别于一般的上皮细胞和来源于胚胎的外胚层细胞。在种植和胚胎着床以及胎盘形成中起了非常重要的作用。

受精卵经过定位、黏附和穿透，着床于子宫内膜后，滋养细胞即由一层扁平或立方形细胞逐渐分化成内层的细胞滋养细胞（cytotrophoblastic cell，CT）和外层的合体滋养细胞（syncytiotrophoblast，ST）。前者细胞界限清晰，胞核网状、胞质淡染，外观呈立方或多角形，又称朗汉斯细胞（Langhans cell）。而在种植过程中分化出的合体滋养细胞主要担负着胚胎着床时侵蚀母体的作用。囊胚内细胞团逐渐分化为胚胎，滋养细胞形成胎盘组织。

在正常的胎盘中，来源于滋养细胞层的滋养细胞由 CT/ST 和绒毛外中间型滋养细胞（intermediated trophoblast，IT）构成。包括代谢、防御、内分泌和免疫等在内的生物学功能，也是由滋养细胞来完成的。而最奇特的是，滋养细胞具有侵入母体的侵蚀作用以及抑制母体抗异体移植的能力。滋养细胞能合成多种蛋白质和糖类，产生多种激素，其中最为重要的激素是人绒毛膜促性腺激素（human chorionic gonadotrophin，HCG）。

妊娠滋养细胞疾病发生于胚胎的滋养细胞，其中部分可经恶变形成妊娠滋养细胞肿瘤。妊娠滋养细胞肿瘤的滋养细胞和正常妊娠的滋养细胞之间仍存在许多的相似之处，如在形态上都能看到由滋养细胞分化的 ST、CT 及 IT；在功能上，滋养细胞都具有生长活跃和侵蚀母体组织的特点，并都有取代血管内皮细胞而形成血管内皮层的生物学特性，从而使滋养细胞极易侵入母体血液中而发生血行远处转移。

**分类** 根据其组织学特征可以分为葡萄胎（hydatidiform mole，HM）、侵蚀性葡萄胎（invasive mole，IM）、绒毛膜癌（choriocarcinoma，CC）、胎盘部位滋养细胞肿瘤（placental site trophoblastic tumor，PSTT）和上皮样滋养细胞肿瘤（epithelioid trophoblastic tumor，ETT）。其中，葡萄胎是外胚层的滋养细胞变性、异常增生所致，表现为绒毛水肿而形成串串水泡状物，病变局限在子宫腔，属于良性病变。侵蚀性葡萄胎是葡萄胎组织侵入子宫肌层，或者转移到其他器官，具有一定的恶性。绒毛膜癌是恶变的滋养细胞失去绒毛或者葡萄胎样结构，散在地侵入子宫肌层或转移至其他器官，恶性度高。胎盘部位滋养细胞肿瘤与上皮样滋养细胞肿瘤较为少见，是指起源于胎盘种植部位的一种特殊类型的中间型滋养细胞肿瘤，大多数呈良性经过，一般不发生转移，预后较好。

研究显示，这些疾病是相互关联的，葡萄胎虽然并不是恶性的，但是可以演变为持续性妊娠滋养细胞肿瘤（persistent gestational trophoblastic neoplasia，pG-TN），葡萄胎、侵蚀性葡萄胎和绒毛膜癌之间很可能是同一个疾病的不同发展阶段，即由良性葡萄胎恶变成侵蚀性葡萄胎，再进一步发展成绒毛膜癌。换言之，侵蚀性葡萄胎是由葡萄胎发展成绒毛膜癌的一个过渡阶段。虽然绒毛膜癌患者可以无葡萄胎病史，但是自葡萄胎恶变而来的绒癌中，多数经过侵蚀性葡萄胎阶段。

**特征** 滋养细胞肿瘤与其他肿瘤相比，一方面具有其他肿瘤共同的特点，但是也有其自身的特点。①组织来源：肿瘤滋养细胞系来源于受精卵发育至囊胚期细胞分化所形成的滋养层，属胚外层细胞，而其他肿瘤多来自胚胎外胚层、中胚层和内胚层所发育而成的各器官。②细胞成分来源：来源于精卵结合而成的胚胎，至少有部分来自异体，而其他肿瘤细胞则基本上由自体细胞变异而来。因此，滋养细胞肿瘤应比其他肿瘤具有更多的抗原性。③转移：滋养细胞肿瘤极易而且很早就可通过血液转移到身体其他部位，而其他恶性肿瘤往往需至晚期才发生血运转移。这可能与滋养细胞有取代血管内皮细胞而形成血管内壁的特点相关。④治疗敏感性：在镜下，滋养细胞肿瘤切片中可见大量的核分裂象，而在其他肿瘤中少见，说明滋养细胞参与细胞生殖周期活动的数目多、周期短，而其他肿瘤如子宫颈癌、卵巢癌等则不是这样。这种差异解释了为何大剂量化疗对这类肿瘤有较好的疗效，而对其他肿瘤却不理想。⑤发病时间：滋养细胞肿瘤大多继发于妊娠之后，因此其发病时间易于追溯，发展过程也易于观察。而其他肿瘤则很难追溯其发病的时间和探索其发展过程。⑥分泌 HCG：滋养细胞肿瘤能分泌特异而敏感的肿瘤标志物——HCG，有助于诊断和有利于对病情变化进行观察。

**治疗** 在20世纪中叶，对滋养细胞肿瘤没有较好的治疗方法，国内外死亡率居高不下。因之，国外曾经有一位著名的病理学家尤因（Ewing）曾声称"凡是绒癌无一例能活，能活的都不是绒癌"，一致认为其是一种不治之症。但是，自从有效化疗药物的发现后，滋养细胞肿瘤成了人类最早可以完全治愈的实体瘤之一，从而在恶性肿瘤治疗史上开辟了新的篇章。现代GTN化疗开始于1950年纪念医院（Memorial Hospital）病理学家 M. C. Li 的偶然发现：一名尿HCG升高的男性肝细胞瘤患者在甲氨蝶呤（MTX）治疗后肿瘤消退。随后 Roy Hertz 领导下的 NIH 内分泌小组进行了MTX对绒癌转移患者治疗作用的研究。他们的第一篇报道在1957年发表于 *Mil Med*，1965年，其五年研究结果发表于 *AJOG*，报道了MTX对转移绒癌患者47%的治愈率。这项报道促使约翰逊政府在全美投资建立了大量临床肿瘤研究中心，并使医学肿瘤学成为法定的亚专科。1963年，MTX被证实对未转移的GTN患者有效并可保留生育功能。1965年，放线菌素D被证实对转移性及非转移性GTN均有良好疗效，尤其对MTX治疗失败者有效。1973年，Hammond首次推荐，对预后不良者，即高危GTN患者，使用联合化疗；在中国，以北京协和医院宋鸿钊院士为主的研究中心，早在20世纪50年代后期，使用大剂量巯嘌呤（6-MP）和5-氟尿嘧啶（5-FU）化疗治疗GTN中取得突破性成就，经过反复摸索找到药物有效治疗剂量窗口，大大增加了GTN患者的治愈率。

（向 阳）

## pútaotāi
## 葡萄胎（hydatidiform mole，HM）

以绒毛间质水肿变性和滋养细胞不同程度的增生为特征，外观呈许多水泡聚集如葡萄状的疾病。又称水泡状胎块。是滋养细胞疾病中最常见的类型，属良性滋养细胞疾病。葡萄胎妊娠的发生率在不同国家和地区差异较大。在北美洲，发生率为每1000次妊娠中有0.6～1.1次葡萄胎，而在东南亚国家及犹太人种族，葡萄胎妊娠的发生率7～10倍于北美及欧洲的发生率。流行病学调查表明，各国葡萄胎妊娠的发生率如下：日本约为1/522次妊娠，英国为1/710～1/1000次妊娠，芬兰约为1/1016次妊娠，美国为1/1326～1/2500次妊娠，中国约为1/1238次妊娠（或0.81‰）。葡萄胎的发生率与人种有关，印第安人和巴基斯坦人的发生率高于白种人。其恶变率也受地理分布及种族的影响，为10%～20%。

**分型** 1978年，Szulman AE 和 Surti U 根据大体标本、镜下结构、染色体核型及临床表现，将葡萄胎分为完全性葡萄胎（complete hydatidiform mole，CHM）和部分性葡萄胎（partial hydatidiform mole，PHM）。①PHM：约占所有葡萄胎的20%。特点为正常绒毛与水肿的绒毛相混杂、局灶性滋养细胞增生，可以见到胚胎组织，通常为正常卵子与双精子受精（或正常卵子与单精子受精后该精子复制，或正常卵子与一个减数分裂失败的二倍体精子受精）导致的三倍体，一组染色体（23条）来自于母亲，另两组染色体（46条）来自于父亲，故称为双雄三倍体。②CHM：约占所有葡萄胎的80%。特点为绒毛水肿、滋养细胞增生、缺乏胎儿及羊膜组织，通常为空卵与单精子受精后自身复制（约占CHM的75%）或空卵与双精子（或减数分裂失败的二倍体精子）受精（约占CHM的25%）导致的二倍体，46条染色体均来自于父亲，而缺乏母亲的染色体，故称为孤雄二倍体或孤雄完全性葡萄胎（androgenetic CHM，AnCHM）。

**病因** 尚不十分清楚，有细胞遗传异常、营养不良、病毒感染、卵巢功能失调及免疫机制失调等学说。

**种族因素** 葡萄胎多见于亚洲各国，认为可能与种族有关。McCorriston曾对住在同一地区、不同种族妇女进行了调查，发现滋养细胞疾病患者中，东方人占72%，白种人仅占14%，因而认为滋养细胞疾病的发生存在着种族倾向性，可能与某些未知的遗传因素相关。

**年龄因素** 英国的一项调查认为，25～29岁妇女葡萄胎妊娠的发生率最低，15岁以下妊娠者葡萄胎发生的风险增加6倍，40～45岁妊娠者发病风险增加3倍，45～49岁则增加至26倍，年龄超过50岁时其风险可增加400倍。

**营养因素** 葡萄胎的发生与营养状况及社会经济因素存在着明确的相关性，饮食中胡萝卜素的缺乏是导致葡萄胎发生的重要因素。动物实验表明，维生素A摄入不足可使雄性恒河猴的精子生成异常，在雌性恒河猴中则发生自然流产。研究表明，叶酸及组胺酸的摄入不足以及饮食中胡萝卜素及动物脂肪的缺乏将导致葡萄胎的发生率增加。

**内分泌失调** 葡萄胎的发生可能与卵巢功能衰退有关。动物实验表明，在妊娠早期切除卵巢，可使胎盘产生类似于葡萄胎的水泡样变，因而认为雌激素不足可能是引起葡萄胎的原因之一，这也与流行病学调查结果所显示的高龄妇女葡萄胎的发生率升高相吻合。

遗传因素　细胞遗传学研究表明，在葡萄胎的发生中，染色体异常起着主要作用，其中较为公认的是双精子受精学说和空卵受精学说。

病理　①大体表现：CHM 患者的子宫腔全部为大小不等的水泡所填充，水泡小的如米粒大小，大的可达 1 ~ 2cm，水泡间有细蒂相连，形如葡萄样外观。充满液体的囊泡为水肿的胎盘绒毛。而 PHM 除了有多少不等的水泡之外，尚可见正常绒毛，此外尚可见胚胎组织，如脐带、羊膜囊等，甚至可以见到完整的胎儿。②镜下形态：CHM 绒毛有不同程度的水肿扩张；间质血管稀少或消失；滋养细胞增生。液体在由成熟间质包绕的绒毛中心快速积聚形成一个空间，称为池。滋养细胞不同程度增殖，可以是局灶的、微小的，也可以很明显。典型病例中，滋养细胞增殖呈圆周状，细胞滋养细胞、合体滋养细胞和中间滋养细胞混合在一起从绒毛表面突出。PHM 多种绒毛形态共存，一些绒毛与 CHM 中所见的水肿性绒毛相同，但这些变化不如 CHM 显著，中心池也不太明显，滋养细胞增生呈局灶性表现。PHM 一般同时有胎儿存在，但当胎儿死亡并发生退化时，胎儿结构的确认有时较为困难。在这种情况下，绒毛毛细血管内有核红细胞的存在是确认 PHM 的主要指征。

由于葡萄胎妊娠的早期诊断与及时清除，病理学检查亦出现了相应变化。有研究表明，在 20 世纪 80 年代之前，葡萄胎妊娠的病理 80% 表现为绒毛明显水肿、中心池形成及成片状滋养细胞增生；而近 10 年来，出现该典型病理变化的仅占 39%。早期清除的 CHM 常可表现为不典型形态学改变，而易将其误诊为 PHM 或自然流产。这种情况下，染色体核型分析可作为鉴别诊断的有效手段。虽然葡萄胎妊娠得到了早期诊断，但流行病学调查却发现，葡萄胎恶变率并没有随着葡萄胎妊娠的早期终止而下降。

临床表现　主要包括以下内容。

停经和阴道流血　葡萄胎的早期症状和正常妊娠类似，开始表现为停经，但常在停经 1 ~ 2 个月，也有迟至 2 ~ 3 个月开始出现不规则阴道流血。停经后的不规则阴道流血是葡萄胎最早出现也是最常见的症状，发生率为 98% 以上，也有少数无阴道流血的患者通常是在极早期行人工流产术中意外发现。

妊娠剧吐和妊娠期高血压疾病　也是较常见的表现，约 30% 的病例会出现此类症状。妊娠呕吐更为常见，发生较正常妊娠早，且更为严重，但发生妊娠剧吐的占 10% ~ 20%。一般情况下，妊娠高血压综合征多发生于正常妊娠的晚期，但在葡萄胎妊娠时，它可以发生在妊娠早期之末或妊娠中期之初。

子宫异常　几乎半数葡萄胎患者的子宫大于相应的孕龄，约 1/4 子宫小于相应停经月份，而其余患者子宫大小与停经月份一致。子宫增大的主要原因是葡萄胎的迅速增长、绒毛水肿及子宫腔内出血，也有认为子宫增大部分源于绒毛产生大量雌激素刺激子宫肌层肥厚所致。除子宫增大外，检查时还可发现葡萄胎子宫常比正常妊娠子宫宽且软。同时子宫即使已有妊娠 4 ~ 5 个月大小，仍不能触到胎体感，听不到胎心或胎动。

黄素化囊肿　由于大量人绒毛膜促性腺激素（human chorionic gonadotrophin，HCG）的刺激，葡萄胎患者可发生一侧或双侧卵巢黄素化囊肿。由于子宫极度增大，黄素化囊肿常常不容易通过妇科检查发现，往往在葡萄胎排出后更易检查到。葡萄胎排出后，黄素化囊肿常随之逐渐缩小，一般排出后 1 ~ 3 个月，迟至 6 个月，囊肿可以自然消失，对以后的卵巢功能无影响。

腹痛　并不常见，但如果子宫增大过速，则可出现下腹异常不适、发胀或隐痛；当葡萄胎自然排出时，可因子宫收缩而出现阵发性疼痛，此时多伴有阴道流血增多及葡萄状组织的排出。

临床表现的新变化　随着诊断水平的不断提高，葡萄胎妊娠临床常见症状亦发生了很大变化。在 20 世纪 60 ~ 70 年代，葡萄胎妊娠诊断时子宫明显增大、贫血、妊娠剧吐以及先兆子痫的发生率分别为 51%、54%、26% 及 27%。随着人们生活水平及健康保健意识的提高、阴道超声的应用及血 HCG 的精确测定，葡萄胎妊娠的早期诊断成为可能。由于诊断时间的提前，典型的症状和体征并不多见，上述症状和体征的发生率仅分别为 28%、5%、8% 及 1%。

诊断　主要依据停经后异常阴道流血，结合 HCG 的异常升高和超声检查的典型特征进行诊断。常常可以术前做出诊断。

HCG 测定　血或尿内 HCG

含量与体内滋养细胞活动情况有关。正常妊娠时，血清 HCG 测定呈双峰曲线，妊娠 70～80 天达到高峰，中位数多在 10 万 mU/ml 以下，最高值可达 20 万 mU/ml。达高峰后迅速下降，34 周时又略上升呈小高峰，至分娩后 3 周转为正常。葡萄胎患者血清 HCG 测定值常远高于正常妊娠，且持续不降。临床可疑葡萄胎时，应连续测定血清 HCG，结合临床表现及其他诊断方法，则能及时诊断。近年来，应用与黄体生成素无交叉的 β-HCG 亚单位作为监测指标，更为敏感与专一。

超声波检查　B 型超声是诊断葡萄胎的重要手段之一，经腹部二维超声诊断葡萄胎的价值已被公认，但早期病变有时不易被发现，随着阴道超声的介入和彩色多普勒显像的应用与发展，对早期发现病灶、确定疾病性质、预测病变预后均有重要价值。经阴道超声具有高分辨率、获得二维图像更加清晰的优点，近年来阴道探头的应用，可使葡萄胎的诊断提早到妊娠 8 周左右。①CHM：超声下可见子宫增大，子宫腔内充满密集的、大小不等的蜂窝状液性暗区，形如雪花纷飞，又称之为"雪花征"，缺乏胎儿和胎盘结构的回声，部分患者可见片状或不规则液性暗区为出血坏死，子宫腔内异常回声与子宫肌壁界限较清，肌层菲薄。②PHM：超声下可见子宫腔内正常妊娠囊结构，部分胎盘绒毛呈蜂窝状改变，可见大小不等圆形液性暗区，异常胎盘与正常结构胎盘有一定分界。

鉴别诊断　①与流产中的水肿样变性相鉴别。自然流产，尤其是与卵子萎缩相关者，可以存在无血管的水肿绒毛，并有滋养细胞增生。但非葡萄胎流产的绒毛水肿一般不明显，无液池，肉眼无法看到；滋养细胞增生通常为轻度，没有细胞异型性。此外，②与妊娠极早期的滋养细胞正常增生状态相鉴别。正常情况下，妊娠极早期滋养细胞的增生呈极性形式，即按照植入方向生长，而在葡萄胎中则见到杂乱的周边增生。③PHM 和 CHM 相鉴别：当 PHM 和 CHM 区分较为困难时，细胞遗传学研究、流式细胞检查及免疫细胞化学技术有助于鉴别。在 CHM 中，HCG 染色均匀一致，呈强阳性，而胎盘碱性磷酸酶仅为局灶阳性；PHM 则显示出与之相反的染色特征。

治疗　一经诊断，应尽快予以清除。

葡萄胎妊娠的清除　清除葡萄胎时应注意预防出血过多、穿孔及感染的发生，并应尽可能减少以后恶变的机会。由于葡萄胎妊娠子宫极软，易发生穿孔，故第一次吸宫时，如果子宫较大，并不要求一次彻底吸净，常在第一次清宫后 1 周左右行第二次刮宫术，一般不主张进行第三次刮宫，除非高度可疑有残存葡萄胎者，则需再次刮宫。目前主张对子宫大小小于妊娠 12 周者，应争取一次清宫干净，减少二次清宫可降低侵蚀性葡萄胎的发生率。

预防性化疗　大多数葡萄胎可经清宫治愈，但仍有部分病例可发展为侵蚀性葡萄胎。CHM 的恶变率为 10%～20%，当存在某些高危因素时，恶变率将明显增加。如当血 β-HCG > $10^6$ mU/ml、子宫体积明显大于停经月份或并发黄素化囊肿（直径 >6cm）时，恶变率可高达 40%～50%。随着年龄的增长，恶变率也将增加。研究表明，当患者年龄 > 40 岁

时，恶变率可高达 37%，而 >50 岁时，56% 的患者将发展为侵蚀性葡萄胎。重复性葡萄胎患者，其恶变机会也将增加 3～4 倍。文献报道，PHM 恶变率为 1%～10%。因此对有恶变高危因素的患者进行预防性化疗是必要的。预防性化疗以单药方案为宜，可选用 5-氟尿嘧啶、放线菌素 D（放线菌素 D）或甲氨蝶呤，用药剂量和方法与正规化疗相同。

预后及随访　葡萄胎清除后，血清 β-HCG 效价呈对数下降，正常情况下 8～12 周恢复正常。患者应每周进行定量血清 β-HCG 监测，直至获得 3～4 次正常效价。在大多数临床实验室正常血清 β-HCG 效价报告为 < 3～5mU/ml。然而，体外实验显示 100 000 个滋养细胞才能产生 1mU/ml 的 β-HCG。因而，当得到第一次正常血清 β-HCG 时，体内还可能有许多残留的滋养细胞存在。在得到至少三次正常值以后，应每月监测一次血 β-HCG，至少 6 个月。此后一段时间内，患者应采取可靠的避孕措施。

预防　对于葡萄胎高发地区的妇女可采用饮食治疗，即：补充胡萝卜素、维生素 A 及动物脂肪等，以预防葡萄胎发生，从而降低葡萄胎的发生率。

（向阳）

jiāzúxìng fùfāxìng pútāotāi
**家族性复发性葡萄胎**（familial recurrent mole，FRM）　在一个家系中，两个或以上的家族成员反复发生（两次或以上）葡萄胎的疾病。其最显著的特征是家族中的患者反复发生葡萄胎或自然流产，而几乎没有正常后代。文献报道少，因此很难估计其真正的发生率。研究表明，尽管绝大多数完全性葡萄胎（complete hyda-

tidiform mole，CHM）为孤雄起源完全性葡萄胎（androgenetic complete hydatidiform mole，AnCHM），但偶尔也可见到二倍体 CHM 的基因组中既有母源性遗传物质，又有父源性遗传物质，因此，将其称为双亲来源的完全性葡萄胎（biparental complete hydatidiform mole，BiCHM）。BiCHM 也是二倍体核型，与 AnCHM 不同的是仅一套染色体来自父亲，另一套来自母亲（与正常妊娠类似），但却具有所有经典 AnCHM 的组织病理学特征，包括：滋养细胞不同程度增生及异常绒毛间质、缺乏胚胎发育等。从组织学上无法区分 BiCHM 和 AnCHM，需要 DNA 分析方可鉴别。由于 BiCHM 与 An-CHM 在所有表型上（包括组织病理学和临床表现）有着惊人的相似性，因此认为正常印记的失调、母源性遗传物质的表达沉默、父系转录基因的过度表达很可能是 BiCHM 发生的原因。除了起源不同外，AnCHM 常见于散发病例，而 BiCHM 常与 FRM 相关。

**发病机制**　几项关于 FRM 的研究表明，所有的葡萄胎组织均为 BiCHM，故认为 FRM 均为 BiCHM。Moglabey 等对多个姐妹发生一或多次葡萄胎的两个家系进行研究，发现所有的葡萄胎组织均为 BiCHM。费希尔（Fisher）等对同一妇女的两次 BiCHM 组织的 22 对常染色体进行微卫星多态性的测定，结果未发现一对常染色体为孤雄来源，这提示葡萄胎的病理改变是由一个很小区域的孤雄来源所致，还有一种可能是正常情况下因印迹而不转录的母系基因表达，导致该等位基因的双重表达。由于该妇女与两个不同的性伴均发生 BiCHM，故考虑 BiCHM 的根本性发病原因可能并

不是葡萄胎组织中的基因缺陷，而是孕妇体内的某些基因缺陷，这种缺陷可能与卵子正常印迹的建立和维持有关，使卵子中的母源基因印迹无法建立和维持。

尽管目前 FRM 的发病机制尚不清楚，但从家系近亲婚配情况和遗传模式综合分析，提示 FRM 可能为常染色体隐性遗传病。而通过核型分析检查却发现，这些家系中患病的妇女并没有染色体核型的异常。Moglabey 等对一个近亲婚配的 FRM 家系进行连锁分析，首次将该病的致病基因定位于 19q13.4 上一个 15.2cM 的区域内，并认为这些家系中的患者都是由于一个母系印迹基因的破坏，在胚胎形成的早期调节 19qter 上数个印迹基因的表达，他们对另一个非近亲婚配的家系进行相同研究，也发现患病的妇女在一个相似的 19q13.4 区域内为纯合性，这就说明了 FRM 非常罕见，即使在非近亲婚配家系中，患病的个体仍然可能通过遗传而成为纯合体。更多的研究已经将致病基因的范围进一步缩小至从 D19S418 到 AAAT11138 之间的一个 1.1Mb 的富含基因的区域内。更精确的定位有待于对更多病例的研究，从而最终找到该病特异性的致病基因。

p57$^{KIP2}$ 蛋白是 *CDKN1C* 基因的表达产物，是一种循环依赖性激酶抑制剂，对胎儿的生长呈负性调节。*CDKN1C* 基因位于人类染色体 11p15.5，是一个由母系表达的印迹基因，该区域内包含一系列印迹基因：*TSSC3*、*SLC22A1L*、*CDKN1C*、*KCNQ1*、*IGF2* 和 *H19*。*CDKN1C* 基因对肾脏的发育起调控作用，*CDKN1C* 基因突变时，p57$^{KIP2}$ 蛋白的表达缺失，使胚胎及其附属物产生过度生长的现象，

如部分 Beckwith-Wiedemann 综合征（Beckwith-Wiedemann syndrome，BWS）患者有 *CDKN1C* 基因突变。Fisher 等用免疫组化方法评估几种葡萄胎组织中 p57$^{KIP2}$ 蛋白的表达：在部分性葡萄胎（partial hydatidiform mole，PHM）和正常妊娠的细胞滋养细胞及绒毛间质细胞内可见 p57$^{KIP2}$ 蛋白呈强表达，而在经典的 AnCHM 中由于其为纯父系来源，缺乏母系的遗传物质，在细胞滋养细胞及绒毛间质细胞内缺乏 p57$^{KIP2}$ 蛋白表达，BiCHM 虽然在起源上与 AnCHM 不同，含有母系遗传物质，但与 AnCHM 一样缺乏 p57$^{KIP2}$ 蛋白表达，说明印迹异常可能为 BiCHM 发生的根本性机制。*CDKN1C* 基因缺陷的小鼠表现为细胞的异常增殖，证明 p57$^{KIP2}$ 蛋白在调节小鼠的滋养细胞生长中起一定作用。在人类，*CDNK1C* 基因突变或 p57$^{KIP2}$ 蛋白表达缺失时，胎盘有一些葡萄胎的病理特征，如绒毛水肿等，提示 *CDNK1C* 基因在 BiCHM 的发生中可能起一定作用。

**临床表现**　FRM 具有和普通葡萄胎同样的临床表现，临床症状有停经伴不规则阴道流出血、腹痛、子宫增大和黄素化囊肿等。FRM 患者再次发生葡萄胎的概率比一般葡萄胎患者高得多。一般非家族性葡萄胎患者再次发生葡萄胎的概率为 0.7%～1.8%，而从已知的家系可以看出，FRM 患者常发生 3 次以上（甚至多达 9 次）的葡萄胎，并且常继发持续性滋养细胞疾病（persistent trophoblastic disease，PTD），故认为 FRM 患者葡萄胎的复发率以及恶变率均高于没有家族史的葡萄胎患者。

**诊断**　依据一个患者反复发生葡萄胎，家系中 2 人以上发病

及染色体检查来进行确诊。通常认为这是一种常染色体隐性遗传病。

**治疗** 见葡萄胎。

**预防** 既往研究认为，通过胞质内精子注射（intracytoplasmic sperm injection，ICSI）的方法，能预防复发性葡萄胎的发生，其机制如下：先采用单精子注射，从技术上排除了双精子受精，能预防双雄三体的 PHM 和双精子受精导致的 AnCHM，再在植入前进行基因诊断，选择男性胚胎，能预防单精子受精后自身复制导致的 AnCHM。有学者报道 1 位妇女发生 3 次 BiCHM，其中 2 次葡萄胎为女性基因型，1 次葡萄胎为男性基因型。说明当 CHM 为双亲来源时，BiCHM 的基因在行试管受精（in-vitro fertilizaton，IVF）前就已经决定，因此预防复发性葡萄胎的方法仅适用于复发性 PHM 以及 AnCHM 患者，而对于复发性 BiCHM 患者（即 FRM）并不可行。

FRM 表现为常染色体隐性遗传，为葡萄胎的罕见类型——BiCHM，表现为较高的复发率和恶变率，因此对于已有两次或两次以上葡萄胎妊娠的妇女进行遗传学检测，区分其为 AnCHM 或 BiCHM，可能对其复发的风险度估计更为精确。目前认为，FRM 患者可能存在与卵子发生相关的基因印迹紊乱，目前已将该印迹基因定位于 19q13.3～19q13.4 区域。对这种罕见的 FRM 的研究可能对于识别葡萄胎发生中的印迹异常及早期胚胎形成过程中的分子遗传学机制都有一定意义，对 FRM 患者的临床处理以及在葡萄胎发生中印迹基因所起的作用有待于今后更多的遗传学研究。

（向　阳）

shuāngtāi rènshēn wánquánxìng pútaotāi yǔ zhèngcháng tāi'ér gòngcún

## 双胎妊娠完全性葡萄胎与正常胎儿共存（twin pregnancy consisting of a complete mole and co-existing fetus，CMCF）

正常宫内妊娠和妊娠性滋养细胞疾病并存非常罕见，存在一系列诊断和治疗上的难题，其中以完全性葡萄胎与正常胎儿共存的双胎妊娠为多。胎儿和葡萄胎并存的发生率为 1/22 000～1/100 000，已有 300 多例病例报道，发生率可能将随着诱导排卵和辅助生育技术应用的增加而升高。仅仅依靠影像学检查很难将这种完全性葡萄胎与正常妊娠并存的情况与部分性葡萄胎进行鉴别，甚至在终止妊娠后的病理学诊断也不一定准确。完全性葡萄胎与正常胎儿共存属于双胎妊娠，而部分性葡萄胎为单胎妊娠，后者由于胚胎染色体核型异常，虽然有胎儿胎盘发育，但胎儿几乎不可能存活到妊娠的中晚期。而前者胎儿核型多为正常二倍体，常能维持其正常宫内发育。因此，宫内正确的鉴别诊断对于决定临床处理十分重要。

**葡萄胎以及 CMCF 的细胞遗传学特点** 葡萄胎是一种父源单亲源双体性疾病。1977 年，卡吉（Kajii）和奥哈马（Ohama）指出完全性葡萄胎（complete hydatidiform mole，CHM）的染色体均为父源性，由于空卵单精子受精，没有母源性染色体，随后染色体复制导致其为二倍体。1978 年，苏尔曼（Szulman）和苏尔蒂（Surti）根据临床、遗传学和组织学的不同将葡萄胎分成完全不同的两类，即 CHM 和部分性葡萄胎（partial hydatidiform mole，PHM）。CHM 的染色体均为父源性，其核型 96% 为 46，XX，4% 为 46，XY，

没有胚胎发育，所有的绒毛都显著水肿且没有血管。PHM 为三倍体，其中 23 条染色体为母源性，另 46 条染色体为父源性，从而导致 69，XXX 或 69，XXY 的核型，尽管 PHM 有胎儿－胎盘的发育，但胎儿几乎不能长期存活。CMCF 则更为罕见，对 CMCF 的细胞遗传学分析发现，所有 CMCF 的葡萄胎和胎儿均为二倍体核型。

**临床特点** 临床上往往是在产前 B 超检查时发现胎儿与葡萄胎样胎盘共存，其鉴别诊断有两种可能性：即 CMCF 和 PHM。两者的遗传学特点、临床特点和胎儿预后均有显著的不同：①PHM 妊娠的胎儿，由于三体性导致胎儿畸形和胎儿生长受限，胎儿往往无法存活，而 CMCF 中胎儿核型正常，存活率较高，文献报道为 24%，且在孕 28 周之后胎儿存活率可达 69%。英国查令十字医院最大样本的报道对 77 例 CMCF 患者进行分析，对于 CMCF 患者来说，可以继续妊娠。②虽然 CMCF 胎儿的预后较好，但患者的产科并发症较多，如出血、妊娠高血压综合征、甲亢、胎膜早破等，这些严重的并发症往往使得妊娠被迫终止。③CMCF 患者发展为持续性滋养细胞疾病（persistent trophoblast disease，PTD）的概率较高，文献报道高达 55%，单纯 CHM 患者发展为 PTD 的概率为 14%，而 PHM 患者发展为 PTD 的概率仅为 4%。但有些学者对此持不同意见，塞比尔（Sebire）等对 77 例患者临床结局的分析表明，无论是在早孕期终止妊娠，还是继续妊娠者发展为持续性滋养细胞疾病的风险均为 15%～20%，与单纯的完全性葡萄胎恶变率相似。

**产前诊断** 由于 CMCF 和 PHM

在临床表现和预后方面有显著的不同，对二者的临床处理也完全不同，因此，一旦产前发现胎儿与葡萄胎共存时应当立即进行产前诊断，对 CMCF 和 PHM 进行鉴别，CMCF 患者可以继续妊娠，PHM 患者则应当及时终止妊娠。超声检查难以鉴别 CMCF 和 PHM。应该指出的是，由于 CHM 的形态学改变常不典型，易将其误诊为 PHM，因此病理诊断并不一定准确。由于两种情况存在明显的遗传学差异，故染色体核型分析可作为鉴别诊断的有效手段。近年来已成功应用的产前诊断技术包括：染色体倍体分析，短阵重复序列 DNA 多态性分析，应用 X、Y 染色体以及常染色体探针在绒毛滋养细胞中进行荧光原位杂交（fluorescence in situ hybridization，FISH）等。

**治疗** 在正常妊娠与葡萄胎并存的情况下，胎儿的可存活性有赖于孕妇和胎儿等多重因素。对 CMCF 患者是否继续妊娠还必须充分考虑到患者的意愿、医疗条件以及胎儿存活的可能性，应强调遵循个体化处理的原则。对同意继续妊娠的患者，应进行详细的产前咨询，以得到患者的理解与配合。研究表明，继续妊娠者发生产科并发症及持续性滋养细胞疾病的风险增加。一些严重的并发症如出血、妊娠高血压综合征、胎膜早破等将使得妊娠被迫终止。有学者认为若 CMCF 在妊娠过程中葡萄胎的体积明显增加以及血清 β-人绒毛膜促性腺激素（β-human chorionic gonadotrophin，β-HCG）水平稳定或迅速上升，则葡萄胎恶变的概率较大，应适时终止妊娠。如果能够控制产科并发症，胎儿核型正常，发育正常，妊娠过程中监测葡萄胎

的体积变化不大，血清 β-HCG 水平无迅速上升，可以考虑继续妊娠。由于 CMCF 发展为 PTD 的风险较高，因此应在妊娠终止之后一直随访血 β-HCG 水平直至正常。实际上，很大一部分葡萄胎和正常的健康胎儿并存者可以获得胎儿存活的良好结局，分娩正常胎儿的最大障碍就是孕妇发生了例如肿瘤旁分泌导致的内分泌紊乱〔例如：妊娠高血压综合征；成人型呼吸窘迫综合征；溶血、转氨酶升高和血小板减少（HE-LLP 综合征）〕、阴道流血以及罕见的妊娠期间妊娠滋养细胞肿瘤的转移。

总之，对胎儿与葡萄胎共存的孕妇，应采用有效的产前诊断方法，对正常妊娠与葡萄胎共存和部分性葡萄胎进行鉴别。对双胎之一完全性葡萄胎患者是否继续妊娠应采取个体化处理原则，应强调对继续妊娠者加强孕期产科并发症的监测，同时由于该类患者发展为持续性滋养细胞疾病的风险较高，因此在妊娠终止之后还应密切随访血 β-HCG 水平，及时发现恶变患者并及早治疗。

（向 阳）

qīnshíxìng pútáotāi

**侵蚀性葡萄胎**（invasive hyda-tidiform mole） 葡萄胎组织侵入子宫肌层或转移至近处或远处器官的滋养细胞疾病。又称恶性葡萄胎。肌层内的葡萄组织继续发展，可以穿破子宫壁，引起腹腔内大出血，也可侵入阔韧带内形成宫旁肿物。经血运可转移至阴道、肺，甚至脑部而造成不良预后。而良性葡萄胎的病变局限于子宫腔内。侵蚀性葡萄胎多发生于良性葡萄胎排出后一年以内，故其发病年龄与良性葡萄胎相似。

**病因** 理论上讲，侵蚀性葡

萄胎均应继发于良性葡萄胎，但临床上亦可因病史不详或流产标本未作详细检查而未发现葡萄胎。葡萄胎转变为侵蚀性葡萄胎可能与以下两方面的因素有关。①免疫力降低：免疫力低下的患者排斥异体细胞的能力减弱。患者年龄较大易出现免疫力的下降。②葡萄胎滋养细胞的侵蚀能力增强：如子宫大小明显大于停经月份，血人绒毛膜促性腺激素（human chorionic gonadotrophin，HCG）β 亚基效价过高以及病理以小葡萄为主者等均提示葡萄胎滋养细胞侵蚀力的增强。

**病理** 葡萄胎组织侵蚀子宫肌层或其他部位。肌层侵蚀可以是浅表的，也可以蔓延到子宫壁，导致穿孔并累及韧带和附件。由于这种病变的破坏性较强且绒毛较小，肉眼观并不总能看到葡萄状囊泡。

侵蚀性葡萄胎的水肿性绒毛比非侵蚀性葡萄胎小，其直径为 2~4mm。侵蚀性葡萄胎可累及子宫外器官，以阴道、外阴和肺最为常见。当绒毛和滋养细胞造成子宫肌层和子宫外组织器官的破坏性侵犯时，侵蚀性葡萄胎的组织病理学诊断即可成立。如果在任何被检查的部位（子宫或子宫外）不能确切辨认绒毛，则可诊断绒毛膜癌，但是为了避免病变错误归类，应用连续切片方法采取标本以尽可能确认绒毛。

**临床表现** 主要有以下表现。

阴道流血 最常见的症状。葡萄胎清宫后持续不规则流血时应高度警惕侵蚀性葡萄胎的可能。

腹痛及腹部包块 子宫病灶增大明显时，可出现下腹疼痛及腹部包块。若病灶穿出子宫浆膜层时可引起腹痛加重，甚至穿孔后内出血休克。

其他症状　血 HCG 过高者，可伴有妊娠高血压综合征；若出现痰中带血或咯血，应警惕肺转移的发生；脑转移患者可有剧烈头痛，恶心呕吐，甚至偏瘫等神经系统症状；膀胱转移者可出现血尿。

诊断　典型的侵蚀性葡萄胎，诊断一般不太困难。如葡萄胎排出后，阴道不规则出血持续不断，血 HCG 持续 12 周仍不能恢复至正常值，或一度正常后又转阳性，在除外残余葡萄胎后，即可诊断为侵蚀性葡萄胎。如胸部 X 线片已出现肺内转移结节或阴道出现转移结节，则诊断更加明确。病理诊断标准为肉眼或镜下可见到葡萄胎组织侵入子宫肌层或血管，或转移灶中见到葡萄胎组织。

血 HCG 测定　葡萄胎完全清除后，血 HCG 水平将逐渐下降。正常情况下，血 HCG 水平一般在葡萄胎清除术后 8～12 周降至正常范围，如超过 12 周未降至正常，或下降后又上升，此时在除外残余葡萄胎的情况下，即应考虑发生恶变的可能。研究表明，不同成分 HCG 的含量高低亦可作为预后判断的指标。葡萄胎患者中，如果血清游离 β-HCG/HCG 比值较高，恶变的可能性较明显增加。

超声检查　侵蚀性葡萄胎具有亲血管性特点，一旦病灶侵蚀子宫肌层，超声检查常可发现广泛的肌层内肿瘤血管浸润及低阻性血流频谱，故虽然葡萄胎清宫术后未到 2 个月，而超声检查已出现特征性子宫肌层病变时，即可早期做出恶变的诊断，以便及时治疗。

盆腔动脉造影　该病多表现为葡萄胎组织侵入子宫肌层，破坏血管，并在肌壁间形成较大的血窦，故盆腔动脉造影时常可表现出其特殊的征象，该技术可清楚地了解病灶部位及侵蚀程度，但该检查仅作为一种辅助诊断的手段，不能用来确诊。

鉴别诊断　应与胎盘植入异常如植入胎盘、超常胎盘部位反应、残余葡萄胎以及绒毛膜癌相鉴别。①植入胎盘：主要特征是缺乏底蜕膜，绒毛直接黏附于子宫肌层，且绒毛没有侵蚀性葡萄胎特有的水肿性变化特征。②超常胎盘部位反应：与侵蚀性葡萄胎有时难以区别，尤其是当侵蚀性葡萄胎绒毛很少时更不易识别。超常胎盘部位反应的特征为由中间型滋养细胞和合体滋养细胞对子宫内膜和子宫肌层形成的广泛的滋养层侵蚀（见良性中间型滋养细胞疾病）。③残余葡萄胎：葡萄胎清宫不全可导致子宫复旧不好及持续不规则出血，超声检查及再次刮宫有助于鉴别早期葡萄胎及残余葡萄胎。

治疗　化疗已成为治疗侵蚀性葡萄胎的主要治疗方法，具体治疗方案见绒毛膜癌。

预后　在发现有效化疗药物之前，侵蚀性葡萄胎的死亡率可达 25%，自 20 世纪 50 年代后期证实大剂量甲氨蝶呤能有效治疗该肿瘤以及随后发现了一系列有效化疗药物之后，侵蚀性葡萄胎已基本无死亡。研究表明，患者年龄、发病潜伏期、血 HCG 滴度以及临床期别均是影响其预后的重要因素。

（向　阳）

*róngmáomó'ái*
## 绒毛膜癌（choriocarcinoma）

滋养细胞失去了原来绒毛或葡萄胎的结构，散在地侵入子宫肌层，不仅造成局部严重破坏，并可转移至身体其他部位的高度恶性的滋养细胞肿瘤。简称绒癌。绝大多数绒癌继发于正常或不正常的妊娠之后，称为"妊娠性绒癌"。主要发生于育龄妇女，是由妊娠滋养细胞恶变所致。

绒癌在欧美极为罕见，一般为每 15 万次分娩中有 1 次发病。而在中国及东南亚国家发病率较高，大多数妊娠性绒癌继发于葡萄胎妊娠之后。研究报道，其先行妊娠为葡萄胎者占 57%，继发于流产者占 17%，发生于正常妊娠之后者占 26%，亦有极个别绒癌与异位妊娠有关。

发病机制　尚不十分清楚。因为恶性细胞常有染色体变异的存在，所以绒癌的核型分析也多有变异。这些异常包括染色体数目变化、染色体结构部分缺失、插入或重排等。应用限制性片段长度多态性（restriction fragment length polymorphism，RFLP）DNA 分析有助于阐明绒癌的发病机制，同时也能区别妊娠性与非妊娠性绒癌。应用 RFLP 技术，来源于葡萄胎的绒癌仅含有父源性 DNA，而来源于正常妊娠的绒癌则含有父源和母源两者的 DNA，当只含有母源性 DNA 时，则可认为是非妊娠性绒癌或原发绒癌。

病理　绒癌为滋养细胞高度增生并大片侵犯子宫肌层和血管，伴有明显和广泛的出血坏死，常伴有远处转移。显微镜下见不到绒毛结构或阴影。

临床表现　绒癌可继发于正常或不正常妊娠之后，故前次妊娠史可认为葡萄胎，也可认为流产、足月产或异位妊娠。前次妊娠后至发病，其间隔时间不定，有的妊娠开始即可发生绒癌，中间无间隔期，也有报道间隔长达 18 年者。

常见症状为葡萄胎、流产或

足月产后出现阴道持续不规则流血，有时也可出现一段时间正常月经之后再闭经，然后发生阴道流血。绒癌出现远处转移后，则因转移部位不同而发生不同的症状，如阴道转移瘤破裂可发生阴道大出血；发生肺转移者，可出现咯血、胸痛及憋气等症状；发生脑转移者，可表现出头痛、呕吐、抽搐、偏瘫甚至昏迷等。长期阴道流血者可发生严重贫血，肿瘤在体内破坏及大量消耗，也可使患者极度衰弱，出现恶病质。

妇科检查时可发现阴道有暗红色分泌物、子宫增大、柔软、形状不规则，有时可发现子宫旁两侧子宫动脉有明显搏动，并可触到如猫喘样的血流旋涡感觉，这一征象表明宫旁组织内有转移瘤或动静脉瘘的形成。

**诊断与鉴别诊断** 虽然绒癌最常继发于葡萄胎妊娠，但也可以继发于其他任何性质的妊娠，包括人工流产或自然流产、异位妊娠或足月产。凡是在产后或流产后，阴道出现持续不规则流血，子宫复旧不好，较大且软，血或尿人绒毛膜促性腺激素（human chorionic gonadotrophin，HCG）测定值持续在较高水平，或下降后又上升，就应想到绒癌的可能。如在上述情况下，胸部 X 线或胸部 CT 检查时可见有转移阴影或出现其他脏器转移者，则基本上可以做出绒癌的诊断。

绒癌的病理诊断标准：在子宫肌层或其他切除的器官可见有大片坏死和出血，在其周围可见大片生长活跃的滋养细胞，并且肉眼及镜下均找不到绒毛结构，并以此作为鉴别绒癌与侵蚀性葡萄胎的标准。在得不到子宫或其他转移器官的标本供病理检查时，临床上可根据以下两点初步鉴别

绒癌和侵蚀性葡萄胎。①根据末次妊娠性质：凡是继发于流产或足月产后发生恶变的，临床诊断为绒癌。②根据葡萄胎排出的时间：凡葡萄胎排出后在 1 年之内者诊断为侵蚀性葡萄胎，超过 1 年者，均诊断为绒癌。

**临床分期及预后评分标准**
中国宋鸿钊教授根据该肿瘤的发展过程，于 1962 年即提出了解剖临床分期法（表 1），并于 1985 年由世界卫生组织推荐给国际妇产科联盟（International Federation of Gynecology and Obstetrics，FIGO），经修改后于 1992 年正式采用为国际统一临床分期标准。中国大多采用宋鸿钊教授提出的临床分期标准，该标准基本能反映疾病的发展规律和预后。1976 年巴格肖（Bagshawe）首先提出了主要与肿瘤负荷有关的预后评价指标，随后世界卫生组织对 Bagshawe 的评分标准进行修改，于 1983 年提出了一个改良预后评分系统。并根据累加总分将患者归为低危、中危或高危三组，依次

指导化疗方案的选择及进行预后判断。但由于 FIGO 分期（1992 年）与世界卫生组织预后评分系统（1983 年）在临床实际应用过程中存在一定程度的脱节，临床医生常不能有机地将其结合起来，故国际滋养细胞肿瘤学会于 1998 年即提出了新的滋养细胞肿瘤分期与预后评分修改意见，FIGO 于 2000 年审定并通过了新的分期及预后评分标准（表 2 与表 3）。新分期标准的基本框架仍按宋鸿钊教授提出的解剖分期标准，分为 I、II、III、IV 期，删除了原有的 a、b、c 亚期，但以修改后的 FIGO 评分替代。临床诊断时应结合解剖分期与预后记分，如一患者为绒癌脑转移，预后评分为 16 分，则诊断时应标注为绒癌 IV 期。该分期与评分系统更加客观地反映了滋养细胞肿瘤患者的实际情况，在疾病诊断的同时更加简明地指出了患者除分期之外的病情轻重及预后危险因素。一些期别较早的患者可能存在较高的高危因素，而一些期别较晚的患者可

**表 1 滋养细胞肿瘤临床解剖分期（宋鸿钊）**

| 期别 | 定义 |
| --- | --- |
| I 期 | 病变局限于子宫 |
| II 期 | 病变超出子宫但局限于生殖器官 |
| IIa 期 | 转移至宫旁组织或附件 |
| IIb 期 | 转移至阴道 |
| III 期 | 病变转移至肺，伴或不伴生殖道转移 |
| IIIa 期 | 转移瘤直径＜3cm 或片状阴影不超过一侧肺的一半 |
| IIIb 期 | 转移灶超过上述范围 |
| IV 期 | 病变转移至脑、肝、肠、肾等其他器官 |

**表 2 滋养细胞肿瘤解剖分期标准（FIGO，2000 年）**

| 期别 | 定义 |
| --- | --- |
| I 期 | 病变局限于子宫 |
| II 期 | 病变超出子宫但局限于生殖器官（子宫旁、附件及阴道） |
| III 期 | 病变转移至肺，伴或不伴有生殖道转移 |
| IV 期 | 病变转移至脑、肝、肠、肾等其他器官 |

表3　滋养细胞肿瘤预后评分标准（FIGO，2000 年）

| 预后因素 | 评分 | | | |
|---|---|---|---|---|
| | 0 | 1 | 2 | 4 |
| 年龄（岁） | <40 | >40 | | |
| 末次妊娠 | 葡萄胎 | 流产 | 足月产 | |
| 妊娠终止至化疗开始的间隔（个月） | <4 | 4～6 | 7～12 | >12 |
| HCG（U/L） | $<10^3$ | $10^3～10^4$ | $10^4～10^5$ | $>10^5$ |
| 肿瘤最大直径（cm） | | 3～4 | >5 | |
| 转移部位 | | 脾、肾 | 胃肠道 | 脑、肝 |
| 转移瘤数目* | | 1～4 | 5～8 | >8 |
| 曾否化疗 | | | 单药化疗 | 多药化疗 |
| 总计分　0～6 分，低危；≥7 分，高危 | | | | |

注：＊肺内转移瘤 >3 cm 者予以计数。

能仍属于低危组。诊断时新的分期与评分系统的结合，更有利于患者治疗方案的选择及对预后的评估。

**治疗**　在发现有效化疗药物之前，一旦诊断为绒癌均采用子宫切除的方法治疗，但疗效极差，除少数病变局限于子宫的患者能存活外，凡有转移者几乎全部难以治愈。自 20 世纪 50 年代首先证实大剂量甲氨蝶呤能有效治疗恶性滋养细胞肿瘤以及随后发现了一系列有效化疗药物后，其治愈率得到明显提高，并开创了以化疗为主，手术及放疗为辅治疗绒癌的新纪元。

**化疗**　绒癌曾被认为是人类恶性程度最高的实体瘤之一，在应用有效化疗药物之前，死亡率高达 90% 以上。直到 20 世纪 50 年代后期，世界上有 3 个医疗中心分别不约而同地对恶性滋养细胞肿瘤开展大剂量的药物化疗，并先后获得突破性成果，使得绒癌成为人类第一个通过化疗获得根治的肿瘤。北京协和医院就是这 3 个医疗中心之一，宋鸿钊教授等经过大量的科学研究和艰苦探索，终于找到了有效的化疗药物和科学的给药方法，这就是目前所广泛应用的大剂量化疗方案。

**常用化疗药物**　包括甲氨蝶呤（MTX）、6-巯基嘌呤（6-MP）、5-氟尿嘧啶（5-FU）、放线菌素 D（KSM）、消瘤芥（AT-1258）等。单药或者联合应用均可取得明显疗效。

**单药化疗**　主要用于病灶局限于子宫及低危转移性滋养细胞肿瘤患者。常用 5-氟尿嘧啶、放线菌素 D、甲氨蝶呤 - 四氢叶酸方案。

**联合化疗**　对肿瘤出现多处转移或 FIGO 预后评分为高危患者，应采用两种或两种以上的药物联合化疗。以 5-氟尿嘧啶为主的联合化疗方案可作为首选联合方案。1984 年 Bagshawe 首先提出了 EMA/CO 方案（依托泊苷、甲氨蝶呤、放线菌素 D、环磷酰胺及长春新碱）用于治疗高危及耐药的滋养细胞肿瘤患者，疗效满意。如果患者对以 5-FU 为主的联合化疗或 EMA/CO 发生耐药，亦可采用以顺铂等联合化疗方案治疗，以提高缓解率。近年来临床医师也在不断寻找一些新的化疗药物及方案治疗耐药性滋养细胞肿瘤患者，有学者报道采用超大剂量联合化疗方案（异环磷酰胺、卡铂、依托泊苷）及自体造血干细胞移植治疗耐药患者取得满意效果。紫杉醇作为新一代植物碱类抗肿瘤药，对耐药性绒癌患者的治疗也有成功的报道，但多为个案或少数病例，其确切疗效尚有待进一步临床验证。

**手术治疗**　主要适应证：①当原发病灶或转移瘤大出血（如子宫穿孔、肝脾转移瘤破裂出血等），如其他措施无效，常需立即手术切除出血器官，以挽救患者生命。②对年龄较大且无生育要求的患者，为缩短治疗时间，经几个疗程化疗，病情稳定后，可考虑进行子宫切除术。③对于子宫或肺部病灶较大，经多疗程化疗后，血人绒毛膜促性腺激素（human chorionic gonadotrophin，HCG）已正常，而病变消退不满意者，亦可考虑手术切除。④对于一些耐药病灶，如果病灶局限（如局限于子宫或局限于一叶肺内），亦可以考虑在化疗的同时辅以手术切除。

**放疗**　在应用有效化疗药物之前，放疗也常用来治疗绒癌的肺或阴道转移。然而随着化疗的发展，放疗对该肿瘤的应用价值已日渐局限。但放疗对顽固性耐药病灶的治疗、预防转移灶出血及减轻疼痛等方面效果尚可。有文献报道，对脑转移及肝转移患者，采用全脑或全肝照射，约有 50% 的患者可获痊愈。

**选择性动脉插管介入治疗**　随着介入性放射技术的不断发展，选择性动脉插管灌注化疗或动脉栓塞治疗已开始应用于滋养细胞肿瘤的治疗。

由动脉内注入化疗药物，药物直接进入肿瘤供血动脉，肿瘤内药物浓度比一般周围静脉给药高得多，从而可明显提高疗效，尤其是对于肿瘤细胞增殖周期较快的滋养细胞肿瘤，采用保留动脉插管持续灌注的方法，能有效提高时间依从性抗代谢药物的疗效。特别是对于需要保留生育功能的患者疗效显著。

选择性动脉栓塞术可用于治疗滋养细胞肿瘤导致的腹腔内出血或子宫出血。动脉造影能很快明确出血部位，选择性动脉栓塞术可准确地阻断出血部位血供达到止血目的。该手术操作时间短，创伤小，对绒癌子宫出血患者在保守疗法无效时，可考虑进行子宫动脉栓塞术而达到保留生育功能的目的。对肝脾转移瘤破裂大出血患者也是一种有效的应急措施，使某些无法承受手术的患者可能获得治疗机会。

**预后** 自有效化疗开始后，绒癌的预后发生了根本性改变，其死亡率由过去的 90% 以上逐步下降到不足 10%，从而使其最早成为可治愈的癌瘤之一。虽然绒癌的治疗效果得到了极大的改善，但以下因素仍对其预后起到十分重要的影响。①患者年龄：年龄对预后有一定的影响，年龄 >40 岁者，其预后比 <40 岁的患者差。②末次妊娠性质：来自葡萄胎者，其预后好于来自流产及足月产者。③发病至诊断明确的间隔时间：诊断越早，治疗开始越及时，其预后越好；反之则预后较差。④血 HCG 水平：HCG 水平越高，说明肿瘤细胞增殖分裂越活跃，侵蚀能力越强，恶性程度越高。⑤肿瘤病灶大小：无论原发灶还是转移灶，直径越大，预后越差。⑥转移瘤部位及数目：发生脑肝转移者预后最差，其次是胃肠道及脾、肾的转移者，预后也较差。转移瘤数目越多，治疗效果越不令人满意。⑦是否曾经进行过化疗：接受过化疗者，发生耐药的可能性较大，对患者的预后也将产生不良影响。

（向 阳）

tāipán bùwèi zīyǎngxìbāo zhǒngliú
**胎盘部位滋养细胞肿瘤**（placental site trophoblastic tumor, PSTT） 由中间型滋养细胞组成，有典型的细胞滋养细胞和合体滋养细胞而无绒毛结构的滋养细胞肿瘤。又称胎盘原位绒癌。1981 年斯库利（Scully）等首先对这一肿瘤进行了报道并予以命名。该病罕见。

**发病机制** 尚不清楚。它主要由中间型滋养细胞构成，通常跟随着一个良性过程，但有成为高度恶性的潜在可能。

在胚胎早期，随着绒毛形成，原先均匀分布的绒毛前滋养层分化成覆盖于绒毛表面的绒毛滋养层和位于绒毛以外的绒毛外滋养层两部分。在绒毛外滋养层中，细胞滋养细胞先经中间型滋养细胞再分化为合体滋养细胞，但大多数中间型滋养细胞常中止于此阶段而不再继续分化。正常妊娠时，这类中间型滋养细胞可侵入底蜕膜或浅肌层，但发生恶性转化时，则向深肌层侵犯，甚至子宫外转移，形成 PSTT。

**病理** ①大体表现：多种多样，一般可分为息肉型和包块型两类。息肉型，多为突向子宫内膜腔，呈黄褐色、质软的息肉样团块。子宫内膜诊刮术可获得有诊断价值的组织。包块型，主要局限于子宫肌层，诊刮多无诊断意义，肿瘤可以有边界或分界不清，通常有区域性出血和坏死，有的可以穿透子宫肌层达浆膜层。当肿瘤造成深肌层浸润时，刮宫易导致穿孔发生。肿瘤很少侵及附件结构。②镜下检查：肿瘤多融合成索状或片状，且有单个单核细胞浸润子宫肌层或血管。PSTT 中的主要细胞是中间型滋养细胞。这些细胞通常为单核，形态不一，从多面体到纺锤形均可见。有位于中心的、中等大小的圆形或卵圆形核，有不规则的核膜。胞质呈嗜酸性或异染性，有细小颗粒。细胞滋养细胞和合体滋养细胞组成肿瘤的少数成分。肿瘤细胞弥散于子宫平滑肌细胞之间，虽可发生血管侵蚀，但程度远小于典型绒毛膜癌的血管侵蚀，且血管壁结构大多完整。在 PSTT 中不存在绒毛结构。免疫组化示 PSTT 的中间型滋养细胞人胎盘催乳素（human placental lactogen, HPL）呈强阳性，有时细胞显示人绒毛膜促性腺激素（human chorionic gonadotrophin, HCG）弱阳性到中等阳性。说明 HPL 是 PSTT 更为敏感的肿瘤标志。

**临床表现** 如下所述。

**发病年龄及孕产次** 一般均发生于生育年龄，但有报道最小年龄为 18 岁，最大年龄为 56 岁。多数为经产妇。

**前次妊娠性质** PSTT 可继发于流产、足月产或葡萄胎之后。文献报道，60% 继发于足月产，25% 继发于流产，约 13.6% 继发于葡萄胎妊娠。

**症状和体征** 主要表现为闭经和不规则阴道流血，多数发生于前次妊娠终止、月经恢复正常之后，闭经时间从 1 个月至 1 年不等。阴道流血多为少量、连续出血，少数出血较多。盆腔检查可见子宫增大。如发生血行远处转移，则可出现转移灶相应的症状与体征。

**诊断与鉴别诊断** 由于 PSTT 起源于中间型滋养细胞，大多数病例血 HCG 水平不高或表现出轻度升高，故依赖于 HCG 诊断 PSTT 常易导致误诊。如果临床上继发于流产、足月产或葡萄胎之后出现不规则阴道流血，而 HCG 水平不高，如 B 超提示子宫有局灶性病变，应考虑到 PSTT 的可能。PSTT 的确诊常需依据病理诊断，其病理特征如下：无绒毛结构，主要为中间型滋养细胞组成；常见不到典型的细胞滋养细胞和合体滋养细胞；病理切片免疫组化染色大多数瘤 HPL 呈阳性，仅少数细胞 HCG 阳性。某些情况下，PSTT 可通过刮宫标本作出诊断，但要全面、准确判断 PSTT 侵蚀子宫肌层的深度和范围则需依靠子宫切除标本。

PSTT 通常需与绒毛膜癌和合体细胞子宫内膜炎相鉴别。①绒毛膜癌：主要由中间型滋养细胞组成，只有极少散在的合体滋养细胞。PSST 有典型的细胞滋养细胞和合体滋养细胞及大量的出血坏死，血 HCG 水平较高，且极易经血运发生远处转移。在一些较为困难的病例，采用免疫细胞生化技术分析 HPL 和 HCG 分布有助于鉴别。②合体细胞子宫内膜炎：可发生于足月产、流产及葡萄胎妊娠之后，亦可表现为产后阴道淋漓出血。病理特征为胎盘部位浅肌层有合体滋养细胞浸润，并混有不等量的炎性细胞，过去曾被认为是绒毛膜癌的一种早期表现，实际上仅是一种局部组织反应，不属于滋养细胞肿瘤的范畴（见良性中间型滋养细胞疾病）。

**治疗** 以手术治疗为主，根据情况辅以化疗及放疗。

**手术治疗** 子宫切除是 PSTT 首选的治疗方法。对于年龄较轻的妇女，如术中未见卵巢转移，手术范围选择全子宫及双卵管切除即可。亦有学者建议术中获取

腹膜冲洗液和盆腔及主动旁淋巴结标本以更好地了解这种病变的行为。曾经有观点认为，刮宫可作为治疗 PSTT 的方法，但目前认为这一方法并不可取。即使病灶呈息肉状突向子宫腔，虽可通过刮宫去除部分病灶组织，但大多数 PSTT 均有中间型滋养细胞在肌纤维索间侵蚀生长，甚至达子宫浆膜层，而这些均非通过刮宫可治愈的。

**化疗** 组织学结果证明，化疗对 HCG 阳性的肿瘤细胞有效，而对 HPL 阳性的肿瘤细胞影响小，所以 PSTT 对化疗远不如绒毛膜癌和侵蚀性葡萄胎敏感。但随着 EMA/CO（即 VP-16、甲氨蝶呤、放线菌素 D/环磷酰胺、长春新碱）和 EMA/EP（即 VP-16、甲氨蝶呤、放线菌素 D/ VP-16、顺铂）方案的应用，对 PSTT 的化疗出现了一些转机。现化疗多作为术后辅助治疗，对于术后有残余瘤、术后复发或已有远处转移者起着十分重要的作用，尤其是对肺转移，化疗可获得完全缓解。目前肿瘤细胞减灭术＋联合化疗已成为治疗转移性 PSTT 的标准治疗方案。应强调顺铂对 PSTT 的重要作用，多数学者认为，对于 EMA/CO 耐药或化疗后复发及转移性的 PSTT，EMA/EP 方案有明确作用，应作为 PSTT 首选的化疗方案。EMA/EP 肾毒性及累积性骨髓抑制作用明显，常使化疗难以坚持进行，粒细胞集落刺激因子（granulocyte colony stimulating factor, G-CSF）及自体骨髓干细胞移植在支持化疗中能起一定作用。尽管如此，还应强调手术切除病灶在支持化疗取得完全缓解中起关键性作用。由于 EMA/EP 对潜伏期＞2 年者效果差，且副作用明显，因此还有待于开发更

为有效的化疗方案。二线方案可选择其他以顺铂为中心的化疗方案如：BEP（即顺铂、VP-16、博来霉素）或 VIP（即 VP-16、异环磷酰胺、顺铂）方案等，但其效果尚未确定。

**放疗** 一般认为 PSTT 对放疗不敏感，在控制耐药残余病灶及控制局部症状中能起一定作用。

**预后** PSTT 通常呈良性临床经过，绝大多数预后良好，仅少数死于子宫外转移。与其他类型滋养细胞肿瘤一样，治疗前后应密切检测病情，定期随访。曾有作者报道，转移可以迟至原始诊断后 10 年再发生，由于肿瘤分泌少量 HCG，因而当发现血清 β-HCG 首次升高时，就可能已存在一个大的肿瘤负荷，而转移病灶多对化疗耐药，放疗也只能用于局部控制和缓解症状。在积极化疗后，手术切除局部转移病灶可取得满意疗效。

（向 阳）

shàngpíyàng zīyǎng xìbāo zhǒngliú
## 上皮样滋养细胞肿瘤（epithelioid trophoblastic tumor，ETT）

起源于绒毛膜型中间型滋养细胞的肿瘤。曾称不典型绒毛膜癌、多发性中间滋养叶结节。1998 年由施（Shih）和库曼（Kurman）首先报道并予以命名。可继发于各种妊娠，人绒毛膜促性腺激素（human chorionic gonadotropin，HCG）低水平增高。虽然 ETT 生长缓慢，但相比胎盘部位滋养细胞肿瘤（placental site trophoblastic，PSTT）而言，其恶性程度明显升高，很多 ETT 病例具有较强的侵袭性及致命性的临床结局。ETT 比 PSTT 更少见。

**发病机制** 尚不清楚。滋养细胞可分为细胞滋养细胞、合体滋养细胞和中间型滋养细胞三类。

细胞滋养细胞作为干细胞，经双途径分别分化成合体滋养细胞和中间性滋养细胞，后者根据解剖部位的不同，又分为绒毛型、种植型和绒毛膜型三种亚型。各种亚型具有不同的形态和免疫组织化学特征，各自都可产生独特的滋养细胞疾病和肿瘤。

ETT 来源于绒毛膜型的中间型滋养细胞。绒毛膜型中间型滋养细胞位于绒毛膜板中，细胞间相互黏着，排列成层状。细胞呈多边形，形态一致，体积小于种植型中间型滋养细胞，但大于细胞滋养细胞。

Oldt 等对 ETT 的分子遗传起源进行了研究，结果发现，在ETT 的肿瘤组织中含有 Y-染色质基因位点和新的等位基因（可能是父源性的），而在肿瘤周围的正常子宫组织中则没有这些成分。尽管父源性等位基因的身份尚不清楚，但可以推测 ETT 来源于妊娠，而不是来源于患者本身。

**临床表现**　ETT 主要见于育龄妇女，由于该病少见，临床特点多来自个案报道的总结。帕尔默（Palmer）等总结了 1989～2007年以英文发表的 19 篇文献中的 50例 ETT，其中，患者年龄 15～66岁，平均年龄为 38 岁，≥30 岁者占 84%，>40 岁者占 41%，>50岁者占 5%；其中有 1 例 53 岁的围绝经期妇女和 1 例 66 岁的绝经后妇女；43% 继发于足月分娩，39%继发于葡萄胎妊娠，18% 继发于自然流产；末次妊娠至 ETT 诊断时的时间间隔长短不一，自 2 个月至 25 年不等，平均 6.3 年。

阴道异常流血是最常见的临床症状，部分患者伴有下腹部疼痛。少数患者可无阴道异常流血，而以下腹胀痛或停经及阴道分泌物异常为主诉就诊，并有少数病例以转移症状为首发症状，罕见无症状者。

体检发现除子宫有肿瘤外，有的伴有阴道转移，还有肺转移甚至其他远处转移，但有些发生转移的患者可有子宫原发病灶的消失。尽管与绒毛膜癌患者相比，血清 β-人绒毛膜促性腺激素（β-human chorionic gonadotrophin，β-HCG）水平一般较低（<2500mU/ml），但是在诊断时，几乎也都有血清 β-HCG 水平的升高。

**病理**　①大体表现：病灶呈分散或孤立的膨胀性结节，位于子宫肌层内层、子宫下段或子宫颈管，甚至可转移至阴道。大者直径可达 5cm，并可突向子宫腔。肿瘤切面为实性、囊性或囊实性相兼。②镜下检查：肿瘤境界清楚，但周围组织中可有灶性瘤细胞浸润。肿瘤细胞由高度异型性的单核细胞组成，形态较一致，细胞境界清楚，细胞质嗜酸性或透明，核较圆，染色质细，核仁不明显，核分裂象 0～9/10HP（×40），平均 2/10HP。部分瘤细胞较大，可有双核甚至多核，瘤细胞排列成巢状、索条状和团块状，伴有中央嗜伊红坏死，巢内有多核巨细胞，但较少。典型的病灶为滋养细胞岛被广泛坏死区及玻璃样基质围绕，呈"地图样"外观。免疫组化示细胞角蛋白（AE1/AE3 和 CK18）、上皮膜抗原、上皮钙黏附蛋白及表皮生长因子等呈阳性表达，证实其为上皮来源。滋养细胞标志物人胎盘催乳素（human placental cactogen，HPL）、HCG 和黑色素瘤黏附分子（Mel-CAM）及胎盘碱性磷酸酶局部阳性；HLA-G 呈强阳性表达，且 HLA-G 仅在中间型滋养细胞中有表达，可作为中间型滋养细胞标志物；抑制素 α 则为弥漫性阳性。P63 在 ETT 中为弥漫性阳性，而在 PSTT 中为阴性，认为其是鉴别 ETT 与 PSTT 的特异性标志物。

**诊断与鉴别诊断**　由于 ETT 起源于绒毛膜型中间型滋养细胞，大多数病例的血 HCG 水平不高或表现出轻度升高，故依赖于 HCG 诊断 ETT，常易导致误诊。况且，滋养细胞的标志物在非滋养细胞肿瘤中也常有所表达，单靠这些标志物的反应不足以除外其他肿瘤。因此，需根据临床病史、形态特征、病理学检查确诊。需与 PSTT、胎盘部位结节、绒毛膜癌、上皮性平滑肌肿瘤和子宫颈的角化型鳞状细胞癌等鉴别。

**治疗**　手术是主要治疗手段。经病理确诊后，应进行子宫切除术。年轻患者酌情保留双侧附件，但如患者有强烈生育要求，病变局限于子宫，尤其是突向宫腔的息肉型，如各项预后指标提示无高危因素，可行局部病灶切除术而保留子宫。但相对于 PSTT 保留生育功能来说，ETT 进行保留生育功能的治疗应更加慎重。

ETT 对治疗妊娠滋养细胞疾病的常规化疗并不敏感。

**预后**　尚无可以利用的长期的随诊资料。ETT 的行为特征尚不十分清楚，它一般呈良性行为表现，视为潜在低度恶性，转移率有 25%，死亡率有 10%。正确的诊断对采取恰当的治疗策略至关重要。手术切除病灶占有重要地位，至于辅以化疗是否有效，有待进一步的研究证实。

（向　阳）

liángxìng zhōngjiānxíng zīyǎng xìbāo jíbìng

**良性中间型滋养细胞疾病**（benign intermediate trophoblastic disease）　中间型滋养细胞大量增生所致的非肿瘤性病变。包括胎盘部位过度反应和胎盘部位结节。良性中间型滋养细胞疾病是一类罕见的特殊类型妊娠滋养细胞疾病。很多临床和病理医师对它们的临床表现和病理特点尚不十分了解，容易造成误诊，有的甚至造成了不良后果。因此，了解各种良性中间型滋养细胞疾病的特点有非常重要的意义。

按细胞形态特征，滋养细胞可分为细胞滋养细胞（cytotrophoblast，CT）、中间型滋养细胞（intermediate trophoblast，IT）和合体滋养细胞（syncytiotrophoblast，ST）。以往认为 IT 是由单核细胞滋养细胞衍化为多核合体滋养细胞的中间阶段，故具备细胞滋养细胞和合体滋养细胞两者兼备的形态和功能。施（Shih）在 2001年提出由细胞滋养叶另一途径，即进入滋养细胞柱内的滋养细胞衍化为绒毛型 IT，依据解剖部位不同又分别转化为绒毛膜型 IT 及种植型 IT，故上述三型 IT 的形态、免疫表型略不同，其所衍化的肿瘤或瘤样病变也不相同。IT 既可在胎盘部位正常存在，又可分化为良性和恶性胎盘部位滋养细胞病变。

在正常妊娠时，IT 细胞可在蜕膜/子宫浅肌层浸润生长，并浸润螺旋动脉，主要起固定胎盘及促进母体营养向胎儿输送的作用，但在病理情况下，IT 可发生转化而大量增生。IT 的这种独特性与4 种滋养细胞病变有关，包括胎盘部位过度反应（exaggerated placental site，EPS）、胎盘部位结节（placental site nodule，PSN）、胎盘部位滋养细胞肿瘤（placental site trophoblastic tumor，PSTT）以及上皮样滋养细胞肿瘤（epithelioid trophoblastic tumor，ETT）。其中 EPS 和 PSTT 与种植部位 IT 分

化有关，这种 IT 又称种植型中间型滋养细胞，而 PSN 和 ETT 与平滑绒毛膜的 IT 有关，这种 IT 又称绒毛膜型中间型滋养细胞；EPS和 PSN 是非肿瘤性病变，又称良性中间型滋养细胞疾病，而 PSTT 和 ETT 则是肿瘤性病变，具有局部浸润和转移的潜能。

**胎盘部位过度反应（EPS）**
又称超常胎盘部位反应，曾称合体细胞子宫内膜炎或融合细胞子宫内膜炎。系指正常胎盘部位被过多的 IT 浸润，与胎盘床部位的 IT（种植型 IT）分化有关，可发生于正常妊娠、流产及水泡状胎块。

病理表现为中间型滋养细胞在胎盘种植部位弥散和过度的增生与浸润，无占位性病变。镜下细胞以多角形为主，多被纤维素分割成小片状与蜕膜细胞混合在一起，或呈条索状，灶性分布在浅肌层中，很少形成大片集团。虽有一定非典型性，但无核分裂象，细胞呈浸润性生长分离平滑肌肌束，而不破坏肌层。

发生在正常妊娠后的 EPS，主要表现为产后反复出血，超声可提示子宫复旧不全或子宫周围血运较丰富；发生在葡萄胎后的 EPS，可有人绒毛膜促性腺激素（human chorionic gonadotropin，HCG）下降缓慢，但从无上升趋势，结合血人胎盘催乳素（human placental lactogen，HPL）可协助诊断。EPS 病灶清除后，HCG 水平很快下降，临床症状消失，月经恢复。

预后良好，ESP 是一种生理过程。若不伴葡萄胎，ESP 一般不会增加妊娠滋养细胞肿瘤的发生率。

**胎盘部位结节（PSN）** 以绒毛膜型 IT 局灶增生为特征。病

变可能与胎儿的绒毛膜关系密切，有认为是一次异常的、失败的、没有充分发育的妊娠。一般在子宫内膜刮宫或子宫颈刮片中偶然发现，子宫外也可发生，其中输卵管是最常见部位。

育龄妇女多见，偶见绝经后妇女。病变发生与最近一次的妊娠间隔 3 周至 8 年不等，平均 3年。主要症状为不规则阴道流血，这些病变通常发现于因异常阴道流血而刮宫的标本中，25% 病例可以在刮宫标本或子宫切除标本中见到小的、局灶片、边缘清楚的结节或斑块，结节一般呈黄棕色或棕红色或出血小结节。镜下可见单个或多个境界清楚的圆形、卵圆形或斑块样病变。结节也可出现在终止妊娠后的坏死或玻璃样变的绒毛组织中，也可发生灶状坏死、囊病变以及钙化。结节内的细胞为绒毛型中间型滋养细胞。免疫组化显示肌酸激酶阳性，HPL 灶性阳性，HCG 罕见阳性。这种结节可在子宫中存留数年。

PSN 有时可与 ETT 和 PSTT 混淆，但有体积小、境界清楚、有广泛透明变性，以及核分裂活动不明显等区别。PSN 属于非肿瘤性病变，手术切除可痊愈，不出现复发和转移。

（向 阳）

fùkē nèifēnmìxué
**妇科内分泌学**（gynecological endocrinology） 研究女性性腺轴相关激素的功能及其调控并应用于妇科内分泌疾病诊疗的妇科学分支。又称女性生殖内分泌学。内分泌腺体产生微量化学物质（又称激素）释放入血循环，转运到靶器官或组织发挥效应的整个系统即为内分泌系统。女性生殖内分泌系统是人体内分泌系统中重要的一部分，它具有内分泌系

统的共性，其主要功能包括调控生殖、调控生殖器官发育和身体生长、参与维持身体内环境稳定和参与调解物质代谢。在女性生殖内分泌系统中除了经典的由性腺产生的性激素外，生殖轴相关激素、细胞因子、生长因子、神经递质、神经肽都是重要的化学信使，都可归入广义的激素范畴。无论是从单个受精卵发育到成熟的个体，还是有序的生殖周期，以及针对外界的不断变化而作出的保持内环境稳定的调节，生殖内分泌系统的作用都是不可缺少的。

**简史** 得到公认的卵巢发现人是荷兰解剖学家莱尼尔·德·格拉夫（Reinier de Graaf），1627年他经过研究后详细地描述了女性的卵巢。1827年，爱沙尼亚动物学家卡尔·恩斯特·冯·贝尔（Karl Ernst von Baer）发现了人的卵子，他成为胚胎学的创始人。1830年，德国生理学家约翰内斯·穆勒（Johannes Müller）提出：动物的某些器官会向血液里分泌物质。哥廷根生理学教授阿诺德·阿道夫·贝特霍尔德（Anold Adolph Berhold）在1849年通过实验证明了Müller的假设。Berhold将小公鸡的性腺切除，又将性腺移植入部分公鸡体内的其他部位，这些公鸡的第二性征都没有失去，而其他没有植入性腺的公鸡成了阉鸡，即失去了第二性征。同时Berhold还发现移植了的性腺仍分泌精液。1852年维尔茨堡的科学家阿尔伯特·冯·科利克（Albert von Kolliker）在其出版的著作中描述："内分泌腺"产生某些物质，这些物质不通过特别的排泄管排出，只是从组织中渗透出来，以某种方式对机体产生有益的影响。直到1905年，

英国人欧内斯特·亨利（Ernest Henry）按照希腊语"hormān"（驱动，刺激）的意思，给分泌物取名为"荷尔蒙"（hormon），也就是"激素"。

中国传统医学：早在战国时代，中国现存的第一部医学巨著《黄帝内经》就提出了妇女的解剖、月经生理、妊娠诊断等基本理论，到金元时代刘完素著的《素问·病机气宜保命集》（撰于公元1186年）中的《妇人胎产论》说："妇人童幼天癸未行之间，皆属少阴；天癸既行，皆从厥阴论之；天癸已绝，乃属太阴经也。"对妇女生殖生理作了规律性阐述。成书于公元1578年的李时珍所著的《本草纲目》《奇经八脉考》和《濒湖脉学》等对月经理论和奇经八脉的论述，对中医月经理论的发展做出了重要贡献。

20世纪70年代以后，生物医学进入知识爆炸的年代，遗传学和细胞-分子生物学方面取得巨大进步，人们对人类生殖的神经内分泌调控、生殖相关疾病的病理生理变化的认识及临床的诊断处理水平有了极大地提高。随着人类寿命延长，人口老龄化和对生活质量的追求，妇科内分泌学的关注范围扩展到了围绝经和绝经后期。

20世纪80年代以来，妇科内分泌学的进展列举部分如下：①随着妇科内分泌领域研究的进展，发现性腺轴相关激素的分泌涉及神经内分泌的调控，因而又将其称为生殖的神经内分泌学。神经内分泌学通过反馈环、协调效应和周期节律等揭示了生殖内分泌效应的整合。②1978年全球第一例试管婴儿的诞生标志着妇科内分泌学的研究领域扩展到了生殖内分泌、胚胎发育学和生殖健康，

成为现代生命科学领域一门令人瞩目的学科。英国科学家罗伯特·爱德华兹（Robert Edwards）因为在试管婴儿方面的研究获得2010年诺贝尔生理学或医学奖。③借助于遗传学、细胞分子生物学、发育生物学和影像学的进展，多囊卵巢综合征的基础和临床研究大大深化，阐明了无排卵、高雄激素血症、月经失调、代谢异常及其远期并发症如子宫内膜癌、2型糖尿病、心血管疾病等的内在联系。④相对于经典的妇科内分泌概念，现在广义的激素既可以传统的内分泌方式起作用，也可以旁分泌、并列分泌、自分泌、腔分泌、胞内分泌、神经分泌和神经内分泌等方式发挥作用。同时，一种激素也可以几种方式发挥作用。⑤对生殖内分泌微环境的进一步认识，包括卵母细胞、颗粒细胞和卵泡膜细胞关系、胎儿－胎盘单位功能与局部生化因子的自分泌和旁分泌机制、双细胞双促性腺激素学说等。⑥对激素作用机制研究的深入，促进了新的内分泌治疗药物体系的研制开发和应用，如促性腺激素释放激素类似物（gonadotropin-releasing hormone analogous，GnRHa），选择性雌激素受体调节剂（selective estrogen receptor modulators，SERMs）。

**研究范围** 包括对女性性腺轴产生的激素、化学信使物质以及相关的调控系统的生理、病理基础和临床疾病研究；研究还涉及生殖激素的分泌、作用及其反馈调节原理以及与其他内分泌系统的互相联系作用；研究还关注到了从胚胎分化发育起始的全生命周期的生殖健康问题。

**研究方法** 医学遗传学、细胞分子生物学和发育生物学在女性生殖内分泌领域的深入研究进

一步阐明了人类生殖内分泌功能失调性疾病的发生机制；循证医学和流行病学研究为临床疾病诊治提供诊疗决策的依据，在长期临床循证研究和实践积累的基础上制定相关疾病诊疗指南或共识等推动妇科生殖内分泌疾病的诊疗规范化进程。

**循证医学研究** 在很多情况下，妇科内分泌疾病的发病机制未完全明了，诊断和治疗存在争议。在这种情况下，临床诊断和治疗决策的证据要争取获得高级别的循证医学证据，即多中心大样本随机双盲对照临床研究、系统性评价和荟萃分析；同时也重视真实世界数据和个人经验总结分享，尤其在难以进行严格的多中心、大样本、随机双盲对照研究的情况下，后者的研究对临床实践也有现实的指导或参考意义。例如，大规模随机双盲对照研究显示，乳腺癌的发生与补充雌激素无关，而与孕激素有关，且主要与孕激素的种类有关。通过研究发现，孕激素含有膜受体，传统的核受体主要是抑制作用，膜受体可以起到增殖的作用。不同孕激素对于膜受体的亲和力不同，抑制和增殖的呈现也不一样。从经验医学到循证医学，从循证医学再到转化医学，转化医学再回到临床，形成价值医学临床路径的制定，这是妇科内分泌疾病的诊疗体系在循证医学研究中进步的典型例子。

**流行病学研究** 观察性研究包括描述流行病学和分析流行病学。通过设计合理的大范围流行病学调查、横断面研究、回顾性资料分析、队列随访研究（纵向）或病例对照研究等，对疾病的概况和发生发展规律进行研究；实验流行病学研究通过临床随机对照研究等，对干预措施的有效性和安全性等进行研究；而理论流行病学研究采用数学模型等方式，对所得的资料数据分析。例如，对大样本的各个年龄段女性的抗米勒管激素（anti-Müllerian hormone，AMH）水平数据运用数学模型来分析估计女性将进入绝经期的时间；将年轻女性的 AMH 水平与他们将来进入更年期的期限联系起来；还可以进行 AMH 水平与女人的生育能力下降、辅助生育技术结局的相关研究。

**基础医学研究** 通过现代的实验研究方法如医学遗传学、细胞分子生物学和发育生物学等相关研究方法对预防医学、临床医学和医学基础各学科的基本理论的研究。正是有了这些研究，才有了近年对人类生殖内分泌功能失调性疾病的发生机制认识的长足进步，有了生殖医学和辅助生殖技术的迅猛发展。例如，在生殖内分泌学和不孕症领域发展的早期，研究致力于探讨卵子和精子发生的内分泌机制、精卵相互作用等，从理论上阐明生殖轴的调控、生殖发育的病理生理机制和生殖相关技术；进而，生殖细胞发育和生殖细胞生理学研究凸显出其重要性，对干细胞治疗的应用和基因病的治疗成为可能性；人类基因组测序的完成、全基因组分析费用的降低，为找到影响生殖不同方面的基因、影响初潮和绝经年龄的基因以及一些常见妇科内分泌疾病的易感基因等提供了新的机遇。这些重要发现从基础研究转化到临床应用给临床疾病诊治的新途径带来光明。

**与相关学科的关系** 妇科分泌学与临床医学其他学科（包括诊断学）、预防医学、基础医学和医学检验之间是互相依赖、互相促进、密不可分，是妇产科学和生殖医学交叉形成的相对独立的分支学科。

基础医学研究奠定了学科的理论、技术创新和发展的基础。基础医学的基因、蛋白质和代谢组学、细胞克隆和基因编辑等技术的突飞猛进极大地促进了生殖、发育和内分泌调节的生理病理理论和技术的进展。跨学科的交叉研究、动物模型或直接的临床研究，从发育学、遗传学和免疫学等方面对人类生殖的神经内分泌调控、卵巢局部微环境和生殖相关疾病的病理生理变化有了更深入的了解。胚胎植入期遗传学诊断和单细胞基因测序技术等辅助生殖技术的开展，为妇科内分泌疾病导致的不孕不育诊疗开辟新的领域，为提高人类生殖健康水平和减少出生缺陷性疾病提供了新的治疗手段。医学检验为妇科内分泌疾病诊断提供不可或缺的检验项目，在不断优化检测设施、改善检验仪器和实验质控、创建更灵敏和更特异的检测项目方面，为疾病诊治和研究提供服务。此外，妇科内分泌学的理论及其应用还延伸到肿瘤内分泌、子宫内膜异位症内分泌、产科内分泌（包括妊娠、分娩、胎盘等）、内分泌代谢等领域。如胰岛素抵抗，这种个体出生到成年后可发生多激素轴异常的相关性疾病，如多囊卵巢综合征、糖脂代谢异常等。这延伸到"胎儿程序化"的概念，妇科内分泌学在这其中关联到预防医学、发育生物学、病理生理、内分泌代谢、肿瘤学等，无论在基础理论还是疾病发生发展的理解、疾病诊断治疗、并发症预防或延缓、慢性病长期管理等，妇科内分泌学都与这些学科密切相关。

**意义** 妇科内分泌学的研究极大地提高了妇科内分泌疾病的诊断、治疗、预防和生殖健康水平。临床上妇科内分泌相关性疾病如异常子宫出血、多囊卵巢综合征、闭经、高催乳素血症、原发性卵巢功能不全、不孕症和复发性流产等占妇科疾病半数以上，而其远期并发症及相关常见病如肿瘤、糖尿病、代谢综合征、心血管疾病等，影响广大女性的终身健康。同时，妇科分泌学的研究进展不但是诊断、治疗妇科内分泌相关疾病进步的基础，还是人类控制生育（计划生育）的重要基础，也是人类生殖医学与女性生殖健康临床实践以及学科发展的基础。妇科内分泌学对不孕不育诊疗、辅助生殖技术、生殖健康和人类繁衍的重要性不言而喻。

**发展趋势** 遗传学和细胞分子生物学的进步以及研究方法和技术的更新将使人类对生殖内分泌系统的生理病理的认识更加深入；生殖医学的发展极大地推进并仍在推进着生殖内分泌学的理论和实践的拓展，同时为此提供了研究的更高平台；而转化医学的引入、大量新药的发明、循证医学的证据、以及数据医学带来的精准医疗又将使生殖内分泌疾病的诊治有更大的进步。

（杨冬梓）

nǚxìng qīngchūnqī fāyùxiāngguān jíbìng
# 女性青春期发育相关疾病（female pubertal development disorder）
青春期由于内源性或外源性异常所致的内分泌紊乱，造成青春期发育异常的一类疾病。

**青春期** 出现第二性征并获得生殖能力的时期。随着下丘脑的成熟，刺激了生殖器官分泌性激素，直接或间接引起了青春期的生理变化。从激素的角度看，人类青春期的特点是性腺激素负反馈环发生改变，促性腺激素分泌的节律性发生变化，出现雌激素的正反馈环，导致每个月中促性腺激素和卵巢激素的节律性变化。

**青春发育的影响因素** 青春期启动时间的主要决定因素首先是遗传原因，但许多其他因素也影响青春期的启动时间和进程。这些因素包括营养状态、总体健康水平、居住地区、光照时间和精神因素。母亲—女儿、姐妹之间以及种族之内的月经初潮时间的一致性说明了遗传因素是最重要的影响因素。

**青春发育异常疾病** 青春期的变化在特定的时间段按照一定顺序发生。不论时间还是顺序与正常情况不符，均为异常表现。青春期按照顺序先后经历了以下四个不同的阶段（乳房萌发、肾上腺功能初现、生长加速、月经初潮），各阶段有重叠，共需大约 4.5 年的时间。1969 年马歇尔（Marshall）和坦纳（Tanner）最先对乳房和阴毛的发育进行了分期，现在人们常采用他们的分期方法。

**青春期发育异常疾病的分类** 女孩的正常青春期发育时间确切定义为任何一个性成熟特征出现的年龄较正常人群性征初现的平均年龄提前或延后 2 个标准差以上，可能发生很多种异常情况（表）。青春期发育异常可以分为四大类。

女孩的青春期发育延迟或终止 在 14 岁时没有出现第二性征，16 岁没有月经初潮，或者青春期发育已经开始，但 5 年后仍没有出现月经初潮（见女性青春发育延迟）。

青春期发育不同步 特点是青春期发育的过程与正常模式不一致。

**表　青春期发育异常的分类**

I．青春期发育延迟或终止

  A. 生殖道解剖学异常

  B. 高促性腺激素性（卵泡雌激素 >30mU/ml）性腺功能减退（性腺"衰退"）

  C. 低促性腺激素性（卵泡雌激素和黄体生成素 <10mU/ml）性腺功能减退

II．青春期发育不同步

  A. 完全性性激素不敏感综合征（睾丸女性化）

  B. 不完全性性激素不敏感综合征

III．青春期性早熟

  A. 中枢性（真性）性早熟

  B. 周围性性早熟（假性性早熟）

IV．异性性早熟

  A. 多囊卵巢综合征

  B. 不典型的先天性肾上腺增生症

  C. 特发性多毛

  D. 混合性性腺发育不良

  E. 男性假两性畸形的少见类型（Reifenstein 综合征，5α-还原酶缺乏）

  F. 库欣（Cushing）综合征（少见）

  G. 分泌雄激素的肿瘤（少见）

性早熟 对于中国人来说目前公认的定义是 8 岁之前发生乳房发育，或 10 岁之前发生月经初潮即为性早熟（见女性性早熟）。白种人女孩在 7 岁前或非裔美国女孩在 6 岁前开始青春期发育。这个新的定义还存有争议，因为有的学者认为应该在白种人女孩 9 岁或非裔美国女孩 8 岁时评估乳房和阴毛的发育。

异性性早熟 在正常青春期发育的年龄出现了异性的青春期发育特点。

（郁　琦）

nǚxìng xìngzǎoshú

女性性早熟（precocious puberty） 女孩 8 岁以前出现第二性征（乳房发育）或 10 岁前月经来潮的疾病。同性性早熟：提前发育的性征与本身性别一致。异性性早熟：发育的性征与其本身性别相对立，如女性男性化。根据发病的机制和原因，性早熟基本上可分为真性和假性两大类。

**病因与发病机制** 如下所述。

真性性早熟（或完全性性早熟） 是青春发育的真正提前，下丘脑 - 垂体 - 性腺轴功能提早激活。促性腺素释放激素（gonadotropin releasing hormone，GnRH）的脉冲分泌提前出现，促黄体素（lutropin，LH）对 GnRH 的反应及其脉冲分泌的形式已达青春期水平，其发病率女孩是男孩的 5 倍。真性性早熟的发生可以是特发性的，亦可有病理原因。①特发性真性性早熟：又称体质性早熟，指经对性早熟患儿全面检查未能发现任何导致青春发育提前的器质性病因，表现为第二性征进行性地发育成熟，甚至月经来潮并建立排卵周期；血中雌二醇水平和垂体促性腺激素浓度达青春期或成人水平；骨龄明显提前，身高和体重的增长明显较同龄儿童提早。②病理性真性性早熟：原因以中枢神经系统疾病最多见。位于下丘脑部位的某些肿瘤，如间脑错构瘤、神经胶质瘤、颅咽管瘤等。

假性性早熟（或不完全性性早熟） 促使性征提前发育的雌激素并非由于下丘脑 - 垂体 - 性腺轴的活动而产生。常见的病因如下。①卵巢的滤泡囊肿：滤泡囊肿长大并分泌一定量的雌激素，导致女性性征发育，从而发生不完全性性早熟，这种滤泡囊肿可能与女孩脆性 X 综合征有关。多数情况下 B 超对观察和估价滤泡囊肿的大小和性能是很有帮助的，但个别情况也有可能需要开腹探查或腹腔镜诊断。②卵巢自主分泌雌激素的肿瘤：颗粒 - 泡膜细胞瘤可分泌雌激素导致性早熟。③纤维性骨营养不良综合征：有时会发生性早熟。该病由麦丘恩（McCune）和奥尔布赖特（Albright）最早提出，故又命名为麦丘恩 - 奥尔布赖特（McCune-Albright）综合征。患儿有典型的皮肤色素斑，周身多处骨发育不良或囊性变，因而极易发生骨折。性早熟的原因不明，可能是由于鞍区骨质异常增生向内突出，会刺激垂体分泌过多的促性腺激素而导致性早熟；目前更倾向是由于基因突变导致卵巢自主卵泡发育并合成雌激素。④原发性甲状腺功能低下：亦可导致假性性早熟。⑤外源性雌激素过多：可导致假性性早熟，如儿童误服含雌激素或促性腺激素的药品、营养品，或接触含雌激素的化妆品等。已妊娠妇女继续哺乳，母乳中过多的雌激素有可能导致小儿发生性早熟。

**诊断与鉴别诊断** 应根据病史、体格检查及辅助检查结果综合判断。

病史 仔细了解出生过程，有无产伤及窒息；幼年有无发热、抽搐及癫痫史；有无头部外伤手术史；发病前后有无其他重大疾病。询问性征发育的年龄和过程及身高增长的情况。了解有无误服内分泌药物或接触含激素的物品或食品。有无类似家族史等。

体格检查 真性性早熟女孩乳房发育较成熟，内外生殖器发育并有黏液分泌，生长高峰提前，其身高体重常超出同龄儿童 2 个标准差以上；而假性性早熟儿童由于出现症状后往往就诊较早，其身高和体重基本与年龄相符。还应注意检查营养状态、健康情况、智力及反应等。盆腔检查除了解子宫发育情况外，重点应排除卵巢肿瘤的可能。

影像学检查 盆腔及肾上腺 B 超帮助进一步除外肿瘤。头部鞍区 CT 或 MRI 以排除中枢神经系统的肿瘤及其他异常。

骨龄检查 真性性早熟中 95% 均表现骨龄提前，即比实际年龄提前 2 岁以上，而假性性早熟患儿骨龄基本与实际年龄相符。

内分泌检查 首先应了解雌激素水平。最简便而常用的方法是阴道脱落细胞涂片检查，亦可取血测雌二醇（estradiol，$E_2$）浓度。真性性早熟、分泌雌激素肿瘤及外源性假性性早熟雌激素水平均明显升高，而单纯乳房提前发育者雌激素水平不高或稍高。垂体促性腺激素促卵泡素（folliclestimulating hormone，FSH）和 LH 的测定有助于鉴别真性或假性性早熟。其他内分泌检查如甲状腺激素和促甲状腺激素的测定可帮助诊断与原发性甲状腺功能低下有关的性早熟。测定雄激素水平及肾上腺功能可帮助诊断肾上腺功能提早出现或有分泌雄激素的卵巢肿瘤和肾上腺肿瘤。

**治疗** 主要包括去除病因、药物治疗和心理治疗。

**去除病因** 一旦发现患儿的性征发育是由于接触了含激素的药品或食品,应立即切断这种接触,性发育特征会自然消退。若性早熟是由于分泌性激素肿瘤引起,应手术切除肿瘤,术后早熟特征也会随之消失。甲状腺功能低下所致性早熟应治疗原发病。中枢神经系统肿瘤所致的性早熟,多数不需手术治疗,有些肿瘤可采用放疗。

**药物治疗** 主要用于真性性早熟,单纯乳房早发育的儿童多不需药物治疗可以自行消退。①垂体促性腺素释放激素类似物(gonadotropin releasing hormone agonist, GnRHa):其作用机制为通过对垂体的降调节作用抑制垂体促性腺激素 LH 和 FSH 的分泌;GnRHa 可通过注射或鼻喷给药,疗效显著。用药后血中 LH、FSH 及 $E_2$ 水平明显被抑制,性征发育及月经得以控制,减慢生长速度,延缓骨骺闭合,从而能改善最终身高。停用 GnRHa 后,垂体和性腺功能即可恢复。②孕激素制剂:应用更为普遍。常用的孕激素是左旋十八甲基炔诺酮,定期监测雌激素水平,根据雌激素水平的变化和症状控制的情况调整剂量,直至青春发育年龄。③生长激素:其应用尚存争议,但应用时机稍纵即逝。临床发现,使用垂体抑制的治疗后,性早熟患儿的最终身高仍矮于同龄人,而当骨骺愈合,察觉身高已不能再生长时,生长激素已不能使用。因此部分学者主张在抑制雌激素水平的同时,可应用生长激素促进身高的生长。

**心理治疗** 对性早熟患儿进行诊断治疗的同时,不可忽视对患儿和家长的心理疏导和医学知识的教育,解除其思想顾虑。帮助孩子了解这些表现只是正常生理过程的提前,不影响其将来的健康与正常生活。同时还应加强对患儿的帮助和管理,如月经期的处理、治疗期间按时服药等。

(郁 琦)

nǚxìng qīngchūn fāyù yánchí
# 女性青春发育延迟(delay of puberty)
青春发育比正常人群性征初现的平均年龄晚 2 个标准差以上,即在 14 岁时没有出现第二性征发育,16 岁没有月经初潮,或者青春期发育已经开始,但 5 年后仍没有出现月经初潮。青春延迟多为特发性的。青春不发育则为性幼稚,常伴有先天异常。

**病因与发病机制** 根据体内促性腺激素水平,可以分为低促性腺激素性青春发育延迟和高促性腺激素性青春发育延迟。

**低促性腺激素性青春发育延迟** 又分为体质性和非体质性。

**体质性青春发育延迟** 又称为特发性青春发育延迟。性征延迟发育是由于下丘脑促性腺素释放激素(gonadotropin releasing hormone, GnRH)脉冲式分泌功能延迟发动,使下丘脑 - 垂体 - 性腺轴的活动较晚激活。

**非体质性青春发育延迟** 又称低促性腺激素性性腺功能低下。指女孩的性征不发育是由于缺乏 GnRH 脉冲分泌,使促卵泡素(folliclestimulating hormone, FSH)、促黄体素(lutropin, LH)分泌不足所致。GnRH 缺乏的原因可以是先天的或出生后的发育缺陷,也可以是肿瘤、炎症过程或损伤。GnRH 分泌的缺乏可为相对或绝对的量不足;也可是质的异常,如 GnRH 分泌的幅度与频率异常。①中枢神经系统疾病:主要是中枢神经系统的肿瘤,较常见的肿瘤是颅咽管瘤、松果体瘤、异位松果体瘤、生殖细胞瘤及泌乳素瘤等,多数可较早做出诊断。此外,中枢神经系统感染、损伤、先天畸形或头部放疗后均可有促性腺激素分泌障碍而发生青春延迟。②单一性促性腺激素缺乏:此类患者仅促性腺激素缺乏。如卡尔曼综合征,性激素水平低下,骨骺闭合减慢,使长骨得以生长。达青春期年龄仍无性征发育。血 FSH、LH 和 $E_2$ 均低下。常伴有嗅觉障碍和其他畸形。该病可为常染色体显性遗传、常染色体隐性遗传或 X 性连锁遗传。③特发性垂体功能低下矮小症:这种垂体功能低下通常是由于下丘脑释放因子的缺乏所引起。仅有单一性生长激素缺乏的患者当骨龄达到青春发育年龄时会自动出现青春发育的特征。而对伴有促性腺激素缺乏者在接受生长激素(growth hormone, GH)治疗时虽骨龄已超过青春发育年龄仍不会有自动的青春发育。④功能性促性腺激素缺乏:严重的全身和慢性消耗性疾病及营养不良等均可能发生青春延迟。甲状腺功能低下和库欣综合征亦常与青春延迟有关。神经性厌食是一种因精神心理和内分泌异常导致的功能性促性腺激素低下。一般性格内向,行为有强迫性。表现有性征不发育、原发闭经或继发闭经。神经性厌食若发生于青春期前会导致青春延迟。有些高强度训练的运动员或芭蕾舞演员等因运动量大,体脂过少,其青春发育、月经初潮均较同龄女孩晚。⑤青春期前高泌乳素血症:可发生青春延迟,但较为少见。

高促性腺激素性性腺功能低下 性征不发育是由于原发性卵巢发育不全或功能障碍所致。此种情况以先天发育异常为多见，并常表现为性幼稚。

诊断与鉴别诊断 病史、体格检查、影像学检查及骨龄的估价在青春延迟与性幼稚的诊断中很重要。此外，垂体促性腺激素的测定和染色体检查对这类疾病的诊断亦是不可缺少的。测定血 FSH 和 LH 的浓度以诊断性征不发育的原因，鉴别原因是在卵巢还是在垂体及下丘脑，以便选择适当的治疗方案和正确地估计预后。低促性腺激素性性腺功能低下与体质性青春发育延迟的鉴别诊断有时比较困难。

病史 详细的病史、生长发育史、出生史、头部创伤史等以判断青春延迟是否与先天异常、围生期事件、营养不良等有关。

体格检查 首先应测量身高体重，并计算其与同龄人平均值的标准差，检查性征发育情况并确定其发育的期别。体格检查还要注意排除心、肺、肾以及胃肠疾病。

实验室检查 包括 LH 和 FSH 测定及 LH 对 GnRH 的反应。影像学检查包括骨龄、头部影像学 CT 或 MRI 检查等。盆腔超声检查有助于了解子宫和卵巢发育的情况。

当上述检查仍不能确诊时，有时一段时间的随诊观察也是很有必要的，以确定是否有第二性征自发出现或发展。

治疗 体质性青春发育延迟原则上不需特殊处理，因其只是发动延迟，经一段时间后，特别是当骨龄达到相应的年龄后，自然会开始正常的青春发育过程。对其他原因所致的性幼稚，应按下述原则治疗。

去除和纠正原发病因 若存在中枢神经系统肿瘤或疾病可根据情况决定手术抑或非手术治疗。许多功能性的促性腺激素低下是可以纠正和调整的，如改善营养状态，对神经性厌食者应鼓励其进食，增加体重；对甲状腺功能低下则应纠正甲低；治疗库欣综合征及高泌乳素血症等内分泌异常；严禁青少年吸毒等。

低促性腺激素性性腺功能低下的治疗 ①促黄体素释放激素（luteinizing hormone releasing hormone，LHRH）：适用于垂体对下丘脑激素 LHRH 反应良好的患者。静脉小剂量脉冲式注射 LHRH，能刺激垂体分泌 LH 和 FSH，进而刺激卵巢分泌性激素，促使性征发育并诱导排卵，一般只用于已婚想生育者。因价格昂贵，用药方法复杂，现已很少使用。②人绝经促性腺激素（human menopausal gonadotropin，HMG）：从绝经后妇女尿中提取。每支 HMG 含 FSH 和 LH 各 75 个单位，用于垂体本身有功能障碍的低促性腺激素性的性腺功能低下。此种治疗亦只用于婚后有生育要求的患者。③溴隐亭：高泌乳素血症所致的青春延迟可用溴隐亭治疗。这是一种多巴胺的促效剂，可有效地抑制泌乳素水平，改善性腺功能。④雌激素：对无生育要求的患者可采用雌孕激素替代治疗。应用雌激素可促使第二性征发育，于孕激素配合应用能有类似月经的周期性子宫出血。一般雌激素用 22～28 天，自服药的第 13～15 天加服孕激素，连服 10～14 天。然后，停服雌孕激素后等待月经来潮。经后再按上法开始下一个周期。

高促性腺激素性性腺功能低下的治疗 用雌孕激素替代治疗，方法如前述。有 Y 染色体存在的性腺发育不全，因这种性腺发生肿瘤的概率很高，而且相当高的机会是恶性，故应尽早行性腺切除，术后用雌激素替代治疗。

（郁 琦）

yìcháng zǐgōngchūxuè
**异常子宫出血**（abnormal uterine bleeding，AUB） 与正常月经的周期、频率、规律性、经期长度、经期出血量任何 1 项不符的、源自子宫腔的异常出血。是妇科常见的症状和体征。限定于育龄期非妊娠妇女，因此需排除妊娠和产褥期相关的出血，也不包含青春发育前和绝经后出血。

分类 在中国按照以往的分类法，AUB 可分为器质性疾病造成和功能失调造成两大类；而国际上新的分类方法将 AUB 分为有结构性改变和无结构性改变两大类，未再采用"功能性子宫出血"的概念，在这样一个分类系统里，无结构性改变的 AUB 实际上包括了"功能性子宫出血"。根据中华医学会妇产科学分会内分泌学组 2014 年会议，不再使用"功能失调性子宫出血"这一名词，故现改为"异常子宫出血"。

国际妇产科协会（Federation International of Gynecology and Obstetrics）将 AUB 分为两大类 9 个类型，两大类分别为"与子宫结构异常相关的出血"和"与子宫结构异常无关的出血"；9 个类型按照英语首字母缩写为"PALM-COEIN"，即子宫内膜息肉所致子宫异常出血（AUB-P）、子宫腺肌病所致子宫异常出血（AUB-A）、子宫平滑肌瘤所致子宫异常出血（AUB-L）、子宫内膜恶变和不典型增生所致子宫异常出血（AUB-M）、全身凝血相关疾病所致子宫异常出血（AUB-C）、排卵障碍相关的子宫异常出血（AUB-O）、子宫内膜局部异常所致子宫异常出血（AUB-E）、医源性子宫异常出血（AUB-I）和未分类的子宫异常出血（AUB-N）。

此外，子宫异常出血也包含经期严重出血（曾称月经过多）或排卵期出血。与使用外源性类固醇（如激素治疗）、宫内节育器或其他系统或局部药物相关的异常子宫出血均归类于医源性异常子宫出血，那些罕见的或者原因不明确的全部归类于未分类的子宫异常出血。

既往中国 AUB 病因分类中，器质性疾病所致者即指 PALM-COEIN 系统中的 P、A、L、M；但 PALM-COEIN 系统未包括的器质性疾病还有生殖道创伤、异物、甲状腺功能低减、肝病、红斑狼疮、肾透析等；医源性病因相当于 PALM-COEIN 系统中的 AUB-I；功能失调所致者强调的是排除器质性疾病，无排卵性功能失调性子宫出血即为 AUB-O，有排卵的无结构性异常的经间出血也归类于 AUB-O，由于全身凝血功能障碍造成的异常子宫出血为 AUB-C，有排卵的由于子宫内膜局部纤溶系统亢进和前列腺素失衡造成的异常子宫出血为 AUB-E，其他未发现结构性改变但又不属于上述分类的则为 AUB-N。

根据发病急缓，AUB 可分为慢性和急性两类。①慢性 AUB：过去 6 个月里一直存在出血量、出血时间异常或不规律的子宫出血。②急性 AUB：指发生了严重的大出血，医师认为需要紧急处理以防进一步失血的 AUB，可见于有或无慢性 AUB 病史的患者。

**病因** 如下所述。

AUB-P 为子宫内膜息肉所致，占 AUB 的 21%～39%。中年后、肥胖、高血压、使用他莫昔芬的妇女容易出现。

AUB-A 子宫腺肌病可分为弥漫型及局限型（即子宫腺肌瘤）。

AUB-L 根据生长部位，子宫平滑肌瘤可分为影响宫腔形态的黏膜下肌瘤与其他肌瘤，前者最可能引起 AUB。

AUB-M 子宫内膜不典型增生和恶变是 AUB 少见而重要的原因。子宫内膜不典型增生是癌前病变，随访 13.4 年癌变率为 8%～29%。常见于多囊卵巢综合征、肥胖、使用他莫昔芬者，偶见于有排卵而黄体功能不足者。

AUB-C 包括再生障碍性贫血、各类型白血病、各种凝血因子异常、各种原因造成血小板减少等全身性凝血机制异常的子宫异常出血。有报道，月经过多的妇女中约 13% 有全身性凝血异常。有些育龄期妇女由于血栓性疾病、肾透析或放置心脏支架后必须终生抗凝治疗，因而可能导致月经过多。尽管这种 AUB 可归为医源性范畴，但将其归入 AUB-C 更合适。

AUB-O 排卵障碍包括稀发排卵、无排卵及黄体功能不足和黄体萎缩不全，主要由于下丘脑 - 垂体 - 卵巢轴功能异常引起，常见于青春期、绝经过渡期、生育期，也可因多囊卵巢综合征、肥胖、高催乳素血症、甲状腺疾病等引起。

AUB-E 当 AUB 发生在有规律且有排卵的周期，特别是经排查未发现其他原因可解释时，可能是原发于子宫内膜局部异常所致。症状如仅是月经过多，可能为调节子宫内膜局部凝血纤溶功能的机制异常；此外，还可仅表现为 IMB 或经期延长，可能是子宫内膜修复的分子机制异常，包括子宫内膜炎症、感染、炎性反应异常和子宫内膜血管生成异常。

AUB-I 使用性激素、放置宫内节育器或可能含雌激素的中药保健品等因素而引起的 AUB。突破性出血（break through bleeding，BTB）是 AUB-I 的主要原因，是激素治疗过程中非预期的子宫出血。BTB 的发生可能与所用的雌激素、孕激素比例不当有关。避孕药的漏服则引起撤退性出血。放置宫内节育器引起经期延长，可能与局部前列腺素生成过多或纤溶亢进有关；首次应用 LNG-IUS 或皮下埋置剂的妇女 6 个月内也常会发生 BTB。使用利福平、抗惊厥药及抗生素等也易导致 AUB-I 的发生。

AUB-N AUB 的个别患者可能与其他罕见的因素有关，如动静脉畸形、剖宫产术后子宫瘢痕缺损、子宫肌层肥大等，但尚缺乏完善的检查手段作为诊断依据；也可能存在某些尚未阐明的因素。暂将这些因素归于"未分类（AUB-N）"。①动静脉畸形所致 AUB：病因有先天性或获得性（子宫创伤、剖宫产术后等）。②剖宫产术后子宫瘢痕缺损所致 AUB：高危因素包括剖宫产切口位置不当、子宫下段形成前行剖宫产手术及手术操作不当等。

**临床表现** 如下所述。

AUB-P 子宫内膜息肉可单发或多发，临床上 70%～90% 的子宫内膜息肉有 AUB，表现为经间期出血（intermenstrual bleeding，IMB）、月经过多、不规则出血、不孕。少数（0～12.9%）会有腺体的不典型增生或恶变；息肉体积大、高血压是恶变的危险因素。

AUB-A 主要表现为月经过多和经期延长，部分患者可有 IMB、不孕。多数患者有痛经。

AUB-L 子宫肌瘤可无症状、仅在查体时发现，但也常表现为经期延长或月经过多。

AUB-M 临床主要表现为不规则子宫出血，可与月经稀发交替发生。少数为 IMB，患者常有不孕。

AUB-C 凝血功能异常除表现为月经过多外，也可有 IMB 和经期延长等表现。

AUB-O 常表现为不规律的月经，经量、经期长度、周期频率、规律性均可异常，有时会引起大出血和重度贫血。

AUB-E 大多表现为月经过多，也可仅表现为 IMB 和经期延长。

AUB-I 突破性出血（BTB）是 AUB-I 的主要原因，是激素治疗过程中非预期的子宫出血。漏服避孕药可引起撤退性出血。放置宫内节育器可引起经期延长。

AUB-N ①动静脉畸形所致 AUB：多表现为突然出现的大量子宫出血。②剖宫产术后子宫瘢痕缺损所致 AUB：常表现为经期延长。

**诊断** 对 AUB 患者，首先要通过详细询问月经改变史，确认其特异的出血模式。应注意询问性生活情况和避孕措施，以除外妊娠或产褥期相关的出血（必要时测定血人绒毛膜促性腺激素水平），应注意区别酷似正常月经的出血和异常出血，并以近 1~3 次出血的具体日期进行核对，重点关注的应是自然月经而非药物诱发的人工月经。

初诊时需进行全身检查及妇科检查，可及时发现相关体征，如性征、身高、泌乳、体质量、体毛、腹部包块等，有助于确定出血来源，排除子宫颈、阴道病变，发现子宫结构的异常；结合

必要的辅助检查，明确 AUB 病因。

确定 AUB 的出血模式（图1）：①月经频发、月经过多、经期延长、不规律月经。②月经过少：在临床上常见。其病因可由于卵巢雌激素分泌不足、无排卵或因手术创伤、炎症、粘连等因素导致子宫内膜对正常量的激素不反应。③月经稀发。④闭经。⑤经间期出血：指有规律、在可预期的月经之间发生的出血，包括随机出现和每个周期固定时间出现的出血。按出血时间可分为卵泡期出血、围排卵期出血、黄体期出血。确定出血模式后的诊断流程见图2~图5。

AUB-P 通常可经盆腔 B 超检查发现，最佳检查时间为周期第10天之前；确诊需在宫腔镜下摘除行病理检查。

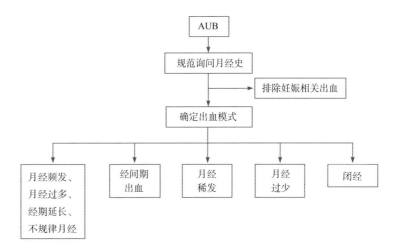

图1 AUB 的出血模式

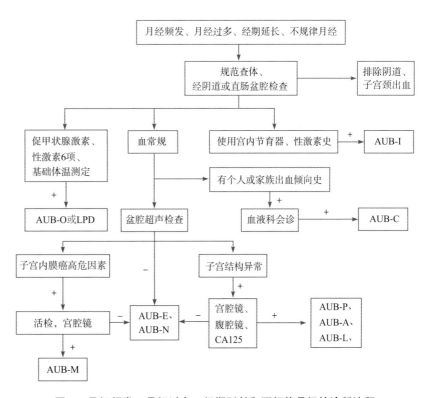

图2 月经频发、月经过多、经期延长和不规律月经的诊断流程

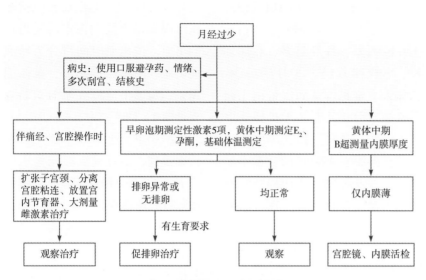

图3　月经过少的诊断流程

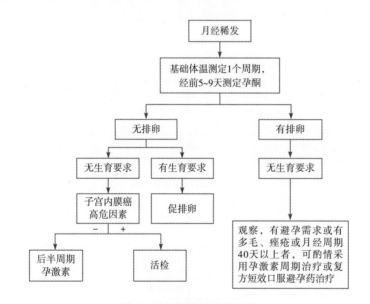

图4　月经稀发的诊断流程

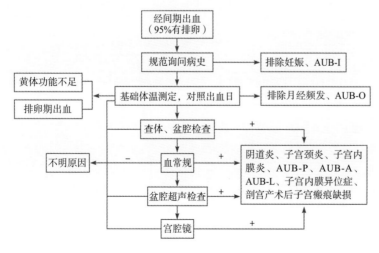

图5　经间期出血的诊断流程

**AUB-A**　确诊需病理检查，临床上可根据典型症状及体征、血 CA125 水平增高做出初步诊断。盆腔超声检查可辅助诊断，有条件者可行 MRI 检查。

**AUB-L**　黏膜下肌瘤引起的 AUB 较严重，通常可经盆腔 B 超、宫腔镜检查发现，确诊可通过术后病理检查。

**AUB-M**　确诊需行子宫内膜活检病理检查。对于年龄≥45 岁、长期不规则子宫出血、有子宫内膜癌高危因素（如高血压、肥胖、糖尿病等）、B 超提示子宫内膜过度增厚回声不均匀、药物治疗效果不显著者应行诊刮并行病理检查，有条件者首选宫腔镜直视下活检。

**AUB-C**　月经过多患者须筛查潜在的凝血异常的线索，询问病史，以下 3 项中任何 1 项阳性提示可能存在凝血异常，应咨询血液病专家，包括：①初潮起月经过多。②具备下述病史中的 1 条：既往有产后、外科手术后或牙科操作相关的出血。③下述症状中具备两条或以上：每月 1~2 次瘀伤、每月 1~2 次鼻出血、经常牙龈出血或有出血倾向家族史。

**AUB-O**　诊断无排卵最常用的手段是基础体温测定、估计下次月经前 5~9 天（相当于黄体中期）血孕酮水平测定。同时应在早卵泡期测定血黄体生成素、卵泡刺激素、催乳素、雌二醇、睾酮、促甲状腺素水平，以了解无排卵的病因。

**AUB-E**　尚无特异性方法诊断子宫内膜局部异常，主要基于在有排卵月经的基础上排除其他明确异常后而确定。

**AUB-I**　临床诊断需要通过仔细询问用药历史、分析服药与出血时间的关系后确定。必要时应用宫腔镜检查，排除其他病因。

AUB-N ①动静脉畸形所致 AUB：诊断首选经阴道多普勒超声检查，子宫血管造影检查可确诊，其他辅助诊断方法有盆腔 CT 及 MRI 检查。②剖宫产术后子宫瘢痕缺损所致 AUB：推荐的诊断方法为经阴道超声检查或宫腔镜检查。

**治疗** AUB "PALM-COEIN" 新的分类系统为临床治疗提供了更具明确性和针对性的指导。对于 AUB-PALM，有子宫结构异常的患者，一般倾向于手术治疗；而对于 AUB-COEIN，无子宫结构异常者，则多优选药物控制。但需要提醒注意的是：在实际临床处理中，对于 AUB 的诊断和治疗是一个循环往复，不断修正、调整的过程。对于初始影像学尚不能确诊子宫结构异常的患者，可先用药物治疗。若在疾病发展的过程中，药物控制不佳，则需重新筛查，特别要注意进行子宫内膜组织病理学检查，进一步评估，警惕新出子宫结构性异常可能，切勿一味闷头执念于更换药物，而忽视子宫器质性病变的风险，延误治疗时机。

AUB-P 直径 <1cm 的息肉若无症状，1 年内自然消失率约为 27%，恶变率低，可观察随诊。对体积较大、有症状的息肉推荐宫腔镜下息肉摘除及刮宫，盲目刮宫容易遗漏。术后复发风险为 3.7%～10.0%；对已完成生育或近期不愿生育者，可考虑使用短效口服避孕药或左炔诺孕酮宫内缓释系统（levonorgestrel-releasing intrauterine system，LNG-IUS）以减少复发风险；对于无生育要求、多次复发者，可建议行子宫内膜切除术。对恶变风险大者可考虑子宫切除术。

AUB-A 治疗视患者年龄、症状、有无生育要求决定，分为药物治疗和手术治疗。对症状较轻、不愿手术者可试用短效口服避孕药、促性腺激素释放激素激动剂（gonadotropin releasing hormone agonist，GnRHa）治疗 3～6 个月，停药后症状会复发，复发后还可再次用药。近期无生育要求、子宫大小小于孕 8 周大小者也可放置 LNG-IUS；对子宫大小大于孕 8 周大小者可考虑 GnRH-a 与 LNG-IUS 联合应用。年轻、有生育要求者可用 GnRH-a 治疗 3～6 个月之后酌情给予辅助生殖技术治疗。无生育要求、症状重、年龄大或药物治疗无效者可行子宫全切除术，卵巢是否保留取决于卵巢有无病变和患者意愿。有生育要求、子宫腺肌瘤患者可考虑局部病灶切除 + GnRH-a 治疗后再给予辅助生殖技术治疗。

AUB-L 治疗方案决定于患者年龄、症状严重程度、肌瘤大小、数目、位置和有无生育要求等。AUB 合并黏膜下肌瘤的妇女，宫腔镜或联合腹腔镜肌瘤剔除术有明确的优势。对以月经过多为主、已完成生育的妇女，短效口服避孕药和 LNG-IUS 可缓解症状。有生育要求的妇女可采用 GnRH-a、米非司酮治疗 3～6 个月，待肌瘤缩小和出血症状改善后，自然妊娠或辅助生殖技术治疗。对严重影响宫腔形态的子宫肌瘤可采用宫腔镜、腹腔镜或开腹肌瘤剔除术等。但这些治疗后肌瘤都可能复发，完成生育后视症状、肿瘤大小、生长速度等因素酌情考虑其他治疗方式。

AUB-M 需根据内膜病变轻重、患者年龄及有无生育要求选择不同的治疗方案。年龄 >40 岁、无生育要求者，建议行子宫切除术。年轻、有生育要求者，经全面评估和充分咨询后，可采用全周期连续高效合成孕激素行子宫内膜萎缩治疗（如甲羟孕酮、甲地孕酮等），3～6 个月后行诊刮加吸宫（以达到全面取材的目的）；如内膜病变未逆转应继续增加剂量，3～6 个月后再复查；如子宫内膜不典型增生消失，则停用孕激素后积极给予辅助生殖技术治疗。在使用孕激素的同时，应对子宫内膜增生的高危因素，如肥胖、胰岛素抵抗同时治疗。子宫内膜恶性肿瘤诊治见子宫内膜癌。

AUB-C 治疗应与血液科和其他相关科室共同协商，原则上应以血液科治疗措施为主，妇科协助控制月经出血。妇科首选药物治疗，主要措施为大剂量高效合成孕激素子宫内膜萎缩治疗，也可采用促性腺激素释放激素激动剂，有时加用丙酸睾酮减轻盆腔器官充血。氨甲环酸、短效口服避孕药也可能有帮助。药物治疗失败或原发病无治愈可能时，可考虑在血液科控制病情、改善全身状况后行手术治疗。手术治疗包括子宫内膜切除术和子宫全切除术。

AUB-O 治疗原则是出血期止血并纠正贫血；血止后调整周期，预防子宫内膜增生和 AUB 复发，有生育要求者促排卵治疗。①止血的方法：包括孕激素子宫内膜脱落法、短效口服避孕药或高效合成孕激素内膜萎缩法和诊刮，辅助止血的药物还有氨甲环酸等。②调整周期的方法：主要是后半期孕激素治疗，青春期及生育年龄患者宜选用天然或接近天然的孕激素（如地屈孕酮），有利于卵巢轴功能的建立或恢复；短效口服避孕药主要适合于单纯孕激素控制不佳，或有避孕要求，或有多毛痤疮登高雄激素症状的妇女。对已完成生育或近 1 年无生育计划者也可放置 LNG-IUS，可减少无排卵患者的出血量，预防子宫内膜增生。已完成生育、随访条件差、药物治疗无效或有禁忌证的患者可考虑子宫内膜切除术或切除子宫。促排卵治疗适用于无排卵、有生育要求的患者，可同时纠正 AUB，具体方法取决于无排卵的病因。

**AUB-E** 对此类非器质性疾病引起的月经过多，建议先行药物治疗，推荐的药物治疗顺序为：①LNG-IUS，适合于近 1 年以上无生育要求者。②氨甲环酸抗纤溶治疗或非甾体类抗炎药，可用于不愿或不能使用性激素治疗或想尽快妊娠者。③复方短效口服避孕药。④孕激素：可用于子宫内膜萎缩的治疗。

刮宫术仅用于紧急止血及病理检查。对于无生育要求者，可以考虑保守性手术，如子宫内膜切除术。

**AUB-I** 有关口服避孕药引起的出血，首先应排除漏服，强调规律服用；若无漏服可通过增加炔雌醇剂量改善出血。因放置宫内节育器所致者，治疗首选抗纤溶药物。应用 LNG-IUS 或皮下埋置剂引起的出血可对症处理或期待治疗，做好放置前咨询。

**AUB-N** ①动静脉畸形所致 AUB：治疗上，有生育要求的患者，出血量不多时可采用口服避孕药或期待疗法；对于出血严重的患者，首先维持生命体征平稳，尽早采用选择性子宫动脉血管栓塞术，但有报道，术后妊娠率较低。无生育要求者，可采用子宫切除术。②剖宫产术后子宫瘢痕缺损所致 AUB：无生育要求者使用短效口服避孕药治疗，可缩短出血时间；药物治疗效果不佳时，可考虑手术治疗。对于有生育要求者，孕前应充分告知有妊娠期子宫破裂风险。手术治疗包括宫腔镜下、腹腔镜下、开腹或经阴道行剖宫产子宫切口憩室及周围瘢痕切除和修补术。

(郁 琦 熊 巍)

bìjīng
**闭经**（amenorrhea） 无月经或月经停止的症状。妇科疾病中的常见症状，并非一种独立疾病，根据既往有无月经来潮，通常将闭经分为原发性闭经和继发性闭经。原发性闭经是指年满 16 岁、女性第二性征出现但月经从未来潮，或年满 14 岁仍无女性第二性征发育。约占 5%。继发性闭经是指正常月经发生后出现月经停止 6 个月以上，或根据自身月经周期计算停止 3 个周期以上。占 95%。

从生理与病理角度，闭经可以分为生理性闭经和病理性闭经。

(乔 杰)

shēnglǐxìng bìjīng
**生理性闭经**（physiological amenorrhea） 青春期前、妊娠期、哺乳期、绝经过渡期及绝经后月经不来潮的生理现象。各期闭经均有其内分泌基础。诊断时应详细询问，采集病史，生理性闭经的诊断不困难，且临床上不需特殊干预。

**青春期前闭经的内分泌基础**
下丘脑 - 垂体 - 卵巢轴功能的启动始于胎儿阶段，出生时母体胎盘激素对胎儿下丘脑促性腺素释放激素（gonadotropin releasing hormone，GnRH）影响的解除，促卵泡素（folliclestimulating hormone，FSH）、促黄体素（lutropin，LH）分泌短暂上升。出生后 2~4 个月下丘脑 - 垂体对类固醇激素的敏感性增高，促性腺激素开始降低，但可有波动。青春期发动时，通常始于 8~10 岁，中枢性负反馈抑制状态解除，GnRH 脉冲式分泌才激活。首先在睡眠时激活，以后慢慢扩展到白天，这一特征的出现，表示下丘脑 - 垂体 - 卵巢轴功能开始走向成熟。GnRH 开始呈脉冲式释放，继而引起促性腺激素和卵巢性激素水平升高、第二性征出现、生殖功能逐渐成熟。

此外，女孩 6~9 岁可从尿中检测到脱氢表雄酮（DHEA）及其硫酸盐，10 岁起迅速升高，此乃肾上腺功能初现的表现，来源于肾上腺的雄激素促使阴毛、腋毛出现，身材迅速长高，因为下丘脑 - 垂体 - 卵巢轴尚待进一步发育完善，雌激素水平尚低，子宫内膜增殖较差，还不会引起出血，故月经推迟来潮。初潮前这一阶段未见月经来潮属于生理现象，有些女孩在初潮后尚有一年半载的月经数月来潮一次，且为无排卵月经也属正常。

**妊娠期闭经的内分泌基础**
平素月经规律的育龄期妇女突然发生停经，首先要考虑妊娠。卵子受精后，卵巢黄体在胚胎滋养细胞分泌的人绒毛膜促性腺激素作用下增大，转变为妊娠黄体，至妊娠 3 个月才退化；持续分泌大量雌激素、孕激素，支持子宫内膜从分泌期转化成蜕膜组织，以支持早期胚胎的发育，所以不再有子宫内膜脱落与月经来潮。妊娠后血中雌激素、孕激素和泌乳素升高，抑制下丘脑 GnRH 的合成与分泌，垂体促性腺激素分泌也处在较低的水平。当胎盘胎儿单位形成后，人类胎盘组织可以产生多种肽类和蛋白激素，形成一个小型的拟下丘脑 - 垂体轴，具有内分泌与旁分泌调控能力，进一步影响孕妇下丘脑、垂体与卵巢，产生新的平衡，所以正常妊娠时月经停止来潮属于生理范畴，一旦妊娠结束，重新建立下丘脑－卵巢之间的正常关系后月经即再现。

**哺乳期闭经的内分泌基础** 妊娠期妇女垂体处于低促性腺激素状态，内源性 GnRH 的作用不足，分娩后母乳喂养，婴儿吸吮乳头，使血中催乳素水平间断性升高，仍抑制垂体促性腺激素分泌及卵巢功能，月经停止来潮。但也可能恢复不规则月经。一般不哺乳的妇女产后 1～2 个月下丘脑出现类似青春发育期的 GnRH 脉冲释放激活，先从睡眠期增强开始，逐渐扩展到全天，并能对卵巢类固醇激素起正、负反馈反应，月经恢复。母乳喂养的闭经妇女在任何时候断奶，则常在断奶后 2 个月恢复月经。故产后哺乳期妇女的闭经也是生理性的。

**绝经过渡期及绝经后闭经的内分泌基础** 绝经过渡期指从卵巢功能开始衰退至最后一次月经的时期。可始于 40 岁，历时短至 1～2 年，长至 10 余年。此期由于卵巢功能逐渐衰退，逐渐出现卵巢功能衰退的表现，最根本的改变是卵巢中卵泡成熟与排卵的概率减少，可能数月出现一次子宫出血，体内缺乏孕激素对抗，只有来自卵巢的少量雌激素与来自肾上腺分泌的雄激素在脂肪组织内转换而成的雌激素，所以绝经过渡期妇女体内雌激素水平高低差异较大。下丘脑、垂体激素分泌波动也大，使月经不规则。随后由于卵泡耗竭或不再发育，卵泡分泌的雌激素与抑制素缺乏，不再选择性地抑制 FSH，故 FSH 水平可比原来升高 13～14 倍，LH

升高 3～4 倍，子宫内膜不再增殖，而导致绝经。绝经是人一生中必经的事件，绝经后生殖器官逐渐萎缩，子宫也缩小，这是自然规律。

（乔 杰）

bìnglǐxìng bìjīng
**病理性闭经**（pathological amenorrhea） 由于生殖系统的局部病变和全身性疾病引起无月经或月经停止的病症。正常月经的建立和维持，有赖于下丘脑－垂体－卵巢轴的神经内分泌调节，以及靶器官子宫内膜对性激素的周期性反应和下生殖道通畅性，其中任何一个环节发生障碍均可导致闭经。

**分类** 按病变解剖部位可分为四种：*子宫性闭经、卵巢性闭经、垂体性闭经和下丘脑性闭经*。

按促性腺激素水平分类：有高促性腺激素闭经和低促性腺激素闭经，由于两者性腺功能均处低落状态，故亦称高促性腺激素性腺功能低落和低促性腺激素性腺功能低落。①高促性腺激素性腺功能低落：指促卵泡素（folliclestimulating hormone，FSH）≥30U/L 的性腺功能低落者，提示病变环节在卵巢。②低促性腺激素性腺功能低落：指促性腺激素 FSH 和促黄体素（lutropin，LH）均 <5U/L 的性腺功能低落者，提示病变环节在中枢（下丘脑或者垂体）。

按闭经严重程度可分为两类。① I 度闭经：子宫内膜已受一定量的雌激素作用，用孕激素后有撤退性子宫出血，提示卵巢具有分泌雌激素功能。② II 度闭经：子宫内膜未受雌激素影响，用孕激素后不出现撤退性子宫出血，提示卵巢分泌雌激素功能缺陷或停止。

**病因** 如下所述。

**先天性闭经** 包括染色体异常与基因突变引起性腺发育异常与生殖道畸形，如子宫颈、子宫发育不全、始基子宫或缺乏有功能的子宫内膜、子宫缺如、卵巢先天发育不全或条索状卵巢。

**创伤性闭经** 子宫内膜遭到放射线或手术的破坏、子宫体手术切除、卵巢切除或放射线破坏，免疫性损伤以及颅底创伤累及垂体柄或下丘脑。

**感染性闭经** 子宫内膜结核，全身或其他部位如腹膜结核，波及子宫内膜功能层引起干酪样坏死，瘢痕形成；卵巢感染，如幼年患腮腺炎并发卵巢炎，破坏卵巢组织造成卵泡数少、性激素合成与分泌不足；颅内感染，如脑炎、脑膜炎后影响中枢对卵巢的调控。

**内分泌失调性闭经** 包括生殖激素分泌、代谢或作用异常。①原发性卵巢功能异常：如卵巢早衰、无反应性卵巢、卵巢内酶缺陷。②垂体功能异常：单一性垂体促性腺激素缺乏症、希恩（Sheehan）综合征、垂体性矮小症、肢端肥大症、特发性高催乳素血症等。③下丘脑功能异常：单一性促性腺激素释放激素低下、卡尔曼（Kallmann）综合征、精神神经厌食症等。④甲状腺、肾上腺功能异常：甲状腺功能低下症、肾上腺皮质增生症等。⑤胰岛素抵抗。

**肿瘤所致闭经** 卵巢囊肿或肿瘤、肾上腺肿瘤、垂体肿瘤及颅咽管瘤或下丘脑肿瘤压迫垂体柄，等引起的闭经。

**全身性因素所致闭经** 包括营养不良、慢性消耗性疾病、贫血、急性传染病、寄生虫病、中毒、药物都会引起闭经。此外中枢神经系统与精神因素如生活不规则、环境变化、情绪波动、剧冷刺激、极度悲伤、忧虑等影响，也会造成暂时性闭经。

**诊断** 引起闭经的病因众多而错综复杂，寻找闭经的病因是治疗成功的关键。不同原因引起的闭经有其规律，因此，应按照一定步骤进行逐步而深入的检查。

**病史** 包括月经史、婚育史、服药史、子宫手术史、家族史以及发病可能起因和伴随症状，如环境变化、精神心理创伤、情感应激、运动性职业或过强运动、营养状况及有无头痛、溢乳等。原发性闭经者应了解青春期生长和第二性征发育进程。

**体格检查** 包括智力、身高、体重，第二性征发育情况，有无体格发育畸形，甲状腺有无肿大，乳房有无溢乳，皮肤色泽及毛发分布。原发性闭经性征幼稚者还应检查嗅觉有无缺失，头痛或溢乳者还应行视野测定。

**妇科检查** 内外生殖器官发育情况及有无畸形等。

**功能实验** ①孕激素试验：每日肌注黄体酮20mg，3～5天，或口服醋甲孕酮每天6～10mg，连续7～10天，停药后2周内有阴道流血者为阳性，提示下生殖道通畅，内膜已经雌激素准备，为Ⅰ度闭经。若无阴道流血者为阴性，在排除妊娠后，提示下生殖道不正常、子宫内膜异常或体内雌激素水平低落。②雌激素试验：适用于孕激素试验阴性的闭经患者。方法为口服乙底酚每日1mg或结合雌激素每日1.25～2.5mg，或戊酸雌二醇每日2mg，连续15～20天，继以每日肌内注射黄体酮20mg，连续3～5天，或口服醋甲孕酮每天6～10mg，连续7～10天，停药后2周内有

阴道流血者为阳性，提示子宫内膜反应正常，为Ⅱ度闭经。若无阴道流血者为阴性，提示子宫或其内膜不正常，为子宫性闭经。

**内分泌检查** 育龄妇女闭经患者行尿或血人绒毛膜促性腺激素检查，除外妊娠后，酌情选择以下内分泌检查。①卵巢功能检查：靶器官反应检查（包括基础体温测定、子宫颈黏液评分、阴道脱落细胞检查、子宫内膜活检或诊断性刮宫）、性激素浓度测定、血清促性腺激素浓度测定、促性腺素释放激素兴奋试验；催乳素（prolactin，PRL）的评估：包括血清PRL浓度测定和PRL功能试验。②肾上腺皮质功能检查：包括24小时尿17-羟类固醇（17-OH）排出量检查，血皮质醇昼夜节律检查，24小时尿游离皮质醇（UFC）排出量检查，24小时尿，17-酮类固醇（17-KS）排出量检查或血硫酸脱氢表雄酮（DHEA-S）测定，24小时尿17-生酮类固醇（17-KGS）排出量或血17α-羟孕酮浓度检查和地塞米松抑制试验。③甲状腺功能检查：包括血甲状腺素浓度测定，甲状腺放射性碘摄取试验，血促甲状腺激素浓度测定和促甲状腺素释放激素兴奋试验。④血生长激素浓度测定及功能试验。⑤胰岛功能检查：空腹血糖及胰岛素浓度测定，以及糖耐量试验和胰岛素释放试验。

**其他** ①盆腔超声检查：可观察阴道直肠前有无肿块及其大小、离外阴的距离、子宫形态大小、内膜情况、子宫壁、子宫腔有无占位病变；卵巢形态大小、卵泡数目及直径、有无肿块及其大小性状；附件有无其他肿块，有无腹水等。②子宫输卵管造影：对怀疑子宫疾病、结核、粘连者应行子宫输卵管造影，以发现子

宫性闭经的病变性质。③宫腔镜检查：有助于明确子宫性闭经的病变性质。例如了解子宫腔粘连的部位、范围，估计粘连的组织学类型及月经恢复的可能性。④腹腔镜检查：对诊断多囊卵巢综合征及卵巢肿瘤有价值。⑤CT或MRI：用于盆腔及头部蝶鞍区检查，有助于分析盆腔肿块的性质，诊断空泡蝶鞍、垂体微小腺瘤等。⑥染色体检查：原发闭经患者应常规检查外周血性染色体，对鉴别先天性卵巢发育不全的病因、性畸形的病因及指导临床处理皆有重要意义。⑦血清自身免疫抗体测定。⑧基因缺失、突变、移位检测或序列分析：有助于明确闭经患者的基因改变，并可为基因治疗奠定基础。

**治疗** ①全身治疗：占重要地位，包括积极治疗全身性疾病，提高机体体质，供给足够营养，保持标准体重。对于应激或精神因素所致闭经，应进行心理治疗。对于肿瘤、多囊卵巢综合征等引起的闭经，应进行特异性治疗。②激素治疗：明确病变环节及病因后，给予相应激素治疗以补充机体激素不足或拮抗其过多，达到治疗目的。③其他：如辅助生殖技术和手术治疗。

（乔 杰）

zǐgōngxìng bìjīng
**子宫性闭经**（uterine amenorrhea） 因子宫先天性发育不全或病变及功能障碍而引起的闭经。若子宫内膜缺如、严重破坏或创伤后再生障碍，不能对卵巢激素产生反应而无剥脱和出血，是为子宫性闭经，也是真性闭经之一。如子宫内膜功能完好，仅由于经血排出的通道受阻而潴留于子宫腔、阴道内，甚而反流入输卵管或腹腔内，称为假性闭经，亦称隐经。

**病因**  主要为子宫先天性发育异常及子宫各类疾病。

**无孔处女膜**  处女膜位于阴道与外阴前庭的界面上，为阴道腔化后残留的薄膜状结构。在女胎出生后处女膜仍未穿破，称为无孔处女膜。若已穿孔的处女膜因炎症等原因形成粘连，将孔封闭，也形成无孔处女膜，后者常伴有阴唇粘连。

**先天性无阴道**  阴道由米勒管尾部和泌尿生殖窦部分细胞形成的阴道板发育而成，胚胎 11 周阴道板下端开始腔化，约在胚胎 20 周完成。若米勒管不发育或发育不良、阴道腔化障碍，形成先天性无阴道。发生率 0.2‰ ~ 0.3‰。患者可伴无子宫或子宫、输卵管发育不良，极少数情况下子宫可发育正常；15% ~ 40% 的患者同时存在泌尿系统发育异常，包括双侧肾脏移位于盆腔或一侧肾脏缺如；有 12% 左右的患者可伴有以脊柱畸形为主的骨骼畸形。

**阴道横隔**  比较少见，且以不完全横隔为多。其形成的原因尚不清楚，可因胚胎发育期阴道板的腔化障碍或不全，或已腔化的阴道壁局部过度增生，突入阴道腔而形成。阴道上 1/3、中段、下 1/3 是横隔常出现的部位，上段横隔较坚实而厚，下段横隔较薄。多数横隔中央或侧方有一小孔，中段横隔以完全性者多见。①不完全横隔：因经血可经小孔流出，故无闭经。②完全性横隔：因经血排出障碍，出现原发性闭经、周期性下腹疼痛等表现。

**阴道闭锁**  当泌尿生殖窦未能形成阴道下段，而米勒管发育正常时，可形成先天性阴道闭锁。发生率1/5 000 ~ 1/4 000。可分为两种类型。①Ⅰ型阴道闭锁：位于阴道下段距外阴约 3cm 处，上段阴道、子宫颈、子宫正常，常合并外生殖器发育不良，故临床表现为原发性闭经、周期性下腹疼痛等。②Ⅱ型阴道闭锁：阴道完全闭锁，可伴有子宫颈部分或完全闭锁，子宫体发育可正常或畸形。临床表现也为原发性闭经、周期性下腹疼痛等。

严重的阴道感染、外伤、腐蚀性药物灼伤、放射以及手术损伤，可导致阴道粘连闭锁。视损伤的范围，可表现为全阴道或部分阴道腔的粘连封闭，可为完全性或不全性。完全性阴道粘连闭锁，可出现闭经。合并子宫内膜的完全性损伤，仅表现为闭经，无子宫内膜损伤或子宫内膜损伤不完全，则表现周期性腹痛。

**子宫颈闭锁**  可因先天发育异常和后天子宫颈损伤后粘连所致。先天性子宫颈闭锁极为罕见，若患者无子宫内膜，仅表现为原发性闭经，若有子宫内膜，其临床表现与先天性无阴道相似。此外，子宫颈烧灼、冷冻、药物腐蚀、放射治疗、人工流产、分段诊断性刮宫等可引起子宫颈粘连闭锁。

**子宫未发育或发育不良**  先天性无子宫因双侧副中肾管形成子宫段未融合，退化所致。常合并无阴道。卵巢发育正常。始基子宫系双侧副中肾管融合后不久即停止发育，子宫极小，仅长 1 ~ 3cm。多数无子宫腔或为一实体肌性子宫。偶见始基子宫有子宫腔和内膜。卵巢发育可正常。先天性无子宫和实体性的始基子宫表现为原发性闭经。

**米勒管发育不全综合征**  早期的米勒管发育正常，进入中期后停止发育或发育不同步而形成米勒管发育不全综合征。占青春期原发性闭经的 20%，染色体为46,XX，卵巢功能正常。表现为先天性无阴道，子宫可正常，也可为各种发育畸形，包括双角子宫、单角子宫、始基子宫、残角子宫、双子宫等，罕为先天性无子宫。而外生殖器、输卵管、卵巢发育正常，女性第二性征正常，原发闭经，34% 伴泌尿道畸形，12% 伴骨骼畸形，7% 伴腹股沟疝，4% 存在先天性心脏病。

**子宫腔粘连综合征**  又称创伤性宫腔粘连、阿谢曼综合征（Asherman syndrome）。指子宫内膜破坏引起继发闭经。一般发生于产后或流产后过度刮宫引起的子宫内膜基底层损伤和粘连；粘连可使子宫腔、子宫颈内口、子宫颈管或上述多处部位部分或全部阻塞，从而引起子宫内膜不应性或阻塞性闭经。

**其他**  子宫内膜结核、盆腔放射治疗或子宫内膜病变反复刮宫治疗等可破坏子宫内膜引起闭经。此外，也有宫内节育器引起宫内感染发生闭经的报道。

**诊断**  见病理性闭经。

**治疗**  应根据不同病因选择相应的治疗方法。

**无孔处女膜**  在青春期前发现无阴道开口，如出现阴道肿物，处女膜极度膨胀，可在膨胀最明显处行"十"字形切开。初潮后经血潴留时，应尽早做处女膜处"十"字形或梅花瓣样切口，并引流。手术应严格无菌操作，适当应用抗生素预防感染，同时注意外阴卫生。

**阴道子宫颈闭锁**  阴道下段闭锁所致经血外流受阻，宜在经期手术较好。可按穿刺抽出积血的方向指引切开分离的途径。打通阴道后，视粗糙面的大小，适当选用羊膜或前庭黏膜、外阴皮瓣覆盖创面。术后适当应用阴道模具，以防再粘连闭锁。子宫颈闭锁如子宫内膜功能良好，引起子宫腔积血时，也应在腹痛发作时手术。自阴道穿通子宫颈，建立人工子宫阴道通道。并放置一段时间 Foley 尿管及用雌激素替代治疗。也可行子宫切除术。

阴道横隔 不全阴道横隔常无闭经，若孕育成功，可在分娩时予以切开。若完全性阴道横隔较薄，单纯切开即可；若较厚，常用 Brenner 式手术切除，术后短期内应放置阴道模具，以防再次粘连。

先天性无阴道、无子宫 单纯先天性无阴道出现经血潴留时应立即手术。若合并无子宫或始基子宫，出现真性闭经时，最好在婚前 3 个月左右进行阴道成形术。手术前必须了解有无泌尿系统畸形存在。

子宫腔粘连综合征 根据患者粘连部位、程度和对生育的要求等决定是否处理。若子宫腔完全粘连，或虽有部分粘连但不影响经血流出而无周期性腹痛，患者无生育要求，则无需处理。若患者有生育要求，部分子宫腔内粘连或子宫颈粘连，影响经血流出而出现周期性腹痛，应予处理。常采用分解粘连后子宫腔内放置节育器一段时间，同时应用雌激素、孕激素序贯疗法 3 个月左右，以促进内膜增生。分离粘连方法有：子宫腔探针或宫颈扩张器分离，适用于单纯性子宫颈内口粘连，子宫颈扩张到 7~8 号即可；在宫腔镜直视下分离或宫腔镜定位后用血管钳分离。治疗后月经及生育预后与粘连累及面积、程度有关。对子宫腔完全粘连且有生育要求的患者，可将子宫内膜体外培养后植入在分离子宫腔的创面上，应用序贯雌激素、孕激

素疗法支持其生长，以恢复月经和生殖功能的探讨，并获得初步成功。

其他 根据病因对症处理，如子宫内膜结核行抗结核治疗，但治疗后月经恢复情况，视其子宫内膜破坏严重程度而定。

(乔 杰)

luǎncháoxìng bìjīng
## 卵巢性闭经 (ovarian amenorrhea)

卵巢的先天性发育不全或功能缺陷、卵巢周期异常、结构破坏以及肿瘤等，使卵巢激素水平低下或缺乏周期性变化而发生的闭经。

**病因与发病机制** 如下所述。

性腺先天性发育不全 性腺条索状或发育不全，性腺内卵泡缺如或少于正常，进而引起闭经，多为性特征幼稚的原发性闭经。性腺发育不全者由于性激素分泌功能缺陷故促性腺激素升高，属高促性腺激素闭经，占原发性闭经的 35%，分为染色体正常和异常两类。性腺发育不全者，75% 的患者存在染色体异常；25% 的患者染色体正常。染色体正常的性腺发育不全称为单纯性腺发育不全。①原发性闭经性腺发育不全：最常见的核型异常为 45,XO (50%)；其次为 45,XO 的嵌合型 (25%) 和 46,XX (25%)；少见的尚有 46,XY 单纯性性腺发育不全和 45,XO/46,XY 嵌合型性腺发育不全。②继发性闭经性腺发育不全：最常见的核型为 46,XX，按照发生频率尚有 45,XO 嵌合型、X 短臂和长臂缺失、47,XXX 及 45,XO。

45,XO 患者除性腺发育不全发生高促性腺激素、低雌激素闭经外，尚具有一系列体格发育异常的特征，即特纳综合征。

卵巢抵抗综合征 又称卵巢

不敏感综合征。特征为卵巢具有多数始基卵泡及初级卵泡，形态饱满，但对高水平的促性腺激素缺乏反应，仅极少数能发育到窦状卵泡期，几乎不能达到成熟期。多数卵泡在窦状卵泡前期呈局灶或弥漫性透明变性，故卵泡不分泌雌二醇，促性腺激素升高，多致原发性闭经，但性征发育接近正常。维持性征发育的雌激素来源于卵巢间质在高促黄体素刺激下产生的雄烯二酮在外周组织的转化。

单侧条索状卵巢综合征 具体发病机制不详，目前仅为数例个案报道，推测其可能是 X 染色体部分区带的完整性遭到了破坏所致。染色体核型为 46,XX，G 显带、C 显带分析无异常，第二性征主要表现为典型女性，可有月经初潮，但经量较少，逐渐趋于月经稀发或继发性闭经。妇科检查与正常女性无差异，腹腔镜直视下左侧卵巢呈纤维条索状，右侧卵巢发育不良，激素测定属高促性腺性闭经。

卵巢酶缺乏 卵巢合成雌激素需雄激素为底物，雄激素经两条途径合成：经 $17\alpha$-羟孕烯醇酮、DEHA、雄烯二醇的 $\Delta 5$ 途径；经 $17\alpha$-羟孕酮、雄烯二酮的 $\Delta 4$ 途径。无论是 $\Delta 4$ 或 $\Delta 5$ 途径，$17\alpha$-羟化酶、17 碳链裂解酶、20 碳链裂解酶和芳香化酶均发挥着关键性的作用，若先天性缺乏，则卵巢雌激素、雄激素合成受阻，卵泡发育障碍，出现闭经。

卵泡膜增殖综合征 卵巢间质增生致卵巢增大者为间质增生；间质内有单个或岛状黄素化卵泡膜细胞增生者称间质泡膜增殖，若患者伴有不同程度的多种男性化表现称卵泡膜增殖综合征。

卵巢早衰 指 40 岁前由于卵

巢内卵泡耗竭或被破坏而发生的卵巢功能衰竭。卵巢外观呈萎缩状。由于卵巢分泌性激素功能衰竭，促性腺激素升高，80%以上患者有潮热等绝经过渡期症状。多数患者无明确诱因，属特发性。部分患者由于自身免疫性卵巢炎所致。另外，盆腔放射及全身化疗对卵母细胞有损害作用，儿童期腮腺炎病毒可破坏卵巢卵母细胞，可发生卵巢早衰，进而引起闭经。

**卵巢肿瘤** 可通过以下五方面引起闭经：①破坏卵巢结构，干扰卵巢功能。②产生激素，影响下丘脑–垂体–卵巢轴功能及子宫内膜反应性。③手术、化疗、放疗等破坏卵巢结构或加速卵细胞死亡及卵泡闭锁。④患者处于恶性消耗状态，影响生殖激素及其调节因子的生物合成。⑤患病后精神状态不佳，紧张、恐惧、焦虑等不良心境影响下丘脑–垂体–卵巢轴。

**子宫动脉栓塞治疗** 随子宫动脉栓塞治疗在子宫颈妊娠、子宫肌瘤、产后出血等中的应用，有文献报道术后出现暂时和永久闭经的病例，发现术后暂时闭经患者在术后6个月内月经恢复，血促卵泡素（folliclestimulating hormone，FSH）治疗前后差异无显著性，考虑暂时闭经并不一定表明卵巢功能减退或衰竭；永久闭经患者血FSH治疗前后有显著性差异，可能进一步发展为卵巢功能减退或衰竭。

**诊断** 见病理性闭经。

**治疗** 尚无法进行病因治疗。仅极少数患者卵巢功能衰竭可能有自然缓解，月经自动来潮，甚至妊娠。因此，治疗对策主要是对症治疗。包括特纳（Turner）综合征促生长治疗，促进性征发育，诱导人工月经等治疗。因自然生育希望极小，只能借卵助孕。卵巢早衰患者如卵巢内仍有卵泡者，可试用促排卵治疗。对血清自身免疫抗体阳性者，可试予免疫抑制剂治疗。17α-羟化酶缺乏症或STAR基因异常引起闭经者如染色体为46，XY，应开腹手术切除双侧性腺，以防恶变。卵巢早衰若合并其他内分泌功能低落者亦应行相应的替代补充。卵巢肿瘤患者应根据肿瘤性质、患者年龄及生育要求进行手术或化疗。

（乔　杰）

chuítǐxìng bìjīng
# 垂体性闭经（pituitary amenorrhea）
垂体器质性病变或功能失调影响促性腺激素分泌，继而影响卵巢功能引起的闭经。有先天性和获得性两类，先天性少见。

**病因与发病机制** 包括以下内容。

**垂体梗死** 常见为希恩（Sheehan）综合征。由于产后大出血休克，导致垂体（尤其是腺垂体）促性腺激素分泌细胞缺血坏死，引起腺垂体功能低下而出现闭经等一系列症状和体征。

**垂体肿瘤** 蝶鞍内的腺垂体各种腺细胞发生催乳素腺瘤、生长激素腺瘤、促甲状腺激素腺瘤、促肾上腺皮质激素腺瘤以及无功能的垂体腺瘤时，可出现闭经及相应症状，系因肿瘤分泌激素抑制促性腺素释放激素（gonadotropin releasing hormone，GnRH）分泌和/或压迫分泌细胞，使促性腺激素分泌减少所致。

**空蝶鞍综合征** 蝶鞍隔因先天性发育不全、肿瘤或手术破坏，使脑脊液流入蝶鞍的垂体窝，使蝶鞍扩大，垂体受压缩小，称空蝶鞍。当垂体柄受脑脊液压迫而使下丘脑与垂体间的门脉循环受阻时，出现闭经和高催乳素血症。

**临床表现** 如下所述。

**垂体梗死** 临床表现与垂体坏死的面积、程度及代偿再生能力有关，并根据垂体前叶损伤、破坏的部位、范围和功能衰竭程度，以及与减退的促激素相应的靶腺萎缩程度而定。临床表现以激素缺乏为主，常以下列次序出现。①性腺功能减退：最早出现的症状是由于催乳素（prolactin，PRL）、促性腺激素缺乏所致的产后无乳与闭经，产后出血导致无乳为本征的发生信号，继而性腺功能减退，阴毛、腋毛脱落，性欲减退甚至消失，不育，第二性征衰退，生殖器及乳房萎缩。②甲状腺功能减退：患者怕冷、乏力、少汗、记忆力衰退，皮肤干且粗糙，甚至出现黏液性水肿、面色苍白、眉毛脱落、表情淡漠、反应迟钝、食欲缺乏、精神抑郁、心率缓慢、低基础代谢等症状。③肾上腺皮质功能减退：患者虚弱、疲倦、全身软弱无力、恶心、厌食、消瘦、抵抗力低、易感染、贫血貌、低血压、低体温、皮肤色素变淡、乳晕变淡、会阴部色素脱落。④说话声音低、嗜睡、生长激素（growth hormone，GH）缺乏表现为低血糖。⑤希恩综合征危象：是指在各种应激因素如感染、过度劳累、饥饿、创伤、手术、胃肠功能紊乱、精神刺激或应用过多镇静剂、突然停药等促发后，病情急剧恶化，以致发生休克、高热昏迷的征象，其中以感染为主要诱发因素的占70%。临床类型分为高热型、低体温型、低血糖型、循环衰竭型、水中毒型、呼吸衰竭型，其中以低血糖型最为主要，除低体温性危象与甲状腺激素严重不足有关外，其他各型均与肾上腺皮质功能不足有关，如不及时抢救，可引起死亡。

**垂体肿瘤**　最常见的是催乳激素细胞肿瘤引起闭经溢乳综合征，表现为闭经或月经稀发、溢乳、性功能减退等低雌激素症状。

**空蝶鞍综合征**　多见于中年妇女，临床可无症状。有些患者有头痛（占 70%）、视野改变、脑脊液鼻漏和颅内高压，并发由下丘脑垂体功能失调引起的内分泌紊乱如闭经、溢乳和不育。大多数空蝶鞍综合征患者没有特异的可供鉴别诊断的激素异常，通常有单一或多种垂体激素缺乏，如促肾上腺皮质激素（adrenocorticotropic hormone，ACTH）缺乏、GH 不足、高 PRL 等。

**诊断**　见病理性闭经。空蝶鞍综合征所致者，明确诊断需要进行相关辅助检查。X 线检查仅见蝶鞍稍增大，CT 或 MRI 检查精确显示在扩大垂体窝中见萎缩的垂体和低密度的脑脊液。

**治疗**　针对闭经病因进行治疗。如因垂体肿瘤引起，可酌情施行手术治疗。

对垂体功能低下者可行内分泌治疗，如希恩综合征，因其涉及多个内分泌腺体的功能减低，需与内分泌科协同诊治。治疗的原则是补充靶腺激素。①腺体功能轻度低落者，在补充激素前应慎重考虑，因为激素的补充一旦开始，就可能意味着需终生补充。因此，产后病程短并且症状轻者，有恢复功能的可能，可先用中西药支持治疗，给予其一定的时间进行恢复。过早或用大剂量激素补充会使腺体对外源性激素产生依赖，不利于自然恢复。②腺体功能明显低落者，应及时补充激素，以减轻症状，恢复劳动力及预防危象的发生。行内分泌治疗

时应定期检查靶腺激素浓度，指导调整剂量。

对有生育要求者，在全身情况改善后，可行促排卵。在促排卵前，行人工周期替代治疗 3 个周期以上，以提高卵巢的敏感性，使子宫及内膜有所准备。排卵后应酌情使用人绒毛膜促性腺激素或孕酮维持黄体功能。已妊娠者，孕酮应持续用至孕 3 个月以防止流产。希恩综合征患者妊娠后，残留的垂体组织因妊娠生理变化而增生肥大、血运丰富、功能改善，临床症状减轻。但要警惕再次发生产后大出血。

（乔　杰）

xiàqiūnǎoxìng bìjīng
## 下丘脑性闭经（hypothalamic amenorrhea，HA）

垂体水平以上疾病所引起的闭经。包括中枢神经系统下丘脑多种病因引起的促性腺素释放激素（gonadotropin releasing hormone，GnRH）脉冲分泌异常所引起的闭经。外源性 GnRH 脉冲治疗可予纠正并恢复月经及排卵，GnRH 脉冲分泌异常的程度和轻重不同，轻者可因调控 GnRH 合成分泌机制失常引起分泌不足或脉冲节律异常；重者可因分泌 GnRH 神经元和/或 GnRH 基因异常而致 GnRH 完全或部分缺如。患者有继发性促性腺激素分泌不足，也可同时累及其他内分泌腺轴如甲状腺轴、肾上腺轴等。

**病因与发病机制**　如下所述。

**精神应激**　突然或长期精神压抑、紧张、忧虑、环境改变、过度劳累、情感变化、寒冷等，均可能引起神经内分泌障碍而导致闭经。其机制可能与应激状态下下丘脑分泌的促肾上腺皮质激素释放激素和皮质激素分泌增加，进而刺激内源性阿片肽分泌，抑

制下丘脑分泌促性腺激素释放激素和垂体分泌促性腺激素有关。

**体重下降和神经性厌食**　中枢神经对体重急剧下降极敏感，1 年内体重下降 10% 左右，即使体重仍在正常范围也可引发闭经。慢性消耗性疾病、肠道疾病及饮食习惯改变均可导致闭经。严重的神经性厌食在内在情感剧烈矛盾或为保持体型强迫节食时发生，特征性表现为极度厌食、严重消瘦和闭经，其死亡率达 9%，持续进行性消瘦还可使 GnRH 降至青春期前水平，使促性腺激素和雌激素水平低下。

**运动性闭经**　长期剧烈运动或芭蕾舞、现代舞等训练易致闭经。初潮发生和月经维持有赖于一定比例（17% ~ 22%）的机体脂肪，肌肉/脂肪比率增加或总体脂肪减少，均可使月经异常。运动剧增后 GnRH 释放受抑制，使促黄体素释放受抑制，也可引起闭经。目前认为体内脂肪减少和营养不良引起瘦素水平下降是生殖轴功能受抑制的机制之一。

**药物性闭经**　长期应用甾体类避孕药及某些药物，如吩噻嗪衍生物（奋乃静、氯丙嗪）、利血平等，可引起继发性闭经。其机制是药物抑制下丘脑分泌 GnRH 或通过抑制下丘脑多巴胺，使垂体分泌催乳素增多。药物性闭经通常是可逆的，停药后 3 ~ 6 个月月经多能自然恢复。

**卡尔曼（Kallmann）综合征**　单一性促性腺激素释放激素缺乏，而继发性腺功能减退，同时伴有嗅觉丧失或减退的一种疾病。卡尔曼（Kallmann）于 1944 年首先报道而命名。女性发病率约 1：5000，病变在下丘脑，为先天性 GnRH 分泌不足与嗅脑发育不全。因为胚胎期分泌 GnRH 的神经元

与嗅觉神经元系自同一来源，二者移行途径也相同，嗅神经元的轴突正常情况下向前脑移行，经过筛板和脑膜到嗅球，GnRH 神经元沿嗅神经穿过嗅球到下丘脑。该病的发生是嗅神经元向前脑移行，却终止于筛板和前脑之间，未达嗅球，GnRH 的神经元也移行至此，尸检证明两种神经元部分或完全不发育，故因 GnRH 不足而发生闭经的同时出现嗅觉丧失或减退的症状。早先认为是 X 连锁隐性遗传，也有报道为常染色体显性遗传，女性患者的病情较男性轻，研究发现染色体 Xp22.3 的 KAL-1 基因突变或缺失导致上述两种神经元的移行异常或突触缺陷而引起发病。

颅咽管瘤 瘤体增大可压迫下丘脑和垂体柄引起闭经、生殖器萎缩、肥胖、颅内压增高、视力障碍等症状，也称肥胖生殖无能营养不良症。

**诊断** 见病理性闭经。

**治疗** 如有精神刺激、减肥节食、改变社会环境等因素，病情较轻者，针对具体情况进行心理疏导，耐心安慰，补充营养与维生素及钙质。

对神经性厌食症者，除心理治疗、补充营养外，还必须建立患者治疗信心，严重者甚至采用肠道外高营养物质补充，逐步增加体重，纠正贫血，必要时须住院治疗。

如因颅咽管瘤引起，则应酌情施行手术治疗。

对下丘脑功能不足、垂体功能正常的闭经患者，应模拟生理的 GnRH 脉冲频率给药，使垂体正常分泌促性腺激素，一般在撤退性流血后 1~3 天，每日经静脉或皮下给戈那瑞林，如有定量的自动微泵装置，则可节省人力。

但应观察注射部位有无感染、栓塞形成。同时做子宫颈黏液检查、雌二醇（$E_2$）测定、B 超监测卵泡发育，随时调整剂量。当 B 超下显示成熟卵泡时，可令患者有性生活。GnRH 脉冲治疗可诱发卵泡破裂及排卵，也可维持黄体功能。但是由于脉冲用药需携带注射泵及针头，引起患者不便，故在 B 超显示排卵 2 天后停用 GnRH 脉冲，改用人绒毛膜促性腺激素，维持黄体功能，对重度下丘脑性闭经患者，也可选用尿促性腺激素或促卵泡素治疗。以上治疗相对复杂，多数青春期或育龄期无生育要求患者可用此孕激素序贯治疗，人工周期补充治疗调整月经。

（乔 杰）

gāoxióngjīsù xuèzhèng

**高雄激素血症**（hyperandrogenemia，HA） 因内分泌系统病变或外源性因素导致血清睾酮浓度超过 2.44nmol/L 而产生一系列临床表现的疾病。又称高睾酮血症、雄激素分泌过多。正常月经周期的卵泡期，血清睾酮浓度平均为 1.49nmol/L，高限为 2.36nmol/L。HA 是常见的生殖内分泌疾病，占生育年龄期妇女的 5%~10%。

**病因** 病因较复杂，涉及下丘脑-垂体-卵巢轴各环节，以及卵巢自分泌、旁分泌、肾上腺等诸多方面，其主要是来自卵巢和肾上腺病变。虽然引起雄激素过多分泌的原因很多，但是其表型几乎一致，最常见的原因是多囊卵巢综合征（polycystic ovarian syndrome，PCOS），80%~85% 的 PCOS 患者伴随雄激素过多分泌。其他的原因包括先天性多毛、多毛症、雄激素过多、非典型先天性肾上腺增生症、胰岛素抵抗、黑棘皮症、卵巢或肾上腺分泌雄

激素的肿瘤、服用雄激素类药物、库欣综合征和高泌乳素血症等。

**发病机制** 主要有以下几种。

卵巢因素 ①PCOS：是女性 HA 最主要的原因，其发生率为育龄妇女的 5%~10%。几乎所有的 PCOS 患者雄激素均升高，或性激素结合球蛋白（sex hormone binding globulin，SHBG）减少，游离雄激素增多，导致雄激素的生物活性增强。②卵泡膜细胞增生症：该症较少见，临床表现类似 PCOS。但卵巢无多囊性改变，卵巢间质增生显著，此为该症的组织学特征及分泌过多雄激素的来源。随年龄增长，卵巢分泌雄激素的量逐渐增加，男性化表现逐渐明显。③分泌雄激素的卵巢肿瘤：此类肿瘤较为罕见。发病前患者月经及生育能力正常，发病后出现明显的男性化、闭经和不孕等。常见分泌雄激素的卵巢肿瘤有：睾丸母细胞瘤、卵巢门细胞瘤、颗粒细胞瘤及卵泡膜细胞瘤等。

肾上腺因素 ①先天性肾上腺皮质增生（congenital adrenal cortical hyperplasia，CAH）：CAH 属常染色体隐性遗传病。最常见的为先天性 21-羟化酶及 11-β 羟化酶缺乏，肾上腺糖皮质激素合成障碍，促肾上腺皮质激素（adrenocorticotropic hormone，ACTH）分泌增多，刺激肾上腺皮质增生，致雄激素增多。②皮质醇增多症：或称库欣（Cushing）综合征，因肾上腺皮质功能亢进，合成皮质醇和雄激素过多。

其他因素 ①特发性多毛症。②使用雄激素或具有雄激素作用的药物。③高催乳素血症：可刺激肾上腺雄激素的分泌。④绝经后：因促卵泡素（folliclestimulating hormone，FSH）、促黄体素（lutropin，LH）水平升高，刺激卵巢间质产生雄激素。⑤妊娠期：大量的人绒毛膜促性腺激素（human chorionic gonadotrophin，HCG）可刺激卵巢门细胞产生雄激素。⑥应激因素：应激时，下丘脑的促肾上腺皮质素释放素（corticotropin releasing hormone，CRH）增多，刺激 ACTH 分泌增加，导致雄激素增加。

**临床表现**　多毛是 HA 最常见的症状，同时也可能表现为痤疮、皮脂溢、肥胖、雄性激素源性脱发、月经紊乱。根据雄激素水平的高低，HA 女性也可能会出现一些男性化的特征。不同的 HA 女性，表现不完全相同，即使是同一个人，其临床表型也随着时间发生改变，且临床表现与血雄激素水平不成正比。

多毛　女性体表和面部的恒毛过多，是雄激素分泌过多最常用的临床诊断，70%~80% HA 女性都会出现多毛的表现，同样的，70%~80% 多毛的人有 HA。多毛主要分布在上唇，下颌，胸部，上、下背部，上、下腹部，手臂，小臂，大腿和小腿。

痤疮　在雄激素分泌过多的患者中也比较常见，主要发生在青春期，有些还可能延迟到成年。痤疮主要分布在脸、颈、胸壁、肩和背部。

月经失调及不孕　高雄激素影响卵泡的生长发育，导致排卵障碍，而出现月经紊乱、月经稀少、闭经及不孕。

肥胖　体重指数（body mass index，BMI）≥25 时为肥胖。腰围与臀围的比值（waist hip ratio，WHR）≤0.7 为女性型肥胖，其血 $E_1$ 水平较高。WHR >0.85 为男性型肥胖，其睾酮及游离睾酮水平增高，易发生高胰岛素血症、

糖尿病、高血压、血脂异常及冠心病。

男性化　当睾酮水平 ≥6.94nmol/L 时则会出现男性化的表现，如声调低沉、喉结突出、男性型阴毛分布、阴蒂肥大、乳腺萎缩、颞部秃顶等。

黑棘皮症　皮肤呈黑褐色、稍凸出的苔样变，为明显胰岛素抵抗和重度 HA 的表现。

代谢综合征　因高雄激素及高胰岛素，导致糖脂代谢异常，使糖尿病、心血管疾病的发病率增加，发病年龄提前。

**诊断与鉴别诊断**　诊断要点在于查明雄激素来源及病因。根据临床表现，尤其是月经稀发、闭经或功能失调性子宫出血者，加上某些男性化表现，则应考虑该症的可能。诊断根据血睾酮增高 >2.44nmol/L。

常用的辅助检查如下。①B 超、CT 或 MRI：可测定卵巢大小与子宫大小的比值，卵巢 > 宫体 1/4 以上者，可考虑为多囊卵巢。同时排除卵巢、肾上腺或垂体肿瘤。②激素测定：首先测 FSH、LH 及睾酮（testosterone，T），如 LH/FSH≥2，T 轻度升高常见于 PCOS。若 T >6.94nmol/L，而 LH 正常应高度怀疑卵巢或肾上腺男性化肿瘤，以及先天性肾上腺皮质增生或卵泡膜细胞增生症。有必要时可测硫酸脱氢表雄酮（DHEA-S）、17-羟孕酮（17-OHP）基础值等排除其他如肾上腺皮质肿瘤及卵巢肿瘤的可能性。③克罗米芬治疗试验：连续服用克罗米芬 3 个周期，如有排卵多为多囊卵巢，如 3 个周期均无排卵，则可考虑为卵泡膜增生。④地塞米松抑制试验：小剂量地塞米松抑制后，雄激素水平下降 50% 以上表明过多雄激素来源于肾上

腺，否则可能源于卵巢。如皮质醇不被抑制或抑制不足，可能是库欣综合征；连续 7 天地塞米松抑制后，DHEA-S 不被抑制，应考虑肾上腺肿瘤，如完全被抑制，而 17-OHP 恢复正常，则提示为先天性肾上腺皮质增生。⑤腹后壁充气造影：可检查肾上腺的大小和形态，用以区别肾上腺皮质增生或功能亢进。

**治疗**　诊断明确后根据病因进行治疗，CAH 使用肾上腺糖皮质激素；卵巢、肾上腺或垂体肿瘤行手术或放疗。

一般治疗　控制体重，肥胖可加重 HA 及高胰岛素血症，故应采取饮食控制、体育锻炼。

药物治疗　①口服避孕药：可抑制垂体分泌 LH 及 FSH，使卵巢雄激素生成减少。注意应选用无雄激素作用的雌、孕激素复合片。②糖皮质激素：适用于肾上腺来源的高雄激素。常用地塞米松或泼尼松。治疗期间应防止垂体-肾上腺功能不足或类库欣副反应。③螺内酯：在月经周期第 5~21 天服用，连续 4~6 个周期，停药后 LH 及 T 能降至正常水平，而 FSH、催乳素（prolactin，PRL）与治疗前比无变化。副作用如多饮、多尿、疲倦、头痛等少而轻微，不需停药。用药期间应监测肝功能和电解质。④促性腺素释放激素类似物（gonadotropin releasing hormone agonist，GnRHa）：利用 GnRHa 的降调节作用，如克罗米芬（clomiphene）可以阻断类固醇激素的异常代谢，促使卵泡发育成熟、排卵，并形成黄体。可有效地协助促发排卵，并防止部分患者的黄体功能不全。⑤胰岛素增敏剂：能改善胰岛素抵抗状态，降低胰岛素水平，从而使雄激素水平下降。可服用二甲双

胍直接降低胰岛素水平。⑥其他药物：如尿促性腺激素、氟化酰胺等，一些中医技术和中草药也有一定的降雄激素作用。

（乔 杰）

gāocuīrǔsù xuèzhèng
## 高催乳素血症（hyperprolactine-mia）

各种原因所致外周血催乳素（prolactin，PRL）水平异常，高达 1.14nmol/L 的下丘脑－垂体－性腺轴功能失调性疾病。常分为生理性、药物性、病理性和特发性四类。15%～25% 的继发性闭经及部分原发性闭经的患者中有高催乳素血症。闭经合并异常泌乳的患者中则约 80% 有高催乳素血症。

**病因与发病机制** 主要有以下几方面。

下丘脑疾病 ①下丘脑或邻近部位的肿瘤如颅咽管瘤、神经胶质瘤等，压迫第三脑室，切断了多巴胺等对 PRL 分泌的抑制，促使 PRL 大量分泌。②下丘脑炎症或破坏性病变如脑膜炎、结核、组织细胞增多症或头部放疗等，也会引起 PRL 分泌的增高。③头部外伤引起的垂体柄切断。④下丘脑功能失调，如假孕，PRL 分泌增高，可出现泌乳。

垂体疾病 临床上垂体腺瘤发生率占颅内肿瘤的 10% 左右，高催乳素血症中 20%～30% 证实有垂体瘤，是最常见的原因。约 75% 患垂体肿瘤的女性存在高催乳素血症。

原发性甲状腺功能低下 原发性甲状腺功能低下时，下丘脑促甲状腺素释放激素（thyrotropin-releasing hormone，TRH）大量分泌，垂体促甲状腺激素的分泌增加，同时刺激垂体 PRL 细胞分泌 PRL。

肾功能不全 慢性肾功能不全时，经肾代谢的激素，如 PRL 代谢减慢。同时高氮质血症干扰多巴胺受体的功能，不能抑制 PRL 的分泌。20%～30% 患者就会出现高催乳素血症。

异位 PRL 分泌 见于支气管癌及肾癌。

特发性高催乳素血症 指血清中 PRL 水平明显增高，但未发现确定的垂体或中枢神经系统疾病，也无任何增加血 PRL 水平的其他原因。部分患者在数年后发现垂体微腺瘤。

其他 如多囊卵巢综合征患者中 6%～20% 出现血 PRL 水平增高。长期服用抗精神病药和抗抑郁药物均可引起血清催乳素升高，如多巴胺受体阻断剂、儿茶酚胺耗竭剂、雌激素、避孕药、抗胃酸药等。

**临床表现** 如下所述。

溢乳 发生率 70%～98%，是该症的特征之一。患者在非妊娠期与非哺乳期出现溢乳或者停止哺乳半年后仍持续溢乳，通常是浓乳汁或稀乳水，泌乳量不等，且血 PRL 水平的高低与泌乳量的多少不一定成正比。也有很多患者自己并未察觉，仅在就诊挤压乳房时才发现。

闭经 85% 以上的患者有月经紊乱。在青春期前或青春早期的妇女可出现原发性闭经。生育期后以继发性闭经最多见，也可表现为月经量少、稀发或无排卵性月经。

不孕 轻度高催乳素血症仍有排卵，但黄体期往往缩短，孕酮水平低下，因此不易怀孕。即使受精后也不容易着床，常出现流产。重度高催乳素血症可使卵巢不排卵，最终导致不孕。

神经压迫症状 肿瘤增大，压迫周围脑组织，可引起头痛。压迫视交叉引起双颞侧视野缺损或视力障碍。压迫脑神经引起复视或斜视。压迫下丘脑引起肥胖、嗜睡、食欲异常。肿瘤急性出血坏死，可出现剧烈头痛、恶心呕吐、突然失明，甚至昏迷。

低雌激素状态 由于卵巢功能受抑制而出现生殖器萎缩、性欲减低、性生活困难。长期低雌激素状态还可引起骨痛、骨密度降低、骨质疏松等。

多毛 约 40% 的患者可有多毛。有研究认为，由于 PRL 刺激肾上腺去氢表雄酮及其硫酸盐分泌增多所致。

其他 合并其他生长激素（growth hormone，GH）分泌过度，可同时表现为巨人症或肢端肥大症。促肾上腺皮质激素（adreno-corticotropic hormone，ACTH）分泌过度可引起皮质醇增多症。促甲状腺激素（thyroid stimulating hormone，TSH）分泌过度可引起甲亢。GH 分泌低引起低血糖和/或闭经。压迫垂体后叶引起抗利尿激素分泌减低，可引起尿崩症。

**诊断与鉴别诊断** 对临床表现为月经紊乱及不孕、溢乳、闭经、多毛、青春期延迟者，应检测血清催乳素水平。血清催乳素高于 1.14nmol/L 可确诊为高催乳素血症。在上午 10～11 时取血，并应在安静及禁食状态下进行。由于夜间睡眠时血 PRL 值最高，每天上午 10：00～11：00 的血 PRL 最低，高蛋白饮食、运动及精神应激时会升高。

诊断时可以结合其他辅助检查。①内分泌检查：血促卵泡素（folliclestimulating hormone，FSH）、促黄体素（lutropin，LH）水平测定，可正常或偏低；测定甲状腺功能以了解有无功能减低；肾上腺功能检查以了解有无皮质醇增多症；可疑时也应查血 GH 水平，可利用兴奋或抑制试验了解下丘脑－垂体 PRL 的储备功能，以协助鉴别高 PRL 分泌是否为自主性分泌。②行颅脑部的影像学检查：为确定鞍区占位病变位置、大小的主要手段。通常当外周血 PRL 值为 4.45nmol/L 时，应该首先行蝶鞍 CT 检查，以确诊是否存在微腺瘤或大腺瘤。MRI 对视交叉、与垂体瘤的关系以及病变是否侵犯海绵窦等的细微分辨效果更好。检查不需造影剂、不接触放射线、妊娠期可采用。空蝶鞍的发现以 MRI 为最准确。③眼底、视野检查：由于垂体腺瘤可侵犯和/或压迫视交叉，引起视乳头水肿；也可因肿瘤压迫视交叉导致视野缺损。眼底、视野检查有助于确定垂体腺瘤的大小及部位，尤其适用于孕妇。

诊断前需排除某些生理状态，如妊娠、哺乳、夜间睡眠、长期刺激乳头乳房、性交、过饱或饥饿、运动和精神应激等。

**治疗** 需根据其病因决定，如原发性甲状腺功能减低所致者应补充甲状腺素；异位 PRL 瘤应酌情手术；药物引起者应酌情减量或停用；空蝶鞍综合征则不必特殊处理。垂体 PRL 瘤治疗的目的是：纠正紊乱的内分泌功能，缩小瘤体，解除肿瘤的压迫。方法分为药物治疗、手术和放射治疗。

**药物治疗** 主要为降 PRL 药物。①溴隐亭：为多巴胺激动剂，能有效地抑制 PRL 的合成分泌。对特发性高泌乳素血症或 PRL 瘤所引起的 PRL 水平升高，约 80% 的患者经溴隐亭治疗可达正常水平。90% 以上的闭经患者月经可恢复并出现排卵。80% 的患者泌乳消失。妊娠率高达 80%。溴隐亭治疗还能使 PRL 瘤体积缩小。

服药期间，一旦发现妊娠，须停药。②卡麦角林：一种新的麦角类多巴胺受体激动剂。使用方便，患者依从性好。③喹高利特：选择性特异多巴胺 $D_2$ 促效剂，作用较强，维持时间长，副作用较小，用于对溴隐亭耐药或者不能耐受者，睡前顿服。④维生素 $B_6$：对多巴胺促效剂的治疗有协同作用，可长期应用。

**手术治疗** 对垂体大腺瘤生长迅速、药物控制不理想、出现明显压迫症状、视野异常、头痛、呕吐等神经系统症状者考虑手术治疗，经蝶窦或者开颅手术。

**放疗** 虽然放射治疗 PRL 瘤能有效地控制肿瘤，降低 PRL 的浓度，但会引起一定并发症，如垂体功能低下、视神经损伤、诱发肿瘤等。因此对 PRL 腺瘤不主张单纯放疗。放疗适用于药物治疗不能坚持或耐受、不愿手术或因年老体弱及伴其他疾病不宜手术者。目前多采用立体定向放疗（X 刀、γ 刀或质子刀）。

**促进卵巢功能的恢复** 经降 PRL 治疗血 PRL 水平正常化后，卵巢功能仍未见恢复，则应积极选用促进卵巢功能恢复治疗。可行常规促排卵治疗或促性腺激素治疗。

**随访** 对特发性高催乳素血症要定期追踪随访。部分患者数年后可发展成垂体微腺瘤。对带瘤妊娠分娩后及垂体瘤手术、放射治疗后，均需严密随访定期检查血 PRL 水平及 CT 扫描，观察疗效及早发现肿瘤复发并制定合理的二次治疗方案。

（乔 杰）

duōnáng luǎncháo zōnghézhēng

**多囊卵巢综合征**（polycystic o-vary syndrome，PCOS） 生殖障碍与糖代谢并存，以持续性无排卵、高雄激素血症和胰岛素抵抗为特征的内分泌紊乱综合征。是妇科内分泌最常见的疾病。1935 年由施泰因（Stein）和利文撒尔（Leventhal）首次报道，故又称施泰因－利文撒尔（Stein-Leven-thal）综合征、S-L 综合征。PCOS 发病率占育龄妇女的 5%～10%，占不排卵性不孕症女性的 50%～70%，是导致无排卵性不孕症的常见原因。

**病因与发病机制** 病因尚不明确，下列因素可能与 PCOS 发病有关。

**下丘脑－垂体－卵巢轴调节功能异常** 由于垂体对促性腺素释放激素（gonadotropin releasing hormone，GnRH）敏感性增加，分泌过量促黄体素（lutropin，LH），刺激卵巢间质、卵泡膜细胞产生过量雄激素。卵巢内高雄激素抑制卵泡成熟，不能形成优势卵泡，但卵巢中的小卵泡可分泌相当于早卵泡期水平的雌二醇，加之雄烯二酮在外周组织芳香化酶作用下转化为雌酮。持续分泌的雌酮和一定水平的雌二醇作用于下丘脑及垂体，对 LH 分泌呈正反馈，使 LH 分泌幅度及频率增加；对促卵泡素（folliclestimu-lating hormone，FSH）分泌呈负反馈，使 FSH 水平相对降低，LH/FSH 比例增加。

**胰岛素抵抗和高胰岛素血症** 约有 50% 的 PCOS 患者不同程度存在胰岛素抵抗及代偿性高胰岛素血症，使得全身各器官、组织和细胞吸收、利用普通葡萄糖效能下降。过量的胰岛素可增强 LH 释放并促进卵巢和肾上腺分泌雄激素，抑制肝脏性激素结合蛋白合成，使游离睾酮增加。

**肾上腺内分泌功能异常** 50% 的患者存在脱氢表雄酮（DHEA）

及硫酸脱氢表雄酮（DHEA-S）升高，脱氢表雄酮硫酸盐升高提示过多的雄激素是来源于肾上腺。

遗传因素　PCOS患者存在明显的家族聚集性，主要以常染色体显性遗传方式遗传。此外，LH-β基因突变也可能与PCOS有关。

**临床表现**　临床表现高度异质性，以卵巢功能障碍为主要标志。常始于青春期，生育期以无排卵、不育和肥胖、多毛等典型表现为主，中老年则因长期的代谢紊乱出现糖尿病、高血压等。

月经失调　初潮年龄多正常，但常在初潮后即出现月经失调，表现为月经稀发或闭经，偶见功能性出血。

不孕　由于持续无排卵，导致不孕。异常的激素环境也能影响卵子质量、子宫内膜容受性，甚至影响早期胚胎发育，早期流产率高。

多毛、痤疮　高雄激素症状引起，多毛以性毛为主，阴毛浓密呈男性型倾向，也有上唇细须或乳晕周围有长毛。痤疮与体内雄激素积聚刺激皮脂腺分泌旺盛有关。

肥胖　PCOS患者中肥胖的发生率约为50%，且常表现为腹部肥胖。其可能与胰岛素抵抗、雄激素过多、游离睾酮比例增加及瘦素抵抗有关。

卵巢多囊性改变　在妇科检查时可摸到增大的卵巢，B超检查可显示双侧卵巢增大。腹腔镜或剖腹手术时可见单侧或双侧卵巢饱满，增大2～3倍，表面呈灰白色，平滑，有少量血管分布，可见多个凸出的囊状卵泡呈珍珠样，俗称牡蛎卵巢。但28%～40%的卵巢呈正常大小。切面质韧可有沙砾感，可见白膜增厚、下方有数十个微囊状卵泡，直径2～8mm，串珠样，囊内液清亮，并向皮质表面轻微隆起，罕见黄体或白体；髓质区增宽伴有水肿。

黑棘皮症　颈后、腋下、外阴、腹股沟等皮肤皱褶处成灰棕色、天鹅绒样、片状、角化过度的病变，有时呈疣状，皮肤色素加深。黑棘皮症是严重胰岛素抵抗的一种常见的皮肤变化。

**诊断与鉴别诊断**　由于PCOS具有高度多态性、发病原因不明，不同的患者具有不同的临床表现，因此诊断标准意见不统一。诊断主要根据月经史、B超和血激素水平综合判断，并排除其他原因所致高雄激素血症。

目前多采用的是2003年欧洲人类生殖协会和美国生殖医学会共同推荐的鹿特丹标准，即：①稀发排卵或无排卵。②临床和/或生化的高雄激素血症。③多囊卵巢改变，超声提示一侧或双侧卵巢直径2～9mm的卵泡≥12个，和/或卵巢体积≥10ml。④3项中具备两项即可诊断为PCOS，并排除其他原因引起的高雄激素血症，如先天性肾上腺皮质增生、库欣综合征、分泌雄激素的肿瘤。

在结合病史的基础上，可采用以下辅助检查。①基础体温测定：多表现为单相型基础体温曲线。②B超检查：可见到卵巢增大，包膜回声增强，轮廓较光滑，间质增生回声增强；一侧或两侧卵巢的边缘，有呈车轮状排列的12个以上直径为2～9mm的无回声区，称为项链征，连续监测没有优势卵泡及排卵迹象。③诊断性刮宫：在月经前数日或月经来潮12小时进行，刮出的子宫内膜呈不同程度增生改变，无分泌期的改变。④腹腔镜检查：镜下可取卵巢或组织检查可确诊。⑤内分泌测定：包括血清雄激素、FSH、LH、雌酮、雌二醇、催乳素以及尿17-酮类固醇等。腹部肥胖型患者应检测空腹血糖及口服葡萄糖耐量试验，同时检测空腹胰岛素及葡萄糖耐量试验后血清胰岛素。

**治疗**　分为一般治疗、药物治疗和手术治疗。

一般治疗　对于肥胖型多囊卵巢综合征患者，应该控制饮食和增加运动以降低体重和腰围，可增加胰岛素敏感性，降低胰岛素、睾酮水平，从而恢复排卵及生育功能。

药物治疗　①调节月经周期：定期合理应用药物，对抗雌激素作用并控制月经周期。常用的药物为口服避孕药和孕激素。口服避孕药为雌孕激素联合周期治疗。孕激素通过负反馈抑制垂体LH异常高分泌，减少雄激素生成，并可直接作用于子宫内膜，抑制增生和调整月经周期；雌激素可促进性激素结合蛋白生成，导致游离睾酮减少。临床常用的药物有达英-35，周期性服用，连用3～6个月。孕激素后半周期疗法，可调节月经并保护子宫内膜，抑制LH高分泌。②降低血雄激素水平：可使用的药物有糖皮质类固醇、环丙孕酮和螺内酯等。③改善胰岛素抵抗：对于肥胖或有胰岛素抵抗者常用胰岛素增敏剂。二甲双胍可抑制肝脏合成葡萄糖，增加外周组织对胰岛素的敏感性。通过降低血胰岛素纠正患者高雄激素状态，改善排卵功能，提高促排卵治疗效果。④诱发排卵：对有生育要求的患者，可进行促排卵治疗。氯米芬为一线促排卵药物，从月经周期第5天开始服用，连用5天。优势卵泡发育到20mm左右，内源性LH峰不高无排卵者，可给予人绒毛膜促性腺激素诱发排卵。氯米芬抵抗者可给予二线促排药物如促性腺激素、来曲唑。诱发排卵时若发生卵巢过度刺激综合征，需要严密监测，加强预防措施。

**手术治疗** 包括卵巢楔形切除术和腹腔镜下卵巢打孔术，后者多用。腹腔镜下应用电针或激光打孔，每侧卵巢打孔 4～7 个为宜，可获得 90% 的排卵率和 70% 左右的妊娠率，对降低 LH 和游离睾酮效果良好。

(乔 杰)

tòngjīng
**痛经**（dysmenorrhea） 在月经期或行经前后出现下腹疼痛、坠胀的症状。其他症状包括头痛、头晕、乏力、恶心、呕吐、腹泻、腰腿痛等不适，是年轻女性常见症状之一。根据有无器质性原因，分为原发性痛经和继发性痛经。根据痛经对患者自觉症状、对工作和学习的影响程度可以进行评分和分级。①轻度痛经：经期前后小腹疼痛明显，伴腰部酸痛，但能坚持工作，无全身症状，有时需要服镇痛药。②中度痛经：经期前后小腹疼痛难忍，伴腰部酸痛、头晕、恶心、呕吐、乏力，用镇痛药可以缓解。③重度痛经：经期前后小腹疼痛难忍，坐卧不宁、头晕、恶心、呕吐、冷汗淋漓、面色苍白，采用镇痛药无明显缓解。

(乔 杰)

yuánfāxìng tòngjīng
**原发性痛经**（primary dysmenorrhea，PD） 病因不明的经期腹痛。多发生于月经初潮的几年内，不伴盆腔器质性疾病，即功能性痛经。

痛经的发生率为 30%～80%。中国 1980 年全国抽样调查结果表明：痛经发生率 33.19%，其中原发性痛经 36.06%，余为继发性痛经。轻度痛经 44.6%，中度痛经 38.81%，严重影响工作的重度痛经为 14%。同时，痛经也导致了巨大的经济负担。在美国，每年因痛经导致 6 亿工时缺失，经济损失大于 20 亿元。

**病因与发病机制** 病因未明，目前有以下几种解释。

**子宫收缩异常** 子宫平滑肌不协调收缩，子宫张力变化、供血不足，导致厌氧代谢物积蓄，刺激 C 类神经元引起疼痛。

**前列腺素合成与释放过度** 前列腺素（prostaglandin，PG）广泛存在于人体组织内，是调节生殖过程的关键分子，与排卵、受精卵着床和行经密切相关。子宫合成和释放 PG 增加，是原发性痛经的重要原因。原发性痛经妇女经血中 PG 水平增加，不仅刺激子宫肌层过度收缩使子宫缺血，并且在剥脱的子宫内膜层、损伤点继续产生小量的 PG，使盆腔的神经末梢对 PG 敏感化，致使机械的刺激或化学刺激（如缓激肽和组胺等）引起疼痛的阈值降低。

**白三烯** 为花生四烯酸的另一代谢产物，是强有力的缩血管活性物质。有研究认为，白三烯 C4 和 D4 与痛经的发生和严重程度均有关。白三烯受体拮抗剂孟鲁司特能够有效缓解痛经的程度，并且能够减轻前列腺素合成酶抑制剂用量。

**血管加压素及缩宫素** 原发性痛经妇女中血管加压素水平升高，这种激素能引起子宫肌层及动脉壁平滑肌收缩加强，子宫血流减少。另有研究表明，中度和重度的原发性痛经患者体内缩宫素和加压素的浓度是正常人的数倍，子宫肌层缩宫素受体和加压素 V1a 受体密度明显升高，这种

受体密度的增加导致子宫肌层对缩宫素受体和加压素 V1a 受体的敏感性增加，而缩宫素本身具有增加非孕人子宫平滑肌缩宫素受体表达的作用，形成正反馈环路，使痛经症状进一步加重。

**其他因素** 一氧化氮、中枢神经系统反应异常、精神心理因素、子宫颈狭窄、免疫系统均可能参与痛经的发生。

**临床表现** 多在月经初潮后 6～12 个月或者规律性排卵后出现，持续时间较短，一般持续 1～3 天，疼痛常呈痉挛性，有时很重，以至于需卧床数小时或数日。50% 患者伴有下背痛、恶心、呕吐、腹泻、头晕及乏力。对非甾体消炎药或者联合避孕药有效，盆腔检查和相关辅助检查未发现病变。

**诊断与鉴别诊断** 诊断原发性痛经，主要是排除盆腔器质性病变的存在，采集完整的病史，进行详细的体格检查（尤其是妇科检查），必要时结合辅助检查，如 B 超、腹腔镜、宫腔镜、子宫输卵管碘油造影等，排除子宫内膜异位症、子宫腺肌症、盆腔炎症等，以区别于继发性痛经。然而这两类痛经的鉴别诊断与所采用的检查手段有关，如盆腔检查与 B 超检查正常的原发性痛经患者，若药物治疗无效而行腹腔镜检查时可能发现有早期子宫内膜异位症。另外，还要与慢性盆腔痛区别，慢性盆腔痛的疼痛与月经无关。

**治疗** 主要目的是缓解疼痛及伴随症状。痛经时可卧床休息或热敷下腹部。注意经期卫生。还可服用一般非特异性止痛药，如水杨酸盐类，有退热止痛的功效。

**药物治疗** ①前列腺素合成

酶抑制剂（NSAID）：是治疗原发性痛经的一线药物。一般于月经来潮、疼痛出现后开始服药，连服2~3天。其副作用有消化不良、恶心、厌食、烧心、腹泻、便秘、头痛、头晕、嗜睡等。较严重的不良反应有皮肤反应、支气管痉挛、暂时性肾功能损害等。②口服避孕药：为二线治疗药物，有双重作用。一方面可以减少月经量；另一方面可通过抑制排卵，降低血中雌激素的含量，使血中前列腺素、血管加压素及缩宫素水平降低，从而起到抑制子宫活动的作用。大量研究表明，低剂量口服避孕药能有效缓解痛经的程度，减少痛经的持续时间。副作用有头痛、乳房疼痛、疲倦、影响情绪等，也可能干扰代谢。③钙通道阻滞药：该类药物干扰钙离子透过细胞膜，并阻止钙离子由细胞内库存中释出，抑制钙离子经子宫平滑肌细胞膜外流入细胞内，从而抑制平滑肌收缩，解除子宫痉挛性收缩，扩张血管，改善子宫供血，故能治疗痛经。④维生素E：维生素E是蛋白激酶C的抑制剂，能够降低花生四烯酸磷脂的释放而降低前列腺素的水平，因此可用于治疗痛经。维生素E能减轻原发性痛经的疼痛程度和持续时间，减少患者经期失血量，并且降低了经期加服镇痛药的比例。

**其他治疗** ①手术治疗：用于对药物等方法治疗无效的顽固性痛经患者，包括骶前神经切断术和子宫骶骨神经切除术。由于手术可能存在输尿管损伤等风险，且有一定的复发率，应谨慎使用。②传统医学治疗。

**预防** 注意经期卫生，避免剧烈运动及过冷刺激；平时加强体育锻炼，增强体质；避免不洁性生活，注意避孕，尽量避免宫腔操作；定期行妇科普查，早期发现疾病，早期治疗。

（乔 杰）

jìfāxìng tòngjīng
**继发性痛经**（secondary dysmenorrhea） 因盆腔器质性疾病导致的经期腹痛。有关继发性痛经发病率的报道很少。伯内特（Burnett）等对1546名绝经后加拿大妇女进行了回顾性研究发现，继发性痛经发生率约5%。

**病因与发病机制** 继发性痛经常与盆腔器质性疾病有关，常见原因如下。

**子宫内膜异位症** 引起继发性痛经最常见的疾病。有报道Ems患者中87.7%有继发性痛经。研究表明，子宫内膜异位症中异位子宫内膜分泌高含量的前列腺素（prostaglandin，PG），且与痛经程度呈正相关。布伦（Bulun）等认为子宫内膜异位症患者异位病灶中芳香化酶呈高表达状态，促进C19类固醇转化为雌激素，雌激素刺激环氧化酶-2（COX-2）使$PGE_2$增加，COX-2是$PGE_2$合成的限速酶，$PGE_2$为芳香化酶的强诱导剂，这种机制使雌激素及$PGE_2$在子宫内膜异位症患者局部组织中持续存在，进一步促进雌激素合成，形成正反馈，导致局部雌激素及PG水平增加，出现增生和炎症改变，导致疼痛，并能增强组胺和缓激肽的炎性作用而致痛。子宫内膜异位症逆流经血中的子宫内膜碎片可以引起腹腔局部炎症反应，导致炎症介质释放，这些炎症物质可促进子宫强烈收缩、产生局部炎症、组织坏死、纤维化，从而导致痛经。子宫内膜异位症缩宫素及受体表达也高于正常内膜。此外，布莱蒂（Bulletti）等研究认为子宫内膜异位症患者的子宫比正常子宫存在更强的收缩压力、幅度、频率，神经纤维可能在子宫内膜异位症患者的痛经中起了一定的作用。

**子宫腺肌病** 曾称内在性的子宫内膜异位症，是基底层子宫内膜在子宫肌层的形态和结构发生异常时侵入而引起的病变，弥散性生长，子宫均匀性增大者称子宫腺肌症；局限性生长，形成结节包块者称子宫腺肌瘤，两者合称子宫腺肌病。其发病机制和病理特点有别于外在性的子宫内膜异位症，故作为一种独立性的疾病进行研究。与子宫内膜异位症类似，也存在芳香化酶-雌激素-前列腺素在子宫内膜异位组织内形成正反馈调节循环而引起痛经。

**宫内节育器** 其引起痛经的原因可能是子宫内膜的损伤或宫内节育器（intrauterine device，IUD）邻近部位的白细胞浸润可能使PG的生物合成加强。由于可能存在PG过度释放的机制，PG抑制剂可以有效地缓解其痛经。另一个原因也可能是IUD刺激子宫肌肉的排异性收缩，导致下腹部痉挛性疼痛，经期症状加重，表现为痛经。节育器的放置位置不当或过大也易引起子宫收缩，导致下腹疼痛及痛经。

**生殖道畸形** 子宫颈狭窄、子宫畸形、处女膜闭锁、阴道闭锁、阴道横隔等由于经血排出不畅，引起子宫腔压力增高而导致经期腹痛。

**其他** 如子宫内膜息肉、黏膜下肌瘤、盆腔炎、盆腔淤血综合征等可以刺激子宫收缩引起经期腹痛。

**临床表现** 一般而言，首次痛经常发生在初潮后数年，生育年龄阶段多见。疼痛多在月经来潮前发生，月经前半期达高峰，以后减轻，直至结束。盆腔检查及其他辅助检查常有阳性发现，可以找出继发性痛经的原因。

不同的原发器质性病变所引起的痛经表现不同。①子宫内膜异位症引起的痛经：常出现于月经前1~2日，月经第一日最剧烈，术后逐渐减轻并持续至整个月经周期。疼痛多位于下腹深部和腰骶部，并可向会阴、肛门、大腿放射。少数患者长期下腹痛，形成慢性盆腔痛，经期加剧。②生殖道畸形引起的痛经：如阴道闭锁、完全性阴道横隔的患者，青春期后发生周期性下腹痛、坠痛，进行性加剧，妇科检查可有阳性发现，手术后疼痛消失。

**诊断与鉴别诊断** 其诊断首先应找到原发病灶，注意与原发性痛经相鉴别。详细的采集病史，结合发病年龄、病情进展变化及其伴发症状等有助于鉴别诊断。妇科查体可以发现有无生殖道畸形及肿瘤，超声、子宫输卵管造影、宫腔镜、腹腔镜及组织病理检查可以发现生殖系统肿瘤、宫腔粘连、子宫内膜异位症等疾病。

**治疗** 继发性痛经多有器质性病变，结合其原发疾病选择治疗方法。

*一般治疗* 同原发性痛经，经期注意休息和卫生，一般止痛药也有效果。

*药物治疗* 治疗原发性痛经的药物，如口服避孕药、前列腺素合成酶抑制剂、钙通道阻滞药以及传统医学治疗，均可以用于治疗子宫内膜异位症、子宫腺肌病引起的痛经。促性腺素释放激素类似物（gonadotropin releasing hormone agonist，GnRHa）通过抑制垂体促性腺激素的分泌，造成低雌激素状态，暂时性绝经，可

以达到治疗目的。副作用是价格昂贵，患者可能出现潮热、阴道干涩、抑郁、失眠及骨质疏松，停药后可以恢复。

*手术治疗* 手术方式取决于原发疾病。对于药物和激素治疗无效的子宫内膜异位症患者，腹腔镜下保守性手术能有效治疗其引起的痛经，这种手术方式包括卵巢巧克力囊肿剥除术、盆腔异位病灶切除术。腹腔镜下宫骶神经切除术和骶前神经切除术联合保守性的手术用于也可以提高手术的远期治疗效果。对于年龄大、症状严重、无生育要求或者药物治疗失败的子宫腺肌病患者，可采用全子宫切除术。生殖道畸形的患者手术治疗后痛经能够消失。

**预防** 积极预防和治疗导致继发性痛经的原发病症；注意经期卫生，避免剧烈运动及过冷刺激，平时加强体育锻炼，增强体质；避免不洁性生活，注意避孕，尽量避免宫腔操作；定期行妇科普查，早期发现疾病，早期治疗。

（乔 杰）

jīngqiánqī zōnghézhēng
**经前期综合征**（premenstrual syndrome，PMS） 月经前周期性出现的躯体、精神及行为方面改变，影响正常工作和学习，月经来潮后症状迅即消失的综合征。曾称经前紧张症、经前期紧张综合征。美国精神病学协会（American Psychiatric Association，APA）将 PMS 的严重类型称为经前焦虑症（premenstrual dysphoric disorders，PMDD）。

对 PMS 的记载已有2000多年的历史，1931年弗兰克（Frank）发表了第一篇有关 PMS 的论文，对经前期综合征与月经的关系进行了详尽的科学的描述。由于该病的精神、情绪障碍更为突出，

以往曾命名为经前紧张症、经前期紧张综合征，但是 PMS 症状波及范围广泛，除精神症状外还涉及躯体和行为，包括200种以上的器质性和功能性症状，故1953年，格林（Greene）和达尔顿（Dalton）首先提出 PMS 的命名。PMS 多见于30~40岁的育龄妇女。因采用的诊断标准不同，其确切的发生率尚难估计。月经前躯体、精神及行为的变化不仅影响 PMS 和 PMDD 受害者的个人生活，而且有可能伤害他人，危害社会。

**病因与发病机制** 尚不十分清楚，认为卵巢激素、某些神经递质与 PMS 的发生有关。

*卵巢激素学说* PMS 的症状与月经周期相关，无排卵周期、卵巢全切及应用排卵抑制剂时 PMS 症状消失；应用外源性性激素可使 PMS 症状重现。这些现象让人们很早就提出卵巢产生的性激素与 PMS 的病理生理有关。曾认为 PMS 是由黄体期孕激素水平下降所致。但是，PMS 患者所有性激素水平与正常人相似，而且应用孕激素治疗对 PMS 无效。目前认为，性激素引起 PMS 可能是通过某些潜在的、尚不清楚的机制实现。

*神经递质学说* 精神和行为症状是 PMS 的关键特征，推测潜在的机制必定涉及大脑。性激素可以很容易通过血脑屏障，脑内调节行为和情绪的区域诸如：杏仁核、下丘脑存在丰富的性激素受体。许多研究已证明性激素通过神经递质影响情感变化及对应激的行为反应，在易感人群中引起 PMS，因此提出神经递质学说。目前研究较多的神经递质是 5-羟色胺，以下证据支持 5-羟色胺在 PMS 发病中的重要作用：①选择性 5-羟色胺重吸收抑制剂可有效

缓解 PMS 症状。②食物中缺乏色氨酸使 5-羟色胺生成减少以及 5-羟色胺受体拮抗剂的应用可加重 PMS 症状。③PMDD 患者体内存在 5-羟色胺调节异常。

其他学说　精神因素、维生素、微量元素及氧化和抗氧化系统的失调等可能参与 PMS 的发生，但尚无确切证据。

**临床表现**　PMS 的常见临床表现包括以下三大方面。

精神症状　精神紧张、易怒、急躁、情绪波动和不能自制，也可抑郁、情绪淡漠、疲乏、困倦以及饮食、睡眠和性欲改变等。

躯体症状　头痛多为双侧性，但亦可单侧头痛，疼痛部位不固定，一般位于颞部或枕部，头痛症状于经前数天即出现，伴有恶心甚至呕吐，呈持续性或时发时愈。乳房肿胀及疼痛，以乳房外侧边缘及乳头部位为重，严重者疼痛可放射至腋窝及肩部。盆腔坠胀和腰骶部、背部疼痛。手足、眼睑的水肿，腹部胀满，少数患者体重明显增加。此外，还可出现便秘、低血糖等表现。

行为改变　注意力不集中、记忆力减退、判断力减弱，工作效率低，有犯罪或自杀倾向。上述症状出现于月经前 1~2 周，逐渐加重，至月经前 2 天左右最重，月经来潮后症状可突然消失。部分患者症状消退时间较长，逐渐减轻，直到月经来潮后的 3~4 天才完全消失，但在排卵前一定存在一段无症状期，周期性反复出现为 PMS 的重要特征。

**诊断与鉴别诊断**　PMS 没有特殊的实验室检查，诊断的基本要素是确定经前出现症状的严重程度，对工作和生活的影响以及月经来潮后缓解的情况。根据经前期出现周期性典型症状，诊断

多不困难，必要时可同时记录基础体温，以了解症状出现与卵巢功能的关系。PMDD 的诊断则需满足 APA 精神障碍诊断和统计手册第 4 版的严格标准。

应与精神疾病、偏头痛、围绝经期综合征、子宫内膜异位症等相鉴别，同时应除外心、肝和肾疾病引起的水肿。

**治疗**　主要是对症治疗，强调个体化原则。通常先采用心理疏导及饮食治疗，无效可给予药物治疗。

精神安慰治疗　调整心理状态，消除顾虑和不必要的精神负担，认识疾病、建立勇气及自信心。这种精神安慰治疗对相当一部分患者有效。

饮食治疗　饮食给予高碳水化合物、低蛋白饮食，限制盐、咖啡，补充维生素和微量元素，并注意适当的体育锻炼。

药物治疗　①选择性 5-羟色胺再摄入抑制剂：是治疗 PMS 的一线药物，尤其适用于重度 PMS 和 PMDD 的患者。给药时间为月经开始前 14 天至月经来潮或经后停用，也可全月经周期连续服用，连续给药可能优于间断给药。常用药物有：氟西汀、帕罗西汀、舍曲林。②抗焦虑药：适用于明显焦虑及易怒的患者。阿普唑仑由于潜在的药物依赖性，通常作为选择性 5-羟色胺再摄入抑制剂无效时的二线用药，于经前开始用至月经来潮 2~3 天。③排卵抑制剂：促性腺激素释放激素激动剂，通过降调节抑制垂体促性腺激素分泌，抑制排卵，缓解症状，但价格昂贵，相关的低雌激素症状限制了它的长期应用，低剂量雌激素反相添加治疗可防止部分副作用；口服避孕药，可以抑制排卵，减少月经周期中激素的波

动，主要用于改善躯体症状，如头痛、乳房胀痛、腹痛等，但其疗效尚不确定，新型含屈螺酮的口服避孕药（如：优思明、Yaz）可能更有助于症状的改善；达那唑，能减轻乳房疼痛，对情感、行为改善有效，但其雄激素活性和肝功能损害限制了它的应用，仅用于其他治疗失败且症状严重时。④其他药物：前列腺素抑制剂，可缓解头痛和腹痛；醛固酮受体拮抗剂（螺内酯）可减轻水钠潴留，缓解精神症状；溴隐亭对乳房疼痛有效；适量的维生素 $B_6$ 也可改善症状。

（郁　琦）

juéjīng

**绝经**（menopause）　妇女一生中的最后一次月经。这只能回顾性确定。根据绝经的方式可分为以下几种。①自然绝经：除外其他病理或生理的因素后，连续 12 个月闭经。在临床工作中，该定义又增加年龄限定，一般指 40 岁以后的妇女。②人工绝经：指手术切除双侧卵巢，或用其他停止卵巢功能的方法，如化疗、放疗等。只切除子宫，保留至少一侧卵巢者虽然无月经来潮，但不是绝经。③早绝经：根据统计学理论，早绝经应指绝经发生的年龄低于人群中绝经平均年龄的两个标准差，但由于缺乏相关资料，目前普遍接受的定义为 40 岁前绝经为早绝经，即卵巢早衰。

绝经的年龄由遗传决定，有一定可变性，与产次、营养状况、一般健康状况、社会经济状况有关。各个地区和民族有所差异，但总的来说都在 50 岁前后。中国北京女性绝经年龄为 48.4 ± 3.8 岁，范围 40~60 岁，马来西亚妇女绝经年龄大约 45 岁，泰国妇女绝经年龄大约 49.5 岁，菲律宾妇

女在 47~48 岁。高海拔地区的国家（喜马拉雅山脉和安第斯山脉）中妇女绝经年龄要早 1~1.5 岁。

**发生机制**　绝经是每个妇女生命进程中必然发生的生理过程，表示卵巢功能衰退，生殖功能终止。这一生理过程首先发生变化的内分泌腺体是卵巢，大约在绝经前 10 年已开始出现卵巢功能衰退的变化，如不排卵的月经周期数增多，雌激素水平轻度下降，促卵泡素（folliclestimulating hormone，FSH）升高，卵泡期缩短或黄体功能不足等。绝经后虽仍有高水平的循环促性腺激素，但卵巢发黄萎缩、缺乏光泽、表面皱褶，重量 <10 克。显微镜检查见皮质很薄，没有卵泡。但在末次月经后的 5 年内，可见几个始基卵泡、发育中的卵泡和萎缩卵泡。在绝经前有规律月经的妇女，每个卵巢仍有 2500~4000 个原始卵泡，而绝经后几乎无卵泡，提示绝经前 10 年，卵泡消耗加速。

根据促性腺素的变化可以将更年期分为 3 个不同的阶段：第一阶段为从卵巢功能开始下降到绝经前期，即使月经仍来潮，但排卵率减少了，雌激素水平轻度下降，促黄体素（lutropin，LH）水平正常，FSH 水平升高；第二阶段为接近绝经的时期，FSH 及 LH 水平均升高，无排卵，雌激素水平高低波动不定，可出现不规则阴道流血；第三阶段为绝经后数年，FSH 及 LH 水平较性成熟期分别增高 10~20 倍及 5~10 倍。

**临床表现**　妇女绝经后主要由于雌激素水平下降而产生多种多样的绝经相关症状，以及老年慢性疾病，是影响绝经后妇女生活质量的一个重要问题。有 100 余种症状均可发生于绝经前后，涉及几乎全身各个系统，患者可能会就诊于多个科室，各科医师均可能看到这类病患，因此各科医师应对绝经相关症状有所了解，适当处理，适时转科。主要包括以下症状。

**血管舒缩症状**　指潮热、潮红及出汗。临床表现为患者时感自胸部向颈及面部扩散的阵阵上升热浪，同时上述部位皮肤有弥散性或片状发红，伴有出汗，汗后皮肤蒸发热量又有畏寒。夜间潮热伴出汗常被称为盗汗。血管舒缩症状可持续 6 个月至 2 年，也有患者症状持续 10 年以上。

**生殖泌尿道萎缩症状**　常见症状与疾病如下。①萎缩性尿道炎、尿道口肉阜、膀胱炎：小便困难，尿道口疼痛，尿频、尿急、尿失禁，但无脓尿。②老年性阴道炎：绝经后妇女约有 30% 会发生老年性阴道炎，主要症状为白带增多、外阴瘙痒、阴道灼热感，检查发现阴道黏膜充血，出血点，阴道 pH 增高。③子宫脱垂：阴道前后壁（膀胱、直肠）膨出，伴尿潴留、尿失禁、排便困难。

**皮肤表现**　出现色素斑，皮肤瘙痒、头发易脱落，阴毛、腋毛稀少。绝经早期卵巢间质分泌雄激素多时可出现汗毛增多，躯体脂肪向心性分布，体型发生改变。乳房下垂，失去弹性。

**性功能**　可能减退，主要由于雌激素缺乏，阴道萎缩，分泌减少，造成性生活疼痛而惧怕同房。绝经后雄激素水平减少，可能影响性功能。

**神经精神症状**　可有各种自主神经系统功能不稳定症状，如心悸、恶心、眩晕、失眠、乏力、皮肤感觉异常等。主要精神症状是忧郁、焦虑、多疑等，可有两种类型。①兴奋型：表现为情绪烦躁、易激动、失眠、注意力不集中、多言多语、大声号啕等神经质样症状。②抑郁型：烦躁、焦虑、内心不安，甚至惊慌恐惧，记忆力减退、缺乏自信、行动迟缓，严重者对外界冷淡，丧失情绪反应，甚至发展成抑郁症。研究发现，绝经后神经精神症状可能与 5-羟色胺、下丘脑儿茶酚胺、内源性鸦片肽、乙酰胆碱等神经递质有关。

**老年痴呆**　从统计资料看，女性老年痴呆的发生率高于男性，但原因不甚清楚，推测可能与雌激素的长期缺乏有关。因早期进行激素补充治疗可以显著减少老年痴呆的发生，而晚期才开始者并无此预防作用。

**心血管系统症状**　主要包括围绝经期高血压、心悸和假性心绞痛。多数患者症状发作时心电图、运动实验和 24 小时动态心电图监测属于正常生理范围。部分妇女可能常有 ST 段压低现象，但是冠状动脉造影结果呈阴性。

**心血管系统疾病**　随着雌激素缺乏时间的延长，血脂代谢紊乱持续，将导致心血管疾病的发生率明显上升。

**骨关节肌肉症状**　可以表现为关节疼痛、晨僵、活动障碍，严重时可有骨质增生、关节畸形、软骨下骨断裂、骨囊肿形成等。无特异性诊断方法，红细胞沉降率、血常规、尿常规、血生化多正常。类风湿因子及抗核抗体阴性，滑液黏度好，黏蛋白凝固正常，白细胞数轻度增加。

**骨骼系统**　伴随绝经后骨量丢失，可出现全身及腰背部疼痛。如出现骨质疏松症，则可发生骨折等，根据骨折部位的不同而表现相应的症状。

**诊断**　由于绝经的进程分成几个阶段，因此也有相应的诊断标准。绝经前卵巢功能衰退很难以量化指标判断，激素水平波动较大，而症状又具有较强的主观性，因此只能以月经紊乱作为卵巢功能衰退的标志性事件。目前国际上有多种月经紊乱的判断标准，较为公认的生殖衰老研讨会分期系统（stages of reproductive aging workshop，STRAW）的分期标准为：40 岁以后，月经周期长度的改变与原来周期相比≥7 天，即为卵巢功能衰退的标志。

**绝经过渡期** 从月经紊乱开始至最后一次月经。

**围绝经期** 从月经紊乱开始至最后一次月经后一年。

**绝经** 40 岁以上，有一年未来月经。

**鉴别诊断** 需要与以下疾病相鉴别。

**甲状腺功能亢进症** 可发生于任何年龄。年龄大者发病时，症状常不典型，如甲状腺不肿大、食欲不亢进、心率不快、不呈兴奋状态而表现抑郁、淡漠、多疑、焦虑等。测定甲状腺功能指标，如促甲状腺激素（thyroid stimulating hormone，TSH）低于正常，$T_4$ 升高，$T_3$ 在正常高限甚至正常时，即应诊断甲状腺功能亢进症，以此鉴别。

**冠心病** 当患者以心悸、心律失常及胸闷症状为主时，首先考虑冠心病。鉴别方法是仔细地体格检查及心电图检查，鉴别困难时，可用雌激素试验治疗。

**高血压病或嗜铬细胞瘤** 当头痛、血压波动幅度大或持续高血压时应考虑。鉴别方法是反复测量血压并进行嗜铬细胞瘤的有关检查，如腹部有无包块，挤压包块时血压是否升高；有无头痛、心慌、出汗等症状，血儿茶酚胺测定。与绝经有联系的血压变化

常常是轻度的。

**神经衰弱** 以失眠为主要表现者，可能因神经衰弱引起。主要根据病史进行鉴别，即失眠发生时间与月经改变有无相关。对难于鉴别者也可用雌激素进行试验治疗或请神经科会诊。

**精神病** 以精神症状为主要表现时，须进行鉴别诊断。

**其他** 以阴道炎症为主要表现时，需排除真菌、滴虫或细菌阴道感染，进行病原菌检查即可确定。以尿频、尿急及尿痛为主要表现时，需排除泌尿系感染。

**治疗** 卵巢功能衰退导致性激素的降低，可以带来一系列的绝经相关健康问题或者疾病，严重威胁绝经后妇女的生活质量以及健康。

对于绝经所带来的问题，世界卫生组织倡导多层次的干预，推荐合理饮食、运动定量指导、生活习惯指导、心理精神辅导、保健品摄入的控制、环境激素或有害物质控制等，逐步建立绝经妇女健康管理体系。全面健康管理，建议每年开展体检，结合中国地域差异较大和各地饮食习惯的不同做出饮食合理推荐，建议全谷物纤维、足够蔬菜和水果、每周 2 次鱼类食品、控糖（≤50g/d）、少油（25～30g/d）、限酒（酒精量≤15g/d）、戒烟、足量饮水（1500～1700ml/d）。提倡健康锻炼，每日规律有氧运动，每周累计 150 分钟，另加 2～3 次抗阻运动，以增加肌肉量和肌力。鼓励绝经妇女增加社交活动和脑力活动。此外还包括药物治疗、心理调整治疗和中医治疗。药物治疗又包括了激素类药物治疗（见激素补充治疗）和非激素类药物治疗。

**绝经激素治疗**（menopause

hormone therapy，MHT）可作为预防 60 岁以下及绝经 10 年以内女性骨质疏松性骨折的一线选择（A 级推荐）；不同年龄段使用获益不同，推荐在卵巢功能衰退后尽早启用，年龄小于 60 岁或绝经 10 年以内，受益/风险比最高（A 级推荐）；MHT 必须个体化，使用最小有效剂量，以达到最大获益和最小风险，根据临床治疗需求结合患者具体情况选择治疗方案，包括激素的种类、剂量、用药途径和使用时间等；有子宫的妇女在使用雌激素时，应加用足量、足疗程孕激素以保护子宫内膜，已切除子宫的妇女，通常不必加用孕激素（A 级推荐）；仅为改善绝经生殖泌尿综合征时建议首选阴道局部雌激素治疗；当口服或经皮 MHT 不能完全改善生殖泌尿道局部症状时，可同时加用局部雌激素治疗（A 级推荐）；不推荐仅为预防心血管疾病和阿尔茨海默病目的而采用 MHT；雌激素缺乏后尽早开始 MHT 可使女性获得雌激素对心血管和认知的保护（A 级推荐）；不推荐乳腺癌的患者使用 MHT（B 级推荐）；雌激素的应用可减少腹部脂肪及总体脂肪量，改善胰岛素的敏感性，降低 2 型糖尿病的发病率（A 级推荐）；对于使用 MHT 的年限尚无定论，使用 MHT 的妇女每年至少要进行 1 次全面风险和获益的评估，评估获益大于风险者才可以继续使用。非激素类药物包括镇静药、5-羟色胺再吸收抑制剂等。

（郁 琦）

juéjīnghòu gǔzhì shūsōng
**绝经后骨质疏松**（postmenopausal osteoporosis） 一般发生在妇女绝经后 5～10 年以后，雌激素缺乏所致的以骨量低下，骨

微结构破坏，导致骨脆性增加，易发生骨折为特征的全身性骨病。2001 年美国国立卫生研究院将其定义为骨强度的降低。

妇女在绝经后 5～10 年，每年骨丢失率可达到 5%（2%～10%），而男性在同样年龄仅为 1%，所以绝经后妇女骨质疏松症的发生显著高于男性。流行病学研究发现：50 岁以上的中国妇女约 1/3 有脊椎部位的骨质疏松。北京 50 岁以上妇女脊椎骨折的患病率为 15%，并随着年龄的增长而上升，50～59 岁为 4.9%，80 岁以上达到了 36.6%。

**病因与发病机制** 绝经后骨质疏松症是由于雌激素的缺乏所导致，是一种自然发生的问题，固亦称之为原发性骨质疏松，不同于由长期服用肾上腺皮质激素等外源性因素造成的继发性骨质疏松。绝经后骨质疏松症的出现是影响骨转换、骨量和骨骼几何结构以及跌倒风险的遗传和环境因素相互作用的结果。种族、地理环境、饮食习惯及生活方式等因素均能影响发病。如黑种人的骨密度高于白种人和亚洲人，骨质疏松症的发生率也低于白种人。

正常成熟骨的代谢主要以骨重建方式进行，在骨代谢调节激素和局部细胞因子的协同作用下，由成骨细胞和破骨细胞共同参与，维持着体内骨转换水平的相对稳定。从围绝经期开始，骨重建频率增加，即活化的骨重建单位增多，骨形成与骨吸收均加速，称骨转换加速，此时因骨吸收大于骨形成，骨量丢失；绝经以后，随着雌激素的减少，骨丢失增加，同时成骨细胞功能减弱，以致骨形成不足以补充已吸收的骨量。因此，骨转换越快，即骨重建单位越多，骨丢失越多。

**临床表现** 骨质疏松症是一种隐匿性疾病，早期可以没有任何临床表现。当其出现临床体征时，主要表现为脆性骨折、疼痛和骨骼变形。脆性骨折是骨质疏松症的特征，指自发性骨折或轻微外力造成的骨折。自发性骨折最多发生在脊椎，常常被漏诊，以致表现出急慢性的疼痛，后期可出现身高的变矮和驼背等体征。

**诊断与鉴别诊断** 骨密度检查是评估有骨质疏松风险患者的首选方法。常用的骨密度测定法如下。①单光子吸收法（single photon absorptiometer，SPA）：放射量低、操作简便，但只能测四肢骨的骨密度。②双能 X 线吸收法（dual X-ray absorptiometer，DXA）：可测定脊椎、髋部及全身骨量，但不能分别测定皮质骨及松质骨，是目前最标准的常用骨密度测量仪。③定量计算机层面扫描法（quantitative computerized tomography，QCT）：可分别测定皮质骨和松质骨，但放射量较大，精确度与准确度较 SPA 及 DXA 低。

1994 年世界卫生组织提出骨质疏松的诊断标准如下。①正常骨量：骨矿含量或骨密度较年轻成人平均值高或低 1 个标准差以内。②低骨量：骨矿含量或骨密度较年轻成人平均值低 1～2.5 个标准差。③骨质疏松症：骨矿含量或骨密度较年轻成人平均值低 2.5 个标准差以上。④严重骨质疏松症：具有上述骨质疏松症标准，同时伴有一处或多处骨折。

**治疗** 主要为药物治疗，包括雌激素补充及其他药物治疗，如钙剂、维生素 D、降钙素及双膦酸盐类药物等。

**激素补充治疗** 雌激素不足是绝经后骨质疏松症的主要病因，要防止该病，最有效的方法是针对病因的治疗——补充性激素。多种研究表明，绝经后妇女外源性雌激素补充可阻止绝经后骨量的丢失，明显降低骨折发生率。尚有研究发现孕激素也能减少骨转换，与雌激素合用可能增强对骨的保护。雄激素对骨有明确的保护作用，可以促进骨形成，增加骨量。除了性激素对骨的作用外，雌激素亦能增加肌力，降低非滑倒性摔跌的危险性。对于合并有雌激素依赖性肿瘤、乳腺癌、子宫内膜癌、黑色素瘤，严重的肝肾疾病、红斑狼疮、血卟啉症、耳硬化，原因不明性阴道流血，近 6 个月内血栓栓塞病史及脑膜瘤的妇女应慎用。明确了用药对象应尽早使用性激素，为预防绝经后骨质疏松症应至少用药 5～10 年，若随诊中不存在激素治疗的禁忌证可以长期使用。

**其他药物治疗** 除了雌激素补充治疗外，对于预防绝经后骨质疏松症还应联合补充其他骨代谢相关因子。如钙剂、维生素 D，有临床症状患者还应适当选用降钙素、双膦酸盐、选择性雌激素受体调节剂等。①钙剂：美国 NIH 的推荐钙每日摄入量（1994 年）为绝经后妇女为 1000～1500mg，65 岁以上老人为每日 1500mg。②维生素 D：有帮助肠钙吸收、减少肾钙排出、并增加骨钙积累的作用，常用的制剂有：普通维生素 D、阿法 $D_3$［1α(OH)VitD］、钙三醇［1,25(OH)2D］。③降钙素：可抑制骨吸收，有增加骨密度的效果，对中枢性止痛作用效果好。主要制剂有鲑鱼降钙素和鳗鱼降钙素两种，用法为先大剂量，然后逐渐减少用量至每周注射一次维持。④双膦酸盐：结构与骨内的焦磷酸盐结构类似，吸收后沉积整合到骨内，被破骨细胞吞噬后抑制破骨细胞活性。双膦酸盐制剂有羟乙膦酸钠、骨膦和氨基膦酸盐（阿仑膦酸钠）。⑤选择性雌激素受体调节剂：具有在不同组织同时拮抗、协同或部分协同作用的特点，研究表明，雷洛昔芬在治疗绝经后椎体骨质疏松症的效果是肯定的，其主要的副作用在于可能会引起潮热的症状。中成药续断壮骨胶囊可补益肝肾，也可用于治疗。

**预防** 分为初级预防和二级预防。未发生过骨折但具有绝经后骨质疏松症危险因素，骨密度测定骨量低下者应采取初级预防，其目的是避免发生骨折；已具有骨质疏松症或发生过一次骨折的妇女应进行二级预防，目的为避免新骨折或再次的骨折发生。

（郁 琦）

jīsù bǔchōng zhìliáo
# 激素补充治疗（hormone replacement therapy，HRT）
由于绝经期出现的各种症状和远期并发症均与雌激素缺乏有关，为此采用的全面解决妇女绝经相关问题的方案。又称激素治疗（hormone therapy，HT）、性激素补充治疗、绝经激素治疗（menopause hormone therapy，MHT）。激素治疗只是绝经过渡期和绝经后期管理的一个组成部分，健康的生活方式在任何时候都是十分重要的。

**治疗时机** HRT 是针对绝经相关健康问题而采取的一种医疗措施，可有效缓解绝经相关症状，从而改善生活质量。在卵巢功能开始衰退并出现相关症状时即可开始应用 HRT。绝经后的第 1 个 10 年被称为"治疗窗口期"，目前越来越多的证据表明，在此阶段开始启动激素补充治疗不但缓解各种绝经相关症状，也是预防骨质疏松症、心血管疾病和老年

痴呆的关键时机。而绝经晚期才开始使用 HRT 则已不能甚至会增加心血管疾病和老年痴呆的发生率。

**获益和风险** 缓解绝经相关症状、预防绝经后骨质疏松症、减少骨折的发生，从而改善生活质量是 HRT 的主要治疗目的，也是患者接受这种治疗方法的最大获益。在"窗口期"开始启动激素补充治疗也可能对心血管疾病和老年痴呆的预防有一定的益处。

雌孕激素带来的风险总体来说较小：目前的证据认为，乳腺癌的风险增加主要与孕激素有关，而且也已经有比较成熟的乳腺癌风险很低甚至不增加乳腺癌风险的孕激素类药物可供使用；血栓形成风险主要是年龄相关的，由于 HRT 中雌激素的剂量远低于绝经前卵巢所产生的雌激素，且较绝经前更为稳定，早期应用，血栓风险很低。

**适应证** ①缓解绝经相关症状（如血管舒缩症状及与其相关的睡眠障碍等）：为首选和最重要的治疗方法，尤其是血管舒缩障碍，如潮热、盗汗、睡眠障碍；能改善疲倦、情绪障碍如易激动、烦躁、焦虑、紧张或心境低落等。②泌尿生殖道萎缩相关的问题：阴道干涩、疼痛、排尿困难、性交痛、反复发作的阴道炎、反复泌尿系感染、夜尿、尿频和尿急。③预防绝经后期骨质疏松症：是有效方法之一，包括有骨质疏松症的危险因素（如低骨量）及绝经后期骨质疏松症。

**禁忌证** 已知或怀疑妊娠；原因不明的阴道流血；已知或怀疑患有乳腺癌；已知或怀疑患有性激素依赖性恶性肿瘤；患有活动性静脉或动脉血栓栓塞性疾病（最近 6 个月内）；严重肝肾功能

障碍；血卟啉症、耳硬化症；脑膜瘤（禁用孕激素）。

**慎用情况** 慎用情况并非禁忌证，是可以应用激素补充治疗的，但是在应用之前和应用过程中，应该咨询相关专业的医师，共同确定应用 HRT 的时机和方式，同时采取比常规随诊更为严密的措施，监测病情的进展。包括：子宫肌瘤；子宫内膜异位症；子宫内膜增生史；尚未控制的糖尿病及严重高血压；有血栓形成倾向；胆囊疾病、癫痫、偏头痛、哮喘、高催乳素血症；系统性红斑狼疮；乳腺良性疾病；乳腺癌家族史。

**治疗方案** 由于绝经相关的问题很多，而老年妇女并发的疾病种类也较为复杂，因此治疗也是因人而异，个体化治疗是总的原则。

**连续联合法** 适用于有完整子宫的妇女。联合，是指每日合并应用雌激素、孕激素；连续，即每日都用，无停药间隔。可避免周期性出血，适用于年龄较大或不愿意有周期性出血的妇女，但是在用药早期，可能有难以预料的非计划性出血，通常在用药的 6 个月以后消失。

该方法多用结合雌激素或戊酸雌二醇片，同时加用地屈孕酮或微粒化黄体酮胶丸或醋酸甲羟孕酮；或应用替勃龙；也可使用复方屈螺酮/17β-雌二醇片，或复方结合雌激素/醋酸甲羟孕酮片。

**连续序贯法** 适用于有完整子宫的妇女。序贯，即模拟生理周期，在用雌激素的基础上，每月加用孕激素 10～14 天；连续，即每日都用，无停药间隔。用药过程中有周期性出血，也称为计划性出血，适用于较年轻、绝经早期或愿意有周期性出血的妇女。

该方法多用结合雌激素或戊酸雌二醇片，连续应用不间断，每隔 2 周加地屈孕酮或微粒化黄体酮胶丸，或醋酸甲羟孕酮，连用 10～14 天。

**周期联合法** 适用于有完整子宫的妇女。联合，是指每日合并应用雌激素、孕激素；周期，即每月停用药 5～7 日。停药时常有周期性出血，也称为计划性出血，适用于较年轻、绝经早期或愿意有周期性出血的妇女。

该方法可用结合雌激素或戊酸雌二醇片，同时加用地屈孕酮，或微粒化黄体酮胶丸，或醋酸甲羟孕酮，连用 21～28 天，停用 3～7 天后开始新一周期的治疗。

**周期序贯法** 适用于有完整子宫的妇女，序贯，即模拟生理周期，在用雌激素的基础上，每月加用孕激素 10～14 天；周期，即每月停用药 5～7 日，停药后常有周期性出血，也称为计划性出血，适用于较年轻、绝经早期或愿意有周期性出血的妇女。

该方法可用结合雌激素或戊酸雌二醇，连用 21～28 天，其中后 10～14 天加用地屈孕酮，或微粒化黄体酮胶丸，或醋酸甲羟孕酮，停药 2～7 天再开始新一周期的治疗；也可使用复方醋酸环丙孕酮/戊酸雌二醇片，或复方地屈孕酮/17β-雌二醇片。

(郁 琦)

**fùkē mìniàoxué**
## 妇科泌尿学（urogynecology）

以研究及诊治盆底疾病为主的妇科学分支。以尿失禁、盆腔器官膨出和生殖道瘘等为代表。是随着人类寿命的延长和对生活质量要求的提高而逐渐形成的新兴学科。

**简史** 在有记录的医学史的最早期，医师们已经开始致力于医治盆腔脏器脱垂、尿失禁及泌尿生殖道瘘。19 世纪以前，医师们困扰于对盆腔解剖认识的不足。19 世纪后，由于医师对无菌要求的无知、麻醉手段的缺乏、缝合材料的不当、器械操作的不足及不充分的暴露，妇科泌尿学直到 19 世纪中叶才取得成功（表）。

妇科泌尿学起源于希波克拉底（Hippocrates）时代，希波克拉底对子宫托做了最早期的描述：用石榴做的子宫托可以减少子宫脱出，而用锡塑成的导管可以协

**表　妇科泌尿学重要历史事件**

| 时间 | 事件 |
| --- | --- |
| 公元前 1 世纪下半叶 | Soranus 首次描述了人类子宫 |
| 1727 | Jacques Garengeot 改造了三叶窥器，使妇科检查能更好地鉴别"阴道疝气" |
| 1737 | Ames Douglas 描述了腹膜和子宫直肠窝（Douglas 窝） |
| 1774 | William Hunter 完成了史诗般的巨作 Anatomy of the gravid uterus，这也是第一部描述子宫解剖的著作 |
| 1803 | Pieter Camper 描述了腹部筋膜的最表层 |
| 1804 | Astley Paston Cooper 描述了 Cooper 韧带 |
| 1813 | Conrad Johann Martin Langenbeck 成功实施了第一例阴式子宫切除术 |
| 1825 | Marie Anne Victorie Boivin 设计了双叶阴道窥器 |
| 1836 | Charles Pierre Denonvilliers 描述了膀胱直肠瘘 |
| 1838 | John Peter Mettauer 在美国首次运用铅质缝线修补膀胱阴道瘘 |
| 1849 | Anders Adolf Retzius 描述了膀胱前间隙 |
| 1852 | James Marion Sims 描述了适于膀胱阴道瘘修补术的体位：膝胸位 |
| 1860 | Hugh Lenox Hodge 细述了使用子宫托纠正子宫移位 |
| 1877 | Leon Le Fort 描述了他的阴道封闭术用于治疗子宫脱垂 |
| 1877 | Max Nitze 发明了电气照明膀胱镜 |
| 1878 | T. W. Graves 设计了一款阴道窥器，集结双叶窥器和 Sims 窥器的特点于一体 |
| 1890 | Friedrich Trendelenburg 描述了阴式膀胱阴道瘘修补术时患者采用的体位 |
| 1893 | Howard Atwood Kelly 设计了空气膀胱镜用来膀胱检查和输尿管插管 |
| 1895 | Alwin Mackenrodt 全面而准确地描述了盆腔结缔组织及其与盆腔脏器脱垂的关系 |
| 1899 | Thomas James Watkins 实施了一例"内移位"手术来治疗子宫脱垂合并膀胱膨出 |
| 1900 | David Todd Gilliam 描述了子宫腹式悬吊术：将旁侧的圆韧带缝缚于腹直肌两边的腹直肌鞘上 |

| 时间 | 事件 |
| --- | --- |
| 1909 | George Reeves White 注意到一部分膀胱膨出的原因是阴道两侧缺陷，故可通过重新将阴道连接到盆腔筋膜的"白线"上进行修复 |
| 1912 | Alexi Victor Moschcowitz 描述了在道格拉斯窝死角处用丝线缝合管道，预防直肠脱垂 |
| 1913 | Howard Atwood Kelly 描述了 Kelly 折叠缝合法：在膀胱尿道交接处水平褥式缝合，以折叠耻骨子宫颈筋膜 |
| 1914 | Wilhelm Latzko 描述了治疗子宫切除术后膀胱阴道瘘的阴道封闭术 |
| 1915 | Arnold Sturmdorf 介绍了他的子宫颈成形术 |
| 1917 | W. Stoeckel 第一个成功联合运用筋膜吊带术和括约肌折叠治疗压力性尿失禁 |
| 1940 | Noble Sproat Heaney 描述了运用夹具、持针器和他自制的牵引器实施的阴式子宫切除。他关闭阴道残端的方法被称为"Heaney 缝合" |
| 1941 | Leonid Sergius Cherney 提出改良低位腹部横切口，这样切口接近耻骨，可以更好地进入耻骨后间隙（Retzius 间隙） |
| 1942 | Albert H. Aldridge 报道了移植腹直肌筋膜作为吊带，以缓解压力性尿失禁 |
| 1948 | Arnold Henry Kegel 介绍了通过性锻炼，恢复和提高盆底及会阴肌肉的功能 |
| 1949 | Victor Marshall，Marchetti 和 Krantz 描述了耻骨后膀胱颈悬吊术，以治疗压力性尿失禁 |
| 1957 | Milton L. McCall 描述了后路后穹隆成形术，预防和治疗阴式子宫切除术后的小肠膨出 |
| 1961 | John Christopher Burch 介绍了他用以治疗女性压力性尿失禁的膀胱颈悬吊术 |

助冲洗和引流子宫。古代妇科医学权威索拉纳斯（Soranus）从人体解剖的角度对子宫进行了描述，并对子宫脱垂者施行了子宫全切术。他的著述曾一直被作为妇科教材的基础。

在文艺复兴时期，对女性解剖有了更为清晰的理解。生理解剖的奠基人列奥纳多·达·芬奇（Leonardo da Vinci），为现代解剖图解奠定了基础。

17 世纪和 18 世纪生理学、发生学、解剖学的理论逐渐被阐明。德国外科医生约翰内斯·史卡尔提特斯（Johannes Scultetus）在其著作《外科医疗设备》（Armamentarium Chirugicum）中对盆腔手术和器械进行了精细的描绘，包括对处女膜闭锁、阴道积血、阴蒂肥大的处理和阴道手术后 T 型包扎的使用。他也是第一个使用图谱对手术过程进行逐步说明的人。之后苏格兰解剖学家威廉·亨特（William Hunter）完成了被认为是最精美的解剖地图集巨作《妊娠子宫的解剖》（Anatomy of the Gravid uterus）。这一时期，对子宫脱垂和子宫颈疾病的手术处理，大部分局限于子宫颈切除术。

1813 年，德国外科医师康拉·朗根贝克（Conrad Langenbeck）在没有麻醉的情况下开展了第一例成功的阴式子宫切除术，并开始了膀胱阴道瘘手术。1845 年，西姆斯（Sims）开始进行膀胱阴道瘘的手术试验。经过 6 年的实践，40 例瘘修补的失败经验，Sims 最终获得了成功。他的成功可能由于他采用了银质缝线和自制的阴道窥器，配合膝胸位，使视野暴露合适。Sims 在 1852 年报道了这一技术，并于 1857 年完成论著《外科银缝合》（Silver Sutures in Surgery）。Sims 声称"银质缝线是本世纪外科手术的最大成就"，并且他还将手术时患者采用的位置命名为"Sims 膝胸位"。在整个 19 世纪下半叶，随着麻醉和无菌术的完善，成功的手术越来越多，盆腔手术技巧取得了令人注目的成果。这些成果不仅推动了盆腔手术，包括治疗子宫脱垂的阴道半封闭手术和曼氏手术的发展，也提高了人们对盆腔解剖、膀胱前腔隙的认识。同时，人们注意到子宫脱垂是由于其位置不正所致，子宫托开始广泛使用。19 世纪最重要的诊断和治疗技术发展是德国泌尿外科医生马克斯·尼采（Max Nitze）发明的电照明膀胱镜。

进入 20 世纪，科技、妇科手术和妇科泌尿学飞速发展。1900 年，戴维·吉尔曼（David Gillman）首先用圆韧带腹部悬吊术来治疗子宫脱垂。此后，各种脱垂纠正手术应运而生，贯穿了整个 20 世纪。尿失禁的研究也有了很大的进展。1913 年，凯利（Kelly）描述了阴道前壁折叠缝合术。该手术具有一定疗效，但是复发率高。为了解决这个问题，人们尝试采用各种肌肉或筋膜组织作为悬吊带，将尿道悬吊于邻近的解剖结构，以此提供对尿道的支撑并形成类似于括约肌的作用，代替缺失或损伤了的尿道括约肌的功能。1942 年，奥尔德里奇

（Aldridge）提出一种新技术：在耻骨上做一个横切口，由中线连接的两条筋膜穿过腹直肌，在尿道下方形成吊带。在之后的 50 年里，这种腹直肌筋膜吊带被用于治疗复发性压力性尿失禁和尿道括约肌功能缺陷。后来马歇尔（Marshall）又联合马尔凯蒂（Marchetti）和克兰茨（Krantz）两位妇科学家将这一技术改良，而 Marshall-Marchetti-Krantz 术式（耻骨后膀胱尿道悬吊固定术）在接下来的半个世纪里成为女性尿失禁的标准手术。1961 年约翰·克里斯提弗·伯奇（John Christopher Burch）在实施该手术时无法将缝线穿过耻骨后腹膜，最后他将缝线缝在了库珀（Cooper）韧带上。这一变化使得他的手术成为悬吊膀胱和尿道结合部的最简单、最被认可的术式，同时也成为治疗女性压力性尿失禁的标准术式。在 20 世纪，泌尿生殖道瘘的手术也得到了飞速的发展。

**研究范围** 诊断和处理由于盆腔支持结构的缺陷、损伤、功能障碍等造成的疾病，主要是女性压力性尿失禁和盆腔器官膨出，也包括生殖道瘘、性功能障碍、排便异常和慢性盆腔疼痛等一系列盆底疾病。由于女性的泌尿系统和生殖系统共同起源于中胚层，解剖位置毗邻，在生理上亦相互影响，因此在一些女性泌尿生殖系统疾病的发生、发展过程中，患者的临床表现更为复杂，症状和疾病相互渗透，需综合判断、思考以选择治疗方案。

（朱 兰）

péndǐ zhàng'àixìng jíbìng
**盆底障碍性疾病**（pelvic floor dysfunction） 各种病因导致盆底支持薄弱，进而盆腔脏器移位，连锁引发其他盆腔器官位置和功能异常的疾病。又称盆底缺陷、盆底支持组织松弛。

（朱 兰）

yālìxìng niàoshījìn
**压力性尿失禁**（urinary incontinence） 腹压突然增加而导致尿液不自主流出的。又称张力性尿失禁、应力性尿失禁。患者在正常状态下无遗尿，但在腹压突然增高时尿液自动流出。属于尿失禁最为常见的类型。尿失禁是指尿液不自主流出。主要包括压力性尿失禁、急迫性尿失禁（见膀胱过度活动症）和混合性尿失禁三种类型。急迫性尿失禁表现为有强烈的尿意，患者在到达厕所前即有尿液的不自主漏出；或是当听到流水声时，即使喝少量的液体，也会导致尿液的不自主漏出。混合性尿失禁为二者的同时存在。

**病因与发病机制** 分为解剖型及尿道内括约肌障碍型。

**解剖型** 占 90% 以上，系盆底组织松弛引起，具体原因主要有妊娠与阴道分娩损伤、绝经后雌激素减低等。最被广泛接受的压力传导理论认为，压力性尿失禁的病因在于盆底支持结构缺损而使得膀胱颈和/或近端尿道脱出于盆底外。所以当咳嗽等引起腹内压增高时，压力不能平均传递到膀胱和近端尿道，增加的膀胱内压力 > 尿道内压力，因此出现漏尿。

**尿道内括约肌障碍型** 所占比例在 10% 以下，系尿道括约肌先天发育异常所致。

**临床分度** 包括主观分度和客观分度。客观分度主要基于尿垫试验，临床常用的主观分度又分以下三级。①Ⅰ级：尿失禁只发生在剧烈压力下，如咳嗽、打喷嚏或慢跑时。②Ⅱ级：尿失禁发生在中度压力下，如快速运动或上下楼梯时。③Ⅲ级：尿失禁发生在轻度压力下，如站立时，患者在仰卧位时可控制尿液。

**临床表现** 最典型症状为腹压增加下的不自主溢尿。尿急、尿频、排尿后膀胱区胀满感亦是常见的症状。80% 的压力性尿失禁伴有膀胱膨出。

**诊断与鉴别诊断** 尚无单一的诊断性试验，应以患者的症状为主要依据。除常规的体格检查、妇科检查及相关的神经系统检查外，还需压力试验、指压试验、棉签试验和尿动力学检查等辅助检查，以排除急迫性尿失禁、充盈性尿失禁以及感染等情况。最易混淆的是急迫性尿失禁，可通过尿动力学检查来明确诊断。

**压力试验** 患者膀胱充盈时，取截石位检查。嘱患者咳嗽的同时，观察尿道口。如果每次咳嗽时均有尿液的不自主溢出，提示压力性尿失禁。延迟溢尿或有大量的尿液溢出，则可提示非抑制性的膀胱收缩。如截石位时没有尿液溢出，应让患者取站立位重复压力试验。

**指压试验** 检查者将中指和示指放入阴道前壁的尿道两侧，指尖位于膀胱与尿道交接处，向前上抬高膀胱颈，再行诱发压力试验。如压力性尿失禁现象消失，则为阳性。

**棉签试验** 患者取仰卧位，将涂有利多卡因凝胶的棉签置入尿道，使棉签头处于尿道膀胱交界处，分别测量患者在静息时及做 Valsalva 动作（紧闭声门的屏气）时棉签棒与地面之间形成的角度。如二者的角度差 <15° 为良好结果，说明有良好的解剖学支持；如角度差 >30°，说明解剖学支持薄弱；如在 15°～30°，结果不能确定。

尿动力学检查　包括膀胱内压测定和尿流率测定，以确定是否有逼尿肌不稳定，并可以了解膀胱的排尿速度和排空能力。

B超检查　B超图像特征包括膀胱颈过度活动、静止时膀胱颈口呈漏斗状开放、静止时近端尿道开放、静止时近端尿道缩短等。另外也可能发现膀胱或尿道憩室。

尿道膀胱镜检查　必要时可以帮助诊断膀胱结石、肿瘤、憩室或以前手术的缝合情况。

治疗　包括非手术治疗和手术治疗。

非手术治疗　用于轻、中度压力性尿失禁治疗和手术前后的辅助治疗，有30%～60%的患者能经非手术治疗改善症状，包括以下方法。①盆底肌肉锻炼：又称为克格尔（Kegel）运动。克格尔（Kegel）首先发现反复收缩耻骨尾骨肌可以增强盆底肌肉组织的张力，减轻或防止尿失禁。方法为做缩紧肛门的动作，每次收紧不少于3秒，然后放松。连续做15～30分钟，每日做2～3次；或每日做150～200次，6～8周为1个疗程。②盆底电磁刺激：以电或磁波在体内刺激骶神经根，或在体外（置于阴道和肛门内）刺激会阴部组织，通过增强盆底肌肉力量、提高尿道关闭压来改善控尿能力。每次20分钟，每周2次，6周为1个疗程。③膀胱训练：指导患者记录每日的饮水和排尿情况，填写膀胱功能训练表，有意识地延长排尿间隔，最后达到每2.5～3.0小时排尿一次，使患者学会通过抑制尿急而延迟排尿。此方法要求患者无精神障碍，对有压力性尿失禁和逼尿肌不稳定的混合性尿失禁有一定疗效。

④尿道周围填充物注射：在膀胱颈处通过轻度阻塞尿道、提高尿道阻力来达到控尿目的。适合尿道内括约肌障碍型压力性尿失禁，而不适合膀胱高运动性压力性尿失禁。填充物有胶原、自体脂肪和聚四氟乙烯等，胶原在临床应用较多。⑤其他：此外还有α受体激动药和雌激素替代等药物治疗。

手术治疗　中度、重度压力性尿失禁患者应行手术治疗。手术方法很多，种类有一百余种。归纳起来可分为三类：阴道前壁修补术，耻骨后膀胱尿道悬吊术，悬吊带术。目前公认的金标准术式是耻骨后膀胱尿道悬吊术和阴道无张力尿道中段悬吊带术。因阴道无张力尿道中段悬吊带术更为微创，在许多发达国家已成为一线手术治疗方法。压力性尿失禁的手术治疗一般在患者完成生育后进行。①耻骨后膀胱尿道悬吊术：术式很多而命名不同，但均遵循2个基本原则：缝合膀胱颈旁阴道或阴道周围组织，以提高膀胱尿道交界处（见膀胱颈韧带悬吊术）；缝至相对结实和持久的结构上，最常见为缝合至髂耻韧带，即Cooper韧带（称Burch手术）。Burch手术应用最多，有开腹途径、腹腔镜途径和"缝针法"完成，适用于解剖型压力性尿失禁。手术后一年治愈率为85%～90%，随着时间推移会稍有下降。②阴道无张力尿道中段悬吊带术：适用于解剖型压力性尿失禁、尿道内括约肌障碍型压力性尿失禁以及合并有急迫性尿失禁的混合性尿失禁。悬吊带术可用自身筋膜或合成材料。以聚丙烯材料为主的合成材料的悬吊带术已得到全世界普遍认同和广泛应用，术后一年治愈率在90%

左右，最长术后11年随诊的治愈率在70%。③阴道前壁修补术：通过阴道前壁修补，对尿道近膀胱颈部折叠筋膜缝合达到增加膀胱尿道阻力作用，以往一直为压力性尿失禁治疗的主要手术。该手术方法比较简单，但解剖恢复和临床效果均较差，术后一年治愈率仅约30%，并随时间推移而下降。目前已少用。

（朱　兰）

pángguāng guòdù huódòngzhèng

**膀胱过度活动症**（overactive bladder，OAB）　由尿频、尿急、急迫性尿失禁等症状组成的综合征。这些症状可单独出现，也可以任何复合形式出现，但不包括由急性尿路感染或其他形式的膀胱、尿道局部病变所导致的症状。病程在半年以上者称特发性膀胱过度活动症，有明确病因者称继发性。

病因与发病机制　主要包括三类：逼尿肌不稳定（非神经源性病因所致）；逼尿肌反射亢进（神经源性病因所致）；膀胱感觉过敏（患者有初始尿意时，膀胱中的尿液常<100ml）。

临床表现　包括尿频、尿急、急迫性尿失禁等。①尿频：表现为24小时内排尿>8次或夜间排尿>2次，每次尿量均<200ml，且常在膀胱排空后仍有排尿感。②尿急：表现为有突发的强烈尿意，常因此而急于如厕。③急迫性尿失禁：表现为有强烈尿意时不能由意志控制，在及时到达厕所前尿液即经尿道漏出而发生尿失禁，且膀胱常能完全排空。

诊断　包括病史、体格检查、尿流率、尿动力学检查等，以及为鉴别病因而进行的一些选择性检查。

病史　应注意询问有无尿频、

尿急等典型症状，必要时要求患者做排尿日记进行评估。还要注意有无排尿困难、尿失禁、排便困难等相关症状。应询问患者的月经、生育、妇科疾病及治疗史，以及神经系统疾病及治疗史，以便对病因做出鉴别。

**妇科检查** 包括有无压力性尿失禁的体征，以及有无盆腔器官膨出等。

**残余尿测定** 可通过泌尿系统超声检查、导尿等方法获得。残余尿 >100ml 或尿量的 1/3，提示可能为膀胱以下尿路的梗阻，或逼尿肌收缩功能受损。

**尿流率测定** 正常值应 > 20ml/s。

**尿动力学检查** 对残余尿增多或尿流率减低、首选治疗失败、出现尿潴留、筛查中发现下尿路功能障碍需进一步评估的患者，以及在任何侵袭性的治疗之前，均应进行尿动力学检查，目的是进一步证实诊断，并确定有无下尿路梗阻和评估逼尿肌功能。

**其他选择性检查** 对疑诊或可能伴有其他病变的患者，需行进一步评估。对疑有泌尿或生殖系统炎症者，应进行尿液、前列腺液、尿道及阴道分泌物的病原学检查；疑有尿路上皮肿瘤者，应进行尿液细胞学检查；疑有泌尿系其他疾病者，应根据情况行肾脏－输尿管－膀胱平片、静脉肾盂造影、CT 或 MRI 等影像学检查或泌尿系内镜检查。

**鉴别诊断** 主要包括下尿路综合征和尿路感染。

**下尿路综合征** 不但包括储尿期症状，也包括排尿期症状，如排尿困难。而膀胱过度活动症仅包括储尿期的症状。

**尿路感染** 病史中的尿路刺激症状，尿常规、中段尿培养等检查均可帮助确诊。

**其他** 另外，在诊断原发性膀胱过度活动症的过程中，还需注意除外继发性的因素，包括继发于膀胱出口梗阻的膀胱过度活动症、神经源性膀胱过度活动症、膀胱局部病变引起的膀胱过度活动症等多种情况。

**治疗** 首选治疗为膀胱锻炼和药物治疗。对于首选治疗无效，或虽有效但不能耐受，或存在首选治疗禁忌的患者，再选用神经电刺激调理或手术治疗。对存在继发性因素的患者，应积极治疗原发病，辅以抗膀胱过度活动症的治疗以缓解症状。

**膀胱锻炼** 使患者采用"时钟定时"的排尿方法，通过每周逐渐延长排尿间期 5～10 分钟，来建立正常的排尿频率，从而恢复正常的膀胱功能。膀胱锻炼治疗成功需 8～12 周。文献报道，40%～90% 的患者在膀胱锻炼后恢复控尿。膀胱锻炼禁用于低顺应性膀胱的患者。

**药物治疗** 目的是降低膀胱副交感神经的兴奋性及阻断膀胱传入神经。包括抗胆碱药物、钾离子通道激动药与钙离子通道阻断药、肉毒毒素等。目前只有抗胆碱药尤其是抗毒蕈碱制剂的疗效被足够的临床实践所证明。在药物治疗中，首选抗胆碱药托特罗定。

**神经电刺激调理** 包括骶神经电刺激和外周神经电刺激。通过脉冲电流持续刺激骶神经和外周神经来调节与排尿相关的逼尿肌、括约肌、盆底肌的神经反射，改善逼尿肌不自主收缩幅度、增加膀胱容量，从而改善膀胱过度活动症患者的症状。有学者报道，骶神经电刺激的有效率达 84%，但因其是侵入性治疗，且费用昂贵，因此应先行严格的保守治疗，对无效或不能耐受的患者才选用神经调理治疗。

**手术治疗** 对以上保守治疗无效，病情特别严重，有上尿路扩张导致肾脏损害的患者，可以考虑手术治疗，主要有膀胱扩大术、选择性 S2～S4 神经根切除术、膀胱横断术、尿路改道术等。手术是最后的治疗方式，应严格掌握指征。

(朱 兰)

yīndào qiánbì péngchū
**阴道前壁膨出**（cystocele） 多因膀胱和尿道膨出所致的盆腔器官脱垂疾病。以膀胱膨出常见，常伴有不同程度的子宫脱垂。可单独存在，或合并阴道后壁膨出。

**病因与发病机制** 阴道前壁的支持组织主要是耻骨尾骨肌、膀胱子宫颈筋膜和泌尿生殖膈的深筋膜。在分娩中胎头经过阴道时，耻骨膀胱子宫颈筋膜及耻骨尾骨肌均不可避免地极度伸张，甚至撕裂；如产后休息不佳，特别是过早参加体力劳动，将使阴道支持组织不能恢复正常或接近正常。若膀胱底部失去了支持力而向阴道前壁膨出，称为膀胱膨出，在阴道口或阴道口外可以见到膨出的膀胱。若支持尿道的膀胱子宫颈筋膜受损严重，则可造成尿道膨出。

**临床分度** 临床上常以患者平卧、用力向下屏气时膨出的最大程度，将阴道前壁脱垂分为 3 度。①Ⅰ度：阴道前壁形成球状物，向下突出，达处女膜缘，但仍在阴道内。②Ⅱ度：阴道壁展平或消失，部分阴道前壁突出于阴道口外。③Ⅲ度：阴道前壁全部突出于阴道口外。

也可采用巴登－沃克（Baden-Walker）的盆底器官膨出的阴

道半程系统分级法。①Ⅰ度：阴道前壁突出部位下降到了距处女膜的半程处。②Ⅱ度：阴道前壁突出部位到达处女膜。③Ⅲ度：阴道前壁突出部位达处女膜以外。

**临床表现** 轻者无症状。重者可自述阴道内有肿物脱出，伴腰酸、下坠感。脱出的肿物在休息时小，站立过久或活动过度时增大。膀胱膨出多伴有尿道膨出，此时常伴有压力性尿失禁症状。如膀胱膨出加重，可致排尿困难，需用手将阴道前壁向上抬起方能排尿。膀胱难于排空小便时，有残余尿存在，易发生膀胱炎，可有尿频、尿急、尿痛等症状。

**诊断与鉴别诊断** 妇科检查时可见阴道口松弛，阴道前壁呈球状膨出。膨出的膀胱柔软，该处阴道壁黏膜皱襞消失，若有反复摩擦还可发生溃疡。因此膨出的诊断和分度并不困难。但要注意阴道前壁膨出是膀胱膨出还是尿道膨出，或者两者合并存在。此外还应鉴别有无压力性尿失禁存在。

**治疗** 无症状的轻度患者不需治疗。重度有症状的患者应行阴道前壁修补术，加用医用合成网片或生物补片来达到加强修补、减少复发的作用。合并压力性尿失禁者，应同时行膀胱颈悬吊术或阴道无张力尿道中段悬吊带术。

**预防** 同子宫脱垂。重度子宫脱垂者在行阴式子宫切除应同时盆底重建，以免术后发生阴道前壁膨出。

（朱 兰）

yīndào hòubì péngchū
## 阴道后壁膨出（rectocele） 阴道直肠筋膜削弱和损伤，致直肠向阴道后壁中段脱出的盆腔器官脱垂疾病。又称直肠膨出。可单独存在，也常合并阴道前壁膨出。

**病因与发病机制** 子宫和阴道的盆底支持结构主要有三个水平：主要支持结构为主韧带和宫骶韧带复合体；阴道旁侧支持结构为膀胱子宫颈筋膜及直肠筋膜；外围支持结构为软组织。阴道后壁膨出的主要原因是第二、三水平的缺陷，即阴道直肠筋膜的削弱和损伤。

具体病因主要是阴道分娩损伤。分娩后，若受损的耻尾肌、直肠阴道筋膜或泌尿生殖膈等盆底支持组织未能修复，将使直肠支持组织削弱而向阴道后壁中段逐渐膨出，在阴道口就能见到膨出的阴道后壁黏膜。老年女性盆底肌肉及肛门内括约肌肌力弱，或便秘患者排便时用力，也可导致或加重阴道后壁膨出。阴道穹隆处薄弱的支持组织还可形成直肠子宫陷凹疝，致阴道后穹隆向阴道内脱出，甚至脱出至阴道口外，内有小肠，称肠膨出。

**分度** 临床上常以患者平卧、用力向下屏气时膨出的最大程度，将阴道后壁膨出分为3度。①Ⅰ度：阴道后壁达处女膜缘，但仍在阴道内。②Ⅱ度：阴道后壁部分脱出阴道口。③Ⅲ度：阴道后壁全部脱出阴道口外。

也可采用 Baden-Walker 的盆底器官膨出的阴道半程系统分级法。①Ⅰ度：阴道后壁的突出部下降到了距处女膜的半程处。②Ⅱ度：阴道后壁突出部位到达处女膜。③Ⅲ度：阴道后壁突出部位达处女膜以外。

**临床表现** 在阴道口刚能看到阴道后壁黏膜的患者，多无不适。阴道后壁明显凸出于阴道口外者则可有外阴摩擦异物感。部分患者有下坠感、腰酸痛。膨出重者发生排便困难，需下压阴道后壁方能排便。

**诊断** 依据妇科检查，膨出的诊断和分度并不困难。

阴道检查时，可见阴道松弛，阴道后壁黏膜呈球状膨出，多伴陈旧性会阴裂伤。肛门指诊时手指向前方可触及向阴道凸出的直肠，呈盲袋状，如无盲袋的感觉，可能仅为阴道后壁黏膜膨出。当阴道后壁有两个球状突出时，位于阴道中段的球形膨出为直肠膨出，而位于后穹隆部的球形突出是肠膨出，指诊可触及疝囊内的小肠。肛门指诊时应注意肛门括约肌的功能。还应注意检查盆底肌肉组织，主要是了解肛提肌的肌力和生殖裂隙宽度。

**治疗** 仅有阴道后壁膨出而无症状者，不需治疗。有症状的阴道后壁膨出伴会阴陈旧性裂伤者，应行阴道后壁及会阴修补术。修补阴道后壁，应将肛提肌裂隙和直肠筋膜缝合于直肠前，以缩紧肛提肌裂隙。阴道后壁裂伤严重者，应多游离阴道后壁，将两宫骶韧带缝合，缩窄阴道。加用医用合成网片或生物补片可加强局部修复，对重度膨出修复有减少复发的作用。

**预防** 同子宫脱垂。重度子宫脱垂者在行阴式子宫切除应同时行盆底重建，以免术后发生阴道后壁膨出和肠膨出。

（朱 兰）

yīndào qiónglóng péngchū
## 阴道穹隆膨出（vaginal vault prolapse） 子宫切除术后因年龄、绝经和损伤等因素导致的盆底筋膜结构支持减弱，表现为阴道穹隆顶端的向下移位的盆腔器官脱垂疾病。

**发病机制** 子宫和阴道的盆底支持结构主要有三个水平：主要支持结构为主韧带和宫骶韧带复合体；阴道旁侧支持结构为膀

胱子宫颈筋膜及直肠筋膜；外围支持结构为软组织。阴道支持轴的第一水平缺陷，即主韧带和宫骶韧带的支持缺陷可以导致子宫脱垂，子宫切除后阴道支持轴的第一水平仍薄弱时，可以导致阴道穹隆膨出。

**分度**　中国尚无确定的分度标准。在国外，1998 年美国的朱利安（Julian）教授通过患者平卧、用力向下屏气时，阴道穹隆相对阴道口的最大距离将阴道穹隆膨出分为 4 度。①Ⅰ度：穹隆下降达坐骨棘水平。②Ⅱ度：穹隆下降超过坐骨棘水平但未达到阴道外口。③Ⅲ度：穹隆下降已到阴道外口。④Ⅳ度：穹隆下降超过阴道外口。

**临床表现**　轻度阴道穹隆膨出时患者有下坠、腰酸痛不适。重度明显凸出于阴道口外者，有外阴异物感，行走不便。如局部摩擦可有破溃和糜烂。

**诊断**　妇科检查时，可见阴道口壁黏膜呈球状物膨出，阴道松弛。如合并有肠膨出，指诊时可触及疝囊内的小肠。膨出的诊断和分度并不困难，但应注意检查阴道前后壁膨出情况，并了解膀胱和直肠的功能。

**治疗**　包括非手术治疗和手术治疗。

**非手术治疗**　①盆底肌肉（肛提肌）锻炼：可增加盆底肌肉群的张力。嘱咐患者行收缩肛门运动，用力收缩盆底肌肉 3 秒以上后放松，每次 10～15 分钟，每日 2～3 次。②放置子宫托：子宫托是一种支持阴道顶端和侧壁并使其维持在阴道内而不脱出的器具。应间断性地取出、清洗并重新放置，否则会出现包括瘘的形成、嵌顿、出血和感染等严重后果。如有溃疡应治愈后放置。③中药和针灸：辅助中药补中益气汤有促进盆底肌张力恢复、协助治疗的作用。

**手术治疗**　主要目的是缓解症状，恢复正常的解剖位置和脏器功能，并保护患者的阴道功能。根据患者不同的年龄、生育要求及全身健康状况，治疗应个体化。可以选择以下常用的手术方法，合并压力性尿失禁患者应同时行膀胱颈悬吊手术或悬吊带术。①盆底重建手术：阴道穹隆或宫骶韧带悬吊通过吊带、网片和缝线固定于骶骨前或骶棘韧带上，可经阴道、经腹腔镜或开腹完成。②阴道全封闭术：将阴道前后壁剥离创面相对缝合完全封闭阴道。术后失去性交功能，故仅适用于年老体弱不能耐受较大手术者。

**预防**　同子宫脱垂。子宫脱垂者行子宫切除术时，为防止将来阴道穹隆膨出的发生，在切除子宫关闭盆腔腹膜后应将子宫骶韧带、主韧带残端缝合于阴道顶端。对重度子宫脱垂者行子宫切除术时，应考虑同时行重建手术。

（朱　兰）

zǐgōng tuōchuí

# 子宫脱垂 （uterine prolapse）

子宫从正常位置沿阴道下降，至子宫颈外口达坐骨棘水平以下，甚至子宫全部脱出阴道口的一种生殖伴邻近器官变位的综合征。子宫脱垂并非致命性疾病，但可造成阴道肿物膨出、局部黏膜溃疡，以及造成排尿、排便困难和影响性生活。

**病因与发病机制**　子宫和阴道的盆底支持结构主要有三个水平：主要支持结构为主韧带和宫骶韧带复合体；阴道旁侧支持结构为膀胱宫颈筋膜及直肠筋膜；外围支持结构为软组织。子宫脱垂等盆腔器官膨出是子宫旁和阴道上方两旁的结缔组织损伤、主韧带和宫骶韧带复合体完整性的缺失和盆膈虚弱导致的子宫位置和阴道穹隆位置的下移。

具体原因可以包括以下几方面。①妊娠和分娩损伤：为子宫脱垂的主要原因。特别是经阴道助产手术者，其盆底筋膜、韧带和肌肉可能因过度牵拉而被削弱支撑力量。若产后过早参加体力劳动，特别是重体力劳动，将影响盆底组织张力的恢复，导致未复旧的子宫有不同程度下移。②腹腔内压力增加：包括因慢性咳嗽、腹水、频繁举重或便秘而造成的腹压增加。肥胖尤其是腹型肥胖也可致腹压增加，最终导致子宫脱垂。随着年龄的增长和绝经后支持结构出现萎缩，肥胖在盆底松弛的发生或发展中具有重要作用。③医源性原因：包括没有充分纠正手术时所造成的盆腔支持结构的缺损。

**分度**　在中国，检查时常以患者平卧、用力向下屏气时子宫下降的程度，将子宫脱垂分为 3 度。①Ⅰ度：子宫颈下垂距处女膜 <4cm，但未脱出阴道口外。又可分为轻型（子宫颈外口距处女膜缘 < 4cm，未达处女膜缘）和重型（子宫颈已达处女膜缘，阴道口可见子宫颈）。②Ⅱ度：子宫颈及部分子宫体已脱出阴道口外。又可分为轻型（子宫颈脱出阴道口，子宫体仍在阴道内）和重型（部分子宫体脱出阴道口）。③Ⅲ度：子宫颈及子宫体全部脱出阴道口外。

国外多采用盆腔器官脱垂定量分期法（pelvic organ prolapse quantitation，POP-Q）（表 1）。这一分期系统利用阴道前壁、阴道顶端、阴道后壁上的 2 个解剖指示点与处女膜的关系来界定盆腔

**表 1　盆腔器官脱垂评估指示点（POP-Q 分期法）**

| 指示点 | 内容描述 | 范围 |
|---|---|---|
| Aa | 阴道前壁中线距处女膜 3cm 处，相当于尿道膀胱沟处 | −3 ~ +3cm |
| Ba | 阴道顶端或前穹隆到 Aa 点之间阴道前壁上段中的最远点 | 在无阴道脱垂时，此点位于 −3cm，在子宫切除术后阴道完全外翻时，此点将为 + TVL |
| C | 子宫颈或子宫切除后阴道顶端所处的最远端 | − TVL ~ + TVL |
| D | 有子宫颈时的后穹隆的位置，提示了子宫骶骨韧带附着到近端子宫颈后壁的水平 | − TVL ~ + TVL 或空缺（子宫切除后） |
| Ap | 阴道后壁中线距处女膜 3cm 处，Ap 与 Aa 点相对应 | −3 ~ +3cm |
| Bp | 阴道顶端或后穹隆到 Ap 点之间阴道后壁上段中的最远点，Bp 与 Ap 点相对应 | 在无阴道脱垂时，此点位于 −3cm，在子宫切除术后阴道完全外翻时，此点将为 + TVL |
| gh | 尿道外口中线到处女膜后缘的中线距离 | |
| pb | 阴裂的后端边缘到肛门中点距离 | |
| TVL | 总阴道长度 | |

器官的脱垂程度。与处女膜平行以 0 表示，位于处女膜以上用负数表示，位于处女膜以下用正数表示。阴道前壁上的 2 个点分别为 Aa 和 Ba 点；阴道顶端的 2 个点分别为 C 和 D 点；阴道后壁的 Ap、Bp 两点与阴道前壁 Aa、Ba 点相对应。另外还包括阴裂（gh）的长度，会阴体（pb）的长度，以及阴道的总长度（TVL）。

POP-Q 分期应在向下用力屏气时，以脱垂完全呈现出来时的最远端部位计算。应针对每个个体先用 3×3 表格量化描述，再进行分期（表 2）。为了补偿阴道的伸展性及内在测量上的误差，在 0 和 IV 度中的 TVL 值允许有 2cm 的误差。

**临床表现**　轻症患者一般无不适。重症子宫脱垂患者有不同程度的腰骶部酸痛或下坠感，站立过久或劳累后症状明显，卧床休息则症状减轻；并常伴有排便排尿困难、便秘、残余尿增加，部分患者可发生压力性尿失禁，但随着膨出的加重，压力性尿失禁可消失，代之以排尿困难，甚至需要以手压迫阴道前壁帮助排尿，易并发尿路感染。外阴肿物脱出后经卧床休息，有的能自行回缩，有的经手也不能还纳。暴露在外的子宫颈和阴道黏膜长期与衣裤摩擦，可致子宫颈和阴道壁发生溃疡而出血，如感染则有脓性分泌物。子宫脱垂无论程度轻重一般不影响月经，轻度子宫脱垂也不影响受孕、妊娠和分娩。

**诊断**　根据病史及检查所见容易确诊。

**病史和体征**　应了解患者子宫脱垂的时间，并询问其泌尿系症状、肠道症状、性生活情况等。

**妇科检查**　嘱咐患者向下屏气或加腹压（咳嗽），判断子宫脱垂的最重程度，并通过 3×3 格表记录 POP-Q 的各测量值，予以分度。同时注意有无溃疡存在，以及溃疡的部位、大小、深浅、有无感染等。嘱患者在膀胱充盈时咳嗽，观察有无溢尿情况，即压力性尿失禁情况。注意子宫颈的长短，做子宫颈细胞学检查。如为重症子宫脱垂，可触摸子宫大小，将脱出的子宫还纳，做双合诊检查子宫两侧有无包块。应用单叶窥器进行阴道检查。当压住阴道后壁时，嘱患者向下用力，可显示出阴道前壁膨出的程度，以及伴随的膀胱膨出和尿道走行的改变。同样，压住阴道前壁时叫患者向下用力，可显示肠疝和直肠膨出。直肠检查可以有效区别直肠膨出和肠疝。

**表 2　盆腔器官脱垂分期（POP-Q 分期法）**

| 分度 | 内容 |
|---|---|
| 0 | 无脱垂，Aa、Ap、Ba、Bp 均在 −3cm 处，C、D 两点在阴道总长度和阴道总长度 −2cm 之间，即 C 或 D 点量化值 < （TVL-2）cm |
| I | 脱垂最远端在处女膜平面上 >1cm，即量化值 < −1cm |
| II | 脱垂最远端在处女膜平面上 <1cm，即量化值 > −1cm，但 < +1cm |
| III | 脱垂最远端超过处女膜平面 >1cm，但 <阴道总长度 −2cm，即量化值 > +1cm，但 < （TVL-2）cm |
| IV | 下生殖道呈全长外翻，脱垂最远端即子宫颈或阴道残端脱垂超过阴道总长度 −2cm，即量化值 > （TVL-2）cm |

**鉴别诊断** 需与以下疾病相鉴别。

**阴道壁肿物或膀胱膨出** 阴道壁肿物在阴道壁内，固定、边界清楚。膀胱膨出时可见阴道前壁有半球形块状物膨出，柔软，指诊时可于肿块上方触及子宫颈和子宫体。

**子宫颈延长** 双合诊检查阴道内子宫颈虽长，但宫体在盆腔内，屏气并不下移。

**子宫黏膜下肌瘤** 患者有月经过多史，子宫颈口见红色、质硬的肿块，表面找不到子宫颈口，但在其周围或一侧可扪及被扩张变薄的子宫颈边缘。

**慢性子宫内翻** 很少见。阴道内见翻出的子宫体，被覆暗红色绒样子宫内膜，两侧角可见输卵管开口，三合诊检查盆腔内无子宫体。

**治疗** 以安全、简单和有效为原则。

**非手术治疗** 对于Ⅰ度、Ⅱ度无症状患者或症状较轻患者，可先考虑非手术治疗。①盆底肌肉（肛提肌）锻炼：可增加盆底肌肉群的张力，适用于国内分期轻度或 POP-Q 分期Ⅰ度和Ⅱ度的子宫脱垂者。嘱咐患者行收缩肛门运动，用力收缩盆底肌肉 3 秒以上后放松，每次 10~15 分钟，每日 2~3 次。②放置子宫托：子宫托是一种支持子宫和阴道壁并使其维持在阴道内而不脱出的工具。对患者全身状况不适宜做手术，以及妊娠期和产后的患者，尤其适用子宫托治疗。由于子宫托可能造成阴道刺激和溃疡，应间断性地取出、清洗并重新放置，否则会出现包括瘘的形成、嵌顿、出血和感染等严重后果。

**手术治疗** 对脱垂超出处女膜、有症状的患者可考虑手术治疗。手术的主要目的是缓解症状，恢复正常的解剖位置和脏器功能，有满意的性功能并能够维持效果。根据患者不同年龄、生育要求及全身健康状况，治疗应个体化。可以选择以下常用的手术方法，合并压力性尿失禁患者应同时行膀胱颈悬吊手术或悬吊带吊术。①曼氏手术：包括阴道前后壁修补、主韧带缩短及子宫颈部分切除术。该法简单、出血少，适用于年龄较轻、子宫颈延长的子宫脱垂患者。但有学者认为这一手术的复发率高，术后妊娠率下降，并会对术后的子宫颈细胞学和子宫内膜组织学检查带来了一定困难。②经阴道子宫全切除及阴道前后壁修补术：适用于年龄较大、无需考虑生育功能的患者，但重度子宫脱垂患者的术后复发率较高。③阴道封闭术：分阴道半封闭术（又称 LeFort 手术）和阴道全封闭术。该手术将阴道前后壁分别剥离长方形黏膜面，然后将阴道前后壁剥离创面相对缝合以部分或完全封闭阴道。术后失去性交功能，故仅适用于年老体弱不能耐受较大手术者。④盆底重建术：阴道穹隆或宫骶韧带悬吊，通过吊带、网片和缝线固定于骶骨前或骶棘韧带上，可经阴道、经腹腔镜或开腹完成。

**预防** 主要是提高产科质量和治疗慢性腹压增加性疾病。措施主要包括：严密观察产程及提高接生技术，避免滞产及第二产程延长，会阴较紧者分娩前应做会阴切开术，已发生裂伤者应正确缝合；产后应避免下蹲、长时间站立等重体力劳动，注意休息，最好侧卧，不要经常平卧，以防子宫成后位，提倡锻炼腹肌及提肛肌，加强盆底肌肉力量；积极治疗咳嗽、便秘等慢性病，减少腹压；中老年妇女注意营养和适度体育锻炼，坚持做缩肛运动。

(朱 兰)

**zǐgōng nèimó yìwèizhèng**

## 子宫内膜异位症 （endometriosis）

具有生长功能的子宫内膜组织出现在子宫腔被覆内膜及子宫体肌层以外的其他部位的疾病。是育龄期女性最常见的疾病之一。异位子宫内膜可侵犯全身任何部位，最常受累的是盆腔（见腹膜子宫内膜异位症），其中以卵巢（见卵巢子宫内膜异位症）最常见，子宫骶韧带、子宫直肠陷凹、子宫浆膜层、直肠阴道隔、腹膜脏层等部位也不少见（见深部子宫内膜异位症）。除此之外，身体其他部位如肺、淋巴结、乳腺、输尿管等也有可能受累。由于该症累及范围广，其临床表现也具有多样性。

组织学上，异位的内膜不但有内膜的腺上皮，且有内膜间质围绕。该症虽是一种良性疾病，但其在异位病灶中的增殖、侵袭、转移、复发等行为却类似于恶性肿瘤。在功能上，腺体随雌激素水平而有明显变化，即随月经周期而变化，少数受孕激素影响，并能发生类似于正常内膜的激素撤退性出血。随着反复出血、吸收、瘢痕形成，子宫内膜异位症病灶与周围组织之间形成较致密粘连。根据病灶分布不同，大体上可以分为卵巢子宫内膜异位症、腹膜子宫内膜异位症和深部子宫内膜异位症。卵巢子宫内膜异位症以子宫内膜异位症组织在卵巢内形成囊肿为特点，囊液呈黏稠的巧克力样或暗红色；腹膜子宫内膜异位症以腹膜表面形成各期子宫内膜异位症病灶为特点，表现为腹膜表面蓝紫色、褐色、红色或白色结节；深部子宫内膜异位症多数位于直肠子宫陷凹部位，病灶有可能通过反复的粘连导致直肠子宫陷凹变浅，病灶被包裹入直肠阴道隔，在隔内形成包块。

子宫内膜异位症虽有特异性症状，但部分患者可以不出现任何症状，因此其发病率不确切。育龄期妇女中，子宫内膜异位症发病率在 10%～15%，但在接受盆腔手术的患者中发病率达 15%～25%，在不明原因的不孕妇女中发病率高达 20%～40%。生育少、生育晚的女性发病率更高。绝经期和青春期前妇女少见。

**病因与发病机制** 该症存在一定的家族遗传倾向，因此遗传因素对该症的形成起到一定作用。

关于该症的发病机制，存在许多种学说，但总体上其机制未完全阐明。桑普森（Sampson）首先提出经血逆流学说。他认为逆流入盆腔的经血是该症形成的关键。支持这一观点的证据包括：①90%的妇女存在经血逆流，阴道或子宫颈闭锁或狭窄的妇女子宫内膜异位发病率更高，同时该症患者输卵管内口较松弛，更易发生经血逆流。②子宫内膜异位病灶多分布在盆腔子宫直肠陷凹、子宫膀胱陷凹、结肠旁沟等低注部位。

对于远距离子宫内膜异位症的形成，有学者认为是子宫内膜细胞经淋巴或静脉播散形成。大多数妇女存在经血逆流，但不是大多数妇女都患子宫内膜异位症。子宫内膜异位症因此有学者提出异位子宫内膜有可能由间充质在特殊条件下被诱导发育为子宫内膜。子宫内膜异位症的发生、发展过程中，伴随着各种炎症因子的异常表达以及炎症细胞的功能失常，因此免疫功能失常也是其发病的关键环节之一。

**临床表现** 症状与体征随异位内膜的部位不同而不同，并与月经周期有密切关系。

痛经 最典型的症状为继发性痛经。可发生在月经前、月经时及月经后。典型的痛经起于月经前 1～2 日，月经第 1 日最明显，后逐渐缓解至月经结束而消退。疼痛部位多为下腹深部、腰骶部，可放射至会阴、肛门、大腿。部分患者可伴有里急后重、腹泻等直肠刺激症状。有的痛经较重难忍，需要卧床休息或用药物止痛。痛经程度与病灶大小不一定成正比。少数患者疼痛与月经不同步或呈慢性下腹痛。

月经过多 部分患者表现为经量增多、经期延长、经前点滴出血，可能与子宫内膜异位症病灶压迫卵巢组织，造成卵巢功能失调或同时合并有子宫肌腺症、子宫肌瘤等有关。

不孕 常伴有不孕。引起不孕的因素复杂，包括：盆腔解剖结构异常、免疫功能异常、卵巢功能异常、自然流产率增加。

性交疼痛 发生于子宫直肠窝、直肠阴道隔的子宫内膜异位症，使周围组织肿胀而影响性生活，月经前期性感不快加重。

急腹痛 卵巢子宫内膜异位症囊肿较大或受机械力作用时，有可能发生破裂而表现为剧烈腹痛、恶心、呕吐、肛门坠胀感等。囊肿自发破裂多发生在经期及其前后，少数发生在排卵期。

触痛结节或肿块 子宫内膜异位症病灶在盆腔、子宫体等处可表现为白色、红色、紫蓝色或褐色触痛性结节。卵巢子宫内膜异位症多由于反复的出血积聚而形成含有巧克力样黏稠液体的囊肿。囊肿经常发生小的破口，渗液引发炎症从而使囊肿与周围组织粘连、固定。

其他 当子宫内膜异位症病灶侵犯直肠、膀胱等脏器时，会出现腹痛、腹泻、便秘、便血、尿频、尿痛、血尿等症状。病灶导致脏器梗阻时会引起相应症状。

**诊断** 主要依靠进行性加重的痛经、盆腔触痛性结节或活动差的包块。影像学检查具有一定参考价值。确诊需要腹腔镜检查或剖腹探查获得病理诊断。

B超检查 B超显像是辅助诊断该症的有效方法，主要用以观察卵巢子宫内膜异位囊肿。其典型声像特征为囊肿与周围组织边界欠清，存在不同程度的粘连，囊肿内液体黏稠，可见细小颗粒回声，有时呈混合回声。

血清 CA125 检查 中重度子宫内膜异位症有可能出现血清 CA125 水平的升高，但多为轻度升高，CA125 < 100U/ml。CA125 用于诊断该症的灵敏度和特异度都不高。

腹腔镜检查 通过腹腔镜可直接窥视盆腔，见到异位病灶，取得病理组织，即可明确诊断，且可进行临床分期，以决定治疗方案。

**鉴别诊断** 子宫内膜异位症由于常表现为盆腔包块、腹痛、直肠刺激症状等，因此需与以下几种疾病鉴别。

子宫腺肌病 常表现为子宫增大、进行性加重的痛经。子宫腺肌病常与子宫内膜异位症并存，诊断时须注意，避免漏诊。

盆腔炎 卵巢的子宫内膜异位症，往往误诊为盆腔炎。二者都能在盆腔形成有压痛的固定包块。但子宫内膜异位症无急性感染病史，患者多经各种抗炎治疗而毫无效果。而盆腔炎患者不一定有痛经史，腹痛与月经也不一定相关。

**卵巢癌** 卵巢癌常表现为盆腔肿块，多数较大，囊实性或实性，表面凹凸不平。卵巢癌腹痛与月经无明显相关性，呈持续性。对于难以鉴别的年龄较大的患者应剖腹探查以免漏诊。

**治疗** 治疗方案制订需综合考虑患者年龄、对生育要求、病情严重程度、症状及病灶范围。除了根治性手术，药物治疗和保守性手术治疗都具有很高的复发率。总体来说，症状轻、无生育要求者可选用期待疗法，主要以非甾体类抗炎药达到缓解症状的目的，需对患者进行定期随访，但病情多继续进展；有生育要求的患者应采取药物和/或手术治疗，在治疗子宫内膜异位症的同时提高受孕成功率；病情严重、无生育要求的患者可选择保留卵巢功能的手术治疗或根治性手术。

**药物治疗** 子宫内膜异位症是激素依赖性疾病。因此各种药物主要通过改变体内或病灶局部激素环境抑制子宫内膜异位病灶生长。常用的药物治疗方案包括以下几种。①假孕疗法：通过药物造成体内类似于妊娠的长期闭经状态，主要药物为各种避孕药和孕激素制剂。②假绝经疗法：通过药物抑制垂体分泌促卵泡素和促黄体素，使体内雌孕激素水平达到接近绝经状态，从而抑制子宫内膜生长，主要药物包括促性腺素释放激素类似物、达那唑。③其他：包括雄激素类似物、孕激素受体拮抗剂、雌激素受体拮抗剂等药物。

**手术治疗** 治疗该症的主要方法。手术可以同时达到明确病变程度、清除病灶、促进生育功能的目的。另外，对于病灶致密或较大的卵巢内膜样囊肿，手术治疗效果更好。根据范围大小和治疗效果，手术分为保留生育功能手术、保留卵巢功能手术和根治性手术。①保留生育功能手术：主要用于年轻、有生育要求者，以清除病灶、恢复正常解剖结构、促进生育为目的。手术保留子宫及至少一侧附件，只是切除病灶、分离粘连、重建卵巢、修复组织。术后尽早妊娠或加用药物治疗有助于降低复发率。②保留卵巢功能手术：无生育要求，但年龄较轻者（＜45岁），可考虑行全子宫和病灶切除，但尽可能保留至少一侧正常的卵巢组织，以避免绝经期症状过早出现。由于切除子宫使内膜细胞来源消失，因此术后复发机会明显减少。但由于保留了卵巢，病灶仍有可能复发。③根治性手术：病情较重、年龄近绝经期，有过复发者，应考虑行全子宫及双侧附件切除。手术时尽可能彻底清除子宫内膜异位症病灶，并且避免卵巢内膜异位囊肿破裂，囊液流出时应尽快吸尽，冲洗，以提高根治效果。术后出现更年期综合征者，可适当补充雌激素。

（徐丛剑）

fùmó zǐgōng nèimó yìwèizhèng
**腹膜子宫内膜异位症**（peritoneal endometriosis） 子宫内膜异位病灶分布于盆腹腔腹膜和各脏器浆膜面的疾病。是子宫内膜异位症常见类型之一。最常受累的部位包括：子宫骶骨韧带、子宫直肠陷凹和子宫后壁下段浆膜。这一分布特点符合"经血逆流学说"对子宫内膜异位症发病机制的解释。这些部位常处于盆腔较低或最低处，与经血中的内膜碎片接触机会最多，故为子宫内膜异位症最好发部位。

**病理** 早期的腹膜子宫内膜异位病灶同时存在典型的内膜腺体和间质成分，病灶对周期性激素改变呈反应性。随着病变的发展，吞噬了含铁血黄素的细胞和纤维成分在异位内膜组织中沉积，使得腺体成分减少，同时其对激素反应性下降。在同一患者的腹腔内常常看到不同发展阶段的病灶并存。

根据色素沉着情况，腹膜子宫内膜异位症可分为2型。①色素沉着型：即典型的蓝紫色或褐色腹膜异位结节，术中较易辨认。②无色素沉着型：为异位内膜的早期病变，较色素沉着型更常见，也更具生长活性，表现形式多种多样。依其外观又可分为红色病变和白色病变。红色病变：多认为是疾病的最开始阶段，病灶多由内膜腺体或细胞构成，富于血管，病变活跃。白色病变：多为出血被吸收后形成的瘢痕组织。手术中为辨认病灶可进行热色试验（heat color test，HCT），即将可疑病变部位加热，其内的含铁血黄素则呈现出棕褐色。除上述两种类型，肉眼下正常的盆腔腹膜在镜下常发现子宫内膜的腺体和间质称为镜下子宫内膜异位症。在子宫内膜异位症患者正常腹膜活检中，10%～15%妇女有镜下子宫内膜异位症。镜下子宫内膜异位症可能在子宫内膜异位症的组织发生和治疗后复发方面起重要作用。

腹腔镜的广泛应用，便于对腹膜内膜异位早期病变的形态进行细致观察。根据病灶的结构和细胞活力，可分为以下3种类型。①小泡状及丘疹状病损：病灶小，直径＜5mm，单个或呈小簇状，病灶常有出血，呈红色；如无出血则为透明或黄色，周围有网状血管，腹膜常充血。活检组织中

95%可见到内膜组织，呈息肉状或囊状，细胞活跃，有周期变化，其上覆有结缔组织或腹膜间皮，病灶与腹膜间可有液体聚积。②结节状病损：病灶表现为不同程度的纤维化及色素沉着，颜色有白、黄、蓝、红、棕及黑等。活检中50%～60%可见到内膜组织。此类病灶血供差，腺细胞活力低，常呈增生反应或退化，与月经周期联系不起来。③腹膜斑块状病损：病灶＜1mm，用扫描电镜可见到该处腹膜有化生，上覆柱形或立方形上皮，并可见纤毛细胞，上皮细胞呈假复层，活跃，伴有内膜间质，腺体直接开口于腹腔。病变较晚期的多出现继发性变化，如出血、纤维化、色素沉着、粘连等。

**临床表现** 腹膜子宫内膜异位症与慢性盆腔痛密切相关。在激素的影响下子宫内膜异位症病灶发生周期性出血、炎症，释放能引起疼痛的炎性介质，如前列腺素、组胺和激肽等。随着病情的发展，病灶与周围组织形成粘连、瘢痕，使组织之间形成束带，在运动、站立和排卵时由于对组织和器官的牵拉或扭转而导致疼痛。如果粘连使得肠道被固定，大便或便秘时由于牵拉作用而导致疼痛，也可以引起性交痛。子宫直肠陷凹处反复粘连形成最终可导致陷凹变浅，甚至完全消失，子宫极度后屈固定，同时骶骨韧带瘢痕形成导致性感不快、性交痛，甚至性交困难。除此之外，子宫内膜异位症常导致输卵管与周围病变组织粘连，可因粘连和扭曲而影响其正常蠕动，严重者可致管腔不通，成为内膜异位症导致不孕的原因之一。

**诊断** 该症很少形成盆腔占位，因此对于诊断有提示作用的主要为临床表现出痛经、慢性盆腔痛、性交痛，查体发现触痛性结节、附件增厚、压痛等。最终确诊需要腹腔镜检查及病理检查。

**治疗** 药物治疗见子宫内膜异位症。手术治疗除清除子宫内膜异位病灶外，很重要的目的是松解粘连、恢复正常解剖结构，从而改善症状、促进受孕。

（徐丛剑）

luǎncháo zǐgōng nèimó yìwèizhèng
## 卵巢子宫内膜异位症（ovarian endometriosis）

子宫内膜异位病灶在卵巢内形成的囊肿。又称巧克力囊肿、内膜样囊肿。由于其内含咖啡样黏稠囊液而得名。是盆腔内膜异位症中最常见的一种。异位内膜组织或内膜样囊肿中的内膜样组织可以发生某些化生性的改变甚至肿瘤性的转化。内膜样上皮的化生性改变与宫腔子宫内膜腺上皮化生的类型相同，但多出现纤毛上皮化生及嗜伊红化生等；异位内膜组织腺体成分可以发生增生过长或伴有不典型，而出现腺上皮成分的肿瘤性转化；当间质成分出现肿瘤性转化后则形成子宫外的间质肉瘤（见子宫内膜异位症恶变）。

**病理** 大体上，卵巢子宫内膜异位囊肿有两种表现。①早期表现为卵巢表面灰红色、棕色或蓝红色的小点及小囊肿，囊肿仅数毫米大小，可相互融合形成桑葚样结构。囊肿反复的穿破及出血，与周围形成粘连，严重时与子宫及阔韧带等紧密粘连成片。妇科检查示附件区增厚，甚至像冰冻盆腔。手术剥离粘连时，有咖啡色的黏稠液体溢出。②异位内膜侵入卵巢皮质，并随着月经周期反复的出血机化，形成囊肿。由于囊肿在初期就常有破溃的特点，因此囊肿通常不大，一般＜

10cm。囊肿表面灰白色，镶嵌着棕色的斑块。大部分都与周围组织有不同程度的粘连。囊肿内含咖啡色黏稠液体，内壁部分区域光滑，但大部分区域粗糙，上覆灰黄色、咖啡色或棕红色的小颗粒或小斑块。囊肿较大时，使整个卵巢成为囊肿，较小时则在卵巢的浅表部有正常的卵巢组织留下，有时可形成多个小腔，中央有卵巢组织相隔；囊壁厚薄不一致，有的地区菲薄，即将穿破，有的地区则颇增厚，其中有正常的卵巢组织或纤维结缔组织。内膜样囊肿常为双侧性的，占30%左右。

桑普森（Sampson）曾因其内含物很像巧克力糖浆，称内膜样囊肿为巧克力囊肿。但是这种内容物并不是内膜样囊肿所特有的，卵泡囊肿有陈旧出血或囊腺瘤有陈旧出血后也可以形成巧克力样的内容物，因此，含此类内容物的囊肿不全是内膜样囊肿。诊断内膜样囊肿还需要根据其囊肿内壁有不均匀的粗糙出血斑以及特有的镜下改变。

组织形态方面，卵巢子宫内膜异位囊肿的镜下改变变异性很大。在卵巢表面的内膜异位由于处于病变早期，一般能见到较为典型的内膜腺体及间质，病灶较小的地区也能看到较正常的内膜组织。但是内膜样囊肿由于受囊内容物压迫，囊壁扩大变薄及反复的出血机化，腺上皮往往被破坏或脱落而看不到，因此有些临床上很明确的内膜异位，在病理上反而找不到证据来证实。内膜样囊肿的囊壁有以下表现：①囊壁内衬类似于子宫内膜腺上皮的柱状上皮，上皮下是内膜的间质细胞，伴有出血，这是较为典型的内膜样囊肿。②囊壁内衬上皮大部分破坏，只能见到少数不完整的上皮，间质部分或全部为肥大的含铁血黄素细胞所代替，这是最常见者。③内膜上皮及间质都找不到，只能见到含铁血黄素细胞层在囊壁周围，其外有玻璃样变性的结缔组织。这种情况下，如果囊肿大体特点像内膜样囊肿或者同时有盆腔其他部位的内膜异位，便可诊断"符合内膜样囊肿"。

**对激素的反应性** 异位的内膜组织受周期性激素调节，有各种不同的功能变化。但在内膜样囊肿壁上，内膜组织往往被破坏，或只残留少量，这种功能变化就不很明显。只有在有较多内膜存在的地区，这种改变才能看到。很多人认为在子宫内膜异位症中，异位的内膜来自经血逆流种植，因此与来自子宫内膜基底层来源的肌腺病不同，子宫内膜异位症中的异位内膜来自子宫内膜功能层，相对更成熟，因此对孕激素敏感性更高。观察显示，在有些子宫内膜异位症病灶中异位内膜可以呈现很好的分泌反应，有弯曲的腺体及蜕膜样变的内膜间质，尤其是在妊娠时或用大量孕酮后，异位的内膜变成发育很好的蜕膜，间质为多边形砖砌状排列，夹杂着裂隙状或萎缩样的腺体。但与正常在位内膜相比，异位内膜常常表现为对激素的不敏感，或反应不一致。例如黄体期子宫腔的内膜呈分泌反应，但是异位内膜却为增生反应或增生过长反应，这可能是由于异位的内膜不够成熟，或者生长部位的血供不好，致使内膜反应差。有时在同一组织块中可以看到不同的病灶有不同的组织形态，或为活跃，或为不活跃的。在卵巢表面的异位内膜组织中，有时可见到生发上皮

化生成内膜组织的过程，故卵巢的内膜异位有些是化生而来；而有些则可见到微灶的异位内膜在卵巢表面的种植并伴有纤维组织反应。

**临床表现** 缺乏特异性。可以表现为不同程度的痛经、月经不规则或不孕等。部分患者无症状。

**诊断** 术前诊断以 B 超和血清 CA125 水平为主，确诊需要依靠手术及病理检查（见子宫内膜异位症）。

**鉴别诊断** 内膜样囊肿需要与卵巢表层的包涵囊肿相区别，在后者往往没有内膜样间质，没有出血及含铁血黄素细胞层。

肥大多边形的含铁血黄素细胞有时很像黄体细胞，如果囊壁中找不到内膜腺体及间质，而仅有此类细胞的话，则要与黄体或黄素囊肿（见黄体囊肿）相鉴别，可结合肉眼观察，后者的囊肿内壁有一圈黄色区域，无出血斑块。

卵泡囊肿或闭锁卵泡伴有陈旧出血时，也可以含巧克力样内容物，仔细观察囊壁的细胞组成，尤其是卵泡膜细胞成分常常有助于诊断。

在卵巢良性上皮性肿瘤中，最容易引起鉴别诊断问题的是颈管型的黏液性囊腺瘤伴有陈旧性的灶性出血，此时少量血液和囊内的黏液相混合，形成一种在大体上极类似巧克力样的黏稠液体，但这种液体在温度下降后很快形成半胶胨状物，结合镜下的观察一般可以作出正确的诊断。

需要特别注意的是，当较长期使用孕酮类药物或在妊娠中，可能在卵巢或腹腔其他脏器表面的表面上皮或间皮下的间质中形成异位蜕膜组织，这些异位蜕膜组织除易被误诊为恶性肿瘤外，

也同样易被误诊为子宫内膜异位症。子宫内膜异位症的病灶中总是含有腺体成分，而由于大剂量的孕酮作用而形成的异位蜕膜则完全是间质性的成分，以此两者可作出鉴别诊断。

**治疗** 以手术治疗为主，根据患者年龄、是否有生育要求、囊肿大小选择囊肿剥除或附件切除手术（见子宫内膜异位症）。

（徐丛剑）

shēnbù zǐgōng nèimó yìwèizhèng
**深部子宫内膜异位症**（deep endometriosis） 病灶浸润至腹膜下深度≥5mm 的子宫内膜异位症。简称深部内异症。主要侵犯后盆腔。常见的受累部位为子宫骶骨韧带、子宫直肠陷凹、直肠阴道隔，膀胱、输尿管受累也有报道。

子宫内膜异位症病灶导致子宫骶韧带增粗、挛缩、质硬结节。子宫直肠陷凹部位的子宫内膜异位灶引起腹膜粘连、子宫直肠陷凹变浅、封闭。病灶向深部进展形成引导直肠隔结节。病灶如侵犯直肠、阴道后穹隆会形成质硬触痛结节，有时会引起管壁僵直。由于后盆腔广泛的粘连、腹膜受牵拉，常导致输尿管等器官正常解剖位置改变，使手术治疗的难度和并发症明显增加。

盆腔的自主神经支配包括来自于下腹下神经的交感支和来自于骶丛的盆腔内脏神经的副交感支。下腹下神经自骶岬水平与输尿管交会后，向外下跨过宫骶韧带中部，与盆腔内脏神经混合形成下腹下神经丛，继而支配膀胱、子宫颈、阴道上部及直肠的生理功能。深部内异症的受累部位常与这些盆腔神经密切相关，因此深部内异症疼痛症状明显，并且手术治疗易造成这些神经受损产生相应的并发症。

**分型** 深部内异症的病灶形态分三型。①Ⅰ型：为圆锥形，以腹膜为底，锥尖朝向腹膜深处，这种类型在三种形态中最常见。②Ⅱ型：为病灶邻近肠管或膀胱。③Ⅲ型：为球形结节样病灶完全覆盖于腹膜下方，它侵犯最深也最严重，但由于表面有腹膜覆盖，即使是腹腔镜也容易漏诊。

**临床表现** 突出表现是各种严重疼痛，包括痛经、深部性交痛、慢性盆腔痛、排便痛等。此外，若病灶侵犯直肠肌层，有可能导致部分性或完全性肠梗阻。常见的侵犯部位是直肠和乙状结肠，其次是阑尾和回肠末端。有时患者会因肠梗阻或肠穿孔就诊。

**诊断** 主要靠症状、体征，超声或磁共振对诊断有很大帮助，确诊仍然需要手术及病理检查。与妇科检查和磁共振相比，经阴道超声的诊断准确性更高。对于侵犯直肠的病灶，直肠内超声或经直肠内镜超声更有价值。由于腹膜粘连、牵拉有可能造成输尿管受压，导致肾盂积水甚至无功能肾，因此深部内异症者应常规行肾脏超声检查。结合临床检查和影像学检查，临床医师需对病灶分布、浸润深度、与周围重要脏器的关系及手术难度、范围、可能的并发症进行全面评估。

**治疗** 以手术治疗为主，目的在于手术切除病灶、恢复正常解剖。但由于深部内异症的解剖分布特点，手术难度通常较高，需要复杂的手术过程，同时手术易损伤直肠等周围重要脏器，病灶周围的神经受损易导致术后直肠、膀胱功能受损。药物治疗对于深部内异症效果不佳。各种药物的选择与其他类型子宫内膜异位症无明显区别。阴道局部用药有助于提高疗效。无症状的深部内异症患者可暂时定期随访。

**手术指征** 主要用于有疼痛症状和/或不孕的患者。

**手术方式** 对于有生育要求的年轻患者，手术主要切除病灶，可保留子宫和双附件。对于年龄大、无生育要求，或病情严重、复发患者，可考虑病灶切除的同时行全子宫切除或全子宫双附件切除。对于阴道、输尿管或直肠受累患者可切除局部病灶。病灶较深、侵犯直肠或输尿管肌层，导致梗阻或狭窄时，可切除部分管腔后断端吻合。需要注意的是，输尿管早期侵犯的患者约60%无症状，因此此术中应常规探查输尿管情况。腹腔镜手术更便于精细解剖结构的操作，因此成为深部内异症手术的首选方式。

**保留神经手术** 深部内异症病灶常见累及部位如子宫骶骨韧带、子宫直肠陷凹含有或靠近盆腔神经丛，病灶切除过程中有可能对其造成损伤，引起类似于子宫颈癌根治术后的直肠、膀胱以及性功能障碍。常见的症状包括膀胱感觉丧失、尿潴留、排尿功能失调、尿失禁、膀胱内压力不均等泌尿系统症状；便秘、腹泻、排便习惯改变等消化道症状；性欲低落、性唤起障碍、性高潮障碍、性交痛等性功能障碍。因此，在神经丛未受累的情况下，术中如先行解剖辨认出下腹下神经丛及各盆腔内脏神经，选择性保护神经组织后再行内异症病灶切除，可明显降低术后各种泌尿系统、消化系统并发症的发生率，缩短术后恢复时间。

**手术并发症** 深部内异症手术风险大。即使是经验丰富的医师，其手术并发症仍有10%左右。主要的并发症包括术后直肠、膀胱功能障碍、直肠阴道瘘、大出血、输尿管损伤、吻合口狭窄，吻合口瘘等。因此，深部内异症手术应充分权衡利弊，以改善症状、提高患者生活质量为目的，而不应一味追求病灶切除的彻底性。

（徐丛剑）

bùdiǎnxíng zǐgōng nèimó yìwèizhèng

**不典型子宫内膜异位症**（atypical endometriosis） 子宫内膜异位病灶中内膜腺上皮不典型或核异型性改变的疾病。这一概念于1988年首先由拉·格雷纳德（La Grenade）和西尔弗伯格（Silverberg）提出。多发生于卵巢，亦见于盆腔、腹壁等其他部位。其在卵巢子宫内膜异位症中的发病率差异较大，为1.2%～12.2%，这可能与取材和对该症的诊断标准尚不一致有关。

**病因与发病机制** 长期雌激素的刺激、环境污染、高雄激素、月经初潮早和周期短、绝经晚、较低的孕产次以及达那唑的应用是该症发病的高危因素。

研究表明，该症具有恶变潜能，可以认为是一种癌前病变，或类似于子宫内膜异位症与恶性肿瘤之间的交界性或过渡性状态。因为，可以在卵巢子宫内膜异位症恶变中见到这种核异型性与癌组织的直接连续；该症有DNA非整倍体细胞群，与周围的子宫内膜异位症及卵巢癌有共同的基因异常，与恶变的子宫内膜异位症具有相似的分子生物学变化。如杂合性丢失，该症在染色体6q和10q的杂合性丢失发生率高达60%和40%。同时，bcl-2与p53蛋白的过度表达也可能与该症的发生和恶变有关。研究发现，癌变组和不典型子宫内膜异位症组bcl-2的表达均高于典型子宫内膜异位症组，其中癌变组略低于不典型子宫内膜异位症组，提示bcl-2蛋白的表达可能是子宫内膜异位症癌变的早期事件。此外，微卫星不稳定也很可能参与了该症的发病过程，有学者发现，82.6%的卵巢癌，75%的不典型子宫内膜异位症和53%的内异症存在微卫星不稳定。

**临床表现**　缺乏特异性。可以表现为痛经、节律改变，继发慢性盆腔痛、月经不规则或短期内盆腔包块迅速增大等，部分患者无症状。

**诊断与鉴别诊断**　诊断标准：①异位的内膜腺上皮细胞核深染或淡染、苍白，并伴有中至重度异型性。②核/质比例增大，染色质增多。③细胞密集，呈复层或簇状突。④腺体结构不典型。符合上述3项或3项以上者可确诊。有学者认为连续核深染和核呈角现象也应加入不典型子宫内膜异位症诊断标准。

病理学家指出，在诊断该症时尚需注意：①在卵巢癌肿瘤出血、滤泡囊肿出血及不典型皮质包涵囊肿等中亦可能出现类似结构，但这些病变虽然可有腺体的异型性，但却无子宫内膜样间质，表现为病灶的腺上皮呈单层，染色质浓聚及核多形性均很轻微，部分胞质呈嗜酸性，炎性病变间质中炎性反应明显，而该症则呈现中至重度的核异型，但间质中炎症反应轻微。②该症虽然有腺上皮异型性，但有正常的子宫内膜样间质成分，有反复出血的功能性表现，核分裂少，没有间质侵犯，不呈融合性或复杂乳头状生长，这是其与卵巢子宫内膜样癌鉴别的要点。③可能有不典型子宫内膜异位症与癌的移行，正常内膜间质逐渐消失，代之以长梭形细胞的纤维间隔，或者伴有腺体结构紊乱。④病变不突破基底膜。

**治疗**　有生育要求者应选择患侧附件切除，无生育要求者可选择半根治术或根治术。术后最好选择促性腺素释放激素类似物规范预防、治疗并密切随访。

**预后**　据报道，60%~80%的子宫内膜异位症相关卵巢癌发生在该症中。22.6%的子宫内膜样腺癌与36.0%的透明细胞癌与该症有关，提示该症恶变的机会明显高于典型子宫内膜异位症。

（徐丛剑）

zǐgōng nèimó yìwèizhèng èbiàn

# 子宫内膜异位症恶变（malignant transformation of endometriosis）

子宫内膜异位症病灶起源的恶性肿瘤。子宫内膜异位症（简称内异症）是育龄妇女的常见疾病，它具有临床病变的广泛性和病理表现多形性的特点，普遍认为是一种良性疾病，但它却具有与恶性肿瘤相似的生物学行为，如种植、浸润、远处转移、易复发等，而且确有一定比例的内异症发生组织学改变，成为恶性肿瘤。内异症的恶变率平均为0.7%~1%。随着内异症的发病率逐渐增加，其恶变率也有提高趋势。卵巢是内异症恶变最常见的器官，占内异症恶变病例的81.9%，恶变的卵巢内异症称为子宫内膜异位症相关卵巢癌，主要为子宫内膜样腺癌和透明细胞癌。

**病因与发病机制**　尚不完全清楚。研究提示内异症恶变可能与以下几个方面有关。

**雌激素刺激及雌孕激素受体表达异常**　无孕激素拮抗的长期高水平雌激素的刺激被认为是子宫内膜异位症恶变的高危因素。肥胖或绝经后子宫内膜异位症患者单纯雌激素替代治疗更增加了子宫内膜异位症恶变的风险。子宫内膜异位症患者腹腔巨噬细胞数量增加、活性增强，高水平雌激素可能通过巨噬细胞促进异位内膜在腹腔内的种植生长甚至恶变。雌孕激素受体表达的异常也可能与子宫内膜异位症的恶变有关。研究发现，从子宫内膜异位症到卵巢透明细胞癌的恶变过程中，雌激素受体（estrogen receptor，ER）、孕激素受体（progesterone receptor，PR）比（ER/PR）逐渐减弱，而子宫内膜异位症恶变为卵巢子宫内膜样癌的过程中，ER表达则增强。

**环境污染**　一些环境污染物，如二噁英等亦可能与子宫内膜异位症的恶变有关。已在动物实验中证实二噁英能促进子宫内膜异位症的发生、发展和恶变，但其作用机制仍有待进一步研究。

**分子生物学研究机制**　从分子生物学角度研究该症恶变的机制，发现如下。①杂合性丢失：分子生物学领域研究抑癌基因染色体位点的主要手段之一，杂合性丢失通常表示抑癌基因的丢失。正常子宫内膜无杂合性丢失，而研究者对子宫内膜癌、癌旁子宫内膜异位灶以及单纯卵巢子宫内膜异位灶三组病变组织进行杂合性丢失检测，发现9p、11q和22q的杂合性丢失发生率较高，且三组病变呈递减关系，从而提示很有可能在这些染色体区域内，某些抑癌基因的失活参与了从子宫内膜异位症向癌转化的过程。②微卫星不稳定：是指由于复制错误引起的卫星DNA长度的改变，其频繁出现导致整个基因组的不稳定，癌基因及抑癌基因突变率显著提高，最终导致肿瘤发生。有报道称子宫内膜异位症恶变组微卫星不稳定的检出率高于子宫内膜异位症组。有研究显示微卫星不稳定也参与了卵巢子宫内膜异位症经不典型子宫内膜异位症发展为恶性肿瘤的过程。③癌基因及抑癌基因的突变：在80%的子宫内膜异位症恶变的患者中存在抑癌基因 p53 的过度表达，提示 p53 基因突变在子宫内膜异位症恶变中起着重要作用，p53 蛋白的异常表达在子宫内膜异位症的恶变中可能是一个相对较晚发生的时间。PTEN 基因是一种具有双特异性磷酸酶活性的抑癌基因，在子宫内膜癌、子宫内膜增生及卵巢子宫内膜样癌组织中 PTEN 突变率分别为 34%~55%、20%、20.6%，提示子宫内膜样癌可能是由子宫内膜异位症发展而来。此外，K-ras、bcl-2、MIB1 等基因的突变也可能与子宫内膜异位症的恶变有关。④其他：染色体畸变、纤维酶原激活系统异常、芳香化酶、谷胱甘肽 S-转移酶等相关酶类的异常表达也可能与子宫内膜异位症的恶变有关。

**免疫功能受损** 子宫内膜异位症患者体内单核巨噬细胞数量增加且高度活化，巨噬细胞分泌的细胞因子如肿瘤坏死因子-α、白介素-1β（interleukin-1β，IL-1β）、IL-8 等可以促进异位内膜细胞的不典型增生，这可能是子宫内膜异位症恶变的癌前病变。

**临床表现** 具有痛经、慢性盆腔痛、性交痛、月经异常等子宫内膜异位症相关症状，当子宫内膜异位症患者出现以下临床表现时，需注意其发生恶变的可能性：①卵巢内膜异位囊肿直径 > 10cm 或有明显增大的趋势。②疼痛于绝经后复发，疼痛节律改变，痛经进展或呈持续性腹痛，治疗后短期复发。③影像学检查发现卵巢囊肿内有实性或乳头状结构，或病灶血流丰富。④血清 CA125 水平过高（ > 200kU/L）。⑤超声下卵巢内膜异位囊肿内容物变得稀薄（细光点减少）。⑥绝经后出现不正常腹痛、腹胀，或绝经 1 年后原有卵巢子宫内膜异位症包块未见明显缩小，或绝经后包块持续存在，或绝经后新发现卵巢子宫内膜异位症包块。

**诊断与鉴别诊断** 国际公认的诊断标准为桑普桑（Sampson）于 1952 年提出的 3 个条件：癌组织和异位内膜并存于同一病变中；二者具有组织学相关性；排除其他原发肿瘤的存在。1953 年斯科特（Scott）在此基础上补充诊断，即在显微镜下见异位子宫内膜向恶性移行的形态学证据。由于恶变后肿瘤组织生长旺盛，其起源组织可能已被破坏，再加上病理取材的局限性，以致在恶变组织中找不到子宫内膜异位症的组织学依据。故严格的诊断标准使子宫内膜异位症恶变漏诊多，从而使进行大样本临床研究的病例缺乏，造成关于子宫内膜异位症恶变的临床和基础研究严重滞后。

**治疗** 尚无经典治疗方案。①卵巢子宫内膜异位症恶变：一般按照卵巢上皮性癌处理，以手术治疗为主，辅以放化疗。②卵巢外子宫内膜异位症恶变：治疗亦以手术切除为主，化疗等辅助治疗方法仍在探索中。③直肠阴道隔子宫内膜异位症恶变：可按卵巢癌处理。如有转移可行静脉和腹腔双途径化疗，必要时可加用腹壁下动脉插管灌注术和超选择性动脉灌注化疗。

**预后** 卵巢子宫内膜异位症恶变预后较原发的与子宫内膜异位症无关的卵巢癌好，预后主要取决于恶变的类型、临床分期及病理分型。

**预防** 尚无明确的预防措施，以下处理方案可能会有助于减少恶变发生：①当异位囊肿直径 > 6cm 时，应选择手术治疗。②慎用穿刺抽液方法。③高危人群根据年龄及生育要求适当放宽根治性手术的指征。④保守性手术切除的标本，如发现非典型增生或内膜化生的病变，应长期密切随访。⑤绝经后的患者，以选择根治性手术为宜。

（徐丛剑）

zǐgōng nèimó yìwèizhèng sān A xuéshuō
## 子宫内膜异位症"三 A"学说
（adhesion，aggression，angiogenesis） 子宫内膜异位症的形成由在位内膜通过经血逆流进入盆腔，内膜碎片通过黏附、侵袭、血管生成，最终完成异位种植的假说。子宫内膜异位症的形成过程中，逆流经血导致子宫内膜异位症必须满足 4 个条件：逆流入盆腔的经血中必须含有子宫内膜组织；内膜组织中必须含有有活性的腺上皮和间质细胞；这些细胞必须能够种植于盆腔组织器官上；盆腔内异症病灶的解剖分布方式必须与经输卵管播散的方式一致。在这些步骤中，内膜碎片在盆腔组织器官表面的种植是形成子宫内膜异位症的关键。中国郎景和教授及其团队通过大量研究，将这一种植过程分为三步，即黏附（adhesion）、侵袭（aggression）、血管生成（angiogenesis），简称为"三 A"程序。

**黏附** 随经血进入腹腔的子宫内膜碎片首先通过黏附定位于腹膜表面。在位内膜以及腹膜各种黏附相关分子的异常表达进一步促进了黏附的发生。

**整合素** 广泛分布的细胞表面黏附分子，主要介导细胞与细胞、细胞与细胞外基质（extracellular matrix，ECM）间黏附。整合素由 α 和 β 亚基组成，随着月经周期各种类型整合素表达也发生变化。子宫内膜异位症患者分泌期在位内膜和异位内膜 $\alpha_v\beta_3$ 表达均增加，其与腹膜中的层粘连蛋白5结合介导内膜碎片的黏附，同时他们结合后能够进一步促进基质金属蛋白酶的表达，从而促进异位内膜向组织深处侵袭。

**CD44** 一种分布极广的细胞表面跨膜单链糖蛋白，属选择素家族。CD44 在子宫内膜的表达呈周期性改变。CD44 在增殖期内膜不表达，只在分泌期表达。腹膜表面被一层透明质酸所覆盖。CD44 与腹膜表面的透明质酸结合能够介导内膜组织与腹膜的黏附。子宫内膜异位症患者在位内膜 CD44 表达增加，与透明质酸结合能力上调，从而增强了内膜碎片与腹膜的黏附能力。

**CA125** CA125 是一种高度糖基化的黏蛋白。CA125 在增殖期和分泌期子宫内膜表达，而在胚胎植入期不表达。CA125 能够与腹膜表面间皮素介导子宫内膜与腹膜的黏附。

**侵袭** 内膜碎片完成与腹膜的黏附后，需破坏和侵入间皮下组织才能保证内异灶的成功种植。参与这一过程的主要为基质金属蛋白酶（matrix metalloproteinase，MMPs）和组织金属蛋白酶抑制物（tissue inhibitor of metalloproteinase，TIMP）。MMPs 属锌离子依赖的中性蛋白酶家族，各种 MMPs 共同作用几乎可以降解所有细胞外基质和基底膜成分。TIMP 对于各种 MMPs 的基质降解起拮抗作用。两类分子的相互协调决定了细胞或组织的侵袭行为。子宫内膜能够表达各种 MMPs。子宫内膜异位症患者异位内膜具有更强的侵袭性，

这主要与异位内膜中 MMPs 的表达水平升高或 TIMP 低表达有关。

**血管生成** 子宫内膜异位症病灶的长期存在和不断生长有赖于充足的血供。子宫内膜碎片随经血进入腹腔后，在腹膜局部引发炎症反应。炎症反应的目的在于清除异位的细胞和组织，但当炎症反应有效性下降不足以清除异物时，炎症反应过程中产生的各种炎性因子反而促进了血管的新生，成为维持内异灶长期存在的营养来源。常见的血管生成促进因子包括血管内皮生长因子（vascular endothelial growth factor，VEGF）、CD105、缺氧诱导因子-1α、成纤维细胞生长因子（fibroblast growth factor，FGF）、肿瘤坏死因子（tumor necrosis factor，TNF）、白介素-8（interleukin-8，IL-8）、纤溶酶原激活因子、基质金属蛋白酶、环氧化酶-2（cyclooxygenase-2，COX-2）等；血管生成抑制因子包括内皮抑素（endostatin，ENS）、血管生成抑素、血小板反应素、TIMP、纤溶酶原激活因子抑制剂等。子宫内膜异位症患者腹腔液中 VEGF、TNF、IL-8、COX-2 等促血管生成因子水平明显升高，虽然血管生成抑素、血小板反应素和 ENS 等血管生成抑制因子水平也升高，但幅度较小。综合来说，该症患者腹腔液呈促血管生成环境。除此之外，有些促血管生成因子如 CD105 在该症在位内膜和异位内膜的表达明显高于正常分泌期子宫内膜，也成为促血管生成因素之一。

(徐丛剑)

zàiwèi zǐgōng nèimó juédìng xuéshuō

## 在位子宫内膜决定学说（determinant of uterine eutopic endometrium） 子宫内膜异位症发病与否取决于患者在位内膜的特性，经

血逆流只是实现这一由潜能到发病的桥梁的假说。这一学说的提出源于一个疑问，为什么90%的女性存在经血逆流，而最终发生子宫内膜异位症的女性只有10%～20%。根据经血逆流学说，内膜随着经血进入盆腔，继而种植于腹膜，逐渐生长成为子宫内膜异位症病灶。之所以只有少数女性发展为子宫内膜异位症，一种原因可能是这部分女性的内膜具有更强的黏附、侵袭能力；另一种可能的原因是这部分女性的盆腔环境更利于内膜的生长。为了验证第一种推测，以郎景和教授为主的大量研究人员比较了子宫内膜异位症患者在位内膜和正常子宫内膜组织形态、分子表达、各种生物学行为的差异。结果显示，子宫内膜异位症患者在位内膜与正常子宫内膜存在明显差异，这种差异使在位内膜更易于发生异位种植。据此，研究者提出"在位子宫内膜决定学说"，认为在位子宫内膜特性是决定是否发生子宫内膜异位症的关键因素。这一学说是对经血逆流种植学说的重要补充。

**组织形态及功能改变** 与正常子宫内膜相比，子宫内膜异位症患者在位内膜功能活跃，具有高增殖活性和低凋亡率；在位内膜组织中血管密度更高、血管增生明显；在位内膜侵袭性强，易于迁徙及种植。

**分子生物学改变** 与正常子宫内膜的根本差异表现在内膜组织中特殊细胞组成、基因、蛋白表达的差异以及子宫内膜对刺激反应性的差别等方面。基因组学和蛋白质组学研究均发现在位内膜和正常内膜之间存在大量的基因和蛋白表达差异，这些差异可能是子宫内膜异位症发生的基础。

基质金属蛋白酶和基质金属蛋白酶组织抑制剂-1　异位内膜种植过程中需破坏植入部位的上皮和间质，从而侵入组织深部。基质金属蛋白酶（matrix metalloproteinase，MMP）是这一过程的关键分子，而基质金属蛋白酶组织抑制剂-1（tissue inhibitor of metalloproteinase，TIMP-1）对基质降解起抑制作用。与正常子宫内膜比较，子宫内膜异位症患者的在位内膜高表达 MMP-3 和 MMP-9，低表达 TIMP-1，因此子宫内膜异位症在位内膜本身具有高侵袭性。

血管内皮生长因子　血管内皮生长因子（vascular endothelial growth factor，VEGF）能够增加血管通透性、促进血管内皮有丝分裂、改变血管内皮细胞基因表达，是最重要的促新生血管形成因子。异位内膜种植初期，新生血管的形成是病灶得以长期生存的关键步骤。对比正常子宫内膜和子宫内膜异位症患者子宫在位内膜发现，子宫内膜异位症患者在位内膜高表达 VEGF，因此其具有更强的促血管生成作用。

雌激素受体　子宫内膜异位症是雌激素依赖性疾病。雌激素通过与其受体结合发挥促增殖等一系列生物学效应。正常子宫内膜雌激素受体（estrogen receptor，ER）表达水平随着激素水平波动发生周期性改变，即在增殖期受雌激素作用 ER 表达上调，分泌期受孕激素作用 ER 表达下调。但子宫内膜异位症患者在位子宫内膜中 ER 表达失去了周期性改变，故可能参与子宫内膜异位症的发生发展。

肝细胞生长因子及其受体　肝细胞生长因子（hepatocyte growth factor，HGF）是一种间质来源的多效生长因子，具有促细胞增殖、迁移，诱导上皮细胞迁移和侵袭以及血管新生多重功能。肝细胞生长因子受体是一种原癌基因产物。HGF 及其受体在子宫内膜异位症患者在位和异位内膜中均表达，且表达水平与病情分期呈正相关，但正常女性在位内膜却不表达这两种分子。HGF 及其受体能够降低细胞间黏附性、促进细胞运动，从而促进子宫内膜异位症患者在位内膜的播散。在位内膜到达腹腔黏附于腹膜表面后，HGF 及其受体能够促进 MMP-2 和 MMP-9 的分泌，从而促进内膜向腹膜的侵袭。除此之外，HGF 及其受体能够促进内膜细胞增殖，抑制其凋亡，并且协同 VEGF 促进血管新生，从而使子宫内膜异位症病灶长期存活。

芳香化酶　芳香化酶是雄激素转化为雌激素的关键酶。在正常子宫内膜中，芳香化酶的表达处于低水平。但子宫内膜异位症患者在位和异位内膜都高表达芳香化酶。芳香化酶的高表达使得局部处于高雌激素环境，从而促进子宫内膜异位症病灶的生长。

（徐丛剑）

zǐgōng nèimó yìwèizhèng yuántóu zhìliáo xuéshuō

## 子宫内膜异位症源头治疗学说

（therapy targeting the source of endometriosis）　通过改变在位内膜性质来预防和治疗子宫内膜异位症的治疗策略。1860 年冯·罗基坦斯基（Von Rokitansky）首先描述了子宫内膜异位症，1921 年桑普松（Sampson）首先提出经期子宫内膜腺上皮和间质细胞可随经血逆流，经输卵管进入盆腔，种植于卵巢和邻近的盆腔腹膜，并在该处继续生长、蔓延，形成盆腔子宫内膜异位症，称之为"经血逆流种植学说"，并成为了子宫内膜异位症发病机制的主导学说，但这一学说无法解释为何经血逆流是妇女月经期常见现象（80%～90%），但其中患子宫内膜异位症者却只有 10%～15%。此后又先后出现了体腔上皮化生、诱导、遗传、免疫等大量学说，但均难尽其善。北京协和医院郎景和教授和他的研究团队对子宫内膜异位症进行了深入研究，2003 年基于大量的基础研究结果提出了子宫内膜异位症的"在位内膜决定论"，即子宫内膜异位症患者的在位子宫内膜所具有的生物学特质，决定了逆流到盆腔内膜的"命运"。这一理论的提出，不仅补充和修正了 Sampson 的理论，更重要的是为寻找新的诊断和治疗方法提供了思路（见在位子宫内膜决定学说）。2006 年以后，郎景和团队的研究重点从基础理论向临床实践转化，提出"源头治疗学说"，开展针对子宫内膜异位症患者在位内膜的治疗。

在位内膜决定论认为不同人随经血逆流的内膜碎片是否能异位生长，在位内膜本身的生物学特性是关键。子宫内膜异位症患者和非子宫内膜异位症妇女的在位内膜细胞的某些基因或蛋白表达存在差异。在位内膜的组织形态及超微结构的研究也显示子宫内膜异位症患者在位内膜功能活跃，血管增生及侵袭性强，易于迁徙及种植，多种酶、酶抑制剂、细胞因子亦在其中产生重要影响。例如前列腺素合成的重要限速酶——环氧化酶 2（cyclooxygenase，COX-2）能增加细胞的侵袭性，从而诱导血管形成。正常 T 细胞表达和分泌调节活化因子（RANTES）可以激活巨噬细胞，导致免疫反应异常，促成子宫内膜异位症的发生，而子宫内膜异位症受到 RANTES 影响，又经正反馈作用使 RANTES 升高。这一链式反应在子宫内膜异位症患者的在位内膜中表现很明显。这些特征使子宫内膜异位症患者的在位内膜细胞易于脱离子宫腔而异位生长种植。由此推测在位内膜是病变的"源头"，并提出了黏附、侵袭和血管形成的"3A 发病模式"。即子宫内膜细胞必须以黏附、侵袭和血管形成的"AAA 模式"完成在异位的"三生"（生根、生长和生病）过程。"3A"模式从分子水平很好解释了发病过程，是子宫内膜异位症发病机制的重要突破（见子宫内膜异位症"3A"学说）。

针对黏附、侵袭、血管形成的病理模式，新的治疗策略是抗黏附、抗侵袭以及抗血管生成。针对在位内膜在子宫内膜异位症发生发展中的决定作用，新的治疗靶点将聚焦于在位内膜，即设法改变在位内膜的生物学特质。如在子宫内膜异位症患者中使用含孕激素的曼月乐避孕器，可抑制局部肿瘤坏死因子-2、RANTES 的产生，以降低在位内膜的免疫反应，是孕激素治疗子宫内膜异位症的另一种途径。这样一类治疗就是所谓的"源头治疗"。即将治疗目标集中到对子宫在位内膜的干预上，通过改变在位内膜的生物学、组织学特性来预防和治疗子宫内膜异位症。

(徐丛剑)

## 假孕疗法 (false pregnancy therapy)

jiǎyùn liáofǎ

外源性给予大剂量孕激素及相对较小剂量的雌激素，模拟妊娠期间体内激素的状态用于治疗子宫内膜异位症的治疗方法。妊娠是遏制子宫内膜异位症发展的天然状态，妊娠期间显著升高的孕激素使异位内膜蜕膜样变并萎缩，其作用原理是降低垂体促性腺激素水平，并直接作用于子宫内膜和异位内膜，导致内膜萎缩和经量减少，长期连续服用造成类似妊娠的人工闭经。

假孕疗法治疗子宫内膜异位症始于 20 世纪 50 年代末，希斯特纳（Kistner）在 1958 年首次采用含有雌、孕激素的甾体类口服避孕药模拟孕期体内激素变化，用于治疗子宫内膜异位症并获得成功。Kistner 介绍每天用炔诺酮 + 炔雌醇治疗子宫内膜异位症患者，疗效好，不良反应轻。持续给药 6～12 个月，症状明显缓解，病灶缩小或消失，停药后部分患者可复发。治疗结束后，在短时间内可恢复排卵功能。各种口服避孕药均可用来诱发假孕。一般常用剂量为避孕剂量的 4 倍以上，并辅以一定量的雌激素，以防止子宫内膜脱落出血。一旦发生突破性出血，可将雌激素剂量增大，直至闭经为止，其有效剂量因人而异。一般主张持续给药 6～12 个月。

1960 年后合成的高效孕激素使子宫内膜异位症的治疗疗效增强，其中 17-羟孕酮衍生物有：己酸孕酮、甲羟孕酮、甲地孕酮；19-去甲睾酮衍生物有：炔诺酮、醋酸炔诺酮等。为防止突破性出血，最好与少量雌激素配伍用药。用药方法宜采用持续不间断给药的方法，因为周期用药对内膜抑制不彻底，影响疗效。每日口服炔诺酮，或甲地孕酮，或甲羟孕酮，同时每日口服倍美力，持续用药 6～12 个月。在假孕治疗的初期，有的患者原有的盆腔疼痛，可因药物刺激异位内膜，出现一时性的增生、充血而加重。假孕治疗的主要副作用有轻度突破出血、恶心呕吐、水肿，体重增加，乳房胀痛以及肝功能受损等。

(徐丛剑)

## 假绝经疗法 (false menopause therapy)

jiǎjuéjīng liáofǎ

采用药物抑制下丘脑－垂体－卵巢轴，从而抑制卵巢甾体激素的生成，降低循环中雌激素水平，模拟绝经后的激素水平，以达到遏制子宫内膜异位症发展及缓解症状目的的治疗方法。常用的药物包括雄激素衍生物如达那唑、抗孕激素制剂如孕三烯酮和内美通、促性腺素释放激素类似物（gonadotropin releasing hormone agonist，GnRHa）三大类。

**达那唑** 20 世纪 70 年代，假绝经疗法曾经作为子宫内膜异位症的主流药物治疗方法。其中最典型的代表药物就是达那唑，1971 年格林布拉特（Greenblatt）首先将达那唑用于子宫内膜异位症的治疗。达那唑是合成的 17α-乙炔睾酮衍生物，口服吸收快。作用原理：达那唑可抑制下丘脑－垂体－卵巢轴，抑制促卵泡素（folliclestimulating hormone，FSH）、促黄体素（lutropin，LH）峰，从而抑制卵巢甾体激素产生；并能直接与子宫内膜的雄激素和孕激素受体结合，导致在位和异位内膜萎缩。在外周可与性激素结合球蛋白结合，降低其水平，而使游离睾酮水平升高，发挥雄激素样作用。不良反应是卵巢功能抑制症状及雄性化作用，如潮热、出汗、痤疮、毛发加重等。此外，还可能影响脂蛋白代谢、引发肝功能损害及体重增加等。

**孕三烯酮** 是 19-去甲睾酮甾体类药物，可拮抗雌孕激素，增加游离睾酮含量，减少性激素结合球蛋白水平。作用原理：孕三烯酮可抑制 FSH、LH 峰，从而抑制卵巢甾体激素产生，使异位内膜萎缩、吸收。该药与达那唑相比，疗效接近，而用量小，用法简便，不良反应轻点。

**地诺孕素** 化学名 17α-氰甲基-17β-羟基-13β-甲基甾烷-4,9-二烯-3-酮，是一种混合孕激素，可通过抑制芳香化酶和环氧合酶以及前列腺素 E2，降低雌激素水平，同时减少局部孕酮抵抗，抑制病灶生成，并减轻疼痛症状。其疗效与促性腺素释放激素类似物（gonadotropin releasing hormone agonist，GnRHa）等一线药物相当，但没有骨质丢失等副作用。由于其 2019 年在中国市场上市，尚需积累更多数据用于治疗子宫内膜异位症。

**GnRHa** 治疗子宫内膜异位症的主要药物之一，是天然十肽促性腺素释放激素（gonadotropin realeasing hormone，GnRH）的衍生物。通过改变 GnRH 肽链上的第 6 位和/或第 10 位氨基酸的结构，形成不同的 GnRHa 复合物，增加了其与 GnRH 受体亲和力，因此其生物效应较天然 GnRH 提高 50～100 倍，且半衰期长。作用原理：GnRHa 对垂体有双相作用，GnRHa 在小剂量、脉冲式给药时，可激发垂体功能，促进 LH 释放，诱发排卵，而大剂量持续给药时，GnRHa 将占据垂体大部分 GnRH 受体，随即刺激 FSH 和 LH 分泌及性激素合成，因此在应用初期可出现短暂的 FSH/LH 峰，引起雌激素水平的升高，即点火效应（flare up），大约持续 7 天。药物持续作用 10～15 天后，垂体表面的 GnRH 受体全部被占满或耗尽，对 GnRHa 不再敏感，及垂体促性腺激素的减量调节和垂体脱敏作用。因而对 GnRHa 或天然 GnRH 失去反应，使 FSH 和 LH 大幅下降，导致卵巢甾体激素分泌明显减少至近似于绝经期或手术去势水平，因此又称为药物性卵巢切除术。血清雌二醇浓度在治疗开始 1 个月降至绝经期水平并在持续用药期间保持抑制状态，可使在位或异位的子宫内膜萎缩。

治疗子宫内膜异位症时，一般选择长效制剂，通过皮下或肌肉给药，口服无效。副作用主要是雌二醇快速下降导致的绝经期症状，如潮热、盗汗、阴道干燥、性欲减退、失眠及抑郁等，长期应用可引起骨质丢失。若持续用药 6 个月后停药，卵巢功能得以恢复，雌二醇水平上升，绝经期症状可消失，骨代谢可恢复正常，骨量回升，属可逆性变化。如果延长治疗时间，骨丢失严重，则骨量难于恢复，因此对于长期使用 GnRHa 的患者需进行反向添加治疗。

（徐丛剑）

**fǎnxiàng tiānjiā zhìliáo**
**反向添加治疗**（add back therapy） 子宫内膜异位症假绝经疗法过程中，通过外源补充雌激素以减少绝经期症状和骨量丢失的治疗方法。促性腺素释放激素类似物（gonadotropin releasing hormone agonist，GnRHa）已广泛用作子宫内膜异位症患者术后维持用药。但长期应用此类药物会引起低雌激素血症、绝经期症状（如潮热、盗汗、阴道干燥、性欲减退、情绪不稳、抑郁及记忆力下降等），但最为严重也较为常见的副作用为骨质丢失，骨密度降低。为了减少上述副作用，增加治疗的适应性、并延长治疗时间，根据巴比里（Barbieri）的雌激素阈值假说提出了反向添加疗法，即在 GnRHa 治疗的基础上加用合理剂量的雌激素或孕激素，目的是将 GnRHa 降低的血清雌激素水平恢复到适当的水平，旨在不破坏子宫内膜异位症治疗效果的同时，又能减轻药物副作用，以防止低雌激素状态对其他系统的损害，尤其是骨质丢失，从而提高患者的依从性，同时加用孕激素以对抗雌激素促进内膜过度生长。

已有研究表明，反向添加后的疗效与单用 GnRHa 疗效相当，但围绝经期症状、骨质丢失等不良反应明显减少。

中华医学会妇产科学分会子宫内膜异位症协作组于 2007 年制订的《子宫内膜异位症诊断与治疗规范》中提出应用 GnRHa 3 个月以上，多主张使用反向添加疗法，但根据症状的严重程度，也可以从用药第 2 个月开始使用反向添加疗法。

**理论基础** 理论基础是雌激素窗口理论，该理论认为人体中不同组织对雌激素的敏感性不同。当雌二醇水平在 20pg/ml 以下时会导致内膜异位灶萎缩，同时也导致骨密度降低，引起骨代谢紊乱。雌二醇水平在 50pg/ml 以上则不影响骨代谢，但可刺激异位内膜的生长。将体内雌激素水平维持在既不刺激异位内膜生长又不引起围绝经期症状及骨质丢失的范围内（雌二醇水平在 20～50pg/ml），则既不影响治疗效果又可减轻副作用，延长治疗时间。有研究认为可通过调整 GnRHa 剂量来控制雌二醇浓度，但多数学者认为 GnRHa 对雌激素的分泌抑制作用只有"on"或"off"的状态，因此通过 GnRHa 用量的调节不能调控血清雌激素的水平。

**治疗方法** ①雌孕激素联合方案：雌激素可直接作用于成骨细胞受体、抑制破骨细胞，使骨量丢失减少或骨量增加。同时合用孕激素可防止子宫内膜过度增生及子宫内膜癌。主要的雌激素有：结合雌激素、戊酸雌二醇、雌二醇皮肤贴剂、醋酸甲羟孕酮。②替勃龙：连续口服。

**注意事项** 应用 GnRHa 3 个月以上，多主张应用反向添加治疗。根据症状的严重程度，也可从用药第 2 个月开始；治疗剂量应个体化，有条件应监测雌激素水平。一般在应用反向添加药物治疗时，GnRHa 可安全、有效地使用 12 个月，但是最佳治疗时间及反向添加疗法最适期限有待进一步研究确定。

(徐丛剑)

cíjīsù chuāngkǒu lǐlùn

## 雌激素窗口理论（window for estrogen therapy）

子宫内膜异位症假绝经疗法治疗过程中，通过反向添加雌激素，使血清雌激素水平处于一窗口范围，既不过低引起绝经症状，又不过高导致子宫内膜生长的治疗理论。雌激素窗口理论最早由巴比里（Barbieri）在 1992 年提出，是反向添加治疗的理论基础。体内不同组织器官对雌激素的敏感性各不相同，也就是说维持不同组织器官功能的最低雌激素浓度是不同的。正常组织器官对雌二醇的敏感性从高到低依次为骨质、血管舒缩功能、阴道黏膜、脂代谢、肝脏蛋白合成（甲状腺结合球蛋白、性激素结合球蛋白等）。血中雌二醇水平低于 30pg/ml，会出现潮热、盗汗等绝经期症状，而血中雌二醇水平低于 20pg/ml 时，才会引起骨质的丢失。

雌激素依赖性疾病对雌激素的敏感性也是不同的，其敏感度从高到低依次为乳腺癌、子宫肌瘤、子宫内膜异位症。血中雌二醇水平达到 20pg/ml，就可以刺激乳腺癌细胞的生长；达到 30pg/ml，就可刺激肌瘤生长；达到 50pg/ml 才会引起子宫内膜异位症的生长。因此，将子宫内膜异位症药物治疗过程中雌二醇的水平维持在 20～50pg/ml，便可达到既不刺激异位内膜生长，又避免绝经期症状和骨质丢失的目的，这就是所谓的"雌激素窗口理论"，这一雌二醇水平被称为"治疗窗口"。"窗口"的宽度就是导致子宫内膜异位症生长和出现绝经期症状及骨质丢失的两个雌激素界值间的跨度。

(徐丛剑)

zǐgōng xiànjībìng

## 子宫腺肌病（adenomyosis）

由子宫内膜的腺体与间质侵入子宫肌层生长所引起的良性疾病。曾称为内在性的子宫内膜异位症。但多数学者认为这并非同一种疾病。该病是一种较常见的妇科病，据报道在手术切除的子宫标本中，6%～40% 有子宫腺肌病。多见于 35～45 岁的女性。

**病因与发病机制** 尚不清楚，通过对子宫腺肌病的子宫标本进行连续组织切片，发现子宫内膜的基底层常与肌层内的病灶相连，使人们相信子宫腺肌病是由基底层子宫内膜直接长入肌层所致。子宫内膜与肌层交界面在子宫腺肌病的发生中起着重要作用，与身体其他部位的黏膜肌层交界面不同，子宫内膜并无黏膜下层，使得在解剖结构上内膜易于侵入肌层。而且子宫内膜和内膜下肌层（即交界处肌层）在一起形成一个独立功能单位，它们的主要功能是受卵巢性激素调节随着月经周期发生周期性变化，为着床做准备，以及月经期子宫收缩止血。这个接触处的肌层可防止内膜进入肌层生长。多次分娩、人工流产刮宫术及宫腔感染等，可破坏局部肌层的防御能力，使基底层宫内膜得以入侵肌层并生长。从胚胎发育起源上，子宫内膜和子宫肌层交界的内层肌层均起源于米勒管，而子宫外层则不起源于米勒管，故也有学者认为：是由于肌层的间质组织长期受性激素的刺激，以及局部的微环境改变导致间质细胞化生成子宫内膜细胞而形成子宫腺肌病。由于子宫腺肌病常合并子宫肌瘤和子宫内膜增生过长，提示本病的发生还可能与较长时间的高雌激素刺激有关。此外，人绒毛膜促性腺激素（human chorionic gonadotrophin，HCG）、催乳素（prolactin，PRL）以及遗传因素、免疫因素也与该病的发生有关。

**临床表现** 主要症状是痛经。除此之外，由于子宫增大会导致月经量多、经期延长以及不孕等。

**症状** 约 35% 的子宫肌腺病无明显症状。有症状的患者主要表现如下。①痛经：约 70% 的患者有痛经。痛经程度不一，但常呈进行性加重趋势。一般认为痛经系月经期病灶出血，刺激子宫平滑肌产生痉挛性收缩引起的。病变越广泛，痛经也越严重。痛经常在月经来潮前一周开始，至月经结束。②经量增多或经期延长：可能与病变致子宫内膜面积增加有关，以及肌层中的病变干扰了子宫肌壁正常的收缩止血功能，引起经量增多。一般出血量与病灶深度呈正相关。③不孕：病变弥漫及痛经较明显者，多有不孕。④其他：部分患者可有不明原因的月经中期阴道流血、性欲减退等症状。

**体征** 妇科检查可发现患者子宫均匀性增大或有局限性结节隆起，质硬，有压痛，子宫活动度欠佳，月经期因病灶出血，局部压痛亦更明显。

**诊断与鉴别诊断** 根据临床表现可初步诊断，确诊需病理学检查。影像学检查可协助诊断。

**B超** 子宫腺肌病B超图像特点为：①子宫均匀性增大，轮廓尚清晰。②子宫内膜线可无改变，或稍弯曲。③子宫切面回声不均匀，有时可见有大小不等的无回声区，边界不清。

**CT** 子宫腺肌病CT表现为子宫体轮廓不规整或弥漫性均匀增大，子宫壁增厚。CT平扫诊断意义不大，增强后子宫肌层内密度不均，呈不均匀性强化，散在斑点状低密度灶，邻近内膜不光整，亦可见局限性结节状，其强化密度不均，可见斑片状低密度区，类似子宫肌瘤。

**MRI** 常用$T_2$影像诊断子宫腺肌病，图像表现为在正常的子宫内膜强回声外，环绕一低强带信号，>5mm厚度的不均匀的回声带为子宫腺肌病的典型影响，月经前后对比检查，图像发生变化，对诊断有重要意义。病灶内有出血时可见大小不等的强回声信号。MRI可以区别子宫肌瘤与子宫腺肌病，并可诊断两者同时并存，对决定处理方法有较大帮助，这也是MRI的主要价值。

**CA125** 子宫腺肌病患者血清CA125水平明显高于子宫肌瘤和卵巢良性肿瘤患者，有报道称若用CA125>35kU/L为表征来鉴别子宫腺肌病与子宫肌瘤，则敏感性为78.3%、特异性为93.2%，阳性预测值为91.1%、阴性预测值为76.6%。

**治疗** 治疗手段的选择取决于患者的年龄、生育要求和症状。主要分为以下几种。

**药物治疗** 尚无根治本病的有效药物。症状较轻者，可服吲哚美辛类前列腺素合成酶抑制剂，以减轻疼痛。甲基睾丸素可减少盆腔充血，使疼痛减轻及经量减少。一般可舌下含服，连续2~3个月。年轻有生育要求和有子宫切除禁忌证者可使用促性腺素释放激素类似物（gonadotropin relea-sing hormone agonist，GnRHa）治疗。GnRHa可使疼痛缓解或消失、子宫缩小，但停药后易复发。近年来，左炔诺孕酮宫内节育器（曼月乐）治疗该病取得了较好的疗效，置入后宫腔明显缩小，血清CA125水平明显降低，治疗痛经程度显著缓解。地诺孕素在治疗子宫腺肌病中也有成功报道。

**手术治疗** 症状严重、年龄较大、无生育要求者可行全子宫切除术。年轻且要求生育者，如病灶很局限，也可考虑病灶切除。对于月经量过多、无生育要求且病变表浅（<3mm）的子宫腺肌病患者可选用子宫内膜切除术，但术后易复发。子宫动脉栓塞术具有保留子宫及生育功能的特点，短期疗效显著。但子宫动脉栓塞术并不能解决大部分患者的痛经问题，对术后性交痛也无法解决。且子宫动脉栓塞术虽然治疗子宫腺肌病短期疗效显著，但长期随访复发率较高，对于有生育要求的年轻患者，应在知情自愿的前提下选择该种治疗方法。

**预后** 子宫腺肌病病灶生长缓慢，妊娠期常发生退变，绝经后停止发展，故一般预后较好。子宫腺肌病可致不孕，妊娠后亦易发生流产、早产或输卵管妊娠。

（徐丛剑）

pénqiāng yūxuè zōnghézhēng

**盆腔淤血综合征**（pelvic con-gestion syndrome） 由于慢性盆腔静脉血液流出不畅、盆腔静脉曲张、淤血所引起的疾病。该病是引起妇科盆腔疼痛的重要原因之一。在患有慢性盆腔痛的女性中，有91%的女性存在盆腔静脉曲张。

**病因与发病机制** 盆腔静脉曲张淤血是盆腔淤血综合征发病的病理基础。普遍认为这是解剖学、内分泌以及心理等多个因素共同作用的结果。

**解剖因素** 女性卵巢静脉丛回流入卵巢静脉，左卵巢静脉通过左肾静脉回流入下腔静脉，而右卵巢静脉则直接汇入下腔静脉。子宫和阴道静脉丛则回流入子宫静脉，再汇入同侧髂内静脉，而髂内静脉与髂外静脉汇成髂静脉后汇入下腔静脉。髂内静脉以及下腔静脉的结构和功能异常是导致盆腔静脉曲张的主要原因。此外，尸体解剖发现，13%~15%的女性左卵巢静脉瓣膜缺失，而6%的女性右卵巢静脉瓣膜缺失，在无静脉瓣膜缺失的女性中，分别有43%和35%~41%的女性左侧或右侧卵巢静脉存在反流。另外，盆腔各脏器之间，即膀胱、生殖器官和直肠的静脉丛彼此相通，三者间任何一个循环障碍皆可以影响到盆腔静脉。女性盆腔循环的上述解剖学特点促使盆腔淤血综合征的形成。

**内分泌因素** 绝经后盆腔淤血综合征所致的疼痛可消失，且盆腔淤血综合征患者在接受促性腺素释放激素类似物（gonadotro-pin releasing hormone agonist，Gn-RHa）抑制卵巢功能治疗后，症状可得到明显缓解，这提示卵巢内分泌功能紊乱可能是造成盆腔淤血综合征患者外周循环反应性改变的重要原因。雌激素有扩张血管的作用，早期研究发现盆腔静脉曲张的发生与多囊卵巢综合征密切相关，提示雌激素的过度分泌可能与盆腔淤血综合征的发病有关。且卵巢静脉曲张和盆腔淤血常见于多次妊娠的妇女，在妊娠期间黄体和胎盘分泌的大量雌激素使血管平滑肌舒张，增加了盆腔血管的扩张性，盆腔静脉极度扩张充血，其管径可扩张至正常管径的 60 倍，持续达 6 个月，使静脉瓣膜进一步遭到破坏，从而导致盆腔淤血综合征的发生。

**精神心理因素** 长期以来，慢性盆腔痛被认为与精神心理因素密切相关。研究发现，患盆腔淤血综合征的妇女中其在童年患心理疾病，遭受虐待的比例均较健康妇女高，并较健康妇女更易表现出焦虑情绪。

**临床表现** 临床特点为"三痛两多一少"。即下腹盆腔坠痛、腰背疼痛、深部性交疼痛；月经量多、白带增多；妇科检查阳性体征少。①慢性盆腔痛：是盆腔淤血综合征的典型表现。其疼痛的感觉与下肢静脉曲张引起的钝痛相似。疼痛常为单侧，但大多数患者对侧亦存在轻微痛感。而部分患者的疼痛部位则可表现为从一侧转移到另一侧。绝经后这种疼痛多消失。育龄期妇女疼痛往往是在月经前数天加重，来潮后第 1 天或第 2 天减轻，亦有少数持续痛的病例。疼痛在盆腔压力增大时加重是盆腔淤血综合征所致疼痛的典型表现，患者在站立一段时间后以及跑、跳或突然坐下时常出现疼痛加重，妊娠期疼痛加重也是出于这一原因。②性交痛：也是盆腔淤血综合征常见的临床表现，部分患者还可出现淤血性乳房痛、月经改变、外阴阴道肿胀坠痛、极度的疲劳感和某些神经衰弱的症状。

体格检查发现常与上述主观症状的严重程度不相称。①腹部检查：唯一发现是压痛，部位多在耻骨联合上区，或在下腹部两侧有深压痛，一般来说并不显著，甚至没有一个恒定的特别明显的压痛点，即使在患者感到最痛的部位，也没有腹肌紧张及反跳痛。②妇科检查：可发现附件区压痛，这是由于检查时卵巢静脉受到压迫所致。

**诊断与鉴别诊断** 盆腔淤血综合征的症状涉及范围极广，且体征缺乏特异性，因此诊断时常与其他导致慢性盆腔痛的疾病混淆。但通过详细询问病史及体格检查仍不难得出初步诊断，据报道，通过性交痛及卵巢部位压痛来诊断盆腔淤血综合征的敏感性可达 94%，特异性可达 77%。常用的可协助诊断的方法如下。

**体位实验** 胸膝卧位时，盆腔静脉压力降低，疼痛减轻，若立刻改为臀部向后紧紧坐在足跟部，保持略高于腹部的位置，由于腹股沟屈曲较紧，髂外动脉向股动脉血流受阻，从而髂内动脉血流增多，使盆腔静脉压力升高而产生淤血，则疼痛加重，称为体位实验阳性。

**盆腔静脉造影** 将造影剂注射在子宫腔底部肌层内，使子宫静脉、卵巢静脉及部分阴道静脉、髂内静脉显影，并以一定时间的间隔连续拍片，了解盆腔血液（主要是子宫静脉及卵巢静脉）流出盆腔的时间。在盆腔静脉血运正常时，造影剂在盆腔的廓清时间通常为 20 秒内；而盆腔淤血综合征患者静脉回流速度慢，造影剂廓清时间延长。用卵巢静脉最大直径、造影剂廓清时间和卵巢静脉丛淤血程度 3 项指标进行评分诊断盆腔淤血综合征的敏感性和特异性分别为 91% 和 89%。

典型的盆腔淤血综合征表现为：卵巢静脉丛淤血，子宫静脉充盈扩张，卵巢静脉最大直径超过 10mm，造影剂在盆腔的廓清时间需要 20 秒以上。

**B 超** B 超对于诊断盆腔淤血症帮助有限，若彩色多普勒发现盆腔静脉扩张有助于诊断。

**腹腔镜探查** 部分报道称腹腔镜下可见患者盆腔静脉增粗、迂回、曲张或成团，但由于患者术中处于头低脚高位，部分病例并不能看见曲张的静脉，确诊仍需静脉造影。但腹腔镜探查对于子宫内膜异位症、慢性盆腔炎和粘连的鉴别诊断具有一定意义。

**治疗** 包括以下内容。

**一般治疗** 注意休息，避免长期站立，睡眠时侧俯卧位。并可进行适当的体育锻炼增进盆腔肌张力及改善盆腔血循环，每日 2~3 次持续 10 分钟的膝胸卧位，以利于盆腔疼痛症状减轻或缓解。同时可予适当的心理调节治疗。

**药物治疗** 包括对症治疗药物如自主神经调节剂、镇静剂等和抑制卵巢功能药物如促性腺激素释放激素类似物（gonadotropin releasing hormone agonist，GnRHa）等。药物治疗疗效不稳定，所有患者几乎停药后均复发。

**手术治疗** ①圆韧带悬吊术：用手术将后倒的子宫维持在前倾位，多能使肥大的子宫体及子宫颈缩小，盆腔疼痛等症状大为减轻或基本消失，效果较好。②阔韧带裂伤修补术：适用于年轻、不再需生育而阔韧带裂伤的重症盆腔淤血症患者。实际是指包括阔韧带裂伤修补、输卵管结扎和圆韧带悬吊的一组手术。③其他：此外还有卵巢静脉结扎、单纯的圆韧带缩短术、一侧输卵管卵巢切除术或骶前交感神经切除术等，病情严重、无生育要求，尤其是合并月经过多或临近绝经期的女性可行经腹全子宫切除术，术中应将曲张的盆腔静脉，特别是子宫静脉及卵巢静脉，尽多地切除。

**介入治疗** 1993 年爱德华兹（Edwards）等首先报道了通过卵巢静脉栓塞术治疗盆腔淤血综合征。目前开放性的结扎术已经逐渐被栓塞术所取代。通过股静脉途径将化学硬化剂注入体内，栓塞卵巢静脉，具有疗效好、复发率低的优点。越来越多的学者认为介入治疗是治疗盆腔淤血综合征的首选方法。

**预后及预防** 盆腔淤血综合征为良性疾病，绝经后症状多缓解或消失，预后良好。但长期慢性疼痛严重降低生活质量，故应注意预防其发生，主要针对盆腔淤血症的病因，采取预防措施。如注意休息，避免疲劳，特别是长期站立的工作应在工间适当活动；加强计划生育宣传，减少生育次数，两次生育间至少间隔 3 ~ 5 年以利于血管性能恢复。适当体育锻炼，增强体质。

（徐丛剑）

zǐgōngjǐng nèikǒu sōngchí

**子宫颈内口松弛**（incompetent cervix relaxation） 子宫颈管部的紧张度变松弛无力的状态。是反复晚期流产、早产的主要原因，发生率为 0.27% ~ 1.84%。

**病因与发病机制** 病因不明，可能病因包括阴道分娩造成的严重子宫颈裂伤；人工流产或刮宫时子宫颈扩张过快，造成子宫颈内口松弛；曾行子宫颈锥切、烧灼手术史；先天性子宫颈发育不良、过小，以及孕妇本人在胚胎期的雌激素暴露等。

**临床表现** 主要表现为反复自然流产，即在妊娠中期或晚期近中期时可出现子宫颈管无痛性扩张，胎膜脱垂形成球囊进入阴道内，随后胎膜破裂，娩出不成熟胎儿。除非经有效治疗，否则这一现象可出现于以后的每次妊娠中。

**诊断与鉴别诊断** 主要根据病史及非孕期子宫颈内口检查进行诊断，B 超可辅助诊断。

**病史** 具有明确的子宫颈损伤史或者妊娠中期反复自然流产史，而且流产时往往无子宫收缩引起腹痛，但子宫颈管消失伴子宫颈软化、宫口开大、羊膜囊突出于颈管内。

**非孕期检查** 患者子宫颈内口可无阻力通过 8 号 Hegar 扩张器。通过子宫造影术或用充气球囊导管探索子宫颈内口，通常会发现子宫颈内口比正常女性扩张更大。

**孕期检查** ①B 超：通过孕期 B 超动态测量子宫颈长度以及子宫颈内口扩张程度的变化有助于对子宫颈内口松弛进行早期诊断。诊断标准为妊娠 15 ~ 20 周子宫颈长度 ≤20mm 或内口宽度 > 15mm。对于高危孕妇建议自孕 15 周开始 B 超测量子宫颈长度，1 ~ 3 周复查一次，子宫颈内口松弛者随孕周的增加，子宫颈明显缩短，每周 0.4 ~ 0.8cm，同时伴有子宫颈内口漏斗形成。②子宫颈应力试验：经子宫底加压或孕妇站立一段时间后观察子宫颈结构的变化，如果子宫颈明显缩短或子宫颈内口呈现漏斗状则子宫颈功能不全的可能性大。

**治疗** 手术为主，对因子宫颈内口松弛引起的晚期流产具有较好的预防作用。

**非孕期治疗** 应在妊娠前行子宫颈内口修补术。常用 Lash 法：在阴道前穹隆做横切口，向上推开膀胱，暴露子宫峡部，自子宫与子宫颈连接部以上开始，向下以弧形或菱形纵向切除部分子宫峡部及子宫颈组织，重新缝合。行 Lash 法患者妊娠至足月时建议以剖宫产终止妊娠。

**孕期治疗** 子宫颈环扎术是孕期治疗子宫颈内口松弛的主要方法。发现子宫颈内口松弛者应及早进行预防性手术，手术通常在孕 12 ~ 18 周进行。术前应常规进行子宫颈分泌物培养，术前存在感染者，先给予抗感染治疗，待感染控制后再手术。术后常规预防性应用抗生素，严密监测，一旦发现感染，立即拆除缝线。术前、术后各 1 周应禁止性交。紧急手术失败率高，术后感染、子宫颈裂伤和产褥期感染也增加。

子宫颈环扎术主要的术式有以下几种。①McDonald 法：以 2 号丝线在子宫颈与阴道交界处，穿过黏膜面及肌层后再穿出黏膜，连续缝合子宫颈体，包围子宫颈口一周，注意避开两侧血管，然后系紧缝线，使子宫颈内口直径缩小 5 ~ 10mm，但能通过 4 号 Hegar 扩张器为宜。如果子宫颈短时，则需上推膀胱以缝合内口。此法成功率可达 85% ~ 90%，简单易操作，对子宫颈损伤小，术后易拆线，为临床常用方法。②改良 Shirodkar 法：于阴道前、后穹隆分别横向切开一小口，缝线由前穹隆切口两侧穿过阴道黏膜下至后穹隆切口两侧穿出，打结，上、下共 2 针，然后缝合子宫颈黏膜切口。此法成功率与 Mcdonald 法相似，但需切开组织，对子宫颈损伤较大，多用于 Mcdonald 法失败或子宫颈结构有异常者。子宫颈环扎术禁忌证为：感染、胎膜早破、胎儿畸形、胎死宫内以及活动性阴道流血。

**预后** 若未能及时干预多在妊娠中期自然流产，故一旦发现子宫颈内口松弛应及时预防性手术治疗。

**预防** 主要是针对病因进行预防，尽量减少子宫颈手术、流产和刮宫的次数，术中轻柔操作，尽量减少对子宫颈的损伤。顺产过程中密切观察产程进展，避免产伤。

(徐丛剑)

fùkē jífùzhèng

**妇科急腹症** (gynecological acute abdomen) 以急性腹痛为突出表现的女性生殖系统急性疾病。常见疾病包括急性附件炎、急性盆腔炎、卵巢黄体破裂、卵巢肿瘤扭转、异位妊娠破裂等。对于妇科急腹症，腹腔内、盆腔和腹膜后组织和脏器发生了急剧的病理变化，从而产生以腹部的症状和体征为主，同时伴有全身反应的临床表现，最常见的是急性腹痛，包括内脏痛、腹膜刺激痛、牵扯痛（放射痛）。病程急、快、重，变化多端。

**病因与发病机制** 常见病因有：盆腹腔积血，如异位妊娠破裂、黄体囊肿破裂等；盆腔急性炎症；卵巢囊肿扭转。

腹痛是机体对腹部或其他部位不同刺激的一种自身感觉，是机体受到侵袭的警告信号之一。不同的刺激因子包括化学性、机械性（腹部外伤，空腔脏器梗阻致器官膨胀牵张或平滑肌痉挛）和炎症性等因素。腹痛刺激由交感神经、副交感神经、支配壁层腹膜的体神经三条途径传入大脑中枢引起疼痛。不同个体疾病阈值不一样。敏感的患者阈值较低，较小的刺激也可能引起较剧烈的疼痛；而不敏感的患者，如高龄老年人、催眠状态、神经衰弱等，较大刺激也可能疼痛反应不重。

**临床表现** 主要特点：疼痛部位主要在下腹；与月经有关，可有停经史，疼痛发生在月经中期或中期后；可有内出血症状；阴道、腹部双合诊有时可触及有压痛的肿块。具体疾病的常见表现如下。

**异位妊娠破裂** 多有停经或阴道不规则流血史，患者突然发作下腹部持续性剧痛，下腹压痛、肌紧张及反跳痛，肠鸣音减少，为血液刺激腹膜所致。患者常有心率加快、血压下降等失血性休克表现，腹腔及后穹隆穿刺可抽到不凝血液，人绒毛膜促性腺激素测试阳性。

**卵巢黄体破裂** 婚育龄期妇女多见，常在月经后 18～20 天发生剧烈下腹疼痛，伴腹肌紧张、压痛及反跳痛。因失血量少，常无急性失血征象。

**急性附件炎及盆腔炎** 患者多有性生活史，腹痛位于下腹部，伴有白带增多及全身感染症状，少有恶心、呕吐、腹泻、便秘等消化道症状。体格检查左侧或右侧下腹部压痛，肛门指检髂窝触痛，但腹膜刺激征较轻，极少向中腹、上腹扩散。

**卵巢肿瘤** 卵巢肿瘤（常为囊腺瘤或成熟囊性畸胎瘤）破裂或扭转时，可致突然急性左下腹或右下腹疼痛，多为持续性，可伴恶心、呕吐。体格检查下腹部可扪及触痛包块，并有腹膜刺激征。右侧者易与急性阑尾炎或阑尾脓肿相混淆。超声检查有助于鉴别诊断。

**诊断** 正确的诊断依赖于全面的收集病史资料及进行多方面的检查。影像学检查是临床检查的重要方法。对妇科急腹症的评估包括如下。

**病史及相关因素** 包括腹痛的病因和诱发因素、发生时间、与饮食和活动的关系；腹痛的特点，与腹痛加剧或缓解相关的因素；有无消化道或全身伴随症状。特别要重视患者的年龄、有无停经、月经过期、月经不正常史和痛经史等，有无不规则阴道流血或分泌物增多现象。腹痛的病因和诱因包括有无腹部外伤；与月经周期的关系及与饮食的关系；腹痛的缓急和发生时间，即本次腹痛为突发性且迅速加重，还是缓慢发生并逐渐加重。此外，还应评估腹痛发生的时间和与病因的关系。腹痛的性质是突发性的剧痛、绞痛、刀割样疼痛还是逐渐加重的钝痛或胀痛，是阵发性疼痛还是持续性疼痛或持续性疼痛伴阵发性加剧，有无放射痛或牵涉痛；通常腹痛的性质能反映腹内脏器病变的类型或性质。

**体格检查** 患者生命体征是否平稳，有无内出血表现；腹痛位于左侧还是右侧，是局限于某一部位还是波及全腹。有无腹膜刺激征和移动性浊音；有无阴道流血和子宫颈举痛。

**辅助检查** 血红蛋白水平、血细胞比容是否正常；白细胞计数和中性粒细胞比例是否升高。尿常规检查有无异常。

**影像学检查** 盆腹腔超声和X线平片是最常使用的检查手段。

**鉴别诊断** 主要需与急性阑尾炎、急性胃肠炎等外科疾病相鉴别。

**治疗** 其治疗既要保证患者生命安全，还需考虑患者的生育情况，在治疗疾病的同时尽可能保护患者的生育能力。治疗分为手术治疗和非手术治疗。

**手术治疗** 用于急重症情况及非手术治疗无法纠正的情况。

腹腔镜手术可以完成绝大部分妇科急腹症的诊断和治疗；开腹手术则适用于合并严重心肺疾病不能耐受腹腔镜手术、生命体征恶化需要短时间内结束手术，以及恶性病变或病变广泛需要开腹探查等情况。

非手术治疗　对于不需要急症手术的患者，可以应用非手术治疗。非手术治疗也是妇科急诊手术围手术期重要的支持对症措施。①缓解疼痛：密切观察患者腹痛的部位、性质、程度和伴随症状有无变化，以及其与生命体征的关系。非休克患者取半卧位，有助减轻腹壁张力，减轻疼痛。禁食并通过胃肠减压抽吸出胃内残存物，减少胃肠内的积气、积液，从而减轻腹胀和腹痛。可给予药物解痉和镇痛。②维持体液平衡：去除病因，有效控制体液的进一步丢失；补充容量，迅速建立静脉通路，正确、及时和合理安排晶体和胶体液的输注种类和顺序。有腹腔内出血或休克者，应快速输液并输血，以纠正血容量；准确记录出入水量，对神志不清或伴有休克者，应留置导尿管，并根据尿量调整输液量和速度；采取合适的体位，对休克患者取头低足高卧位。③密切观察生命体征：加强观察并做好记录，密切观察生命体征　包括患者的呼吸、脉搏、血压和体温变化。同时注意腹部体征，如患者腹痛加剧，表示病情加重；局限性疼痛转变为全腹痛，并出现肌紧张、反跳痛，提示炎症扩散。④有效控制感染：合理应用抗生素，保持引流通畅，并观察引流物的量、色和质，腹部或盆腔疾病患者取斜坡卧位，可使腹腔内炎性渗液、血液或漏出物积聚并局限于盆腔，因盆腔腹膜吸收毒素的能力相对

较弱，故可减轻全身中毒症状并有利于积液或脓液的引流。⑤加强基础护理：对伴有高热的患者，可用药物或物理方法降温，以减少患者的不适感；对神志不清或躁动者，应做好保护性约束。

（冷金花）

yìwèi rènshēn
## 异位妊娠（ectopic pregnancy, EP）

受精卵在子宫体腔以外的部位着床发育为主要表现的疾病。发生率为 1.5%~2.0%，是具有潜在致命性的妇科急症。异位妊娠一般常称为宫外孕，最常见的异位妊娠是输卵管妊娠（>90%，其中输卵管壶腹部约 70%、峡部约 12%），其他情况还有子宫角或输卵管间质部妊娠（2%~3%）、卵巢妊娠（约 3%）、腹腔妊娠（约 1%）、阔韧带妊娠及子宫颈部位妊娠（<1%）、子宫瘢痕部位妊娠（约 1%）和残角子宫妊娠（图）。EP 相关的死亡率为 0.5‰。EP 破裂导致的死亡占据 6% 的孕产妇死亡情况。

**病因**　EP 的主要危险因素包括盆腔炎症，前次输卵管手术或输卵管妊娠史。次要危险因素包括吸烟史，年龄>35岁，多个性伴侣等。宫内节育器和输卵管结

扎术后妊娠的情况十分罕见，但一旦妊娠，EP 占 25%~50%。输卵管因素造成不育及辅助生育技术可增加 EP 的风险。正常人群中宫内宫外同时发生妊娠的比例为 1/4000，在体外受精的女性中发生的比例高达 1/100。既往有 EP 史的患者再次妊娠发生 EP 的可能性约为 10%，2 次或更多 EP 史的患者再次妊娠发生 EP 的可能性可高达 25%。既往 EP 的患者即使患侧的输卵管已经切除，正常侧的输卵管发生 EP 的风险仍然上升。有 EP 史的女性，再次妊娠约 60% 为宫内妊娠。

**临床表现**　一般停经 6 周左右出现阴道不规则流血，约有半数患者可有子宫蜕膜排出，典型者呈三角形，称为蜕膜管型，对诊断宫外孕有一定意义。

早期尚无流产或破裂之前，多数仅有轻度腹痛，可有早孕反应。其他症状并不突出。若发生输卵管流产或破裂出血，可出现下腹痛或肛门坠胀，甚至出现腹膜刺激症状，表现为全腹痛和/或肩胛部放射性疼痛。

EP 破裂可以导致休克，包括低血压、心动过速及腹部反跳痛等，症状与阴道流血量不成比例。

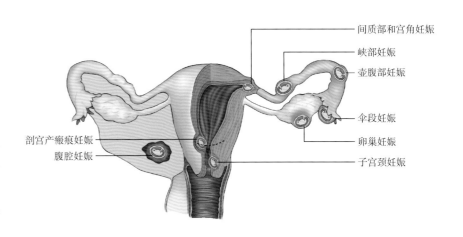

图　异位妊娠的分布

EP 在破裂前症状可能和宫内妊娠流产等情况难以区别，故对停经后出现阴道流血和/或下腹痛时，应该警惕 EP。

**诊断** 主要通过病史、超声检查和血清 β-HCG 诊断 EP。患者有停经史、尿人绒毛膜促性腺激素（human chorionic gonadotrophin, HCG）阳性和/或血清 β-HCG 上升，可以诊断妊娠。亦有患者出现阴道流血，停经病史可能并不清晰。

需要仔细地询问病史，询问末次月经（LMP）、前次月经（PMP），包括出血量及时间等，询问有无早孕反应。

超声是诊断 EP 的重要工具。在孕早期的具体发现见表 1。对于月经规律者，妊娠超过 5.5 周（39~40 天），经阴道超声发现宫内孕的准确性可达 100%，诊断 EP 有四条标准（表 1），诊断的敏感性为 73%~93%。这些标准包括：①存活的宫外妊娠：超声可见宫外妊娠囊，有胚胎极性和胎心。②未存活的宫外妊娠：超声可见宫外妊娠囊，有胚胎极性，没有胎心。③环状征：超声可见附件包块，妊娠囊周围包绕有高回声环。④不均质回声包块：超声可见与卵巢分开的附件包块。

在怀疑 EP 的女性中，8%~31% 初次超声不能发现宫内或宫外的妊娠物。早期 EP 未被发现可能是因为妊娠囊太小或者肌瘤等组织的遮挡。25%~50% 的 EP 初次就诊时就表现为不明位置的妊娠，7%~20% 不明位置妊娠的女性最终诊断为 EP。

单次测量血清 β-HCG 数值不能判断宫内或宫外妊娠，连续监测血清 HCG 可以鉴别宫内孕、EP和流产（表 2）。表 2 中可以看出 99% 正常宫内孕的女性在 2 天内血清 HCG 上升 53%。多胎妊娠的血清 HCG 的绝对值可能较高，但是增长速度也符合这种规律。大约 50% 的 EP 其 HCG 呈上升趋势，而 50% 的 EP 其 HCG 呈下降趋势。71% 的 EP 其增长速度比正常宫内孕慢，或者其降低速度比常见的自然流产慢。如果清宫后 12~24 小时 β-HCG 下降 20% 以上，提示宫内孕可能性大；如果清宫后 HCG 保持基本不变或者上升，则提示 EP 可能性大。

如果怀疑 EP 而初次超声没有发现妊娠囊，应在 2~7 天后反复进行超声检查，直至发现妊娠囊的位置，同时每 2~3 天监测血清 HCG，这样可以在 7 天内诊断 90% 以上的 EP。但随访过程中应密切监测患者一般情况和重要体征变化，必要时急诊对症治疗。因为 EP 可能在任何时间内破裂导致急腹症。

**治疗** EP 各种类型的治疗方案见输卵管妊娠，输卵管间质部妊娠，子宫角妊娠，子宫颈妊娠，卵巢妊娠，腹腔妊娠，阔韧带妊娠，残角子宫妊娠，宫内宫外复合妊娠，子宫瘢痕妊娠，辅助生

表 1　宫内孕和异位妊娠的超声发现

| 妊娠和孕周 | 超声发现 | 备注 |
|---|---|---|
| 正常宫内妊娠 | | |
| 　妊娠 4~5 周 | 偏心位置的小妊娠囊，直径 0.2~0.5cm，可在单层内膜中发现 | |
| 　妊娠 5 周 | 双层蜕膜征：两层被宫内液体包裹的回声圈 | 需与假囊相鉴别；有时也与异位妊娠有关 |
| 　妊娠 5.5 周 | 妊娠囊中可见卵黄囊 | 可认为是确认宫内妊娠 |
| 　妊娠 6 周 | 可见胚胎极性 | |
| 　妊娠 6.5 周 | 可见胎儿心脏活性 | |
| 未存活的宫内妊娠 | | |
| 　无胚胎的妊娠 | 妊娠囊平均直径 <2cm，没有胚胎极性 | 妊娠囊并不对称 |
| 　有胚胎的妊娠或胎死宫内 | 头臀长 >0.5cm 但没有胎心 | |
| 异位妊娠（输卵管妊娠） | | |
| 　存活的宫外妊娠 | 宫外妊娠囊，有胚胎极性和胎心 | 卵黄囊或胚胎极性的出现对诊断异位妊娠有 100% 的阳性预测值 |
| 　未存活的宫外妊娠 | 宫外妊娠囊，有胚胎极性，没有胎心 | 超声诊断异位妊娠的情况中 13% 有胚胎极性但没有胎心 |
| 　环状征 | 附件包块，妊娠囊周围包绕有高回声环 | 见于 20% 超声诊断的异位妊娠 |
| 　不均质回声包块 | 与卵巢分开的附件包块 | 见于 60% 超声诊断的异位妊娠，阳性预测值 80%~90% |

表2 宫内孕与自发流产患者血清 HCG 在 1 周内的预期变化

| 妊娠类型 | HCG 的变化（%） | |
| --- | --- | --- |
| | 2 天后 | 7 天后 |
| 生长的宫内妊娠 | | |
| 50% 的女性 | 124 | 500 |
| 85% 的女性 | 63 | 256 |
| 99% 的女性 | 53 | 133 |
| 自发流产 | | |
| 开始 HCG 50mU/ml | −12 | −34 |
| 开始 HCG 500mU/ml | −21 | −60 |
| 开始 HCG 2000mU/ml | −31 | −79 |
| 开始 HCG 5000mU/ml | −35 | −84 |

殖后的异位妊娠。

（冷金花）

shūluǎnguǎn rènshēn

## 输卵管妊娠（fallopian tube pregnancy）

妊娠囊着床于输卵管部位的异位妊娠。是最常见的异位妊娠（90%）。输卵管妊娠可以位于输卵管、间质部、峡部、壶腹部和伞部，其中绝大部分是输卵管壶腹部妊娠。

**发病机制** 输卵管管壁薄，黏膜不能形成完整的蜕膜，抵制绒毛侵蚀，孕卵直接种植于输卵管肌层，可造成局部出血，而周边蜕膜细胞、肌纤维、结缔组织形成包膜，在孕卵着床部位逐渐形成包块。由于卵管壁薄、管腔狭窄，只能承受一定的张力，不适于胚胎的生长不育，卵管膨胀妊娠囊与卵管剥离，称为输卵管妊娠流产；甚至出现输卵管破裂，称为输卵管妊娠破裂。

**临床表现** 可见停经、不规则阴道流血、腹痛、晕厥和休克等症状。早期输卵管妊娠多无明显症状和体征，输卵管内妊娠物不大，则不易查出包块，但附件区可有压痛。若发生流产或破裂，则下腹部一侧有明显压痛或反跳痛，可有移动性浊音。妇科内诊可有子宫颈举痛、后穹隆饱满及

触痛、子宫漂浮感，并可触及一侧触痛性包块。

**诊断与鉴别诊断** 诊断见异位妊娠。如无敏感 β-人绒毛膜促性腺激素（β-human chorionic gonadotrophin，β-HCG）测定及超声检查时，后穹隆穿刺是输卵管妊娠有重要价值的辅助诊断。在流产型输卵管妊娠中，部分妊娠物与卵管剥离产生盆腔内积血，通过后穹隆穿刺，可抽出少量血液，内有陈旧红细胞。结合闭经、阴道流血、腹痛及附件肿物等，诊断多可确定。穿刺前可以将患者臀部放低片刻，有利于腹腔内出血积聚于子宫直肠窝内。如果腹腔内出血较多，可以直接行腹腔穿刺。

需要考虑的鉴别诊断包括：早期宫内妊娠流产；急性输卵管炎；急性阑尾炎；卵巢囊肿扭转；卵巢黄体破裂等。

**治疗** 包括手术治疗和药物治疗。

**手术治疗** 包括输卵管切除术和输卵管开窗术两种术式。腹腔镜是首选的手术方法。严重出血、循环衰竭及腹腔镜困难时，可考虑开腹手术。输卵管开窗术后的宫内妊娠率要比输卵管切除术要高（73% vs 57%），但是再

次输卵管妊娠的风险也高（15% vs 10%）。输卵管开窗术后要严格监测血清 HCG 至正常水平，因为 5%～20% 的病例中，由于滋养细胞残留可导致"持续异位妊娠"。这种情况需要再次手术或辅助药物治疗。选择何种术式取决于受累输卵管的破坏程度及对侧输卵管的完整程度，也取决于患者既往异位妊娠的病史，患者对生育的要求，辅助生育技术及手术医师的技术。

**药物治疗** 最常见方案是甲氨蝶呤（MTX）肌内注射。药物治疗指征包括：有生育要求、患者无症状、附件包块 < 3.5cm 及血 HCG 水平 < 5000mU/ml。MTX 是叶酸的拮抗药，其治疗安全性与手术相当。方案多用单次或者两次剂量治疗（表）。如初始 HCG 数值 > 5000mU/ml；大量的腹腔游离积液；异位妊娠有胎心；治疗前 48 小时内 HCG 上升超过 50%，则不主张药物治疗。

MTX 使用的绝对禁忌证：哺乳；有免疫抑制的实验室证据；中至重度贫血，白血病，血小板减少；MTX 过敏；未治愈的肺部疾病、胃溃疡；肝、肾功能异常；宫内妊娠。

MTX 使用的相对禁忌证：超声检查提示异位包块直径 >4.0cm；超声检查发现有胎心活动；较高的 HCG 数值（ > 5000mU/ml）；患者拒绝输血；患者没有随访条件。

（冷金花）

shūluǎnguǎn jiānzhìbù rènshēn

## 输卵管间质部妊娠（interstitial pregnancy of fallopian tube）

妊娠囊着床于输卵管间质部的异位妊娠。占输卵管妊娠的 2%～4%。间质一般直径0.7cm，长 1～2cm，是输卵管壁相对较厚的地方，此

表　甲氨蝶呤（MTX）治疗输卵管妊娠的方案

| 治疗方案 | 单次剂量 | 两次剂量 |
| --- | --- | --- |
| 治疗前准备，排除自然流产 | 查 HCG，肌酐，肝功能，外周血象 | 查 HCG，肌酐，肝功能，外周血象 |
| 第 1 天 | 查 HCG，应用 MTX 50mg/m² ，肌内注射 | 查 HCG，应用 MTX 50mg/m² 肌内注射 |
| 第 4 天 | 查 HCG | 查 HCG，应用 MTX 50mg/m² 肌内注射 |
| 第 7 天 | 查 HCG，比较第 7 天和第 4 天 HCG 的结果<br>如果第 7 天下降 >15%，每周监测 HCG 直至正常<br>如果第 7 天下降 <15%，应用第 2 次 MTX 50mg/m² 肌内注射 | 查 HCG，比较第 7 天和第 4 天 HCG 的结果<br>如果第 7 天下降 >15%，每周监测 HCG 直至正常<br>如果第 7 天下降 <15%，可应用第 3 次 MTX 50mg/m² 肌内注射或者手术治疗 |
| 每周监测 | 如果 HCG 保持平台，考虑手术干预或再次 MTX 治疗 | 如果 HCG 保持平台，考虑手术治疗 |

处的妊娠着床在未破裂之前可发育到 7～16 周，但是一旦破裂，出血就相当多，因为此处是子宫动脉和卵巢动脉的交通支所在。由于早期诊断困难，其死亡率可高达 2.5%，是一般异位妊娠死亡率的 7 倍。

随着对疾病认识的提高和诊断技术的进步，早期诊断和治疗已成为可能。目前越来越倾向于将间质部妊娠和子宫角妊娠作为一种疾病来对待处理，不仅是因为子宫角和输卵管质部在解剖上很难完全区分，在病理发生、诊断和治疗上都基本相近（见子宫角妊娠）。不同的是，部分所谓的"子宫角妊娠"仅是偏离子宫中轴、偏向子宫角的妊娠囊，在发育的过程中会逐渐回到宫内正常位置。

**临床表现**　最常见的症状是腹痛和阴道流血。

**诊断**　主要依靠血清 β-人绒毛膜促性腺激素和超声检查，尤以阴道超声价值最大。提莫－特里奇（Timor-Tritsch）等描述了三条超声诊断间质部妊娠的标准：子宫腔内无胎囊；绒毛囊距离宫腔侧缘至少 1cm；包裹妊娠囊的子宫肌层 <5mm。

**治疗**　包括手术治疗和药物治疗。

**手术治疗**　可以选择腹腔镜或者开腹手术。常用的手术方式包括：①输卵管开窗术：最好间质部妊娠组织直径≤4cm。②子宫角及输卵管间质部切除术：适用于间质部妊娠组织直径 >4cm 的情况。出血严重时，亦有切除子宫的可能性。

由于解剖位置的特殊性，输卵管间质部妊娠一旦发生破裂，出血凶猛，短期即可导致患者休克，故输卵管间质部妊娠曾被认为是腹腔镜手术的禁忌证。由于腹腔镜手术技巧的提高，输卵管间质部妊娠不应再视为腹腔镜禁忌证。手术的成功需要术者有熟练的腹腔镜手术技术，特别是缝合技术。

**药物治疗**　见输卵管妊娠。

（冷金花）

**zǐgōngjǐng rènshēn**

**子宫颈妊娠**（uterine cervical pregnancy）　受精卵种植在子宫颈管内，组织学内口水平以下，并在该处生长发育的异位妊娠。占妊娠数的 1/18 000～1/2500，其形态学特征为滋养层浸润性、破坏性生长至子宫颈壁内，形成胎盘植入，因子宫颈壁仅含 15% 的肌肉组织，其余为无收缩功能的纤维结缔组织，当子宫颈妊娠发生自然流产、误诊刮宫时，子宫颈收缩力减弱，不能迅速排出妊娠产物，开放的血管不闭锁，从而发生大出血。超声诊断、血清 β-人绒毛膜促性腺激素（β-human chorionic gonadotrophin，β-HCG）的定量测定、异位妊娠的药物治疗及动脉栓塞止血等技术，使子宫颈妊娠的诊断和治疗有了极大的改观。

**病因**　可能的病因包括：①子宫内膜缺陷。②辅助生育技术的应用。③受精卵输送速度过快。④年龄及孕产次。⑤其他可能因素，如子宫或子宫颈畸形、子宫肌瘤、慢性子宫肌炎、输卵管炎、子宫颈口狭窄及口服避孕药。

**临床表现**　主要有停经史与阴道流血，查体发现子宫颈膨大、变软，呈蓝色，子宫颈外口稍扩张，呈内陷小孔状，子宫颈内口紧闭，无触痛，子宫大小正常，故子宫颈与子宫体呈葫芦状。

**诊断与鉴别诊断**　诊断依靠血清 β-HCG 和超声检查，病理学诊断是金标准。超声主要表现包括：①子宫颈管膨胀，松弛并呈桶状。②子宫颈管内有完整的妊娠囊，有时还可见到胚芽或胎心。③子宫颈内口闭合。④子宫腔空虚。在 B 超诊断有疑问或为了协助明确诊断，可用磁共振检查确定胚胎着床部位。病理学检查示胎盘附着部位必须有子宫颈腺体；胎盘组织紧密附着子宫颈；胎盘位于子宫血管进入子宫颈处以下，或在子宫前后腹膜反折水平以下；子宫腔内无孕囊。子宫颈管刮出物或子宫颈标本送检病理有绒毛组织。

主要与难免流产或不全流产、前置胎盘、子宫颈肌瘤和黏膜下肌瘤及剖宫产子宫瘢痕妊娠鉴别。难免流产或不全流产最难鉴别，超声对两者的鉴别有重要意义，鉴别诊断可依据以下几点：①彩色多普勒超声可显示异位种植部位的血液供应情况，无血流者为脱落的妊娠囊。②子宫颈妊娠的妊娠囊在子宫颈口处为典型的圆形或椭圆形，且经常为定位于子宫颈管内的偏心圆。流产的妊娠囊常是皱缩、钝锯齿状的，无胎心搏动，并于几天后减小或消失。阴道超声可以更清楚且更早期地帮助诊断。③子宫颈妊娠的子宫颈内口紧闭，而子宫腔内妊娠流产的子宫颈内口扩张。④阴道探头在子宫颈上施压时，流产的妊娠囊可移动，而子宫颈妊娠的妊娠囊不移动。

**治疗** 治疗包括药物治疗和手术治疗。

**药物治疗** 药物仍以甲氨蝶呤（MTX）为最常用的药物。MTX 保守治疗的适应证：①妊娠＜12 周，阴道流血少，年轻或有生育要求。②妊娠＜8 周，不论是否要求生育，均可局部注射。③妊娠 8～12 周，胎盘可植入子宫颈肌壁间，可先药物治疗，然后刮宫，因药物治疗后胚胎死亡、绒毛或胎盘变性、血窦梗死，刮宫时一般出血不多。MTX 的全身用药方案和输卵管妊娠类似；局部用药适用于孕龄、胎囊较大、血 β-HCG 较高者。药物治疗过程

中及治疗后，如无活动性出血，可不予刮宫，等待孕产物自然排出，子宫颈内孕产物可予治疗后 9 周完全消失。

**手术治疗** 有多种方案。①宫腔镜手术：宫腔镜特征是子宫腔空虚，孕囊附着于子宫颈内口以下子宫颈管内，宫腔镜直视下可准确切除妊娠组织，能较完整地将胚胎切净，同时在直视下对出血部位电凝止血，出血较少。但手术也有一定的局限性。适应证：妊娠 4～6 周、阴道流血量不多、血 HCG 值不高者。在宫腔镜操作过程中也可发生危及生命的大出血。采用腹腔镜下子宫动脉结扎术，联合宫腔镜切除异位妊娠物的方法治疗子宫颈妊娠效果显著。腹腔镜下先结扎子宫动脉，宫腔镜操作时则有可能避免致命性大出血。该方法可治疗达 9 孕周的子宫颈妊娠，较单纯宫腔镜手术适用范围广，同时腹腔镜、宫腔镜对患者创伤相对较小，随着内镜手术技术的成熟，这不失为保留子宫的一种治疗方法。②子宫颈妊娠流产术（子宫颈管钳夹及搔刮术）：适应证：适用于孕龄较早者，多在应用药物 MTX 治疗后，HCG 滴度明显下降，胚胎死亡或部分剥脱流出后进行。具体处理措施：清宫术应在 B 超监护下进行，术前需备血和做好腹部手术准备，刮宫后用碘仿纱条填塞或用带水囊的尿管压迫，可止血及预防子宫颈管内积血，在压迫止血的同时给予麦角新碱口服，促进子宫颈收缩以利止血。若子宫颈内妊娠组织多，尤其是体外受精－胚胎移植后子宫颈、子宫腔内同时妊娠时，在化疗后血清 β-HCG 水平降至正常或接近正常时，宜轻柔刮宫以彻底清除妊娠组织，以防粘连。术后要加强抗

感染治疗，严密观察生命体征及阴道流血情况。③介入治疗（子宫动脉栓塞）：此方法可有效控制大出血，从而为其他的非手术治疗手段提供必要条件。经导管动脉栓塞术栓塞双侧的子宫动脉达到止血的效果，具有可保留子宫、微创、疗效显著、不良反应小等优点，为避免刮宫时大出血创造了有利条件，尤其在急诊抢救患者生命的同时，可保留患者的生育功能。血管性介入治疗还可通过动脉向局部选择灌注 MTX，以加大子宫颈部药物浓度。④全子宫切除术：对病情急、阴道流血不止、非手术治疗无效、年龄较大无须保留生育功能者，可直接行全子宫切除。

（冷金花）

luǎncháo rènshēn

## 卵巢妊娠（ovarian pregnancy）

受精卵种植于卵巢部位的异位妊娠。较为少见，发生率为 1：（25 000～40 000）次妊娠，占异位妊娠的 0.3%～3.0%。发生卵巢妊娠时，受精卵在卵巢内着床发育，卵巢中缺乏孕卵生长的分泌期子宫内膜及富于弹性的平滑肌纤维，生长到一定时候几乎都会破裂，而卵巢组织富于血液供应，一旦破裂往往出血较多，可能导致腹痛甚至休克。卵巢妊娠孕卵发育一般不超过 3 个月，基本以流产结束妊娠。卵巢妊娠未破裂时就得到诊断及治疗的情况罕见，与其误诊率高有关。若流产后在腹腔内继续种植则形成继发性腹腔妊娠。但如果胚胎与卵巢血管建立血供关系，卵巢白膜便有良好的生长潜力，可发展至中晚期妊娠。

**分类** 以受精卵种植部位为基础分为原发性和混合性两类。只要胚胎组织位于卵巢上，不论

其位于卵泡内或卵泡外，均属于原发性卵巢妊娠；若胚胎组织的囊壁部分为其他器官或组织所构成时，则属于混合性卵巢妊娠。

按照病理来源，还可分为原发性和继发性两类。原发性卵巢妊娠是指孕卵直接种植于卵巢、卵泡内或卵泡外，包括卵巢表面、皮质内、髓质内；继发性卵巢妊娠多为输卵管妊娠流产继发种植于卵巢表面所致。临床上以原发性卵巢妊娠居多。

**病因与发病机制** 卵巢妊娠发生率呈逐渐上升趋势，具体原因不详，可能与宫内节育器（intrauterine contraceptive device，IUD）使用增加、辅助生殖技术应用等因素有关。

确切机制尚未得到阐明。可能机制包括：①受精卵黏附于卵巢而未被输卵管伞摄入，随着受精卵的发育与滋养细胞生长，妊娠囊侵入卵巢白膜形成卵巢妊娠。②输卵管功能异常及白膜炎症增厚，卵泡内液体压力相对不足，造成排卵障碍，使卵细胞滞留在破裂的卵泡内，受精于卵巢内。③异位到卵巢的子宫内膜有吸引孕卵种植的能力。④IUD是卵巢妊娠的危险因素。随着辅助生殖技术的应用，原发性卵巢妊娠的概率也在增加，推测可能与促排卵药物的过度刺激有关。

**临床表现** 类似于输卵管妊娠，好发于生育年龄的经产妇，有停经、腹痛、阴道流血、血β-人绒毛膜促性腺激素（β-human chorionic gonadotrophin，β-HCG）升高等。卵巢妊娠的特点：90%以上的患者都有腹痛表现，而阴道流血发生率则较低；卵巢妊娠仅50%有停经史，而输卵管妊娠则为80%，其原因可能是精子直接穿透未破裂的卵泡膜与卵子结合受孕发育成胚囊，生长直至破裂，受孕时间早、受孕过程短，而对于外来着床的胚囊，由于卵巢组织缺乏像子宫蜕膜样的环境，使附着生长的孕囊较早地发生流产出血甚至破裂。

**诊断与鉴别诊断** 原发性卵巢妊娠经典的 Spieyelbery 诊断标准为一共 4 条：患侧输卵管完整并与卵巢无粘连；胚囊必须位于卵巢组织内；卵巢与胚囊以子宫卵巢韧带与子宫相连；胚囊壁上有卵巢组织。1909 年诺里兹（Norriz）补充强调输卵管在光镜下无妊娠现象的标准可以作为第 5 条诊断标准。

卵巢妊娠术前诊断十分困难，误诊率极高，可达 95% 以上。由于临床表现缺乏特异性，与黄体破裂及输卵管妊娠在临床症状与体征上无特殊差异，极易误诊。一般认为单靠临床检查诊断异位妊娠的准确性是 50%，而诊断卵巢妊娠的准确性几乎为零。患者往往无明显停经史，即以腹痛为主要临床表现就诊，不易与黄体破裂相区别，有时误诊为急性阑尾炎、卵巢肿瘤等。很多情况下，是在出现急腹症手术时发现卵巢妊娠的。

超声检查对卵巢妊娠的鉴别价值不高。当宫内未见妊娠囊，结合临床症状及实验室检查，对可疑的异位妊娠，应对卵巢旁的异常回声仔细扫查，同时对卵巢内部也应仔细辨别，警惕卵巢妊娠的可能。卵巢妊娠的特征性图像为卵巢内探及"双囊"，即黄体囊与妊娠囊。黄体的存在有助于卵巢妊娠的诊断，如卵巢内只探及一个囊性结构时，应注意两者之间的鉴别诊断。卵巢妊娠位于卵巢表面时，应注意与输卵管妊娠鉴别。破裂后的卵巢妊娠更难定位，因此需要尽可能在卵巢妊娠破裂前或破裂初期获得清晰图像，尽量明确诊断、有利于临床及时进行处理。

**治疗** 以手术治疗为主，药物治疗疗效不确切。手术以卵巢部分切除、楔形切除、卵巢修补或者患侧附件切除为主。一般强调尽可能较多地保留正常卵巢组织，以避免给患者健康及生理造成影响。若卵巢与输卵管无法分离或卵巢组织破坏严重，可行附件切除术。术式可根据患者病情及技术条件选择开腹手术或腹腔镜手术。腹腔镜对卵巢妊娠的确诊具有重要价值，应作为诊断与治疗的首选手术方案，能早期发现卵巢破裂口并及早进行手术治疗，具有手术时间短、出血少、损伤小、术后肠功能恢复快、住院时间短等优点。手术按正规处理，否则卵巢楔形切除或修补后仍有滋养细胞残留可能，应在术后连续行 HCG 监测随访至正常为止，必要时术后辅以甲氨蝶呤（MTX）治疗。

（冷金花）

fùqiāng rènshēn
**腹腔妊娠**（abdominal pregnancy） 位于输卵管、卵巢、阔韧带以外的腹腔内异位妊娠。由乔·斯塔布斯·帕瑞（John Stubbs Parry）于1876年首次提出，虽然发生率不高，为 1∶（1320~10 200）次妊娠，但常引起严重后果，如新生儿窒息、低出生体重儿及畸形儿，孕产妇死亡率为 0.5%~30%，胎儿死亡率可达 95%。

**病因** 尚未发现该病的明确病因。

**分型** 可分为原发性和继发性，原发性腹腔妊娠非常罕见，主要特征有：①卵巢及输卵管正常。②子宫内没有胎盘着床点。

③孕早期时胎盘附着在腹膜上，排除继发性种植的可能。

继发性腹腔妊娠相对多见，多继发于输卵管妊娠流产或破裂后，胎儿在附近的腹膜重新种植。孕周<20周的腹腔妊娠为早期腹腔妊娠，最常见的胚胎种植部位是子宫表面，此外还有肝脏、肾脏、腹膜小囊及膈肌下表面等；孕周>20周的腹腔妊娠为晚期腹腔妊娠，种植部位一般在道格拉斯窝，或肠道近段及网膜上。

**临床表现** 常见的临床表现有全身不适、恶心、呕吐、阴道流血、胎动减少或腹腔上部胎动。临床特征一般有以下几点：①具有一般妊娠征象，如停经史、胎动等。②经产妇居多，初产妇中有多次妊娠史、不孕史者多见。偶见于子宫切除术后及输卵管切除术后。③原发性腹腔妊娠早期无特异性症状和体征，继发性腹腔妊娠多数曾有一过性腹痛或内出血症状史，以后自愈。④妊娠中晚期时大多有胎动剧烈、腹部不适。⑤腹部检查胎儿轮廓清楚。

**诊断与鉴别诊断** 由于腹腔妊娠比较罕见且临床变异较大，故诊断较困难。母血中的人绒毛膜促性腺激素（human chorionic gonadotrophin，HCG）浓度、人胎盘泌乳素浓度、孕酮、雌三醇、雌二醇及母血甲胎蛋白（α-feto-protein，AFP）浓度与正常妊娠相同，没有特异性的诊断标准。超声检查需要丰富的临床经验。目前 MRI 是诊断的"金标准"。

**治疗** 对于腹腔妊娠患者的处理措施或时间，尚无统一标准。每个病例都需要具体对待。一般对 24 周以下的妊娠应早期干预，以免母亲大量出血。而对妊娠超过 24 周，且胎儿结构及羊水量正常，可在医院的严密监护下继续妊娠。对腹腔妊娠物的去除尚无一种单独的手术方式。不论早期或晚期腹腔妊娠，剖腹探查术是诊断的"金标准"。

分娩后对胎盘的处理仍有争议：如果供应胎盘的血液可以完全控制，那么可以全部去除胎盘；但如果胎盘种植在后腹膜表面、肠系膜、一些固定血管的表面或一些固定脏器如膀胱表面，那么取出胎盘可能会引起不可控制的大出血，应该保留胎盘在原位，待其慢慢退化。

（冷金花）

kuòrèndài rènshēn

## 阔韧带妊娠（broad ligament pregnancy）

妊娠囊在阔韧带两叶之间生长发育的异位妊娠。又称阔韧带内妊娠、腹膜外妊娠。阔韧带妊娠是一种罕见的异位妊娠，发生率为异位妊娠的 1/245。阔韧带中有丰富的血管、神经、淋巴管和大量的疏松结缔组织，血供丰富，组织的伸展性较大，所以阔韧带妊娠持续的时间要比输卵管妊娠持续时间长。有阔韧带妊娠至中晚期甚至活产的报道。

**病因与发病机制** 一般为输卵管妊娠流产后胚胎及全部绒毛组织排入腹腔，继发种植于阔韧带部，继续发育而形成。受精卵原种植在卵巢，并向阔韧带两叶间生长或原先种植在阔韧带内，以后再伸入两叶，也可形成。

**临床表现** 由于特殊的解剖部位，阔韧带妊娠很可能没有盆腹腔积液。典型表现早期常有腹部隐痛，随着妊娠时间增长，腹膜张力增加，腹痛加重，如孕囊破裂或胎盘剥离可导致腹腔内或后腹膜出血，有时可形成巨大血肿。有报道推测早期阔韧带妊娠患者具有输卵管妊娠的症状和体征，查体时在妊娠囊表面可触到因水肿而拉紧的圆韧带；晚期阔韧带妊娠可使其前叶向前发展，子宫膀胱反折腹膜可达脐水平，胎儿部分容易在腹壁上触及，如向后发展，则进入子宫直肠窝，胎儿部分难以在腹壁上触及。B 超检查在宫外可见妊娠囊和胎儿。

**诊断** 诊断极其困难，形态变化多，误诊率几乎 100%。阔韧带妊娠都需手术检查以明确诊断，且往往在急腹症手术时发现。

**治疗** 阔韧带妊娠均需要手术治疗。与其他异位妊娠不同的是，阔韧带妊娠腹腔镜治疗未见报道，基本以开腹手术为主。手术以清除血肿、妊娠囊或胎儿及破坏组织为主，对损伤破坏的解剖结构根据情况做相应处理。

（冷金花）

cánjiǎo zǐgōng rènshēn

## 残角子宫妊娠（pregnancy in rudimentary horn）

受精卵种植在残角子宫内生长发育的异位妊娠。发生率是总妊娠的 1/10 万。据其他国家报道残角子宫妊娠获活婴者占 1%。此外，残角子宫妊娠的其他少见结局还包括石胎、残角子宫扭转或嵌顿于子宫直肠陷凹，或发展为腹腔妊娠等。

**病因与发病机制** 在胚胎发育期，子宫是由一对纵形的副中肾管（即米勒管）的中段经发育与并合而构成。如果在发育的过程中，双侧副中肾管的中段未并合，且只有一侧副中肾管发育完好成为功能正常的单角子宫，而另一侧副中肾管发育不全形成残角子宫。残角子宫常不与另一侧发育好的子宫腔沟通，本身内膜发育也不良，或仅以一条带状组织与发育好的子宫相连，此带大多是实性，但也可为贯通的一条极细的管道。残角子宫同侧圆韧带和输卵管发育正常。由于泌尿和生殖系统在胚胎发育中的相关，残角子宫妊娠者不但可合并其他部位生殖器的畸形，还可合并泌尿系统的畸形。

其受精方式可能为：①精子可进入对侧输卵管，经腹腔游走，在患侧输卵管内与卵子结合。②受精卵从对侧经腹腔游走到残角子宫，此时黄体常位于与残角子宫不相连的卵巢。

**临床表现**　早孕期与正常妊娠相同，可以出现停经、恶心、厌食、乏力、乳房胀痛等早孕反应。妇科检查与腹部检查时可发现子宫为正常大小或稍大于正常，在子宫的一侧较高部位处可扪及圆形或椭圆形质软的包块，此包块常较停经月份的妊娠子宫为小。由于残角子宫肌层发育较差，内膜发育不良，子宫腔容积较正常子宫小，孕早期可无明显症状。随着孕龄的增长，妊娠物逐渐增大，绒毛侵入发育不良的子宫肌层，常在妊娠3~5个月时出现自然破裂，引起严重的内出血，表现为突发剧烈的腹痛伴胎动及胎心音消失，伴有晕厥甚至休克。查体腹部有压痛、反跳痛，叩及移动性浊音，触不到妊娠子宫的轮廓。

个别未破裂的残角子宫妊娠可进展到妊娠晚期，此时可发生胎位不正与胎儿先露部高浮等异常情况，并于妊娠足月时出现宫缩，但子宫颈管不消失、子宫口也不扩张，不能经子宫颈触及胎先露，有的胎儿即在此时死亡。

**诊断与鉴别诊断**　术前诊断率低于5%，而误诊率甚高。以下情况应引起注意：①渐进性痛经，早孕人工流产后仍有早孕反应或未发现绒毛。②孕早期有腹痛史，子宫体与子宫颈不相连。③孕中期突发的腹痛和腹腔内出血，病情危重发生失血性休克者。④中孕引产失败。⑤孕晚期胎先露高、胎位不正和死胎。⑥晚期妊娠者对大剂量缩宫素引产无反应。凡有上述情况，必须提高警惕而做进一步检查。诊断方法包括超声、宫腔镜检查、腹腔镜手术探查等。对于怀疑有泌尿系统畸形的病例，还可采用B超肾脏探测或肾盂静脉造影检查。

需与以下疾病进行鉴别。①输卵管妊娠：输卵管妊娠破裂多发生在早孕期，而残角子宫肌层较厚，发生破裂时间相对较晚，多发生在妊娠中期。手术中可以通过胎囊与圆韧常位置的关系来明确诊断，残角子宫妊娠囊位于同侧圆韧带附着点内侧，而输卵管妊娠时妊娠囊位于同侧圆韧带附着点的外侧。②浆膜下子宫肌瘤：浆膜下肌瘤合并妊娠时多可至孕足月，临产后子宫颈管逐渐消失伴有子宫口扩张，可经子宫颈触及胎先露，而残角子宫妊娠则不然，且残角子宫在非孕时多有严重的痛经史。③残角子宫妊娠破裂者：有时误诊为肝、脾内脏破裂，个别还有误诊为阑尾炎者。

**治疗**　以手术切除残角子宫为原则。妊娠早中期者，以残角子宫切除并同时切除同侧的输卵管为宜，以防止以后发生同侧输卵管妊娠的可能，但应保留卵巢；即或未妊娠的有子宫腔的残角子宫，一经发现也应切除，同时切除同侧输卵管；如妊娠已进展到足月或过期，且胎儿为活胎者，应先行剖宫产手术以抢救胎儿，然后切除残角子宫与同侧的输卵管。注意均应将切断的圆韧带固定在健侧子宫的相应位置上，以防出现子宫变位。残角子宫患者常伴有泌尿系统的畸形，术时要根据圆韧带、输卵管、卵巢之位置来鉴别残角子宫，排除异位肾，切忌草草切除盆腔内的肿块，一旦切除之肿块为异位肾则后果不堪设想。

（冷金花）

## gōngnèi gōngwài fùhé rènshēn

**宫内宫外复合妊娠**（heterotopic pregnancy，HP）　胚胎在子宫腔内着床的子宫腔内妊娠与异位妊娠同时存在的疾病。HP本是一种罕见疾病，但随着辅助生育技术（assistant reproductive technologies，ART）的广泛开展，HP的发生也逐渐增多。自然状态下HP的发病率为1∶（10000~50000），ART中HP的发病率可达1%。

**病因与发病机制**　从本质上讲，HP是一种发生在不同部位的多卵多胎妊娠。自然状态下或超促排卵治疗后，卵巢至少有两个卵子排出、受精，并分别同时着床和发育在子宫腔内及其他部位；体外受精–胚胎移植（in vitro fertilization-embryo transfer，IVF-ET）时，至少有一个胚胎脱离宫腔而异位着床和发育；配子输卵管内移植（gamete intra-Fallopian transfer，GIFT）时，也至少有1个受精卵滞留在输卵管内着床和发育。因此，HP的病因既有与异位妊娠（ectopic pregnancy，EP）相同的因素如输卵管的机械性损害，也有本身的因素如超促排卵、多个配子和胚胎移植及内分泌因素。

**临床表现**　HP的四联症包括：腹痛；附件包块；腹膜刺激症状；子宫增大。这些表现特异性差，在正常妊娠及其他异常妊娠中也存在，如腹痛与阴道流血在先兆流产患者中也会出现。

**诊断与鉴别诊断**　目前对HP的术前诊断仍比较困难，文献报道仅20%~40%的HP病例在术前得到诊断。里斯（Reece）等提出以下临床诊断线索：术中子宫增大符合停经月份；子宫增大伴卵巢有2个黄体发育；EP手术治疗后无撤退性阴道流血，而妊娠症状持续存在；宫内妊娠伴不明原因腹腔内出血，甚至休克；具备HP临床表现四联征者。

手术探查及超声检查仍然是目前HP诊断的主要手段，最后确诊还取决于病理学证据。超声仔细检查整个盆腔非常重要，子宫腔内无妊娠囊而人绒毛膜促性腺激素（human chorionic gonadotrophin，HCG）>1500mU/ml时提示EP的可能性大。但如果子宫腔内有妊娠囊，那么对HP的宫腔外妊娠可能会忽略。超声下看到宫内及宫外同时存在胎心，那么便可确诊HP，但这种情况非常少见。相反，HP超声检查时，确定了宫内孕囊后常会把宫外孕囊当成黄体而误诊。HP的超声诊断具有以下线索：子宫腔内外皆有超声直接妊娠征象；子宫腔内超声直接妊娠征象及子宫腔外超声间接妊娠征象；子宫腔内超声直接征象伴EP的临床表现而无阴道流血；超声检查示子宫腔内妊娠流产，而阴道流血与全身失血症状不成比例。

HP误诊、漏诊的原因有以下三个方面：一是对HP发病的认识不足，即这是一种罕见病。二是临床超促排卵治疗及ART治疗后，对患者随诊不密切，四联症未发现或未重视。因此在实施辅助生育过程中，对有输卵管因素不孕、盆腔炎、盆腔手术史、异位妊娠史等HP的高危患者，应提高警惕，减少移植胚胎数，严密随访以能早期发现并及时治疗。促排卵治疗后有2个上成熟卵泡破裂或IVT-ET过程中移植2个以上胚胎妊娠后，腹痛、阴道流血

者，在查尿妊娠试验阳性或血β-HCG升高，尤其在B超检查发现宫内有妊娠囊后，不要单纯认为先兆流产，要随诊宫外情况，即使没有任何症状的行辅助生育妊娠者，亦应警惕宫内外妊娠并存的可能。如B超发现附件区包块，应提高警惕，想到宫内外同时妊娠的可能，定期随诊，及早诊断、治疗。三是超声检查技术欠熟练，或异位妊娠部位特殊、超声诊断价值难以发挥。

**治疗** 对HP的处理一直存在争议，一旦HP确诊，对EP常通过手术处理，对宫内妊娠物则保留。HP的治疗目的是保护宫内孕，但通常HP是在EP破裂出血后才发现。

HP的处理原则是：一旦确诊，立即治疗其EP；避免对其宫内妊娠的机械性干扰或化学性损伤。EP的治疗通常采取手术治疗。与开腹手术相比，腹腔镜手术对患者创伤小，两种处理方式对妊娠结局的影响无显著差异。药物治疗包括对EP的孕囊局部注射氯化钾等，用药后密切观察至EP胎心搏动消失。并发症有输卵管破裂、治疗失败或者输卵管血肿，一旦发现手术处理。早期诊断，早期腹腔镜处理创伤小，效果好。

（冷金花）

zǐgōngjiǎo rènshēn
**子宫角妊娠**（uterine cornual pregnancy） 孕卵种植在近子宫与输卵管口交界处的子宫角部的子宫腔内妊娠。子宫角部肌层很薄，血流丰富，胎盘往往植入达子宫浆膜层，可引起如子宫角破裂等多种并发症，因此子宫角妊娠具有很多输卵管间质部妊娠的特点与表现。但是在子宫角妊娠中，受精卵可向子宫腔侧发育而

逐渐变成宫内妊娠。宫角妊娠误诊率相当高，文献报道误诊率高达90%。随着宫腔镜、腹腔镜技术及超声诊断水平的进步，误诊率明显下降。有报道流产不全者中62.5%为宫角妊娠，提示早孕药物流产失败或出现人工流产吸空后要警惕宫角妊娠的存在，需进一步检查。在早孕期仅行常规检查仍然很难诊断宫角妊娠。

**临床表现** 与其他异位妊娠一样，典型的宫角妊娠具有停经史、血β-人绒毛膜促性腺激素（β-human chorionic gonadotrophin，β-HCG）上升伴有腹痛、阴道流血等症状和体征。但是人工流产或药物流产后可没有明确的停经史，查体可以发现阴道流血、腹痛，可伴有肛门坠胀或排便感；单侧或双侧附件区压痛，子宫颈举痛等，很少有比较特异的一侧宫角隆起或附件包块。

**诊断与鉴别诊断** 超声是诊断异位妊娠的重要辅助检查。宫腔镜、腹腔镜及开腹手术在直视下可以明确诊断；刮宫术、吸宫术也提供了确实的病理诊断。采用1981年詹森（Jansen）等的诊断标准：腹痛伴有子宫不对称增大，继而流产；术中直视下发现一侧子宫角扩大伴有圆韧带外侧移位；胎盘滞留在子宫角部。

宫角妊娠与输卵管间质部妊娠及滋养细胞疾病的鉴别诊断十分重要，这一点在各种异位妊娠中比较突出。①输卵管间质部妊娠：鉴别要点是子宫角妊娠与子宫腔相通，而输卵管间质部妊娠与子宫腔不相通；子宫角妊娠孕囊周围有完整肌层包绕，输卵管间质部妊娠孕囊上部靠近浆膜层，包绕的肌层不完整或消失；在动态观察中，部分子宫角妊娠会向子宫腔内移位。但很多时候鉴别

诊断仍然十分困难。②恶性滋养细胞肿瘤：鉴别的关键是血清 β-HCG 的标准测定和动态观察。通过仔细分析病史、血 β-HCG 滴度变化、超声影像，必要时行腹腔镜直视盆腔，可以进行鉴别诊断，避免不必要的化疗或延误治疗。宫腔镜检查对鉴别诊断亦有重要作用。

**治疗** 宫角妊娠位置特殊，其治疗与监测有很大难度，可能在孕期各个阶段发现，其临床表现与患者的主观期望都值得慎重对待。治疗方法需要考虑其类型、患者一般情况、生育要求等。

期待治疗适用于有典型孕囊型且有生育要求的患者，密切监护观察病情；刮宫术及吸宫术适用于没有子宫穿孔的情形，一般需要超声监护；宫腔镜有明确诊断、指导刮宫的价值；腹腔镜手术是治疗子宫角妊娠破裂引起盆腹腔积血的首选治疗方案，也是明确诊断的重要方式；开腹手术可以应用于腹腔镜技术不成熟的地方。

**注意事项** 子宫角妊娠患者应绝对卧床休息，避免做使腹腔压力升高的动作，如下蹲、咳嗽、打喷嚏、用力大便等，以免引起孕囊破裂导致保守治疗失败。平时注意卫生，预防产后、流产后及子宫腔手术后感染，注意避孕，减少子宫腔操作，积极治疗盆腔炎等对预防子宫角妊娠的发生也有重要意义。

(冷金花)

fǔzhù shēngzhíhòu de yìwèi rènshēn
# 辅助生殖后的异位妊娠（ectopic pregnancy following assisted reproductive technology）
辅助生殖技术后发生的异位妊娠。随着辅助生殖技术（assisted reproduction technology，ART）的开展，不孕患者可通过 ART 获得妊娠，但随之而来的异位妊娠（ectopic pregnancy，EP）发生率的增加也越来越引起重视。体外受精 - 胚胎移植（in vitro fertilization-embryo transfer，IVF-ET）获得的第 1 例妊娠即为异位妊娠。

理论上，IVF-ET 时胚胎直接移植入子宫腔，不通过输卵管，应减少 EP 的发生，但事实上，在 IVF-ET 周期，EP 发生率增加，是否与移植多个胚胎有关尚不清楚。但是，由于 ART 中促排卵及 IVF-ET 等技术的应用，一些在自然妊娠中较少见或不可能发生的 EP，如宫内宫外复合妊娠（heterotopic pregnancy，HP）、宫外多胎妊娠、双侧输卵管切除术后的输卵管间质部妊娠、子宫角妊娠等也时有发生。自然妊娠情况下 HP 罕见，发生率 1/30 000 ~ 1/3889，而随着 ART 的开展，HP 发生率呈上升趋势，据报道 IVF-ET 后 HP 发生率为 1% ~ 3%。EP 发生率增加，尤其是特殊部位 EP 及 HP 的发生，给临床诊断及处理带来困难。由于 HP 同时合并宫内孕，易漏诊，同时处理时要考虑宫内胚胎的安危；特殊部位妊娠如宫角妊娠、输卵管间质部妊娠、子宫颈妊娠等一旦处理不当，可能会影响患者今后的生育能力。

ART 周期 EP 发生率为 1% ~ 5%，明显高于自然周期，特别是在 IVF-ET 周期，EP 发生率高达 4% ~ 10%。ART 后 EP 的主要好发部位是输卵管，约占 82.2%，其中壶腹部占 92.7%，间质部占 7.3%，卵巢或腹腔妊娠占 4.6%，子宫颈妊娠占 1% ~ 5%。

有学者将 EP 危险因素归纳为机械因素、输卵管功能异常、ART 和激素因素。事实上，ART 已成为导致 EP 的因素之一，这与需要 ART 帮助的不孕患者多合并输卵管功能异常密切相关。

IVF-ET 后发生 EP 的高危因素包括以下几种。①输卵管因素：如输卵管炎症、输卵管积水、输卵管妊娠史。②控制性超促排卵。③胚胎移植因素：辅助孵化、胚胎移植时间、胚胎移植数目、移植技术因素等。

在 IVF-ET 过程中，虽然胚胎直接放入子宫腔内，但胚胎于移植后 3 ~ 5 天种植，在此过程中，胚胎可能会游走到输卵管内。胚胎移植时的刺激引起子宫收缩及子宫内膜的蠕动，也有可能将植入子宫腔内的胚胎挤压进入输卵管。当输卵管发生病变时，如输卵管炎等导致输卵管管壁纤毛上皮细胞功能异常，则不能将进入输卵管的胚胎及时迁移到子宫腔内，而输卵管具有适宜于胚胎种植的结构，并可表达"种植窗"期的一些特异分子，因而导致胚胎在输卵管内种植发育。研究发现，IVF 后 EP 发生率一般小于 5%，但在输卵管因素不孕患者及曾有盆腔手术史者中，EP 发生率高达 11%。这些均提示输卵管结构和/或功能改变是导致 ART 中 EP 发生的主要危险因素。在新鲜 IVF-ET 周期，输卵管性不孕、子宫内膜异位症及其他非输卵管性女性因素不孕者中发生率较高，而在前次分娩过活婴者中发生率下降。移植 2 个及以下具有高分化潜能的胚胎对 EP 的发生具有保护作用，而当移植 3 个以上的胚胎则失去这种保护作用。此外，与 IVF-ET 及其衍生技术相关的因素也与异位妊娠发生有关。而患者年龄、促排卵方案、治疗方案（IVF 或 ICSI）等与 EP 的发生率无显著相关。

(冷金花)

### 子宫瘢痕妊娠

zǐgōng bānhén rènshēn

子宫瘢痕妊娠（uterine scar pregnancy） 孕卵种植于子宫切口瘢痕处的异位妊娠。又称子宫切口妊娠。是一种特殊类型的异位妊娠（图），几乎均为剖宫产术后瘢痕妊娠。严格来说妊娠物完全位于子宫腔外，周围被子宫肌层及纤维瘢痕组织所包围。若误诊为正常早孕，行人工流产术可能导致严重出血，甚至失血性休克，继续妊娠也有子宫破裂的可能，危及患者生命，常为挽救患者生命而行子宫切除术，给女性健康造成较大威胁。其他国家报道子宫瘢痕妊娠的发生率为1 :（1800～2216）。

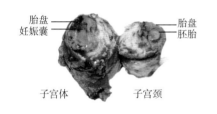

胎盘 妊娠囊 胎盘 胚胎
子宫体 子宫颈

**图 子宫瘢痕妊娠**

**病因与发病机制** 导致受精卵在前次剖宫产的瘢痕位置着床的原因，尚不十分清楚。子宫瘢痕妊娠与前置胎盘的形成有共同点，即受精卵滋养层发育迟缓而导致受精卵着床时间延迟，着床于子宫下段。没有瘢痕者可发展成前置胎盘，有瘢痕者则可能侵入瘢痕组织形成子宫瘢痕妊娠。妊娠物侵入瘢痕组织的原因可能是：子宫下段剖宫产切口处缺少血供，造成纤维化和修复不全，瘢痕处产生细微缝隙，从而导致妊娠物侵入该处内膜。

**临床表现** 主要为停经后不规则阴道流血，有时伴腹痛。在妊娠早期可表现为阴道少量流血和/或下腹隐痛；如果手术前未诊断，则在人工流产或刮宫术中或术后出现大出血或反复出血；亦或在妊娠3个月出现自发性子宫破裂。

全身体检主要是出血征象，与失血量有关，出血多者有贫血貌，甚至出现心率加快、四肢厥冷、血压下降等休克体征；子宫破裂时则有腹部压痛、反跳痛、肌紧张等急腹症体征。

阴道检查：可没有明显阳性体征，阴道内可见积血，妊娠物包块大时可在子宫下段前壁触及。子宫大小一般与孕周相符，腹腔镜下或开腹手术显示子宫峡部原剖宫产瘢痕处膨大，子宫呈"葫芦形"增大，局部浆膜蓝染。

**诊断与鉴别诊断** B超是诊断子宫瘢痕妊娠的主要手段。主要表现为：①子宫腔、子宫颈管内无妊娠组织。②妊娠囊或混合性包块位于子宫瘢痕处。③孕囊或混合性回声包块位于子宫前壁峡部，与子宫前壁肌层分界不清，与膀胱间子宫肌层组织厚度≤5mm。彩色多普勒血流显像显示包块内部及周边血流丰富，大量静脉样血流频谱及动脉高速低阻血流频谱。三维超声成像是了解切口妊娠附近的血供情况的新技术，特别适用于子宫动脉栓塞治疗前后的对比。对B超不能完全肯定的患者，可进一步行MRI以明确诊断。血β-人绒毛膜促性腺激素（β-human chorionic gonadotrophin，β-HCG）值反映胚胎的活性，与正常早孕相似，与相对应的妊娠周数基本符合，动态监测血β-HCG值，是确定治疗方案或疗效随访的重要指标。

**治疗** 治疗方法的选择取决于患者的孕周、血β-HCG值、胚囊直径、出血量及患者的一般情况等。

药物治疗 应首选甲氨蝶呤（MTX），可以全身应用或局部应用。单纯药物治疗β-HCG下降缓慢，妊娠物吸收慢。局部用药特点是可以迅速阻断妊娠发展，β-HCG下降不满意者可重复局部注射；全身用药妊娠组织吸收非常缓慢，可能与妊娠组织周围为纤维瘢痕，血运差有关。局部用药、全身用药及联合用药三种治疗方法在治疗前血β-HCG值没有显著差异，成功率没有显著差异。因此，选择MTX药物保守治疗的安全性及有效性尚需进一步的研究与探讨。对于行MTX等保守治疗的患者，应在治疗后密切观察、随访血β-HCG直到正常。

子宫动脉栓塞 作为一项新技术，先前是作为急诊抢救手段，后被引入子宫瘢痕妊娠的治疗。随着对子宫瘢痕妊娠诊断意识的加强和诊断水平的提高，早期治疗成为可能。提前进行介入治疗，能使清宫术中出血减少，或栓塞后联合药物、手术或期待治疗均有获得成功报道。有学者认为，有经济和技术条件者可作为首选方法。

手术治疗 主要包括以下三种。①腹腔镜或超声引导下刮宫术或者宫腔镜指导下刮宫：药物治疗后或是子宫动脉栓塞后，是否行刮宫手术，应依据子宫前壁瘢痕水平肌层的完整性等具体情况而定。刮宫术只适用于药物治疗或子宫动脉栓塞治疗后出血减少，血β-HCG下降至<100mU/ml，妊娠物≤3cm，距浆膜≥2mm，彩超血流不丰富者。如果妊娠物与膀胱之间的子宫肌层已经很薄，甚至已达到膀胱-子宫之间的空间或已凸向膀胱，则为刮宫绝对禁忌。如行刮宫手术应在超声指导下或腹腔镜监视下并由有经验

的医师实施手术。②子宫瘢痕妊娠物清除术及子宫瘢痕修补术：有学者认为局部病灶切除适用于药物治疗或子宫动脉栓塞后出血仍多，血 β-HCG > 100U/L，妊娠物 >3cm，距浆膜 <2mm，彩超血流丰富者。③全子宫切除术：对于无生育要求或在紧急情况下大出血，为了保全生命方实施全子宫切除术。一般情况下尽量保留子宫。

**预防**　由于子宫破裂可以发生在妊娠的任何时期，所以对于有前次剖宫产史的妇女在行超声检查时，应高度重视子宫前壁的情况。早期发现子宫瘢痕妊娠，及时终止妊娠，无论是药物治疗或是手术及动脉栓塞，均能有效地保留生育功能。

(冷金花)

luǎncháo huángtǐ nángzhǒng pòliè

**卵巢黄体囊肿破裂**（ovarian lutein cyst burst）　卵巢黄体囊肿在内外因素的作用下发生破裂出血的临床急症。卵巢黄体是成熟卵泡发生排卵后，卵泡壁的颗粒细胞和卵泡内膜细胞向内侵入，周围由结缔组织的卵泡外膜包围，在促黄体生成素排卵峰的作用下进一步黄素化，形成成熟的黄体，其直径为 2~3cm。当黄体功能旺盛，分泌过多的液体，使其直径增大超过 3cm 时即称为卵巢黄体囊肿。妊娠早期，黄体在胚胎滋养细胞分泌的人绒毛膜促性腺激素作用下增大，所以妊娠黄体往往会增大形成囊肿，至妊娠 3 个月末胎盘形成时自然消失。黄体囊肿位于卵巢表面，张力大，质脆而缺乏弹性，易发生破裂出血，引起妇科急腹症。

**病因与发病机制**　分为自发性破裂和外力性破裂两种情况。

**自发性破裂**　发病机制不十分清楚，下列情况容易出现卵巢黄体囊肿出血、破裂：①某些与凝血功能障碍有关的疾病，如一些血液病患者，出现凝血功能障碍时，血管丰富的卵巢组织很容易出血。②某些因素，如自主神经系统的影响，使卵巢功能变化或卵巢酶系统功能过度增强，造成凝血功能障碍。③盆腔炎症可使卵巢组织充血、脆性增加等。

**外力性破裂**　约有一半卵巢黄体囊肿破裂的患者在发病前有性交、排便、腹部受撞击及妇科检查等直接或间接外力作用。黄体囊肿壁薄、质脆，囊壁张力大，易在外力作用下，出现突发破裂。

**临床表现**　多发生在卵巢功能旺盛的妇女，黄体囊肿在排卵后形成，能持续分泌孕激素，使月经周期延长，故黄体破裂一般发生在月经的后半周期，多在月经周期的第 20~27 天。发生在右侧卵巢者明显多于左侧，因为右侧卵巢动脉直接起源于腹主动脉，左侧卵巢动脉起源于左肾动脉，因此左侧卵巢内血流及压力较右侧小，且左侧卵巢受到乙状结肠垫的保护，外力作用时起到缓冲作用。

**症状**　①下腹痛：突然发作撕裂样疼痛，腹痛常局限在一侧或全腹，严重者可向肩部、背部放射，呈持续性、阵发性加剧，有肛门坠胀感，伴恶心、呕吐等胃肠道症状，少数可有腹泻。②阴道流血：仅少数患者出现阴道流血，因为黄体囊肿破裂发病急，黄体功能、激素水平短时间无明显变化，故多数患者不会出现子宫内膜脱落、出血。③盆腔、腹腔积血积血量一般在 50~2000ml，出血量多或出血速度快者可以出现心悸、头晕、视物模糊、晕厥等休克症状。

**体征**　有不同程度的腹膜刺激征。出血量少者，腹部压痛及反跳痛轻微，一般能指出明确的疼痛部位；部分出血较多的患者呈贫血貌，脉搏细速，呼吸加快，血压下降，全腹压痛及反跳痛，移动性浊音可呈阳性。

**妇科检查**：可有子宫颈举痛，后穹隆饱满，子宫大小正常，合并妊娠者子宫增大。腹腔出血量多时可有子宫漂浮感，患侧附件区增厚、压痛，或可扪及一侧附件区包块，包块可有囊性感、触痛明显。

**诊断与鉴别诊断**　一般根据病史、症状、体征结合相关辅助检查结果能明确诊断。①妊娠试验：阴性。②血常规：一般正常，出血较多时，血红蛋白出现下降，白细胞反应性增多。③B 超：探及卵巢增大，外形不规则，部分可见壁连续性中断，盆腔、腹腔内程度不等的液性暗区，大部分液体较稠密。④后穹隆穿刺：抽出不凝固的暗红色血液。⑤腹腔镜检查：可见卵巢破口有活动性出血或破口表面有凝血块覆盖，盆、腹腔不同程度的积血及血块。

由于该症症状缺乏特异性，需与下列疾病相鉴别：异位妊娠、卵巢滤泡囊肿破裂、急性盆腔炎（见盆腔炎性疾病）、急性化脓性阑尾炎、卵巢囊肿蒂扭转等。

**治疗**　根据病情的严重程度、出血量来决定治疗方案。

**保守治疗**　对于血压稳定、腹痛不剧烈、盆腔出血少者应卧床休息，予以止血、预防感染等治疗，密切监测生命体征变化，大多数破口可自行闭合止血，期间尽量避免不必要的内诊检查，以免加重病情。

**手术治疗**　如内出血多，出现休克，诊断不明，特别是合并异位妊娠者，应在积极抗休克治疗的同时行盆腔手术探查。对于卵巢破裂口较大者，可行卵巢修补。若修补困难，可行部分卵巢楔形切除，应保留正常卵巢组织。有条件的可以选择腹腔镜，诊断明确后，可用缝合、电凝止血等方法治疗，年轻患者应注意卵巢组织的保护，尽量避免电凝。术中充分吸尽积血，冲洗盆腔、腹腔，防止粘连及术后残余或残留卵巢综合征的发生。对于出血多者，术中可采用连续自体输血系统（continuous autologous transfusion system，CATS）进行自体输血，可避免输注同源血液带来的不良风险。

**预后** 该症恢复快，预后良好。

（陶光实）

luǎncháo qiǎokèlì nángzhǒng pòliè
## 卵巢巧克力囊肿破裂（ovarian chocolate cyst burst）

卵巢子宫内膜异位囊肿在内外因素的作用下发生破裂的临床急症。卵巢子宫内膜异位症又称卵巢巧克力囊肿，是盆腔子宫内膜异位症的一种常见类型。由于异位内膜在卵巢皮质内生长、周期性出血，从而形成单个或多个囊肿，囊内陈旧性血液聚集形成咖啡色黏稠液体，呈巧克力样。囊肿如发生破裂，可导致妇科急腹症。

**病因与发病机制** 可发生自发性破裂和外力性破裂。

**自发性破裂** 较多见，下列情况是其相关发生因素：①异位的内膜随着卵巢激素的变化，在卵巢皮质内生长、周期性出血，导致囊内压力增高。②黄体激素使囊壁软化、变脆、血管增多、充血。③排卵后卵巢表面的排卵孔致囊壁薄弱，易发生破裂。如破口小，仅溢出少量囊内液，引起局部炎症反应，继发纤维组织增生可封闭破口，之后又可再次出现破裂，如此破裂、修复可反复发生。如破口大，囊内液溢出多，则症状明显，如出现剧烈腹痛、急腹症等。

**外力性破裂** 在月经前期性生活、行妇科检查等使腹压、囊肿局部压力增高的情况，致囊肿突然破裂，囊内的液体流入腹腔，可引起剧烈腹痛等急腹症症状。

**临床表现** 多发生于月经前期及月经期，突发下腹剧痛或月经期下腹痛突然加重。腹痛多开始于患侧，后逐渐发展为全下腹，呈持续性绞痛。可伴有恶心、呕吐、肛门坠胀。常见低热，无闭经、不规则阴道流血等。休克、血压下降少见。既往可有原发性或继发性痛经、原发或继发不孕史，或者有曾经诊断为子宫内膜异位症的病史。

腹部检查可见下腹肌紧张、压痛、反跳痛明显等腹膜刺激症状，一般无移动性浊音。

妇科检查：子宫颈举痛，后穹隆触痛，子宫大小正常或饱满，子宫后壁可扪及不规则痛性结节，附件区扪及不活动的囊性包块，常与子宫关系密切，边界不清，包块触痛明显，子宫直肠陷凹可触及痛性结节。后穹隆穿刺可抽出黏稠、褐色液体，少数情况下穿刺液可为陈旧性不凝血。

**诊断与鉴别诊断** 仔细询问病史，注意痛经、盆腔包块、原发或继发不孕等病史，根据发病及症状特点，结合妇科体征、辅助检查不难诊断。B超可探及壁厚毛糙、其内透声差的囊性包块，或形态不规则、不均质回声的混合性包块，常有不同程度的盆腔、腹腔积液。血清CA125可明显增高，若动态观察，巧克力囊肿破裂后血清CA125可明显高于未破裂时，而在手术清除病灶后即下降。其原因是：①流入腹腔的巧克力囊液被吸收入血。②巧克力囊液刺激腹膜导致化学性腹膜炎，可产生大量CA125，使血清中CA125明显升高。后穹隆穿刺抽出褐色液体或陈旧性不凝血，穿刺液涂片镜检，镜下见到含铁血黄素，或其内有含铁血黄素的巨噬细胞。腹腔镜是诊断该症的金标准。

囊肿破裂致症状、体征严重者，需与以下急腹症相鉴别：卵巢囊肿蒂扭转、异位妊娠、卵巢黄体囊肿破裂、急性阑尾炎、急性盆腔炎（见盆腔炎性疾病）等。

**治疗** 诊断后应及时手术，因流出的囊液可引起继发腹腔内粘连、子宫内膜腹腔内种植形成新的病灶。术中首先清除干净流入盆腹腔的巧克力囊液，然后根据病情严重程度、患者年龄、有无生育要求来选择手术方式。包括非手术治疗、半根治和根治性手术，具体术式及术中注意事项见子宫内膜异位症。

**预后和预防** 该症易复发，保守性手术复发率较高。术后据病情可继续选用药物治疗。

（陶光实）

luǎncháo zhǒngliú pòliè
## 卵巢肿瘤破裂（ovarian tumor burst）

卵巢肿瘤出现肿瘤壁破裂、出血、囊内液体外溢，导致一系列临床症状和体征的疾病。卵巢肿瘤破裂是卵巢肿瘤常见并发症之一，其发病急，病情重，为妇科急腹症，须及时诊断和处理。卵巢肿瘤发生破裂的概率约为3%。

**病因与发病机制** 分为自发性破裂和外力性破裂两种情况。①自发性破裂：肿瘤侵蚀性生长穿破囊壁；肿瘤囊壁部分缺血坏死致肿瘤内容物穿破囊壁等。②外力性破裂：在性交、腹部受撞击、分娩、排便、妇科检查、B超检查、穿刺等情况下，由于直接或间接外力作用，发生肿瘤破裂。

卵巢肿瘤破裂后，肿瘤内容物流入腹腔，出现不同的继发性改变：①导致化学性腹膜炎。②黏液性囊腺瘤囊液流入腹腔，可继发腹膜黏液瘤及肠粘连。③囊性畸胎瘤破裂，其皮脂等内容物进入腹腔，可出现腹膜油脂肉芽肿等。④恶性卵巢肿瘤破裂其内容物可在腹腔内广泛转移，形成转移性结节、肿块等。⑤如继发肿瘤组织中的血管破裂出血，可出现相应的内出血症状和体征，严重时可出现失血性休克。⑥如继发感染，可出现发热甚至感染性休克。⑦如合并妊娠，则可导致流产、早产等产科并发症。

**临床表现**　主要为腹痛等急腹症表现。

症状　①腹痛：是卵巢肿瘤破裂的主要症状，多突然发生，症状的轻重与破裂口大小、肿瘤内容物的性质及流入腹腔量的多少有关。肿瘤及破口小，则症状轻，仅感轻微或中等度腹痛；大肿瘤或成熟囊性畸胎瘤破裂，肿瘤内容物大量涌入腹腔时，因化学性腹膜炎，可出现剧烈腹痛。②恶心、呕吐。③心悸、头晕，甚至晕厥，多见于合并内出血时。④发热：可见于化学性腹膜炎和继发感染。

体征　急性痛苦病容，面色苍白、脉搏增快，甚至血压下降等休克体征。腹部有压痛、反跳痛、肌紧张、拒按等腹膜刺激症状，可有移动性浊音。妇科检查：子宫颈举痛，子宫体漂浮感，原有附件或子宫肿块缩小或消失。

**诊断与鉴别诊断**　一般根据病史、症状、体征结合相关辅助检查结果能明确诊断。①妊娠试验阴性。②血常规一般正常，如内出血较多时，血红蛋白下降，白细胞反应性升高，如继发感染则可出现血白细胞及中性粒细胞计数升高。③B超可提示原有肿块消失或缩小，肿块边界不规则。④后穹隆穿刺可抽出不凝固的暗红色血液以及肿瘤内容物。⑤腹腔镜检查可见到卵巢肿瘤破口有活动性出血，或破口表面有凝血块覆盖，盆腹腔不同程度的积血及血块。

需要与下列疾病鉴别：异位妊娠、卵巢囊肿蒂扭转、急性化脓性阑尾炎等。急性阑尾炎一般有典型的转移性右下腹痛，起病常为上腹或全腹痛，渐转移至右下腹麦氏点，右下腹腹膜刺激征明显，常伴严重恶心、呕吐，腹痛随时间延长而加重。双合诊一般无或仅轻微子宫颈举痛，无内出血征象。血白细胞及中性粒细胞计数均明显升高。

**治疗**　一经诊断应立即手术治疗，如术前评估恶性肿瘤可能性小，有条件者可考虑腹腔镜探查，术中先送细胞学检查，再吸去腹腔积液，仔细检查肿瘤来源及破裂部位，行快速冷冻病理切片检查，注意破口边缘有无恶变。如为良性肿瘤，有生育要求者，应保留卵巢功能，行肿瘤剔除及卵巢部分切除或修补术。对于恶性肿瘤，需根据肿瘤组织学类型、临床病理分期、患者年龄、对生育的要求等情况制定个体化的手术及化疗方案。

如妊娠合并卵巢良性肿瘤破裂，手术原则同非妊娠期，注意产科情况的处理：妊娠早期，应根据患者志愿选择继续或终止妊娠；妊娠中晚期，手术后应保胎和对症治疗，预防流产、早产。如妊娠合并卵巢恶性肿瘤破裂，原则上应终止妊娠，手术原则同非妊娠期，术后辅以化疗或放疗。

**预后**　良性卵巢肿瘤破裂如手术等治疗及时，预后良好；恶性卵巢肿瘤破裂，其预后与相应的组织病理类型、临床期别的恶性卵巢肿瘤相似。

**预防**　定期妇科检查，及时发现和治疗卵巢肿瘤、盆腔包块等疾病，可预防该症。

(陶光实)

**luǎncháo zhǒngliú dìniǔzhuǎn**
**卵巢肿瘤蒂扭转**（ovarian tumor with pedicle torsion）　卵巢肿瘤以由骨盆漏斗韧带、输卵管和卵巢固有韧带组成的蒂组织为轴所发生的急性或慢性扭转的临床急症。是妇科常见的急腹症之一，其发生率为9%~17%，在所有妇科急诊中约占2.7%。可发生于任何年龄妇女，在已报道的病例中，年龄最小为1岁7个月，最大为98岁，以年轻妇女多见。

**病因与发病机制**　其发病因素有：①肿瘤在腹腔的位置突然发生变化，主要诱因有剧烈活动、肠蠕动增加、呕吐、咳嗽、妊娠、膀胱充盈或排空、意外暴力等引起腹压骤变，使卵巢肿瘤以蒂组织为轴发生扭转。②肿瘤本身的特点：蒂长、活动度大的卵巢肿瘤先天具备了易发生蒂扭转的解剖条件，如中等大小、活动度大、位于子宫底部的卵巢囊性畸胎瘤最易发生蒂扭转；良性肿瘤易发生重心的轴向偏移，又因其生长缓慢、病程较长、包膜完整、囊壁光滑、不向邻近组织侵袭，易在不同诱因条件下发生扭转，如囊性及混合性良性卵巢肿瘤等。

**临床表现**　表现为不同程度

的腹痛、盆腔包块等。

腹痛　依卵巢肿瘤蒂扭转的速度和程度不同，疼痛性质也不一样。可表现为钝痛、不规则胀痛、剧烈腹痛等，腹痛时常伴恶心、呕吐。急性蒂扭转常为活动后出现急性剧烈腹痛，其发病急、病情重。慢性蒂扭转则多为不规则或间歇性腹痛。

盆腔包块　在盆腔或者下腹部可扪及包块，包块位于子宫一侧，有压痛，包块与子宫之间触痛明显。

诊断与鉴别诊断　根据病史、症状和体征一般不难诊断。彩色超声多普勒检查可诊断盆腔包块，而且对扭转蒂中是否存在动静脉血流、血栓，判断卵巢组织是否存活，从而对是否保留患侧卵巢提供依据。

需与异位妊娠、阑尾周围脓肿、子宫浆膜下肌瘤蒂扭转和膀胱移位等鉴别。CT 和 MRI 对鉴别诊断有一定帮助，如对恶性畸胎瘤术前 MRI 可提供影像学参考依据。①异位妊娠：二者均有腹痛等症状，超声检查附件区均可有混合性肿块。但异位妊娠多有停经史及不规则阴道流血，人绒毛膜促性腺激素（human chorionic gonadotrophin，HCG）增高。②阑尾周围脓肿：临床上表现为右下腹持续性疼痛，B 超检查右下腹见实性或混合性包块。肿块边界毛糙，形态不规则，张力较小，腹腔积液位置局限，多为肿块周围的肠间积液；肿块内部可有气体反射和伴有声影的粪石回声。③膀胱移位：扭转的卵巢囊肿位于子宫正前方时，因张力较大可将充盈欠佳的膀胱推向一侧。如嘱患者排尿后再检查，偏向一侧的膀胱明显缩小，而子宫正前方的囊肿大小则无改变。④子宫浆

膜下肌瘤蒂扭转：带蒂子宫浆膜下肌瘤也可以发生扭转，但超声图像上肌瘤回声与子宫回声基本一致，呈实质性改变，仔细探查可能发现蒂与子宫体相连，双侧卵巢声像仍然存在，有助于诊断。

治疗　一经确诊应及时手术，手术的方式可为卵巢肿瘤剔除术、附件切除术等，采取何种手术方式应根据肿瘤性质、扭转的程度及患者的年龄综合决定。行卵巢肿瘤剔除术时需先排除恶性卵巢肿瘤，保留患侧正常的卵巢组织，术后应注意预防静脉血栓的发生。早期诊断、及时手术，对能否争取保留患者卵巢的时机有益，但最终还是取决于术中所见的肿瘤蒂扭转程度及肿瘤的性质。

年龄　对于年轻患者，良性肿瘤扭转松弛且肿物血运良好者，可以行单纯囊肿或肿瘤剔除术；良性肿瘤及患侧卵巢组织坏死、年龄 >45 岁且无生育要求的妇女行患侧附件切除术，切除患侧卵巢前应注意仔细检查对侧卵巢。

肿瘤性质　病理证实为交界性或者恶性肿瘤者则根据患者年龄、生育要求、病理类型制定相应的根治性手术治疗方案。对有生育要求者，术中应注意根据卵巢肿瘤的性质、分期决定是否切除子宫和对侧卵巢。

肿瘤蒂扭转程度　卵巢肿瘤蒂扭转后，其缺血坏死的程度取决于蒂扭转周数、松紧度和扭转时间。卵巢肿瘤蒂扭转常见于直径 8 ~ 15cm 的囊肿，肿瘤太大和太小都不易发生扭转。扭转持续的时间及扭转蒂的松紧度对卵巢血供影响很大，也是能否保留卵巢的关键。发病至手术时间 <36 小时、术前超声多普勒检查蒂中可见动静脉血流、术中见扭转卵巢的颜色能完全或部分恢复、卵

巢切面有活跃出血等大多都能成功保留患侧卵巢。术中如未见明显坏死，可先将扭转的附件复位，观察 10 分钟，如血运很快完全恢复，或有较严重的缺血但复位后 10 分钟之内组织缺血能有部分改善者，可以进行保留患侧卵巢的卵巢肿瘤剔除手术。如有明显组织坏死、组织缺血无改善者则行患侧附件切除术。此时，应先在蒂根下方钳夹，之后再行肿瘤及附件切除，钳夹前不可将扭转的肿瘤回复，以防血栓脱落。

（陶光实）

chūxuèxìng shūluǎnguǎnyán
## 出血性输卵管炎（hemorrhagic salpingitis）

因急性炎症导致输卵管间质层出血，并突破黏膜上皮进入输卵管管腔，沿输卵管引起盆腔、腹腔积血和/或阴道流血的临床急症。是一种特殊类型的急性输卵管炎症。该症中国并不少见，其他国家报道甚少。在妇科急腹症中占 3.0% ~ 5.0%，但很易误诊，误诊率达 80% 以上。

病因与发病机制　引起该症的致病微生物尚未明确，某些细菌或病毒可潜伏在深部生殖器官作为条件致病微生物，在妇产科手术操作、机体免疫失衡（如妊娠、月经等）等条件下，引起输卵管急性炎症，使血管通透性增高，导致间质层血管破裂出血。

容易导致该症的相关因素有：近期子宫腔操作史，子宫颈管轻度扩张或裂伤，黏液栓消失；月经期或产褥期，阴道正常酸性环境因经血或恶露而改变；正常的子宫内膜剥脱后，子宫腔表面裸露，此时致病微生物通过淋巴管穿过子宫壁达到附件或直接逆行由黏膜进入输卵管，引起输卵管或附件的急性炎症；绝育术时，反复的钳夹、提取输卵管等机械

性损伤或细菌污染等。此外，有宫腔、腹腔操作的辅助生殖技术也可并发该症。

**临床表现**　主要表现为发热、腹痛及不规则阴道流血等。多见于已婚青壮年妇女，少数为未婚者，多数患者有宫腔操作、分娩、妇科检查史等。

症状　①下腹痛：为主要的临床症状，多开始于下腹一侧，逐渐波及全下腹，呈持续性疼痛，可出现阵发性加剧，伴有肛门坠胀感，但腹痛一般可忍受。②阴道流血：为常见临床表现，阴道流血不规则，量不多，一般颜色呈鲜红色或淡红色。③盆腔、腹腔积液：积液量一般在 200～1300ml，常在 400ml 之内，为血性或脓血性液体。④急性炎症的表现：发热、恶心、呕吐，极少数可出现晕厥。

体征　下腹部压痛、反跳痛、腹肌紧张等腹膜刺激症状。部分盆腔、腹腔积液较多时，移动性浊音可呈阳性，血压低于正常。

妇科检查：子宫颈举痛，后穹隆饱满感，子宫大小正常，附件区增厚、压痛。当病程较长，输卵管与周围组织器官发生粘连，或出血较多、凝血块包裹时，可扪及附件区大小不等、边界不清、形态不规则的包块。

**诊断与鉴别诊断**　无特异性诊断指标，结合临床表现及辅助检查可协助诊断：①妊娠试验阴性。②血常规检查可见白细胞及中性粒细胞计数明显升高，血红蛋白基本正常，如出血较多时，可出现血红蛋白下降。③B 超可表现为输卵管的外径增粗声像，一般可探及不同程度的盆腔、腹腔游离液性暗区，子宫及双附件可无明显异常声像，也可在附件区探及到大小不等的包块，多为

中低回声，无明显血彩。④后穹隆穿刺可抽出不凝固血性或脓血性液体，呈淡红或鲜红色，暗红色或陈旧性血液的情况很少。⑤腹腔镜难以鉴别的情况下，可选用腹腔镜检查，可见盆腔、腹腔不同程度的积血，一侧或双侧输卵管充血、水肿、出血、坏死，或与周围组织脏器粘连、包裹形成包块等。⑥需依据病理检查结果才能确诊，其基本病理变化为输卵管增粗，黏膜严重充血、水肿甚至溃烂，病变处血管扩张、淤血，管壁通透性增加，导致大量渗血，可见大量中性粒细胞、嗜酸性粒细胞及淋巴细胞浸润，无绒毛及滋养细胞。

需要与下列疾病鉴别：异位妊娠、卵泡囊肿破裂、卵巢黄体囊肿破裂、急性化脓性阑尾炎和卵巢囊肿蒂扭转等。鉴别时，首先要检查血、尿人绒毛膜促性腺激素；其次是血白细胞尤其是中性粒细胞计数、B 超、后穹隆穿刺或腹腔穿刺抽出液体的颜色、性质，穿刺所获得的标本行涂片镜检是快速、简便的鉴别方法。注意卵巢破裂时，血常规检查可有白细胞计数反应性升高，但中性粒细胞计数不高，B 超下患侧卵巢增大，外形不规则。

**治疗**　在病情允许的条件下，采取积极有效的非手术治疗。

一般对症、支持治疗　取半坐卧位，有利于引流和感染局限。给予高热量、高蛋白、高维生素流质或半流质饮食，补充液体，注意纠正电解质紊乱及酸碱失衡，必要时可酌情少量输血。高热患者给予物理降温，必要时给予药物退热。

抗感染治疗　选用广谱抗生素及抗厌氧菌治疗，可将后穹隆穿刺液体涂片革兰染色或细菌培

养与药敏结果，作为选择抗生素的参考指标。

止血治疗　对于出血不多者，恰当应用止血药物。

手术治疗　对于病情重，内出血量多，出现血压下降，甚至休克者；或经保守治疗效果不佳，病情加重者，可考虑手术治疗。术式以非手术方法为主，如清除积血，局部应用电凝、结扎等方法止血。如患侧输卵管已出现坏死，则考虑切除患侧输卵管。对于盆腔脓肿形成，经联合应用抗生素治疗效果差，肿块仍未缩小者也可考虑手术治疗，术后继续给予有效的抗生素。有条件者可以选用腹腔镜，既可用于诊断也可用于治疗。

**预后**　良好。

**预防**　减少不必要的宫腔操作对预防该症的发生十分重要。加强月经期、人工流产后、分娩后的营养，增强体质及机体抵抗力，减少患病机会。在进行宫腔操作时，严格无菌操作，避免医源性感染。

（陶光实）

zǐgōng jīliú niǔzhuǎn

**子宫肌瘤扭转**（torsion abnormality of uterine myoma）　带蒂浆膜下子宫肌瘤或寄生于子宫体外的肌瘤发生扭转的临床急症。该症甚罕见。一般发生于带细长蒂的较大浆膜下子宫肌瘤，也可发生于阔韧带肌瘤、圆韧带肌瘤、寄生性子宫肌瘤等，巨大子宫肌瘤因肌瘤重心偏移，可引起子宫肌瘤合并子宫扭转。子宫肌瘤扭转通常难以在术前诊断。

**病因与发病机制**　因外力或重力影响，带蒂浆膜下肌瘤发生扭转，尤其出现在肌瘤较大、蒂长而细者，或者肌瘤囊性变、钙化等导致肌瘤内部重量不均匀，

而发生扭转。如果蒂部完全扭转，则导致肌瘤血液循环停滞，静脉回流不畅导致肌瘤充血水肿，进而导致肌瘤动静脉压力增高、出血性梗死甚至坏疽。子宫肌瘤扭转被周边脏器固定后无法复位，肌瘤局部缺血发生变性坏死。子宫肌瘤合并子宫扭转者，可同时出现子宫的缺血变化，临床症状更严重。子宫肌瘤扭转后如未得到及时治疗易继发感染，严重者可导致腹膜炎。

**临床表现** 症状的严重程度与肌瘤扭转的程度和扭转发生的速度有关。如果肌瘤部分性、间歇性或者自发解旋，症状可能不典型。

带蒂肌瘤急性扭转后患者可突然出现下腹痛。如扭转后肿瘤嵌顿于盆腔内，可有下腹憋坠感。若肌瘤扭转并发血管破裂内出血可表现为重症急腹症伴休克症状。因肌瘤巨大、重心偏移，而合并引起子宫扭转，出现剧烈腹痛、恶心、呕吐等症状。如肿瘤压迫周围脏器则会导致相应器官受压症状，如尿频、肛门坠胀等。一般无发热，也无白细胞增多，若扭转时间长，由于血运受阻，出现肌瘤局部梗死、感染、化脓等，可形成急腹症；如继发感染，可有发热，甚至败血症。妊娠合并子宫肌瘤扭转不仅影响妊娠、分娩，而且在产褥期压迫肠道。

体格检查常有腹肌紧张、下腹部压痛、反跳痛、盆腔内实性包块蒂部与子宫体相连。

**诊断与鉴别诊断** 诊断常须结合病史、妇科检查及影像学检查。①妇科检查：下腹部可触及肿物，子宫表面可触及肿物有压痛，子宫侧的肌瘤蒂根部压痛最明显。子宫正常或增大。严重时出现下腹部腹膜刺激症状，子宫

颈举痛。②B超检查：显示为盆腔内实质性包块，伴或不伴盆腔积液，无特异性。③增强CT检查：显示强化的肌瘤壁，并与子宫体部相连。数小时以后肌瘤仍未强化则反映肌瘤血运阻断甚至凝固。④MRI检查：能精确显示盆腔局部解剖，无并发症的子宫肌瘤MRI显示T1加权像与子宫肌低密度信号及T2加权像低密度或者等密度信号，因扭转而逐渐坏死的子宫肌瘤则显示T1加权高密度或者等密度信号或者T2加权异常密度或者高密度信号，增强后该对比消失。⑤血常规检查：可出现白细胞、中性粒细胞计数升高。

常需与卵巢肿瘤蒂扭转、阑尾炎、异位妊娠等相鉴别。偏于子宫一侧的肌瘤扭转与卵巢肿瘤蒂扭转难以鉴别。B超及妇科检查可协助分辨肿瘤的来源。卵巢囊肿蒂扭转以囊性、囊实混合性多见，囊肿壁多较厚、光滑，与周围组织分界清楚，子宫直肠陷凹可见少量积液，有时可见瘤蒂血管扭转呈麻花状改变。B超检查时应仔细观察子宫轮廓线是否完整及双侧卵巢存在与否，并以此作为与卵巢囊肿蒂扭转的鉴别要点。阑尾炎性肿块，B超显示为一边界模糊、不规则的非均质肿块图像，内部可见气体和伴声影的粪石回声。阑尾炎常伴有血白细胞、中性粒细胞计数升高。宫外孕可见血绒毛膜促性腺激素水平升高。

**治疗** 一经诊断需及时手术治疗。根据肌瘤大小、部位、患者年龄、症状等情况，选择肌瘤切除或者子宫（次）全切除术。

**预后** 与手术实施时间及是否存在并发症相关。手术及时，预后良好。

**预防** 定期妇科检查，及时

发现和治疗子宫肌瘤、盆腔包块等疾病，可预防该症。

（陶光实）

zǐgōng jīliú hóngsè biànxìng
**子宫肌瘤红色变性**（uterine myoma red degeneration） 因肌瘤内小血管退行性变引起血栓或溶血，血红蛋白渗入肌瘤而发生变性与坏死的临床急症。又称肉样变性。多发生于妊娠期和产褥期，也可见于非妊娠期。妊娠期发病以浆膜下肌瘤为常见，非妊娠期发病主要见于肌壁间肌瘤。据北京和上海地区的人群流行病学资料，子宫肌瘤红色变性率在1.9%～25%，其中与妊娠有关的占20.3%～34.8%，孕期行肌瘤剥除者40%有红色变性。

**病因与发病机制** 发生原因尚不十分清楚。相关发病因素如下。①妊娠所致激素水平、肌瘤血供等变化：妊娠期胎盘生乳素能促进雌二醇对肌瘤的作用；神经中枢调控卵巢激素分泌状况；肌瘤体积、血供需求增大，肌瘤内血管发生破裂出血。②妊娠期凝血因子活性升高，血液黏滞度增大，肌瘤局部处于易栓塞状态。③妊娠后增大的子宫对肌瘤机械压迫，导致肌瘤内血液循环不良。④产后子宫血供突然减少，肌瘤发生变性概率增多。⑤非妊娠期主要发生于体积较大的瘤体，血供相对不足，引起瘤体内小血管退行性变。⑥在肌瘤透明变性的基础上，发生出血坏死。

**病理** 其基本病理变化为肌瘤内小血管退行性变，引起血栓或溶血，血红蛋白渗入肌瘤。其大体病理为：瘤体张力增加，切面类似变质牛肉样，呈暗红色，暴露后则颜色逐渐变深，有腥臭，切面干燥，无溢血，仍保持旋涡状外形。显微镜下可见染色差的

变性区散列于纤维素间，假包膜大静脉及瘤体小静脉内有栓塞，并有溶血，肌细胞减少，有较多脂肪小球沉积，红色变性中心常出现坏死，但无细菌侵袭现象。

**临床表现** 如下所述。

症状 主要以急性剧烈腹痛为主，呈持续性，伴恶心、呕吐、发热，症状严重时可类似卵巢囊肿蒂扭转等急腹症表现。少数患者出现可耐受的不同程度的腹痛。非妊娠期患者除上述症状外，主要变现为月经的改变，如经量增多、经期延长、阴道不规则流血、绝经后阴道流血等，还可出现继发贫血和压迫症状。妊娠期腹痛及发热可引起子宫收缩，子宫张力增加，出现流产或早产症状。

体征 下腹部局限性明显压痛，甚至可出现反跳痛，严重时压痛范围可扩大，甚至出现腹膜刺激征。非妊娠期子宫迅速增大变硬，压痛明显。

**诊断与鉴别诊断** 有子宫肌瘤病史者，突发腹痛、发热，白细胞、中性粒细胞计数升高，尤其是妊娠期和产褥期应考虑该病。B超为常规检查方法，具有方便价廉的特点，对子宫肌瘤的诊断率高，但对该症的诊断率低，仅见典型子宫肌瘤声像。MRI对该症的检出率高于B超，且可用于孕妇检查。CT结合X线增强成像技术可诊断该症，但由于存在X线污染，不适于孕妇检查。确诊须依据病理学结果。

需与胎盘早剥、浆膜下肌瘤蒂扭转、妊娠合并急性阑尾炎、卵巢囊肿蒂扭转、盆腔炎症等疾病鉴别。胎盘早剥无子宫肌瘤病史，常伴妊娠期高血压疾病，或有外伤史，多有阴道流血，无发热。

**治疗** 妊娠期子宫肌瘤红色变性原则上采用保守治疗，包括：卧床休息；维持水电解质平衡；贫血患者可酌情输少量新鲜血，注意监测血红蛋白和血浆蛋白含量，及时治疗纠正。下腹部置冰袋冷敷，减轻腹痛；适当使用镇静药、镇痛药；有宫缩者应给予相应保胎处理；小剂量肝素可治疗血液高凝和肌瘤内血栓，改善肌瘤的血液灌注，减少由于局部缺血所造成的渗血，促进局部渗出的吸收，抑制炎症反应。肌瘤红色变性后局部血液供应障碍而致坏死，在此基础上易继发感染，应用抗生素治疗。治疗过程应严密观察，通常经上述处理均能好转和缓解。妊娠期原则上不做肌瘤剜除术，因为妊娠期子宫血运丰富、充血，切除后易引起术后出血、感染等；肌瘤水肿、充血、变软，常致肌瘤界限不清，难以清楚剜除；因激素变化短期迅速增大的肌瘤，在产后会缩小；孕期行肌瘤剜除术易干扰妊娠，导致流产或早产。同样，产褥期肌瘤剜除术也易出血、感染。因此，仅在少数情况下才考虑妊娠期、产褥期肌瘤剜除术：①保守治疗无效，临床症状加重，疼痛剧烈而难以控制者。②高热不退。③肌瘤>6cm。④肌瘤嵌顿影响妊娠继续进行等。

非妊娠期子宫肌瘤红色变性者往往瘤体较大，且平素伴有经量增多、经期延长等月经改变，大多需手术治疗。手术方式可根据患者的年龄、肌瘤所在的部位和患者对生育的要求等选择经腹、经阴道或腹腔镜手术。

**预后** 该症易复发，子宫肌瘤出现红色变性者复发率高于非红色变性者，且复发率与肌瘤的个数相关，多发肌瘤复发率高于单个肌瘤。

(陶光实)

fēichǎnkē yīnsù de zǐgōng pòliè
## 非产科因素的子宫破裂（non-gestational uterine rupture）

非妊娠直接相关因素引起子宫破裂的临床急症。分为损伤性子宫破裂和自发性子宫破裂。前者常为医疗操作所致，后者为疾病所致。

**病因与发病机制** 如下所述。

机械性/医源性 常见。①扩张子宫颈及刮宫：为子宫穿孔常见的原因，临床过程中所有扩张子宫颈及刮宫操作，均有可能造成子宫穿孔，如人工流产、诊断性刮宫、葡萄胎清宫、输卵管通液或造影及宫腔镭疗等。②宫内节育器迷路：因机械刺激、子宫肌肉收缩导致节育器嵌入肌层，节育器可进一步穿孔进入盆腔、膀胱或肠管，宫内环异物引起局部的长期慢性炎症可以有利于该病理过程的发生。③宫腔治疗或手术：如子宫内膜电切、热球滚珠、微波、冷冻及子宫内膜消融等，均有可能造成子宫穿孔。④腹腔镜手术：举宫器具造成子宫穿孔。⑤畸形子宫：如在畸形子宫患者进行上述各类宫腔操作，由于子宫解剖形态的变异，较在正常子宫患者更易发生子宫穿孔。

病理性 为子宫疾病导致的子宫破裂。①肿瘤性：滋养细胞肿瘤、子宫内膜癌、子宫肉瘤晚期等均可以引起子宫破裂，肌瘤感染也可发生子宫自发性破裂，也有严重子宫腺肌病在月经期可发生子宫自发破裂和非妊娠期子宫肌瘤退行性变、子宫自发穿孔等的报道。其中相对常见的为滋养细胞肿瘤、子宫内膜癌，肿瘤细胞易侵蚀子宫肌层，穿破宫壁进入腹腔引起腹腔内出血，如穿破点位于阔韧带则可引起广泛阔韧带内出血、血肿。②非肿瘤性：多在宫腔积脓的基础上继发子宫穿孔。其相关因素有：绝经后雌激素水平降低，子宫内膜变薄，抵抗力降低；子宫颈管腺体萎缩，无黏液栓形成，失去对病菌的屏障作用；绝经后阴道 pH 上升，菌群失调，易致子宫腔感染；子宫颈萎缩，子宫口狭窄，子宫腔感染形成的脓性分泌物不能从子宫颈口流出，潴留子宫腔，导致子宫腔内压力升高引起穿孔。③原因不明者。

**临床表现**　如下所述。

症状　①腹痛：可因原发病、子宫破裂的部位、破口大小及病情的严重程度等不同而表现出不同的特点。如为机械性穿孔，则表现为继发于宫腔操作后出现腹痛，可表现为宫腔操作后突发或之后数小时出现腹痛；如为病理性穿孔，则腹痛表现为持续性或突发性，伴肛门坠胀，或腹痛伴肛门停止排气，或腹痛伴有急性腹膜炎症状，甚至腹痛伴有中毒性休克症状及麻痹性肠梗阻等。因宫腔感染多为混合感染，穿孔后腹腔可见游离气体，易误认为消化道穿孔。②发热。③阴道排液。④原发病症状：如滋养细胞肿瘤、子宫内膜癌症状等。

体征　急性痛苦面容，下腹部压痛、反跳痛甚至肌紧张。根据穿孔损伤的特点不同体征也不一样，若子宫破裂形成阔韧带血肿或穿孔部位粘连可能仅表现为下腹痛、压痛及反跳痛，无腹腔内积血的体征；严重者可有腹肌紧张，肠鸣音减弱或消失；腹腔内出血多时，腹部移动性浊音可阳性甚至出现休克体征。

妇科检查有子宫颈举痛，子宫体可正常或增大、触痛，盆腔可扪及包块等。

**诊断与鉴别诊断**　详细询问病史，结合宫腔操作史及突发的腹痛，或宫腔镜、腹腔镜直视下所见可诊断为损伤性子宫破裂。滋养细胞肿瘤等任何有子宫侵蚀病变的患者，包括良性和恶性疾病，若有急腹症伴腹腔内出血、腹膜炎表现时须考虑存在自发性子宫破裂的可能。白细胞总数及中性粒细胞比例升高，超声检查盆腹腔积液，X 线平片膈下游离气体等。

需与卵巢囊肿蒂扭转、输卵管积脓、阑尾周围脓肿、化脓性腹膜炎、消化道穿孔等急腹症相鉴别。

**治疗**　如下所述。

机械性　治疗方法应根据穿孔部位和大小、致伤器械、有无出血、宫腔内是否有胚胎组织残留、是否损伤其他脏器、患者全身情况及对生育的要求全面考虑。①立即停止宫腔检查、治疗或手术等操作，并给予子宫收缩药。②非手术治疗：适合于穿孔小，患者一般情况良好，无出血症状及腹膜刺激症状者。③腹腔探查手术：包括腹腔镜及开腹手术，适合于保守治疗观察过程中出现明显内出血或脏器损伤症状，以及穿孔大、腹腔内出血多、出现休克症状者。腹腔镜下可根据不同情况，进行穿孔的电灼、直接缝合等处理，同时清除腹腔内积血。如宫内节育器已至子宫外（进盆腔）可在腹腔镜下明确诊断，同时取出宫内节育器，电凝止血，必要时可在宫腔镜和腹腔镜联合直视下处理。若就诊时距穿孔时间长，则取腹腔液体或血液进行细菌培养及抗生素敏感试验，以指导抗生素的选择。④介入栓塞：对腹腔内出血多者，也可考虑施行该方法治疗。

病理性　病情凶险，首选急诊剖腹探查或腹腔镜探查。根据原发病，子宫破裂口的部位和大小，对生育的要求及就诊时距破裂的时间可选择不同的治疗。滋养细胞肿瘤引起子宫破裂，如破裂口小，腹腔内出血少，可抗炎、止血治疗，同时全身化疗，在化疗后选择性行子宫切除或病灶挖除术。若子宫破裂引起腹腔内大出血、休克时，可在积极抗休克治疗同时行剖腹探查，根据破裂口大小、部位、肿瘤病灶部位、大小选择子宫切除或病灶挖除、子宫修补术，术后即行化疗。其他恶性肿瘤根据其相应的治疗原则选择治疗方案。若为宫腔积脓或肌瘤感染等引起子宫破裂应积极抗感染治疗，并充分行盆腔和宫腔引流，感染控制后，适时行坏死组织清除、穿孔修补或子宫切除等治疗。

**预防**　损伤性子宫破裂是宫腔操作中的严重并发症之一，发生率低，但可能后果严重，因此术者应该积极预防该症的出现。详细询问病史，准确的妇科检查和临床诊断，对诊断不明确者要结合详细的相关辅助检查明确诊断。宫腔治疗或手术前需排空膀胱，严格按操作规程进行，切忌粗暴操作，必要时在 B 超监视下完成治疗或手术，或在腹腔镜监视下进行宫腔手术。自发性子宫破裂的预防则在于定期行妇科检查，积极防治原发病。

（陶光实）

jìhuà shēngyù

**计划生育**（family planning）　有计划地生育子女的措施。计划生育是中华人民共和国的一项基本国策，即按人口政策有计划地生育。1982 年 9 月被定为基本国策，同年 12 月写入《中华人民共和国宪法》。主要内容及目的是提倡晚婚、晚育、少生、优生，从而有计划地控制人口。计划生育这一基本国策自制订以来，对中国的人口问题和发展问题发挥了积极作用。

**简史** 人口问题在全球范围出现，成为许多国家和地区面临的严重挑战。早在公元1798年，英国牧师托马斯·罗伯特·马尔萨斯发表《人口学原理》。认为只有自然原因、灾难、道德限制和罪恶才能限制人口过度增长。早在20世纪50年代，北京大学校长马寅初首先提议在中国进行生育控制（非计划生育），不过当时生育控制并未真正实行，中国家庭生育未受政府影响。直到20世纪70年代末，中国人口急剧增长，人口压力巨大，人们认识到人口问题是关系中华民族生存与发展、中国现代化建设的成败、人口与经济、社会、资源、环境能否相互协调和持续发展的重大问题。中国政府把实行计划生育，控制人口增长，提高人口素质确定为一项基本国策，是从国家富强、民族昌盛、人民幸福出发所做出的必然选择。此后计划生育逐步实施。中国鼓励有生育能力的已婚夫妇在国家指导下自愿选择适宜的避孕措施和方法；对自愿只生育一个孩子的家庭在生活、生产等许多方面给予优惠，帮助他们解决生活、生产中的困难，创造条件使他们尽快致富。对多生育子女的家庭，则征收一定数额的社会抚养费，这样做既是对多生育子女行为的限制，也是多生育子女者给予社会的一种补偿。

2000年初许多地区（特别是经济发达城市）进行政策调整，20世纪80年代的第一批独生子女已达适婚年龄，计划生育政策有一定调整，如独生子女夫妻允许生二胎，更是在2016年全面放开二胎。

实践证明，中国现行的计划生育政策符合全国人民的根本利益，同时也注意照顾部分群众的意愿的接受能力，因此，得到了全国人民的理解和支持，保证了计划生育工作的顺利开展并取得成功。中国政府正是为了实现持续的经济增长和可持续发展，满足全体人民日益增长的物质和文化需要，保证当代及子孙后代人民的根本利益和长远利益，而选择了实行计划生育这一战略决策。事实已经并将继续证明，在大力发展经济的同时，全面推行计划生育，是中国20世纪下半叶及以后一项利在当代、功在千秋的正确决策。

**研究内容** 中国结合国情和人口形势进行的计划生育宣传教育，唤起了全社会对控制人口过快增长的紧迫感和责任感。帮助群众认清国情，自觉实行计划生育起到了积极的促进作用。

**生殖健康宣传** 从1987年开始，中国实施了以农村为重点的普及人口与计划生育基础知识教育的计划。目前，中国不少乡村和街道，都建立了人口学校或婚育学校。不同年龄和婚育状况的育龄人群，可以在这些学校里，通过医师、教师和干部的授课或咨询，在人口常识及生殖生理、避孕节育、妇幼保健等方面学得许多科学知识，从而更加自觉地实行计划生育。

**避孕节育技术的研究** 中国早在20世纪60年代就开展了避孕节育的科学研究工作，现已初步形成了布局较为合理的计划生育科研和避孕药具生产体系。中国已经有了一个种类比较齐全，方法多样，可供群众自由选择的避孕节育技术系列。中国避孕药

的研制已进入国际先进行列。在提高现有避孕药具质量的同时，中国抓紧研制新的更为安全、高效、简便、经济的避孕药具。为了满足广大育龄群众对避孕药具的需求，国家每年投资近2亿元，组织40多家工厂生产各种避孕药具。中国的避孕药具供应已基本做到了自给。

**计划生育技术服务的推广** 为了保证广大育龄群众随时随地能够得到所需要的服务，中国建立了遍及全国城乡的由医院、妇幼保健站和计划生育服务站组成的计划生育服务网络。计划生育工作人员坚持面向基层、深入农村、服务上门、方便群众的原则，向育龄群众提供指导、咨询和服务，帮助他们根据自己的健康状况和需要，选择适宜的避孕节育方法。目前，全国约有2亿育龄夫妇采取了避孕措施，全国已婚育龄夫妇避孕率已达到80%左右。

从20世纪60年代开始，中国一直实行避孕药具免费发放和节育技术服务减免收费的政策。1988年，中国开始实行避孕药具免费发放与市场零售相结合的体制，拓宽了供应渠道，既方便和满足了群众的需要，又提高了避孕药具的使用效率。为了使群众能够及时得到避孕药具，从省、市到乡、村各级都有专门的机构或专人负责。

中国政府反对将人工流产作为计划生育的手段。国家允许需要人工流产妇女在安全、可靠的条件下做手术。随着计划生育科学知识的普及和避孕节育措施的广泛采用，很多地方的人工流产数呈下降趋势。中国在出生率大幅度下降的情况下，每年出生人口数与人工流产数之比保持在1：0.3左右，相当于目前世界各

国的中等水平。

为了保障母婴的健康，中国在做好计划生育工作的同时，努力改善医疗卫生条件，加强妇幼保健服务，提高了广大妇女和儿童的健康水平，这对计划生育起到了促进作用。中国已建成遍及全国城乡的妇幼保健服务网络。数千个妇幼保健机构广泛开展妇女病普查防治、遗传咨询、婚前检查、孕产期保健、新法接生、婴幼儿保健等多种服务。中国许多地区的计划生育部门为育龄夫妇开展了婚育系列保健服务活动。

**研究方法** 采用调查法、观察法、实验法及跨学科的研究方法来解决计划生育工作面临的诸多领域。

**与相邻学科的关系** 与社会学、人口学、胚胎学、遗传学、妇产科学、男性学、解剖学、检验学、统计学和心理学等诸多学科关系密切。

**计划生育面临的挑战** 计划生育工作在人口素质、人口结构方面也存在一些不可忽视的问题。例如出生人口性别比偏高等。因此中国在人口与发展问题上，仍然面临着严峻的挑战。实行计划生育，控制人口数量、提高人口素质仍然是一项艰巨而紧迫的战略任务。

为了从根本上全面解决中国的人口问题，必须采取综合措施，包括大力发展经济，消除贫困，保护生态环境，合理开发利用资源，普及文化教育，发展医疗卫生和妇幼保健事业，完善社会保障制度，特别是养老保险制度，稳步推进城市化的进程，提高妇女地位，保障妇女的合法权益等。近年来，中国政府在这些方面都制定了规划、政策和措施，为实行计划生育创造了更加有利的条件和环境。

对于近年来出现的出生性别比升高的趋势，中国政府和全社会都十分重视，正在采取加强宣传教育、保障妇女儿童合法权益、严禁在医学需要之外采用技术性对胎儿性别鉴定和选择性人工流产，以及完善出生申报和统计制度等措施，逐步加以解决。

（刘欣燕）

jìhuà shēngyù jìshù zhǐdǎo

## 计划生育技术指导（technical guidance of family planning）

从事计划生育技术服务的机构和人员，在公民实行计划生育时，使其了解自身的健康检查结果和常用避孕节育方法的基本知识，指导其选择适合于自己的避孕节育方法。

**生殖健康教育** 根据不同对象、时间、场合，采用不同方式方法，传播有关生育调节期的生殖健康知识，提高育龄妇女健康生殖的认识，改变不科学的生育观、不符合卫生保健的态度与行为，提高自我保健能力。

**计划生育咨询、指导与服务** 通过个别咨询与指导的方法，了解个体避孕节育的要求与问题，使其解除顾虑，自觉、自愿选择恰当的节育方法，指导其正确使用，并做好随访与反馈工作。进行以社区群体为对象的生育调节保健服务，对群体中推广的各种节育方法进行效果调查，分析比较不同方法的可接受性、有效性、安全性及副反应，为当地落实计划生育技术服务工作提供依据。

**计划生育技术服务和术后随访** 根据具体情况，帮助育龄妇女实现科学节育方法，如宫内节育器的放或取、绝育术的施行、避孕药的使用指导，工具阻断避孕法、自然避孕法、人工流产术等的技术服务。对"高危"人群，如哺乳期妇女、剖宫产后妇女、多次人工流产史者、子宫手术史者、严重全身性疾病者等，及时提供节育方法的重点服务，避免意外妊娠造成不良后果。对采取节育措施的妇女进行随访，以观察节育效果和副反应等，把住质量管理关。

**防治和鉴定计划生育手术并发症** 依据中华人民共和国国家卫生健康委员会颁发的《男女节育手术并发症诊断标准》，对术时、近期及远期并发症进行鉴定。预防计划生育手术并发症，首先要提高计划生育手术者的思想和业务素质，加强工作责任心，严格执行手术常规，保证手术质量；其次要做好受术者的健康教育，使受术者术中能与医务人员密切配合，术后遵守医嘱，自觉保健。并发症治疗原则与临床处理此类病症相同。

**病残儿医学鉴定** 依据《独生子女病残儿医学鉴定管理办法》，对病残儿进行医学鉴定。

**计划生育技术培训** 运用各种形式，分级培训，一级带一级。培训内容可根据开展业务的需要确定，如质量上存在的问题、新技术、新药具、新器械的引进等。形式上可以以会代训、专题业务讲座、手术观摩、病例讨论、新技术推广等。

（刘欣燕）

jìhuà shēngyù yōuzhì fúwù

## 计划生育优质服务（quality of care of family planning）

以人为本、以人的全面发展为中心，以群众的需求为出发点，以稳定低生育水平、提高人口素质为目标，围绕生育、节育、不育开展优质服务，合理地利用和配置社会资源，以适应市场的发展和群众的需求，全面提高计划生育服务质量，促进人口和社会全面发展的活动。

20世纪90年代初，面对社会、经济、人口与计划生育的新发展，国家人口和计划生育委员会在认真总结"八五"期间计划生育工作经验的基础上，提出了计划生育工作要实现"两个转变"的思路，即"由以往的仅就计划生育抓计划生育向与经济社会发展紧密结合，采取综合措施解决人口问题转变；由以社会制约为主向逐步建立利益导向与社会制约相结合，宣传教育、综合服务、科学管理相统一的机制转变"。1998年，国家人口和计划生育委员会进一步提出了中国计划生育工作到21世纪中叶分四步走的战略目标，并得到了中央政府的原则同意。在这一战略目标中，明确指出，计划生育工作到2000年要基本实现"三为主"并逐步实现"两个转变"，到2010年要在全国基本实现"两个转变"。为了在全国有步骤地推进计划生育工作思路和工作方法的"两个转变"，在1995年初，国家人口和计划生育委员会在自愿的基础上选择了社会经济条件相对较好、计划生育工作比较先进的六个县、区作为首批计划生育优质服务的试点。它包括辽宁省辽阳县、吉林省农安县、上海市卢湾区、江苏省盐都县、浙江省德清县和山东省即墨市。1997年又增加了四个城区（北京宣武区、天津和平区、南京玄武区和湖南株洲市）和一个县（湖南浏阳县）。1998年起，美国福特基金、人口理事会、密执安大学等与国家人口和计划生育委员会合作，开始了计划生育优质服务国际合作项目，国际社会十分关注中国计划生育

的改革和创新。

**服务范围和内容** 服务范围包括从青春期到绝经期的全过程，内容包括涉及婚姻、优生、优育、避孕、节育、生殖健康等方面，核心是避孕方法的知情选择。

**主要任务** 坚持以人为本，以提高人民群众自我保健意识和自我保健能力为重点，丰富科普宣传内容，把宣传教育与咨询服务结合起来，提高科普宣传的针对性和有效性；积极推行避孕节育措施的知情选择，扩大计划生育技术服务领域，把技术服务从单纯的落实节育措施拓展到避孕节育全程服务、优生优育、生殖保健服务；建立科学的管理和服务规范，把群众满意程度作为重要标准；改进和完善考核评估体系和考核评估办法，建立宣传教育、科学管理和综合服务相统一的经常性工作机制。

**优质服务"六要素"** 计划生育优质服务的框架：由六个基本要素构成，这是美国社会学家朱迪思·布鲁斯在总结研究了100多个发展中国家避孕服务的情况后提出的观点，被国际上普遍认同。即：可供选择的避孕方法；提供必要的知识信息；具备胜任的技术能力；建立良好的人际关系；建立周密的随访机制；提供适当的综合服务。

**计划生育技术服务** 指使用手术、药具、工具、仪器、信息及其他技术手段，有目的地向育龄群众提供生育调节及其他有关的生殖保健服务活动。

**优质服务承诺** ①树立全心全意为人民服务的思想，尊重服务对象，态度和蔼，言行文明礼貌。②对育龄妇女发给计划生育优质服务便民卡。③免费提供计划生育现行政策法规咨询服务，

避孕药具知识咨询服务，生殖健康知识咨询服务，紧急避孕方法咨询服务。④免费提供计划生育宣传资料、宣传品和部分避孕药具、避孕方法及知情选择指导。⑤为已婚育龄妇女提供查环、查孕、查病服务和随访服务。⑥定期开展青春期、新婚期、孕产期、育儿期、更年期教育。⑦耐心解答群众提出的有关服务内容问题，始终如一保持微笑服务。⑧对来访就诊人员要及时组织诊治，当天的手术当天做完（特殊情况除外）。⑨不以任何理由收受服务对象的礼物。违反者令其全部退还，并按有关党纪政纪处理。⑩B超、化验等检验项目，要认真细致，做到准确无误。⑪出具各种证明时，必须实事求是。

（刘欣燕）

jihuà shēngyù sāndà gōngchéng
**计划生育三大工程**（three big projects of family planning） 实施避孕节育优质服务工程，实施生殖道感染干预工程，实施出生缺陷干预工程。

**避孕节育优质服务工程** 通过研究、开发、引进和推广新的避孕方法，推进避孕节育方法的知情选择，为广大育龄夫妇提供避孕节育全程服务。这一工程的实施必将提高广大育龄群众的主动参与意识，使育龄群众可根据自己的年龄阶段、健康状况、工作性质和生活环境，选择合适的避孕节育方法，达到既有利于稳定低生育水平，又有利于促进育龄群众身心健康的目的。

**出生缺陷干预工程** 是提高出生人口素质的一个重要举措，是计划生育"三大工程"中的一个主要方面。它针对出生缺陷的发生机制，提出了出生缺陷三级防治体系，为预防出生缺陷提供

一种积极、有效的防治体系和防治手段；对妇女在孕前、孕中、产后采取各种有效措施，尽最大可能去除各个环节中出现的不良因素，降低出生缺陷的发生。

**生殖道感染干预工程** 是计划生育优质服务"三大工程"中的一个重要内容。它包括普及生殖保健知识及生殖道感染的筛查、诊治和随访等内容。这项工作的开展必将在降低中国妇女常见病和性传播疾病的发生率、提高育龄群众的生殖健康水平和生存质量方面起到积极作用。

（刘欣燕）

jiéyù

**节育**（birth control） 减少种群生育率的各类措施。又称生育控制。节育不等同于计划生育。

中国为缓减人口压力，使人口发展与经济发展相适应，以期增加育龄妇女受教育和就业机会、增进妇女健康、提高妇女地位、促进国民物质文化生活水平的提高，将计划生育政策作为基本国策，2001 年 12 月 29 日颁布《中华人民共和国人口与计划生育法》。以国家法令的形式要求育龄妇女实行节育措施。

**方法** 由生物学的角度来看，生育控制的原则可分为：避免排卵；避免精子进入雌性动物体内；避免受精；避免受精卵着床。

**传统生育控制法** ①禁欲：不进行性行为。②非阴道性行为：肛交、口交。③自然避孕法：性交中断法、安全期计算。

**近代生育控制法** ①抑制排卵药物：包括复方（含人工合成的雌激素和孕激素）、单方孕激素，剂型有口服、注射、皮下植入、阴道放置。可有效抑制排卵，避孕效果非常高，同时防止宫内和宫外妊娠。②宫内节育器：子宫内置入避孕器主要可以干扰受精卵着床。常见的宫内节育器种类繁多，有圆形、T 形、γ 形、单根等形状，有含铜、含缓释孕激素和消炎止痛药物的环，可以有效避免宫内妊娠。③屏障物：男用或女用避孕套。④绝育法：男性输精管结扎、女性输卵管结扎。⑤紧急避孕：在性交后 72 小时内服用，改变子宫内环境，使受精卵不易着床，又称事后丸。

**人工中止妊娠** 可采用药物或者手术的方法，主要是中止非意愿妊娠，不能作为常规的节育措施。

**影响** 人口压力大的国家，倡导实行计划生育，女性承担了绝大部分节育的责任，对女性的健康形成了一定的负担；由于传统社会重男轻女，造成出生人口性别比例失调；每个家庭生育人口减少后，社会老龄化更加明显。相反，在一些低人口出生率国家（如俄罗斯和一些北欧国家）则鼓励生育。

（刘欣燕）

bìyùn

**避孕**（contraception） 在受精卵着床前，通过人工的手段干扰排卵、受精或着床，以达到阻止妊娠发生的方法。一些西方国家或某些宗教认为受精卵即意味着一个新生命的诞生，故将干扰着床的避孕方法也视为人工流产，但这种观点尚未被多数国际社会所接受。

在中国，避孕模式以长效避孕方法为主，即以医院协助才得以实现的避孕方法。在育龄人口中不再推行具有一定强制性质的"一环二扎"（先上节育环再结扎）的避孕模式，取而代之的是避孕节育方法的知情选择。进入低生育水平的新人口阶段以来，中国妇女的生育模式发生了极大的转变，晚婚晚育和少生优生成为婚育的新风尚。这些转变在技术层面上的支撑条件则是避孕节育措施的实施。

当代妇女避孕事宜最具核心的价值是对人们生殖健康权益的维护。当代避孕服务的总体目标是所有人都有权获得和选择，并从对计划生育方法选择的科学进步中获益，满足群众个性化的避孕需求。在国际上，进展较活跃的是甾体激素避孕方法，在中国则为宫内节育器。

除关注生理上残疾、智力缺陷和严重精神疾病等人群避孕服务外，国际上还特别关注处于性传播感染（包括人类免疫缺陷病毒）高度危险的人群和青少年。青少年在选择避孕方法时，应着重考虑社会和行为问题。在中国，除上述人群外，具有特殊需求的人群还包括流动人口，各级计划生育管理和服务部门均在服务的可及性、费用等方面给予了关注。

在实践中，在选择某种计划生育方法时，服务对象在避免妊娠的期望水平与愿意耐受避孕方法的风险和不利之间几乎总是存在着一种平衡。避孕方法的选择，不仅要注意医学标准中的适应证和禁忌证，还要指导服务对象选择具有有效性、可获得性、可接受性、可负担得起和安全性等的避孕方法。然而，一些避孕方法的保护水平，不仅与避孕方法本身有关，还与使用者能否坚持和正确使用有关。只有持续正确地使用，才有可能达到该方法应有的避孕有效性。世界卫生组织对避孕方法有效性的分类以比尔指数为依据，即每 100 例妇女使用某避孕方法 1 年的妊娠率，也称失败率。比尔指数≤1，说明该避孕方法非常有效（高效），2～9为有效（中效），>9为效果较差（低效）。世界卫生组织《避孕方法选用的医学标准》给出的各种方法的有效性见表。

避孕不仅针对女性群体，选择避孕方法时要考虑男性及女性的权利，男女双方对避孕方法一致认可并愿意实施，双方均有知情和享受的权利。使用者在选择避孕方法时，经常会受到社会、经济、文化等因素的强制或限制，也可能是在特定的时间、社会及文化氛围中作出的选择。作出任何决定前必须考虑个人的生殖权利、个人的实际情况、双方的接受程度、各自持有的观念看法，在知情选择的基础上做出决定。在经济条件允许的情况下，建议尽量选择现代新型的口服避孕药。

以人为本的避孕服务，在有效避免非意愿妊娠的同时，更强调同时提供非避孕的健康益处。当代群众最迫切的需求是在避孕的同时获得对生殖感染（包括性传播感染和HIV）的有效防护。

除此之外甾体激素避孕方法所提供的减少月经血量，缓解痛经，减轻痤疮和皮脂溢，降低卵巢癌、子宫内膜癌风险，降低宫外孕和盆腔感染风险的益处，也越来越多地得到避孕妇女的认同和接受。OCs是需要长期服用的药物，其安全性及对人类健康的影响受到普遍关注。对其研究的广泛和深入可能没有其他药物可以相比。复方OCs的发展趋势为雌激素剂量减少，不良反应减少，但避孕效果不减低；孕激素为换代（第2代和第3代）且剂量也下降，孕激素活性不断增强，雄激素活性减至最小，因此有关的不良反应发生率也明显下降。既认识其可能引起的不良反应，也要正确评估其对健康的有利影响。

流行病学调查结果表明，在选择避孕措施的决策中，有50%以上的男性愿意承担避孕责任。遗憾的是至今，还没有一种理想的男性节育技术供临床广泛使用。男性避孕药具的研究已有数十年历史，激素避孕药是目前的研究

热点，是试验性男性避孕方法中最接近要求的，研究者不断探索甾体类激素用于男性避孕，一些激素避孕药已进入临床试验，并最有可能过渡到临床应用阶段。初步研究结果提示，单纯使用激素避孕的有效性可达到97%～100%，但是激素避孕对骨骼、肿瘤风险及心血管疾病的影响仍然是值得关注的问题。

男性避孕研究前景广阔，男性激素避孕最有可能成为广为接受的安全、有效的避孕方法，摆脱目前男性避孕的尴尬处境，尤其是中国在该领域具有领先的研究和推广应用优势，男性激素避孕的广泛应用将在不久的将来成为现实。

总之，避孕仍然是人口大国所要面临的重大任务，尚无任何一种避孕方法既能100%有效又能完全没有不良反应。应根据个体要求及方法类型来选择适宜的避孕方法。此外，避孕方法选择多样化的今天，如何提高避孕方法的安全性、有效性依然是亟需解决的重要课题。

（李佩玲）

zāitǐ jīsù bìyùnyào

**甾体激素避孕药**（steroid hormonal contraceptive） 甾体类激素的基本骨架为一甾环，亦称环戊烷多氢菲，是一个由17个碳原子组成的环形结构，由3个六碳环及1个五碳环相互连接构成。甾体激素来源于胆固醇裂解，胆固醇为产生所有性甾体激素的母体物质，有27个碳原子。人工合成性激素比内源性性激素有较强或较长时间的作用，因此，用小剂量就能发挥效应。临床上应用的是人工合成的甾体激素作为避孕药。由美国格·皮克斯（G. Picus）和美籍华人张明觉发明，从1956

表　各种避孕方法的有效性

| 避孕方法 | 使用第一年意外妊娠妇女的百分率（%） | |
| --- | --- | --- |
| | 一般性使用 | 正确并持续使用 |
| 皮下埋植 | 0.05 | 0.05 |
| DMPA注射 | 3 | 0.3 |
| 女性绝育 | 0.5 | 0.5 |
| T铜380A | 0.8 | 0.6 |
| 孕激素口服避孕药（哺乳） | 1 | 0.5 |
| 哺乳期闭经 | 2 | - |
| 复方口服避孕药 | 6～8 | - |
| 阴道隔膜与杀精剂 | 29 | 18 |
| 掌握生育周期的方法 | 25 | 3 |
| 女性避孕套 | 21 | 5 |
| 宫颈帽（经产妇） | 32 | 26 |
| 宫颈帽（未产妇） | 16 | 9 |
| 不避孕 | 85 | - |

注：0～1非常有效；2～9有效；>9效果较差。

年开始试用，已有近 50 余年历史；中国则从 1963 年开始临床试用，1964 年在临床推广。这类避孕药有数十种，基本上分为：短效口服避孕药（包括复方短效口服避孕药和单方短效口服避孕药）、长效口服避孕药、长效避孕针、探亲避孕药、缓释系统避孕药。据估计，全世界约有 8000 万以上妇女使用这类避孕药，避孕效果甚佳。

**作用机制** ①抑制排卵。主要是抑制促性腺素释放激素的释放，最终结果是抑制促卵泡素、促黄体素的合成与释放。②改变子宫颈黏液性状，不利于精子穿透。③改变子宫内膜形态与功能，影响受精卵在子宫内膜里着床。④改变输卵管正常的分泌活动和肌肉运动，改变受精卵在输卵管内正常运动速度，影响受精卵与子宫内膜发育的同步变化。⑤抑制精子获能。

**药物避孕方法的选择** 要遵循有效性、可获得性、可接受性、可负担性和安全性五项原则。

**有效性** 在一定程度上依赖于避孕药物自身的效果和缺点，服务对象只有正确地持续使用，才有可能达到该药应有的避孕有效性。影响持续性和正确性的因素与很多，如年龄、收入、文化程度及妊娠和避孕的愿望。

**可获得性** 选择避孕药时要考虑男性及女性的权利，即有知情和享受的权利，选择最适宜的避孕药物。保证避孕咨询提供的服务是循证的和标准的；经常性的管理和评估计划生育报告，确保服务是可及的。

**可接受性与可负担性** 可接受性指男女双方对药物避孕方法一致认可并愿意使用。服务对象在选择方法时，经常会受到直接

或间接的社会、经济、文化等因素的强制或限制，可能是在特定的时间、社会及文化氛围中作出决定。因此，选择在一定经济条件下是可变的，服务提供者对此应充分理解和支持。另外，服务机构提供避孕药时一定要考虑对象的经济承受能力，指导服务对象权衡不同避孕药的优缺点，针对个人的实际情况、双方的接受程度、各自持有的观念看法，从而作出决定。经济条件允许的情况下，尽量选择现代新型的口服避孕药。

**安全性** 包括接受服务的整个过程，如咨询、选择、使用及不良反应等。妇女使用口服避孕药，减少了意外妊娠，可提高生殖健康。

**禁忌证** ①严重的心血管疾病，血栓性疾病不宜使用。②急、慢性肝炎或肾炎。③癌前病变，恶性肿瘤。④糖尿病，甲状腺功能亢进等内分泌疾病。⑤雌激素可抑制乳汁分泌，故哺乳期不宜应用复方口服避孕药。⑥年龄 > 35 岁的吸烟妇女不宜长期使用，严重吸烟者不宜服用。⑦需长期服药的精神病患者。⑧有严重偏头痛，反复发作病史者。

**不良反应及处理** 主要有以下几个方面。

**类早孕反应** 约 10% 的女性在服药初期会出现食欲缺乏、恶心、呕吐、乏力、头晕等类似妊娠早期的症状。一般不需特殊处理，坚持服药数个周期后可自然消退。若症状严重，可考虑更换制剂或停药改用其他避孕措施。

**阴道不规则流血** 又称突破性出血。点滴状出血可不用处理。流血较多者每天在服用避孕药的同时加用雌激素，直至停药；若流血似月经量或流血时间近月经

量，则停止服药，作为一次月经来潮，在出血第 5 日再开始服下一周期的药，或更换其他避孕方式。

**闭经** 1% ~ 2% 女性发生闭经，月经不规则女性更多见。停药后月经不来潮者需除外妊娠，若连续停经超过 3 个月，需停药观察。

**体重变化** 第三代孕激素口服避孕药，可减少或避免此不良反应。

**皮肤色素沉着** 停药后多可逐渐恢复。第三代口服避孕药，可改善原有的皮肤痤疮。

**其他** 少数女性可出现头痛、复视、乳房胀痛等。可对症处理，必要时做进一步的检查。

**进展** ①雌激素的含量逐渐降低，炔雌醇从过去 50μg 以上，降到 35μg 或 30μg 的基础上，又降到 20μg，从而减少了甾体激素避孕药的不良反应。②研制和应用新型孕激素，现研制的新型口服避孕药优思明，含屈螺酮 3mg 和雌激素 30μg。屈螺酮的结构类似螺内酯，螺内酯是一种抗醛固酮的保钾利尿剂，能降低围绝经期综合征的症状和水潴留，消除情感相关症状，有抗盐皮质激素和抗雄激素的作用，类似孕酮。③米非司酮用于紧急避孕和常规避孕。④注射避孕针，降低醋酸甲羟孕酮的含量，增加雌激素，即 Lunella 注射避孕针。对月经和体重的干扰小，适合喜欢注射又有规律月经的妇女。

（李佩玲）

fùfāng duǎnxiào kǒufú bìyùnyào

**复方短效口服避孕药**（compound short-acting oral contraceptive） 含有雌激素和孕激素 2 种成分，需连续服用才能维持避孕效果的药物。

**作用机制** ①抑制排卵：药物抑制下丘脑释放促性腺素释放激素（gonadotropin releasing hormone，GnRH），使垂体分泌促卵泡素（folliclestimulating hormone，FSH）、促黄体素（lutropin，LH）减少，同时直接影响垂体对 GnRH 的反应，不出现排卵前 LH 峰，而抑制排卵。②改变子宫颈黏液性状：子宫颈黏液受孕激素影响，量变少而黏稠，不利于精子穿透。③改变子宫内膜形态与功能：孕激素抑制子宫内膜增殖，使腺体及间质提前发生类分泌期变化，形成子宫内膜分泌不良，不适于受精卵着床，进一步使腺体衰竭萎缩。④影响输卵管的蠕动：避孕药的雌孕激素持续作用，使输卵管的分泌活动和肌肉活动发生改变，影响同步化变化，达到避孕效果。

**种类和剂量** ①复方炔诺酮（口服避孕片 1 号，国产）：含炔诺酮 0.625mg，炔雌醇或乙炔雌二醇 0.035mg。②复方甲地孕酮（口服避孕片 2 号，国产）：含甲地孕酮 1mg，炔雌醇 0.035mg。③口服避孕片 0 号（国产）：含炔诺酮 0.3mg，甲地孕酮 0.5mg 和炔雌醇 0.035mg。④复方 18 甲基炔诺酮（国产）：含 18 甲基炔诺酮 0.3mg，炔雌醇 0.03mg。⑤复方

左旋 18 甲基炔诺酮（国产）：含左旋 18 甲基炔诺酮 0.15mg，炔雌醇 0.03mg。⑥妈富隆（进口）：含地索高诺酮 150μg，炔雌醇 30μg。⑦敏定偶（进口）：含孕二烯酮 75μg，炔雌醇 30μg。几种常用合成孕激素的生物学效应见表。

**适应证** 凡已婚育龄，身体健康的妇女，无禁忌证者均适用。

**禁用与慎用** 包括以下内容。

禁用情况 血栓性静脉炎或血栓栓塞性疾病，深部静脉炎或静脉血栓栓塞史者；脑血管或心血管疾病；高血压，血压 > 140/90mmHg；已知或可疑乳腺癌禁用，良性乳腺疾病可用；已知或可疑雌激素依赖性肿瘤；良性、恶性肝脏肿瘤；糖尿病伴肾脏、视网膜或神经病变并发症及其他心血管病，患糖尿病 20 年以上者；肝硬化，肝功能损伤，病毒性肝炎活动期；妊娠；产后 6 周以内，母乳喂养时，因避孕药抑制乳汁分泌，并使其蛋白质与脂肪含量下降；产后 3 周内，血液凝固和纤维蛋白溶解尚未恢复正常，服用避孕药会使产妇血栓形成的风险增大；原因不明的阴道异常流血；吸烟每日 ≥20 支，特别对年龄 ≥35 岁妇女，影响卵巢功能，不宜长期口服；精神病、生活不能自理者。

慎用情况（需认真随访）高血压，血压 < 140/90mmHg，需定期监测血压；糖尿病无并发血管性疾病，服用避孕药可使糖耐量轻度减退，应在严密监视下使用；高脂血症，应在监测下使用或选用对血脂影响较小的配方；胆道疾病可能与复方避孕药有微弱联系，故宜注意在观察下使用；有胆汁淤积史及妊娠期胆汁淤积史者，服避孕药后可能增加胆汁淤积的危险性，宜慎用；子宫颈上皮内瘤变（cervical intraepithelial neoplasias，CIN），避孕药促使 CIN 进展为浸润性病变的可能性很小，但服药妇女仍应定期随诊；年龄 ≥40 岁，由于心血管疾病危险随年龄而增加，服用复方避孕药可能增加危险；吸烟本身将增加心血管疾病危险，年龄 >35 岁吸烟者，服用避孕药宜加强监测；严重偏头痛，但无局灶性神经症状者；利福平、巴比妥类抗癫痫药属肝酶诱导剂，可降低避孕药效果；镰状细胞疾病，可影响血液凝固、黏滞度、疼痛性危象的发生率和严重程度。

**给药方法** 根据选择的不同制剂，按照要求进行服用。

国产避孕药的用法 短效口服避孕药每板均为 22 片。是从月经周期第 5 天开始服药，每晚

表 几种常用合成孕激素的生物学效应

| 激素 | 内膜转化 | E | 抗 E | A | 抗 A | 糖皮质激素 | 盐皮质激素 |
|---|---|---|---|---|---|---|---|
| 孕酮 | + | − | + | − | ± | − | − |
| 甲羟孕酮 | + | − | + | − | + | + | − |
| 环丙孕酮 | + | − | + | − | + + | + | − |
| 炔诺酮 | + | − | + | + + | − | − | − |
| 左炔诺孕酮 | + | − | + | + + | − | − | − |
| 地索高诺酮 | + | − | + | − | − | − | − |
| 孕二烯酮 | + | − | + | − | − | − | + |
| 屈螺酮 | + | − | + | − | + | − | + |

注：E 为雌激素；A 为雄激素；"+" 代表有活性；"±" 代表弱活性；"−" 代表无活性。

1 片，连服 22 天，勿间断，若漏服应次晨补服，以免发生突破性出血或避孕失败。

**进口避孕药的用法** 第 1 个服药周期，于月经来潮第一天开始，取出标记相应星期日期的药片服用，之后按箭头方向每天定时口服 1 片，连服 21 天。以后无论月经是否来潮，均于停药第 8 天开始服用下一周期的避孕药。

**换药服法** 从服用其他甾体激素类避孕药改为服用妈富隆等进口避孕药时，若原来服用其他短效复方避孕药，则可在服完最后一片活性药片的次日开始服用妈富隆或达英 35；若原来使用长效避孕针或皮下埋植剂，可在应用注射针剂或取出皮下埋植剂的当日开始服用进口避孕药，服用最初 7 天内如有性生活，应同时采用屏障法避孕。

**不良反应** ①类早孕反应：恶心、呕吐、头晕、乳胀、白带增多等，多由雌激素引起。②乏力、嗜睡、体重增加等，可能与孕激素有关。③有色素增加时，可见蝴蝶斑，与雌激素引起的色素沉着有关，必要时可更换单纯孕激素制剂。④个别妇女可能出现体重增加、食欲亢进等，多因雄激素衍生物的作用，可更换孕酮衍生物避孕药 2 号；复方屈螺酮避孕片（优思明）中的孕激素为屈螺酮，有抗盐皮质激素和抗雄激素的作用，可以对抗雌激素对肾素 - 血管紧张素 - 醛固酮系统的作用，因而避免了水钠潴留，不会增加体重，而其他人工合成的孕激素几乎都缺乏抗盐皮质激素的活性。⑤阴道流血：在服药期间可能发生点滴出血，或如月经样的突破性出血。⑥月经过少或闭经：月经过少时，可因子宫内膜受抑制，是口服避孕药希望

达到的效应。若出现闭经应首先排除妊娠，若闭经超过 6 个月，应检查垂体激素水平，分析原因。

（李佩玲）

**dānfāng duǎnxiào kǒufú bìyùnyào**

# 单方短效口服避孕药（unilateral short-acting oral contraceptive）

含孕激素一种成分，需连续服用才能维持避孕效果的药物。

**特点** ①第一代：孕激素为炔诺酮和甲地孕酮。缺点是对心血管有不利影响，有促进动脉硬化发展的危险；在服用短效口服避孕药而且吸烟的人群中，心肌梗死的发生率明显增加。②第二代：为炔诺孕酮和左炔诺孕酮，左炔诺孕酮的孕激素活性比炔诺酮强 100 倍，比炔诺孕酮强 1 倍，抗雌激素活性较炔诺酮强 10 倍。③第三代：为地索高诺酮、孕二烯酮和诺孕酯。第三代孕激素相比以前的孕激素，抑制排卵的作用更强；与性激素球蛋白结合能力弱，几乎无雄激素作用，同时有抗雌激素作用；能够提高血浆高密度脂蛋白水平。但发生静脉血栓的危险性高于第二代。④第四代：即控体避孕药。含最新型孕激素屈螺酮，是一种与传统孕激素结构不同的激素，结构类似于螺内酯，生化特性在抗盐皮质激素和抗雄激素作用方面类似于天然孕酮，可有效对抗水钠潴留引起的水肿现象，优思明是目前唯一可控体重的短效口服避孕药。同时，第四代短效口服避孕药对女性生育能力和后代的健康发育并没有不良影响，停药后即可怀孕。

**作用机制** 见复方短效口服避孕药。

**适应证** 凡已婚育龄，身体健康的妇女，无禁忌证者均适用。

**禁用与慎用** 见复方短效口

服避孕药。

**给药方法** 见复方短效口服避孕药。

**不良反应** ①乏力、嗜睡、体重增加等，可能与孕激素有关。②个别妇女可能出现体重增加、食欲亢进等，多因雄激素衍生物的作用，可更换孕酮衍生物避孕药 2 号；复方屈螺酮避孕片（优思明），因有抗盐皮质激素和抗雄激素的作用，不会是水钠潴留，不增加体重。而其他人工合成的孕激素几乎都缺乏抗盐皮质激素的活性。③阴道流血：在服药期间可能发生点滴出血，或如月经样的突破性出血。④月经过少或闭经：月经过少时，可因子宫内膜受抑制，是口服避孕药希望达到的效应。个别妇女出现闭经时，首先排除妊娠的嫌疑。停药超过 6 个月，依然闭经时，称为"避孕药后闭经"，较为少见。应检查垂体激素水平分析原因，予以治疗。

**注意事项** ①服药妇女应定期（一般 6 个月至 1 年）随访体检，包括血压、乳房检查、妇科检查、巴氏涂片，以及早发现异常情况。②服药期间若出现下肢肿胀疼痛、头痛等情况，应考虑血栓栓塞性疾病或其他血管疾病的可能性。进行手术时需至少停药 4 周。③若视力障碍、复视、视乳头水肿、视网膜血管病变等情况，应立即停药并进行相应的检查以除外视网膜病变。④服药期间避孕失败妊娠，一般应终止妊娠。宫内暴露于性激素对发育中的胎儿可能有影响。女胎可能发生生殖器肿瘤，男胎可能有泌尿生殖道的发育异常和先天畸形的危险。⑤避孕药可引起液体潴留，可能使某些疾病如偏头痛、抽搐、哮喘或心肾功能不全复发或加重。⑥有妊娠期黄疸史的妇

女服避孕药时可能出现黄疸复发。若出现黄疸，应立即停用。⑦口服甾体避孕药经肝脏代谢，肝功能损伤的患者用药前应特别慎重考虑。⑧口服避孕药对盆腔炎和异位妊娠恶变的发生率也有一定影响。

(李佩玲)

## chángxiào kǒufú bìyùnyào

## 长效口服避孕药（long-acting oral contraceptive）

以雌激素为主，服用一次可维持较长时间（通常是 1 个月）避孕效果的药物。口服长效雌激素的主要成分是炔雌醇环戊醚简称炔雌醚，每月服 1 片可避孕 1 个月，使用方法简便，有效率达 98% 以上。配伍由人工合成的短效孕激素制成。由于年轻女性对长效口服避孕药认识不同的原因，它的使用还比较局限。在欧洲国家，长效避孕药的使用也很有限。

**作用机制** 炔雌醇从胃肠道很快吸收后将储藏于脂肪组织内缓慢释放，起长效抑制排卵的避孕的作用，孕激素促使子宫内膜转化为分泌反应，作用消退引起撤退性出血。长效避孕药配方中的孕激素无长效作用，用药后内膜首先表现为孕激素作用，待孕激素撤退引起出血后，然后受长效雌激素的继续影响，内膜表现为以雌激素效应为主的增殖期改变。外源性甾体激素通过反馈抑制下丘脑 - 垂体 - 卵巢轴功能起抗排卵作用。

**适应证** 同短效口服避孕药（见复方短效口服避孕药）。

**禁用与慎用** 同短效口服避孕药，尤其适合于不能放置宫内节育器及服短效避孕药容易遗忘、而又不愿用其他方法的妇女。由于长效口服避孕药一次摄入激素量较大，故宜严格选择服药对象，并加强随访。

**种类和剂量** ①长效复方18甲基炔诺酮（复发炔诺孕酮二号片）：含炔雌醚 3mg、18 甲基炔诺酮 12mg。②复方左旋 18 甲基炔诺酮：含左旋 18 甲基炔诺酮 6mg、炔雌醚 3mg，为中国常用的长效口服避孕药。③长效复方炔雌醚氯地孕酮：含炔雌醚 3.3mg、氯地孕酮 15mg。④长效复方炔雌醚甲地孕酮 18 甲基炔诺酮：含炔雌醚 2mg、甲地孕酮 6mg 以及 18 基炔诺酮 6mg。

**给药方法** 与短效避孕药不同，常用有两种服法。①月经周期第 5 天首次服药，第二次在第 25 天（即相距 20 天），以后每 30 天 1 片，亦即按第二次服药日期，每月 1 片。②首次在月经周期第 5 天服 1 片，隔 5 天再加服一片，加强疗效以后每月按第 1 次服药日期服 1 片。

**不良反应及处理** 主要有以下几个方面。

**月经变化** 只要按规定服药，一般周期规律与服药前相似。多数妇女服药后月经量有所减少，随着服药周期的增加，经量逐渐减少。很少出现闭经。若连续闭经 2 个周期，需行妇科检查以除外因失败而妊娠。如能排除妊娠，可在再次服药时同时加服孕激素类药物，如炔诺酮或 18 甲基炔诺酮；或注射黄体酮。连续闭经 3 个周期以上，则需停药，等待月经自然恢复；此后可选用短效避孕药。

**类早孕反应** 与短效避孕药相似，也以恶心、呕吐、头晕等类早孕反应为主，一般在服药最初时期发生，轻者无需处理，重者可对症治疗。

**白带增多** 因为长效避孕药是以雌激素为主的避孕药，在雌激素的影响下，子宫颈管的内膜腺体分泌旺盛，产生较多稀薄、透明如蛋清样或水样白带，在月经来潮时更为明显，无需处理。

**血压影响** 服药期间对血压影响不大，约有 4%，可有血压轻度升高，少数服药者，原有高血压于服药过程中降至正常。

**其他** 如乳胀、皮肤痒、面部色素沉着、毛发脱落等也偶有出现。症状轻者不需处理，较重者则应停药及对症治疗。

**注意事项** ①基本与短效口服避孕药相同，但服药方法不同，长效药在服药后 1 周左右有月经样出血，但是服药必须按照规定日期，不能一见出血又从第 5 天开始服药。否则不但周期不能控制，而且激素摄入量太大，对机体可能有不利影响。②由于长效雌激素的作用，较多妇女停药后会有一个闭经阶段，平均 3 个月左右，待体内的外源性雌激素消除后，月经可自然恢复。长效药有积累作用，停药后激素作用不能很快消除，现使用较少。

(李佩玲)

## chángxiào bìyùnzhēn

## 长效避孕针（injectable）

由长效孕激素与长效雌激素的复方制剂或单纯孕激素类所组成的避孕针剂。后一类因不含大剂量雌激素（如醋酸甲孕酮避孕针、炔诺酮庚酸酯避孕针），故应用后不规则出血和闭经发生率较高，较少使用。前一类为雌孕激素复合型针剂，月经紊乱情况减少。

**作用机制** 主要为抑制排卵；亦有使子宫颈黏液变成黏稠及子宫内膜腺体发育和分泌不足；使输卵管的蠕动减慢，影响受精卵的运行。

**适应证** 基本同口服避孕药（见复方短效口服避孕药）。

**禁忌证** 针对使用者的不同情况决定。

**绝对禁忌证** 以往有严重动脉粥样硬化性疾病或目前有高风险因素者；以往用口服避孕药出现过严重不良反应，且不清楚是否由于雌激素所致；不明原因的生殖道出血；糖尿病或糖耐量试验不正常；可疑或确诊妊娠；最近有滋养叶细胞疾病；停药后1~2个月打算妊娠；不愿意或不可能每1~3个月按时接受注射者。

**相对禁忌证** 动脉粥样硬化性疾病的风险度较高者（35岁以上吸烟，高血压需用药物控制）；活动性肝脏疾病，但能认真监测者；甾体激素依赖性癌症，月经不规则或闭经者；严重肥胖者；严重抑郁者。

**种类及用法** 主要有以下两类。

**单纯孕激素类** ①醋酸甲羟孕酮（depro-medroxy progesterone acetate，DMPA）：属17-α羟孕酮的类似物，每支150mg，每3个月注射一次。由于DMPA在体液中溶解度极低，药物从注射部位缓慢释放与吸收，因而产生长效避孕作用。一项调查显示：DMPA减量到100mg具有可行性，对卵巢抑制程度相似，月经改变相似。②炔诺酮庚酸酯：又称庚炔诺酮，属于19去甲睾酮类衍生物，每支200mg，每隔2个月肌内注射一次。

**复方雌激素、孕激素类** 为口服单纯孕激素引起的月经不规则，加入雌激素后可以明显调整月经周期，提高了可接受性。但长期使用雌激素可能的危险，引起学者们的顾虑。目前有以下几种。①避孕针1号（复方己酸孕酮避孕针）：含己酸孕酮250mg、戊酸雌二醇5mg。第1次，在月经周期第5天，肌内注射2支，以后每月在月经周期第10天到第

12天注射1支。②复方甲地孕酮避孕针：含甲地孕酮25mg与17-β雌二醇5mg，用法同①。③复方炔诺酮庚酸酯避孕针1号：含庚酸炔诺酮80mg、戊酸雌二醇5mg。第1次，在月经周期第5天，肌内注射2支，以后每月在月经周期第10天注射1支。④复方炔诺酮庚酸酯避孕针2号：含庚酸炔诺酮200mg和炔雌醚0.5mg。于月经周期第5天，肌内注射1支，以后每2个月经周期注射1支。⑤复方甲羟孕酮注射针：含DMPA 25mg与环戊丙酸雌二醇5mg。每月注射一次。

**避孕效果** 长效注射避孕针的避孕有效性很高，在不同配方，不同剂量，不同人群中的报告略有差异。DMPA其避孕效果在99.7%~100%，其他避孕针效果不如DMPA。

**不良反应** ①月经紊乱：包括不规则出血、月经量多、点滴出血和闭经。②体重增加。③神经系统症状：可能出现头痛、头晕、情绪改变、神经过敏、失眠、疲乏和性欲减退等，停用原因较多见的是头痛、头晕等。④其他：可能出现恶心、呕吐、胃口不佳、腹胀等胃肠道症状及痤疮、皮疹、外阴瘙痒等皮肤症状，但发生率极低。

（李佩玲）

píxià máizhí huǎnshì bìyùn xìtǒng

**皮下埋植缓释避孕系统**（sub-cutaneous preparetions delivery system） 将避孕药（主要是孕激素）与具备缓慢释放性能的高分子化合物制成多种剂型，置薄软硅胶管中埋植于皮下，在体内持续恒定进行微量释放，起长效避孕作用的药物。Norplant皮下埋植剂是将18甲基炔诺酮（levonorg-estrel，LNG）置薄软硅胶管内，

药物经膜孔缓慢恒量释出孕激素，每日释放20μg入体内产生避孕作用，可维持五年有效。控制药物释放制剂或称缓释系统，即一次给药，药物缓慢释放而维持恒定的血药水平。药物经缓释系统直接由局部毛细血管进入血液循环，避免了口服制剂的胃肠吸收过程，可降低药物摄入的剂量，提高药物的生物有效率，从而大大降低药物可能产生的副作用。缓释系统作为避孕药的制剂，能使药物在体内的浓度维持在最低有效水平，而且在体内又能较长时间发挥作用。

皮埋的高效性为其最突出的特点，表现为极低的妊娠率。中国的可接受性研究观察10 718例，Norplant使用者，五年的累积妊娠率为1.53/100使用者，平均年妊娠率为0.3/100使用者。美国的一项调查显示：最有效的可逆的长效避孕方法是宫内节育器和皮下埋植剂，最突出的优点是在3~10年内可以持续发挥作用，但是在美国却较少人选择这种方法。据调查，短效避孕药（尤其是口服避孕药）和避孕套，是最普遍使用的可逆避孕方法。

**种类** ①Norplant I型：由6根硅胶棒组成，每根含LNG 36mg，于周期第7天内在上臂内侧做皮下扇形插入，平均释放率为24小时30μg。②Norplant II型：只需2根硅胶棒，每根含LNG 70mg，用法同Norplant I型。该型具有二级释放模式，较I型有所改进，释放更加稳定。优点是能在体内维持低剂量释放长达7~8年，但缺点是埋植需要一定技术。皮下埋植深浅程度与取出时难易程度有关；埋植剂的质量和长短与取出时断裂与否有关。

首都医科大学附属北京妇产

医院对中国产左炔诺孕酮硅胶棒Ⅰ型及Ⅱ型与 Norplant 进行了多中心临床随机对比研究，此研究结果说明中国产左炔诺孕酮硅胶棒Ⅰ型、Ⅱ型与 Norplant 同样高效，并有高继续使用率。

**作用机制** ①增加子宫颈黏液的黏稠度，不利于精子穿透，阻止精、卵结合。②改变子宫内膜形态、功能、不利于受精卵着床。③抑制排卵作用。

**适应证** ①需要长期避孕的妇女。②不适宜和不能放置宫内节育器者，如生殖道畸形或对铜过敏者。③多次放宫内节育器失败者。④生育子女数已够，不要再生育，又不愿选择绝育术者。⑤不能使用雌激素者或服用含雌激素避孕药有较重不良反应者。⑥不能按时服用避孕药者。⑦产后哺乳妇女。

**慎用和禁用** 根据使用者的不同情况而定。

**慎用** ①糖尿病：Norplant 对糖代谢有轻度影响。②高血压：血压 < 180/108mmHg。③头痛或偏头痛：随访头痛是否加重，若头痛发作时间更长、更频或出现局部神经症状，如视物模糊，应考虑及时取出。④抑郁：抑郁可能与孕激素有关，或抑郁反复发作，应取出埋植剂。⑤乳腺肿块：大部分乳腺肿块为良性，但必须进一步及早诊断。⑥胆汁淤积症。⑦肝硬化：轻度肝硬化、肝功能代偿者。⑧心脏病：LNG 对高密度脂蛋白降低的影响较小。如在使用中发生缺血性心脏病，应取出埋植剂。

**禁用** ①已经妊娠或可疑妊娠。②未确诊的阴道流血：阴道不规则出血的原因较多，有些是严重的疾病，如生殖道癌症、盆腔疾病等，埋植后易掩盖这些严重问题而延误诊断。③乳腺癌。

**放置手术** 如下所述。

**手术时间** 为避免埋植前已受孕，埋植时间为：月经周期的头 7 天内，最好在第 4～6 天；人工流产时，确认子宫内容物已完全清除；产后哺乳闭经者排除早孕后；放置宫内节育器者可先放置埋植剂，在 7 天后取出节育器；服避孕药者可在服最后一片药时至 7 天内放置；注射避孕针者，在下次注射前的任何一天放置。

**放置方法** 手术应在严格无菌条件下进行，埋植部位在左（右）前臂内侧 1/3 处，局部消毒皮肤，铺巾，扇形注射麻醉剂；皮下做 2～3mm 切口；将引导埋植物的套针插入切口沿皮下推进，直至所需长度（见套针刻度）；取出针芯将埋植物放入套管，徐徐退出套管，将埋植物留于皮下；以同样的方法依次按扇形分布，埋入其他几根；局部压迫止血；以胶布拉紧将切口对合；包扎伤口。

**放置要求** 为确保埋植剂成功，置入时应注意以下环节：严格遵守无菌操作常规，以免感染；正确安放皮下埋植剂，不可插入太深，以防移位；仔细操作，尽量减少组织损伤，以免瘢痕形成。

**术后注意事项** 局部保持干燥 1 周，3 天可拆除绷带；5 天取下创可贴；局部可能有轻微肿胀、疼痛，无需处理；术后休息 2～3 天。按指定日期到门诊随访，如有以下情况及时就诊：如怀疑或确定妊娠；切口感染或埋植剂脱出；下腹部突然剧烈疼痛；阴道流血量较多；较严重的头痛、黄疸、血压升高或出现视力障碍等。

**埋植剂取出** 取出指征：埋植剂使用期已满；方法失败至妊娠；因不良反应或并发症需要取出；改换其他避孕措施；要求计划妊娠。

**步骤** 可在原埋植术切口，或其附近，在埋植剂下注射局麻剂使埋植剂端抬起，切勿注于埋植剂的上面。在局麻处，做一约 4mm 长的横切口，切勿过大。先取最近切口的埋植剂，此根埋植剂往往易于取出。以手指将埋植剂推向切口，直至在切口处显露。以蚊式钳夹住其端。如埋植剂不能推至切口，可能埋植剂端周围有瘢痕组织，则以蚊式钳弯头将纤维组织给予钝性剥离后夹住埋植剂端部。按同样方法取出其他几根埋植剂，有时不能一次取出，切不能强行取出，可以停止手术，待 3～4 周切口愈合后再第二次取剩下的几根。取出不全时，必须加用别的避孕措施，以免妊娠。术后处理同放置术。

**取出后注意事项** 局部处理同埋植术，埋植剂取出后 24 小时就失去避孕作用，因此必须以其他方法避孕以免妊娠。如为计划妊娠而取出埋植剂，取出后不必采用避孕措施，可以马上准备受孕。

（李佩玲）

gōngnèi jiéyùqì

**宫内节育器**（intrauterine contraceptive device, IUD） 采用无菌技术放置入子宫腔，能发挥避孕作用的器具。全球人口的过快增长，给世界环境和经济带来了严重的压力，各国根据自身的情况采取了不同的措施以便有计划地人口增长，其中宫内节育器就是一种安全、有效、经济、简便的避孕工具。2002 年的世界卫生组织统计数字显示全世界已有 1.56 亿妇女使用 IUD，其中亚洲国家使用者占多数，中国使用者几乎占全世界的 2/3。随着现代科技的发展，IUD 也不断地进行了演化。

从金属节育器到纳米铜节育器，IUD 得到了飞速发展。其发展主要有两条途径：形态改变；有效避孕元素的增加。IUD 的效果越来越好，副作用越来越少，但需要解决的问题依然存在。①惰性 IUD：即第一代 IUD。主要由金属材料中的不锈钢和高分子材料中的聚乙烯、硅橡胶等制成；其化学性能稳定、便于消毒、放置和方便取出，在机体内不易变质、可长时间放置等，但由于不良反应大，可导致子宫异常出血、疼痛、月经不调以及带器妊娠而影响使用。②活性 IUD：即第二代 IUD。在 1928 年以后产生，含铜或激素等活性物质。其支架材料多采用聚乙烯或不锈钢丝等，尾丝材料多采用尼龙线，金属铜常以铜丝或铜套等形式使用，而孕激素和消炎止血药物多以硅橡胶或 EVA 为载药和控释系统。活性 IUD 重点集中在提高避孕效果并减少出血等副作用的研究上，添加了铜和/或孕激素和/或消炎止血药物，并调控释放的速率或者改进 IUD 的结构和形态等。这类含铜活性 IUD 仍然存在着某些问题：如置入初期铜离子的"爆释"、金属铜与子宫内膜直接接触、金属铜的有效利用率不高、金属铜表面会沉积大量沉积物以及制备工艺比较复杂等，因而考虑到寻找新的 IUD 材料。由最新的聚合物基纳米金属铜复合材料作为新型 IUD 材料，其置入人体后聚合物基体与子宫内膜接触，从而基本上解决了现有金属铜与子宫内膜直接接触问题，同时可以控制铜离子的释放，避免"爆释"现象。

**种类** IUD 种类繁多中国以宫铜、母体乐、Tcu220C 为主；其他国家以 TCu380A、MLCu375

（母体乐）、T-LNG-IUD（曼月乐）和无支架 IUD（如 Gyne Fix）等较常用。其中 TCu380A 是国际上公认的较理想的 IUD，其高负荷的铜离子有效地起到近似于绝育的抗生育效应。中国除宫铜外，还研制了 MCu 功能性 IUD（爱母环）。目前世界卫生组织推荐使用的 TCu380A、MLCu375 和曼月乐均是高效 IUD。此外，还有无支架 IUD，其特点是有望解决 IUD 与子宫腔空间不相容的问题，从而降低脱落率。

**作用机制** 主要是改变子宫腔内环境、子宫腔内炎症细胞的毒害胚胎作用、干扰着床、影响受精卵的发育、免疫性抗着床等。①含铜 IUD：可长期、缓慢释放铜离子，被子宫内膜吸收后使内膜细胞代谢受到干扰，影响受精卵着床及囊胚的发育。含铜 IUD 的铜表面积与抗生育效应成正相关，但铜离子的抗生育效应的实现主要取决于其在子宫腔底部的浓度而不是在整个子宫腔中的浓度。②含孕激素的 IUD：能使子宫内膜腺体萎缩和间质蜕膜化、干扰受精卵着床、改变子宫颈黏液性状，还可抑制精子自身氧的摄取及对葡萄糖的利用。

**安全性** ①与异位妊娠、盆腔感染的关系：曾认为 IUD 的应用增加了异位妊娠、盆腔炎性疾病（pelvic inflammatory disease，PID）的发病率，但目前认为 IUD 与这两个疾病间的关联并没有以往认为的那么严重。研究表明，放置 IUD 后患 PID 的绝对风险很低，但如果放置 IUD 时患有支原体或淋球菌感染，则其患 PID 的相对风险明显升高。在异位妊娠的高危因素中，占首位的是盆腔感染性疾病史，其次是吸烟史，再次才是年龄、流产史、IUD 等。

②绝经后 IUD 的去留：目前认为绝经后 IUD 以取出为佳。

**不良反应** 出血、疼痛、因症取出是 IUD 最常见的不良反应。含铜 IUD 的常见不良反应是经量过多和不规则出血，而在一定范围内出血和铜表面积呈正相关。如何减少铜表面积而不影响避孕效果是含铜 IUD 需解决的问题。中国研制的 MCu 功能性 IUD 的铜表面积虽然减少到 $110mm^2$，但仍存在疼痛和出血的问题。含孕激素和吲哚美辛 IUD 与含铜 IUD 相比，尽管也存在不规则出血的问题，但有效减少了月经量，可能是通过减少子宫内膜的厚度和螺旋动脉的血流量而减少经量。而如何减少闭经和激素的不良反应是含孕激素 IUD 需要解决的问题。无支架 IUD 尽管有脱落率低的优点，但是仍存在异常子宫出血的问题。

另外，放置 IUD 在一定程度上可导致阴道微生态失调。IUD 作为一种异物植入体内，会在一定程度上对局部组织造成机械性损伤，引起慢性炎症反应，并改变子宫和生殖道的微环境，对正常情况下的免疫反应进行干扰，从而对生殖道感染产生一定程度的影响。

**临床应用** 中国使用的 IUD 种类较多，其中以 TCu220C 使用最为普遍，占 27.7%，其次为单圈式含铜（高支撑铜）和含铜含药（活性 165）IUD，共占 21%，宫型系列 IUD 共占 19.2%，母体乐铜 375 占 12.2%。由中国研发的 IUD，包括含吲哚美辛（消炎痛）的 IUD 得到较好的推广，但高铜表面积 IUD 的使用应进一步提高。IUD 脱落问题仍是较明显的 IUD 失败原因，有待进一步解决。爱母和吉妮的使用虽然有助于降低脱落，但这类 IUD 的放置技术要求比较高，在中国尤其是在农村基层单位，培训的机会相对较少，因此吉妮 IUD 的推广使用受到限制。

IUD 避孕是有效而安全的，各类活性 IUD 各有特点。如含铜表面积高者，相对适用于带器妊娠率较高的年轻妇女或有带器妊娠史的妇女；脱落率较低的吉尼、MCu 功能性 IUD，适用于子宫口松或有脱落史者；含孕激素的 IUD，更适于月经较多的妇女。另外，部分月经间期放置的妇女使用活性 γ 型 IUD 需要扩张子宫颈，因此活性 γ 型 IUD 推荐在人工流产后即时放置。IUD 不仅可用于避孕，还可治疗多种妇科疾病，如月经过多、子宫内膜异位症等。

（李佩玲）

**duòxìng gōngnèi jiéyùqì**

**惰性宫内节育器**（inert intrauterine contraceptive device） 用物理化学性质稳定，与人体组织相容性较好，不释放活性物质的材料（如不锈钢、金、银、塑料、尼龙、橡胶、硅橡胶等）制成的宫内节育器（intrauterine contraceptive device，IUD）。中国自 20 世纪 50 年代末期推广应用金属单环（金单环）后，60 年代开始先后用不锈钢、塑料、硅橡胶、金属塑料混合制成种类繁多的 IUD，如常用的金单环、麻花环、双环、宫型器、塑料节育花、硅橡胶盾形 IUD，金属塑料混合如车轮形的混合环等（图、表 1、表 2）；其他国家以 Lippe 曲和双圈 T 为主。不少资料表明，惰性 IUD 的避孕效果较差，主要表现在妊娠率、脱落率高，续用率低。由于惰性 IUD 妊娠率较高，已基本淘汰。中国于 1993 年已停止生产惰性 IUD，但惰性 IUD 可作为载体，加入活性物质成为活性 IUD 供临床应用。惰性 IUD 近期失败率高，但随放置时间延长失败率明显下

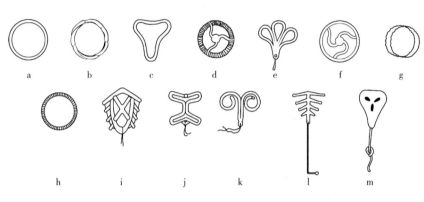

**图 惰性 IUD**

注：a. 金单环；b. 麻花环；c. 子宫腔形 IUD；d. 太田塑料环；e. 节育花；f. 金塑混合环；g. 双环；h. 金属环；i. 硅橡胶盾环；j. 弓形（Birnberg bow）；k. 双圈 T（Saf T-coil）；l. 鱼骨状（FD-1）；m. 水囊状（Fluid Filled）

**表 1 中国曾推广应用的惰性 IUD**

| 种类 | 材料 | 构型 | 型号 | 尾丝 | 可存放年限 | 起用时间 |
|---|---|---|---|---|---|---|
| 金单环 | 不锈钢丝 Φ0.30 | 圆环形 | 18、20~24 | 无 | 20 年以上 | 1959 年 |
| 太田式环 | 塑料 | 车轮状 | 1 种 | 有或无 | 5 年 | 1959 年 |
| 麻花环 | 不锈钢丝 Φ0.25 | 麻花状圆环 | 20~23 | 无 | 10 年以上 | 1965 年 |
| 节育花 | 塑料 | 3 花瓣状 | 24、26、28 | 有 | 5 年 | 1965 年 |
| 高支撑力环 | 不锈钢丝 Φ0.35 | 圆环状 | 20、21、22 | 无 | 20 年以上 | 1983 年 |
| 子宫腔型 IUD | 不锈钢丝 Φ0.30 | 倒三角形 | 24、26、28 | 无 | 20 年以上 | 1980 年 |
| 金塑环 | 聚乙烯环形支架，外绕不锈钢丝 | 环形 | 20、21、22、23 | 无 | 5 年以上 | 1985 年 |

**表 2 国外曾用的惰性 IUD**

| 种类 | 材料 | 构型及型号 | 尾丝 | 可存放年限 | 起用时间 |
|---|---|---|---|---|---|
| Lippes loop | 聚乙烯塑料 | 蛇形可拉直，分 A、B、C、D 4 种，推广 D 型 | 双股尾丝 | 长期 | 1962 年 |
| Saf-T-Coil | 聚乙烯塑料 | 双圈形 | 双股尾丝 | 长期 | 1977 年 |
| Dalkon shield | 聚乙烯塑料 | 盾形 | 多股尾丝 | 长期 | 1973 年 |
| Autigon Wing | 聚乙烯塑料 | 多角形 | 双股尾丝 | 长期 | 1977 年 |
| Fluid Filled | 聚乙烯塑料 | 水囊状 | 单水囊尾端 | 长期 | 1974 年 |
| FD-1 | 聚乙烯塑料 | 鱼骨状 | 末端为尾 | 长期 | 1979 年 |

降。因此，对已使用惰性 IUD 的妇女，如无不适可待绝经后取出。

**不锈钢金单环** 中国妇女使用最多、最久的惰性 IUD。①优点：制作材料的化学性能稳定，便于蒸气、高压、煮沸、消毒液浸泡消毒；安放和取出操作方便；一般不需扩张子宫颈管；与子宫内膜接触面积小；不良反应较轻；存放年限长（可达 20 年左右）；随访复查容易等。②缺点：脱落率及带器妊娠率高，为影响继续存放的主要因素。根据国家宫内节育器攻关临床二组多中心随机比较性研究结果表明，每年脱落率与妊娠率以一年内最高，分别为 14.3/100 例和 10.6/100 例。随放置时间延长虽逐年明显下降，但仍明显高于 VCu200 和 TCu220C。因症取出率及出血不良副反应低于 VCu200 和 TCu220C。金单环脱落率高，虽与多方原因有关，但其形状及大小不能适应子宫腔形态及子宫动态变化，且支撑力差，因此，极易受子宫收缩挤压而变形下移脱落。

**不锈钢麻花环** 此环较金单环增加了支撑力和体积。具有与金单环相同的材料，有不易变质、消毒方便、复查容易等优点。但支撑力和体积较大，出血不良反应较高。且其因症取出率较金单环明显为高。

**不锈钢宫形器** 此器是将金单环定型加热处理而成。其形状能适应子宫腔形态和动态变化。具有脱落率低、继续存放率高的优点，但妊娠率未见改善，妊娠率明显高于 TCu，出血不良反应亦较多。

**金塑混合环** 此环是以塑料制成环型支架，外绕不锈钢丝，较金单环增加了支撑力，因此放置和取出均需扩张子宫颈。金塑混合环脱落率较金单环低，使用 5 年时，每年脱略率分别为 5.5/100 例和 8.5/100 例，但妊娠率和因症取出率明显高于金单环。

（李佩玲）

*hántóng gōngnèi jiéyùqì*

**含铜宫内节育器**（Cu intrauterine contraceptive device，CU-IUD） 以惰性 IUD 为载体，加铜丝或铜套制成的活性 IUD。是活性 IUD 中最常用的一类。中国进行了带铜活性 IUD-TCu220IUD、VCu200IUD 与不锈钢金属单环 SSR 的比较性研究，通过 8～10 年的观察，肯定了活性 IUD 的效果。因而，1993 年国家计划生育委员会决定以含铜 IUD 取代惰性 IUD，同时推荐了几种 IUD，如 TCu380A、TCu220C、MLCu375、宫铜 200 和 VCu220，普遍反映带器妊娠率与脱落率显著下降。

铜的引入明显降低了 IUD 的妊娠率，但是几个常见问题如脱落、出血与疼痛仍无显著改进，成为终止 IUD 的原因。有认为是由于子宫腔大小与 IUD 之间的径线不一致，因而可引起子宫收缩造成疼痛、脱落与出血。也有认为所用的塑料支架为半坚硬性，引起子宫收缩，使前列腺素增多而导致症状。因而，又有了新型 IUD 的研制，包括改变 IUD 的传统形状，在 IUD 中加入活性物质、甾体类激素或抗前列腺素药物（铜、银、孕酮等）以减少出血、疼痛等不良反应而保持较高的避孕效果。总之，任何一种含铜 IUD 都具有避孕的功能，但都或多或少存在着带器妊娠、脱落、出血等副作用的问题。育龄妇女放置 IUD 的效果受到 IUD 的质量、形状、制造者、个体条件、劳动生活经济条件以及医疗技术综合因素共同的影响。

**作用机制** 作用机制复杂，其临床效果与铜面积和铜离子（$Cu^{2+}$）释放量密切相关。

铜离子具有显著的杀灭精子和抑制精子活性的抗生育效应，同时通过溶解子宫颈黏液物质、显著改变子宫颈黏液性状而间接妨碍精子的运行；但另一方面 $Cu^{2+}$ 又可加重异物炎性反应，引起子宫腔局部纤溶活性增加、前列腺素代谢异常、氧自由基损伤，致经量增加。IUD 含铜表面积越大，月经量相应增多，两者存在一定程度的正相关。$Cu^{2+}$ 的抗生育效应主要取决于其在子宫腔底部的浓度而不是在整个子宫腔中的浓度，增加子宫腔底部 $Cu^{2+}$ 浓度是提高避孕效果的关键。铜在子宫腔液接触面氧化形成氧化铜、碳酸铜等，能游离出 $Cu^{2+}$，使子宫颈黏液、子宫腔液和子宫内膜中 $Cu^{2+}$ 浓度增加，同时能被子宫腔内生物络合剂溶解，内层铜再氧化、再溶解，因此带铜 IUD 能不断释放 $Cu^{2+}$，$Cu^{2+}$ 造成子宫内膜的损伤较惰性 IUD 严重。

**种类** 主要包括以下几种。

**含铜宫形器** 1979 年中国学者将金属单环设计成子宫形状，以降低其脱落率。1984 年研究人员在宫形器内置入 6 个铜丝制成含铜宫形器（宫铜 200），铜表面积为 200mm²。1990 年研究人员将宫铜 200 的铜表面积增加至 300 平方 mm（宫铜 300），宫铜 300 的避孕效果与 TCu380A 相似。

**T 型 IUD** 简称 TCu。TCu 是一种可塑性的 T 型聚丙烯支架，两侧横臂各有一表面积为 330mm² 的铜套环，同时在垂直杆上绕缠着 66.5mg 表面积为 314mm² 的铜线，铜的表面积 380mm²，尚有 2 根尾丝便于监测与取出。TCu380A、TCu220C 和 MLCu375 均是避孕效果较好而安全的 IUD。TCu 带器妊娠率均比宫铜、金属单环低。在含铜 IUD 中，国际上认为 TCu380A 是最有效的避孕器具之一。

爱母 IUD 利用钛形状记忆合金作为支架，外形为弓状，直径 0.60mm，有 7 个弯曲，两臂端极限尺寸为 33mm 和 39mm，此处镶压直径为 3mm 的 2 个铜粒，铜粒重量为每只 300mg，铜表面积为 110mm²，置入子宫腔后弹顶在两子宫角输卵管开口处，形成了 $Cu^{2+}$ 高浓度区，更发挥了 $Cu^{2+}$ 的避孕作用，爱母 IUD 临床避孕效果显示其脱落率、带器妊娠率明显降低。

吉妮 IUD（Gyne Fix IUD）一种设计独特、无支架 IUD，采用专门的放置器将 IUD 固定在子宫底肌层，悬吊于子宫腔内，以减少传统 IUD 因疼痛、出血所致的终止。吉妮 IUD 具有无支架、固定式、可变性三个特点。吉妮 IUD 的避孕效果与 TCu380A 相似，而前者在降低脱落和减少疼痛副作用方面有更好的性能。由经过正规培训的医务人员放置，吉妮 IUD 使用 1 年的脱落率明显低于 TCu380A。而子宫口松、脱环频者更宜选择吉妮 IUD。

其他 研制纵径较短、子宫腔底部 $Cu^{2+}$ 相对释放量较多的 IUD 是 Cu-IUD 的发展方向之一。迷你型吉妮 IUD，即铜表面积减至 200mm²，子宫腔内长度减至 2cm，重量是 TCu380A 的 1/3。避孕效果与高负荷含铜表面积 330mm² 的 IUD 相似，可减少出血和脱落。此外，新型的含铜 IUD 如采用纳米铜颗粒代替铜丝或铜管等也在初步研究中。

**安全性** 如下所述。

IUD 与异位妊娠 IUD 的抗生育作用不仅局限于子宫腔，还可通过改变子宫和输卵管液的内环境而损害配子结合，降低受精机会。含铜面积大的 IUD 可使输卵管内铜离子的浓度增高，对异位妊娠也有预防作用。但长期使用 IUD 所致的输卵管炎又增加了异位妊娠的发生率。有报道，IUD 能阻止 99.5% 的宫内妊娠，但仅能阻止 95% 的异位妊娠，故 IUD 使用者意外妊娠时，发生异位妊娠的概率增高，但放置 IUD 并不会增加异位妊娠的危险性。含铜 IUD 的表面积和类型与异位妊娠的发生率并无关联。

IUD 与盆腔炎性疾病 放置 IUD 是否会增加盆腔炎性疾病（pelvic inflammatory disease，PID）的发生尚有争议。放置 IUD 最常见的合并感染是细菌感染，厌氧菌尤其是放线菌感染居多。但含铜 IUD 放线菌阳性率明显低于其他类型 IUD，推断含铜 IUD 对放线菌有抑制作用。世界卫生组织报道，放置 IUD 后患 PID 危险性的增加仅限于放置后 20 天内，风险与放置后的时间呈负相关。

IUD 与子宫内膜病变 对 IUD 放置 10 年以上子宫内膜形态学研究表明，上皮细胞呈不同程度的改变，但无异型性改变；13 年以上个别腺上皮出现异型性、鳞状上皮化生，未见癌前病变及癌性变。带器时间越长，纤维化情况越严重。从 DNA 分子水平也说明长期放置 IUD 对子宫内膜无致癌作用。IUD 的使用年限不是子宫内膜癌的危险因素，含铜 IUD 的抗癌作用与其他类型的 IUD 相比更强，但二者之间无统计学差异。有研究证实 TCu220C 放置 15 年是安全的，所有内膜均未发现癌变及癌前病变，并可超长期使用，炎症未见明显加剧或有广泛纤维化。但≥55 岁的 IUD 使用者内膜病变的危险性显著增加。

IUD 与子宫颈病变 含铜 IUD 对子宫颈浸润癌有一定的保护性作用，但尾丝对子宫颈的长期刺激可使子宫颈的自我保护作用降低，造成病原体侵入，导致宫内感染，IUD 尾丝对子宫颈部位长期刺激能否诱发子宫颈病变还有待观察。另外，曾报道 1 例使用含铜 IUD 25 年的妇女患子宫内膜鳞状细胞癌以及子宫颈原位癌波及输卵管癌，但人乳头瘤病毒检测阴性。

铜的溶蚀情况 含铜 IUD 避孕效果的提高主要基于铜在子宫腔内腐蚀而释放出的 $Cu^{2+}$，因而铜的腐蚀情况直接关系到含铜 IUD 能否安全、有效、长期的使用。失重法测得含铜 IUD 失重情况随时间呈线性变化，铜的溶解损失与 IUD 使用时间之间尚难得到肯定的曲线关系。随着含铜 IUD 放置时间的延长，铜的释放量逐渐减少。由于铜在子宫腔内被不断溶蚀，部分被子宫内膜吸收，铜可被过氧化物、自由基或其他物质还原成亚铜，该复合物和过氧化氢酶反应形成羟基自由基，损伤蛋白质、RNA，尤其可裂解 DNA 双链而激发癌变。

IUD 与阴道微环境 含铜 IUD 会在一定程度上对局部组织造成机械性损伤，并可使中性粒细胞、浆细胞等炎症细胞增多引起炎症反应，能够严重影响细胞代谢，使细胞的金属蛋白酶增多导致细胞壁的破坏。其物理因素和化学作用引起妇女阴道环境改变，阴道生态平衡一旦被打破，即可导致炎症发生，从而增加放置 IUD 的因症取出率，文献报道其与 IUD 的类型及置器年限有关。

（李佩玲）

zuǒquènuòyùntóng gōngnèi huǎnshì jiéyù xìtóng

## 左炔诺孕酮宫内缓释节育系统

（levonorgestrel-releasing intrauterine system，LNG-IUS） 由硅橡胶支架及有缓释功能的乙烯乙酸乙烯酯纵臂外层（内含左炔诺孕酮）组成的新型激素宫内避孕系统。是继口服避孕药之后可逆避孕领域的又一重大突破，兼具宫内节育器（intrauterine device，IUD）和甾体激素避孕的优点。LNG-IUS 还可用于治疗月经过多、异常子宫出血、子宫腺肌症、子宫内膜异位症、激素替代等，并取得了很好的疗效。

在中国注册上市的 LNG-IUS，支架纵臂管内载有含左炔诺孕酮（LNG）的储库，通过每天恒定释放 20μg LNG 至子宫腔达到避孕目的，持续时间为 5 年。自 20 世纪 90 年代上市以来，已在全球 150 多个国家上市。

LNG-IUS 避孕效果安全、高效。大量研究显示，安置 LNG-IUS 妊娠率低，且功效持续时间长达 5 年，避孕效果显著优于含铜 IUD（见含铜宫内节育器），且依从性好，不受年龄等影响，无金属过敏担忧，能长久而稳定地发挥作用，其避孕作用堪比绝育术。由于含铜 IUD 和口服避孕药类均具有理想的紧急避孕效果，鉴于 LNG-IUS 的作用机制，因此暂不推荐用于紧急避孕，且不建议再做相关的进一步尝试性研究。

**作用机制** LNG-IUS 主要是通过高效孕激素结合环体共同发挥避孕效能。①LNG-IUS 通过恒定释放 LNG 至子宫腔，抑制子宫内膜，干扰受精卵着床。②局部释放的 LNG 拮抗雌激素，使子宫颈黏液变稠，抑制精子通过。以上两方面作用为带铜 IUD 所不具

备的。③LNG 刺激产生相关的调节子宫内膜的蛋白，阻碍某些生物活性化合物合成，干扰受精过程。④环体本身的慢性刺激使子宫内膜损伤，导致无菌性炎症反应，同时产生前列腺素改变输卵管蠕动，阻碍受精卵着床。

**安全性** 安置 LNG-IUS 方法简单，其作用于子宫内膜局部，不影响排卵及性激素水平。LNG-IUS 每天恒定释放 20μg LNG 至子宫腔，数周后 LNG 在内膜组织浓度可达血浆浓度的 8000 倍，而其血浆浓度仅为口服药物的 25%，故卵巢功能几乎不受影响。

LNG-IUS 对血压、体重、血脂、碳水化合物、肝酶或凝血系统无明显影响，使用更长时间（12～13 年）仍维持同样好的安全纪录。在所有宫内避孕方法中，LNG-IUS 异位妊娠的发生率最低。

**不良反应** ①不规则突破性出血及点滴出血：作为含高效孕激素的宫内缓释系统，LNG-IUS 最大的不良反应为不规则的突破性出血及点滴出血。通常发生在安置后 6 个月内，少部分患者持续 1 年，往往是影响续用率的主要问题。当不规则出血或点滴出血时，对于思想顾虑较大而迫切要求治疗的使用者，可参考世界卫生组织《避孕方法使用的选择性实用建议》，试用雌激素治疗。世界卫生组织推荐早孕流产后可即时放置 LNG-IUS。但必须在人工流产完全的情况下，否则无法鉴别阴道流血的原因。②闭经：LNG-IUS 所致闭经的发生率较高，但使用 LNG-IUS 出现的闭经与卵巢功能低下引起的闭经有本质差异。最重要的是在初次安置前给予患者详细充分的指导，可以提高使用者的满意程度。另外由孕激素引起的乳房胀痛、头痛等因

其血浆浓度低下，较其他孕激素类药物不良反应低。

**临床应用** LNG-IUS 具有较单纯避孕更加广泛的应用。LNG-IUS 作为释放微量孕激素的宫内缓释系统，可安全、有效地应用于避孕，优于带铜 IUD；LNG-IUS 治疗月经过多的指征均已注册成为适应证，证据确凿，效果可靠。但何种情况适于使用 LNG-IUS 还需由医师决定；LNG-IUS 用于缓解子宫内膜异位症或子宫腺肌病痛经症状的机制和效果还尚不明确，在咨询介绍情况时应客观、慎重。由于 LNG-IUS 中孕激素的非全身给药，故相比口服激素类药物更安全，不良反应更小；相比手术治疗，疗效相似而创伤小，能保留生育功能，更推荐用于保守治疗术后的预防治疗。

**避孕** 与绝育手术相比，LNS-IUS 具有可逆性，对卵巢功能的影响更小，异位妊娠的发生率更低，还可减少月经血量，缓解痛经，避免手术相关风险，几乎满足了所有"理想药具"的标准。尽管 LNG-IUS 也可选择性地用于未育的妇女，但更适合于经产妇。

**治疗月经过多** LNG-IUS 减少经量的效果明显优于止血环酸和氟比洛芬两种口服药，且能缩减出血天数，不良反应小。放置 LNG-IUS 后 3 个月，经量减少约 85%，1 年时减少约 95%。LNG-IUS 在效果上可替代子宫内膜剥除术和经子宫颈子宫内膜切除术，且具有更好的耐受性、低创伤性，还可保留生育功能。

**保护子宫内膜** 越来越多的卵巢早衰及围绝经期和/或绝经后妇女患者会接受激素替代治疗（hormone replacement therapy，HRT）。LNG-IUS 释放的孕激素主要作用于子宫，血浆浓度低，尤其适用

于 HRT 的应用。LNG-IUS 可持续诱导上皮萎缩，有效对抗雌激素诱发的内膜增殖。雌二醇＋LNG-IUS 序贯治疗 2 年，子宫内膜均呈萎缩状态，无内膜异常增生，同时对血压、血脂以及体重无明显影响。

LNG-IUS 用于乳腺癌术后辅用三苯氧胺、他莫昔芬的患者，也能起到保护子宫内膜的作用。研究发现 LNG-IUS 的妇女其乳腺癌的发生与同龄人无差异，但也有报道指出 LNG-IUS 可能会增加乳腺癌的复发率，这可能与 LNG-IUS 的孕酮作用有关。

子宫内膜异位症及子宫腺肌病 子宫内膜异位症（endometriosis，EM）患者保守治疗术后结合放置 LNG-IUS 比单纯性手术治疗效果明显更佳，还对阴道直肠隔的 EM 病灶治疗效果明显。因此，LNG-IUS 结合腹腔镜等保守性手术治疗 EM 效果最理想，针对中重度痛经的子宫腺肌病也有良好的治疗痛经、减少经量的功效。

子宫内膜增生症 子宫内膜增生症（endometrial hyperplasia，EH）与卵巢雌激素分泌过多而孕酮缺乏有关。LNG-IUS 强烈的内膜抑制作用及其对雌激素受体的下调作用等，提示可有效地治疗 EH，预防子宫内膜癌。有研究发现子宫内膜不典型增生患者使用 LNG-IUS 3 年后，大多数患者子宫内膜均菲薄、萎缩。

子宫肌瘤 无证据说明 LNG-IUS 会加重子宫肌瘤的大小或症状，小样本研究还发现 LNG-IUS 使用 6 个月后子宫及肌瘤的体积明显缩小，这可能与 LNG 在子宫肌层的浓度也较高有关，但针对黏膜下肌瘤则不理想。LNG-IUS 治疗子宫肌瘤缺乏远期疗效及大样本的观察，待进一步研究。

其他 LNG-IUS 还可降低异位妊娠的发生率，降低盆腔炎性疾病的发病风险，改善痛经、经期前综合征等，其自然脱落率低于含铜 IUD；异物刺激带来的副作用及因月经过多及点滴出血而取环的比例也显著降低。但 LNG-IUS 对下生殖道感染，包括性传播感染无预防作用。

（李佩玲）

gōngnèi jiéyùqì yìwèi

## 宫内节育器异位（abnormal position of intrauterine contraceptive device）

宫内节育器部分或完全嵌入子宫肌层，或异位于子宫以外的并发症。放置宫内节育器（intrauterine contraceptive device，IUD）后的定期随访很重要，以观察宫口尾丝或盆腔 X 线透视、盆腔 X 线摄片、B 超检查，均可以作为随访的方法。

**病因** 随着基层医疗机构技术水平的不断提高，手术者操作技术不熟或经验不足所致的节育器异位已逐渐减少，但是各种原因造成节育器异位也时有发生。

**IUD 放置时操作不当** 放置前未检查清楚盆腔的情况，没有明确子宫的位置和子宫腔的情况，操作时动作不够轻柔、用力不均匀时器械易穿出子宫；术时子宫穿孔，将 IUD 放在子宫外。

**IUD 本身原因** ①节育器过大：可挤压子宫内膜及表浅肌层，使局部血循环障碍，导致组织糜烂或压迫性坏死，因而嵌入子宫肌壁内；或造成子宫壁穿孔，进入腹腔。②T 型 IUD：下移、变形、宽大的侧臂嵌入狭窄的子宫下段。③环形 IUD：接头处脱节或质量不佳而断裂，断端锐利部分容易嵌入肌层。④固定式 IUD：放置不当，也容易造成 IUD 异位。⑤放置时间长或取器过晚：IUD

在子宫内放置时间过长，IUD 光洁度下降，节育器材料变质增加嵌顿机会；取节育器过晚，随着子宫逐渐萎缩，IUD 相对过大，易损伤子宫壁发生变形、嵌顿甚至穿孔异位于子宫外。

**子宫原因** ①畸形子宫，子宫颈过紧和绝经后的子宫萎缩可致 IUD 变形，容易损伤或嵌入子宫壁。②哺乳期子宫：哺乳期由于雌激素水平低，使子宫复旧加速及收缩时间延长，促使嵌入肌层或穿过肌壁进入腹腔，加之哺乳期子宫质地较软，内膜退化，肌层组织薄弱，韧性差，操作不当易造成穿孔。③瘢痕子宫：放置时容易造成 IUD 异位。

**分型** IUD 异位有 3 种类型。

部分异位 IUD 部分嵌顿入子宫肌层。

完全异位 IUD 全部嵌顿入子宫肌层。

子宫外异位 IUD 已在子宫外，例如在盆腔、腹腔中。

**临床表现** 操作时子宫穿孔引起的腹痛或子宫出血，需要及时做出诊断和处理，若发生腹腔内出血，需及时剖腹探查术，取出节育器，并修补相应损伤的脏器。但是 IUD 或子宫原因引起的子宫穿孔一般无症状，多数在随访或取器时或带器妊娠时才发现。

部分患者有腰骶部酸痛、下腹坠胀不适，这与节育器导致的前列腺素分泌增加，子宫收缩增加有关，也与节育器造成的局部慢性炎症有关；有不规则阴道流血，其原因主要是节育器引起局部的损伤，局部前列腺素分泌增多，纤溶酶原激活物增多。节育器异位到子宫肌壁和子宫以外的部位对子宫内膜的影响小，而节育器下移及位于子宫颈管内对局部的影响较大，故阴道异常流血较多。如果异位于盆腹腔，盆腹腔内容物如肠管、网膜、肠脂垂、输卵管等进入 IUD 内，引起急性腹痛或肠梗阻，时间过长可出现肠坏死，且造成严重感染危及患者的健康。

**诊断** 应根据病史、临床表现及必要的辅助检查综合进行。

**病史** 重点详细询问放器时间、IUD 类型和大小，放置顺利程度，放置有无腹痛，置器后有无腹痛、发热、腰骶坠痛，有无妊娠，有无取器困难等。

**症状** 有无月经增多、经间期出血、白带增多，有无膀胱刺激征、肛门坠胀感、大便时疼痛，有无肠梗阻、肠穿孔等。

**妇科检查** ①窥视：如有尾丝的 IUD，发现子宫颈口未见尾丝要考虑 IUD 异位。②妇科双合诊：检查盆腔有无包块，子宫直肠陷凹、前后穹隆处有无压痛及异物感，子宫大小、形态、有无压痛等。

**辅助检查** 包括如下内容。

**放射线检查** ①X 线直接透视或摄片：远离子宫的节育器可诊断为子宫外异位。②X 线透视下双合诊检查：如移动子宫而节育器影未随之移动可说明 IUD 异位于子宫外。③X 线透视下用子宫探针、定位器置入子宫腔：如不能和 IUD 重叠，说明 IUD 异位。④子宫、输卵管用 10% 碘化油造影或盆腔双重造影：后者可正确定位 IUD 所在部位。

**B 超检查** 能较好地定位 IUD 的情况。①节育器移位：环下移位，节育器的正常位置为以子宫纵切面图像，节育器上缘距宫底外缘的距离（FUD）位于 11～17mm 为标准位置，FUD > 17mm 者诊断为位置下移。节育器横置或倒置，多见于带环早孕，以"T"

形环为常见。②节育器嵌顿：节育器部分植入子宫内膜和极浅的肌层为部分性浅嵌顿；节育器大部分或全部贯穿子宫肌层或穿出子宫浆膜层进入腹（盆）腔为完全性肌层内嵌顿（或穿孔）。③节育器断裂、变形：声像图见节育器失去正常形态，仅有一段平行管征强回声或螺旋状强回声。④节育器穿空与外游：节育器偏离子宫腔中的正常位置，而穿出子宫腔，游离入腹腔。

**腹腔镜和宫腔镜检查** 能直接观察、检查 IUD 情况。

**治疗** IUD 异位发生率虽然不高，但却是计划生育手术中严重的并发症，一般都需要通过手术取出，往往给患者造成一定程度的伤害。但凡 IUD 异位于腹腔，特别是带铜 IUD 无论是否有症状，均应及早取出。术前做好充分的准备，合理估计术中可能出现的情况，并根据异位的部位不同，采取相应的取器方法。

**经阴道取出** 嵌入肌层较浅，用刮匙轻轻刮去内膜，然后从阴道取出。嵌入肌层较深的金属环，可以钩住 IUD 下缘拉致子宫口，剪断、拉直后抽出。对于取出困难者，不要盲目用力拉，可以在 X 线透视或 B 超监护下进行。目前较多的是在宫腔镜直视下取器，大部分嵌入肌层的 IUD 不能松动者，不宜经阴道取器。

**经阴道后穹隆切开取出** IUD 异位于子宫直肠窝时，可以切开后穹隆取出。

**腹腔镜下取出** IUD 异位于腹腔内，并估计无粘连或轻度粘连时，可在腹腔镜直视下取出。这样既简单又安全，并发症少，术后恢复快。

**剖腹探查术取出** 大部分或全部嵌入肌层，经以上方法取出

困难时，应剖腹取器。如果穿孔部位有严重感染，或年龄较大伴有其他妇科疾病，或有 IUD 异位后的脏器损伤时，可以行相关的手术治疗。

**预防** 放置 IUD 时手术操作应轻、稳并准确放入宫底，避免损伤子宫。选择合适的 IUD 的类型和型号，特别注意瘢痕子宫、哺乳期子宫，慎用有臂的 T 形 IUD 和 MCU 功能性 IUD，宜选用母体乐、宫铜环较好。已经绝经的妇女应及时取出，最佳时间是绝经后的 6～12 个月，这阶段体内的雌激素尚未明显下降，生殖器亦未明显萎缩。哺乳期妇女置器慎用带臂和含铜的 IUD，并慎用宫缩剂。放置 IUD 时手术医师应该告知 IUD 的类型、使用年限、到期更换，术后嘱置器后 1、3、6、12 个月复查，以后每年 1～2 次，如有异常出血、腹痛要及时就诊等相关事宜。

(李佩玲)

jǐnjí bìyùnfǎ
**紧急避孕法**（emergency contraception） 无保护性生活或避孕失败后几小时或几日内，妇女为防止非意愿性妊娠的发生而采用的服用药物或放置宫内节育器等补救避孕的方法。这能有效避免非意愿性妊娠及不必要的药物或人工流产，从而降低因流产及致孕产妇死亡率，是一项保护妇女健康的重要预防措施。

根据世界卫生组织的统计资料，全世界每年约有 5000 万例非意愿妊娠人工流产，其中不安全流产约有 2000 万例，导致成千上万的妇女死亡和伤残。在美国，因开展紧急避孕，每年可避免 200 万例的意外妊娠分娩和 100 万例人工流产。据芬兰报道，随着紧急避孕知识在青少年中的普及，全

国少女妊娠及人工流产率明显下降。目前，中国每年约有 1000 万例人工流产，其中 50% 左右是没有采用避孕措施或者是能觉察到的避孕失误。如果这些妇女了解、并且能得到紧急避孕服务，估计每年能减少人工流产 300 万 ~ 400 万例。为了预防意外妊娠、降低人工流产率和保护妇女身心健康，每个妇产科医师都应该掌握紧急避孕知识和技能，及时为妇女提供各种紧急避孕服务。

古代就有记载妇科医师告知妇女采用性交后屈膝坐位、站起身、打喷嚏、擦净阴道等方法避孕，近几百年又有阴道灌洗和阴道上药（明矾、珍珠粉、硫酸锌等）等方法的尝试，但这些方法都不是科学可靠的方法。20 世纪 60 年代，多以单方面的雌激素（己烯雌酚、炔雌醇）用于紧急避孕，其主要机制是抑制排卵，故在排卵后使用的效果不好，避孕失败率较高。而且单独服用雌激素对月经周期有很大的影响，如月经血量的增减、月经周期的变化等，故单纯雌激素已经不作为首选方案。

1995 年，在意大利由世界卫生组织、国际计划生育联合会、人口理事会、国际家庭健康、生殖健康指南联合召开了关于紧急避孕的专家会议后，计划生育有关组织开始关注"紧急避孕"这一问题，紧急避孕服务项目也自此得以开展。

**适应证** ①避孕失败：如阴茎套破裂、滑脱；未能做到体外排精；错误计算了安全期；漏服短效避孕药；宫内节育器脱落。②性生活未采取任何避孕措施。③遭到性暴力。

**禁忌证** ①宫内节育器：不适用于青春期少女、未产妇和性传播疾病高危人群。②激素避孕药：由于是在无保护的性交后偶尔使用，所以一般没有绝对的用药禁忌。

**方法** 有宫内节育器（intrauterine contraceptive device，IUD）或激素避孕药。

**宫内节育器** 带铜 IUD 可用于紧急避孕，特别适合希望长期避孕而且符合放置节育器及对激素应用有禁忌证者。在无保护性生活后 5 日（120 小时）内放入，有效率达 95% 以上。放置前应了解妇女是否怀孕及是否有生殖道炎症。

**激素避孕药** 主要有雌孕激素复方制剂、单孕激素制剂及抗孕激素制剂三大类。①雌孕激素复方制剂：有复方左炔诺孕酮片，其含炔雌醇和左炔孕酮。②单孕激素制剂：如左炔诺孕酮片。中国生产的毓婷、惠婷、安婷都是左炔诺孕酮片，正确使用的妊娠率为 4%。③抗孕激素制剂：米非司酮（mifepristone）自 1993 年就开始用于紧急避孕，正确服用有效率达 85% 以上。其他还有双炔失碳酯、达那唑、促性腺激素释放激素拮抗剂等。

**不良反应** ①恶心：部分患者会出现恶心，但一般不超过 24 小时。餐时或睡前服用可以减少恶心，不主张同时服用止吐药。②呕吐：约 20% 使用复方制剂者，约 5% 使用单纯孕激素者会发生呕吐。若服药的 2 小时内呕吐，应重复一个剂量。③阴道不规则流血：有少部分妇女服药后会出现阴道点滴样流血，大部分会按经期月经来潮，若月经推迟一周者应做尿妊娠试验，排除妊娠的可能。呕吐、不规则阴道流血及月经紊乱，一般不需处理。月经推迟 1 周以上，需排除妊娠。但米

非司酮不良反应少而轻。

**注意事项** 紧急避孕药物仅对一次无保护性生活有效，避孕率明显低于常规避孕方法，在本月经周期中不应再有性生活，且紧急避孕激素剂量大，副作用大，不能替代常规避孕。尚未发现可以在每次性交后常规使用的事后避孕方法，但可以采用避孕套避孕。已经确定妊娠的妇女不应再服用紧急避孕药。世界卫生组织的资料证实，紧急避孕药物的临床效果与用药时间密切相关，无保护性性交后越早用药，避免意外妊娠的效果越好。

虽然已有效果较为肯定的紧急避孕药物和方法，但尚不能满足生殖健康（如预防意外妊娠、降低人工流产率等）的需求，极可能也会发生意外妊娠。因此，从长久来说，还是应该选择适合自己的最佳避孕方式。

(李佩玲)

**wàiyòng bìyùn yàojù**

**外用避孕药具**（contraceptives and contraceptive devices for external application） 用物理方法（机械屏障）不让精子到达子宫口处，或用化学制剂在阴道内灭活精子，或者两者结合，以此阻断精子、卵子相遇而达到避孕目的的用具与药物。

**外用避孕用具** 利用机械屏障作用，阻止精子到达子宫，从而达到避孕作用。常见的有避孕套、阴道隔膜、宫颈帽、阴道套等。①优点：自助式，可仅在需要时应用，使用灵活；局部效应，不影响内分泌和月经周期；使用得当避孕率高，可达 95% 左右；有部分预防性传播疾病的功能，如避孕套能防止人类免疫缺陷病毒、疱疹病毒的通过。②缺点：很可能使用不正确，而出现的实

际避孕失败率增加，往往近10%；其中一些避孕用具有时会影响性生活，如阴道避孕环；使用者对避孕具的制造材质过敏。

**外用避孕药** 是一种化学制剂，放在阴道深处，子宫颈口附近，使精子在此处失去活动能力而不能通过子宫到达输卵管与卵子结合。又称杀精剂，如壬苯醇醚、苯扎氯铵。外用避孕药以片剂、栓剂、薄膜剂和胶冻剂居多。见阴道用避孕药。

**优缺点** 其主要优缺点与外用避孕用具相似。但外用避孕药（壬苯醇醚）是否具有预防性传播疾病的作用尚存在一定争议。此外，部分女性对药物可能有不耐受的情况，如阴道瘙痒、灼烧感、痛感，且对于患有子宫脱垂、阴道炎、重度慢性子宫颈炎者则不宜使用。

**注意事项** 性交前将药片推入阴道深部，一般需经过5～10分钟，待药片完全深化后即可性交，具体剂型不同，要求不同。性交时间超过药效维持时间而未射精，这时需要再次放入药物，保证避孕效果。房事时女方宜采用仰卧位，女方房事后一般应仰卧15～30分钟，房事后6小时内不宜冲洗阴道，以免影响药效。

化学药物对女性阴道上皮组织或多或少会有些损伤作用，这与临床应用剂量有关。而将两种以上药物联合应用或与物理屏障联合，不仅可以减少药物使用剂量，降低其对阴道黏膜的刺激，而且可以增强避孕和预防性传播疾病的作用，从而成为更加理想的避孕方式。

（李佩玲）

biyùntào
**避孕套**（condom） 由乳胶等材料制成的，在性交时戴在生殖器的套装隔膜。又称安全套。分为男用避孕套和女用避孕套。①男用避孕套：即阴茎套，是优质天然乳胶制成的圆筒状薄膜套，是应用较为普遍的一种男用避孕工具，属于外用避孕药具的一种。其功能是在性生活时积存精液，阻止精子进入女方生殖道，使卵子和精子不能相遇，以此达到避孕的目的。与此同时，它还能隔离双方体液或生殖器官的细菌或病毒，能有效阻断性传播疾病的传传播途径，从而阻断疾病的传播。②女用避孕套：一种新型屏障式避孕用具。于20世纪后期问世，通过嵌入女体起到屏障作用从而达到避孕和预防性传播疾病等作用。女用避孕套的内环固定于女性阴道内不易滑脱，外端能够覆盖女性外阴，所以比男用安全套更能保护女性免受性传播疾病的感染。根据原材料可以分为聚氨酯、天然橡胶及合成橡胶三类，形状上有直筒形、哑铃形和三角形。目前在中国的使用并不广泛。

**设计** 阴茎套的顶端有一个小囊为贮精囊，是性交时贮存精液的地方，容量约1.8ml。开口端有一个略有松紧的橡皮圈，套在阴茎上时具有紧束阴茎，防止脱落的作用。

避孕套按开口部直径的大小可分为直径分别为29、31、33和35mm四种规格。由于科学避孕技术的发展，避孕套的花色品种很多，以颜色分，有乳白、淡红、紫罗兰色等；以厚度来分，有普通型、薄型和超薄型；以性能来分，有干燥型和湿润型，湿润型的外壁涂有硅油，性交时起润滑阴道的作用；避孕套表面大多是光滑的，也有一些种类的避孕套表面呈颗粒状或罗纹状，此种避孕套性交时可增加女方的快感。有的生产避孕套的厂家正在研制具有延长性交时间、对早泄有治疗作用的迟缓型避孕套，而且还具有助勃功能，可以治疗轻度阳痿的助勃型避孕套以及可治疗子宫颈炎等妇科病的消炎型避孕套等系列产品。

**使用方法** 正确使用避孕套的避孕率高，达93%～95%。使用前先吹气检查有无漏孔，然后将避孕套套在勃起的阴茎头上，自龟头部分顺势向下展开即可，使用方便、快捷。套上龟头前应捏瘪避孕套顶端供贮存精液用的小气囊，以防止气囊中的空气遇热膨胀，促使射精时精液向阴茎根部溢出。在射精之后，当阴茎尚处于勃起状态时，即捏紧避孕套的口和阴茎，小心地从阴道中一起抽出。取下避孕套，检查避孕套有无破裂，注意有无精液漏出。

使用避孕套时，应根据阴茎勃起的大小，选择适当规格的阴茎套，避孕套过大容易滑脱，过小则阴茎被套得太紧而不适，影响性交。一次性用品不能反复使用。如性交时，避孕套滑落在阴道里，要立即停止性交，并且用洗净的示指和中指轻轻伸入阴道，将其取出，不要继续使用该避孕套。如果是射精后滑落在阴道里，那么，要积极采取补救措施：立即嘱女方蹲下，让精液从阴道里流出，并且将阴道外口的精液洗尽，同时向阴道内放入外用避孕药，为慎重起见，最好立即口服紧急避孕药。

**特点** ①优点：使用方法简便，容易掌握，且效果可靠；避孕套是所有避孕药具中适应证最广泛的一种避孕工具，除极少数人对橡胶过敏而不能使用外，其他育龄夫妇均可使用，尤其适用患有心、肺、肝、肾等疾病或对精液过敏而不宜采用药物、节育环避孕的妇女；预防性病传播及某些传染病的传播；使用避孕套可延长男方射精的时间，更适应女方的性反应特点，使夫妻之间的性生活更加和谐。此外，男子使用避孕套后，阴茎头的敏感性降低，使性欲高潮推迟到来，便可延缓射精，对早泄亦有一定的治疗作用。涂有润滑剂的避孕套还能够减轻中年妇女由于阴道干涩而造成的性交不适感。②缺点：部分人对橡胶过敏；影响性交快感等。

**其他应用** 还可应用于产后子宫收缩乏力所致大出血时的宫腔填塞、微波探头的保护、阴道壁的保护等。

（李佩玲）

## yīndàoyòng bìyùnyào
## 阴道用避孕药（contraceptives for external application）

放置于阴道深处，子宫颈口附近，使精子在此处失去活动能力而不能到达输卵管与卵子结合的药物。又称外用避孕药、杀精剂。药物种类有多种，其中常用的有壬苯醇醚、苯扎氯铵等，外用避孕药以片剂、栓剂、薄膜剂和胶冻剂居多。其避孕效果可达94%。阴道用避孕药的主要优缺点、使用方法以及使用注意事项见外用避孕药具。

**壬苯醇醚** 为非离子型表面活性剂。

**作用机制** 主要作用于精子细胞膜，通过作用于精子的中段和尾部，迅速破坏精子膜，改变渗透压而杀死精子或使精子失去游动能力而无法进入子宫颈口，失去受精能力而达到避孕目的。

**剂型** ①薄膜剂型：置入阴道深处后溶解成凝胶体，需要约5分钟，作用保持1~2小时。②栓剂：需约10分钟溶解而生效，作用维持2~10小时。③冻胶剂型：注入阴道后即可起到避孕作用，宜立即房事，以免被稀释。④海绵剂型：由海绵和杀精剂组成，海绵可以释放杀精剂，同时海绵的屏障作用还可以阻止精子进入子宫腔，从而增强避孕效果。海绵放入后可马上行房事，药效持续可达24小时。⑤凝胶剂型：可缓慢释放杀精剂，药效可维持24小时，用药剂量较其他剂型低，对阴道黏膜损伤小，放置后不受体位限制，弥补了其他剂型的不足。

**特点** 壬苯醇醚具有起效迅速、作用浓度低、杀精效果显著等优点。另外，壬苯醇醚具有抗菌和抗病毒活性，且不破坏阴道正常菌群平衡。但是，其作为避孕药是否具有预防性传播疾病的作用尚存在一定争议。甚至有研究表明，壬苯醇醚作为外用避孕药使用，会增加性传播疾病病原体感染的可能性。长期频繁使用会引起阴道黏膜刺激和上皮损坏，还会增加女性尿道感染的机会。

**苯扎氯铵（BZK）** 为氯化二甲基苄基烃铵的混合物，是一种表面活性剂，具有较强的杀精作用和消毒去垢作用，可用于对壬苯醇醚过敏的女性。其剂型、用法、作用、杀精效果与壬苯醇醚相似。但BZK作用机制与壬苯醇醚有所不同：一方面通过扰乱碳水化合物代谢酶的活动，抑制鞭毛运动或使精子膜破裂而灭活精子；另一方面，BZK能使排卵期的子宫颈黏液凝固，形成筛孔<5μm的糊状结构，精子不能穿透。

（李佩玲）

## yīndào bìyùnhuán
## 阴道避孕环（contraceptive vaginal ring）

将甾体（类固醇）避孕药放在无活性的载体中，通过载体的物理性能，药物经其微孔向体内弥散，通过恒定释放最小有效剂量的避孕药物，经阴道吸收，达到长效避孕的目的的外用避孕工具。中国推广的为甲地孕酮硅橡胶阴道避孕环（简称甲硅环），少数应用左炔诺孕酮（LNG）阴道环；其他国家主要推广左炔诺孕酮阴道环，甲硅环使用1年的累计妊娠率为0.6%。

**作用机制** 微量的药物经阴道吸收后，多数对象不抑制排卵，但影响卵泡发育；可致黄体功能不足；抑制子宫内膜发育，使得子宫内膜与胚胎发育不同步，不适于受精卵着床；孕激素使子宫颈黏液变黏稠，拉丝度降低，不利于精子穿透。

**适应证** 凡自愿采用阴道环避孕的育龄妇女，无禁忌证者均可使用。尤其适用于患有子宫内膜异位症而要求较长时期避孕者。

**禁忌证** 与激素避孕药相似。此外，泌尿、生殖系统炎症：阴道炎、子宫颈炎、反复泌尿系感染，因阴道环的刺激，易引发或加重炎症，不宜使用；全身疾病及泌尿生殖系统病变，如阴道前后壁膨出、子宫脱垂、尿失禁、重度便秘、慢性咳嗽等，因环易于脱落，不宜使用。

**特点** ①优点：简便易行，妇女自己可以掌握放置或取出方法。首次学会放置后，不再需医务人员操作。置入后即有避孕作用，效果好，取出后恢复快，不影响生育功能。可能预防卵巢癌和子宫内膜癌，对子宫内膜异位症可能有一定的治疗作用。药物经阴道吸收，经肾静脉进入血循环，不通过肝脏，避免药物的首过效应，比较安全。②缺点：可能发生月经改变或闭经，一般多能自行恢复。阴道不规则流血或子宫内膜突破性出血，一般可自然停止。环脱落，及时发现及时再置入。性交时有环刺激感，必要时在性交时可取出。

**使用方法** 首次使用宜在医务人员的指导下进行，于月经周期第 5 天，将环放置到阴道后穹隆或套于子宫颈上。根据阴道避孕环内含药种类、释放量及环在阴道内的留置时间，可分为间断使用的阴道避孕环和连续使用的阴道避孕环。前者每个月经周期中放入阴道内，放置21～28 天取出并更换；后者则可连续放置3～12 个月，月经期不取出。

**注意事项** 每天清洗外阴时，注意阴道环的位置，如发现下移，可用手指将环上推复位；环不能用水清洗，可用酒精棉球或冷开水擦净后尽快置入；阴道环避免随意取出，如取出过久，可致突破性出血或致避孕失败。

（李佩玲）

zìrán bìyùnfǎ

自然避孕法（natural conception）根据女性生殖生理知识推测排卵日期，判断月经周期中的易受孕期，配偶双方在此期禁欲，以达到避孕目的的方法。又称自然计划生育、安全期避孕法。世界卫生组织将其定名周期性禁欲。女性的正常月经周期从生育角度可分为两个阶段，即生育阶段与非生育阶段。因此性生活中避开生育阶段，而选择非生育阶段性交，就可以达到避孕的目的。由于这是顺应和利用女性的自然生理现象而进行的一种避孕措施，故称之为自然避孕法。自然避孕法不使用任何避孕药具、手术等，

最大限度地避免其可能引起的副作用；如希望生育，可有意识选择在易受孕期间同房，获取最高受孕机会。值得一提的是，体外排精法属于其他避孕方法类，但因其与自然避孕法同属于不需提供药物和器具的避孕方法，人们往往将其与自然避孕法混为一谈。

人们常用的自然避孕法有：日历表法、基础体温法、症状－体温法、子宫颈黏液观察法（比林斯法）。

**日历表法** 排卵通常发生在下次月经前14 天左右，根据此推算出排卵前后 4～5 日为易受孕期。此法适用于月经周期基本规则、无特殊情况的妇女。而月经周期不规则，阴道流血性疾病或处于特殊阶段的女性，如产后、流产后、哺乳期、周期不规则、停用其他避孕措施后、初潮后不久以及近绝经期者，均不适宜使用该法。

**基础体温法** 基础体温在排卵后升高 0.3～0.5℃，此类避孕方法的主要观察指标需测量基础体温。因此，任何影响体温的疾病发病期间不宜使用；不能坚持测量基础体温者不能使用；处于特殊阶段的妇女（同日历表法），因排卵不稳定，也不宜使用，以免失败率上升或禁欲时间过长。另外，单独使用基础体温法，在基础体温上升前难以预料排卵何时发生或发生与否，通常在月经周期的前半周期无法使用，需禁欲。

**症状体温法** 在观察子宫颈黏液的基础上结合了基础体温法。①可孕期的第 1 天：观察子宫颈分泌物变化，第 1 次出现子宫颈分泌物；计算指导，月经期的第 6 天开始为可孕期；经历过 12 个月经周期的女性，可以用之前 12 个

月经周期中体温升高的最开始一天减去 7 天来确定可孕期的第 1 天。②可孕期的最后一天：子宫颈分泌物消失的第 3 天晚上；体温连续升高 3 天的第 3 天晚上，高温期水平要比之前 6 天的最高值还要高 0.2℃以上。事实上，症状体温法的分析非常复杂，共有十几条分析规则，以上仅是举例最简单的一条。

**子宫颈黏液观察法（比林斯法）** 根据子宫颈黏液的性状分为六期。①月经期：指有阴道流血的日期，此期的流血使子宫颈黏液无法辨认。②早期干燥期：指月经净后的 5～6 天内，此期子宫颈无任何黏液和滑润液，阴部无湿润的感觉，此期为不易受孕期。③峰日前的黏液期：约开始于排卵前的第 6 天，子宫颈出现了黏液，开始量少，后渐增多，最多时可达平时量的 10 倍，每天约 700mg，黏液稀薄，拉丝长 5cm 以上，涂片镜下可见羊齿植物叶状结晶。④峰日：峰日的子宫颈黏液稀薄易伸展，拉丝可长 5～10cm，阴部有湿润感的最后 1 天，或是黏液转变成干燥的前 1 天。峰日即表示接近排卵或刚开始排卵，是月经周期中非常重要的一天，在这天性交，最可能受孕。⑤峰日后的黏液期：峰日后的 1、2、3 天，黏液无弹性，渐渐变黏稠而呈奶油状，渐渐形成黏液栓将子宫颈封闭，把精子阻挡在阴道内，此期阴部无潮湿、滑润感。自峰日前的黏液期至峰日后的 3 整天内为可受孕期。⑥晚期干燥期：自峰日后的第 4 天至下次月经来潮前，此期为不易受孕期，因为此时卵子已退化，黏液栓阻止精子进入子宫腔。该方法的使用者需经适当的培训和有自己经验的积累，处于特殊阶段的妇女

（同日历表法）使用此法有一定困难，需特殊指导。

（李佩玲）

shūluǎnguǎn juéyùshù

## 输卵管绝育术（tubal sterilization operation）

经腹或经阴道施行手术，将输卵管切断、结扎、环套、钳夹、电凝或采用药物使输卵管管腔堵塞，以达到阻断精子和卵子相遇的方法。输卵管绝育术具有安全、可靠等优点，且对卵巢生理功能无明显影响，在生育调节中发挥了重要的作用，是中国主要使用的长效避孕措施之一。

**手术方法** 目前常用绝育术术式为经腹输卵管结扎或腹腔镜下输卵管绝育术，经阴道实施的手术相对少用。

经腹输卵管结扎术 中国应用最广泛的绝育术，适用于没有生育要求、自愿接受绝育手术并且无手术禁忌证者；患有不宜生育疾病的女性。其具有操作简单、方便、安全、切口小等优点。影响手术效果及预后的关键步骤是输卵管的结扎。结扎的方法有输卵管折叠结扎切除法、输卵管银夹法。抽心包埋法具有损伤小、并发症少、效果确切等优点，故应用广泛。

腹腔镜下输卵管绝育术 即在腹腔镜直视下将弹簧夹等置于输卵管峡部，阻断输卵管通道的方法。亦可用双极电凝灼烧输卵管峡部，以达到阻断输卵管的目的。电凝法对组织损伤较机械性绝育程度深，故其术后出现输卵管再通的并发症相对率低，同时这也可能导致输卵管绝育术后复通手术成功率低。

**并发症** ①术中并发症：多为肠管及肠系膜的损伤、膀胱损伤、输卵管系膜损伤。②术后并发症：术后近期并发症，如腹壁切口出血、血肿、切口愈合不良和感染以及盆腔炎、腹膜炎甚至败血症中毒性休克；远期并发症，包括慢性盆腔炎、肠粘连、大网膜综合征、绝育失败后妊娠和异位妊娠等。

阴式输卵管绝育术 其基本方法：破坏性手术，如电灼术、电凝术、粘堵剂；机械性阻塞法，其特点就是可复性，如可复性的记忆钛输卵管避孕栓，通过宫腔镜由输卵管口推入输卵管间质部，使之机械性地阻塞输卵管管腔，达到可复性避孕的目的。世界卫生组织对理想的女性绝育术的定义为：一种简单、易学、损伤最小的局麻手术，这种方法应该是安全、高效、易被人们接受、费用少的手术。上述两种绝育术方式对腹腔干扰多、恢复慢、住院时间长。相比之下，阴式输卵管绝育术具有对腹腔干扰少、康复快、住院天数少、医疗费用较少、腹壁无切口、美观等优点。

（李佩玲）

réngōng liúchǎn

## 人工流产（artificial abortion）

人为终止14周之内的宫内妊娠的方法。有手术和药物两种方式。手术流产包括负压吸引术和钳刮术。妊娠10周之内，用负压将妊娠组织从宫内吸出以终止妊娠的手术称为负压吸引术，手术时间短、安全，是应用最广泛的人工流产方法；妊娠10～14周，用器械将胎儿和胎盘组织从子宫腔内钳夹出来以终止妊娠的手术称为钳刮术。药物流产是在妊娠49天之内，序贯服用米非司酮和米索前列醇，使宫内妊娠组织自行排出以终止妊娠的方法。

**适应证** 非意愿妊娠；孕妇因患某种疾病不宜继续妊娠；胎儿有先天性畸形和遗传性疾病。

**禁忌证** 各种疾病的急性阶段；生殖器官炎症；全身状况差，不能胜任手术；术前两次体温间隔4小时在37.5℃以上者，暂缓手术；对药物流产所使用的药物过敏或有禁忌。

**方法** 根据不同情况选择适宜方式。

术前检查 尿妊娠试验、B超检查确认为宫内孕；详细询问病史并进行全身体格检查和盆腔检查。

术前准备 ①再次核实受术者的病史、体检及实验室化验结果。②向受术者讲解流产的方法。③准备器械和药品。手术流产的，准备负压吸引装置和电吸人流手术包；药物流产的准备米非司酮和米索前列醇；还有麻醉药、子宫收缩剂及急救药品。④操作：手术流产、电吸人流术和钳夹术。药物流产，序贯服用米非司酮和米索前列醇。

（刘欣燕）

yàowù liúchǎn

## 药物流产（medical abortion）

用药物而非手术的方法使宫内妊娠组织自行排出体内以终止早期妊娠的方法。目前临床使用的药物为米非司酮配伍米索前列醇，终止早期妊娠的完全流产率达90%以上。米非司酮是一种类固醇类抗孕激素制剂，具有抗孕激素和抗糖皮质激素的作用；米索前列醇有兴奋子宫和软化子宫颈的作用。

**适应证** ①妊娠在49日以内，B超确诊为宫内妊娠。②年龄在40岁以下，自愿要求结束妊娠的健康妇女。③有手术流产高危因素者，如产后3个月或剖宫产后6个月之内再次妊娠、瘢痕子宫（剖宫产史、子宫肌瘤剔除术史、子宫纵隔切除术史或子宫穿孔史等）、多次人工流产或近期人工流产后、有盆腔脊柱等畸形而不能采取膀胱截石位等。④对手术流产有恐惧心理的妇女。

**禁忌证** ①带宫内节育器妊娠者、可疑异位妊娠时。②全身器官疾病控制不佳者，如肝肾功能异常、凝血功能异常等。③妊娠剧吐，水电解质失衡未纠正时；严重贫血。④长期服用抗结核、抗抑郁、抗癫痫及抗前列腺药物等。⑤生殖系统急性炎症期。⑥有使用米非司酮的禁忌证：如肾上腺及其他内分泌疾病、妊娠期皮肤瘙痒史。⑦有使用前列腺素药物禁忌：心脏病、青光眼、哮喘、胃肠功能紊乱和过敏体质者。⑧距医疗单位较远，不能及时就医者。

**方法** 药物流产必须在有正规抢救条件的医疗机构进行。需要的药物为米非司酮片和米索前列醇片。

**用药前准备** ①医师应向用药对象讲清服药方法、疗效及可能出现的不良反应，由用药对象自愿选择。②询问病史，进行体格检查和妇科检查（主意子宫大小与停经日期是否相符），进行初步筛查。③化验检查：血常规、血型、阴道清洁度、滴虫、真菌、妊娠试验、乙肝表面抗原。④必要时做心、肝、肾功能，血小板、血清人绒毛膜促性腺激素（human chorionic gonadotrophin, HCG）测定。⑤B超检查：确定胎囊大小及妊娠天数，进一步排除异位妊娠。⑥对符合上述条件的对象，介绍药物流产的利弊，征得同意后填写纪录表，确定服药日期并告知随诊日期和注意事项。

**具体用法** ①顿服法用药：第1天空腹顿服米非司酮150mg，第3天加用米索前列醇。②分服

法用药：第1天晨空腹服米非司酮50mg，隔12小时服米非司酮25mg，连用2天。第3天晨空腹服米索前列腺醇600μg，留院观察6小时。

**用药后观察** ①服用米非司酮后，注意阴道开始流血时间、流血量。如流血量多或有组织物排出，应及时来院就诊。②使用米索前列醇后要留院观察，观察血压、脉搏、腹泻、腹痛、出血和有无胎囊排出及用药不良反应。个别不良反应较明显者可及时对症处理。③胎囊排出后由医护人员认真检查排出物（有活动性出血及刮宫），观察1小时离院，离院前测血压及脉搏，登记记录，并嘱随访日期及注意事项（流产后2周及6周）。肉眼不能确诊为绒毛胚囊，应送病理检查。④胎囊未排出者6小时离院，预约1周内复查B超及随访。

**随访** ①1周随访：胎囊未排出者应做B超检查。确诊药流失败行清宫术；若胚囊已经排出且流血不多，预约2周后就诊。②2周随访：胎囊排出后，如流血不多，可继续观察；流血多于月经量，应做B超检查或HCG测定，诊断为药流不全者，及时行清宫处理，刮出物送病理检查。发生大出血时应急诊处理。③用药6周后随访：做流产效果评定并了解月经恢复情况。

**清宫指征** ①用药期间发生阴道严重流血应及时清宫。②服用米索前列醇当天孕囊未排出，可观察1周，如仍未排出为药流失败，应及时清宫。③如孕囊排出后3周仍有阴道流血，超声提示宫内有残留时应及时清宫。

**注意事项** ①药流后阴道流血过多或时间过长（30天以上）应随时就医。②如有组织物排出，

应将组织物放置小瓶内，用酒精浸泡，及时送交医师检查。③发生腹痛或发热等以外情况，应急赴用药医院就诊。

**结局的判定** 由于个体差异，采用药物流产可能出现不同的结局。

**完全流产** 用药后自然排出胎囊或虽未见明确胎囊排出，但B超、血或尿HCG证实已完全流产，阴道流血自然停止并转经者。

**不全流产** 用药后未见胎囊排出，B超证实子宫腔内仅为残留物而刮宫或已见胎囊排出；随访中因流血过多、流血时间长、血和尿HCG迟迟不能转阴，或第一次转经出血多等种种因素而行刮宫者（见药物流产不全）。

**流产失败** 用药后7天未见妊娠物排出，B超证实子宫腔内有完整胎囊或有胎芽、胎心搏动，最终用负压吸引终止妊娠者（见药物流产失败）。

**评价** 优点：避免手术流产的疼痛及手术损伤，成功率高且安全、隐私性好。缺点：药物流产失败和不全需要再次清宫的概率高于手术流产；少数妇女流产后阴道流血时间长，极少数可发生致命性大出血，需要密切随访。

（刘欣燕）

yàowù liúchǎn shībài
**药物流产失败**（medical abortion failure） 采用米非司酮配伍米索前列醇序贯的方法终止早期妊娠时，用药后7天妊娠囊仍没有排出，B超证实子宫腔内有完整胎囊或有胎芽、胎心搏动，最终需用负压吸引终止妊娠的状况。在合格的计划生育技术服务机构，手术流产不全的发生率 $< 0.4\%$，漏吸的发生率更低。药物流产的成功率为 $90\% \sim 95\%$，失败率比手术流产高。后二者加起来为 $5\% \sim$

10%，故药物流产需与器械性人工流产相配合。

**病因** 与个体对药物的敏感性有关。

**临床表现** 用药后肉眼未见明确的胎囊排出；有时仍然有早孕反应；阴道少量流血或没有明显流血。

**诊断与鉴别诊断** 宫内早孕并接受正规医疗机构的药物流产治疗后；B超复查在宫内仍然可见妊娠囊甚至胎心搏动；刮宫组织经肉眼或病理诊断为胎囊或绒毛组织；再次清宫后阴道流血终止，血清人绒毛膜促性腺激素（human chorionic gonadotrophin，HCG）水平很快降至正常。

主要需与以下情况鉴别。①滋养细胞疾病：血清 HCG 水平较高，并且在清宫后不下降或仍然继续上升；B超检查没有明确的胎囊；清宫组织中没有正常的绒毛结构，可见到滋养叶细胞增生；肺内见到转移病灶。②药物流产不全：用药后见胎囊排出，随访中因出血过多、出血时间长、血和尿HCG迟迟不能转阴，或第一次转经出血多等种种因素而行B超检查，发现宫腔内没有胎囊但是有残留物，需要行刮宫术。

**治疗** 一旦确诊尽早清宫；术后预防性应用抗生素；密切随诊。

**预后** 及时清宫则预后良好。

**预防** 药物流产的失败率比手术流产高，药物流产后出现的一些问题尚未完全解决，如：药物流产失败，阴道流血量多、持续时间长，药物流产后出现子宫内膜炎等。所以药物流产不宜滥用和多次应用，有过药物流产失败的妇女不建议再次采用药物流产。

（刘欣燕）

yàowù liúchǎn bùquán
**药物流产不全**（incomplete medical abortion） 采用米非司酮配伍米索前列醇序贯的方法终止早期妊娠时，尽管用药后妊娠囊排出，但是宫内有残留的胚胎组织而需行清宫术的状况。

**病因** 与个体对药物的敏感性有关。

**临床表现** 用药后肉眼见明确的胎囊排出或经 B 超证实宫内妊娠囊消失；阴道流血量多超过正常月经量或发生致命性大出血危及生命；阴道流血时间长超过 3 周，药物治疗无效。

**诊断与鉴别诊断** 宫内早孕并接受正规医疗机构的药物流产治疗后；B超复查在宫内没有妊娠囊，但有残留组织；再次清宫后阴道流血终止，血清人绒毛膜促性腺激素（human chorionic gonadotrophin，HCG）水平很快降至正常。

需要与以下情况相鉴别。①滋养细胞疾病：血清 HCG 水平较高，并且在清宫后不下降或仍然继续上升；B超检查发现宫内残留组织，血运丰富或侵入肌层；清宫组织中可见到滋养叶细胞异常增生；肺内见到转移病灶。②药物流产失败：采用米非司酮配伍米索前列醇序贯的方法终止早期妊娠时，用药后 7 天妊娠囊仍没有排出。B超证实宫腔内有完整胎囊或有胎芽、胎心搏动，最终用负压吸引终止妊娠者。③与人工流产不全在诊断上的差异：人工流产不全行清宫术时，须经肉眼或病理诊断子宫腔内残留绒毛或胎盘组织，而药物流产不全的概断是不论清宫组织中有没有绒毛胎盘组织，一律属于不全流产。

**治疗** 一旦确诊尽早清宫；大出血休克时行抗休克治疗；术

后预防性应用抗生素；密切随诊。

**预后** 及时清宫则预后良好。

**预防** 药物流产不全的概率比手术流产高。有过药物流产不全的妇女不建议再次采用药物流产。

（刘欣燕）

shǒushù liúchǎn
**手术流产**（surgical abortion） 包括负压吸引术和钳刮术。采用手术方法终止妊娠。

（刘欣燕）

fùyā xīyǐnshù
**负压吸引术**（vacuum aspiration） 利用负压吸引原理，将妊娠组织从子宫内吸出，以终止早期妊娠的方法。

**适应证** 妊娠 10 周内，要求终止妊娠而无禁忌证者。因患某种疾病不宜继续妊娠者。

**禁忌证** 各种疾病的急性阶段；生殖器急性炎症；全身情况不良，不能耐受手术者，经治疗好转后，可住院手术；术前24小时内体温2次在37.5℃以上者，暂缓手术。

**方法** 如下所述。

术前准备 ①详细问病史及避孕史，注意既往人工流产、剖宫产史，是否有生殖道发育异常，本次妊娠是否哺乳期，既往健康状况，有无合并其他系统疾病及手术史，必要时做相应辅助检查和会诊。②妇科检查，核对盆腔超声、各项术前化验结果，做阴道清洁度检查。

术中注意事项 ①重复阴道检查，查清子宫位置、大小以及质地。②严格执行无菌操作，吸刮器械进入子宫腔时，切勿接触其他部位，以防感染。③如遇剖宫产、哺乳期妊娠，近期有过人工流产史的妇女，手术时应给予缩宫素肌内注射，预防子宫损伤和出血。④吸宫时操作轻柔，依子宫腔方向进行，子宫颈口的扩张要逐号进行，吸宫时负压≤400mmHg，不要带负压出子宫颈管。⑤哺乳期、子宫畸形或瘢痕子宫者，可在 B 超实时监测下手术，以防子宫穿孔。⑥术后应仔细检查子宫腔刮出物，肉眼是否可见典型绒毛结构，绒毛大小与孕周及 B 超提示是否相符，是否有水泡样胎块。如肉眼未见典型绒毛，见水泡样组织，要送病理检查。

**术后处理**　①在观察室卧床半小时以上，如用哌替啶＋异丙嗪静脉麻醉者或静脉全麻者，则卧床休息至完全清醒。②1 个月内禁性生活及盆浴。③如有异常情况，如阴道流血量多于月经量、持续流血时间过长、阴道脓性分泌物、腹痛或发热等，随时就诊。④术后预防性口服抗生素预防感染。⑤指导避孕方法。

（刘欣燕）

## qiánguāshù

**钳刮术**（forceps curettage）　妊娠 11～14 周以内终止妊娠时采用钳夹与负压电吸相结合，将妊娠的胎儿及胚胎组织清除的方法。为保证钳刮术顺利进行，应先做扩张子宫颈准备。

**适应证**　妊娠 10～14 周以内要求中止妊娠或孕妇因合并症不宜继续妊娠者。

**禁忌证**　同负压吸引术。

**方法**　具体方法如下。

**子宫颈准备**　使子宫颈易于扩张至 8.5 号以便于手术。①器械法：子宫颈插管术前 12 小时经子宫颈插入 16 号无菌导尿管放入子宫腔内约 1/2 以上，余部分用呋喃西林液消毒纱布包紧，置于后穹隆。②药物法：如果没有用药禁忌，术前 0.5～1 小时阴道放

置米索前列醇湿片，以促使子宫颈口放松，便于手术。

**手术操作**　子宫颈管扩张宜够大，一般扩张子宫颈应至 8.5 号。破羊水后应注意患者主诉，警惕羊水栓塞。胎儿骨骼通过子宫颈管时不宜用暴力，钳出时以胎体纵轴为宜，以免损伤子宫体和子宫颈管组织。核对钳夹出的胎块组织，拼接核对胎儿躯干、肢体和头骨是否完整。术毕，检查宫缩和出血情况，给予宫缩药。

**术后处理**　术后应休息 3～4 周，余同电吸人工流产术。

（刘欣燕）

## réngōng liúchǎn shùzhōng chūxuè

**人工流产术中出血**（heavy bleeding during artificial abortion）

人工流产术中出血量 >200ml。

**发生机制**　受术者本身的因素和手术者吸宫技巧可影响人工流产术中出血量。①子宫收缩不良：人工流产次数多或妊娠周数大时可发生。②胎盘位置低，器械进出子宫腔时有鲜血流出。③子宫颈撕裂或子宫穿孔损伤血管。④受术者伴有血液系统疾病，凝血功能异常。⑤妊娠周数大或使用的吸管较小，部分绒毛已与子宫壁分离，但大块组织未能吸出，影响子宫收缩而发生活跃出血。

**鉴别诊断**　①子宫颈妊娠：胚胎着床在子宫颈管内，当行人工流产时会发生活跃出血。②剖宫产瘢痕妊娠：有剖宫产史妇女再次妊娠时，胚胎着床在前次剖宫产瘢痕上并伴有胎盘植入，是随着剖宫产率增高而发生率逐渐增高的一种异位妊娠（见子宫瘢痕妊娠）。如术前诊断不明确，可在人工流产术中发生致命性大出血。

**处理原则**　①判断出血原因，迅速止血：迅速清除子宫腔内的

残留组织；适时应用缩宫素辅助子宫按摩，促进宫缩，控制出血；如确诊为子宫颈撕裂可压迫缝合，如果怀疑子宫穿孔需对症处理。②补充血容量，抢救休克，术后预防感染。③如为子宫颈妊娠或剖宫产瘢痕妊娠发生大出血难以控制时，可行子宫动脉栓塞止血，或行剖腹探查，出血危及生命时可行子宫全切术。

**预防**　①仔细询问病史，行 B 超检查明确孕囊位置；如孕囊位于子宫颈管或子宫下段瘢痕处要慎重处理。②严格遵守操作规程，熟练掌握人工流产技术。③选择适宜的吸管和负压，寻找孕卵着床部位并迅速清除，必要时应用缩宫素促进子宫收缩。

（刘欣燕）

## réngōng liúchǎn zǐgōng chuānkǒng

**人工流产子宫穿孔**（perforation of uterus during artificial abortion）

宫腔手术时手术器械造成的子宫壁全层损伤，致使子宫腔与腹腔，或其他脏器相通的状况。穿孔部位多见于子宫峡部或子宫壁薄弱处，如子宫角、子宫原来的手术瘢痕处。

**病因与发病机制**　可发生于各种宫腔操作中，以电吸人工流产术、钳刮术、放置或取出宫内节育器时常见。进入子宫腔的器械如探针、宫颈扩张器、吸管、刮匙、卵圆钳等都可造成穿孔。当器械进入子宫腔抵到肌壁后仍用力继续向前，穿透肌壁造成子宫穿孔。穿孔的器械可损伤膀胱后壁、直肠前壁或乙状结肠壁、阔韧带和肠系膜，导致膀胱穿孔、直肠或乙状结肠穿孔、阔韧带内血肿及继发性腹膜炎等。如果术者没有察觉到子宫穿孔而继续用吸管做负压吸引或用卵圆钳做钳夹，则可能发生大网膜、乙状结

肠壁甚至膀胱壁被钳出等严重后果。

**临床表现** 术者器械进入子宫腔的深度明显超过检查时所估计的子宫腔深度，或没有抵到肌壁的感觉，即"无底感"。手术过程中患者突然感觉剧烈腹痛，有时伴有恶心、呕吐。如穿孔损伤大血管，可有腹腔内血的相应表现，如腹部压痛、反跳痛及肌紧张；出血量大时可发生休克。

**诊断** 宫腔内手术操作时，器械进入的深度明显超过子宫腔深度或有触不到底的感觉时，怀疑子宫穿孔。如果在取出的子宫腔内组织中发现脂肪颗粒、肠道内组织等，可以确诊子宫穿孔。当穿孔时器械损伤阔韧带并造成出血时，盆腔检查和 B 超可发现宫旁包块。剖腹探查或宫腔镜、腹腔镜检查时，可发现子宫壁的破口。

**治疗** 一旦怀疑穿孔，应立即停止操作，观察患者表现，决定下一步处理。如患者血压平稳且子宫腔组织已经基本吸刮干净，可用宫缩剂并卧床休息；如子宫腔仍残留大量组织，造成穿孔的器械比较细小，如探针，患者情况平稳时，可在 B 超监视下避开穿孔处迅速刮净组织；如果穿孔较大可以用宫缩剂并卧床休息，预防感染，观察数日后再在 B 超引导下清理宫腔残留组织。

手术指征：穿孔大，如为吸管、卵圆钳损伤，或穿孔的部位不明确；有腹腔内脏器损伤或可疑时；有内出血者；保守治疗过程中出现严重感染而不能控制者，应剖腹或腹腔镜探查，并在其监视下行刮宫或修补。

**预后** 如果及时明确诊断并正确处理预后良好，一般不影响以后妊娠。

**预防** 宫腔手术操作前应详细了解病史，明确子宫位置和大小有无畸形；操作时手法轻柔；术中怀疑子宫穿孔应立即停止操作，根据具体情况全面分析，正确处理。

(刘欣燕)

réngōng liúchǎn zōnghézhēng
## 人工流产综合征（abortion syndrome）

在人工流产手术过程中，受术者突然出现头晕、胸闷、心慌、恶心、呕吐、面色苍白、大汗淋漓、四肢湿冷、血压下降，甚至晕厥和抽搐等临床症状，重者可危及生命的综合征。

**发病机制** 子宫位于盆腔器官，除接受自主神经（交感神经、副交感神经）的支配以外，还有丰富的感觉神经分布，子宫颈部的神经末梢又更为敏感。人工流产术中，由于子宫颈被牵拉、扩张及负压、刮匙对子宫壁的影响，刺激了这些区域的神经末梢，释放出大量的乙酰胆碱，影响周身血液循环，出现了上述一系列的表现。严重者出现末梢循环障碍，进而意识丧失、抽搐。人工流产综合征可发生在手术中和手术刚刚结束后。

**处理原则** 将患者平卧，吸氧，测量脉搏和血压，开放静脉通道，肌内注射阿托品 0.5～1mg；可酌情用血管收缩药。经过适当处理后症状很快缓解。

**预后** 良好。

**预防** 人工流产综合征与精神因素密切相关，此类患者术前恐惧、害羞，怕手术会有后遗症。术者要尽量消除孕妇的思想顾虑，减低对人工流产术的恐惧心理，避免精神过度紧张，也要尽可能避免在过分疲劳、饥饿的情况下实施手术。手术操作要轻柔，子宫颈过紧难以扩张时使用利多卡因凝胶镇痛，或行子宫颈旁注射麻醉。

(刘欣燕)

lòuxī
## 漏吸（fail of artificial abortion）

宫内妊娠行电吸人工流产术时，胚胎组织未被吸出而继续存活的状况。

**病因与发病机制** 子宫解剖异常、胚胎着床偏子宫角和术者经验不足有关。

**解剖异常** 子宫位置异常如子宫极度后屈或者前屈，子宫畸形、子宫肌瘤等造成子宫腔不规则时，器械不仅进入子宫腔非常困难，而且探针及吸管无法触及胎囊，造成手术结束后胚胎仍然继续存活。

**胚胎着床偏宫角** 当胎囊偏向一侧子宫角、胎囊在多发性子宫肌瘤的间隙之间或在畸形宫腔狭小的缝隙中，器械无法达到时可能出现漏吸。

**术者经验不足** 对子宫位置和大小检查不准确，子宫过度前屈或后屈时无法察觉器械没达到子宫底，在术后也没有仔细核对刮出组织中是否有绒毛，容易发生漏吸。

**临床表现** 具体表现如下。

**早孕反应** 最常见的症状是人工流产术后早孕反应持续存在。一般人工流产术后，恶心、呕吐等早孕反应很快就会消失；如果仍然有明显的早孕反应，需警惕漏吸。

**阴道异常流血** 人工流产术后阴道流血一般持续 14 天左右，血量不超过月经量，如果阴道流血多或超过 2 周应引起注意。

**未转经** 一般人工流产术后 1 个月左右会有月经来潮，如果月经迟迟未来潮，可行 B 超检查和血清人绒毛膜促性腺激素（human chorionic gonadotrophin，HCG）测定。

**诊断与鉴别诊断** 人工流产术后阴道异常流血、早孕反应不消失，或者迟迟月经不来潮，B超检查宫内有胎囊和胎心时，可以诊断。

需与人工流产后再次妊娠及异位妊娠相鉴别。①人工流产后再次妊娠：一般人工流产术后卵巢在2周左右恢复排卵，如果有性生活且没有采取避孕措施时，可发生再次妊娠；按照人工流产前的末次月经计算，再次妊娠时B超显示胎囊比较小，而漏吸的胎囊则比较大。②异位妊娠：检查人工流产吸出组织没有发现绒毛时，首先需要确认是否为漏吸，如子宫腔内没有残留组织时，需要警惕宫外孕，取血查血清HCG并做B超检查宫外是否有包块。

**治疗** 及时终止妊娠。

**预后** 处理及时则预后良好。

**预防** 常规妇科检查，仔细检查子宫的形状、大小及位置，绝不能凭子宫颈的方向来断定子宫的位置。术前常规B超检查，了解子宫是否畸形，明确孕卵着床位置；困难高危人工流产术，可在B超监导下直观地进行手术；B超指导手术医师准确地清除胚胎组织。探查子宫腔时要注意子宫腔深度与检查的子宫大小和妊娠周数是否相符，仔细探查子宫腔以了解不规则的子宫腔形状；吸宫时，吸头与刮匙要到子宫底和两侧子宫角；术毕仔细检查吸出物有无绒毛及绒毛组织与停经月份是否相符。

（刘欣燕）

rén gōng liú chǎn bù quán
## 人工流产不全（incomplete artificial abortion） 实施人工流产术时，没有把全部的妊娠组织吸刮

干净，有部分绒毛组织残留在子宫腔内的状况。

**病因与发病机制** 人流不全的发生与子宫解剖异常和术者经验不足有关。

**解剖异常** 子宫过度倾屈造成探查子宫腔困难，器械不易达到子宫底而造成部分妊娠组织残留；由于子宫畸形、子宫肌瘤等造成子宫腔不规则时，器械无法达到子宫腔内胎囊的位置而造成残留；反复多次刮宫造成子宫内膜损伤，而导致胎盘植入时，妊娠组织难以清除干净。

**术者经验不足** 对子宫位置和大小检查不准确，子宫过度前屈或后屈时无法察觉器械没达到子宫底，在术后也没有仔细核对胚胎组织是否符合孕周，容易发生人工流产不全。

**临床表现** 最常见的症状是阴道异常流血。人工流产术后阴道流血一般持续14天左右，血量不超过月经量，如果阴道流血多或超过2周应引起注意。术后流血的原因包括子宫缩复不良、部分组织残留、子宫内膜创面修复缓慢等。术后流血时间长或多次清宫容易引起继发感染和子宫颈粘连等。

**诊断与鉴别诊断** 根据人工流产术后早孕反应持续存在可初步诊断。一般人工流产术后，恶心、呕吐等早孕反应很快就会消失；如果术后仍然有明显的早孕反应，应警惕人工流产不全的发生。

需与滋养细胞疾病相鉴别。滋养细胞疾病可发生于宫内早孕后，一般血清人绒毛膜促性腺激素水平较高且持续升高，如肺内发现转移病灶可明确诊断。

**治疗** 确诊人工流产不全后，应分析前次人工流产不全的原因，

并及时再次清宫。术前B超检查注意残留组织的位置，必要时在B超或腹腔镜、宫腔镜辅助下进行清宫。手术前后应预防性应用抗生素。

**预后** 及时明确诊断并正确处理，一般预后良好。

**预防** 常规妇科检查，仔细检查子宫的形状、大小及位置，绝不能凭子宫颈的方向来断定子宫的位置。术前常规B超检查，了解子宫是否畸形，明确孕卵着床位置；困难高危人工流产术，可在B超监导下直观地进行手术；B超指导手术医师准确地清除胚胎组织。探查子宫腔时要注意子宫腔深度与检查的子宫大小和妊娠周数是否相符，仔细探查子宫腔以了解不规则的子宫腔形状；吸宫时，吸头与刮匙要达子宫底和两侧子宫角；术毕仔细检查吸出物有无绒毛、胚胎组织，与停经月份是否相符。

（刘欣燕）

zǐ gōng jǐng / gōng qiāng zhān lián
## 子宫颈/宫腔粘连（adhere of uterine cavity or cervical cancals） 人工流产术后子宫颈管或子宫腔内膜修复不良，纤维组织增生导致子宫颈管或子宫腔粘连的状况。

**病因与发病机制** 与患者自身因素和术者操作有关。

**患者自身因素** 反复多次人工流产或清宫，造成子宫内膜基底层及子宫颈管黏膜损伤，愈合时发生粘连；子宫内膜修复不佳或术后合并感染也易造成粘连。

**术者操作** 吸/刮宫时负压过大、带负压进出子宫颈管会损伤子宫内膜基底层或子宫颈管内膜，修复缓慢，从而发生子宫颈管或子宫腔粘连。

**临床表现** 人工流产术后发生继发性闭经、月经紊乱、周期

性腹痛或月经过少等情况。严重者经血可逆流至输卵管或腹腔；子宫腔粘连时可能伴有继发不育或反复流产。

**诊断** 有电吸人工流产或刮宫术史，次数越多发病概率越高。人工流产术后闭经，妊娠试验阴性，伴有周期性下腹痛；人工流产术后长期不育或反复流产，无子宫颈内口松弛或明显感染者，应警惕宫腔粘连的可能。腹痛时，B超检查发现宫腔积液，用探针探查子宫腔，可发现子宫颈管粘连，分离粘连后探针进入子宫腔后有陈旧血液流出。宫腔镜诊断可了解有无子宫腔粘连，并确定粘连部位和范围。

**治疗** 宫腔镜不但可以判断粘连的程度、粘连的类型，且可以判断粘连的坚韧度。对于膜性粘连、纤维肌性粘连可在宫腔镜下分离或用手术剪除；而对于结缔组织样致密粘连则需在B超监护下行电切分离术，术后放置宫内节育器防再粘连，并给予雌孕激素序贯用药，促使子宫内膜生长。

**子宫颈粘连** 周期性腹痛时，先用探针进入子宫颈管，慢慢分离，并探入子宫腔，即可有陈旧性暗红色的黏稠经血流出，再以宫颈扩张器，扩至7~8号，可使潴留的经血流出，也可用碘仿纱条置于子宫颈内口48小时防止再粘连。

**子宫腔粘连** 将子宫探针进行宫腔检查，探针伸入后前后左右摆动分离子宫腔粘连部分，分离后放置宫内节育器3个月以防再次粘连。亦可应用人工周期，促使子宫内膜上皮生长，防止再次发生粘连。

**预后** 良好。

**预防** 选择合适的吸管，吸引时负压不宜过高，吸刮子宫不宜过度，以免损伤子宫内膜。吸头进出子宫颈口时不能带负压，尽量减少进出次数，缩短手术时间。钳夹妊娠产物时，动作要轻柔、准确，防止损伤子宫肌壁。多次人工流产者可在术后即刻放置宫内节育器以防止粘连。预防性应用抗生素。

（刘欣燕）

rén gōng liúchǎn shùhòu gǎnrǎn
# 人工流产术后感染（infection post artificial abortion）
人工流产术后发生阴道、子宫内膜、输卵管或盆腔炎症的状况。

**病因与发病机制** 大部分由于细菌感染所致。致病菌的种类很多，主要是厌氧链球菌、溶血性链球菌、葡萄球菌、大肠埃希菌等，多数患者为几种细菌的混合感染。细菌来源主要有自身感染和外来感染两种。①自身感染：指人工流产术前阴道内清洁度不好所致的感染。常见的致病菌是厌氧链球菌。它寄生于阴道内，人工流产术后由于机体内在环境改变或子宫壁的损伤，该菌便可入侵而致病。原来已经寄生在身体其他部位的细菌，也能经血液循环或经手的接触，传播到生殖道而引起感染。②外来感染：指人工流产术前、术时或术后，细菌从外界进入阴道。如手术器械、敷料、手套等消毒不彻底时，均可能带入致病菌。细菌亦可通过空气传播给受术者。人工流产术后过早性交、个人卫生习惯差等因素亦可使外界细菌侵入生殖道而引起感染。细菌侵入后由于细菌毒力的强弱和机体抵抗力的不同，疾病的轻重和发展也不同，轻者阴道局部感染；重者可引起子宫内膜、盆腔结缔组织炎症，患者出现发热、腹痛，如不及时控制，会导致感染性休克而危及生命。

**临床表现** 人工流产术后出现下腹疼痛，阴道不规则流血；出现畏寒、发热，阴道分泌物有臭味。炎症可波及子宫内膜、输卵管、盆腔组织和腹膜。治疗不及时可变为慢性，表现为月经过多、经期延长、白带增多、小腹胀痛不适。

**诊断** 依据2周内人工流产手术史，合并生殖道感染的症状、体征及实验室检查即可诊断。美国疾病控制与预防中心（Centers for Disease Control and Prevention, CDC）对急性盆腔炎的诊断标准：下腹压痛，附件压痛和子宫颈举痛3项为必备条件。体温38℃以上，血白细胞 $> 10 \times 10^9/L$，双合诊或超声发现盆腔脓肿或炎性包块为附加条件，可增加诊断的特异性。

**治疗** 估计有感染可能者，术后给予抗生素。病情严重者选用广谱抗生素静脉滴注，亦可根据细菌培养及药物敏感试验选用敏感药物。如转为慢性盆腔炎，可采用理疗等促进血液循环，改善组织营养，提高新陈代谢，以利炎症的吸收和消散。

**预防** ①术前1周不应有性生活史。②避免急性生殖器官炎症，如阴道炎、急性或亚急性子宫颈炎、盆腔炎和性传播性疾病等期间进行手术，以免引起逆行感染。③术前4小时内，两次体温在37.5℃以上者不宜进行手术。④术中注意无菌操作，器械直接进出子宫腔时，不要触及阴道，一旦发生应及早、足量、联合使用2~3种抗生素。⑤避免吸宫不全。⑥多吃富有营养的食物，使身体尽快恢复正常。⑦保持外阴部清洁卫生，每天用温开水清洗，勤换卫生巾。⑧2 周内或阴道流血未干净前不要坐浴。⑨1 个月内禁止性生活及盆浴，以防生殖器官感染。如果有发热、腹痛或阴道分泌物有异常气味时，要及时就诊。⑩一般在 3～5 天阴道流血渐渐停止，最多不超过 10～15 天。如果阴道流血量超过月经血量，持续时间过长，这时需要及时就诊治疗。⑪术后 2 周内，适当卧床休息，不从事重体力劳动。

（刘欣燕）

**zhōngqī rènshēn yǐnchǎn**

## 中期妊娠引产（termination on second trimester pregnancy）　在妊娠中期采用药物或手术等方法，使妊娠终止的方法。

妊娠进入中期阶段以后，胚胎已经完成分化，胎儿已经成形，胎盘的分泌功能取代妊娠黄体，子宫肌细胞不断增长，子宫肌壁增厚，但对内外源性宫缩物质敏感性差，与早期和晚期妊娠相比具有不同的生理特点：①中期妊娠时胎盘形成，胎盘娩出时常有绒毛残留，即使胎盘绒毛完全排出，但已经侵入子宫血管壁的绒毛细胞尚有生物活性，使残留的蜕膜细胞不易死亡排出，引起产后出血或晚期产后出血。②胎盘相对面积较大，常附着在逐渐形成的子宫体下段，甚至覆盖子宫颈内口，引产时出现类似晚期妊娠前置胎盘的出血。③中期妊娠时胎盘刚建立，雌激素以作用较弱的雌三醇增加为主，增加的水平较孕酮低，孕激素使子宫弛缓，对宫缩药不敏感。子宫局部的缩宫素及缩宫素受体含量也较低。因此中期妊娠时子宫对宫缩药不敏感。④子宫逐渐长大，充血变软，容易损伤，且胎儿骨骼形成，胎体逐渐增大变硬，分娩过程中易造成损伤。

**适应证**　①孕妇患有各种疾病（如严重心脏病、重度贫血、肾功能不全等），不适宜继续妊娠者。②产前诊断发现胎儿存在遗传性疾病或发育缺陷者。③中期妊娠死胎或过期流产。④孕妇因避孕失败造成计划外妊娠。⑤其他不宜继续妊娠的原因，如伦理、暴力等原因。

**禁忌证**　①各种疾病的急性期。②患心、肝、肾等疾病不能负担手术者。③凝血功能障碍、严重贫血或过敏体质者。④子宫发育畸形、子宫颈有瘢痕或粘连，阴道分娩有困难者。⑤生殖器急性炎症，24 小时内体温 37℃以上者。

**方法**　①水囊引产。②羊膜腔内注射依沙吖啶引产。③药物引产，主要是米非司酮配伍前列腺素引产。④小型剖宫取胎术。

**并发症**　中期妊娠引产的方法比较多，但因孕周较长，胎儿较大，在引产中及引产后易出现以下并发症。

**引产后出血**　胎儿娩出后出血量达 400ml 以上，称之为中期引产后出血。如果短时间内大量出血，患者会发生休克而危及生命。引产后出血常见原因及处理如下。①子宫收缩无力：这是引产后出血最常见的原因。正常情况下，胎儿娩出后，胎盘很快就会分离，随即排出，子宫壁上的血管由于子宫收缩，随即闭合，血流就会逐渐停止。但由于某些原因，如原有子宫肌瘤、子宫发育不良等，均会引起子宫收缩不良而发生产后出血。可应用子宫收缩药物并按摩子宫底部使子宫收缩；必要时可行宫腔填塞。②胎盘问题：胎儿未娩出前的出血，可能为前置胎盘或胎盘部分早期剥离引起；胎儿娩出后胎盘剥离不全；或者胎盘与子宫壁粘连，

不能自然分离时出血量较多。发生这种情况时，应立即行钳刮术，或手取胎盘，然后给予宫缩药及用抗生素预防感染。③凝血功能障碍：如孕妇患血液系统疾病、免疫性疾病使血液系统受累时，需要积极治疗原发病，防止产后出血。④产道损伤：在引产过程中由于宫缩较强，子宫颈口小及弹性差，往往易出现产道损伤，如后穹隆、子宫颈口裂伤及阴道裂伤等。引产后要仔细检查软产道，缝合损伤。

**子宫破裂**　宫缩过强而子宫颈不能顺利扩张；瘢痕子宫，有剖宫产史或子宫穿孔、肌瘤剔除史导致子宫壁局部薄弱时会发生子宫破裂。裂口多在子宫下段。引产过程中要严密观察产程，发现宫缩过强时可肌内注射哌替啶或其他缓解宫缩的药物；子宫下段压痛并怀疑有子宫破裂时，应立即施行小型剖宫手术。

**羊水栓塞**　引产中由于子宫颈管逐渐展开，宫口开大，部分血管开放，强而有力的子宫收缩使子宫腔内压力增高，胎膜破裂，于是部分羊水进入血管内。中期引产中非常凶险的并发症，可导致患者死亡。

**感染**　在引产过程中或引产 2 周之内，产妇发热，体温高达 38℃以上，伴寒战，尤其在引产后持续高热 24 小时以上不降，即为引产后并发感染。并发感染时，患者尚可有持续性下腹部疼痛，阴道流脓性或脓血性分泌物，有臭味，严重者可出现血压下降、脉搏细速、腹部拒按并有压痛及反跳痛。引起感染的原因有无菌操作不严、引产后胎盘残留在子宫腔内时间较长、胎死宫内时间过长合并感染等。应查明原因，在积极控制感染的同时清除子宫

腔内的残留组织，还应避免盆腔炎、腹膜炎或败血症等严重并发症的发生。

（刘欣燕）

## shuǐnáng yǐnchǎn

## 水囊引产（induction of labor with water bag）

将水囊放置在子宫壁和胎膜之间，增加宫内压和机械性刺激子宫颈管，诱发和引起子宫收缩，促使胎儿和胎盘排出以终止妊娠的方法。其引产成功率可达90%以上。平均引产时间大多在72小时内。

**适应证** ①妊娠13～27周，要求终止妊娠而无禁忌证者。②因某种疾病不宜继续妊娠者。

**禁忌证** ①急性传染病或慢性疾病的急性发作期。②24小时内体温在37.5以上者。③生殖器官炎症或全身其他处有感染者暂缓引产，经治疗好转后可考虑进行。④妊娠期有反复阴道流血者，B超确定为胎盘低置状态者。⑤有剖宫产史或子宫瘢痕者需慎重。

**方法** 具体方法如下。

术前准备 ①详细询问病史；全身检查和妇科检查，白带常规化验；严重炎症或分泌物多时需先治疗，待病情改善后方可进行；术前给予抗生素预防感染。必要时行分泌物培养及药敏试验；必要时行B超胎盘定位。②水囊制备：大号避孕套2只套叠，用16号或18号橡皮导尿管1根插入双层避孕套内，顶端接近避孕套小囊，用手捏挤排出避孕套内气体，用粗丝线扎紧避孕套口部。或用市售特制水囊，均需进行无菌处理后备用。

手术步骤 孕妇排空膀胱，取膀胱截石位，清洗消毒外阴、阴道，铺消毒巾，扩张阴道，暴露子宫颈。再次消毒阴道、子宫颈及子宫颈管，后穹隆放置消毒纱布1块，以免水囊碰到阴道壁。插入水囊。将已经制备好的水囊涂以石蜡油，沿子宫颈管缓慢送入子宫腔，直到水囊全部放到子宫腔内（水囊结扎处最好在子宫颈内口以上），置于子宫壁和胎膜囊之间，在放水囊过程中切勿触碰阴道壁，以防感染。如遇到阻力或出血，应调换方向从子宫另一侧重新放入。注入无菌生理盐水于囊内，盐水内可注入几滴亚甲蓝。注入液量应根据妊娠月份确定，一般注入300～500ml，但最多不超过500ml，注入液量过少影响引产效果，注入液量过多可引起胎盘早剥甚至子宫破裂。注液完毕，将导尿管末端折叠扎紧，用无菌纱布包裹后塞入阴道内。术毕测量子宫底高度，以便观察放入水囊后有无胎盘早剥及内出血征象。

术后处理 放置水囊后可让孕妇在室内活动，但应避免阴道内纱布及导尿管脱出，注意外阴清洁，防止感染。定时测体温、脉搏，观察宫缩，注意有无阴道流血及发热等情况。水囊引产应特别注意预防感染，如有寒战、发热，疑有感染发生应立即取出水囊，并给予抗生素治疗。放置水囊后，如阴道流血增多，腹部张力高不能放松，或宫底有上升趋势，应考虑有胎盘早剥可能，必要时取出水囊。如确诊为胎盘早剥，应及早终止妊娠。放置水囊后如发现破水，应立即取出水囊，同时静脉滴注缩宫素，促使胎儿尽快排出，如破水时间超过12小时，应尽快终止妊娠，以免引起感染。放置水囊后，应密切观察宫缩情况，如发现宫缩过强可提前取出水囊让其自然分娩。放置水囊后如无异常，24小时后取出水囊。取水囊前或同时可静脉滴注缩宫素，并调节至有效宫缩为止。滴完2日后仍未分娩则认为水囊引产失败。观察2日复查血象，如无白细胞增多、无发热及阴道流血者，可再行第2次水囊引产，或改用其他方法，同时加用抗生素预防感染。

其他 引产成功后，注意宫缩、恶露、体温及全身状态。给予回乳处理，中药焦麦芽代茶饮辅助芒硝敷贴乳房回乳效果比较明显，也可用己烯雌酚、维生素$B_6$、溴隐亭等。1个月内禁盆浴和性生活，严格避孕指导，门诊随访。

（刘欣燕）

## yángmóqiāng nèizhùshè yīshā'ādìng yǐnchǎn

## 羊膜腔内注射依沙吖啶引产（induction of labor by ethacridine amnioticinjection）

妊娠中期经腹壁羊膜腔内注射法及经阴道羊膜腔外注射依沙吖啶（利凡诺）终止妊娠。依沙吖啶是一种强力杀菌剂，引产安全量100mg，中毒量为500mg。引产成功率在95%以上，绝大多数在用药72小时之内生产。引产后蜕膜残留率比较高，建议胎盘娩出后常规清宫。使用前需做过敏试验。具有操作简单、安全有效等优点，是中期引产的首选方法之一。

**适应证** 妊娠13～27周，要求终止妊娠无禁忌证者。

**禁忌证** ①各种疾病的急性阶段。②有急慢性肝肾疾病和肝肾功能不良者。③术前24小时内两次体温在37.5以上者。④生殖器官炎症或穿刺部位皮肤有感染者。⑤子宫壁上有手术瘢痕，子宫颈有陈旧性裂伤、子宫发育不良者慎用。

**方法** 具体方法如下。

术前准备 ①全身体格检查，

妇科盆腔检查，血常规、尿常规、凝血功能、肝肾功能、血型、感染等，阴道拭子细菌培养和药敏试验。②引产前阴道冲洗 3 天，以防止感染。

**手术步骤** ①孕妇排空膀胱，平卧，常规消毒皮肤，铺无菌洞巾。②选择穿刺点：将子宫固定在下腹部正中，在子宫底 2~3 横指下方中线上或中线两侧，选择囊性感最强的部位作为穿刺点，若有困难，可行 B 超定位。③羊膜腔穿刺：用 7~9 号有针芯的腰椎穿刺针从穿刺点垂直刺入，确切进入羊膜腔后有羊水溢出。穿刺不得超过 2 次。④注药：注射前后需回抽羊水证实在羊膜腔内。注药完毕后插入针芯后再迅速拔针，覆盖无菌纱布。

**引产后观察与处理** ①术后应严密观察有无不良反应、体温、宫缩等情况，如宫缩过强，宫口未开可给予镇静药（肌内注射哌替啶 50~100mg）。少部分孕妇在应用依沙吖啶后会出现体温一过性上升，胎儿娩出后即恢复正常。②送入产房待产，外阴消毒后接生。第三产程超过 30 分钟应立即行钳刮术。胎盘娩出后常规清宫。③检查软产道有无裂伤，如发现损伤者应及时缝合。④注射药物 72 小时后尚未发动宫缩者为引产失败，可再注药一次，用药剂量酌减。如两次引产失败，改用其他方法终止妊娠。

**其他** 引产成功后，注意宫缩、恶露、体温及全身状态。给予回乳处理，中药焦麦芽代茶饮辅助芒硝敷贴乳房回乳效果比较明显，也可用己烯雌酚、维生素 $B_6$、溴隐亭等。1 个月内禁盆浴和性生活，严格避孕指导，门诊随访。

（刘欣燕）

yàowù yǐnchǎn
**药物引产**（medical induction labor） 妊娠中期采用米非司酮配伍前列腺素促使胎儿和胎盘排出以终止妊娠的方法。引产成功率在 90% 以上，安全有效、简便易行，已逐步取代危险性较大的钳刮术，但需住院用药。

**适应证** 正常妊娠 12~16 周，身体健康的育龄妇女。

**禁忌证** ①同药物流产。②各种疾病的急性期。③患心、肝、肾等疾病不能负担手术者。④凝血功能障碍、严重贫血或过敏体质者。⑤子宫发育畸形、子宫颈有瘢痕或粘连，阴道分娩有困难者。⑥生殖器急性炎症，24 小时内体温升至 37℃ 以上者。

**方法** 具体方法如下。

用药前检查 ①详细询问病史；全身检查，包括体重、血压、脉搏、心肺听诊；妇科检查；白带常规检查。②实验室检查，包括血常规、尿常规、凝血功能、肝肾功能、胸部 X 线、心电图、B 超等检查（测定胎儿头臀径）等。

用药方法 米非司酮 50mg，每日 2 次，连续 2 日口服，总量 200mg，第 3 日早晨给米索前列醇，口服 600μg，如果没有宫缩，每隔 3 小时重复一次，3 次为 1 个疗程，总量不超过 1800μg。

用药后观察与处理 ①胃肠道不良反应，口服米非司酮后，胃肠道反应较轻，常不需处理，应用前列腺素后，孕妇出现恶心、呕吐、腹痛、腹泻等胃肠道反应较多见，较重者可对症治疗。观察阴道排出的组织物。②流产后测定胎儿身长、体重，观察 24 小时内阴道流血量。③对于中期妊娠终止而言，即使用药后流产不全需要清宫，远比钳刮术容易及安全，患者痛苦较小。④末次前

列腺素应用 24 小时后胎儿及胎盘仍未排出，次日可以重复应用米索前列醇，如果仍然失败，可改用其他方法终止妊娠。

**其他** 引产成功后，注意宫缩、恶露、体温及全身状态。给予回乳处理，中药焦麦芽代茶饮辅助芒硝敷贴乳房回乳效果比较明显，也可用己烯雌酚、维生素 $B_6$、溴隐亭等。1 个月内禁盆浴和性生活，严格避孕指导，门诊随访。

（刘欣燕）

xiǎoxíng pōugōng qǔtāishù
**小型剖宫取胎术**（cesarean section in second trimester pregnancy） 妊娠中期行剖宫取胎产术以中止妊娠的方法。优点是在短时间内可取出胎儿，并可同时结扎输卵管。由于临床成功率高、较安全的中期引产方法逐渐增多，从手术范围、手术时间、出血量及术后并发症来看，剖宫取胎术不如中期引产。特别是剖宫取胎的远期并发症较多。对于剖宫取胎术，要严格掌握适应证，考虑远期后果，不应轻易采用。

**适应证** ①患有严重的慢性肝、肾、心、肺等重要器官疾病，必须终止妊娠，经过积极内科治疗，病情处于相对稳定阶段，但不能耐受其他引产方法者。②不宜用其他方法引产，或已有子女，其他引产方法失败，急需在短时间内取出胎儿终止妊娠者。③妊娠期曾反复发生阴道流血，疑有前置胎盘，要求终止妊娠及绝育者。④近期有剖宫产史，或子宫壁肌瘤摘除术史，以及其他子宫壁有创伤瘢痕史者。⑤妊娠合并妇科恶性肿瘤需手术切除子宫。

**禁忌证** ①各种疾病的急性阶段。②全身情况虚弱不能经受手术者，如心力衰竭等。③其他

见中期妊娠引产。

**方法** 具体方法如下。

术前检查及准备 ①详细询问病史：既往的妊娠分娩史、流产史、手术史和本次妊娠经过。②进行全身检查及妇科检查，血常规、尿常规、肝肾功能、胸部X线片和心电图等实验室检查。③清洁腹部皮肤，清除脐孔内的积垢，剔净阴毛。④术前安置保留导尿管。

手术步骤 取平卧位，常规消毒术野，选择耻骨上横切口，逐层切开腹壁入腹腔。保护腹壁与子宫间隙。用湿纱布垫围护腹壁与子宫间隙，防止肠管、大网膜进入术野，利于手术操作；防止羊水和血液流入腹腔，避免手术过程中将子宫内膜种植在腹壁切口或腹腔，预防发生子宫内膜异位症。下推膀胱，尽量暴露子宫下段，选择子宫下段横切口，依次整齐切开子宫浆膜层及子宫肌层，刺破羊膜囊，吸净羊水，手指伸入羊膜腔，向外牵引胎足，依次娩出胎臀、躯干、上肢和胎头。胎儿娩出后，三角钳夹持子宫切缘止血，子宫体部注射缩宫素10U，促进子宫收缩。娩出胎盘，清理子宫腔，下通子宫颈。可吸收线连续浆肌层缝合子宫切口，褥式包埋一层。清理腹腔，检查双附件，清点器械及纱布。分层缝合腹壁。

**注意事项** ①注意保护腹壁与子宫间隙；避免切开子宫肌层时，羊水与蜕膜等内容物流入腹腔，接触子宫蜕膜的器械和手要及时清洗，接触子宫腔内容物的纱布应及时拿掉，不应再继续使用，以防止子宫内膜异位于腹腔及腹壁等。②术后严密注意阴道流血量。③术后给予抗生素预防感染。酌情使用宫缩药，以促进

子宫复旧及减少出血。术后禁房事盆浴1个月。未结扎输卵管者，术后做好避孕指导，切实落实节育措施。

(刘欣燕)

pēitāi tíngyù
**胚胎停育** (embryonic development stop) 妊娠早期，胚胎因某种原因发育停止。临床属于流产或死胎的范畴。一般发生在妊娠12周以内。

**病因** 原因复杂。半数以上的停育是由于胚胎染色体异常造成的。染色体是遗传信息的携带者。人类有23对染色体，若是染色体不正常，那么胚胎在早期往往会停止发育，随即发生流产。胚胎停育在一定意义上是生物界排除染色体异常的一种本能手段，是人类减少不良素质遗传的自然措施之一。还有三个因素与一般的早期流产相同，即生殖内分泌异常、免疫功能异常和子宫异常(见自然流产)。

**临床表现** 临床症状不明显，有时早孕反应消失并伴阴道少量流血。

**诊断与鉴别诊断** B超是诊断胚胎停育的主要手段，妊娠囊内没有胎芽，或有胎芽但是无胎心搏动，或是曾经有胎心搏动以后又消失等即可诊断。

需要与异位妊娠时的"假孕囊"进行鉴别。可动态观察B超以及血清β-人绒毛膜促性腺激素、孕酮水平来鉴别宫内孕或者宫外孕。

**治疗** 确诊后按照流产处理。药物流产的成功率不高，可采用清宫手术结束妊娠，刮出组织送病理检查，留胚胎组织(通常是留取绒毛组织)做遗传学检查探讨流产原因。如果停育的胚胎长期存留在子宫里，称为过期流产，

可引发宫内感染等问题。

**预后** 及时清宫恢复良好。

**预防** ①孕前准备：注意饮食均衡、生活规律、锻炼身体，做孕前的检查，了解孕前、孕中、产后的各种孕期知识。②已经出现过胚胎停育的女性，最好避孕6个月后再妊娠。

(刘欣燕)

zìrán liúchǎn
**自然流产** (spontaneous abortion) 妊娠不满28周、胎儿体重不足1000克而自然终止妊娠的疾病。流产发生于12周以前者，称为早期自然流产；发生于12～20周者，称为晚期自然流产。自然流产占妊娠总数的10%～15%，其中早期流产占80%以上。

**病因** 包括胚胎因素、母体因素、免疫功能异常和环境因素。

胚胎因素 染色体异常是早期自然流产最常见的原因。除遗传因素外，感染、药物、接触有毒物质等也可引起胚胎染色体异常。

母体因素 ①全身性疾病：母体患严重的全身性疾病，如严重感染(败血症、脑膜炎、感染性休克等)时，毒素导致胚胎或胎儿死亡。②生殖器官异常：子宫畸形如子宫纵隔、子宫发育不良时，胚胎发育严重受限而导致流产；子宫颈内口松弛时，多在孕中期子宫颈口因为自然扩张而发生流产。③内分泌异常：黄体功能不足、甲状腺功能亢进或减退可导致流产。

免疫功能异常 母体在妊娠期间对胎儿免疫耐受降低可导致流产，如母儿血型不合、抗磷脂抗体增高等是流产的高危因素。

环境因素 接触环境当中的有毒化学物质，如苯、砷、铅、甲醛及过多接触放射线等，可导

致流产。

**临床表现** 主要是停经后阴道流血和腹痛。①早期流产：常由于胚胎停止发育而先有阴道流血，剥离的胚胎和血液刺激子宫收缩而出现阵发性腹痛。当妊娠组织完全排出后子宫收缩，血窦关闭，出血停止。②晚期流产：其临床过程与早产及足月产类似，经过阵发性子宫收缩排出胎儿、胎盘。由于胎盘与子宫壁附着牢固，常出现胎盘部分剥离，残留组织影响宫缩，血窦开放导致大量出血。

依靠停经、早孕反应、腹痛情况及阴道流血或排出组织等病史的询问，了解有无发热，阴道分泌物是否有臭味，以协助诊断是否合并感染。测量体温、脉搏、呼吸、血压，检查有无贫血及急性感染征象，消毒后妇科检查了解子宫颈有无扩张、有无妊娠物堵塞或羊膜囊膨出，子宫有无压痛，与停经时间是否相符，双侧附件有无压痛、增厚或包块。

**诊断与鉴别诊断** 根据病史、临床表现及适当的辅助检查可以诊断自然流产。①B超检查：根据妊娠囊大小、有无胎心确定胚胎是否存活。②血清人绒毛膜促性腺激素（human chorionic gonadotrophin，HCG）和孕酮动态变化：根据血清 HCG 的增长速度协助判断妊娠状态；正常妊娠 6～8 周时，若 48 小时增长速度低于 66%，孕酮水平低提示胚胎发育不良。③血常规检查：判断有无感染和贫血存在。

主要是鉴别不同的流产类型。①流产类型的鉴别诊断：依据流产不同阶段分为先兆流产、难免流产、不全流产及完全流产（表1）。②特殊流产类型：包括稽留流产、复发性流产及感染性流产（表2）。

**治疗** 依据不同流产类型给予相应处理。

**预后** 一般类型的流产可根据流产的不同阶段给予相应处理，预后良好；稽留流产清除宫内残留组织后预后良好；感染性流产给予正规的抗感染治疗，并治疗并发症后预后良好。

**预防** ①少部分患者可以找到明确的流产原因，可以在下次妊娠之前根据流产原因对症治疗；但大部分患者不能找到明确的流产原因，尚无有效的预防措施。②再次妊娠后给予保胎治疗，如休息、补充孕酮和及时的心理咨询有一定效果。

（刘欣燕）

xiānzhào liúchǎn
## 先兆流产（threatened abortion）

妊娠 28 周前先出现少量阴道流血，无妊娠组织排出，子宫口亦未扩张，经治疗及休息后有希望继续妊娠的自然流产。

**病因** 见自然流产。

**临床表现** 妊娠 28 周前先出现少量阴道流血，常为暗红色或血性白带，持续时间可自数小时至数天，在流血后可出现轻微下腹痛或阵发性腹痛，没有羊水破裂及妊娠组织排出。

**诊断与鉴别诊断** 妇科检查发现子宫颈形态正常，子宫颈口未扩张，子宫体大小与停经时间吻合。

在临床上需要鉴别流产的类型（见自然流产），并判断继续妊娠的可能性：对早期妊娠，特别是停经时间不久的先兆流产可以通过 B 超及血清 β-人绒毛膜促性腺激素（β-human chorionic gonadotrophin，β-HCG）和孕酮水平观察继续妊娠的可能性。①如果

**表 1 流产类型的鉴别诊断**

| 类型 | 病史 | | | 妇科检查 | |
|------|------|------|------|------|------|
| | 出血量 | 下腹痛 | 组织排出 | 子宫颈口 | 子宫大小 |
| 先兆流产 | 少 | 无 | 无 | 闭合 | 与妊娠周数基本相符 |
| 难免流产 | 中 | 重 | 无 | 扩张 | 与妊娠周数基本相符 |
| 不全流产 | 多 | 中 | 部分 | 扩张 | <妊娠周数 |
| 完全流产 | 少 | 无 | 全部 | 闭合 | 基本恢复正常 |

**表 2 特殊流产类型**

| 类型 | 定义 | 临床表现 | 妇科检查 |
|------|------|----------|----------|
| 稽留流产 | 胚胎死亡但滞留在子宫腔内没有排出 | 没有明显自觉症状 | 子宫小于妊娠周数大小，没有胎心搏动 |
| 复发性流产 | 连续自然流产≥3 次 | 与一般流产经过相同 | 与一般流产相同 |
| 感染性流产 | 流产过程中发生宫腔感染 | 流产后腹痛、发热、阴道分泌物有臭味；严重时可并发盆腔炎、腹膜炎、败血症等 | 子宫体压痛，阴道分泌物中有大量脓细胞，腹部压痛和反跳痛，盆腔包块等 |

B 超可见宫内胎囊而血清 β-HCG 水平低于 1000U/L，胚胎存活希望很小。②血清 β-HCG 水平动态监测：如果每 48 小时增加值低于 65%，提示预后不良。③B 超动态监测：如妊娠 8 周仅见胎囊不见胎芽、虽然有胎芽却没有胎心搏动均预示妊娠结局不良，有时早孕期曾经有胎心搏动但后来却消失则提示胚胎死亡。④孕激素的测定：在异常妊娠中仅有 1% 的患者血清孕酮水平 ≥78nmol/L，如果低于 15.6nmol/L，则提示胚胎死亡。⑤随访患者子宫大小及早孕反应程度来判断妊娠预后。如果子宫不再增大甚至变小，早孕反应消失，提示胚胎预后不良。

**治疗**　治疗原则：在确认胚胎（胎儿）存活的情况下，以保胎治疗为主。①卧床休息，禁止性生活，给予足够的营养支持。②保持情绪稳定。③早期先兆流产：血清孕酮水平低下时可以补充黄体酮，直至症状消失；治疗期间严密随诊。如阴道流血停止、腹痛消失、B 超证实胚胎存活，可继续妊娠；若临床症状加重，B 超发现胚胎死亡，β-HCG 持续不升或下降，表明流产不可避免，应终止妊娠。④晚期先兆流产：有宫缩的患者需卧床休息，并给予宫缩抑制药，可用硫酸沙丁胺醇或硫酸镁，期间需密切观察患者呼吸频率及尿量，监测膝反射。⑤妊娠 20 周前，胎膜完全破裂，羊水涌出，绝大多数情况下流产将不可避免。

**预防**　见自然流产。

(刘欣燕)

nánmiǎn liúchǎn

**难免流产**（inevitable abortion）　由先兆流产进展而来，阴道流血量明显增多、腹痛加重，妇科检查时见子宫颈扩张，妊娠难以继续自然流产。

**病因**　见自然流产。

**临床表现**　由先兆流产进展而来。妊娠 28 周前出现阴道流血和腹痛，症状逐渐加重，阴道流血明显增多且腹痛加重，有时伴有羊水破裂及妊娠组织排出。

**诊断与鉴别诊断**　妇科检查发现子宫颈管消失，子宫颈口扩张，子宫体略小停经时间。妊娠 20 周前，胎膜完全破裂，羊水涌出，绝大多数情况下流产将不可避免。

临床上需要鉴别流产的类型（见自然流产）。

**治疗**　治疗原则：如果确诊为难免流产，需尽早中止妊娠。①早期难免流产：可行清宫术，清除子宫内妊娠组织并送病理检查。②晚期难免流产：晚期难免流产时子宫比较大，在胎儿和胎盘没有完全排出时，阴道流血较多，可用缩宫素促进子宫收缩尽快排出胎儿和胎盘。必要时行钳夹术清除宫内组织。③术中可行 B 超监测，避免手术损伤并确认没有妊娠物残留。④术后给予抗生素预防感染。⑤如果妊娠周数比较大时，可以给予回乳治疗（见中期妊娠引产）。⑥术后禁止盆浴和性生活 1 个月，避孕 6 个月。

**预后**　良好。

**预防**　见自然流产。

(刘欣燕)

bùquán liúchǎn

**不全流产**（incomplete abortion）　由难免流产进展而来，部分妊娠物排出子宫腔，仍有部分残留在子宫腔的自然流产。

**病因与发病机制**　由难免流产进展而来，部分妊娠物排出子宫腔，仍有部分滞留宫腔或嵌顿于子宫颈口，子宫不能很好地收缩，血窦不能关闭，以致阴道流血较多且持续不止。如流产时间较晚，胎盘剥离面大，血窦凶猛出血，可导致休克甚至死亡。胎盘长期残留可反复出血且易并发感染。

**临床表现**　由难免流产进展而来。妊娠 28 周前出现大量阴道流血和严重腹痛，有时伴有羊水破裂及妊娠组织排出，阴道持续流血。

**诊断与鉴别诊断**　妇科检查发现阴道排出妊娠组织，子宫颈扩张有活动性出血，有时见到子宫颈口有组织堵塞，子宫体略小于停经时间。B 超发现子宫腔内有组织残留。临床上需要鉴别流产的类型（见自然流产）。

**治疗**　治疗原则：如果确诊为不全流产，需尽早清除宫内残留物。①早期不全流产：可行清宫术，清除子宫内妊娠组织并送病理检查。②晚期不全流产：此时子宫比较大，阴道流血较多，可用缩宫素促进子宫收缩，尽快排出胎儿和胎盘。必要时行钳夹术清除宫内组织。③术中可行 B 超监测避免手术损伤并确认没有妊娠物残留。④阴道大量流血导致休克时，要开放静脉通路，输液输血，维持生命体征的平稳。⑤术后给予抗生素预防感染。⑥如果妊娠周数比较大时，可以给予回奶治疗（见中期妊娠引产）。⑦术后禁盆浴和性生活 1 个月，避孕 6 个月。

**预后**　良好。

**预防**　见自然流产。

(刘欣燕)

fùfāxìng liúchǎn

**复发性流产**（recurrent spontaneous abortion，RSA）　同一性伴侣连续发生 3 次及 3 次以上的自然流产。曾称习惯性流产。复发性流产大多数为早期流产，少数为晚期流产。其中约半数患者不存在染色体、解剖、内分泌、自身免疫异常和生殖道感染等常见病因，临床上称为原因不明复发性流产（unexplained recurrent spontaneous abortion，URSA）。

**病因与发病机制** 具体如下。

**子宫因素** 胚胎时期米勒管发育异常所至的子宫畸形，如鞍形子宫、子宫不全纵隔、子宫完全纵隔、双子宫等均可导致复发性流产的发生。黏膜下子宫肌瘤占据子宫腔，影响胚胎着床亦可导致流产。多次流产清宫后并发的子宫颈或子宫腔粘连，使子宫内膜面积减少且血运不足，影响受精卵的着床与发育。

难产、清宫、子宫颈手术或先天性子宫颈内口发育缺陷所致的子宫颈功能不全，常在妊娠中期子宫颈口自然扩张，羊膜囊突向子宫颈口，一旦胎膜破裂，流产一般不可避免。

**遗传因素** 胚胎的染色体数目和结构异常是自然流产的重要原因。胎儿异常的染色体不一定全来自双亲的遗传，常由于胚胎发育过程中染色体不分离形成三体或单体，致胚胎停止发育而流产。染色体三体常与母亲年龄有关，年龄越大越易发生。夫妇之一为平衡易位携带者也常可导致复发性流产。平衡易位染色体在生殖细胞的减数分裂过程中将产生不同程度的染色体重复和缺失的异常配子。

**免疫因素** 狼疮抗凝物及抗心磷脂抗体等自身免疫抗体可导致胎盘血栓形成及梗死，与复发性流产相关。

**内分泌因素** ①黄体功能不全可导致孕激素分泌不足，蜕膜发育不良，影响受精卵种植及胎盘形成。患者体内人绒毛膜促性腺激素（human chorionic gonadotrophin，HCG）正常而孕酮水平低下，常在孕3个月内流产。对这类患者使用孕激素补充治疗有效，当妊娠超过3个月，孕激素的分泌被胎盘绒毛取代而不致流产。②甲状腺、肾上腺皮质、胰腺等功能障碍也可能影响卵巢及黄体形成而影响正常妊娠的维持，导致流产。

**感染性疾病** 巨细胞病毒、弓形虫及沙眼衣原体感染也是导致复发性流产的原因。

**诊断** 诊断复发性流产比较容易，但流产原因不易确定。①应详细了解病史，包括每次流产经过，夫妇双方的家族史、婚配关系及职业等，仔细进行体格检查，同时进行一系列检查，包括基础体温测定、子宫输卵管碘油造影、B超、宫腔镜、腹腔镜检查等。②可疑子宫颈内口松弛的患者在非孕期行子宫颈扩张试验，在没有牵拉子宫颈的情况下，8号子宫颈扩张器可无阻力顺利通过子宫颈内口即可诊断。③男方精液、夫妇血型Rh因子和染色体分析、女方血清性激素水平、抗心磷脂抗体、狼疮抗凝物、空腹血糖、甲状腺功能、巨细胞病毒、弓形虫、沙眼衣原体等的测定。

**治疗** 应针对病因进行治疗。①先天性子宫畸形、子宫肌瘤等应于妊娠前行矫正手术；子宫腔粘连者应行宫腔镜下粘连分解术，术后宫内放置节育器2个月，并辅以雌激素、孕激素治疗；对子宫颈功能不全者的治疗以手术为主，可在妊娠14~18周间行子宫颈内口环扎术，术后定期随访，预产期前提早入院，于先兆临产或剖宫产时拆除缝线，以免造成子宫颈撕裂。②染色体异常的夫妇应进行遗传咨询，确定可否妊娠。③对于免疫因素所致复发性流产的患者可主动免疫治疗。免疫原取自丈夫或第三者，将精制或净化的淋巴细胞或单核细胞在患者前臂内侧或臀部作多点皮内注射，妊娠前注射2~4次，妊娠早期加强免疫1~3次，妊娠成功率可达86%以上。对于抗磷脂抗体阳性的复发性流产的患者可用泼尼松及小剂量阿司匹林治疗。④保胎治疗：复发性流产患者确诊妊娠后，可常规肌内注射HCG至妊娠8周后停止；或每日口服地屈孕酮至妊娠20周。

**预后** 发病原因可以矫正的复发性流产治疗效果比较好，不明原因复发性流产治疗效果不确定。

**预防** 见自然流产。

（刘欣燕）

jīliú liúchǎn

**稽留流产**（missed abortion） 胚胎死亡而仍稽留于子宫腔内，未自然排出。又称过期流产。如稽留流产自行排出，其过程与自然流产相同。

**病因与发病机制** 见自然流产。

**临床表现** 典型的临床表现是早期妊娠时是正常的，有停经、恶心、呕吐、乳房变大，子宫增大，B超可见宫内胎心和胎芽。一段时间后，子宫没有继续增大，乳房又恢复原来状态，孕妇除仍然停经外，并无阴道流血等症状。

**诊断** 超声检查发现没有胎心搏动。

**治疗** 诊断明确后，需要尽快清除宫内妊娠组织。

**手术前准备** 因死亡胎儿及胎盘组织在子宫腔内稽留过久，胎盘组织释放大量凝血活酶入血，可导致严重凝血功能障碍及弥散性血管内凝血的发生。术前应常规检查血小板计数、出凝血时间及纤维蛋白原含量等，在备血、输液条件下行刮宫术。如凝血机制异常，可用肝素、纤维蛋白原、新鲜血、血小板等纠正后再刮宫。

清除宫内妊娠组织 ①稽留流产时胎盘组织常与子宫壁粘连较紧，手术困难。如凝血功能正常，刮宫前可口服己烯雌酚，可提高子宫肌肉对缩宫素的敏感性。②子宫小于12孕周者，可直接行钳刮术，术前充分备血，刮宫时可用缩宫素或米索前列醇促进宫缩，可在B超监视下清宫以避免子宫穿孔或残留。③子宫大于12孕周者，可采用中期妊娠引产。若B超检查子宫腔内仍有一定量的羊水，可行羊膜腔穿刺注射依沙吖啶引产，也可行药物引产。分娩后应常规刮宫，可在B超监视下清宫以避免子宫穿孔或残留。

术后处理 ①术后常规给予抗生素预防感染。②术后禁盆浴和性生活1个月，避孕6个月。

预防 ①如果可以找到胚胎停止发育的明确原因，可对症治疗；如果不能找到明确原因，尚无有效的治疗措施。②再次妊娠后给予保胎治疗，如休息、补充孕酮和及时的心理咨询有一定效果。③严格围生保健，及时发现胎儿发育异常，尽早处理。

(刘欣燕)

gǎnrǎnxìng liúchǎn
## 感染性流产 (septic abortion)
流产合并生殖器感染的疾病。

**病因与发病机制** 多见于阴道流血时间较长的流产患者，也常发生在不全流产或不洁流产时。

在机体健康，周围环境正常的情况下，阴道及子宫颈管均有厌氧菌及需氧菌共存，菌种多而复杂，一旦组织有创伤，需氧菌中的条件致病菌迅速繁殖，局部

可成为缺氧环境，厌氧菌随之快速增殖，形成混合性感染。

**临床表现** 有流产史的妇女，流产后腹痛、发热、阴道分泌物有臭味。其病情轻重程度与病菌种类、感染范围、严重程度及治疗是否及时有很大关系。严重时可并发盆腔炎、腹膜炎、败血症等，甚至可发生败血症、中毒性休克等。

盆腔检查发现，子宫体压痛，阴道分泌物中大量脓细胞，腹部压痛和反跳痛，盆腔包块等。

血常规检查白细胞总数增高，中性粒细胞比例增高。盆腔积液或盆腔包块穿刺可抽吸出脓液。

**诊断与鉴别诊断** 根据病史和症状、体征，感染性流产比较容易诊断。需要尽快确定感染范围和致病菌的种类。

子宫体压痛提示子宫内膜炎，腹部压痛、反跳痛提示感染扩散到盆腹腔，盆腔包块提示盆腔包裹性脓肿形成，患者高热、血压下降、意识不清提示感染性休克。

**治疗** 感染性流产诊断一旦确立，处理上必须掌握两大原则：一是迅速控制感染；二是尽快清除宫内妊娠物。

控制感染 在没有明确致病菌类别时，考虑到绝大部分感染是混合性感染，抗菌药物的选择一开始就应兼顾需氧菌及厌氧菌。抗厌氧菌药物甲硝唑，几乎对所有的厌氧菌均有明显的抗菌作用；在感染不严重时抗需氧菌可选用青霉素，对于重症感染可选用头孢类药物。待血、组织物或脓液培养药敏试验结果回报后调整药物，病情缓解或稳定后再考虑减量。如果发生盆腔脓肿或积脓，患者往往高热不退，感染难以控制。这种情况下可行B超引导下后穹隆穿刺，穿刺液送培养，局

部可注入抗菌药物。

清除子宫腔内残留物 子宫腔内容物大部分为感染坏死组织，这些都是极好的细菌培养基，当子宫收缩时，不断有细菌进入血流，容易导致败血症和迁徙性脓肿，所以在有效抗生素控制下，尽早清除子宫腔内容物非常重要。如为轻度感染且出血较多，可在静脉滴注有效抗生素同时行刮宫，以达到止血目的；感染较重而出血不多时，可用高效广谱抗生素控制感染后再刮宫。刮宫时首先用卵圆钳夹出子宫腔内容物，忌用刮匙全面搔刮，以免炎症扩散。在中毒性休克抢救时，如效果不明显可立即行子宫切除术去除感染源、抢救生命。

**预后** 感染不重，治疗及时则可以保留子宫，预后良好。发生严重感染或感染性休克时，患者有生命危险。

**预防** ①严格遵守人工流产操作规程，避免感染。②到正规有资质的计划生育服务机构去实施人工流产手术。③自然流产后行B超检查，及时发现宫内残留组织并尽早清宫。④流产后腹痛或发热要及时就医。

(刘欣燕)

nǚxìng xìngxīnlǐ fāyù
## 女性性心理发育 (female sexual psychology development)
随着年龄的不断增长，女性围绕性特征、性欲望和性行为而展开的心理活动的发展变化过程。女性不同年龄段有不同的性心理、性行为的特点和问题，并且前后有继承关系。性心理是围绕性特征、性欲望和性行为而展开的心理活动，是由性意识、性感情、性知识、性经验、性观念等结构组成。性欲是在一定生理和心理基础上，在性刺激的激发下产生的与性伴

侣完成身心结合的欲望。是一个极复杂、多层次、多含义的概念，它不仅体现生物学的驱动力，也是生物学、心理学、社会学和宗教文化相互作用的结果，是人类本能的欲望之一。性欲启动性行为。人类性行为最重要的特征是必须受社会道德规范和法律约束。性行为按社会文化是否认可和对身心健康是否有益，分为正常性行为和社会异常性行为。符合时代社会道德规范和有利于身心健康的性行为属于正常性行为，反之属于异常性行为。性欲和性行为是一种与生俱来的本能，心理因素是人类性行为独有的，也是重要的影响因素。健康性心理是健康性生活的基础和前提。

女性从出生到死亡，经历了儿童期、青春期、育龄期（其中更迭妊娠期）、更年期和老年期。随着年龄的更替，文化程度、伦理、宗教、社会背景的不同，心理和生理经历了不同的变化，各人不同的人生经历，对性心理发育和性行为有深刻的影响。儿童3~4岁开始认知自己的生物学性别。这种自身性别的确认影响其一生在服饰、言语、举止、生活、人际交往、职业活动的性别特征。儿童性别认识是在生物学基础上，通过后天学习而来的，所以应该对儿童进行正确的性别自认教育。进入青春期，随着生理发育和性心理逐渐成熟，产生性要求和择偶意识。到了一定年龄，自然产生恋爱和结婚的要求。

不同时期也会面对不同的性问题。儿童期是对生殖器的羞涩，开始认识性别的不同。青春期对性器官的发育好奇，月经初潮、性欲冲动、紧张性自慰、对异性从热于接触、到回避再到倾慕、开始追求的变化。成年后步入婚姻殿堂，初婚的喜悦、羞涩、性生活的不知节制，甚至因紧张、对基本生理不了解导致性生活失败，进而引发一系列问题。面对妊娠的紧张与焦灼，生育后对性生活的恐惧，褪去激情后随之而来的是哺育孩子、工作、家庭的多重压力。此外，还可有对性生活期待值的改变，也可能有多个性伴侣或配偶不洁性交而面临性传播疾病风险。随着年龄的增加，性心理虽然成熟，但身体功能逐渐衰老，更年期、老年期体内雌激素、雄激素水平下降，阴道干涩、盆底肌肉萎缩、出现性交疼痛、性欲消失等一系列新问题。女性如果经历妇科手术，如双侧卵巢切除术、外阴放化疗、乳腺手术等，都会对性生活的满意度和性欲产生或多或少的影响。无论什么时期，如有不好的性经历，如性虐待、强奸等，都会在心理留下阴影。文化教育的错误，如灌输性是不洁的、不健康的，对性生活的和谐也有消极的影响。反之，健康的教育、夫妻间的有效沟通、相互理解、相互包容、适时增加情趣是促进和谐性生活的关键。

（白文佩）

### értóng xìngxīnlǐ
## 儿童性心理（childhood sexual psychology）

儿童从出生开始，围绕自身性别、性生殖器官、性道德规范等性问题而展开的心理活动。儿童自3~4岁开始认知自己的性别，但儿童性心理于儿童出生后即渐趋明朗化。随着语言和独立自主运动能力的发展，儿童逐渐开始对性的认识。在一岁半到两岁，儿童开始知道自己的性别。大约到2岁的时候，儿童对自己的身体就会有一个非常强的探索欲望，包括对母亲，对家庭的其他成员有一个探索过程，这个过程被称为"性意识"的过程。3~4岁，开始认知自己的生物学性别。4~5岁，儿童对"性"更加好奇，开始关注身体的性生殖器官，开始特别关注有关性（包括性别角色）的问题。当入学后，通过与同性别同学的友谊交往，也加强了对自身性的意识。较大的儿童还可以通过书籍、电视、电影和对四周事物的观察，逐步进入成年人的性世界，逐步懂得性的道德规范。在儿童性别意识发育的过程中，父母是最重要的启蒙者。不要回避孩子提出的性提问，不要把问题神秘化，而应恰当地坦然解说，帮助孩子性意识的正确发育。在对孩子爱的教育中，把握一个度的原则，让孩子能健康成长。

（白文佩）

### nǚxìng qīngchūnqī xìngxīnlǐ
## 女性青春期性心理（adolescence sexual psychology）

青春期女性围绕异性产生的由疏远、接近到爱慕的心理活动。青春期是童年走向成年的过渡，主要标志是性发育和性成熟，这一时期要经历躯体和心理的急剧变化，是青少年社会化的重要时期。青春期是从乳房发育等第二性征出现至生殖器官逐渐发育成熟，获得性生殖能力的一段生长发育期。世界卫生组织确定的青春期年龄范围为10~19岁。月经初潮通常被视为女性青春期开始的最明显而可靠的标志。由于经济发展迅速，生活水平提高较快，青少年发育有提前倾向。女孩的青春期通常开始于9~11岁，卵巢发育、雌激素分泌逐渐增多，一般会在青春期（11~13岁）出现月经来潮。初潮是女性自儿童期向成熟期过渡的标志，是生理和心理产生急剧变化的时期，对少女性心理的发展有重要的影响，若事先已接受有关的教育，认识这是生理发育过程的正常现象，并懂得处理好月经期卫生，以积极的心态对待，这将会对今后性心理的发展带来良好的影响，否则可能会引起惊慌失措，心情紧张恐惧，甚至产生对自己的女性性别不满，这将会对性心理产生负面的影响。

青春期的性心理发育大体可以分为三个阶段。

**疏远异性阶段（初期）** 即使原来经常在一起的异性同学或邻居，这时变得彼此疏远起来。在小学高年级和初中读书的男女少年，这一点往往表现得很突出：男女界限分明，见面谁也不打招呼。这一普遍的现象有两种变异形式：一种是厌恶同龄的异性，在学校里男女同学互相指责攻击；另一种是喜欢接近年龄很大的异性，似乎是一种代偿。

**接近异性阶段（中期）** 即性心理的朦胧性和神秘感。对异性怀有好感，甚至欣赏，愿意跟异性彼此接近。青春期少女会更注意自己的打扮和举止，注意和异性伙伴的关系，吸引异性的注意。

**爱慕异性阶段（末期）** 一般地说，初恋从这时开始发生。随着性生理和心理的发展，青春后期性发育更趋成熟，虽然大多数活动仍为女性伙伴，但其注意力逐渐转向异性伙伴，对异性伙伴表现出热情和关怀。由于各种原因，这种性意识不同程度被压抑，但这种潜意识会以性梦的形式表达出来，性梦是性心理发育的一个表现方面。青春期心理的显著特点如下。①闭锁性和强烈的求理解性：这导致了其性心理外显方式的文饰性。一方面他们十分重视自己在异性心目中的印象与评价，另一方面却又表现得拘谨、羞涩和冷淡。②动荡性和压抑性：青春期是人一生中性能量最旺盛的时期，但由于这时不少青少年的心理不够成熟，还没有形成稳固的性道德观和恋爱观，加上自我控制的能力很弱，因而很容易受到外界因素的影响而动荡不安。此时可能出现的性问题主要如下。

**手淫** 指为了寻求性快感，用手、衣物或器具摩擦自身外生殖器或其他性敏感区，以达到性汇期，使性紧张彻底消退的行为。女性手淫通常是用手直接接触刺激小阴唇或乳房，引起性兴奋和性高潮。女性在儿童时期也可能由于好奇或偶然抚摸自己的外生殖器，而可能获得舒适感。进入青春期后，内、外生殖器发育渐趋成熟，随着性功能的成熟出现了性欲和性行为。性行为可以与性伴侣相互进行，也可能是自我性刺激，这是女性正常的性生理功能。手淫是治疗性冷淡及性高潮缺失的有效手段。频繁地进行手淫也应当避免，青春期乃是长身体、长知识的重要时期，应当进行科学的性知识教育，并引导青少年把注意力集中到学习和有益的文体活动中来，培养努力向上的生活情趣，使她们健康的成长。

**早恋** 指青春期或青春前期出现过早恋情的现象。早恋的原因是复杂的，多与环境因素引起的早熟性兴奋有关，有些也与自感孤独、心理上缺乏支持有关。早恋中的青少年情绪欢快，情感纯真，但通常缺乏理性，未意识到可能带来的后果，同时由于青少年心理尚未完全成熟，也较易发生单恋现象，如发现青少年有此表现时，应耐心帮助分析，明白事实的真相。对待陷入早恋的青少年，采取责备的态度是错误的。青少年是希望得到信任和尊重的，愿意和一个能谅解她、倾听她的人私下交谈。父母和老师应当认识早恋是青少年性心理成熟提前的趋势，及时给予性知识教育，帮助认识、了解早恋。组织开展有利于学习及有益的文娱活动，善于发现青少年的特点和长处，使青少年的精力有所寄托和发挥，注意力转向。

**羞怯** 性心理的觉醒几乎总是伴随着羞怯。羞怯具有二重性，羞怯使少女更美、更具有魅力；它对性行为是一种遏制，是性生理不成熟的表现。在对异性感情的流露上，表现得含蓄和深沉；在内心体验上，则常常是惊慌、羞涩和不知所措；在表达方式上，往往采取暗示的方式。

（白文佩）

nǚxìng yùlíngqī xìngxīnlǐ
# 女性育龄期性心理（reproductive age sexual psychology）

育龄期女性围绕异性产生的由婚前期性好奇、性开放到婚后期性和谐与性平淡的心理活动。育龄期，又称性成熟期，是卵巢生殖功能与内分泌功能最旺盛时期。一般自18岁左右开始，历时约30年。育龄期可分为婚前期和婚后期两个阶段。

**婚前期** 由于年轻人社会关系的广阔，有更多的机会与自由，在性心理的驱动下，对异性感兴趣而交往，随着友谊的发展，双方性关系有了拥抱、接吻、爱抚等进一步的发展。在性开放意识的影响下，未婚青年中有性经历的现象并非少见。自20世纪60年代以来，未婚妊娠人工流产成为世界性的社会问题，估计每年约数千万未婚女性妊娠，80年代这种社会问题也在中国出现，且有逐年增多的趋势。造成未婚先孕这一社会现象的原因较复杂，重要的是性知识和性道德教育不够。这包括家庭、学校和社会等各方面。应当抓好教育这一重要环节，使年轻一代有崇高理想，有高尚的道德标准，也有正确的性知识。

**婚后期**　婚后夫妇双方性生活的和谐是维护婚姻和美满家庭生活的重要环节。新婚期初次进行性生活，夫妻双方都可能产生兴奋、紧张及焦虑情绪，丈夫可能出现提早射精，而妻子则多感性交疼痛，因而未能获得满意的性快感，这是正常的现象。新婚期的性行为是应该互相熟悉、适应的过程，性交频率比较高，适当的频率是夫妻双方可以接受而不致感到过度疲倦。

由于中国传统观念的影响，性格差异中的性迁就性，在绝大多数情况下男性占据了性行为的主导地位，女性往往是被动和服从。由于这种性生活态度的差别，往往性前戏没有达到双方性兴奋的唤起，也就难以有心理和肉体协调的性生活，双方不易同步进入性兴奋期，性生活质量低下，这是婚后感情日渐冷淡甚至破裂的重要因素之一。在现代大都市中，各种社会病都十分集中，譬如拥挤的住房、阻塞的交通、竞争的职业、悬殊的消费，都会给每个家庭带来各种困扰，给人们心理造成种种压力。当这种压力超过了个人的承受能力时，精神上的负担便会转化成性的压抑。如果再要应付夫妻间的性事活动，就会感到一种心理负担。这种心理负担当然不可能靠消除社会困扰来解决，而只能靠夫妻双方的心理调节。性生活是夫妻情爱的基础，如果双方都能了解基本的性知识，互相磨合、体谅，可以促进双方性生活的美满和谐，也可以提高性生活的质量。

经历了兴奋、紧张、激情的一段时间后，性爱要求自然有所减弱，妊娠、分娩后，夫妻双方，特别是当母亲的，感情和注意力会转移到孩子身上，对性生活的要求可能会降低，这是正常的现象。对此既需要互相理解，彼此也要注意保持性生活的和谐，避免在性生活过程中过分单调，要考虑如何激发性爱和情爱。

（白文佩）

nǚxìng gēngniánqī xìngxīnlǐ
**女性更年期性心理**（menopause sexual psychology）　女性在中年向老年过渡时期受多种因素综合作用的、表现为性压抑与性增强两种趋势的心理活动。更年期是个体从中年向老年过渡的时期。女性在 45～55 岁，以月经停止为标志。更年期性欲表现有两种趋势。①性压抑：表现为在性生活中情绪波动，对性生活回避甚至厌恶，对配偶的性爱信号无积极的反应等。由于对性生理知识还不够普及，有人误认为随着年龄的增长，月经的逐渐停止，性功能也会衰退甚至丧失，进而从心理上影响自身，怀疑自己的性能力，存在焦虑情绪，这种心理障碍正是影响和干扰正常性生活，产生恶性循环的不良效应。②性欲增强：表现为性交频度增加，有时可因配偶的性反应不足而出现婚外性生活。一部分更年期妇女，由于孩子已长大或者已离开家庭，感情和注意力较集中回到夫妻关系中来，而且不受妊娠和节育、生育措施的约束，性欲会有所增强。

更年期的性心理变化是多种因素综合作用的结果。在生理因素上，主要是性激素分泌明显减少，使相应的性器官开始呈现退行性改变；在心理因素上，主要是由于性心理失去平衡和各种不良的情绪反应；在社会因素上，主要是传统观念的影响。更年期是人生从生长发育成熟转向衰退的转折时期。机体容易发生多病多症现象，这是不以人们的意志为转移的自然规律。由于机体开始衰退，必然直接或间接的影响到每个人的心理活动。因此，应该注意到这个时期的心理卫生。更年期的人无论有无症状出现，都应该主动积极地进行医学检查和咨询。一方面，通过医师的检查和治疗，及时帮助机体功能的恢复；另一方面，也可了解到更年期生理变化常识和防护事项。积极地控制不良情绪，有规律地生活。因此，男女双方进入更年期阶段，夫妻应当体谅对方的生理与心理变化是更年期的正常反应，不断进行情感交流，从新的生活高度来体验性爱和情爱，可以使更年期夫妻的性生活更为充实。

（白文佩）

nǚxìng lǎoniánqī xìngxīnlǐ
**女性老年期性心理**（senile sexual psychology）　老年女性以性冷淡与性高潮障碍为主要表现的、逐渐淡化的心理活动。女性在 50 岁左右绝经后，性功能逐渐表现衰退。老年期是女性的衰老过程，这个衰老的变化也反映在生殖器官。如老年妇女在性兴奋过程中阴唇肿胀也不多；当产生性激动时，年轻妇女阴道润滑需 10～30 秒，而 50 岁妇女则需 2～3 分钟。到 60 岁左右的时候，外阴部与阴道出现萎缩性的变化。60 岁妇女阴道的长度和宽度、延伸性明显下降，阴道黏膜亦变薄、皱襞消失。

由于生理功能发生了明显的变化，老年妇女性能力也随之受到某种程度的影响。由于性功能衰退和习惯性心理因素的影响，老年妇女表现出性冷淡和性高潮障碍，因而对性生活缺乏兴趣，回避与拒绝性生活。即使在生活过程中也缺乏语言、情感、思维与意识作用等心理因素，有的甚至出现反感、语言刺激，严重的会影响性心理，进而造成性功能衰退，但是虽然有这一系列改变，老年妇女仍具有享受性生活乐趣的能力。老年妇女也会对性活动产生一些忧虑，如由于阴道干燥、性交疼痛等。

产生这些心理变化的原因主要有以下几种。①传统观念、封建意识和社会舆论的影响。②其他不良心理的影响：如衰败心理、羞耻心理、恐惧心理、禁欲心理等，进一步导致性欲减退。另外，由于疾病造成心理负担过重，对性产生恐惧，害怕加重病情而回避性生活。③缺乏性知识的影响：很多老年人不了解自己的性生理及如何协调性生活。也有误认为随着年龄的增长，月经的逐渐停止，性功能也会衰退甚至丧失，从心理上影响自己，怀疑自己的性能力，存在焦虑情绪。④夫妻性生活不和谐的影响：有些老年夫妻性生活不和谐，不能默契配合，或者丧偶后无性伴侣造成老年人的性压抑。⑤社会角色变换的影响：许多老年人离、退休后由于社会角色发生了变化，心理上不能适应现实的生活，认为自己是无用之人，对性生活的兴趣自发性减退。

事实上不少学者都认为，老年妇女适度进行性生活是有利而无害的，对老年人保持身心健康有良好的效果。一般而言，老年人的性冲动和性功能会随着年龄的增长而逐渐有所减弱，但健康且一贯保持性生活的老年人，性欲衰减较慢。如性生活前有较充分的爱抚、亲吻等性前戏，使性兴奋增加阴道湿润度，并在有需要时使用润滑剂，可以减少局部的不适。应用激素替代治疗也会有效地消除不适感，提高性生活的质量，使性生活获得愉快的效果，促进夫妻性生活的和谐。

（白文佩）

**rènshēnqī xìngxīnlǐ**

## 妊娠期性心理（gestation period sexual psychology）

妊娠期是育龄妇女心理和生理发展的一个特定时期。这段时期的性心理变化因个体对妊娠心理状态而异，但也与妊娠期女性的雌激素、孕激素水平明显上升和腹部的逐渐隆起有密切关系。女人在妊娠期间还会出现移情现象，指妇女在孕期及产后的一段时间内，将大部分情感由丈夫身上转移到孩子身上。

进入孕期的女人，从妊娠一开始，便感到性兴奋增加，但却并不对性生活表现出实际的积极态度。发生这种现象的原因主要有两个：一是孕期妇女担心性生活会伤害胎儿，因而努力克制自己的性兴奋，在妊娠期大大减少或完全避免性生活。二是孕期妇女害怕自己的形体不能引丈夫的性兴奋。一般来说，在妊娠后期，大多性交次数和乐趣有所下降，但也有些妇女情形正好相反。一般来说，在正常妊娠的情况下，适度的选择合理体位的性生活并无害处。但在妊娠早期，特别是在妊娠晚期性生活应慎重对待，以避免引起流产或早产，因性高潮时，子宫会产生痛性收缩。有

妊娠病理情况，如习惯性流产、先兆流产、可疑前置胎盘及珍贵胎儿时，应避免性生活。在妊娠期即使完全避免性生活，大多数也可以通过其他形式使夫妻间得到性愉快，例如相互间肌肤接触和抚摸，互相亲吻等进行性交流，表达互相的关怀和爱意，丈夫抚摸妻子膨大的腹部，感觉胎儿的活动，表达对夫妻间的爱情结晶——胎儿的爱意，也会体会出对妊娠期妻子感激之情，亲切关怀、浓情密意的表达有助于稳定孕妇的情绪，愉快地度过妊娠期。

（白文佩）

**búyùnzhèng huànzhě xìngxīnlǐ**

## 不孕症患者性心理（infertility patient sexual psychology）

在中国根深蒂固的传统文化思想意识的影响下，大多数妇女热切盼望能生儿育女，在社会上，长辈、亲朋好友、同事、邻居也都会热情关注。婚后不能养育，一方面自责、内疚、焦虑不安；另一方面也受到来自社会上的很大压力，特别是在农村地区更为严重。相当一部分妇女，缺乏性生理和生殖生理的基本知识，会认为是自己生育能力不健全，感到无限的内疚、自卑、忧郁、焦虑。夫妻关系日渐紧张，家庭出现裂痕，性生活不和谐。不孕症可能加重性功能及性心理异常，而性心理和性功能障碍又影响到受孕，导致因果恶性循环。

不孕症患者不论心境如何，都要按照医师的要求，按时间规定进行性生活。如果希望受孕成为性生活的最大目的，将破坏夫妻间性爱的自然享受以及炽热的感情交流，性生理功能更会受到损害，易发生性高潮障碍和性欲低下等性功能障碍。因此应积极进行心理治疗，做好心理辅导，

鼓励患者充满信心，同时指出精神紧张、持续焦虑很可能就是影响她们受孕的重要因素，帮助女性放下思想重担，正确对待暂未受孕的事实，有信心面向将来，引导和帮助她们正确地解决自己的问题。

（白文佩）

## 妇科手术患者性心理（gynecological surgery patient sexual psychology）

fùkē shǒushù huànzhě xìngxīnlǐ

卵巢和子宫是妇女重要的内生殖器，是排卵和孕育胎儿所在。女性第二性征的维持和月经周期来潮都要依靠这两个脏器。子宫位于阴道的顶端，在排卵前性兴奋时子宫颈黏液的分泌明显增加，在性高潮时子宫位置升高，是参与性兴奋反应的组成部分之一。卵巢是维持女性内分泌活动的重要器官，卵巢功能的保持，也使下丘脑 - 垂体 - 卵巢轴处于正常的反馈调节状态。如卵巢缺失，除直接造成雌激素水平低落外，还产生由雌激素低落带来的一系列症状和并发症，如更年期综合征、骨质疏松、脂代谢紊乱、心血管疾病发生率增高、性器官萎缩、性功能衰退等。

**子宫切除术** 术后妇女会产生忧虑、抑郁、自卑三种性心理障碍。究其原因是，大部分患者对子宫全切术有以下几种错误的看法：①子宫切除后失去子宫颈、阴道变短有可能影响夫妻间的性生活。一般认为，性兴奋和阴道黏液主要来源于子宫颈，子宫切除后阴道变短、没有子宫颈分泌物、阴道变得干燥会影响夫妻性生活，这是子宫切除患者最为忧虑的问题。②切除子宫会加快衰老，导致肥胖。担心因此会失去吸引力而导致夫妻感情破裂，产生悲观心理。③切除子宫会失去

女性特征。由于社会舆论的影响，认为子宫切除手术会改变女性形象，因而丧失自信心，产生自卑心理。未生育的年轻患者因不能生育，自卑心理表现更为突出。部分患者在子宫切除术后可出现不同程度的忧郁感、眩晕、失眠、精神异常等症状，又称子宫切除术后综合征。

应对这些妇女进行性心理疏导，术前必须帮助患者认识手术的必要性，消除顾虑，讲解女性生殖系统的解剖生理知识和子宫的生理功能，使其了解手术切除子宫后没有月经来潮仅仅是丧失生育功能，并不代表没有性功能。人类最重要的性欲器官是大脑而非子宫，大脑是发出性思想和性行为的中心，女性性敏感区主要在阴蒂及乳房，使患者解除忧虑心理，树立治疗信心。对认为切除子宫会加快衰老、失去女性特征的患者，应讲明切除子宫后，保留一侧或两侧卵巢仍有内分泌功能，卵巢分泌的雌激素能维持正常的生理需要，不会促进患者衰老，不会丧失女性特征或出现男性化。保持良好的心态有利于术后性生活质量的改善。一般术后3个月可开始正常性生活。在进行性生活前，进行必要的复查可消除对有关性生活的困惑。正常的性生活可防止阴道萎缩，利于阴道扩张。根据患者存在的心理问题通过在术前、术后对患者进行反复、细致的健康指导和性知识教育，可逐渐缓解忧虑、抑郁、自卑的性心理状态。

**卵巢切除术** 术后可出现对性生活有明显的焦虑和抑郁情绪。患者感女性角色淡化，出现阴道干燥、阴道变短，伴有焦虑。影响患者性心理变化的因素与患者的年龄、教育程度、化疗疗程、

临床躯体症状、焦虑抑郁情绪、婚姻关系等相关。术后出现性功能障碍主要与其性心理的普及、性知识缺乏及术后抑郁症发生率增高有关。其术后恢复第一次性生活时间与年龄密切相关。年龄越轻，术后6个月内恢复性生活的比例越高。

卵巢切除者可用激素替代治疗以改善症状。外源性补充雌激素，虽然可改善由于低雌激素带来的一些问题，但仿周期激素替代治疗并不能完全取代正常卵巢的功能。因为卵巢产生的激素是多方面的，而且是有量变的过程，在它们的正反馈、负反馈调节下，下丘脑 - 垂体 - 卵巢轴才能处于正常生理状态。因此对于已过绝经年龄者，只要卵巢无病理情况，均应当保留卵巢。虽然卵巢功能可能较快衰退，但可避免突然功能消失带来的更为明显的更年期症状。

（白文佩）

## 产妇性心理（maternal sexual psychology）

chǎnfù xìngxīnlǐ

产妇在经历妊娠、分娩、产后恢复及哺乳婴儿等一系列生理过程中会产生各种心理、生理的改变。在妊娠、分娩的过程中，妇女体内内分泌环境发生了很大变化，尤其是产后24小时内，体内激素水平发生急剧变化。妊娠期间雌激素和孕激素水平逐渐增高到峰值，分娩后的3～5天内，其水平逐渐降至基础水平。由于分娩带来的疼痛与不适使产妇感到紧张恐惧，产后易敏感，情绪较平时不稳定。经产妇常伴阴道松弛、腹壁出现妊娠纹等，由于担心自己形体变形，加之分娩带来的疼痛与不适，担心再次妊娠、哺乳婴儿带来的疲惫，使产妇对性生活产生厌恶甚至恐惧，出现性心理障碍。产妇也可能出

现情感转移，把注意力集中在孩子身上，忽视了配偶。已行输卵管结扎绝育术或宫内节育器放置术者，因不必担心避孕而出现性欲有所增强。因受文化知识的缺乏及传统观念的影响，妇女特别是农村地区的妇女，可出现性高潮障碍、性欲降低、性交疼痛、阴道痉挛等障碍，但多是心理因素影响。应积极对产妇进行心理引导，使其放松身心，调节自我。

(白文佩)

nǚxìng xìnggōngnéng zhàng'ài
## 女性性功能障碍 (female sexual dysfunction, FSD)
女性性反应周期的一个或几个环节发生异常而影响性活动正常进行的疾病。

国际上出现过多种基于女性性反应周期对 FSD 进行的分类，世界卫生组织国际疾病分类法（International classification of Diseases，ICD）将其分为七类，美国精神疾病诊断统计手册（Diagnostic and statistical Manual of Mental Disorders，DSM）将其分为五类。1998 年美国泌尿系统疾病基金会性健康委员会（the sexual Function Health council of the American Foundation for Urologic Disease，AFUD）在综合各种分类的基础上制定了国际专家认可的女性性功能障碍分类（the consensus-based classification of female sexual dysfunction，CCFSD），包括性欲障碍、性唤起障碍、性高潮障碍和性交疼痛障碍等。2000 年，AFUD 在新的分类方法中增加了非接触式性交痛，是指非直接性交刺激引起的反复发作或持续存在的生殖器疼痛。

根据病史、体格检查、实验室检查，各类性功能障碍又分为原发性和继发性；完全性和境遇性；器质性、心因性、混合性和原因不明性。

FSD 产生的机制很复杂，是不同的文化修养、家庭背景、配偶关系和生物学因素共同作用的结果。FSD 的发生多与以下因素有关。①心理因素：有学者认为 90% 女性性功能障碍为心理因素所致。常见的心理因素有与性伴侣的情感关系（最重要的因素）；既往负面的性经历或性伤害史；自我性认同水平低；缺乏安全感；对性的错误或消极认识；情绪紧张、抑郁或焦虑；体力或精神疲劳。②年龄：年龄也是重要因素。随着年龄的增加而衰老，尽管性欲和性活动的频率降低，但性兴趣仍存在。随着雌激素、雄激素水平的下降，盆底肌肉松弛、生殖器官萎缩，阴道干涩、性欲下降、性交疼痛。③躯体的疾病：会直接或间接的影响女性性功能和性满意度。一些妇科疾病，如泌尿系统感染、阴道炎症等，都会诱发性功能障碍。④药物的使用：最常见的药物为治疗抑郁、焦虑障碍的药物，如选择性 5-羟色胺再摄取抑制剂，可抑制性欲，引起性高潮障碍。心理精神药物、麻醉剂、心血管病药物也对性欲和性高潮有一定的影响。⑤妇科手术：如双侧卵巢切除术，外阴放化疗、乳腺手术等，都会对性生活的满意度和性欲产生或多或少的影响。⑥性知识、性技巧的缺乏：不了解女性性反应特点、选择不适宜时间和地点进行性生活等。

(白文佩)

xìngyù zhàng'ài
## 性欲障碍 (sexual desire disorder)
进行性活动的欲望异常的疾病。表现为性欲低下障碍和性厌恶。

**性欲低下障碍** 持续或反复地性幻想/想法和/或向往或接受性活动的欲望不足或完全缺乏，当性剥夺时也不会有挫折感。

**病因** 影响性功能的各种因素包括性知识缺乏、心理因素和器质性因素。与年龄、个人生活方式有关。器质性疾病，如妇科肿瘤、心血管疾病等的临床反应一部分可表现为性欲低下。常见原因是社会心理原因和婚姻质量低下。

**社会心理因素** ①受童年教育不当、宗教熏陶或成年人的榜样等因素影响，形成对性生活的偏见，认为性是下流、肮脏的，性常常和犯罪、道德败坏、羞耻、对女性的伤害、危险、性病联系在一起。久而久之，出现性欲低下。②性伤害：受过性骚扰、有过性伤害经历的女性，造成的心理创伤抑制了她们的性欲需求。③不愉快甚至痛苦的社会生活经验，如一些女性走入社会后，由于不懂得保护自己，在男女交往时容易造成身心的伤害，反复多次人工流产的痛苦造成对妊娠的恐惧，害怕性交。④缺乏性知识，对性交心存恐惧，害怕性交会产生疼痛，或者不懂男女性心理差异，对妊娠担心、恐惧，又无可靠的避孕措施，抑制了正常的性满足，也会造成性冷淡。

**婚姻质量低下** ①在性欲低下的女性中，其父母对性和情感的态度往往是消极的，潜移默化地影响到她们自身对性和情感的态度，从而影响她们的婚姻质量。②夫妻感情不和睦，互相不信任、猜疑或反感，无法产生性兴奋，甚至双方拒绝一起过性生活，压抑自己的性需求，渐渐地出现性欲低下。③性生活不和谐：居住条件差，干扰性生活，心情不愉快、不专注难以激起性兴趣。男方性能力、性技巧不足，或双方没有很好地进行性沟通找到双方都满意的性生活方式，造成女性达到性高潮、性满足的概率很低；女方有过较严重的手淫习惯，婚后性交时快感不够强烈，或者男方有阳痿、早泄等性功能障碍，女方得不到性满足，最终出现性欲低下。

**临床表现** 临床上表现为患者或双方对性活动频度的下降和不满意。

**诊断** 性交频率不是诊断性欲低下的可靠标准。夫妻婚居一起，3个月以上女子无主动性要求；或者对其配偶的性爱行为反应迟钝、淡漠；或在夫妇相互嬉戏时，女子持久无明显的情动于外的反应象征；或通过病史询问，找到了直接的原因，性欲低下障碍的诊断即可成立。

**治疗** 性欲低下的原因可来自不同途径的多种因素，因此在考虑治疗方案时必须详尽了解有关的发病因素，全面进行分析才能制订出适当的治疗方案。治疗方案的实施必须先取得患者的信任并调动患者争取治疗的积极性。治疗前首先应遵循这样的标准：不存在严重的婚姻问题，不存在重要的精神障碍，目前无妊娠、夫妻双方对参加治疗有明显的合理的动机。

**一般性治疗** 首先要帮助患者了解和分析影响其性欲的有关因素，使患者及性伴侣了解生殖系统解剖和性过程的正常生理反应。如有内科疾病，应先行治疗。

**心理治疗** 如感情交流，通过改变环境达到缓解压力的效果，帮助患者摆脱不合理的信念、错误思维方式的影响。

**行为治疗** 在进行性教育和心理辅导的同时，可以进行性感集中训练，鼓励积极性体验，只

有得到积极性体验后，才会增强性欲。在和患者深入讨论，使其充分了解接触动情材料和手淫对治疗的积极作用后，可以开始动情材料的使用及指导手淫训练。动情是对互感性性关系的描述，而色情则是描述强制和威逼的性关系。

**药物治疗** 如性激素治疗、氯哌三唑酮、拟多巴胺能药物等。

**性厌恶** 指经常或反复出现病态性恐惧和拒绝与性伴侣接触，而导致个人痛苦。性厌恶和性欲低下同样是一种非功能障碍的性问题。性厌恶患者可有原发性的和继发性的，也有完全性的和境遇性的。

**病因** 导致性厌恶的原因很多，可能与过去的创伤性性虐待经历、失恋的精神打击、性无知或受错误的性教育影响有关。

**遗传易感因素及病态家庭环境** 如患者成长史中存在体质上的脆弱性、家庭暴力等潜在影响。

**恐惧性心理反应** 早期遭受创伤性虐待，如被强奸、心灵遭受创伤、青春期经历性创伤及爱情、婚姻受创伤便产生了性厌恶。

**心理障碍** 如把性生活想象得十分可怕或看成是可耻、肮脏的行为；把性生活看成是被动的事，看成是为男性服务；对性生活持反感态度。

**临床表现** 在与实际中或想象伴侣发生性关系时，即会产生强烈的紧张、焦虑、畏惧和憎很反应，有时甚至谈性色变，对性十分反感。虽然有时也可能在伴侣的压力下勉强接受性爱，但往往在性活动开始又会进一步增强其焦虑和畏惧情绪。

**诊断** 性厌恶一般不是对性的审美性厌恶，亦不是对某种方式性生活特别反感，只有对性反

应一贯有病态性憎恶时才能做出判断。①详细询问病史，如宗教信仰、夫妻关系、性交创伤史及性生活史。从病史中发现引起憎恶性活动的原因，才能确立性厌恶诊断。②性厌恶患者常表现为性活动次数减少和缺乏性活动兴趣，患者常尽量躲避有关刺激来减少厌恶感觉，许多患者只是在爱人要求离婚的威胁下，才违心地勉强1年进行1~2次性交。常合并有阴道痉挛和性欲高潮缺失。

**治疗** 以心理治疗为主，包括精神支持治疗、行为治疗和性生活训练，再配以抗恐惧药物的综合治疗。通过心理分析首先要帮助患者挖掘出引起性厌恶的原因。其次要进行性教育，从解剖、生理知识开始，让其对自己的生殖器情况、生理情况充分了解，继而阐明性爱的意义和对人们带来的好处，消除患者畸形的性观念、性意识。最后是逐步进行行为疗法和性生活训练。性厌恶患者的伴侣由于长期性生活失谐、性欲抑制，易产生继发性性功能障碍，应同时接受心理治疗及行为疗法。三环类抗抑郁药是治疗的首选药物，如丙咪嗪、地昔帕明、阿米替林。如效果不佳，可用单胺氧化酶抑制药阿普唑仑。

(白文佩)

xìnghuànqǐ zhàng'ài

**性唤起障碍**（sexual arousal disorder） 持续和反复地不能达到或维持充分的性兴奋，或缺乏生殖器（润滑/肿胀）或其他躯体反应的疾病。包括主观性唤起障碍、生殖器性唤起障碍和持续的性唤起障碍3个亚型。又称性感缺失。性唤起是指为准备性活动而发生的生理、认知和情感的变化，在女性生理方面包括盆腔充血，阴道润滑，外生殖器肿胀，阴道外

1/3 变窄、内 2/3 变长变宽，乳房肿胀，乳头勃起。

**病因** 具体原因如下。

**功能性因素** 主要来自情绪的影响，如紧张、焦虑、忧郁、敌意、畏惧等，均可减少生殖器的血流量，从而导致性反应的缺失。

**器质性因素** 女性性唤起的生理反应依赖于血管及神经系统功能的完整性，性唤起是一种内脏反应，是由自主神经系统控制下的生殖器血管系统的扩张、充血所产生的，这两个系统的损害都很可能造成性唤起障碍。

**药物因素** 精神治疗药物、抗帕金森症药物、心血管病药物等可能多方面的影响性行为，如性欲改变、性快感强度改变等。

**临床表现** 其主要特点是对性刺激完全无反应，或伴缺乏性快感和性满足，或既没有性兴奋所引起的生理反应，也没有心理上的欣快感。①在性活动的激发过程中乃至性活动完成时，仍持续的或反复的、部分的或完全的不能获得或维持性兴奋的阴道润滑和肿胀反应。②在性接触特别是在性交过程中，不论是否发生正常的性反应，仍持续或反复缺乏性兴奋和性快感的主观感受。

**诊断** 性唤起障碍是主观体验，只能靠患者的主观感受来确认，凡符合上述两项临床表现之一者，均可诊断。

**治疗** 具体治疗如下。

**心理治疗** 主要通过心理或精神分析发现导致发病的因素，如性厌倦、情感抑制等。采取针对性的治疗。

**行为治疗** 在心理辅导的基础上进行性感集中训练，轻柔的生殖器刺激训练，无需求性交。

**药物治疗** 激素替代治疗对更年期、绝经期或卵巢切除术后引起的雌激素水平明显的下降，引起的阴道黏膜萎缩、阴道干燥、性交疼痛有一定的帮助。

通过上述治疗，多能得到改善，但对一些存在更深敌意原因而阻断性反应的患者未能获得帮助。

(白文佩)

xìnggāocháo zhàng'ài
**性高潮障碍**（sexual orgasmic disorder） 充分的性刺激和唤起后，持续或反复地难以达到、推迟，甚至不能获得性高潮并引起个人痛苦的疾病。从未在知觉状态下，以任何手段体验达性高潮者，属原发性性高潮障碍；过去曾经间断的或规律的获得过性高潮，而目前再也不能获得性高潮者，属继发性性高潮障碍。在任何场合或任何状况下都不能获得性高潮称完全性性高潮障碍；在某些情境下可以获得性高潮而在另一些情境下却不能获得性高潮则属于境遇性性高潮障碍。大多数性高潮障碍的妇女属于境遇性而非完全性的性高潮障碍。

**病因** ①心理因素：是最主要的因素。②器质性因素：如破坏调节高潮反射的脊髓中枢的退行性疾病和肿瘤、神经系统或阴蒂及阴道上皮神经末梢有缺陷；内分泌疾病，如糖尿病、甲状腺功能低下或亢进等。③药物因素：接受精神治疗药物可引起性高潮抑制，但停药后可恢复正常。

**临床表现** 女性虽有性要求，性欲正常或较强，但在性活动时受到足够强度和足够时间的有效性刺激，并出现正常的兴奋期反应之后，性高潮却经常或持续地延迟或缺乏，她们仅能获得低水平的性快感，很少或很难达到性满足。因此，在很多情况下，她们也存在性欲或性兴奋抑制。

**诊断** 主要靠病史询问进行诊断。①女子主诉对性生活索然无味，对性高潮毫无体验，甚至茫然无知。②在性活动过程中，无情意融洽的种种表现。③有引起性高潮障碍的原因可查，如夫妻性生活不协调，感情不融洽或者身体其他原因等。

**治疗** 由于器质性因素致病较少，且较易诊断，首先应排除器质性因素。

对心因性性高潮障碍治疗的主要目的是削弱或消除对高潮反射无意识的过分抑制。治疗在于指导患者把注意力集中在与特殊的反射功能联系在一起的先兆感觉——先于高潮出现的性快感，学会不"截断"这些先兆感觉，允许不受控制地顺其自然结果发展，为使这种正常生理反应顺理成章的出现，常需分散患者的注意力，使她们不能无意识的过分抑制这种自然反应。具体可采取心理治疗和行为治疗相结合的治疗方法。西方性治疗学家再三指出，医治性高潮障碍最有效的办法是医师指导患者通过自己手淫来得到她们首次的高潮。在端正对手淫认识的基础上，教会患者通过性幻想和手淫结合来获得她们的首次高潮，在独自手淫获得高潮后，再和伴侣交流、切磋性敏感点、刺激技巧等问题。当患者通过刺激阴蒂能达到性高潮后，夫妻便可以进入无需求性交活动。在此过程中，还应进行耻骨及尾骨肌锻炼，增强耻骨及尾骨肌的肌肉张力和调控能力，对提高女性性快感程度和促进高潮反射的释放是一个有效的辅助措施。

指导伴侣情感交流和提高性技巧，教育夫妻双方在性问题上互相关照。

(白文佩)

## xìngjiāo téngtòng zhàng'ài
**性交疼痛障碍**（sexual pain disorders） 可分为性交疼痛、阴道痉挛和非性交性疼痛。非直接性交刺激引起的反复发作或持续存在的生殖器疼痛即非性交性疼痛。

**阴道痉挛** 指在向阴道内插入阴茎或一个类似物时，阴道外1/3的肌肉和骨盆底部肌肉发生不随意的痉挛性收缩，以致性交遇到困难或根本不能进行。又称性交恐惧综合征。这些肌肉群的痉挛收缩与性高潮中发生的节律性收缩截然不同，这是一种影响妇女性反应能力的心理、生理综合征。

**病因** 常见于受过高等教育或高收入社会阶层的女性。病因很复杂，可能是器质性原因或心理性原因，或两者同时存在或互为因果存在。

**器质性原因** 任何造成现在的或过去的性交疼痛的盆腔器官病理变化，都可以成为致病的基本原因，如处女膜坚韧、致痛的处女膜痕、盆腔内膜异位症、盆腔内感染、阴道炎、阴道和会阴手术等。

**心理性原因** 患者遭受残暴的伤害和疼痛的创伤性经历，造成身心深刻的创伤，对性交充满惊恐和反感，于是婚后性交一开始就可出现阴道痉挛。也可能由于性知识的不足，丈夫的粗暴、新婚性生活造成肉体痛苦和心理创伤，对性交极为紧张及害怕，再尝试即引起保护性阴道痉挛反射。

**临床表现** 临床上常见的阴道痉挛有以下三种类型。

**Ⅰ度痉挛** 痉挛限于会阴部肌肉和肛提肌肌群。此种类型可通过心理咨询让患者鼓起勇气自己充分放松解决。

**Ⅱ度痉挛** 痉挛不仅局限于会阴部，扩展至包括整个骨盆的肌群。此类型多需接受正规的性感集中训练和系统脱敏治疗，关键是消除条件反射性痉挛，消除患者恐惧心理，才能使症状得到缓解治愈。

**Ⅲ度痉挛** 除包括整个骨盆肌群发生痉挛性收缩外，臀部肌肉群也发生不随意收缩使臀部抬高，患者双腿内收并极力向后撤退整个躯干，甚至试图逃离检查床，有时还会大喊大叫。这种惊恐反应往往因医师靠近而对检查的预感而触发。

**分类** 阴道痉挛可分为原发性和继发性、完全性和境遇性，其中原发性占大多数。完全性阴道痉挛指在任何场合都不能插入阴茎或类似物；境遇性阴道痉挛指有时能插入，有时不能插入，或医师检查及放置卫生栓时能插入而性交时阴茎不能插入。阴道痉挛患者的性反应能力仍正常。

**诊断** ①采集病史：可以发现导致该病的原因。②外阴望诊：可发现阴道痉挛、股内侧或会阴肌肉强直。③外阴触诊：触诊时患者即躲避，检查指压迫阴道后壁可发现有反射性阴道痉挛。境遇性阴道痉挛诊断稍困难，此时主诉很重要。阴道痉挛诊断成立后，还应详细了解病史和进行体检，分析其致病原因。

**治疗** 包括原发病的治疗和心理、行为治疗。

**原发病治疗** 积极治疗存在可能致病的器质性病变。

**心理治疗** 首先要消除患者在治疗阴道痉挛中的恐惧情绪，应对患者及其配偶说明其生殖器官的解剖情况，分析致病的原因，说明可以通过夫妻的相互配合达到去除条件反射作用，消除患者夫妻的心理负担，患者的畏惧是治疗的重大障碍。

**行为治疗** 要消除条件反射性的阴道痉挛反应，进行阴道扩张训练，使用阴道扩张器。进行系统脱敏治疗是马斯特斯和约翰逊、卡普兰等性学权威极力推荐且有良好效果的方法，但这必须在充分放松、不会造成损伤的条件下进行。当能耐受自己的或配偶的一个手指之后，可试插入两指，成功后再让手指轻轻扩展阴道及旋转，无不适才可进行阴茎插入阴道的容纳练习，如成功，可顺利转入正常性交活动。

**手术治疗** 手术切开处女膜或切开会阴扩张阴道往往是无效的，有时甚至术后会出现性感的消失。

**性交疼痛** 指在没有明显器质性疾病存在的情况下，由于阴茎向阴道内插入，或在阴道内抽动，或性交之后所引起的阴道局部或下腹部反复或持续的轻重程度不等的疼痛。是一种主观体验，可分为原发性和继发性，完全性和境遇性。

**病因** ①心理因素：是性交疼痛的主要原因。早年接受不正确的性教育、童年或年轻时有创伤性经历、初婚时受到配偶粗暴性交对待、夫妇不和等，导致阴道润滑不足都会造成性交疼痛。②生殖器官和周围器官的器质性病变：如处女膜闭锁、先天性阴道狭窄、阴道炎、尿道炎、子宫内膜炎、子宫脱垂等，均造成性交疼痛。③雌激素分泌不足：绝经后或切除双侧卵巢的妇女，因雌激素分泌不足，造成生殖器官的萎缩与干涩，造成性交疼痛。④过敏：女性对异性精液、阴道隔膜、阴茎套过敏，可引起性交疼痛。

**临床表现** 患者自诉疼痛和不适可能发生在阴道入口处或阴

茎刚刚插入阴道时，这是表浅性性交疼痛，可能是一种条件反射；也可能只在插入很深时才发生，这是阴道顶端性交疼痛，任何可能限制子宫升高和阴道上段扩张或使该部组织敏感的因素都可能引致疼痛。疼痛或不适多在下腹部，且往往持续数小时至 1 天。性交疼痛可能诱发阴道痉挛，并可能继发性欲低下、性唤起和性高潮障碍。

诊断　可根据以下内容进行诊断。①交合时，阴部疼痛；重者阴户掣痛，下连少腹，上及两乳。②不交合时，阴部感觉正常。③可伴有性欲减退、腰痛或烦躁易怒，甚至厌恶性生活等表现。

治疗　以心理治疗为主。要帮助患者夫妇认识到性相容性的重要性，要互相爱护、体谅和照顾，在性生活中互相紧密配合。性前戏充分，性兴奋将增加阴道的润滑。性交前也可在阴道口周围或在阴茎上涂润滑剂。中老年妇女可口服尼尔雌醇。如有过敏反应，则改变避孕方式。

（白文佩）

fùnǚ bǎojiàn

## 妇女保健（women health care）

通过先进的医学技术和有效的防治管理体系，以预防为主，以生殖健康为核心，针对妇女不同的生命周期所采取的综合保健服务。该项工作关系到家庭幸福、社会稳定、子孙后代健康和民族素质提高。世界卫生组织提出妇女健康的总目标：提高妇女生活质量，减少疾病，促进健康。主要通过对妇女一生各生理周期的保健，进行妇女常见疾病防治，降低孕产妇和新生儿死亡率，推行计划生育和职业妇女劳动保健，妇女保健信息统计和管理。

**特点**　妇女保健工作是社会系统工程，由政府主导，社会参与；以人为中心，以服务对象的需求为评价标准，建立相关规章制度，加强目标管理和监督；通过各级妇幼保健机构和妇幼保健网，以及医疗机构，进行组织培训和继续教育，提高专业队伍的技能和水平；开展广泛的社会宣传和健康教育，提高群众自我保健和参与意识。

**对象**　对妇女一生各生理周期的保健，包括青春期保健、生育期保健、围产期保健、围绝经期保健、绝经后保健。

**青春期保健**　青春期通常在 10~16 岁，是由儿童期末发育到性成熟期之间的过渡时期。在此过程中，出现一系列生理学、内分泌学和精神学方面的变化，体格加速生长、第二性征发育和性功能发育成熟，并开始具备生殖能力。青春期是身体发育的重要时期，是智力发育、世界观形成和信念确定的重要时期。该期保健分为三级预防。一级预防：指导女性青少年进行心理卫生和性知识等教育，建立良好的个人生活习惯，合理的营养，适当参加体格锻炼和劳动，使其身心健康发展。二级预防：定期对青少年进行体格检查和筛查，早期发现疾病和行为偏异，及时指导和干预。三级预防：对疾病进行治疗与指导康复。

**生育期保健**　生育期是女性一生中最重要的阶段，不仅作为社会重要劳动力存在，也是承担人类繁衍、教育子女、维系家庭的重要时期。一级预防：普及孕产期保健知识、计划生育技术指导和指导子宫颈癌疫苗的应用。二级预防：生育期加强孕期保健，及时发现高危妊娠；对女性相关特有的各种疾病，如乳腺癌、子宫颈癌和生殖道感染等进行筛查，做到早发现、早预防，并及时干预。三级预防：对于疾病进行治疗，特别注意提高对高危孕产妇的处理水平，降低孕产妇及围产儿的死亡率。

**围产期保健**　从妊娠前、妊娠期、分娩期、产褥期、哺乳期，为孕母、胎儿和婴儿健康所进行的一系列保健措施。①孕前保健：选择最佳受孕时机，小于 18 岁、大于 35 岁妊娠危险因素增加，21~29 岁为最佳受孕年龄，避免接触对妊娠有害物质。通过婚前咨询，对双方为三代旁系血亲或更近的血亲戚关系，对指定传染病在传染期间内、有关精神病在发作期间内等建议不宜结婚。通过医学筛查，对有遗传性疾病以及对子代有影响的疾病者，建议不宜生育；或提出预防、治疗及可以采取的医学措施。对暂不计划妊娠者，指导采取恰当的避孕措施。对决定生育的妇女，指导保持良好的精神状态；在孕前避免接触对妊娠有害物质；补充叶酸以预防神经管畸形；积极治疗对妊娠有不良影响的疾病。②妊娠期保健：进行营养保健指导，保持良好的心态和规律的生活；举办孕妇学校，让孕妇和家属了解妊娠生理、妊娠期的身体和心理变化，指导孕妇身心健康渡过妊娠期，并为产后哺乳及产后恢复做好准备。早孕期间确定基础血压和体重；询问家族成员有无遗传病史；进行高危妊娠的初筛；有严重内科合并症不宜妊娠者，需及时终止妊娠。在妊娠早期、妊娠中期进行产前筛查，通过测定孕妇血液中某些化学成分以及应用 B 超对孕周、胎儿发育进行专项监测，对可能患有的某些严重遗传性疾病或染色体疾病进行风险性估计，并进一步诊断和处理。其中产前筛查重点是筛查 21 三体综合征。产前诊断是通过有创伤及无创伤的方法获得的胚胎或胎儿的信息，采用细胞遗传学，分子生物学，生物化学，以及 B 超、磁共振等方法进行分析，对胚胎或胎儿是否患有染色体病、单基因等遗传性疾病或先天性畸形等做出诊断。对于确诊严重畸形或有染色体疾病不宜出生者，应在妊娠 28 周前终止妊娠。对高危妊娠及时发现并予以治疗。③分娩期保健：防产后出血，防产褥期感染，防产程停滞，防产道损伤，防新生儿窒息，加强产时监护和产程处理。④产褥期及哺乳期保健：产后进行母亲康复指导，母乳喂养指导，及新生儿的护理指导。

**围绝经期保健**　围绝经期是从开始出现与绝经有关的内分泌、生物变化及临床表现至绝经后 12 个月，一般经历 10 年左右；此期起点不清，而终点明确。绝经期是在 40 岁后，无明显病理原因，仅因年龄增长，卵泡完全不能成熟，不能分泌女性激素，月经完全停止 1 年以上。此期不包含 40 岁之前因卵巢功能丧失、月经终止的过早绝经或卵巢早衰。更年期较围绝经期时段长，因包含了部分绝经后期，起始和终点均无明确时限，可长达 15～20 年；即从卵巢功能开始衰退至停止，更年期是从生育期过渡到老年期的特殊生理阶段。

妇女整个生育期有 400～500 个成熟卵排出，随着年龄增长，40 岁后逐渐进入更年期，卵细胞的成熟度逐年下降，不能规律排卵，从而发生内分泌紊乱，当体内雌激素水平下降，出现围绝经期综合征，生殖器官也发生一系列变化，出现心血管症状，生殖器萎缩，继而发生盆底韧带松弛、盆腔器官脱垂及张力性尿失禁、骨质疏松。此期保健的重点是注意营养、生活规律，加强锻炼，注重心理变化和治疗围绝经期综合征；指导正确使用激素替代疗法。此阶段也是代谢病及肿瘤的高发期，指导妇女自觉接受健康检查，及早发现疾病，及早治疗。

**绝经后保健**　绝经后女性进入老年期，国际定为 60～65 岁为老年前期，65 岁以后为老年期。绝经期后卵巢萎缩，逐渐被纤维组织代替，此期体内雌激素继续下降，易发生心血管疾病、骨质疏松症、泌尿生殖器萎缩导致的阴道和泌尿系感染、盆底功能障碍导致的尿失禁和精神心理疾病等。保健的重点是指导老年妇女生活规律，心情舒畅，加强锻炼，鼓励与亲友的交流；定期参加健康检查，关注亚健康状况；指导适度的激素替代治疗和补充钙剂；老年人多患有慢性病，应建立健康档案和慢性病档案，对于发现的疾病及时治疗。

**措施**　中国政府对妇女健康制定了一系列措施。包括推广妇女孕期免费口服叶酸，防治神经系统畸形；推广农村妇女住院分娩，保证母婴健康；推广子宫颈癌、乳腺癌的女性健康筛查项目等。对妇女的劳动保健中国制定了多种法律和法规确保职业女性的权益和健康保健。按照劳动法规定，禁止女性从事直接损伤女职工生殖系统或生殖功能，或间接造成生殖损伤的工作；不允许安排女职工在某些职业性有害因素条件下生产或工作。对女职工在孕期、哺乳期给予保障和保护等。

**统计指标**　妇女保健信息统计和管理是评价妇女保健工作的质量和效果的依据，是国家制定政策、加强管理，也是改进妇女保健工作的重要依据。做好保健统计工作十分重要。

*妇女病普查普治常用统计指标*　妇女常见病筛查率、妇女常见病患病率和妇女病治愈率等。

*孕产妇保健指标*　①孕产妇系统保健率；产前检查率；5 次以上产前检查率；孕早期检查率；孕产妇产前筛查率；孕产妇产前筛查高危百分比；孕产妇产前诊断率；孕产妇产前诊断确诊率；产后访视率；系统管理率；住院分娩率；剖宫产率。非住院分娩中新法接生率。②孕产期保健质量指标：高危产妇占总产妇百分比；高危产妇管理百分比；高危妊娠住院分娩百分比；产科出血占孕产妇死亡百分比。③孕产期保健效果指标：死亡率；围产儿死亡率；新生儿死亡率。

*计划生育统计指标*　人口出生率；人口死亡率；人口自然增长率；某项计划生育技术服务百分比；某项计划生育手术并发症发生率；计划生育死亡专率。

（魏丽惠）

guā/xīgōngshù
**刮/吸宫术**（dilatation and curettage）　通过负压的吸引或刮匙，在子宫内刮除及收集子宫内膜组织的方法。应用广泛，可以有诊断作用，也可以有治疗的作用。刮/吸宫术的部分手术已被宫腔镜所取代，但是刮/吸宫术仍然是一种常用的、方便的手术方式。

**适应证**　①诊断作用（诊断性刮宫）：病理性妊娠，如不全流产等；异常子宫出血；绝经后出血；不孕症相关检查；子宫内膜息肉；子宫内膜结核；妊娠滋养细胞疾病等。②治疗作用（治疗性刮宫）：病理性妊娠，如稽留流产、不全流产等；异常子宫出血；宫腔异物或残留；子宫内膜息肉；葡萄胎等。

**禁忌证** 伴内外科疾患不能耐受手术者；生殖道急性炎症者。

**临床应用** 主要用于可疑子宫内膜病变者。

**手术方法** 根据手术部位可以分为刮吸/宫术和分段刮宫术。

刮/吸宫术 ①患者取膀胱截石位，常规消毒铺巾，导尿。②双合诊检查，确定子宫位置、大小。③暴露子宫颈，消毒阴道和子宫颈。④子宫颈钳钳夹和固定子宫颈前唇。⑤探针探子宫腔方向深度。⑥扩宫棒在蘸润滑剂后依次扩张子宫颈，扩宫时应避免盲目用力或放入过深，扩宫棒以超过子宫颈内口1cm以内为好，当扩宫棒超过子宫颈内口时会有落空感，有助于进行判断。扩宫的程度与需要进行的下一步操作有关，如准备以刮匙刮取宫腔组织，则将子宫口扩张到可以放入选用的刮匙即可；如准备用吸引器管吸引，则扩张到较待选用的吸管大半号为宜。⑦根据目的确定取病理检查或是清除子宫腔全部内容。前者刮匙进入子宫腔，于可疑病变部位或子宫腔四壁刮取组织；后者刮匙需遍刮子宫腔，必要时可以采用吸管，进行负压吸引。⑧手术结束前，应探针探子宫腔有无穿孔，并记录子宫腔深度，观察子宫口有无明显出血。

分段刮宫术 ①患者取膀胱截石位，常规消毒铺巾，导尿。②双合诊检查，确定子宫位置、大小。③暴露子宫颈，消毒阴道和子宫颈。④子宫颈钳钳夹和固定子宫颈前唇。⑤由于需要判断病变在子宫腔还是子宫颈，此时不能先探子宫腔深度，而是应该先以小刮匙刮取子宫颈管组织，

然后再以探针探子宫腔深度和方向，其后刮取子宫腔组织，子宫腔刮出组织要与子宫颈刮出组织分别标记送病理检查。如术前考虑到患者有宫腔恶性肿瘤可能性，且刮出组织糟脆，应及时停止进一步操作，以免发生子宫穿孔或大出血及肿瘤扩散。⑥手术结束前，应探针探子宫腔有无穿孔，并记录子宫腔深度，观察子宫口有无明显出血。

**并发症** 常见并发症如下。①出血：可以发生于术中和术后，多为不全流产、稽留流产和妊娠滋养细胞疾病及子宫肿瘤等。出血常与原发病相关，不全流产和稽留流产等应尽量清除宫腔组织，可使出血减少；如考虑为子宫内膜癌出血，则不应继续刮除宫腔组织，可予对症用止血药物等治疗；如考虑为子宫穿孔出血，可以应用宫缩药物。②感染：经阴道手术后可能发生继发感染，表现为子宫内膜炎、子宫肌炎、盆腔结缔组织炎和盆腔腹膜炎等。术前应详尽妇科检查，除外生殖道炎症，术后预防性应用抗生素，避免发生术后感染。③穿孔：子宫穿孔是刮宫术较为常见的并发症，主要与子宫位置异常（过度前屈或后屈）、子宫异常（瘢痕子宫、子宫萎缩）、所患疾病（如妊娠、滋养细胞疾病）或操作不当有关。任何操作器械（如探针、扩宫棒、吸管、刮匙）均有可能造成子宫穿孔，术中应注意按照子宫屈度操作，不能盲目暴力扩张子宫颈，扩宫时扩宫棒不要跳号。发生穿孔时，器械可以穿入盆腔、膀胱、直肠等，可致器官损伤或大出血。一旦发现穿孔，应立即停止手术操作，进行缩宫、抗炎治疗，有脏器损伤者手术治疗。④人工流产综合征：手术时

的疼痛和局部刺激使患者在术中或术后出现心动过缓、心律失常、面色苍白、头晕、胸闷，甚至血压下降、晕厥和抽搐等迷走神经兴奋症状。这与患者情绪、身体状况和手术操作有关。一旦出现，应立即停止手术，予以吸氧观察，一般可以自行恢复，严重者可以应用阿托品静脉注射。⑤漏诊：存在漏诊的情况，宫腔镜的广泛应用使得漏诊率有所下降。⑥子宫颈或子宫腔粘连：子宫颈管或子宫腔内膜在术中严重损伤，可以引起子宫颈管或子宫腔的粘连或闭锁。可表现为周期性下腹痛或闭经。一经确诊可在宫腔镜下行粘连分离术并放置宫内节育器。

（王建六）

zǐgōngjǐng zhuīxíng qiēchúshù

**子宫颈锥形切除术**（conization of cervix） 由外向内，圆锥形切除部分子宫颈组织的手术。简称锥切。是子宫颈病变和子宫颈癌诊断和治疗的重要方式。锥切的方式包括冷刀锥切、子宫颈高频电圈刀环形切除术（loop electrosurgical excision procedure，LEEP）等。根据患者的不同情况，可以选择不同的方式，LEEP较为简便，但对于标本切缘的病理检查可能存在一定影响。因此，用于子宫颈上皮内瘤变（cervical intraepithelialneoplasia，CIN）Ⅲ级或早期浸润癌的诊断常选用冷刀锥切。

锥切手术是从子宫颈上以锥形切除一块子宫颈组织，锥高2~2.5cm，锥底为病变以外的子宫颈阴道部组织，切除的标本应包括子宫颈病变和子宫颈癌发生的移行带及子宫颈管。切除的组织需要进行连续病理切片检查，从而准确诊断子宫颈病变程度和范围。

**适应证** 如下所述。

诊断方面 ①子宫颈刮片多

次异常，但阴道镜检查阴性或不满意的阴道镜检查，或阴道镜下活检阴性，子宫颈管搔刮阴性者。②阴道镜活检，检查结果提示 CIN Ⅲ 级，不能除外子宫颈早期浸润癌或子宫颈原位腺癌者。③CIN Ⅱ、CIN Ⅲ 级病变或子宫颈管搔刮结果阳性者。④细胞学、阴道镜和活组织检查结果不同，细胞学诊断较阴道镜活检严重，或提示可能为浸润癌的患者。⑤细胞学提示腺上皮异常，无论子宫颈管搔刮结果如何。

**治疗方面**  ①CIN 高级别患者。②子宫颈原位鳞癌且患者要求保留生育能力者。③子宫颈原位腺癌且患者要求保留生育能力者。

**禁忌证**  因内外科原因或其他原因不能手术者。

**方法**  具体如下。

**手术时间选择**  手术一般选择在月经干净 3～7 天。绝经后妇女，手术无月经相关时间限制。

**手术麻醉**  腰麻或子宫颈旁阻滞麻醉。

**手术步骤**  患者取膀胱截石位，常规消毒铺巾。碘试验确定子宫颈病变范围。组织钳钳夹子宫颈病变以外部分，牵拉子宫颈。探针探测子宫腔曲度和子宫颈长度。于子宫颈病灶外侧 0.5cm 以冷刀行环形切口，在宫腔探针指示下，逐渐牵拉，并以子宫颈管为中心，锥形切除病变子宫颈组织，深度达到子宫颈内口水平，为 2～2.5cm。完整锥形切除子宫颈组织，并于 12 点位处进行标记，以便进行病理诊断。

创面可以电刀电凝止血，电凝时注意避免损伤子宫颈深部组织和周围组织。如电凝效果不佳时，可用可吸收缝线进行缝合止血，于子宫颈 3°、6°、9°、12° 处分别做间断内翻折叠缝合止血，

也可以间断 "8" 字缝合或褥式缝合，以止血和子宫颈成形。必要时可以碘仿纱布填塞止血。

**并发症**  常见并发症如下。①周围脏器损伤：手术过程中切除角度和深度控制不好时，尤其是切除锥体时不以子宫颈管为中心，可以向子宫直肠陷凹、膀胱阴道隔穿孔，甚至损伤周围脏器，如膀胱、直肠等。②出血：与子宫体不同，子宫颈以结缔组织为主，缺乏平滑肌组织，难以依靠宫缩止血，术中出血可以通过电凝、缝合和压迫等方式进行止血。术后在结痂脱落及可吸收缝线吸收时，均可能再次出血，如出血不多可以抗炎止血观察；如出血多可以通过压迫、缝合等方式止血。③感染：因为阴道为有菌环境，很难彻底消毒，子宫颈锥切术后可能发生感染，可以应用抗生素预防感染。④子宫颈狭窄：术后少数患者可能发生子宫颈狭窄，出现经血排出不畅、经期下腹痛等，必要时予以子宫颈扩张治疗。⑤子宫颈病变复发：CIN 患者于宫颈锥切后，可以因为人乳头瘤病毒（human papillomavirus，HPV）持续阳性或再次 HPV 持续感染，产生宫颈病变复发，所以 CIN 患者宫颈锥切术后应注意定期随访，及时发现异常，及时治疗。⑥流产或早产：部分有生育要求的子宫颈锥切患者，术后可能会出现子宫颈功能不全，产生流产或早产，部分患者可接受子宫颈环扎手术，以协助完成妊娠。

（王建六）

zǐgōngjǐng gāopín diànquāndāo huán-
xíng qiēchúshù

## 子宫颈高频电圈刀环形切除术

（loop electrosurgical excision procedure，LEEP）  将高频电波形成电切环，对子宫颈的病变组织

做圆圈状切除的诊断与治疗技术。又称子宫颈移行带切除术。

LEEP 电极是由连接于绝缘柄的绝缘 T 形棒上不同形状和大小的纤细钨丝线圈构成。LEEP 电极可以产生 3.8MHz 的高频电波，与组织接触后，瞬间产生高热，使组织细胞快速升温。由于细胞内部蒸气作用产生爆炸，电极快速移动，接触到的细胞相继发生爆炸，因此产生出切口，从而对子宫颈组织进行切除等治疗。LEEP 可通过圆形电极切除子宫颈组织，通过方形和三角形电极切除子宫颈管组织。

**适应证**  子宫颈上皮内瘤变（cervical intraepithelial neoplasia，CIN）Ⅱ 级；持续 CIN Ⅰ 级或 CIN Ⅰ 级患者随访不方便者；有症状的子宫颈外翻者。

**禁忌证**  因全身原因或子宫颈局部原因不宜行 LEEP 者。

**方法**  具体如下。

**手术时机选择**  手术一般选择在月经干净 3～7 天内。对于绝经后妇女，则手术时机无月经相关时间限制。对于产后妇女，选择在分娩 3 个月以后。对于流产后妇女，宜在流产 2 个月以后。宫腔操作如诊断性刮宫患者，宜在术后 1 个月以后。

**手术麻醉**  一般采用 1% 利多卡因局部表面麻醉。也可以 1% 利多卡因阴道穹隆 3 点和 9 点局部注射。有条件且必要时，也可采用静脉麻醉。

**手术步骤**  患者取膀胱截石位，常规消毒铺巾，表面麻醉后，碘试验或阴道镜检查确定和标记病变范围，根据病变切除的需要选择不同形状的刀头，打开 LEEP 主机及吸烟设备，进行子宫颈组织切除，切除范围应超出病灶边缘 0.5cm 以上。病灶较小时可以

从病灶一侧向另一侧切除，一次完成；如病灶较大，可以先切除中央的病灶，再分次切除剩余病灶。切除组织应分别标记送病理学检查。创面可用棒状电极电凝止血，也可采取缝合止血或压迫止血。

**并发症**　常见并发症如下。①继发出血：术中可通过电凝、压迫等方式止血，但是部分患者于术后 3 周内发生阴道大量流血，多与术后感染有关。因此，患者 LEEP 术后，应常规禁盆浴、性生活 1 个月，并应用抗生素预防感染。②阴道分泌物增多：术后创面会有渗出，表现为阴道分泌物增多，如无腹痛，分泌物无异味，可以观察，多于术后 1 个月内症状消失。③子宫颈管狭窄：术后少数患者可能发生宫颈管狭窄，出现经血排出不畅，经期下腹痛等，必要时予以子宫颈扩张治疗。④妊娠相关并发症：部分患者术后妊娠可能会出现流产、早产等，但与 LEEP 的关系仍有争议。⑤术后复发：部分患者 LEEP 术后会出现疾病复发，所以应重视术后随访。

**评价**　LEEP 的优点主要有：LEEP 可以电切、电灼和电熨的不同效果，可以达到较精细的手术效果；LEEP 治疗疼痛较轻、出血明显少于传统的冷刀手术，感染等并发症较少；LEEP 产生的瞬间热量使得细胞崩解，但对组织炭化小，对切除组织病理学检查影响不大，这不同于传统电刀的作用；另外，LEEP 操作简单，手术时间短，普通治疗在门诊即可完成。但是 LEEP 也存在其缺陷，如常难以将病变一次完整切除，需多次切除；LEEP 对切除组织存在一定的热效应等。

（王建六）

guǎngfàn zǐgōngjǐng qiēchúshù
**广泛子宫颈切除术**（radical trachelectomy）　用于早期子宫颈癌患者切除子宫颈癌病灶并保留生育功能的手术。子宫颈癌发病呈现年轻化的趋势，且随着生活方式的转变，妇女的生育年龄推迟，传统的子宫颈癌根治性手术或放射治疗将使患者永久性地失去生育能力，该术给需要保留生育能力的早期子宫颈癌患者提供了一种重要的治疗选择。

开展该术式的理论基础是基于子宫颈癌的临床特点，包括肿瘤组织生长相对较慢，肿瘤侵犯转移方式以沿主骶韧带向两侧浸润为主，一般不向上浸润子宫体，向附件转移的比例也较低，淋巴结转移和淋巴血管间隙受累是影响患者预后的重要因素。基于此，该术式具有可行性。

**适应证**　子宫颈癌保留生育能力的广泛子宫颈切除术应慎重选择合适的患者进行手术，以免为保留生育而增加患者肿瘤复发、转移的机会。一般认为具备以下特征的患者可以采取广泛子宫颈切除术：①患者年轻，一般年龄<40 岁。②患者渴望保留生育能力。③患者没有不孕的因素。④国际妇产科联盟（Federation of Gynecology and Obstetrics，FIGO）分期为 Ia2 ~ Ib1。⑤病灶直径≤2cm。⑥无盆腔淋巴结转移。⑦肿瘤的组织学类型为鳞状细胞癌。

对于子宫颈腺癌是否能够进行保留生育能力的子宫颈广泛切除术，尚无统一意见，应慎重处理。

**方法**　广泛子宫颈切除术可经由不同途径实施，如腹腔镜盆腔淋巴结切除＋经阴道广泛子宫颈切除术，开腹盆腔淋巴结切除＋广泛子宫颈切除，腹腔镜盆腔淋巴结切除＋广泛子宫颈切除，以

及机器人手术。

腹腔镜盆腔淋巴结切除＋经阴道广泛子宫颈切除术　又称腹腔镜阴式广泛子宫颈切除术。于1994 年由法国学者达让特（Dargent）发明报道，并经谢苏尔德（Shepherd）改良。手术过程主要为：先行腹腔镜下盆腔淋巴结切除，标本送快速冷冻病理检查，如病理证实淋巴结有转移，则改开腹或腹腔镜途径行广泛子宫切除术；如病理结果为阴性，则行经阴道广泛子宫颈切除术。阴道黏膜下注射肾上腺素盐水，协助分离，行阴道黏膜环形切口，分离膀胱阴道间隙至反折腹膜，分离直肠阴道间隙至后穹隆腹膜，充分暴露两侧膀胱子宫颈间隙，钝性游离输尿管膝部，钳夹子宫动脉阴道下支和子宫颈支，向子宫体推移后穹隆腹膜，暴露子宫骶骨韧带和主韧带，在距离子宫颈2cm 处钳夹、缝扎子宫骶骨韧带和主韧带，并注意避免损伤输尿管和子宫动脉，6 号扩宫棒置入子宫颈管，打开膀胱子宫腹膜反折，在子宫峡部下 1cm 切除子宫颈，共切除阴道壁上 2 ~ 3cm、主韧带和骶韧带 2 ~ 3cm，标本送快速冷冻病理检查，如子宫颈标本上切缘有肿瘤浸润，改行广泛子宫切除术或进行放疗；如内口上切缘阴性且距离肿瘤 5mm 以上，则继续进行保留生育的手术，即需要进行子宫颈内口环扎术，并将阴道壁与子宫颈峡部对应缝合重建。

开腹盆腔淋巴结切除＋广泛子宫颈切除　于 1997 年由英国学者史密斯（Smith）报道，手术步骤为经开腹实现，也是先行盆腔淋巴结切除，再行广泛子宫颈切除。由于开腹手术可以更加广泛地切除子宫颈旁组织，一方面减

少肿瘤的复发机会，另一方面可以使手术适应证得到扩大，如肿物直径大，经开腹途径可以较经阴道途径更容易进行手术。

**并发症** 常见并发症如下。①血管损伤：发生于盆腔淋巴结切除过程中，多为髂血管损伤，术中注意解剖，仔细操作，可以减少血管损伤的发生机会。②周围脏器损伤：子宫颈广泛切除术所切除组织范围较大，需分离开周围脏器，如解剖不清楚，可造成输尿管、膀胱和肠管的损伤。术中发现损伤应及时处理。③下肢和外阴水肿：与淋巴结切除、下肢及会阴部淋巴回流受阻有关，多可自行恢复。④尿潴留：是子宫颈广泛切除手术后的常见问题，与手术范围较大，切断了支配膀胱的神经有关。有学者进行保留神经手术，取得了一定效果。⑤子宫颈狭窄：术后少数患者可能发生子宫颈狭窄，出现经血排出不畅，经期下腹痛等，必要时予以子宫颈扩张治疗。⑥子宫颈癌复发转移：患者术后需定期复发，如有肿瘤复发转移，及时发现，及时治疗。⑦流产或早产：部分有生育要求的子宫颈锥切患者，术后可能会出现子宫颈功能不全，产生流产或早产，部分患者可接受子宫颈环扎手术，以协助完成妊娠。

（王建六）

zǐgōngjǐng nèikǒu huánzāshù

## 子宫颈内口环扎术（cerclage of cervix）

采用对子宫颈内口进行环扎的方式以修复子宫颈形态及功能的手术。由于子宫颈病变的逐渐增多，以及人们生育年龄的延迟，生育前因子宫颈疾病行治疗的患者数量增加，部分患者术后出现子宫颈功能不全，另外还有一部分反复妊娠中期以后的晚期流产或早产患者也存在有功能不全的情况。这些先天性或后天性子宫颈内口形态、功能异常的患者，需要进行相应手术治疗，以维持妊娠，减少中期妊娠习惯性流产或早产。

**适应证** ①有 2 次或 2 次以上的中期妊娠习惯性流产或早产病史。②有子宫颈手术史，如子宫颈锥切、子宫颈高频电圈刀环形切除术、子宫颈物理治疗或扩宫术等，既往分娩过程有子宫颈损伤史。③非妊娠期子宫颈出现病理性扩张，即子宫颈内口可无阻力的通过 8 号扩宫棒。造影可见子宫颈内口病理性扩张。④妊娠期超声检查，子宫颈管 <2cm，子宫颈内口开放 >1.5cm，胎囊可沿着扩张的子宫颈内口下垂入子宫颈管内。

**禁忌证** ①有生殖道炎症者。②子宫颈长度 <1cm 者。③妊娠期发生胎膜早破者。

**方法** 具体如下。

手术时机选择 ①非妊娠期手术在月经干净后 3 ~ 5 天进行。②妊娠期手术可以选择在妊娠 16 ~ 20 周进行，术前需要排除胎儿畸形；患者采取头低臀高位，以使脱垂的羊膜囊恢复到子宫腔，并用药物抑制子宫收缩；检查阴道清洁度。

手术步骤 ①子宫颈环扎术：患者取膀胱截石位，常规消毒铺巾。暴露子宫颈，于子宫颈前后唇分别切开阴道黏膜，适当上推膀胱、下推直肠。子宫颈环扎，于子宫颈筋膜下方，以大圆针 10 号丝线，从子宫颈前唇切口右侧进针，环绕子宫颈右半侧，自子宫颈后唇穿出，同法行左半子宫颈缝合，两侧缝线对应打结。可吸收线缝合阴道前后壁黏膜，并将子宫颈环扎的丝线线尾约 3cm

长留于切口以外，方便拆除时使用。②子宫颈"U"形缝合术：常用于子宫颈裂伤患者，手术简单，成功率高。患者取膀胱截石位，常规消毒铺巾。暴露子宫颈，宫颈钳钳夹牵拉子宫颈，根据子宫颈裂伤情况，再次确定缝合部位。子宫颈缝合，于膀胱沟下方，于子宫颈裂伤处内侧以大圆针 10 号丝线自前唇穿透缝合至后唇穿出，套橡皮管，自子宫颈另一侧由后向前穿透子宫颈后唇及前唇，再套橡皮管，缝线打结。③子宫颈环绕缝合术：患者取膀胱截石位，常规消毒铺巾。暴露子宫颈，宫颈钳钳夹牵拉子宫颈，检查子宫颈长度和内口情况，再次确定环绕缝合的位置。子宫颈环绕，于子宫颈内口水平，以圆针 10 号丝线分别于子宫颈四个象限，穿过子宫颈黏膜下层环绕缝合，并打结。

**并发症** 常见并发症如下。①晚期流产或早产：部分患者手术效果不佳，仍有晚期流产或早产发生，可以出现在环扎缝线脱落患者。②难产：患者顺利维持到足月妊娠，分娩发动后，子宫颈无法顺利扩张，导致难产，所以应嘱患者临产入院后及时向产科医师叙述手术史，及时拆除环扎缝线。③子宫颈裂伤：也发生在分娩过程中，未及时拆除缝线，往往导致子宫颈组织严重裂伤。

（王建六）

zǐgōngjǐng wùlǐ zhìliáo

## 子宫颈物理治疗（cervical physiotherapy）

使用各种物理方法，包括电熨、激光、冷冻、微波等，通过将子宫颈阴道部上皮破坏，促进新生上皮修复创面，从而治疗部分子宫颈疾病的治疗方法。子宫颈物理治疗简单、安全，是门诊常用的治疗方法之一。过去将子宫颈糜烂作为一种疾病，认为不治疗可能会导致子宫颈癌，所以许多患者都接受了子宫颈物理治疗或者药物治疗。现认识到宫颈糜烂只是子宫颈阴道部外观上的一种表现，并不代表任何病变，绝大多数患者仅是子宫颈管柱状上皮移位到子宫颈阴道部所呈现出的肉眼表现，如通过子宫颈刮片除外子宫颈病变和子宫颈癌后，许多患者并不需要特殊治疗，故子宫颈物理治疗的应用逐渐减少。

**适应证** 主要用于：①持续性子宫颈上皮内瘤变（cervical intraepithelial neoplasia，CIN）Ⅰ级患者。②子宫颈柱状上皮异位重度，有同房出血等临床症状者。

**禁忌证** 因内外科疾病或子宫颈局部病变不宜行物理治疗者。

**方法** 具体如下。

**术前准备** ①术前必须先行子宫颈刮片检查，如子宫颈刮片异常，需要进一步检查人乳头瘤病毒（human papillomavirus，HPV）及阴道镜、子宫颈活检，除外子宫颈癌或高级别 CIN。②术前患者须无生殖器官炎症，否则应先行相应治疗。

**手术时机的选择** ①手术一般选择在月经干净3~7天内；绝经后妇女，手术无月经相关时间限制。②产后妇女，选择在分娩6个月以后，且有月经复潮。③流产后妇女，宜在流产2个月以后。④宫腔操作，如诊断性刮宫或放置宫内节育器的患者，宜在术后1个月以后。⑤哺乳期妇女不宜行子宫颈物理治疗。

**手术步骤** 患者取膀胱截石位，常规消毒外阴、阴道，应用所选择的物理治疗探头对子宫颈病变组织进行治疗。①电熨治疗：根据病变范围选择电熨探头，由内向外进行治疗，即由病变区域向与正常交界的区域进行。治疗范围超出病灶 2mm，深度约为 3mm，治疗后的区域呈深黄色，如有子宫颈腺囊肿，可刺破并电灼。②激光治疗：采用二氧化碳激光，波长 10.6μm，输出功率 20~30 瓦，探头距离病灶为 2~5cm，对病灶进行汽化，治疗边界超出病灶 2mm，烧灼深度为 2~3mm。③冷冻治疗：首先根据患者子宫颈病变的范围选择适宜的治疗探头，需要使治疗面积超过病变边界 2mm，将冷冻探头紧紧压住子宫颈病变部位，进行冷冻治疗。于 -180℃ 持续冷冻治疗 3 分钟，自然复温 3~5 分钟后，再次冷冻 3 分钟。待自然复温，探头脱离子宫颈组织后，取出冷冻探头。④其他物理治疗：临床上还有微波治疗、超声聚焦治疗等方法。

**术后治疗** ①术后抗生素预防感染。②禁止性生活 1 个月。③1 个月后复查，必要时于术后 2~3 个月再次治疗。

**并发症** 常见并发症如下。①阴道壁损伤：偶尔出现于治疗过程中治疗探头触及阴道壁，对阴道壁黏膜造成损伤，术中仔细操作，充分暴露子宫颈可以避免阴道壁的损伤。②阴道分泌物增多：治疗后 3~5 天起，物理治疗创面的坏死组织和结痂开始脱落，可以有阴道淡血性分泌物增多，分泌物增多情况可在治疗后 7~14 天达到高峰，而后随着创面上皮的修复，分泌物逐渐减少，一般于术后 1 个月内恢复正常。子宫颈物理治疗后阴道分泌物增多为正常现象，但应注意如大量流血或分泌物异味，应及时就诊，予以止血和抗感染治疗。③分娩时子宫颈裂伤和子宫颈难产：对于未产妇女，子宫颈物理治疗一般不会对分娩产生影响，但个别患者子宫颈上皮愈合后，在将来分娩时出现子宫颈质硬，扩口扩张不满意，甚至发生子宫颈难产或子宫颈裂伤。

（王建六）

zǐgōng qiēchúshù

**子宫切除术**（hysterectomy） 妇科最常见的手术之一。手术途径包括开腹手术、腹腔镜手术和经阴道手术。手术范围包括子宫次全切除术、筋膜内子宫切除术和全子宫切除术。

**适应证** ①子宫肿瘤：包括良性肿瘤和恶性肿瘤。良性肿瘤有具备手术指征的子宫肌瘤，即子宫肌瘤致阴道大量流血，保守治疗无效；出现压迫症状，如尿频、便秘等，影响患者生活质量；浆膜下肌瘤蒂扭转至急腹症；可疑恶性变的子宫肌瘤等；子宫腺肌病伴严重痛经或贫血经保守治疗无效。恶性肿瘤有早期子宫颈癌 Ⅰa1期、子宫内膜非典型增生、早期子宫内膜癌、子宫肉瘤等。②子宫出血：如异常子宫出血，药物治疗无效者；合并血液病，月经量大、严重贫血者等。③其他：如子宫内膜异位症、子宫脱垂、产后大出血等。

**方法** 具体如下。

**开腹子宫次全切除术** 适用于有子宫切除指征，而子宫颈正常，要求保留子宫颈的年轻患者。手术步骤如下：①患者平卧位，常规消毒铺巾，选取下腹正中纵切口或耻骨联合上横切口。②充分探查子宫及双侧附件情况。③处理圆韧带：钳夹两侧子宫角，向腹腔外牵拉，钳夹切断圆韧带，断端缝扎止血。④处理附件：于子宫角部钳夹切断卵巢固有韧带及输卵管，断端缝扎止血。⑤暴露子宫下段、处理子宫血管：沿子宫两侧打开阔韧带前叶及膀胱子宫反折腹膜，提起膀胱子宫反折腹膜，在膀胱筋膜与子宫颈筋膜间的疏松间隙，向下钝性分离膀胱，达子宫峡部以下。沿子宫两侧打开阔韧带后叶至子宫峡部下方。于子宫峡部水平紧贴子宫侧壁钳夹切断子宫动静脉，断端缝扎止血。⑥切除子宫体：拉开膀胱，充分暴露子宫峡部，于峡部环切，切除子宫体。⑦缝合：消毒子宫颈残端，可吸收缝线缝合宫颈残端，冲洗止血，逐层关腹。

**开腹全子宫切除术**　①患者平卧位，常规消毒铺巾，选取下腹正中纵切口或耻骨联合上横切口。②充分探查子宫及双侧附件情况。③处理圆韧带：钳夹两侧子宫角，向腹腔外牵拉，钳夹切断圆韧带，断端缝扎止血。④处理附件：于子宫角部钳夹切断卵巢固有韧带及输卵管，断端缝扎止血。⑤暴露子宫下段、处理子宫血管：沿子宫两侧打开阔韧带前叶及膀胱子宫反折腹膜，提起膀胱子宫反折腹膜，在膀胱筋膜与子宫颈筋膜间的疏松间隙，向下钝性分离膀胱，达子宫颈外口水平以下。沿子宫两侧打开阔韧带后叶至子宫峡部，于双侧宫骶韧带之间打开子宫直肠腹膜反折，下推反折腹膜至子宫颈外口水平。于子宫峡部水平紧贴子宫侧壁钳夹切断子宫动静脉，断端缝扎止血。⑥处理子宫骶骨韧带和主韧带：向耻骨联合方向牵拉子宫，暴露双侧子宫骶骨韧带，分别钳夹切断，缝扎止血。贴近子宫颈旁钳夹切断双侧主韧带，缝扎止血。如子宫骶骨韧带较薄弱，可以将其与主韧带共同钳夹切断并缝扎。⑦切除子宫：于阴道穹隆切开阴道壁，沿穹隆环形切断阴道壁，子宫标本离体。⑧缝合：消毒阴道断端，可吸收缝线缝合阴道断端，冲洗止血，逐层关腹。

**经阴道全子宫切除术**　①患者取膀胱截石位，常规消毒铺巾，可将小阴唇缝合于外阴皮肤，以充分暴露手术野。②分离膀胱子宫颈间隙和子宫颈直肠间隙：金属导尿管导尿，或留置尿管。阴道黏膜下注射肾上腺素盐水，协助分离。行阴道黏膜环形切口，提起阴道前壁切口边缘，剪开膀胱后壁附着于子宫颈前壁的疏松组织，找到膀胱子宫颈间隙，钝性分离膀胱子宫颈间隙。同法提起阴道后壁切口边缘，分离子宫颈直肠间隙。③打开膀胱子宫反折腹膜和子宫直肠反折腹膜：阴道拉钩向上拉开膀胱，暴露双侧膀胱子宫颈韧带，贴近子宫颈将其钳夹切断，缝扎止血。继续向上游离至膀胱子宫反折腹膜，剪开反折腹膜并向两侧延长，同法剪开子宫直肠反折腹膜。④处理子宫骶骨韧带：阴道拉钩经由打开的反折腹膜进入腹腔，拉开周围组织，暴露主韧带和子宫骶骨韧带，贴近宫颈钳夹子宫骶骨韧带，缝扎止血。⑤处理主韧带和子宫血管：暴露主韧带，贴近子宫颈逐次钳夹切断主韧带和子宫血管，缝扎止血。⑥处理圆韧带和附件：暴露子宫角部，钳夹切断圆韧带、输卵管和卵巢固有韧带，缝扎止血，并结扎留线，牵引缝线检查双侧附件。⑦缝合腹膜及阴道断端：对应钳夹腹膜及阴道断端，以可吸收缝线缝合。

**并发症**　常见并发症如下。①出血：缝线滑脱可致出血，避免盲目钳夹止血，以免损伤输尿管等正常组织，必要时中转开腹止血。②感染：阴道局部难以完全无菌，术后常规抗生素预防感染。③损伤：术中解剖不清可致周围脏器，如膀胱、直肠和输尿管损伤，一旦发现，及时修补。既往剖宫产史的患者子宫峡部与膀胱粘连，应细致分离粘连，减少膀胱损伤机会。④盆底损伤：部分全子宫切除患者术后可能出现盆底功能缺陷，表现为阴道顶端脱垂、阴道前后壁脱垂，与子宫切除造成韧带等缺陷有关。

（王建六）

guǎngfàn zǐgōng qiēchúshù
**广泛子宫切除术**（radical hysterectomy）　切除子宫及其周围相关韧带组织和部分阴道，手术范围广，损伤较大，主要用于子宫颈癌和子宫内膜癌的手术。

**适应证**　①Ⅰa2～Ⅱa期子宫颈癌患者。②Ⅱ期子宫内膜癌患者。

**方法**　手术可以经由开腹或腹腔镜或机器人辅助途径进行，以下以开腹途径说明常规的手术步骤。①取下腹正中皮肤纵切口。②探查盆腹腔情况。③高位处理骨盆漏斗韧带：于骨盆入口处骨盆漏斗韧带表面，打开后腹膜，暴露输尿管。于漏斗韧带外侧，沿腰大肌剪开腹膜，达圆韧带根部，贴近盆壁切断缝扎圆韧带，沿阔韧带前叶向内剪开，至膀胱侧窝。于漏斗韧带内侧沿输尿管走行，向下剪开后腹膜至子宫骶骨韧带外侧。游离骨盆漏斗韧带，高位切断并缝扎，提起断端，将其游离至卵巢根部。④盆腔淋巴结切除：充分暴露髂血管区，打开血管鞘，暴露髂总动脉，在髂总动脉外侧自上而下分离淋巴组织并结扎，沿髂总动脉向下继续切除髂外动脉与腰大肌之间的淋巴组织，至腹股沟韧带下方，同法锐性切除髂外静脉表面淋巴结，拉钩暴露腹股沟深淋巴结，分离至最低点，结扎切除，于髂血管分叉处分离髂内动脉，沿表面分离淋巴组织，并分离出子宫动脉，暴露位于髂外血管下的骨盆侧壁以内，髂内动脉以外的闭孔窝，分离暴露闭孔神经，从闭孔窝顶端开始，于闭孔神经上方分离淋巴组织，至最低处钳夹切断。⑤处理子宫骶骨韧带：向前提子宫，向后压直肠，充分暴露子宫直肠窝，打开子宫直肠窝腹膜，将直肠向下分离至相当于宫颈外口4cm以下的水平。分离直肠侧窝，游离部分输尿管，并将其拉向外侧，暴露子宫骶骨韧带，钳夹切断子宫骶骨韧带长约3cm，并缝扎。⑥打开输尿管隧道：打开膀胱子宫反折腹膜，分离膀胱阴道隔至子宫颈外口4cm以下的水平，将膀胱拉向耻骨联合，暴露切断膀胱子宫颈韧带。于起始部位钳夹切断并结扎子宫动脉，分离输尿管与子宫动脉，暴露输尿管隧道，自输尿管隧道入口分次向前内方向钳夹切断膀胱子宫颈韧带前叶，并缝合止血，达输尿管进入膀胱处，锐性分离膀胱子宫颈韧带后叶，完全游离输尿管。⑦处理主韧带：将输尿管拉向外侧，分次夹切、缝扎主韧带，切除主韧带至宫旁3cm，向下切除至阴道穹隆水平。⑧处理阴道旁组织：沿阴道壁两侧下下切除阴道旁组织并止血，至子宫颈外口4cm以下水平。于子宫颈外口下3cm水平，直角钳钳夹封闭阴道，于直角钳下方切断阴道壁，标本离体。⑨缝合：可吸收缝线缝合阴道断端，可经阴道或腹壁留置引流管，冲洗止血，逐层关腹。

另外，手术需根据患者年龄决定卵巢的处理方式，一般认为子宫颈癌转移途径以淋巴转移为主，很少转移到卵巢，且卵巢的存在不是子宫颈癌的发病原因和复发的相关因素，因此，对于年轻的患者（如年龄＜40岁），可以考虑保留卵巢，为防止可能辅助的放射治疗对卵巢的损伤，可以对卵巢进行移位固定。手术过程为术中不切断骨盆漏斗韧带，保留卵巢，但需要切断卵巢固有韧带、输卵管系膜，游离卵巢血管10～20cm，再将带有血管的卵巢固定于放射野以外，可以在卵巢部位留置钛夹，以便确定放射野和放射剂量。卵巢移位固定的位置包括乳房下、横结肠下、侧上腹和结肠旁沟外侧。①乳房下卵巢移位：先游离卵巢动静脉20cm，在移位卵巢同侧侧腹部肋弓下1～2cm切开皮肤，经由腹横肌、腹内斜肌，牵出卵巢至侧腹部切口，再于同侧乳晕下部行弧形切口，贯通乳房皮下组织、胸部皮下组织，达到侧腹部切口，形成皮下隧道，经此隧道将卵巢牵引并固定于乳晕下方乳房组织内。此方法优点为移位卵巢远离放射野，位置表浅，易于观察。缺点为移位距离长，可能发生血运障碍，卵巢周围环境变化，可能影响卵巢功能，目前临床应用较少。②横结肠下移位：游离卵巢血管10cm，经腹膜后将卵巢固定在横结肠下方。③侧上腹移位：游离卵巢血管至髂总动脉水平，于腹膜后将卵巢牵引至脐平高度，切开后腹膜，将卵巢经此植入腹腔，固定于腹膜。优点为卵巢位于腹腔，可以避免周期性排卵引起的腹部不适；如发生病变，便于手术；卵巢血管位于腹膜后，可避免扭转等情况发生。④结肠旁沟外侧移位：游离卵巢血管至腹主动脉分叉水平，将卵巢移位于结肠旁沟外侧，即髂嵴上2cm，

固定于腹膜。优点是卵巢周围环境变化小，手术操作方便，临床应用较多。

**并发症** 常见并发症如下。①大出血：广泛子宫切除术中易发生大出血位置包括输尿管隧道和盆底（主、骶韧带），淋巴切除时也可能因损伤髂血管和闭孔窝静脉丛造成出血。处理方式主要有缝合止血和压迫止血。②输尿管损伤：多发生于高位结扎骨盆漏斗韧带、处理子宫骶骨韧带和分离输尿管隧道时，术中应注意解剖，减少损伤机会，发现损伤及时处理。③膀胱麻痹、尿潴留：主要与支配膀胱的神经受损（骶韧带中）、手术操作过度牵拉压迫膀胱（组织水肿等）、术后疼痛有关。如发生膀胱麻痹，可以保留尿管、膀胱训练。预防一般采用保留神经的手术方式，术中轻柔操作、适度切除骶韧带和术后早期活动，促进恢复。④淋巴囊肿：盆腔淋巴结切除术后，尤其是锐性分离，淋巴管断端未进行结扎，回流的淋巴液积聚于腹膜后，形成淋巴囊肿，多发生于术后7～10天。治疗方法主要是预防感染，多可自行吸收，如有压迫症状，必要时穿刺引流。淋巴囊肿的预防主要是术中结扎淋巴管断端，术后注意引流通畅，不关闭后腹膜，使淋巴液可以由腹膜吸收。⑤泌尿系感染：与长时间留置尿管有关，可以用抗生素预防和治疗。⑥卵巢血管损伤。⑦移位卵巢囊肿形成。

(王建六)

fùqiāngjìng quánzǐgōng qiēchúshù

**腹腔镜全子宫切除术**（laparoscopic hysterectomy）腹腔镜下，切除子宫以治疗子宫良恶性病变的手术。

**适应证** 因为子宫肌瘤、子

宫内膜异位症、子宫肌腺病等需要切除子宫者。

**禁忌证** 有盆腹腔结核史，多次腹部手术史，或已经证实存在严重盆腹腔粘连者；患者心肺功能不全，无法承受气腹压力和头低足高体位者。

**手术分类** 根据腹腔镜操作的多少，腹腔镜下全子宫切除术分为腹腔镜辅助经阴道全子宫切除术（laparoscopic assistant vaginal hysterectomy，LAVH）、阴道辅助腹腔镜子宫切除术（vaginal assistant laparoscopic hysterectomy，VALH）、全腹腔镜子宫切除术（total laparoscopic hysterectomy，TLH），而针对恶性肿瘤的子宫切除称为腹腔镜广泛子宫切除术（laparoscopic radical hysterectomy，RLH）。

**方法** 分成以下7个步骤：①处理圆韧带及阔韧带。②处理输卵管、卵巢固有韧带或漏斗韧带。③下推膀胱，处理膀胱子宫颈韧带。④处理子宫血管。⑤处理骶主韧带。⑥切开阴道前后穹隆，离断子宫颈阴道部。⑦缝合阴道黏膜。LAVH和VALH处理的范围不一样。LAVH在腹腔镜下处理前1~3步，经阴道处理后4~7步；而VALH在腹腔镜下处理前1~4步，经阴道处理后5~7步。TLH就是都是在腹腔镜下完成前6~7步。

（张震宇）

zǐgōng jīliú tīchúshù

## 子宫肌瘤剔除术（myomectomy）

仅切除肌瘤而保留子宫，进而保留生育能力的手术。子宫肌瘤是妇科最常见良性肿瘤，其相关手术占妇科手术的很大部分。子宫肌瘤的常见手术方式包括全子宫切除、子宫次全切除等，对于部分需要保留生育能力的患者和年轻且有保留子宫要求的患者，

可以采取子宫肌瘤剔除术进行手术治疗。

**适应证** ①子宫肌瘤患者具备以下手术指征，且患者需要保留生育能力，或者患者有保留子宫要求：子宫肌瘤引起月经过多，致继发贫血，药物治疗无效；子宫肌瘤产生膀胱、直肠压迫症状，如尿频、便秘等；严重腹痛、性交痛或慢性腹痛，带蒂肌瘤扭转引起的急性腹痛。②单个或多个子宫肌瘤，考虑与患者不孕或反复流产有关，且患者有生育要求。

**禁忌证** ①可疑子宫肉瘤者。②多发性子宫肌瘤术后复发，且为多个肌瘤者。

**方法** 手术路径包括：经腹手术、腹腔镜手术、经阴道手术和宫腔镜手术。

**经腹手术** ①皮肤切口采取下腹正中纵切口或耻骨联合上横切口。②探查子宫肌瘤情况，包括肌瘤的个数、部位和大小，确定子宫切口位置。③向子宫肌层注射宫缩药，如垂体后叶素或缩宫素，促进子宫收缩，减少术中出血，同时应注意患者血压变化。也可以在子宫峡部两侧的阔韧带无血管区打开小切口，以止血带贯穿，通过其压迫子宫血管，阻断子宫体血液供应，以利于子宫体部子宫肌瘤剔除，但是每10~15分钟应放松止血带1分钟。④根据子宫肌瘤的位置和大小选择子宫切口，如一字形切口或梭形切口，对于多发性子宫肌瘤应尽可能设计一个切口切除多个肌瘤，避免针对每个肌瘤分别于多处行切口。以电刀切开子宫肌层，暴露子宫肌瘤，提起子宫肌瘤，沿假包膜分离子宫肌瘤，达到肌瘤基底部血管区时，钳夹后切除肌瘤，并结扎止血。以可吸收缝线间断"8"字或连续缝合子宫肌

层。根据瘤腔深浅，可以选择单层缝合或分层缝合，但应注意缝合时避免出现死腔。⑤特殊部位子宫肌瘤剔除时，应根据不同部位采取不同方式。对于带蒂浆膜下肌瘤，可以钳夹瘤蒂，切除肌瘤，结扎止血。黏膜下肌瘤可切开肌壁进入子宫腔，切除子宫肌瘤，避开子宫内膜缝合子宫肌层。也可以根据肌瘤情况，选择经阴道手术或宫腔镜手术，进行肌瘤切除。进行手术剔除子宫颈肌瘤时，尤其应该注意分离周围组织，如膀胱、输尿管和直肠，避免损伤。

**腹腔镜手术** 腹腔镜手术的手术方法与经腹手术类似，区别在于：①腹腔镜手术需要先形成二氧化碳人工气腹，进行穿刺套管穿刺，以便进入器械进行操作。②腹腔镜手术无法以手触摸子宫进行探查，主要依靠观察子宫外观来确定子宫肌瘤的数目、位置和大小情况；选择切口应充分考虑到是否利于缝合。③腹腔镜手术一般不用止血带止血，常常采用子宫肌壁注射宫缩药物，以减少术中出血。在手术操作过程中可以充分利用电器械，如单极电凝分离肌瘤，双极电凝电凝肌瘤蒂部血管，以减少出血。④肌瘤剔除后标本的取出常依赖于旋切器，将肌瘤旋切后自套管取出；个别情况下也采取扩大腹壁切口，自切口取出肌瘤的方法。

**经阴道手术** 一般适用于子宫肌瘤位置靠近子宫峡部，在打开反折腹膜后易于暴露的患者。①切开阴道黏膜，根据肌瘤位置选择切口，打开反折腹膜。②以手指探查子宫肌瘤的数目、位置和大小。③分清层次，剔除子宫肌瘤。④翻出子宫并严密缝合瘤腔。⑤留置引流，缝合反折腹膜，

缝合阴道黏膜。

**宫腔镜手术** 一般适合于黏膜下子宫肌瘤患者。①子宫颈准备：手术前在子宫颈放置海藻棒等宫颈扩张棒，也可术前阴道放置卡前列腺素栓剂软化子宫颈。②扩张子宫颈，以便电切时镜鞘可以在没有阻力的情况下前后活动。③选择适宜的膨宫介质，确定膨宫压力和流速。④如肌瘤较小，蒂部易于暴露，可以直接电切肌瘤蒂部，再取出肌瘤；如肌瘤较大，可以先钳夹取出部分肌瘤组织，再电切肌瘤蒂部；如较大肌瘤表面光滑，钳夹困难，可以先电切部分肌瘤组织，使之易于钳夹。

**并发症** 常见并发症如下。

**短期并发症** ①出血：剔除肌瘤时界限不清，未沿假包膜分离，可以造成较多出血，另外，部分肌瘤血供较丰富，血管未结扎即钝性剥除肌瘤，也可造成出血。术中可以通过注射宫缩药物，分清肌瘤界限，以及结扎肌瘤蒂部血管等方式，减少出血。②感染：止血不严密易导致术后感染，部分经阴道手术患者也容易出现感染情况。术中应注意严密止血，必要时留置引流，经阴道手术要注意消毒、并通过止血、留置引流、注意应用抗生素等方式，避免感染的发生。③邻近脏器损伤：特殊部位子宫肌瘤，尤其是子宫颈肌瘤或者阔韧带肌瘤，如分离周围组织不清楚或存在解剖学变异，容易造成邻近脏器，尤其是膀胱、输尿管的损伤。对于特殊部位的子宫肌瘤，术中应注意解剖，分离周围脏器组织，再行剔除及缝合。

**长期并发症** ①妊娠子宫破裂：子宫肌瘤剔除术后，局部宫壁形成瘢痕，子宫肌层的完整性和弹性损伤，尤其是较大肌壁间肌瘤患者。所以，对于保留生育能力的子宫肌瘤剔除患者，于术后妊娠时应充分注意肌瘤剔除部位瘢痕的 B 超检查，必要时选择剖宫产，避免于分娩过程中发生子宫破裂。②子宫肌瘤复发：子宫肌瘤剔除术后的年轻患者，在性激素的作用下，可以出现子宫肌瘤复发，部分患者需要接受进一步治疗。复发率随绝经前性激素作用年限延长及手术时的肌瘤数目增多而升高。③肌瘤种植复发转移：因腹腔镜应用肌瘤粉碎取出方法，如为平滑肌肉瘤，则易引起播散转移；如为良性平滑肌瘤，也可发生盆腹腔种植复发。因此，应尽量行标本袋内粉碎取出。

(王建六)

**zǐgōng nèimó'ái fēnqī shǒushù**
## 子宫内膜癌分期手术（staging surgery of endometrial carcinoma）

为了进行手术 – 病理分期，确定病变范围及预后相关因素，并切除病变子宫及其他可能存在转移病灶的手术。

**适应证** 一般适用于子宫内膜腺癌中的部分患者，包括：Ia 期高级别、Ib 期。

对于 Ia 期低级别的子宫内膜样腺癌一般只需切除子宫及双侧附件。Ⅱ期患者多参照子宫颈癌行广泛子宫切除术。对于Ⅲ期及Ⅳ期患者和Ⅱ型子宫内膜癌（透明细胞癌、浆液性癌），则需要进行肿瘤细胞减灭术。

**方法** 手术可以经由开腹或腹腔镜途径进行。以开腹手术为例：①取下腹正中纵切口，并绕脐达脐剑之间。②开腹后留取腹水或腹腔冲洗液。③仔细探查盆腹腔，自下而上，进行盆腹腔全面探查，包括子宫、双侧附件、

子宫直肠陷凹、双侧结肠旁沟、腹膜后淋巴结、网膜、胃、小肠、结肠、肠系膜、腹膜、横膈、肝、脾。根据术前评估和术中探查情况决定具体手术范围。手术过程一般先行筋膜外全子宫 + 双侧附件切除。再酌情切除腹膜后淋巴结。④处理骨盆漏斗韧带和圆韧带：于骨盆入口处骨盆漏斗韧带表面，打开后腹膜，暴露输尿管。于漏斗韧带外侧，沿腰大肌剪开腹膜，达圆韧带根部，贴近盆壁切断缝扎圆韧带，远端缝扎止血。沿阔韧带前叶向内剪开。于漏斗韧带内侧沿输尿管走行，向下剪开后腹膜至子宫峡部。游离骨盆漏斗韧带，高位切断并缝扎，提起断端，将其游离至卵巢根部。⑤暴露子宫下段、处理子宫血管：打开膀胱子宫反折腹膜，提起膀胱子宫反折腹膜，在膀胱筋膜与宫颈筋膜间的疏松间隙，向下钝性分离膀胱，达子宫颈外口以下。于子宫峡部水平紧贴子宫侧壁钳夹切断子宫动静脉，断端缝扎止血。⑥处理子宫骶骨韧带和主韧带：向耻骨联合方向牵拉子宫，暴露双侧子宫骶骨韧带，分别钳夹切断，缝扎止血。贴近子宫颈旁钳夹切断双侧主韧带，缝扎止血。⑦切除子宫：直角钳于子宫颈外口下方钳夹封闭阴道，于直角钳下方切断阴道壁，标本离体。需要剖视子宫标本，肉眼或快速冷冻病理检查，判断肌层浸润深度，然后决定是否需要进行腹膜后淋巴结（包括盆腔及腹主动脉旁淋巴结）切除。⑧如需进行淋巴结切除：首先切除腹主动脉旁淋巴结，一般切除到肠系膜下动脉水平。排垫肠管，从腹主动脉前方的小肠系膜根部开始，自上而下打开后腹膜，暴露腹主动脉、肠系膜下动脉和下腔静脉、左肾

静脉，直至腹主动脉分叉，贴近下腔静脉和腹主动脉，依次切除淋巴组织，上界达左肾静脉水平，顶端淋巴管结扎或电凝。然后进行盆腔淋巴结切除：充分暴露髂血管区，打开血管鞘，暴露髂总动脉，在髂总动脉外侧自上而下分离淋巴组织并结扎，沿髂总动脉向下继续切除髂外动脉与腰大肌之间的淋巴组织，至腹股沟韧带下方，同法锐性切除髂外静脉表面淋巴结，拉钩暴露腹股沟深淋巴结，分离至最低点，结扎切除，于髂血管分叉处分离髂内动脉，沿表面分离淋巴组织，并分离出子宫动脉，暴露位于髂外血管下的骨盆侧壁以内，髂内动脉以外的闭孔窝，分离暴露闭孔神经，从闭孔窝顶端开始，于闭孔神经上方分离淋巴组织，至最低处钳夹切断。⑨缝合：如不需进行淋巴结切除，可吸收缝线缝合阴道断端，冲洗止血，逐层关腹。如需要进行淋巴结切除，先以可吸收缝线缝合阴道断端，可于阴道断端留口以便放置引流管，亦可经腹壁留置引流管，待淋巴结切除完毕后，冲洗止血，逐层关腹。

关于早期子宫内膜样腺癌淋巴结切除的意义尚存在争议，一般认为 IA 期（FIGO 2009 年）低级别患者不需常规切除腹膜后淋巴结。有观点认为，子宫内膜癌前哨淋巴结切除术可以替代系统淋巴结切除术，但尚未达到共识。关于早期年轻子宫内膜样腺癌患者是否可以保留卵巢的内分泌功能，也有争议，如准备保留卵巢，术前应充分知情。

**并发症** 常见并发症如下。①大出血：淋巴切除时可能因损伤下腔静脉、髂血管和闭孔窝静脉丛造成出血。处理方式主要有缝合止血和压迫止血。②输尿管损伤：多发生于高位结扎骨盆漏斗韧带和处理子宫骶骨韧带时，术中应注意解剖，减少损伤机会，发现损伤及时处理。③淋巴囊肿：盆腔淋巴结切除术后，尤其是锐性分离，淋巴管断端未进行结扎，回流的淋巴液积聚于腹膜后，形成淋巴囊肿，多发生于术后 7～10 天。治疗方法主要是预防感染，多可自行吸收，如有压迫症状，必要时穿刺引流。淋巴囊肿的预防主要是术中结扎淋巴管断端，术后注意引流通畅，不关闭后腹膜，使淋巴液可以由腹膜吸收。

（王建六）

shūluǎnguǎn qiēchúshù
## 输卵管切除术（salpingectomy）

通常指保留输卵管间质部的输卵管切除术。

**适应证** ①输卵管妊娠，包括破裂或流产所致内出血，或者输卵管妊娠活胎。②输卵管炎性包块，包括输卵管积水或输卵管积脓药物治疗无效者。③因其他原因行妇科手术，要求切除输卵管者。

**禁忌证** 因内外科疾病无法耐受手术者。

**方法** ①开腹/腹腔镜进入腹腔。②探查盆腔情况，包括子宫、双侧附件及周围脏器，明确手术范围。③轻轻钳夹并提起输卵管，展开输卵管系膜。输卵管全部切除术时，从伞端开始，用止血钳紧挨输卵管逐段钳夹、切断输卵管系膜或腹腔电镜凝切直到子宫角，然后切除输卵管。④将圆韧带缝于子宫角的后方，覆盖切口粗糙面，以防粘连。⑤术毕，缝合切口。

**并发症** 常见并发症如下。①继发不孕：对于有生育要求的患者，尤其是输卵管妊娠患者，一侧输卵管切除术后可能会出现继发不孕，所以术中在决定切除患侧输卵管之前，应探查对侧输卵管外观是否正常，如对侧输卵管存在严重粘连或积水等，应一并处理。②残留输卵管妊娠：输卵管部分切除患者，残留的输卵管间质部可能出现妊娠，处理方式同输卵管间质部妊娠。

（王建六）

shūluǎnguǎn luǎncháo qiēchúshù
## 输卵管卵巢切除术（salpingo-oophorectomy）

又称附件切除术。是妇科常见手术。

**适应证** ①卵巢良性肿物，且患者已绝经。②卵巢肿物蒂扭转，可疑蒂部有血栓而无法保留卵巢者。③因其他疾病如子宫内膜癌、乳腺癌等需要切除输卵管、卵巢者。

**禁忌证** 因内外科疾病无法耐受手术者。

**方法** 可以通过开腹途径或腹腔镜途径进行。

**开腹手术** ①取下腹正中纵切口。②留取腹水或腹腔冲洗液。③探查肿物的位置、大小、与周围组织的关系。④充分暴露附件肿物，如肿物较大可将其娩出腹腔，暴露其与周围组织的关系。提起输卵管和卵巢，暴露骨盆漏斗韧带，钳夹切断骨盆漏斗韧带并结扎止血，于肿物下方分离并处理阔韧带。于子宫角部钳夹切断卵巢固有韧带及输卵管，缝扎止血。如为卵巢肿物蒂扭转，因血管内可能有血栓形成，不能复位蒂部，以免血栓脱落，应在扭转的蒂部下方钳夹并切除附件。⑤台下剖视肿物，如可疑恶性，则送快速冷冻病理检查。⑥缝合阔韧带前后叶，包埋断端。⑦生理盐水冲洗盆腹腔。⑧关腹，逐层缝合切口。

腹腔镜手术 如为卵巢实性肿物宜慎重选择腹腔镜手术；如为卵巢囊肿，其手术过程基本与开腹手术相同，以下为主要区别：①气腹针穿刺，形成二氧化碳气腹，穿刺套管穿刺腹腔，置入器械。②利用电器械电凝并切断骨盆漏斗韧带、阔韧带和输卵管、卵巢固有韧带。③取出标本时，可将标本取物袋置入腹腔，将附件标本置入标本取物袋，经穿刺套管处牵引，穿刺囊肿，吸净囊液后，与标本袋一同取出。

并发症 常见并发症如下。①骨盆漏斗韧带出血、血肿形成：在钳夹切断骨盆漏斗韧带时，缝扎断端血管回缩或线结滑脱，造成骨盆漏斗韧带出血及血肿形成。故钳夹切断骨盆漏斗韧带时应留足够的残端长度，避免缝扎时血管回缩出血。②输尿管损伤：如果卵巢肿物较大、肿物基底较宽，骨盆漏斗韧带会缩短，输尿管可以产生一定的移位，此时钳夹切断骨盆漏斗韧带并缝扎，易损伤输尿管。这种情况下，可以先打开后腹膜，暴露并将输尿管游离开，然后再钳夹切断骨盆漏斗韧带。

(王建六)

shūluǎnguǎn jiézāhòu fùtōngshù
**输卵管结扎后复通术**（reanastomosis after tubal ligation） 将输卵管闭锁部分切除，然后将两端重新接通的手术。又称输卵管端端吻合术。

**适应证** 适用于无手术禁忌证，能耐受手术，有生育能力和生育要求且符合计划生育政策的女性。

**禁忌证** 下列情况应暂缓手术：女性生殖器急性炎症，如盆腔炎性疾病、附件炎、急性子宫颈炎、滴虫阴道炎、真菌性阴道炎、细菌性阴道病；急性肝炎、活动性肺结核；24小时内两次体温超过37.5℃。

患有下列疾病者不宜手术：患有严重内外科疾病，心肾功能不全，不能胜任妊娠与分娩者；子女因病夭折者，被确诊为免疫缺陷性疾病、遗传性疾病，从优生优育角度考虑不宜手术；子宫内膜异位症、女性生殖器结核；已婚者其丈夫无生育能力；年龄>40岁，已出现更年期综合征，或经检查提示卵巢无排卵或卵巢功能早衰。

**手术方法** 手术时间应选择月经干净后3~7天为宜。输卵管结扎后复通术可在直视下、腹腔镜下或借助显微外科手术器械进行，三种方式各有优缺点（表）。不论何种手术方式，操作中都以最小的组织损伤，最大程度地使输卵管复通为原则。

**影响复孕率的主要因素** ①手术的精准度：在显微镜下操作，输卵管解剖层次清晰，组织对合准确，管壁及内膜的损伤小、出血少，有利于输卵管功能的恢复，大大提高了手术成功率。②输卵管结扎部位：当结扎部位在壶腹部时，因壶腹部是受精场所且局部结扎时组织破坏面积大，不但影响伞端拾卵亦影响受精。当结扎位于峡部时，因峡部肌层较厚、黏膜薄、血管分支少，在进行吻合时，因峡部管腔粗细均匀，口径大小一致，缝合方便，对位准确，所以峡部的结扎对复孕的影响小。③输卵管长度：只有输卵管保留足够长度才能确保其解剖和生理功能的完好。输卵管<4cm为输卵管过短综合征，复孕率明显降低。因此，在吻合输卵管前应尽量设法使输卵管保留足够的长度。④其他：还包括年龄、卵巢功能等。

**术后并发症** ①出血或形成血肿：术中止血不确切，过度牵拉输卵管或其系膜。②感染：局部或全身感染。③损伤：输卵管或其邻近组织器官损伤。④输卵管粘连或不通：吻合处与周围组织粘连，导致输卵管迂曲、不通畅，甚至完全不通。吻合处管腔

表 三种手术方式优缺点比较

| 特点 | 手术方式 | | |
| --- | --- | --- | --- |
| | 直视下输卵管复通术 | 腹腔镜下输卵管复通术 | 显微输卵管复通术 |
| 手术条件 | 肉眼直视下 | 腹腔镜下 | 显微外科手术器械 |
| 主要优点 | 所需要设备简单、方法简便可行 | 腹腔镜下手术视野清晰并具放大功能，操作精准度高；能最大限度保持组织湿润、减少组织创伤、减少或控制术中出血、防止术后粘连 | 显微外科手术器械操作更加精细、准确，使输卵管断端对合更加严密 |
| 主要缺点 | 肉眼下对输卵管分层次缝合的精确度有限；手术过程中需不断用生理盐水冲洗手术视野，以保持吻合组织湿润 | 所需器械复杂，手术费用较高，基层医院开展难度较大 | 所需器械复杂，手术费用较高，基层医院开展难度较大；在手术过程中需不断用生理盐水冲洗手术视野，保持吻合组织的湿润 |

内渗出、炎症反应亦可堵塞输卵管。

**术后处理** 除术后常规处理外，术后第3、7天及首次月经来潮干净后3~7天分别行输卵管通液1次。术后6周内禁止性生活，避孕2~3个月，术后6个月仍未孕者复诊。

（李佩玲）

**luǎnchǎo nángzhǒng qiēchúshù**

## 卵巢囊肿切除术（oophorocystectomy）

主要用于卵巢囊肿需手术切除而要求保留卵巢的患者的妇科常见手术。

**适应证** ①卵巢良性肿瘤：包括成熟性畸胎瘤、浆液性囊腺瘤、黏液性囊腺瘤等。②卵巢非赘生性囊肿：包括卵巢子宫内膜异位囊肿、黄体囊肿等。

**方法** 可以通过开腹途径或腹腔镜途径进行。术前评估非常重要，根据患者症状、体征、彩色多普勒超声和肿瘤标志物等，判断囊肿性质，如考虑良性可能，可以采取卵巢囊肿切除术，如考虑为恶性，可以采取输卵管卵巢切除术。

开腹手术 ①取下腹正中纵切口。②留取腹水或腹腔冲洗液。③探查囊肿位置、大小、与周围组织的关系。④在囊肿与正常卵巢组织交界处行切口，注意不要穿透囊壁，贴近囊肿锐性结合钝性分离囊肿，使囊肿与正常卵巢组织分离，囊肿基底血管可以钳夹结扎。剥离过程中如囊肿破裂，应充分吸净囊液，生理盐水充分冲洗盆腹腔。如遇较大囊肿，无法娩出腹腔，难以暴露术野，可以在囊壁外行荷包缝合，穿刺囊肿，抽吸囊液，暴露视野，收紧荷包并结扎，而后剥除囊肿。⑤台下剖视囊肿，如可疑恶性，则送快速冷冻病理检查。⑥剥离面电

凝止血或以可吸收缝线缝合卵巢止血，注意不留死腔。⑦生理盐水冲洗盆腹腔。⑧关腹，逐层缝合切口。

腹腔镜手术 手术过程基本与开腹手术相同，不同点如下：①气腹针穿刺，形成二氧化碳气腹，穿刺套管穿刺腹腔，置入器械。②剥离面可以利用电器械充分止血，也可以利用可吸收缝线进行缝合。③取出标本时，可将标本取物袋置入腹腔，将卵巢囊肿标本置入标本取物袋，经穿刺套管处牵引，穿刺囊肿，吸净囊液后，与标本袋一同取出。

**并发症** 常见并发症如下。①卵巢血肿：缝合卵巢组织时，应充分止血，并注意不留死腔，以避免血肿形成。②囊肿复发：畸胎瘤常双侧发生，且术后存在复发可能，术中注意探查对侧卵巢外观，目前对侧卵巢剖视不作为常规；卵巢子宫内膜异位囊肿易复发，术后酌情辅助药物治疗。③卵巢功能异常：少数患者，尤其较大子宫内膜异位囊肿患者，术后可能出现卵巢功能早衰。

（王建六）

**luǎnchǎo'ái zhǒngliú xìbāo jiǎnmièshù**

## 卵巢癌肿瘤细胞减灭术（cytoreductive surgery of ovarian carcinoma）

对于晚期卵巢癌患者，以最大限度地切除肿瘤为病灶目的的手术。卵巢癌的手术常根据手术理念来命名，对于晚期卵巢癌的手术，手术目的是尽可能多地切除全部原发及转移肿瘤病灶。对于卵巢癌的初始手术，称为卵巢癌初次肿瘤细胞减灭术，而对于复发患者，则称为二次肿瘤细胞减灭术。根据肿瘤细胞减灭术的结果，也就是术后残余肿瘤＜1cm或是≥1cm，又分别称为满意的肿瘤细胞减灭术和不满意的肿

瘤细胞减灭术。

**适应证** ①晚期上皮性卵巢癌。②晚期性索间质肿瘤。③复发性卵巢癌。

**禁忌证** ①病情严重，无法切除大块肿瘤者。②有远处转移者。③因内外科原因或体质原因无法耐受手术者。

**方法** 不主张采用腹腔镜途径，多以开腹手术方式。手术步骤如下。①足够大的腹部纵切口：一般取下起耻骨联合，绕脐向上，至脐耻之间的纵行腹部正中切口，如上腹部有需要切除的大块肿瘤病灶，可以继续向上延至剑突。②腹水或腹腔冲洗液细胞病理学检查：一般留取腹水或腹腔冲洗液不应少于200ml，并尽快送病理学检查。③全面探查：留取腹水或腹腔冲洗液后，自下而上，进行盆腹腔全面探查，包括子宫、双侧附件、子宫直肠陷凹、双侧结肠旁沟、腹膜后淋巴结、网膜、胃、小肠、结肠、肠系膜、腹膜、横膈、肝、脾，对可疑部位进行活检。④全子宫及双侧附件切除，卵巢动静脉高位结扎，或盆腔肿物切除。⑤从横结肠下缘切除大网膜：大网膜是卵巢癌最常见的腹腔转移部位，并且与腹水大量产生相关，应尽量完整切除。⑥肝周和脾转移灶的处理：结合病灶具体部位和大小，尽可能彻底手术切除。⑦腹膜后淋巴结切除：由于卵巢癌患者腹主动脉旁淋巴结转移率较高，所以卵巢癌手术不仅应切除盆腔淋巴结，还要切除腹主动脉旁淋巴结。⑧阑尾切除：上皮性卵巢癌易发生阑尾转移，且卵巢黏液性肿瘤的发生与阑尾黏液性肿瘤同源，所以卵巢黏液性囊腺癌应同时切除阑尾，其他上皮性肿瘤可以同时切除阑尾。⑨肠管转移的切除：根据肠

管转移的数量、部位，其他部位病灶是否能够完整切除，来确定肠管转移的处理方式。若切除部分肠管可以达到满意的肿瘤细胞减灭术，则应考虑尽量切除肿瘤，不惜同时切除部分肠管；若即便切除部分肠管也无法达到满意的肿瘤细胞减灭术，则可以避免切除肠管，减少创伤，利于患者恢复，术后尽早化疗，并酌情择期行间歇性肿瘤细胞减灭术，以期改善患者的预后。

**临床意义** 肿瘤细胞减灭术对于晚期卵巢癌患者有重要的临床意义，主要体现在以下方面。

减轻患者症状，改善患者生活质量 肿瘤细胞减灭术可以切除晚期卵巢癌患者的大块肿瘤病灶，去除腹水大量产生的来源，减轻患者腹胀等症状，消除短期内发生肠梗阻的风险，去掉肿瘤对能量的大量消耗，改善患者的营养状况。

提高化疗的疗效 实体瘤肿瘤的生长速率随着肿瘤体积的增大而下降，大体积的实体瘤中常含有较多的静止期肿瘤细胞，这些细胞对化疗不敏感。肿瘤细胞减灭术切除了大量静止期的肿瘤细胞，并且可以使残留的极少量细胞因血供的改善，由静止期向分裂期转变，对化疗的敏感性明显增强，并且可以减少肿瘤细胞对化疗药物发生耐药的机会。

改善患者的预后 美国妇科肿瘤学组（Gynecology Oncology Group，GOG）的研究结果提示，对于 FIGO Ⅲ 期卵巢癌，肿瘤细胞减灭术后，无肉眼残留、残余肿瘤 <2cm 和残余肿瘤 >2cm 的患者 4 年生存率分别为 60%、35% 和 20%。Bristow 对晚期上皮性卵巢癌的研究结果提示肿瘤细胞减灭术的满意率每提高 10%，则患

者中位生存时间可以延长 5.5 个月，满意的肿瘤细胞减灭术是影响预后的重要因素。过去将满意的肿瘤细胞减灭术定义为术后残余肿瘤直径 ≤2cm，近年来研究提示残余病灶直径与患者预后关系密切，术后残余肿瘤 <1cm 意义较大，美国国家综合癌症网络（National Comprehensive Cancer Network，NCCN）2008 年将满意的肿瘤细胞减灭术定义改为术后残余肿瘤 <1cm，NCCN 虽然仍将标准定义为 <1cm，但强调了应尽可能地达到无肉眼残余肿瘤。

**并发症** 常见并发症如下。①出血：盆腔肿瘤切除时，常因肿瘤较大，向盆底及周围器官广泛侵犯转移，易出现较大量出血。②周围脏器损伤：肿物向周围广泛侵犯、转移，切除肿物时易损伤周围脏器。③淋巴囊肿、下肢静脉血栓形成：淋巴切除术后，部分患者出现髂窝处淋巴囊肿，甚至发生淋巴囊肿感染，患者高热、囊肿增大等。有的患者因淋巴囊肿压迫，下肢静脉回流受阻，且肿瘤患者本身存在高凝因素，易形成下肢静脉血栓。④肠梗阻、肠瘘：肿瘤广泛转移无法切除或术后粘连均可造成肠梗阻。肿瘤侵犯肠管或分离肿物、止血过程中损伤肠管，均可造成术后肠瘘。

（王建六）

luǎncháo'ái jiānxiēxìng zhǒngliú xìbāo jiǎnmièshù

# 卵巢癌间歇性肿瘤细胞减灭术

（interval debulking surgery of ovarian carcinoma） 卵巢癌患者经 2~4 个疗程化疗，缩小病灶后，行再次手术，彻底切除肿瘤病灶的手术。对于晚期卵巢癌患者，应尽可能在初次手术时达到残余肿瘤病灶 <1cm，以期明显改善患者的预后，但是许多患者初次手

术时无法达到满意的肿瘤细胞减灭术，甚至有文献报道仅 1/3 左右的患者可以做到残余病灶 <1cm，对于其他的占大多数的患者则需要采用其他的治疗策略，即间歇性肿瘤细胞减灭术，又称中间性肿瘤细胞减灭术。

**适应证** 晚期卵巢癌患者，初次手术切除大块肿瘤病灶，但未能达到满意的肿瘤细胞减灭术，可选择 2~4 个疗程的化疗后再次手术，切除残余肿瘤，并尽可能达到残余肿瘤 <1cm。

也有学者提出卵巢癌间歇性肿瘤细胞减灭术具体适应证包括：①残留肿瘤病灶在 1cm 以上，估计可以通过再次手术达到无肉眼残留。②2~4 个疗程化疗后，肿瘤标志物或常规影像学检查（X线、CT、MRI、超声）至少有 1 项存在异常。③对于常规影像学检查提示可见病灶的患者，最好经 PET-CT 或增强 CT 检查明确病灶确实存在。④患者身体状态（performance status，PS）评分 ≤2 分。⑤无严重合并症。⑥末次化疗后已无不良反应。⑦术后能完成至少 4~6 个疗程规范化疗。

**方法** 手术多主张开腹途径，主要步骤如下：①全面探查，重点是初次手术后存在肿瘤残留或术前辅助检查提示存在肿瘤的部位。②初次手术未切除子宫的患者，可以进行全子宫切除。③初次手术未行腹膜后淋巴结切除的患者，可以进行盆腔淋巴结及腹主动脉旁淋巴结的切除。④初次手术未切除阑尾的患者，可以进行阑尾切除。⑤重点是初次手术后残余肿瘤或间歇性肿瘤细胞减灭术术前检查提示存在肿瘤的切除。

**临床意义** 主要在于：缩小肿瘤体积；肿瘤与周围正常组织

之间产生松动，使得原来无法切除的肿瘤能够得以切除；如手术能够使患者术后残余病灶 < 1cm，可能可以改善患者的预后。

但是目前对于间歇性肿瘤细胞减灭术对于患者预后的意义仍存在争议。1995 年，欧洲癌症治疗协作组对间歇性肿瘤细胞减灭术的意义进行了前瞻性随机对照研究，结果显示经过间歇性肿瘤细胞减灭术的患者预后较对照组好。但是，2002 年美国妇科肿瘤学组的前瞻性随机对照研究却得出了相反结论，认为间歇性肿瘤细胞减灭术并没有明显改善患者预后。

**并发症** 手术的常见并发症与肿瘤细胞减灭术相似，主要包括：①出血。一方面化疗后肿瘤缩小、与周围组织之间松动，可能会使术中出血减少；但另一方面化疗后部分患者骨髓抑制，血小板减少，出血倾向增强。②感染。化疗后患者骨髓抑制，应注意术后预防感染。③周围脏器损伤。④淋巴囊肿、下肢静脉血栓形成。⑤肠梗阻、肠瘘。

（王建六）

dānchún wàiyīn qiēchúshù
## 单纯外阴切除术（simple vulvectomy）
将全部外阴包括部分阴阜、阴蒂、大小阴唇和部分会阴后联合切除的手术方式。

**适应证** ①多灶性的外阴原位癌，或疑有浸润癌存在者，表浅的鳞状细胞癌（浸润深度 < 1mm）。②外阴佩吉特（Paget）病病变范围较大者。③病变范围较大的良性病变，如尖锐湿疣、腹股沟肉芽肿、性病淋巴肉芽肿。④慢性外阴营养不良经非手术治疗无效，尤其是活检已出现间变的增生型营养不良。⑤恶性黑色素瘤浸润深度 < 0.75mm。

**禁忌证** ①外阴急性炎症期间。②外阴浸润癌。③合并内科疾病，如高血压、糖尿病，内科疾病控制不良者。④合并凝血功能障碍者。⑤外阴曾行放疗者。

**方法** 取膀胱截石位。①切口：外切口呈梭形，上自阴蒂根部上方 1cm 的阴阜处，沿左右大阴唇外侧（距病灶外缘 1 ~ 2cm）向下，至会阴后联合。内切口亦呈梭形，起自阴蒂头系带下方、尿道口上方，沿左右小阴唇内侧、前庭外缘向下，汇合于阴唇后联合。手术开始前可用刀尖或甲紫标出切口线。②切开皮肤和皮下脂肪：沿外切口切开皮肤全层，自阴阜向下，切除耻骨前皮肤、皮下脂肪，深度不必达筋膜层，切至耻骨弓时，其下为尿道口上方，应注意避免损伤尿道，必要时可用金属导尿管插入尿道指示位置所在。在切除过程中，暴露出阴蒂背动脉、静脉及阴蒂脚，应钳夹、切断、结扎。于大阴唇外侧斜向内侧切割皮下脂肪组织，止于阴道壁，深度不必达到会阴肌筋膜。注意结扎阴部内动静脉。③切除外阴：沿内侧切口切去已分离好的外阴组织。④缝合：在内外切缘之间间断缝合皮下脂肪层，消灭死腔。然后间断缝合皮肤，将尿道口及阴道口黏膜分别与周围皮肤对缝，使伤口呈球拍形。术毕留置导尿管。

**术后处理** ①术后加压包扎阴部伤口 1 ~ 3 天。②留置尿管 5 ~ 7 天。③每日清洁会阴伤口及尿道口，7 天拆线。④术后抗感染治疗 5 ~ 7 天。

（宋　磊　付晓宇）

guǎngfàn wàiyīn qiēchúshù
## 广泛外阴切除术（local extensive vulvectomy）
将包括阴阜、大小阴唇、会阴部、部分阴道壁

或部分下尿道及相应部位的皮下脂肪组织，深度达到筋膜和肌膜层切除的手术方式。

**适应证** 病变厚度为 1.0 ~ 4.0mm 者，即局限于外阴一侧的 Ⅰ ~ Ⅱ 期外阴癌，未累及阴蒂及会阴的首选术式，包括局部广泛切除和区域淋巴结即双侧腹股沟淋巴结切除术，如果腹股沟淋巴结阳性，同时做盆腔淋巴结切除。

**禁忌证** 中晚期病例，全身情况较差。或癌灶侵犯尿道中、后段和膀胱颈或侵犯肠管和直肠的年老者，心、肺、肝、肾功能严重障碍，严重恶病质，发热者。

**方法** 同局部广泛外阴切除术。

（宋　磊　付晓宇）

júbù guǎngfàn wàiyīn qiēchúshù
## 局部广泛外阴切除术（radical vulvectomy）
外阴癌病灶浸润深度 > 1mm，并且局限于距离外阴中线 ≥ 2cm 以及中线部位病变（前部或后部）的手术范围可行局部广泛外阴切除术。

**适应证** 外阴浸润癌。

**禁忌证** ①中晚期癌症病灶侵犯尿道中上段，侵犯膀胱颈、直肠，通过手术无法实现满意预后者。②合并内科疾病，如高血压、糖尿病，控制不佳者。③合并凝血功能障碍者。④恶病质及合并心、肺、肝、肾功能障碍者。

**方法** ①取膀胱截石位，在切除外阴后，拟行腹股沟淋巴结切除时再将双下肢调为水平位，以利于腹股沟淋巴结切除。②距肿瘤外缘 2cm 以上，沿两侧大阴唇皱襞外缘，向后下方会合于会阴后联合。内切口起自前庭尿道口上缘，沿前庭和阴道两侧向下汇合于阴道口后方。但切口的边界应视肿瘤的情况而定，一般需距肿瘤边缘 2cm 以上，必要时切

除部分尿道和阴道。切除深度达耻骨筋膜层及尿生殖膈筋膜。③沿耻骨结节而下，将大阴唇外侧、内收肌筋膜前的淋巴脂肪组织整块切除，达阴道壁。④分离外切口下方的会阴部皮瓣，注意此时应向前上方即阴道壁方向分离，以免误伤直肠，必要时可用左手示指伸入肛门直肠加以指示。剥离深度达处女膜内 1~2cm，或视阴道侵犯的深度而定。此处组织间血管丰富易渗血，应注意止血。⑤内切口：从前庭尿道外口上方弧形切开前庭黏膜，向下沿阴道两侧切开阴道黏膜，汇合于阴道后壁。如肿瘤位于尿道口上方或侵犯尿道口，应在耻骨弓下暴露尿道，将部分尿道切除。切除尿道下段不超过尿道长度的1/3时，不会发生尿失禁。最后沿内外切口之间切除整个外阴组织。⑥清洗术野，缝合及引流：从阴阜起分两层间断缝合皮下组织及皮肤达尿道外口上缘。将左、右两侧皮肤切口外缘与对应的尿道口周围前庭黏膜和阴道黏膜间断缝合。如皮肤缺损较大，可用转移皮瓣修补。两侧创面放置胶片引流各1条，自外阴下部引出，保留尿管。行尿道部分切除者，为防止尿道内缩，先于尿道口上方内约1cm处做一缝线，固定在耻联骨膜上。再将尿道向上游离2~3cm，然后将尿道口残端上下缘分别与耻联处已缝合的皮肤和阴道前壁分别间断缝合。⑦术毕在阴道内填塞无菌纱布，用绷带或弹性绷带加压包扎整个外阴伤口，使皮瓣能紧贴于筋膜，利于伤口愈合。

(宋 磊 付晓宇)

wàiyīn zhěngxíngshù

**外阴整形术**（genital plastic surgery） 对外阴、泌尿生殖道的损伤进行修复，使外阴部的外观得到改善的手术方式。主要包括耻骨联合部的整形机阴毛、阴唇整形，阴道缩窄、阴蒂成形等术式。

**适应证** ①女性的外阴或泌尿生殖道因外伤、疾病、手术、烧伤等而致外阴大小阴唇、阴道口、阴毛分布等畸形。②阴蒂肥大、阴唇肥厚。③女性因阴道分娩或外伤（产伤及手术），以及其他原因造成阴道肌力减弱、韧带松弛、黏膜皱襞减少，使阴道过于松弛。④各种原因造成的处女膜破裂。

**禁忌证** ①外阴及阴道部位存在急性溃疡或炎症者。②患有各种阴道炎、外阴炎及凝血功能异常者。③高血压、心脏病、糖尿病等及传染性疾病、血液病、过敏体质、瘢痕增生体质。④外阴整形手术前必须避开月经期、孕期、哺乳期。

**方法** 不同类型外阴整形术的概况和手术方法如下。

**小阴唇整形术** 有少部分女性小阴唇过度肥大，外观较差，且可能合并局部不适症状，如影响排尿、走路或骑自行车时肥大的小阴唇与内裤摩擦造成阴部疼痛，性交时被带入阴道内造成不便或疼痛等；另外，小阴唇粘连、畸形或明显不对称时，也需要进行小阴唇整形。小阴唇整形术在局部麻醉即可完成。手术切除过大的部分小阴唇组织，使切口线位于小阴唇外侧缝合即可。对于基底肥厚的病例，也可采用单蒂黏膜瓣法来修复。

**阴蒂肥大整形术** 少数女性的阴蒂肥大，影响美观，甚至影响性生活。将肥大的阴蒂海绵体切除，保留阴蒂头部敏感的神经，对患者术后的性感及性生活十分有益。阴蒂整形术分为阴蒂肥大整形和阴蒂粘连整形。阴蒂肥大

在确诊前必须与男性假两性畸形及女性假两性畸形相鉴别。阴蒂肥大常与遗传基因有关，由胚胎发育期在遗传基因控制下生殖结节发育异常所致；后天获得性则常与内分泌紊乱有关，即雄性激素相对增高。一旦性别确诊为属女性或男性性腺和性器官发育不良且长期以女性生活者，可按女性治疗。对肥大的阴蒂宜行部分阴蒂切除术。

**阴蒂切除术** 选择局部麻醉进行手术，麻醉成功后牵引阴蒂，切开阴蒂包皮并分离阴蒂海绵体，从阴蒂根部切断，创面直接缝合。由于阴蒂的神经、血管以及大部分海绵体均已切除，术后阴蒂的性刺激反应敏感度将明显降低，进而影响性快感，给患者造成持久痛苦。

**阴蒂阴唇成形术** 取膀胱截石位，行局部麻醉，于阴蒂背侧皮肤做"工"字形切口。将皮瓣向两侧游离，显露阴蒂背神经和血管，分离阴蒂背侧神经血管束。切除肥大的阴蒂海绵体，并楔形切除肥大的阴蒂头部，以缩小阴蒂。缝合阴蒂头楔形创面，并将阴蒂头缝合固定于阴蒂根部，阴蒂皮肤自身折叠，缝合形成部分小阴唇。这样不仅形成了正常形态的女性外生殖器，同时还保留了阴蒂头的性敏感度。

**阴道紧缩术** 阴道紧缩术采用局部麻醉完成。对于阴道口有产伤瘢痕或阴道特别松弛的女性，可直接去除阴道后壁的部分黏膜，缩紧环绕阴道的肌肉达到紧缩目的。而年轻或阴道口完整的妇女，可采用不损伤阴道黏膜的紧缩术，不去除阴道黏膜，直接缩紧阴道的肌肉。手术后应坚持对阴道进行必要运动，有助于维持阴道的紧张度。

处女膜修补术　通过整容外科手术的方法将已经被破坏的处女膜重新还原或再造一个新的处女膜。处女膜是指女性阴道口处的一个圆形黏膜皱襞，厚 1～2mm。

处女膜修补术通常采用碘伏消毒外阴部和阴道口，采用 1% 的利多卡因局部浸润麻醉，用眼科剪将破裂处的处女膜剪出整齐的创缘，再用可吸收缝合线缝合，使处女膜仅留通过一小指的孔，术毕涂少许抗生素软膏，术后每天用 0.1% 新洁尔灭液或者高锰酸钾液稀释清洗外阴部以预防感染，一般 5 天即可拆线。

（宋　磊　付晓宇）

quányīndào qiēchúshù

## 全阴道切除术（vaginectomy）

切除阴道前壁自尿道外口下方 1cm 至宫颈阴道部、后壁自处女膜缘沿阴道壁至宫颈后穹隆，用于治疗阴道占位性病变的手术方式。

**适应证**　原发性阴道癌，或其他恶性肿瘤侵犯阴道大部分，但未波及直肠、尿道、膀胱及盆侧壁。

**禁忌证**　①阴道恶性肿瘤晚期，已经侵犯直肠、尿道、膀胱及盆侧壁。②阴道急性炎症期。③合并心、肺、肝、肾功能严重障碍，不能耐受手术者。④合并凝血功能异常者。

**方法**　麻醉成功后，取膀胱截石位。以生理盐水注入阴道壁黏膜下层，于尿道外口下方约 1cm 黏膜处做一弧形切口，沿阴道壁上延，游离阴道壁直至阴道内口水平，沿尿道下方切口，于耻骨联合下缘分离尿道前壁周围结缔组织和尿生殖膈肌肉，深达膀胱下段的前壁，将整个尿道自阴道壁游离。沿处女膜缘，分离阴道后壁与侧壁，将手术标本由阴道切口全部取出。放置乳胶管引流，碘仿纱条填塞后全部经阴道引出固定。也可在切除阴道壁后，使用脱细胞组织补片代替皮瓣，缝合于原阴道壁所在位置。补片表面纵行切开 5～10 刀，以便黏膜下层的积血及时排除，防止形成血肿。局部压迫无菌纱布后，术毕。

（宋　磊　付晓宇）

shēngzhídàolòu xiūbǔshù

## 生殖道瘘修补术（genital tract fistula repair）

修补各种泌尿生殖道瘘损伤的手术方式。包括修补尿瘘、粪瘘及混合瘘等。手术可以经阴道、经直肠或经腹途径完成。瘘是指体内和体外有贯通的疮口。是体表与空腔器官、内脏或深层组织之间形成的病理性管道，有内口与外口。与妇产科疾病和手术相关的瘘主要包括：直肠阴道瘘、膀胱阴道瘘、膀胱子宫颈瘘、膀胱子宫瘘等。其中尤以直肠阴道瘘和膀胱阴道瘘相对多见。此处以直肠阴道瘘为例，对生殖道瘘修补术进行详细讲解。

**适应证**　术中未发现的直肠阴道瘘、膀胱阴道瘘、膀胱子宫颈瘘、膀胱子宫瘘等，术后治疗 3 个月仍未愈合者。

**禁忌证**　①癌性或放射性损伤。②局部严重感染或炎性反应严重者。③全身状况极差不能手术者。

**方法**　术中发现直肠损伤时，应立即修补。可使用 1 号丝线间断缝合直肠黏膜下层，注意缝针不能穿过直肠黏膜层。然后使用 1 号丝线间断褥式缝合浆肌层。最后使用 3-0 可吸收线间断缝合阴道壁黏膜。

术后发现直肠损伤时，非手术治疗无效者，可选择在发生直肠阴道瘘后 3 个月进行直肠阴道瘘修补术。手术原则：充分游离瘘口周围组织；切除窦道；严密止血；无张力缝合全层；瘘口过大者，可将股薄肌、球海绵体肌覆盖瘘口。

**局部修复**　可用向心分离法修补术、离心分离法修补术。向心分离法修补术步骤：①显露膀胱阴道瘘的瘘口。②向心分离阴道黏膜：根据瘘口大小，在瘘口边缘外 1～2cm，环切阴道膜，深及阴道壁下层组织，同时向瘘口方向（以瘘口为中心）分离阴道黏膜至瘘口边缘 3～5mm。③向内翻转并间断缝合游离的阴道黏膜，分层加固缝合；术后留置导尿管。

**经腹手术**　直肠-结肠吻合；经腹会阴联合直肠切除；腹壁造瘘。

**自体组织移植（皮瓣转移）**　球海绵体肌、臀大肌、股薄肌、缝匠肌等。

**其他**　异体组织修复；去细胞组织补片等。

**注意事项**　①术后发现直肠损伤时，可选择非手术治疗或手术治疗。非手术治疗适用于小瘘口，该类瘘口可能自然愈合（手术修补前可观察 6～12 周）。日常注意要点：无渣饮食、口服 10～14 天广谱抗生素、局部护理、保持清洁、脓肿引流，一定需要防止便秘发生，可适当服用缓泻药。②术前需做充分的肠道准备：无渣饮食 7 天，给予肠道消炎药 3 天，术前清洁灌肠。③采用向心分离法修补瘘口时，周围组织需充分均匀的与皮下组织游离，充分游离后，瘘口局部可自行靠拢，缝合时无张力；瘘口及分离后的阴道壁采用"十"字形交叉逐层缝合，必要时可加固减张缝合阴道壁；缝合操作可使用 2-0 可吸收线；最终的缝合效果需保证吻合口组织健康血运良好，吻合严密且无明显张力。

（宋 磊 付晓宇）

## 曼切斯特手术 mànqièsītè shǒushù

**曼切斯特手术**（Manchester operation） 切除部分延长的子宫颈，缩短并收紧主韧带，并使得阴道前后壁修补的瘢痕组织包绕残留子宫颈，形成支撑阴道的中心的手术方式。简称曼氏术。又称阴道前后壁修补术加主韧带缩短及子宫颈部分切除术。

**适应证** ①轻度和中度子宫脱垂，合并或不合并阴道前壁中度膨出，非手术治疗无效而自觉症状重的患者，尤其适用于子宫颈延长的子宫脱垂患者。②无生育要求，但有保留月经功能愿望的患者。

**禁忌证** ①重度子宫脱垂。②有生育要求的患者。③患者合并心、肺、肝、肾严重功能障碍，不能耐受手术。④患者合并凝血功能异常。⑤患者存在严重便秘、长期咳嗽时，需先纠正后，则择期手术。

**方法** 患者取膀胱结石位，常规消毒。牵拉子宫颈，在阴道前壁黏膜下层注入生理盐水，以膨起此处阴道壁与膀胱间的组织间隙。横行切开阴道壁。向两侧游离阴道壁与膀胱之间的间隙。然后向上游离该间隙。此处可以采用钝性分离和锐性分离交替进行。将膀胱自子宫上游离下来，向上直至膀胱子宫反折部位，手术过程中注意勿切开腹膜，进入盆腔。然后从阴道后壁贯穿横行切开子宫颈，直至黏膜部位。完整切除子宫颈。游离子宫颈后壁的黏膜，直至游离的黏膜能充分覆盖切除后缩短的子宫颈后唇为止。将子宫颈旁的主韧带缝扎、切断。缝合过程中，子宫的血管多同时被结扎。切断子宫颈后，用1-0可吸收线将子宫颈后唇和阴道后壁行 Sturmdorf 缝合。将结扎的主韧带拉到一起，缝合在子宫颈前方。缝合完毕后，再行阴道前壁修补术。切除多余的阴道黏膜，用2-0可吸收线连续缝合加固前壁。缝合至子宫颈处时，需将缝线穿透缩短的子宫颈前唇。

（宋 磊 付晓宇）

## 全盆底重建术 quánpéndǐ chóngjiànshù

**全盆底重建术**（systemic synthetic meshes for surgical cure of genital tract prolapse） 对盆底进行整体修复的手术。该手术使用特殊设计的全盆底悬吊网片系统，将网片的延长触角固定盆腔筋膜腱弓、盆腔筋膜和骶棘韧带上，以网片为基础构建盆腔新的悬吊系统，使盆腔各个平面得以提升并具有足够的力量承托盆腔脏器，使脱垂的脏器恢复到正常的解剖位置，从而可以全面纠正盆底不同部位的缺陷。根据 Delancy 的整体理论，可将盆底分为了前盆腔、中盆腔及后盆腔。前盆腔包括阴道前壁、膀胱和尿道；中盆腔包括阴道顶部和子宫；后盆腔包括阴道后壁和直肠；还将盆腔分为Ⅰ、Ⅱ、Ⅲ三个水平。

**适应证** 根据 POP-Q 评分分度为Ⅲ～Ⅳ度的盆腔脏器脱垂者，或者按照传统分度诊断为重度的子宫脱垂伴阴道前后壁膨出。对阴道侧壁膨出也具有一定的修复作用。

**禁忌证** ①生长发育中、拟妊娠或妊娠期妇女。②对性生活活跃的妇女应该谨慎使用。

**方法** 常用的手术方式有法国学者提出的 PROLIFT 手术和中国学者提出的"协和"改良式全盆底重建。手术包括经阴道全子宫切除术（也可以保留子宫）、阴道前后壁网片植入。

**阴道前壁补片植入** 打开阴道膀胱间隙，向子宫颈方向至暴露子宫颈前壁，向尿道方向分离至膀胱颈水平。沿膀胱阴道间隙向两侧耻骨降支后方、闭孔前方，可触及盆腔筋膜腱弓和坐骨棘上方。分别选择由尿道外口与阴股沟交点为 A 穿刺点，A 点垂直向下2cm 向外侧水平旁开1cm 为 B 穿刺点，分别做长 0.3cm 的切口。由 A 穿刺点刺入穿刺器，穿刺器抱绕耻骨降支内侧缘。在闭孔上方手指的指引导下，穿刺器穿过闭孔肌、闭孔筋膜、盆腔筋膜腱弓进入盆腔，将网片前角钩于穿刺器顶端，撤回穿刺器，将网片触角牵引出皮肤切口。同法固定对侧 A 点网片触角。由 B 点刺入穿刺器，经过闭孔筋膜、肌肉，由坐骨棘上方穿入盆腔，将后角钩于穿刺器顶端，撤回穿刺器，将网片触角牵引出皮肤切口。调整网片张力，铺平网片，剪去裸露出皮肤的网片触角。缝合阴道壁。

**阴道后壁补片植入** 剪开阴道后壁，沿阴道直肠间隙向上分离至子宫颈后壁、两侧骶韧带之间，两侧向坐骨棘下方分离至可触及骶棘韧带。选择肛门中心点水平向两侧旁开 3cm、垂直向下3cm 为穿刺点，切开皮肤 0.3cm，穿刺器顶端向外向骶棘韧带方向穿刺，到达骶棘韧带外侧后，翻转穿刺器顶端，由外向内穿过骶棘韧带，将后壁网片一侧角钩于穿刺器顶端，撤回穿刺器，将网片触角牵引出皮肤切口。同法牵出对侧网片触角。分离阴道壁，显露两侧肛提肌。将网片底端分别固定于两侧肛提肌筋膜。调整网片张力，剪去露出皮肤多余的网片触角，缝合阴道壁。

（张震宇）

## 膀胱颈韧带悬吊术（Cooper ligament suspension）

pángguāngjǐngrèndài xuándiàoshù

将膀胱颈悬吊于库珀（Cooper）韧带，以治疗压力性尿失禁等的手术。

**适应证** 压力性尿失禁，或因尿道下移而造成的尿道膀胱解剖学异常而引起的尿失禁。

**禁忌证** 急迫性尿失禁，尿道括约肌异常，泌尿系统感染。

**方法** 可以通过腹部完成也可通过腹腔镜完成。

开腹手术 手术时患者取膀胱截石位，放置气囊导尿管。取耻骨联合上1~2cm做Pflannenstiel或Chemey切口，依次切开腹壁各层，达到膀胱前壁后钝性分离膀胱与耻骨后疏松结缔组织，暴露Cooper韧带，进入Retzius间隙。术者将示指、中指放入阴道。分别顶住阴道左右侧穹隆，向上推，此时术者由腹部向两侧手指推顶方向分离结缔组织，向中线方向推开膀胱，显露白色的阴道筋膜，使用不可吸收缝线缝合膀胱颈处阴道筋膜与Cooper韧带、阴道穹隆筋膜与Cooper韧带，收紧缝线，使阴道壁上提2~3cm，打结。检查膀胱是否有损伤。

腹腔镜手术 该手术也可以通过腹腔镜完成，由脐部完成腹腔穿刺后，置入腹腔镜，使用金属导尿管探查显露膀胱底部，距离膀胱底部头端2cm处，剪开腹膜，两侧达侧脐韧带，暴露膀胱腹壁间隙，沿此间隙向耻骨后分离，暴露Retzius间隙，其余步骤同经腹部手术，术毕将先前剪开的膀胱底部腹膜缝合。

**注意事项** 术中注意探查膀胱位置，分离膀胱颈部时，注意触摸导尿管位置，避免膀胱和尿道的损伤；手术缝合上提膀胱颈时，注意上提幅度不宜过大，避免出现尿潴留；手术后留置导尿管72小时，拔出导尿管前，需要测定残余尿量。

（张震宇）

## 阴道镜（colposcopy）

yīndàojìng

在强光源照射下，利用双目立体放大镜式光学窥镜（放大10~40倍）观察子宫颈阴道部位上皮和血管形态，发现肉眼无法识别的微小病变，对可疑部位行定位活检的方法，阴道镜分为光学阴道镜和电子阴道镜两种。阴道镜诊断包括图像种类、边界清晰度、表面结构、颜色、醋酸反应、碘试验、图像位置、病变面积和不同图像的数目等。

**适应证** ①子宫颈刮片细胞学异常，人乳头瘤病毒（human papilloma virus，HPV）阳性。②肉眼观察可疑癌变。③可疑癌变处指导性活检。④子宫颈锥切前确定病变范围。⑤子宫颈糜烂、尖锐湿疣等。⑥慢性子宫颈炎长期治疗无效。⑦外阴和阴道病变，阴道和外阴上皮内瘤样变，早期阴道癌、阴道腺病、梅毒、结核等。

**检查方法** ①患者取膀胱截石位，用阴道窥器充分暴露子宫颈和阴道穹隆部，用生理盐水棉球轻轻擦去分泌物及黏液。②肉眼观察子宫颈形态、大小、色泽，有无糜烂、白斑、赘生物及分泌物性质等。③打开照明开关，调整阴道镜和检查台高度以适合检查，一般物镜距外阴10cm左右，调节焦距，白光下低倍镜（10倍）观察颜色、血管及有无白斑；区别正常与异常、鳞状上皮和柱状上皮，可以借助3%醋酸溶液、碘溶液及40%三氯醋酸进行观察；精密观察血管时，如必要，可用绿色或红色滤镜检查。④在图像异常或可疑部位多点取活检送病理检查，如病变不明显可取3、6、9、12点位，活检部位干棉球/纱布压迫止血。⑤记录并保存图像。

**临床意义** 协助诊断子宫颈、外阴皮肤及阴道黏膜病变，也可用于相关疾病的治疗后随访、评估等。

诊断方面 阴道镜检查具有以下特点。①可反复检查、无创伤性。②有助于鉴别下生殖道病变的性质。③及时发现癌前病变、早期癌。④提高活检阳性率。阴道镜下定位活检正确率高达97.2%。与细胞学合用，早期诊断CIN及子宫颈癌，正确率达98%~99.4%，对细胞学可疑或阳性者行阴道镜检查，确定病变部位和大小范围；在诊断人乳头瘤病毒感染所致的子宫颈、阴道、外阴亚临床湿疣等阴道镜优于细胞学。

治疗方面 在阴道镜检查后可提高治疗的准确性，避免遗漏病变部位或过大范围的治疗所造成的不必要损伤。

随访方面 由于阴道镜检查具有无创伤性、可反复性等优点，故可作为动态观察病变发展和治疗后疗效评判等的有效指标。

科研方面 阴道镜检查是一种形态学方面的诊断措施，通过阴道镜可观察到用肉眼所看不到的细微变化，从而指导临床治疗等。阴道镜是一座架于临床与病理形态学之间的观察活组织形态学的桥梁，是临床医师用于诊断下生殖道疾病的有效工具。

**注意事项** 诊断时需注意：①全面观察子宫颈、以防遗漏病变。②涂醋酸是必不可少的步骤，掌握好时间，以免影响评价，甚至误诊。③细胞学持续可疑或阳性，阴道镜检查未发现异常或未见鳞柱交界时，应常规做子宫颈管搔刮术，必要时锥切确诊。④应综合图像中多方面的特征，以力求获得较符合组织学的阴道镜诊断，但最后确诊必须依靠病理学检查。

其他注意事项：①检查前24小时避免阴道、子宫颈操作及治疗。②检查部位出血或阴道、子宫颈急性炎症者，不宜检查。③置入阴道窥器避免用润滑剂。④阴道镜检查不能确诊病变性质，只能提供可能病变部位。⑤子宫颈刮片细胞学检查和阴道镜检查联合应用，对指导子宫颈活检、早期诊断子宫颈癌有重要临床价值。细胞学检查阳性而活检阴性者应做阴道镜检查。⑥尽管阴道镜检查对早期子宫颈癌、阴道癌及外阴癌有一定价值，但由于需要一定设备和经验，不适用于大规模普查工作。

(王建六　苗娅莉)

**gōngqiāngjìng**

**宫腔镜**（hysteroscopy）　通过直接观察或连接于摄像系统和监视屏幕将子宫腔、子宫颈管内图像放大显示，诊断子宫腔及子宫颈管病变的方法。宫腔镜能确定病灶存在的部位、大小、外观和范围，且能对病灶表面的组织结构进行细致的观察，并在直视下取材或定位刮宫，大大提高了对宫腔内疾病诊断的准确性，更新、发展和弥补了传统诊疗方法的不足。

**适应证**　①异常子宫出血。②绝经后子宫出血，诊刮阴性者；子宫内膜癌待排除者。③不孕症，反复流产，怀疑宫腔粘连、子宫畸形及子宫颈管异常者。④超声或子宫输卵管碘油造影提示有宫腔异常。⑤阴道脱落细胞检查发现异常，不能用子宫颈来源解释的癌细胞或可疑癌细胞。⑥子宫内膜增生的诊断和随访。⑦性交后试验，经输卵管插管吸取输卵管液检查活动精子。⑧宫腔镜手术前常规检查。

**禁忌证**　绝对禁忌证：活动性子宫出血（少量出血或特殊指征者例外）。①急性、亚急性生殖道感染者。②严重心、肺功能不全者。

相对禁忌证：①月经期以及活动性子宫出血。②子宫颈恶性肿瘤。③近期有子宫穿孔或者子宫手术史。

**检查方法**　患者取截石位，常规消毒外阴及阴道，用宫颈钳夹持子宫颈前唇，以探针探明子宫腔深度和方向，根据鞘套外径扩张至6.5～7号。常用5%葡萄糖溶液或生理盐水膨宫，先排空镜鞘与光学镜管间的空气，缓慢置入宫腔镜，打开光源，注入膨宫液，膨宫压力13～15kPa（1kPa＝7.5mmHg），待子宫腔充盈后，视野明亮，可转动镜并按顺序全面观察。先检查子宫底和子宫腔前壁、后壁、左壁、右壁，再检查子宫角及输卵管开口。注意子宫腔形态、有无子宫内膜异常或占位性病变，必要时定位活检。最后，在缓慢推出镜体时，仔细检视子宫颈内口和子宫颈管。

**常见并发症**　①子宫颈损伤或出血：过度牵拉和扩张子宫颈可致子宫颈损伤或出血。②子宫穿孔：诊断性宫腔镜的子宫穿孔率约4%，美国妇科腹腔镜医师协会报道，手术性宫腔镜的子宫穿孔率为13.0%。严重的宫腔粘连、瘢痕子宫、子宫过度前倾或后屈、子宫颈手术后、萎缩子宫、哺乳期子宫均易发生子宫穿孔。有时穿孔未能察觉，继续手术操作，可能导致严重的肠管损伤。穿孔多发生于子宫底部。同时用腹腔镜监测可减少穿孔的发生。一旦发生穿孔，应停止操作，退出器械，估计穿孔的情况，仔细观察腹痛及阴道流血。③阴道流血：宫腔镜检查后一般有少量的阴道流血，多在1周内干净。④感染：发生率低。掌握好适应证和禁忌证，术前和术后适当应用抗生素，严格消毒器械，可以避免感染的发生。⑤膨宫引起的并发症：膨宫液过度吸收是膨宫时常见的并发症，与膨宫压力过高、子宫内膜损伤面积较大有关。膨宫时的压力维持在100mmHg即可，过高的压力无益于视野清晰，反而促使液体经静脉或经输卵管流入腹腔，被大量吸收。时间过长，也容易导致过度吸收，导致血容量过多及低钠血症，引起全身一系列症状，严重者可致死亡。若用二氧化碳做膨宫介质，如充气速度过快，可能导致严重的并发症甚至死亡。目前采用专用的充气装置，充气速度控制在每分钟100ml，避免了并发症的发生。二氧化碳膨宫还可引起术后肩痛，系二氧化碳刺激膈肌所致。⑥低钠血症：应用生理盐水膨宫后，可发生低钠血症，严重者可引起死亡。应减量缩短检查时间，若液体丢失超过1000ml，应终止手术，同时给予利尿药，观察生命体征、尿量，并进行相应处理。

**注意事项**　宫腔镜一般在月经干净后3～7天进行手术最佳。月经后或术前3天禁止性生活。术前检查行传染病检查（乙肝表面抗原、人类免疫缺陷病毒、丙型肝炎病毒、梅毒），肝功能、肾功能、心电图、血常规、尿常规、出凝血功能、白带常规。术前可适当憋尿，便于术中B超监护。麻醉方式的选择应根据患者年龄、子宫颈条件、是否存在合并症、对疼痛的耐受性，对宫腔镜检查难度、时间的预计及手术器械条件等因素进行综合评价后确定。

（王建六　苗娅莉）

## fùqiāngjìng

**腹腔镜**（laparoscopy） 将连接冷光源照明的腹腔镜镜头插入腹腔，连接摄像系统，将盆腹腔脏器显示于监视屏幕上，手术医师通过视频检查诊断或治疗疾病的方法。包括诊断性腹腔镜手术和手术性腹腔镜手术。腹腔镜手术多采用 1~4 孔操作法，其中一个操作孔开在脐部，避免患者腹壁留下长条形瘢痕，具有创伤小、出血少、能够直观病变、取材准确、患者痛苦少、住院时间短等优点。

**适应证** 诊断性腹腔镜和手术性腹腔镜的适应证略有区别。

**诊断性腹腔镜** ①可疑子宫内膜异位症。②盆腔粘连伴腹痛症状。③治疗无效及不明原因急性、慢性腹痛和盆腔痛。④不孕、不育，明确或排除盆腔病变、判断输卵管外观、通畅性及观察排卵。⑤绝经后持续存在 <5cm 附件肿物。⑥治疗无效的痛经。⑦盆腔恶性肿瘤二次探查及疗效评估。

**手术性腹腔镜** ①不孕不育的治疗：包括输卵管卵巢粘连、多囊卵巢、原发性闭经、输卵管性不孕、子宫畸形等。②原因不明的急性、慢性盆腔疼痛：包括输卵管妊娠、卵巢肿物蒂扭转、卵巢子宫内膜异位症破裂、盆腔子宫内膜异位症等。③妇科疾病和肿瘤的治疗：包括子宫肌瘤、早期妇科恶性肿瘤等。④计划生育：包括宫内节育器异位、绝育术、输卵管端端吻合等。⑤盆底功能障碍性疾病：包括宫骶韧带折叠术、骶前子宫固定术、骶前阴道固定术、耻骨后膀胱尿道悬吊术或 Burch 手术等。

**禁忌证** ①严重心血管疾病及呼吸系统疾病不能耐受麻醉者。②Ⅱ度以上的心脏左束支传导阻滞。③凝血功能障碍。④膈疝、脐疝等。⑤腹腔内巨大包块或晚期妊娠影响腹腔镜操作者。⑥多次盆腹腔手术、盆腔结核等盆腹腔严重粘连者。

**检查方法** ①人工气腹：于脐轮切开皮肤约 1.5cm，插入气腹针，确定穿刺成功后连接 $CO_2$ 气腹机，控制进气速度和进气总量，腹腔内压力不超过 15mmHg。②放置腹腔镜套管：提起脐周皮肤，将套管针先斜行后垂直插入腹腔，进入腹腔有明确突破感，拔出套管芯，将腹腔镜自套管内送入腹腔，打开冷光源，即可见盆腔内器官。③置举宫器（子宫颈癌患者慎用）。④盆腔探查：观察盆腔各脏器，包括子宫、韧带、卵巢、输卵管、直肠子宫陷凹。⑤穿刺操作孔：腹腔镜检查如发现病灶，可进行第 2、3、4 穿刺，一般选择左右下腹相当于麦氏切口位置附近以及耻骨联合上正中 2~4cm 位置；穿刺时腹腔镜直视穿刺部位，避开腹部血管区，可选择 5mm 或 10mm 套管穿刺针。⑥镜下手术：按照开腹手术德恩操作步骤进行镜下手术。⑦手术结束，用生理盐水冲洗盆腔，检查无出血、无内脏损伤，停止 $CO_2$ 充气，并放尽腹腔内 $CO_2$，分别取出腹腔镜和套管鞘，缝合 1cm 以上切口。

**并发症** 常见并发症包括腹腔镜特有并发症及传统手术并发症。其中腹腔镜特有的并发症如下：①与气腹相关的并发症，如高碳酸血症、皮下气肿、气体栓塞等。②腹腔穿刺相关并发症，如腹内空腔或实质性脏器损伤、腹膜后大血管损伤等，经穿刺孔疝出的戳孔疝。③腹腔镜专用手术器械性能缺陷或使用不当所致的并发症，如电热损伤引起的胆管缺血性狭窄，高频电流的"趋肤效应"造成的空腔脏器穿孔，尤使用单极电凝时。腹腔镜手术的传统并发症本质上与传统术式的并发症是一致的，如切口与腹内感染、肿瘤术后的腹内或腹壁种植、胆道损伤、术后出血等。

**注意事项** 检查前需要进行全身体格检查、盆腔检查，包括阴道分泌物检查、子宫颈刮片细胞学检查、心电图、胸部 X 线检查、肝肾功能、传染病检查（乙肝表面抗原、人类免疫缺陷病毒、丙型肝炎病毒、梅毒）、血常规、尿常规、凝血功能等。术前需给予肠道准备及腹部皮肤准备。

检查时需注意：①判断气腹针是否准确进入腹腔，除了操作时有落空感外，针尾处连接盛有生理盐水溶液的空心注射器，可见生理盐水迅速被吸入腹腔。②进行腹腔镜检查时，需不断抽拉并目不离镜，以免套管退至腹膜外，同时需慢速持续补充 $CO_2$ 气体，维持良好的气腹状态。③术时采取头低臀高并倾斜 15°~25° 位，使肠管滑向上腹部，便于暴露盆腔手术野。④诊断性腹腔镜可以采取硬膜外麻醉 + 静脉辅助用药或全身麻醉，手术性腹腔镜需选择全身麻醉。

术后需注意：①术后 4~6 小时内，采用去枕平卧位，头侧向一边，防止呕吐物吸入气管。②术后嘱患者适当活动。③术后酌情抗凝治疗。④术后 6 小时即可进少量流质饮食，如稀米汤、面汤等。不要进食甜牛奶、豆奶粉等含糖饮料。

**其他腹腔镜技术** ①无气腹腹腔镜手术：利用特殊的腹壁支

撑系统暴露盆腹腔，来进行盆腹腔疾病的诊断和治疗的一种方法。因无需腹腔注入 $CO_2$，避免了 $CO_2$ 气腹引起的并发症，对于合并心肺功能异常患者有一定优越性。②经阴道注水腹腔镜：将特制的气腹针－扩张套管经阴道后穹隆置入盆腔后，置入内镜，借助生理盐水膨胀介质，观察不孕妇女盆腔解剖及输卵管病变的微创诊断方法。子宫后倾、固定，直肠子宫陷凹封闭为该方法的禁忌证。③机器人腹腔镜：利用机械臂和三维视图进行腹腔镜检查和手术治疗，可以完成传统手术不能完成的手术，减轻术者体力消耗。但机器人腹腔镜不能通过手术器械触摸病灶，术者需经特殊训练，价格昂贵，存在局限性。④单孔腹腔镜：是在脐部穿刺放置腹腔镜套囊，分别置入光学视管、腹腔镜器械等。手术仅仅在脐部一个切口，其他腹壁部位无切口，更加美观微创。

（王建六　苗娅莉）

**fùqiāngjìng shùhòu bìngfāzhèng**

**腹腔镜术后并发症**（complication of laparoscopic surgery）　妇科疾病采用腹腔镜手术中或手术后出现的与手术目的不一致的创伤，或者手术后出现需要特殊治疗或手术干预的病症。可以分为与手术相关的一般并发症和与腹腔镜手术特别相关的特殊并发症。①一般并发症，如术中出血、脏器损伤、术后出血、感染、血栓形成、切口愈合不良等。②与腹腔镜手术相关的特殊并发症：为因穿刺、气腹、特殊器械及能量设备所造成的损伤。

**穿刺相关并发症**　气腹针和套管针（Trocar）穿刺时为盲视操作，由于无法预知穿刺点下方的情况，很容易损伤穿刺点下方的腹腔内器官，如肠管、血管损伤，最严重的损伤为腹膜后大血管损伤。操作时用力过猛或者患者腹腔有粘连时肠道损伤的机会较大。如果患者有胃下垂，或者麻醉时误将气体吹入胃部，则有造成胃部损伤的可能。血管损伤的比例约为穿刺造成损伤的 1/3，易损伤的血管包括腹壁血管、大网膜血管、肠系膜血管和腹膜后大血管。腹膜后大血管损伤发生率低于 0.1%，包括下腔静脉、左右侧髂总静脉、腹主动脉和左右侧髂总动脉。腹膜后大血管损伤称为"灾难性"并发症，处理不当极有可能导致患者死亡。为避免腹腔穿刺并发症的发生，在气腹针穿刺入腹腔后，应该首先做负压试验，负压试验通过后做"3B"试验，即明确血管（Blood）、膀胱（Bladder）和肠管（Bowel）无损伤的试验。"3B"试验阴性方可实施 Trocar 穿刺。必要时，可以采用开放式置入第一 Trocar。

**气腹并发症**　腹腔镜手术一般是借助一定压力的 $CO_2$ 气体将腹壁膨起，形成手术空间。大量 $CO_2$ 气体长期滞留于腹腔，可以进入组织、吸收入血液循环，造成以下并发症。

**腹膜外气肿**　气针在腹膜外或者 Trocar 切口大，进入腹壁次数多，气体通过腹膜进入腹膜外而形成气肿，包括盆腹腔腹膜外气肿、纵隔气肿和皮下气肿。如果术中触摸患者皮肤有握雪感，闻及有捻发音，均表示已经有皮下气肿出现。皮下气肿一般出现于腹股沟、腋下及颈部。一般可以自行吸收，但是形成纵隔气肿时，患者可出现呼吸困难。因此，腹腔镜手术时应严密监测。当出现皮下气肿后应监测呼气末 $CO_2$ 浓度，做血气分析。如果出现呼吸性酸中毒表现，如氧分压下降、二氧化碳分压上升，气道内压力升高，出现严重呼吸障碍，要考虑纵隔气肿的可能。此时应停止手术，排除局部积气，加强机械通气。

**气体栓塞**　气体进入血液循环形成气体栓塞。手术中使用气腹的压力是 12～15mmHg，高于中心静脉压，腹膜腔内的气体可以通过开放的大静脉进入循环。一般情况下少量 $CO_2$ 气体进入血液循环并不会引起气体栓塞，因为 $CO_2$ 气体吸收量较少、$CO_2$ 气体比较容易溶于水，可以很快被吸收；但是如果气腹针错误地扎入大血管，此时会有大量气体进入血液循环，可以直接形成人工气栓，相当危险。因此强调在气腹针穿刺进入腹腔后，一定要完成"负压试验"和"3B 试验"后方可向腹腔内注入 $CO_2$ 气体。

**术后疼痛**　腹腔镜手术后可出现肋间疼痛或肩背部疼痛，疼痛的出现与气腹压力对膈神经的牵拉及 $CO_2$ 溶解造成的腹腔内酸性环境有关。手术时气腹压力越高、手术时间越长，越容易出现疼痛，因此术后要反复冲洗。术后疼痛较重可以应用镇痛药物，一般术后 2～3 天可自行缓解。

**肠道并发症**　发生率为 0.1%～0.3%，主要的表现形式是粪漏，以及粪漏引起的腹膜炎、肠梗阻和中毒性休克。损伤可以为穿刺时的机械损伤（穿孔、肠壁撕裂）或者手术时的电损伤、热损伤（电、激光、微波、超声）。肠道损伤有以下几种形式。①穿孔：通常由气针及 Trocar 引起，与"盲穿"有关。弥漫性腹膜炎史及下腹部手术史是高危因素，有时与不正常提拉腹壁有关，小肠及横结肠最易损伤。多在术中发现，抽吸试验可见小肠液，如为贯穿伤，抽吸试验阴性。气针引起的损伤小，多能自愈，非手术治疗为主。但要注意有无合并肠系膜损伤及血肿形成。Trocar 引起的穿孔较大，多需手术修补。气针进入肠腔造成肠腔内充气，如果充气数升而腹腔内压力未上升，特别同时有肛门排气时，应注意该并发症。偶有气针进入肠壁，造成肠壁扩张明显，甚至有肠破裂的危险。如充气时腹腔内压力上升过快，要注意是否有肠壁充气的可能。②撕裂：Trocar 损伤或者是肠粘连钝性分离时的肠壁撕裂，浆膜表面撕裂无症状，一般无须治疗，伤及肌层的撕裂应该进行缝合，否则有术后粪漏的可能。修复时应注意有无肠系膜血管的损伤或血肿。③热损伤：能量设备直接接触肠管、单极电刀的直接放电与电容放电，均可造成肠管的损伤。能量器械产生热能侧向泄露传导，能量器械加热的辐射，以及内镜光源长时间接触肠管均可造成肠管的热损伤，局部温度过高，局部蛋白变性、坏死、脱落，多于术后 1 周左右出现粪瘘。

肠道并发症的诊断：肠道直接损伤术中即可发现，但是撕裂或热损伤引起的肠道并发症多发生于术后 7 天。如果患者术后出现腹胀、腹痛、发热、腹壁压痛、反跳痛、肠鸣音消失，外周血白细胞/中性粒细胞计数显著增加，提示有可能是肠道损伤。高危因素包括：腹部手术史、盆腔炎症有盆腔内粘连者，子宫内膜异位症，肿瘤患者，穿刺技术差，胃肠胀气患者。可疑时一定要开腹或腹腔镜探查，积极了解肠道情况，排除肠道损伤。

**泌尿系统损伤** 包括膀胱损伤和输尿管损伤，泌尿系统损伤发生率为 0.1%～0.2%，损伤的原因为术中直接机械损伤和电热损伤。损伤的表现形式为手术中或手术后尿漏。

**膀胱损伤** 手术中切开膀胱或手术后膀胱-阴道漏。膀胱损伤的高危因素包括：术中膀胱未排空、有剖宫产手术史、膀胱正常解剖发生变化，如身材矮小或儿童等。其中剖宫产手术史是最为常见的高危因素。手术中膀胱损伤时可以进行亚甲蓝试验，向膀胱内注入亚甲蓝溶液 200～300ml，让膀胱膨大，检查膀胱壁是否完整，观察是否有亚甲蓝溶液溢出，术中发现及时进行修补。膀胱电热损伤术中难以发现，多于术后 9～10 天发现，患者术后出现尿少、血尿、耻骨上胀痛/发热，或阴道大量排液应高度怀疑膀胱损伤，可做亚甲蓝试验，必要时做膀胱造影证实。术中如果怀疑膀胱损伤，术后可延长留置尿管至 12～14 天，以利于膀胱修复。

**输尿管损伤** 手术中输尿管离断或破裂可发现盆腔内液体聚集，电热损伤所导致的输尿管损伤多于术后 9～10 天出现血尿、尿量减少、腹胀、发热症状，甚至阴道排液。损伤的相关因素包括：处理骨盆漏斗韧带及子宫血管，子宫内膜异位症病灶电热消融（深部子宫内膜异位症的输尿管一般会有变形），宫骶韧带止血及分离盆腔粘连时。手术中发现输尿管断离或破裂可以实施输尿管吻合或膀胱植入，损伤较小时可以放置输尿管支架；手术后发现输尿管损伤，可以通过静脉肾盂造影或输尿管镜检查确定。如果早期发现可以手术修补，如果超过 3 天后发现，不能手术修补者，可以采用输尿管内植入双 J 管，或经皮肾盂穿刺置管引流，待 3 个月后视情况行手术修复。

（张震宇）

## 阴道分泌物生理盐水悬液检查

（saline suspension examination of vaginal discharge） 利用阴道分泌物的生理盐水涂片在显微镜下观察阴道分泌物的检查方法。

**适应证** 根据显微镜下阴道分泌物中是否含有阴道毛滴虫、假丝酵母菌等协助诊断滴虫性阴道炎、外阴阴道假丝酵母菌病；尚可根据镜下涂片所含白细胞、上皮细胞、乳杆菌、线索细胞、杂菌的多少，将阴道分泌物清洁度分为 I～Ⅳ度，协助诊断细菌性阴道病。

**检查方法** 阴道分泌物采集前 24 小时内无性交、盆浴、阴道灌洗、阴道用药及近期口服激素类药物。取标本的用具（阴道窥器、刮板、干棉球、滴管、载玻片、试管、棉拭子等）需无菌干燥。取材前取干燥载玻片一张，在其上滴 1 滴生理盐水，用刮板/棉拭子刮取阴道侧壁上 1/3 黏膜上分泌物，均匀混入生理盐水悬液，即刻放置在显微镜低倍镜下观察有无阴道毛滴虫、假丝酵母菌菌丝等，然后再用高倍镜观察白细胞、上皮细胞、乳杆菌及球菌的多少，并寻找有无假丝酵母菌的菌丝体及孢子等病原体。如为冬季，可在暖气上放置片刻后镜检。

**结果判断** 阴道毛滴虫呈梨形，比白细胞大 2 倍，顶端有 4 根鞭毛，25～42℃时呈波状运动；假丝酵母菌在低倍镜下可见毛发样成团假菌丝，假菌丝上附着出芽细胞，高倍镜下可见卵圆形孢子或假菌丝与出芽细胞相连接，呈链状或者分枝状；线索细胞的镜下特点为阴道鳞状上皮细胞表面上贴附着大量颗粒状物，如加德纳尔菌、嗜血杆菌或者其他细菌后形成锯齿状而边缘，模糊不清的细胞。

阴道涂片清洁度判定见表。

**临床意义** ①细菌性阴道病：阴道清洁度Ⅲ、Ⅳ度、镜下找到＞20％的线索细胞是细菌性阴道病的诊断依据。②滴虫阴道炎：镜下找到阴道毛滴虫是诊断滴虫阴道炎的诊断依据。③外阴阴道假丝酵母菌病：镜下找到假丝酵母菌是诊断该病的诊断依据。

(王建六 苗娅莉)

zǐgōngjǐng niányè jiǎnchá

## 子宫颈黏液检查 (cervical mucus examination)

通过观察子宫颈黏液的分泌量、黏稠性、透明度、延展性及涂片显微镜下特点判断卵巢功能的检查方法。

子宫颈黏液是子宫颈腺体的分泌物。在雌激素作用下，子宫颈黏液量增多、稀薄，透明如蛋清，弹性下降，延展性高，黏液丝可长达10cm；排卵后，在孕激素作用下，子宫颈黏液量减少、浑浊，黏稠如胶冻，堵塞在子宫颈管内，弹性增加，延展性逐渐降低，黏液丝拉力下降至1～2cm。将子宫颈黏液涂抹于玻片上，干燥后置低倍显微镜下观察，卵泡期在雌激素影响下出现羊齿叶状结晶，初期为金鱼草状，枝细稀疏，逐渐分枝增多变粗；到排卵期达最高峰，分枝长且繁密；排卵后，羊齿叶状结晶由多变少、由粗变细，一般到月经周期第22天羊齿状结晶消失，呈现顺同一方向排列成行的椭圆体形状结晶，比白细胞长2～3倍，但较其窄、透光度大，椭圆体结晶的出现提示在雌激素作用基础上有孕激素的影响。

**适应证** 常用于协助诊断妊娠、月经失调、闭经、异常子宫出血等疾病。

**检查方法** ①取膀胱截石位，用阴道窥器暴露子宫颈，观察子宫颈口黏液透明度、黏稠度。②暴露子宫颈，用妇科棉签拭净子宫颈及阴道穹隆部的分泌物，以长弯钳/长平镊伸入子宫颈管内1cm左右，钳取子宫颈黏液后打开长弯钳/长平镊，观察黏液性状及拉丝度。③将黏液置于干燥玻片上，令其自然晾干或烘干后，显微镜低倍镜下观察结晶形态。

**临床意义** ①正常月经周期中第7天出现羊齿状结晶，排卵后，结晶减少，一般在月经周期第22天时消失，出现椭圆小体。②子宫颈黏液出现较典型的、排列成行的椭圆体，持续2周以上，则可能为妊娠；月经过期、子宫颈黏液涂片为羊齿叶状结晶，提示为月经失调。③若闭经患者子宫颈黏液有正常周期性变化，提示卵巢功能良好，可能是宫腔粘连等子宫内膜疾病所致闭经；如子宫颈黏液没有正常周期性变化，提示可能是卵巢或性腺以上部位疾病引起。④月经周期各阶段子宫颈黏液均显示羊齿状结晶，提示为无排卵型异常子宫出血。

(王建六 苗娅莉)

yīndào tuōluò xìbāo jiǎnchá

## 阴道脱落细胞检查 (vaginal cytology)

刮取阴道侧壁上1/3或子宫颈表面细胞，固定液固定后置于显微镜下观察细胞形态、比例等，协助判断卵巢功能、诊断生殖道疾病的检查方法。包括阴道涂片和子宫颈刮片检查。

阴道脱落细胞多数为子宫颈及阴道上皮，较少见子宫内膜细胞。正常脱落上皮细胞包括鳞状和柱状上皮细胞。①鳞状上皮细胞：从外阴向内直至子宫颈外口的黏膜均被覆鳞状上皮。在其脱落细胞中可见底层、中层、表层三层细胞，三层细胞与卵巢激素关系密切相关。②柱状上皮细胞：来自子宫颈内膜（分泌型柱状细胞和纤毛柱状细胞）和子宫内膜细胞。正常脱落非上皮细胞包括少许中性粒细胞、红细胞、阴道杆菌、黏液、纤维素、精子。

**适应证** 阴道鳞状上皮细胞的成熟度与体内雌激素水平成正比。通过成熟指数、致密核细胞指数、嗜伊红细胞指数、角化指数判断体内雌激素水平，协助诊断闭经、功能失调性子宫出血、流产等。

宫颈刮片通过对子宫颈及子宫颈管脱落细胞的检查，进行子宫颈癌筛查、诊断。适用于：①一般人群的子宫颈癌筛查。凡有性生活的女性，每1～2年进行一次子宫颈癌筛查。②有接触性出血、不规则阴道流血或有阴道排液者以及临床检查子宫颈异常者。③高危人群复查，曾有过细胞学异常、子宫颈病变或子宫颈

**表　阴道涂片清洁度判定**

| 清洁度 | 乳杆菌 | 球菌 | 上皮细胞 | 白细胞 |
|---|---|---|---|---|
| Ⅰ | 多 | - | 满视野 | 0～5/HP |
| Ⅱ | 少 | 少 | 1/2视野 | 5～15/HP |
| Ⅲ | 少 | 多 | 少 | 15～30/HP |
| Ⅳ | - | 大量 | — | ＞30/HP |

注：阴道清洁度Ⅰ～Ⅱ度视为正常，Ⅲ、Ⅳ度为异常，多数为阴道炎。

癌治疗后复查者。

**检查方法** 包括涂片法和薄层液基细胞学涂片法（liquid-based cytology）。取材均在子宫颈外口鳞-柱状上皮交界处。①涂片法：以子宫颈外口为圆心，用木质铲形刮板沿一个方向旋转一周，在载玻片上向一个方向涂片，95%乙醇固定标本，待巴氏染色后显微镜下观察细胞形态。②薄层液基细胞学涂片法：用专用的特制毛刷伸入子宫颈管约1cm、以子宫颈外口为中心，旋转3~5周后取出并将毛刷头浸泡至瓶装保存液体中备检。

**结果判断** 子宫颈/阴道细胞学诊断的报告方式主要包括分级诊断和描述性诊断。

涂片法采用巴氏5级分类法。①巴氏Ⅰ级：为正常阴道细胞涂片。②巴氏Ⅱ级：炎症。③巴氏Ⅲ级：可疑癌。④巴氏Ⅳ级：高度可疑癌。⑤巴氏Ⅴ级：癌。

薄层液基细胞学涂片法采用的TBS（the Bethesda system）分类法是一种描述性诊断，包括四部分：对涂片的满意程度评判；良性细胞改变（感染、反应性改变）；上皮细胞的异常（包括鳞状上皮细胞和腺上皮细胞不正常）；雌激素水平的评估。

（王建六 苗娅莉）

zǐgōngjǐng yīndào diǎnzhuósè shìyàn

## 子宫颈阴道碘着色试验（cervical and vaginal iodine staining test）

将碘溶液均匀地涂抹于子宫颈和阴道穹隆表面，观察其颜色情况，以判断病变及部位的检查方法。又称席勒（Schiller）试验。用于识别子宫颈或阴道病变危险区，确定活检部位，提高诊断率。

**适应证** 适用于肉眼可疑子宫颈或阴道病变的患者。

**禁忌证** 检查部位出血较多或阴道、子宫颈急性炎症者，不宜检查。

**检查方法** ①患者取膀胱截石位，用阴道窥器充分暴露子宫颈和阴道穹隆部，用生理盐水棉球或干棉球轻轻擦去分泌物及黏液。②将浓度为2%的碘溶液直接涂在子宫颈和阴道穹隆处，黏膜上不着色处为阳性，如发现不正常碘阴性区即可在此区处取活检送病理检查。③70%酒精棉球脱碘两遍。

**结果判断** 正常子宫颈或阴道鳞状上皮富含糖原，遇碘被染成深棕色或赤褐色。子宫颈管柱状上皮、子宫颈糜烂及异常鳞状上皮区（包括鳞状上皮化生、不典型增生、原位癌及浸润癌）均无糖原存在，故不着色。

**注意事项** ①子宫颈部位如出现碘不着色区，不意味着一定是子宫颈上皮内瘤变或子宫颈癌，也可能为子宫颈外翻或者生理性柱状上皮异位。②子宫颈阴道碘着色试验可以提高子宫颈病变筛查准确性，尤其适合经济落后地区的大规模子宫颈癌筛查。

（王建六 苗娅莉）

zǐgōngjǐng huózǔzhī jiǎnchá

## 子宫颈活组织检查（cervical biopsy）

钳取子宫颈局部可疑病变组织，送病理学检查协助临床诊断的检查方法。子宫颈活组织检查是一种有创检查，常用于协助诊断子宫颈病变，包括子宫颈上皮内瘤样病变、子宫颈癌、子宫颈湿疣、慢性子宫颈炎等。

**适应证** ①子宫颈细胞学涂片检查巴氏Ⅲ级及以上者；子宫颈细胞学涂片检查巴氏Ⅱ级经抗炎治疗后仍为Ⅱ级者；子宫颈细胞学涂片TBS分类法诊断鳞状细胞异常者。②阴道镜检查，反复

可疑阳性或阳性者。③可疑子宫颈癌或慢性特异性炎症，需进一步明确诊断者。

**禁忌证** 急性生殖道炎症者。

**检查方法** ①患者排空膀胱后，取膀胱截石位，阴道窥器暴露子宫颈，干棉球揩净子宫颈黏液及分泌物，消毒子宫颈。②用子宫颈活检钳在子宫颈鳞-柱状上皮交界处或肉眼糜烂较深处或特殊病变处取材，可疑子宫颈癌者可选取3、6、9、12点位置4点取材，分装标本瓶（袋）以了解病变部位；或在阴道镜指导下行定位取材；或在子宫颈阴道部涂以碘溶液，选择不着色区取材。③怀疑子宫颈管内癌者，行子宫颈管搔刮术，常规消毒外阴、阴道、子宫颈后，用小刮匙进入子宫颈管口刮取管内黏膜组织。④取材后子宫颈局部填塞带尾棉球或纱布压迫止血，12小时后取出；将所取组织放入10%甲醛溶液中固定后送病检。

**注意事项** ①术后1周禁性生活。②妊娠期原则上不做活检，以避免流产、早产，但临床高度可疑子宫颈恶性病变者仍应检查。③月经前期不宜活检，以免月经血与创面出血相混淆，且月经来潮时创面仍未愈合，可增加感染机会。

（王建六 苗娅莉）

yīndào hòuqiónglóng chuāncìshù

## 阴道后穹隆穿刺术（culdocentesis）

经由阴道后穹隆穿刺抽吸盆腹腔游离液，对抽出物进行肉眼观察、化验、病理检查的检查方法。直肠子宫陷凹是女性体腔最低点。盆腔、腹腔液体最易积聚于此，因此通过阴道后穹隆穿刺，吸取标本，可协助诊断，常用于腹腔内出血的辅助诊断。

**适应证** ①疑腹腔内出血。

②疑盆腔积液、积脓；盆腔脓肿穿刺引流及局部注射药物。③盆腔肿物位于直肠子宫陷凹，经后穹窿穿刺行细胞学涂片检查明确性质。④超声介入治疗。⑤超声介导取卵。

**禁忌证** ①盆腔粘连严重，子宫直肠窝被较大肿块完全占据并已突向直肠者。②疑肠管与子宫后壁粘连者。③临床高度怀疑恶性肿瘤者。④异位妊娠拟非手术治疗者。

**检查方法** ①患者排空膀胱后，取膀胱截石位。外阴、阴道常规消毒，铺无菌巾，盆腔检查了解子宫、附件情况，注意后穹窿是否膨隆。②放阴道窥器暴露子宫颈及阴道后穹窿，再次消毒。以宫颈钳钳夹子宫颈后唇，向前提拉，充分暴露阴道后穹窿。③用18号腰椎穿刺针或7~9号针头接入注射器，于子宫颈后唇与阴道后壁之间，取与子宫颈平行稍向后的方向刺入2~3cm。有落空感后开始抽吸，做到边抽吸边拔针头。穿刺时针头进入直肠子宫陷凹不可过深，以免超过液平面吸不出积液。若为肿物，则选择最突出或囊性感最明显部位穿刺。④抽吸完毕，拔针。若穿刺点渗血，用无菌纱布填塞压迫止血，待血止后连同阴道窥器取出。

**结果判断** ①血液：新鲜血液，为穿刺入血管；不凝血，异位妊娠、卵巢黄体破裂、肝脾破裂等腹腔内出血；巧克力样黏稠液体，多为卵巢子宫内膜异位囊肿。②脓液：盆腔、腹腔化脓性病变。③炎性渗出物：盆腔、腹腔炎症。④腹水：需进一步行常规化验、细胞学检查等。

**注意事项** 后穹窿穿刺未抽出血液，不能完全排除异位妊娠。腹腔内出血量少、血肿位置高或

与周围组织粘连，可出现假阴性结果。

(王建六　苗娅莉)

jīchǔ tǐwēn cèdìng
**基础体温测定**（basal body temperature test）　基础体温（basal body temperature，BBT）即机体体力和脑力活动处于静止状态下的体温。又称静息体温。基础体温通常是人体一昼夜的最低体温。妇女性成熟后，卵巢功能成熟，性激素周期性分泌伴随周期性排卵。在月经周期中，不同时期的雌激素、孕激素分泌量不同，基础体温呈现周期性变化。卵泡期基础体温较低，为36.4~36.6℃；排卵时体温稍下降；排卵后形成黄体，孕激素分泌量显著增加，刺激丘脑下部的体温调节中枢，使基础体温升高约0.5℃；月经前1~2天雌激素、孕激素水平大大降低，基础体温也降至原来水平。

**检查方法** ①备一支体温表，每晚睡前将体温表水银柱甩至35℃以下，放在伸手可及的地方。②每天清晨醒后，立即将体温表放在舌下5分钟后拿出来读数，并记录在特制的表格上。③每天测体温时间最好固定不变，测量体温前严禁起床、大小便、进食、说话等。④同时记录有无影响基础体温的诸多因素，如感冒、失眠、饮酒、服药、性生活等。⑤连续测量3个月经周期以上。

**临床意义** 通过测量基础体温可以了解有无排卵、排卵日期、黄体功能及早孕等。①协助诊断不孕症，检查女性不孕原因时，测量基础体温以了解卵巢功能、有无排卵。若基础体温呈双相，提示有排卵，可进而指导患者在排卵期进行性交；如基础体温呈单相，则提示无排卵，需进一步进行治疗。②指导避孕及受孕，

妇女每月只排卵1次，排卵期一般在下次月经前14天。若月经周期为28天，则排卵期约在月经同期的中期，在排卵期前后2~3天连续性交最易受孕，这阶段称为易孕期，适用于希望近期内受孕者。卵子存活的时间短，约为数小时。基础体温上升4天后，估计排卵已过数日，距月经来潮约10天，如有性生活一般不会受孕，称为安全期，可据之指导避孕。③协助诊断早孕和判断早孕安危。持续2周以上较高的基础体温，考虑早孕。若≥20天可确定为早孕。在孕早期体温逐渐下降，表示黄体功能不足或胎盘功能不良，有流产倾向。④协助诊断异常子宫出血，指导治疗和观察疗效。基础体温呈单相为无排卵性功血；基础体温呈双相则为排卵性功血；正常月经周期排卵后基础体温立即上升，且持续在高水平≥11天。若基础体温呈阶梯形上升，曲线需3天后才达高水平或基础体温稳定上升<11天，可诊断为黄体功能不足。⑤推算适宜的内膜活检时间。周期不规则的患者，要了解子宫内膜有无分泌反应和黄体功能，应在基础体温上升后估计下次月经来潮前2~3天做内膜活检。

(王建六　苗娅莉)

rènshēn shìyàn
**妊娠试验**（pregnancy test）　测试女性是否已经受孕的试验。诊断早孕最常用的方法。正常妊娠的受精卵着床时，即排卵后的第6天，已经分化形成滋养层，其中的合体滋养细胞开始分泌人绒毛膜促性腺激素（human chorionic gonadotropin，HCG），约1天后能测到血清中的HCG。HCG在妊娠早期分泌增长很快，约2天增长1倍，在妊娠8~10周血清浓度达

最高峰，为 50 ~ 100kU/L，持续 10 天左右迅速下降。HCG 是水溶性的，易被吸收入血，在妊娠后 10 天就可以用放射免疫法检测出 HCG，能诊断早孕。在妊娠后 14 天左右，可以在孕妇的尿液中检测 HCG。而 HCG 是由 α、β 亚基组成的一种糖蛋白。其 α 亚基氨基酸数、排列顺序和卵泡刺激素和促黄体素等几乎相同，而 β 亚基羧基末端的氨基酸片段是其特有的，故需要测定血清 HCG 的 β 亚基诊断早孕。

**检测方法**　常用尿妊娠试验和血清 β – HCG 监测法两种。尿妊娠试验常用早早孕诊断试纸，该方法方便、快捷、价廉。取妇女尿（晨尿最佳），将早早孕诊断试纸条标有 MAX 的一端插入尿液中，尿的液面不得越过 MAX 线。1 ~ 5 分钟即可观察结果，10 分钟后结果无效。

**结果判断**　①尿妊娠试验：仅在白色显示区上端呈现一条红色线为阴性；在白色显示区上下呈现两条红色线，为妊娠试验阳性，可以协助诊断早孕。试纸反应线会因标本中所含 HCG 浓度多少而呈现出颜色深浅的变化。此法可检出尿中 HCG 最低量为 25U/L。如果出现阴性结果，应在一周后复查。②血清 β-HCG 检查：血清 β-HCG > 25U/L，为妊娠试验阳性；5 ~ 25U/L 为可疑。

**临床意义**　对早期妊娠诊断有重要意义，对与妊娠相关疾病如异位妊娠、自然流产及滋养细胞肿瘤等疾病的诊断、鉴别诊断和观察病程进展等有一定价值。

（王建六）

luǎnpāo cìjīsù cèdìng
## 卵泡刺激素测定（follicle-stimulating hormone test）

通过免疫学方法等测定卵泡刺激素的水平，辅助诊断、鉴别相关疾病的检查方法。卵泡刺激素（follicle-stimulating hormone，FSH）是脑垂体前叶分泌的促性腺激素，为一种糖蛋白。FSH 和促黄体素（lutropin，LH）一起被称为促性腺激素。FSH 作用于卵泡的颗粒细胞上的 FSH 受体，刺激颗粒细胞增殖，卵泡发育、成熟，并且诱导芳香化酶活性，促进雌激素分泌。

FSH 受下丘脑促性腺素释放激素（gonadotropin-releasing hormone，GnRH）和雌激素、孕激素的调节。随着月经周期的变化，育龄妇女的 FSH 呈周期性变化。FSH 在卵泡早期维持较高的水平，随着卵泡发育，雌激素分泌增加，受负反馈的影响，FSH 略下降，至排卵前出现低值。随即迅速升高，与 LH 共同作用下，引起排卵。在黄体期维持较低水平，促进雌激素、孕激素的合成。

**检查方法**　主要有生物法和免疫法。①生物法：按《中国药典》2000 版附录ⅩⅡ中 FSH 的生物检定法进行刺激卵巢的质量标称，主要用于药品质量的检测。②免疫法：临床常用。如放射免疫法、酶联免疫吸附试验、免疫化学发光法等。具有操作简单、灵敏度高的特点。

**参考区间**　青春期：<5U/L，生育年龄：5 ~ 20U/L，绝经后：>40U/L（免疫法）。

**临床意义**　具体如下。

协助诊断闭经原因　FSH 和 LH 水平低于参考区间下限，提示闭经的原因在下丘脑和腺垂体。FSH 和 LH 水平高于参考区间上限，提示病变在卵巢。

协助评估卵巢储备功能　育龄妇女 FSH >12U/L，提示卵巢储备功能下降。年龄 <40 岁，FSH >40U/L，提示卵巢早衰。

协助诊断多囊卵巢综合征测定 FSH 和 LH，如 LH/FSH >3，提示 LH 分泌过多，有助于诊断多囊卵巢综合征。

诊断性早熟　有助于区分真性和假性性早熟。真性性早熟是有促性腺激素分泌增多引起的，FSH 和 LH 呈周期性变化。而假性性早熟的 FSH 及 LH 水平较低，且无周期性变化。

（王建六）

rén róngmáomó cùxìngxiàn jīsù cèdìng
## 人绒毛膜促性腺激素测定（human chorionic gonadotrophin test）

通过免疫学方法等测定人绒毛膜促性腺激素水平，辅助诊断、鉴别相关疾病或病情观察的检测方法。人绒毛膜促性腺激素（human chorionic gonadotrophin，HCG）主要由胎盘的合体滋养层细胞分泌的一种糖蛋白激素，由两个不同的亚基 α、β 以非共价键连接组成。少数情况下，生殖细胞肿瘤、肺、肾上腺及肝脏肿瘤也可产生 HCG。

**检查方法**　主要有生物法和免疫法。①生物法：主要为雄蟾蜍试验，已经很少应用。②免疫法：放射免疫法、酶联免疫吸附试验、免疫化学发光法等。具有操作简单、灵敏度高的特点，在临床上广泛应用。

**参考区间**　见表。

表　不同时期血清 β-HCG 浓度（免疫法）

| 时期 | 参考区间 |
| --- | --- |
| 非妊娠 | <3.1μg/L |
| 孕 7 ~ 10 天 | >5.0U/L |
| 孕 30 天 | >100U/L |
| 孕 40 天 | >2000U/L |
| 滋养细胞疾病 | >100 000U/L |

**临床意义**　HCG 测定在临床上广泛的应用，包括早期妊娠的诊断；对与妊娠相关疾病如异位

妊娠、自然流产及滋养细胞肿瘤等疾病的诊断、鉴别诊断和病情观察等均有一定价值。

**诊断早期妊娠** 血 HCG > 25U/L 为妊娠阳性，用于早早孕诊断。目前应用广泛的是尿早早孕诊断试纸，具有方便、快捷的特点，相见妊娠试验节。

**判断先兆流产预后** HCG 的测定可以估计先兆流产的预后。当 HCG 下降或 HCG 无成倍增长，提示难免流产的可能。

**辅助诊断异位妊娠** 血 β-HCG 维持在低水平，间隔 2~3 天测定无成倍上升者，应怀疑异位妊娠。

**诊断和监测滋养细胞疾病或肿瘤** ①葡萄胎和侵蚀性葡萄胎：血 HCG 浓度异常升高，经常 > 100kU/L，且子宫 ≥ 妊娠 12 周大，HCG 维持高水平不降，提示葡萄胎。在葡萄胎块清除后，HCG 应呈大幅度下降，且在清除后的 8 周内应降为阴性；若下降缓慢后下降后又上升，或 8 周内仍未转阴者，排除宫腔内残留组织，可能为侵蚀性葡萄胎。HCG 是侵蚀性葡萄胎疗效监测的主要指标，HCG 下降与治疗效果一致。②绒毛膜癌：HCG 是绒毛膜癌诊断和活性滋养细胞监测唯一的实验室指标。HCG 下降与治疗有效性一致，血 HCG < 3.1μg/L 为阴性标准。③性早熟和肿瘤：最常见的是下丘脑或松果体胚细胞的绒毛膜癌或肝胚细胞瘤及卵巢无性细胞瘤、未成熟畸胎瘤分泌 HCG 导致性早熟。分泌 HCG 的肿瘤尚见于肠癌、肝癌、肺癌、卵巢腺癌、胰腺癌、胃癌，在成年妇女引起月经紊乱；因此成年妇女突然发生月经紊乱伴 HCG 升高时，应考虑到上述肿瘤的异位分泌。④其他：卵巢混合性生殖细胞肿瘤、无性细胞瘤中含有滋养细胞成分

者的诊断。

（王建六）

cíjīsù cèdìng
**雌激素测定**（estrogen test） 通过免疫法或化学定量分析法、气体色层分析法等测定雌激素水平，用以检测卵巢功能，监测胎儿 - 胎盘单位功能的检测方法。雌激素（estrogen，E）是一种女性激素，主要由卵巢和胎盘产生。少量由肾上腺皮质产生。雌激素可分为雌酮（estrone，$E_1$）、雌二醇（estriol，$E_2$）及雌三醇（estriol，$E_3$）。雌激素中以 $E_2$ 活性最强，是卵巢产生的主要激素之一，对维持女性生殖功能及第二性征有重要作用。绝经后妇女的雌激素以 $E_1$ 为主，主要来自肾上腺皮质分泌的雄烯二酮，在外周转化为雌酮。$E_3$ 是 $E_1$ 和 $E_2$ 的代谢产物。妊娠期间，胎盘产生大量的 $E_3$，测血或尿中 $E_3$ 水平，可反映胎儿胎盘功能状态。

幼女及少女体内雌激素处于较低水平，随年龄增长，自青春期至成年 $E_2$ 水平不断增长。在正常月经周期中，$E_2$ 随卵巢内分泌的周期性变化而波动。卵泡期早期雌激素水平最低，以后逐渐上升，至排卵前达高峰，以后又逐渐下降，排卵后达低点，以后又开始上升，排卵后 7~8 天出现第 2 个高峰，但低于第 1 个高峰，以后迅速降至最低水平。

**检测方法** 采用放射免疫法、酶联免疫吸附试验、免疫化学发

光法等测定血 $E_2$、$E_3$ 水平。具有操作简单、灵敏度高的特点，在临床上广泛应用。孕妇 24 小时尿 $E_3$ 值，一般采用化学定量分析法或气体色层分析法测定。

**参考区间** 见表。
**临床意义** 具体如下。

**检测卵巢功能** 测定血 $E_2$ 或 24 小时尿总雌激素水平。①判断闭经原因：激素水平符合正常的周期变化，表明卵泡发育正常，应考虑为子宫性闭经；雌激素水平偏低，闭经原因可能因原发性或继发性卵巢功能低下或受药物影响而抑制卵巢功能，也可见于下丘脑 - 垂体功能失调，高催乳激素血症等。②诊断卵巢无排卵：雌激素无周期性变化，常见于无排卵性异常子宫出血、多囊卵巢综合征、某些绝经后子宫出血。③监测卵泡发育：应用药物诱导排卵时，测定血中 $E_2$ 作为监测卵泡发育、成熟的指标之一，用以指导人绒毛膜促性腺激素用药及确定取卵时间。④女性性早熟：临床多以 8 岁以前出现第二性征发育诊断性早熟，血 $E_2$ 水平升高至 275pmol/L 为诊断性早熟的激素指标之一。

**监测胎儿 - 胎盘单位功能** 妊娠期间 $E_3$ 主要由胎儿 - 胎盘单位产生，测定孕妇尿 $E_3$ 含量反映胎儿 - 胎盘功能状态。正常妊娠 29 周尿雌激素迅速增加，正常足月妊娠尿 $E_3$ 排出量平均为 88.7nmol/24h。妊娠 36 周后尿 $E_3$ 排出量连

表 血 $E_2$、$E_1$ 参考区间（免疫化学发光法）

| 测定时间 | $E_2$ 参考区间（pmol/L） | $E_1$ 参考区间（pmol/L） |
| --- | --- | --- |
| 青春前期 | 18.35~110.10 | 62.9~162.8 |
| 卵泡期 | 91.75~275.25 | 125~377.4 |
| 排卵期 | 734.0~2202.0 | 125~377.4 |
| 黄体期 | 367~1101 | 125~377.4 |
| 绝经后 | 18.35~91.75 | – |

续多次以 < 37nmol/24h 或骤减30% 及以上，提示胎盘功能减退。$E_3$ < 22.2nmol/24h 或骤减 >50%，提示胎盘功能显著减退。

（王建六）

## 孕激素测定（progestogen test）

yùnjīsù cèdìng

通过免疫法或蛋白结合分析法等测定孕激素水平，用以监测排卵、黄体功能、胎盘功能的检测方法。孕激素由卵巢、胎盘和肾上腺皮质产生。正常月经周期血中孕酮含量：卵泡期极低；排卵后卵巢黄体产生大量孕酮，水平迅速上升。在月经中期促黄体生成素峰后的第 6～8 天，血浓度达高峰；月经前 4 天逐渐下降至卵泡期水平。妊娠时血清孕酮水平随孕期增加而稳定上升。妊娠 6 周内，孕酮主要来自卵巢黄体；妊娠中晚期，孕酮则主要由胎盘分泌。

孕激素通常是在雌激素作用的基础上发挥作用。进一步使子宫内膜增厚，血管和腺体增生，利于胚胎着床，防止子宫收缩，使子宫在分娩前处于静止状态，降低母体免疫排斥反应。孕激素缺乏时会导致流产。同时孕酮还能促进乳腺腺泡发育，为泌乳做准备。

**检测方法** 通常检测孕酮代表孕激素水平。①蛋白结合分析法：孕妇血中有一种能和孕酮结合的球蛋白，可用于孕酮监测。②免疫法：目前常采用放射免疫法、酶联免疫吸附试验、免疫化学发光法等测定。具有操作简单、灵敏度高的特点。

**参考区间** 见表。

**临床意义** 如下所述。

监测排卵 血孕酮水平 > 15.9nmol/L，提示有排卵。若孕酮水平符合有排卵，而无其他原因的不孕患者，需配合 B 超检查观察卵泡发育及排卵过程，以除外黄素化未破裂卵泡综合征等。原发性或继发性闭经、无排卵性月经或无排卵性异常子宫出血、多囊卵巢综合征、口服避孕药或长期使用促性腺素释放激素激动药（gonadotropin releasing hormone agonist，GnRH-a），均可使孕酮水平下降。

**表 血孕酮参考区间（免疫化学发光法）**

| 时期 | 参考区间（nmol/L） |
|---|---|
| 卵泡期 | <3.18 |
| 黄体期 | 15.9～63.6 |
| 妊娠早期 | 63.6～95.4 |
| 妊娠中期 | 159～318 |
| 妊娠晚期 | 318～1274 |
| 绝经后 | <3.18 |

了解黄体功能 黄体期血孕酮水平低于生理值，提示黄体功能不足。月经来潮 4～5 天血孕酮仍高于生理水平，提示黄体萎缩不全。

观察胎盘功能 妊娠期胎盘功能减退时，血中孕酮水平下降。异位妊娠时，孕酮水平较低。如孕酮水平 > 78.0nmol/L，基本排除异位妊娠。单次血清孕酮水平 ≤15.6nmol/L，提示为死胎。

孕激素替代疗法的监测 孕早期切除黄体侧卵巢后或黄体功能不足时，应用孕激素替代疗法治疗，注意监测血清孕酮水平。

（王建六）

## 17-酮类固醇测定（17-ketosteroid test）

17-tónglèigùchún cèdìng

通过酶联免疫吸附试验等测定 17-酮类固醇水平，评价肾上腺皮质功能的检测项目。尿中排出的 17-酮类固醇测定（17-ketosteroid，17-KS），有 20 多种，其结构上的共同点是 C17 位上为酮基。临床测定的 17-KS，主要有雄酮、尿胆烷醇酮、脱氢异雄酮、异雄酮和 11-酮原胆烷醇酮等。尿中的 17-KS 是肾上腺皮质激素和雄性激素的代谢产物，男性的 2/3 来自肾上腺，1/3 来自睾丸，女性则主要来自肾上腺。

肾上腺产生的类固醇包括糖皮质激素、盐皮质激素（醛固酮）和雄激素等，都是以胆固醇为原料，在促肾上腺皮质激素（adrenocortico-tropic-hormone，ACTH）调控下合成。在合成过程中，每一步转化都需要特殊酶催化。首先是胆固醇转化为孕烯醇酮，在 17-羟化酶的催化下，合成雄激素（脱氢表雄酮、雄烯二酮）。在 21-羟化酶作用下，转化为皮质醇。在 11-羟化酶催化下，转化为醛固酮。其中皮质醇增多会通过反馈作用，抑制 ACTH 产生，减少孕烯醇酮的合成。如果 21-羟化酶或 11-羟化酶缺失，则不能合成皮质醇，抑制 ACTH 产生。为了使皮质醇趋于正常，ACTH 促进肾上腺皮质增生，机体孕烯醇酮急剧增加。孕烯醇酮在 17-羟化酶作用下，合成的雄激素大量增加。

体内合成的雄激素经肝脏代谢失活，经肾脏排出。测定尿中 17-KS 是反映肾上腺皮质功能的一项比较简单而可靠的指标。

**检测方法** 收集 24 小时尿液，以 10ml 浓盐酸作为防腐剂，混匀后留取 10ml 样品送检。常采用酶联免疫吸附试验等测定。留尿前禁用类固醇激素、降压药、镇静药等。

**参考区间** 各年龄尿 17-KS 排量不同，随年龄的增长排泄量逐渐增多，至成人 24 小时尿 17-KS 的排泄量，男性为 10～20mg，女性为 4～10mg。

**临床意义** 尿 17-KS 可反映

肾上腺皮质激素、糖皮质激素及性腺分泌的总的情况，对于评价肾上腺分泌雄激素的功能具有较大的价值。故可作为协助诊断肾上腺皮质、睾丸等疾病的指标。①肾上腺皮质增生、库欣综合征、肾上腺皮质肿瘤、睾丸肿瘤（尤其是间质细胞瘤）、异位 ACTH 综合征、性早熟、多囊卵巢、肢端肥大症等疾病，尿 17-KS 明显增高。使用某些药物，如皮质激素、雄激素、ACTH 等也可使 17-KS 增高。②肾上腺皮质功能减退症、腺垂体功能减退症、睾丸功能减退症、肝硬化及糖尿病、肺结核、高度营养不良等慢性消耗性疾病，尿 17-KS 都可出现降低。

(王建六)

## shūluǎnguǎn tōngyèshù
## 输卵管通液术（hydrotubation）

通过导管由子宫颈向子宫腔内注入亚甲蓝液或生理盐水，根据注液阻力大小、有无回流及注入液体量和患者感觉等判断输卵管是否通畅的检查方法。通过一定的液体压力，可能使梗阻输卵管恢复通畅，因此尚具有一定治疗作用。

**适应证** ①不孕症，男方精液正常，疑输卵管阻塞者。②检验和评价输卵管绝育术、输卵管再通术或输卵管成形术的效果。③对输卵管轻度粘连有疏通作用。

**禁忌证** ①内外生殖器急性炎症或慢性炎症急性或亚急性发作患者。②经期或不规则阴道流血者。③可疑妊娠者。④全身状况差，有严重心、脑、肺、肝、肾等重要脏器病变，有禁忌的妊娠疾病者。⑤体温超过 37.5℃。

**检查方法** 检查时间选择在月经干净后 3～7 天，术前 3 天禁性生活且明确未妊娠，术前查白带常规、血常规、尿常规及体温、血压。操作流程：①排空膀胱，患者取膀胱截石位，常规消毒外阴及阴道，铺无菌巾，双合诊检查了解子宫位置及大小。②放置阴道窥器，充分暴露子宫颈，再次消毒阴道及子宫颈，用宫颈钳钳夹子宫颈前唇，沿子宫腔方向置入子宫颈导管，并使其与子宫颈外口紧密相连。③用 Y 形管将子宫颈导管与压力表、注射器相连，缓慢推注注射器，压力不可超过 160mmHg，观察推注时阻力、经子宫颈注入液体是否回流、患者下腹是否疼痛。④术毕取出子宫颈导管，再次消毒子宫颈、阴道，取出阴道窥器。

**结果判断** ①输卵管通畅：顺利推注 20ml 液体无阻力，压力维持在 60～80mmHg 以下；或开始稍有阻力，随后阻力消失，无液体回流，患者无不适。②输卵管阻塞：勉强注入 5ml 液体即感到阻力，压力持续上升，患者感到下腹胀痛，停止推注后液体回流注射器内。③输卵管通而不畅：注射液体有阻力，再经加压注入又能推进，说明有轻度粘连已被分离，患者感轻微腹痛。

**注意事项** ①通液所用液体以接近体温为宜，以免冷液体造成输卵管痉挛。②注入液体必须使子宫颈导管紧贴子宫颈外口，防止液体外漏。③术后 2 周禁盆浴及性生活，酌情给予抗生素预防感染。

(王建六 苗娅莉)

## zǐgōng shūluǎnguǎn diǎnyóu zàoyǐng
## 子宫输卵管碘油造影（hysterosalpingography）

通过导管向宫腔及输卵管注入对比剂，行 X 线透视及摄片，根据对比剂在子宫、输卵管及盆腔内的显影情况来了解子宫腔形态及输卵管是否通畅、阻塞部位的检查方法。该检查损伤小，能协助了解子宫腔形态及输卵管是否通畅。

**适应证** ①了解输卵管是否通畅及其形态、阻塞的部位，明确不孕的原因。②了解子宫颈、子宫腔形态，明确有无子宫颈、子宫畸形及类型，如双角子宫、子宫纵隔等；有无子宫腔粘连及部位；有无宫腔占位性病变，如子宫黏膜下肌瘤、子宫内膜息肉、异物等。③生殖器结核治疗后（非活动期）。

**禁忌证** ①急性和亚急性内外生殖器炎症。②严重全身性疾病不能忍耐手术者。③妊娠期、月经期。④产后、流产及刮宫术后 6 周内。⑤碘过敏者。

**检查方法** 如下所述。

**对比剂** 分为水溶性和油溶性两种。①油溶性对比剂：（40% 碘化油）密度大，通过管腔速度缓慢，影像清晰，显影效果好。但需在注射对比剂 24 小时后才能拍摄弥散片，检查时间长、吸收慢。②水溶性对比剂：吸收快，检查时间短，但子宫输卵管腔边缘显影欠佳，细微病变不易观察。目前多采用水溶性对比剂，在注射对比剂 20 分钟后即可拍摄弥散片。

**操作步骤** 患者取膀胱截石位，常规消毒外阴、阴道，铺无菌巾，检查子宫位置及大小。充分暴露子宫颈，再次消毒子宫颈及阴道穹隆，用宫颈钳钳夹子宫颈前唇，探查子宫腔。应先将对比剂充满导管，排净空气，而后将导管插入子宫颈，堵紧子宫颈外口，不至使对比剂外溢，在 X 线透视下观察对比剂流经子宫腔及输卵管情况并摄片。通常要摄片三张，第 1、2 张掌握在对比剂充满子宫、输卵管全程的时候，对比剂经输卵管进入盆腔内一少部分时摄第 3 张。20 分钟左右待对比剂在盆腔内充分弥散时，拍最后一张延迟造影片。

需要注意的是拍片的时机，一定要掌握在对比剂流经输卵管，在对比剂流动的过程中拍片，只有这样才能清楚地了解管腔的具体情况。

**临床意义** ①正常子宫、输卵管：子宫腔呈倒三角形，内膜光滑；双侧输卵管全程显影，黏膜光滑，可见对比剂经双侧输卵管伞端进入盆腔弥散；延迟片盆腔内可见多量对比剂弥散，未见输卵管内明显对比剂残留。②子宫腔异常：患子宫内膜结核时，子宫腔失去原有的倒三角形结构，内膜呈锯齿状不平；患黏膜下子宫肌瘤或子宫内膜息肉时，可见子宫腔充盈缺损。子宫畸形也有相应的显示。③输卵管异常：输卵管结核显示输卵管形态僵直或者呈串珠样改变，有时可以见到钙化点；输卵管积水时，见输卵管末端膨大、扩张；未见输卵管显影提示输卵管不通。

**注意事项** ①造影后禁盆浴及性生活 2 周，可酌情给予抗生素预防感染。②有时因输卵管痉挛造成输卵管不通的假象，必要时重复进行。③造影检查后建议避孕 3 个月，以减少 X 线照射有可能产生的影响。

（王建六）

pénqiāng jìngmài zàoyǐng
**盆腔静脉造影**（pelvic venography） 将对比剂注射到子宫底肌层，使子宫静脉、卵巢静脉及部分阴道静脉、髂内静脉显影，并以一定的时间间隔在 X 线下连续摄片的检查方法。根据造影剂显影情况，分别观察盆腔静脉（主要是子宫静脉、卵巢静脉）的形态及血流动力学的改变。根据子宫卵巢静脉粗细是否均匀、有无扩张、迂曲及其程度，来辅助诊断盆腔淤血综合征。随着彩色多普勒超声、腹腔镜、CT 和 MRI 等的广泛应用，盆腔静脉造影应用逐渐减少。

**适应证** 可疑盆腔淤血综合征者。

**禁忌证** 对碘过敏者；合并严重衰竭，心、肝、肾衰竭者。

**检查方法** 排空膀胱。探明子宫腔深度和方向，先将穿刺针的套管置入子宫腔，达子宫底部。轻压并固定套管，将 16 号穿刺针置入套管，并刺入子宫底肌层 0.4～0.6cm。连接在高压注射器上，以 0.7ml/min 的速度注射水溶性对比剂 20ml。当对比剂注射完，充盈最佳时摄片，然后每隔 20 秒摄片一张，直到注射完后 60 秒，或者拍摄至盆腔对比剂消失为止。

**临床意义** 在盆腔静脉血运正常时，对比剂通畅在 20 秒内完全流出盆腔。而在盆腔淤血综合征时，静脉回流速度明显变慢，对比剂流出盆腔的时间要在 20 秒以上。主要用于诊断盆腔淤血综合征。

**注意事项** ①月经干净后 3～7 天进行。②术前 3 天禁止性生活。③行碘过敏试验。

（王建六）

pénqiāng línbā zàoyǐng
**盆腔淋巴造影**（pelvic lymphography） 通过染料显示淋巴和淋巴管后，将对比剂注入淋巴管，行 X 线透视及摄片，根据对比剂在淋巴结显影情况来了解盆腔及腹膜后淋巴结累及的情况的检查方法。主要用于妇科恶性肿瘤的淋巴转移的诊断。盆腔淋巴造影术对子宫颈癌、子宫内膜癌、卵巢癌及外阴癌淋巴结转移的诊断准确率分别为 84.38%、95.00%、86.36% 和 87.50%。随着 CT、MRI、PET-CT 的广泛应用，盆腔淋巴造影已经很少应用。

**适应证** 卵巢癌、子宫恶性肿瘤、外阴癌及阴道癌怀疑淋巴结转移者。

**禁忌证** 对碘过敏者；合并严重衰竭，心、肝、肾衰竭。

**检查方法** 显示淋巴管和淋巴结主要有两种方法：间接法和直接法。间接法是将对比剂注入人体腔或软组织，经淋巴吸收后显影，费时长，吸收不完全，应用价值小。直接法是将对比剂注入淋巴管内，是临床常用的方法。术前需行碘过敏试验。

双足背部皮肤消毒后，铺巾。于第 1、2 趾趾蹼间皮下注射亚甲蓝 0.5ml，3～5 分钟后可使足背浅表淋巴管显蓝色。局部浸润麻醉，在足背前较平坦处做一长约 2cm 的纵行切口，暴露分离蓝染淋巴管（0.5～0.6mm），采用 4 号注射针头穿刺。成功后，固定穿刺针。将针头接于自动注射器注入对比剂，平均每侧注药量为 5ml，速度是 1ml/10min。注药完毕，缝合伤口。注射完成后即刻和 24 小时各行双侧下肢及骨盆正位摄片。

**结果判断** 如下所述。

**正常表现** 显影分为两个阶段。①第 1 阶段：为充盈期或淋巴管期。淋巴管充盈满意，正常淋巴管为 0.25～1.0mm，腹股沟有 10～20 条淋巴管通往各组淋巴结，呈葱须状。24 小时后，对比剂排空。②第 2 阶段：为储藏期或淋巴结期。能显示同侧腹股沟组、髂内外、一侧及双侧主动脉旁淋巴结，一般高达第 2 腰椎。正常淋巴结一般横径 <1.5cm。

**异常表现** ①淋巴管期：淋

巴管扩张，增粗，直径＞2mm；淋巴管中断，迂曲；对比剂滞留，对比剂于24小时后仍存在于淋巴管中，呈点滴状或不规则分布；淋巴管有反流或侧支循环形成。②淋巴结期：淋巴结增大，横径＞1.5cm；充盈缺损，边缘充盈缺损直径＞5mm，或缺损占该淋巴结1/3以上；破坏，充盈明显不均，形态不规则，破碎或虫蚀状；减少及消失，淋巴结数目减少或者完全消失。

（王建六）

fùkē chāoshēng zhěnduàn

**妇科超声诊断**（ultrasound diagnosis of department of gynaecology） 应用超声波通过人体组织声阻抗的不同而产生不同的反射回声形成图像的原理，检查子宫、卵巢、输卵管等盆腔脏器，以协助诊断妇科疾病的检查方法。①彩色多普勒超声诊断：应用多普勒效应，即频移与血流变化之间的关系；用红色表示血流朝向换能器，蓝色表示血流背离换能器；功率型彩色多普勒的振幅与血流中血细胞的浓度有关，以此对组织血流动力学进行评估。彩色多普勒超声检查通过对妇科肿物的血流情况及血流阻力指数的测定来协助判断肿瘤良恶性，当血流信号丰富，血流阻力指数（resistance index，RI）呈低阻力时（RI＜0.5），表明肿瘤生长迅速，怀疑恶性肿瘤。②能量多普勒超声诊断：以能量的形式显示血管内血流，不依赖于血流速度及探测角度，对于低流速低流量的血管显示优于彩色多普勒，更真实反映病灶内血流状况。三维能量多普勒超声，通过分析能量多普勒信号来评价病灶的全部血流，立体显示病变区域的血管，通过VO-CAL的直方图获得病变区的血管指数（VI）、血流指数（FI）及血管血流指数（VFI），以提示病灶血流情况，主要用于内膜癌、子宫颈癌等恶性肿瘤的子宫血管及血流评估。

**检查方法** 包括经腹部、阴道/直肠、会阴、宫腔内等超声检查。

**经腹部超声检查** 凸阵探头，频率2.5～5.0MHz。要求患者膀胱适度充盈形成一个透声窗；平卧位，暴露出脐部与大腿根部，局部涂以耦合剂；纵向与横向盆腹腔内扫查，实时观察子宫、内膜、子宫颈、卵巢、输卵管等器官形态、大小、有无病变（图1）。

优点：经腹部超声视野范围大，非常适用在评价盆腹腔内的较大肿物；能了解所示器官与其他脏器关系。缺点：由于超声探头发出较低的频率，能穿透较深软组织，但分辨力较差；受干扰因素多，如膀胱充盈不足、肥胖患者、有手术粘连患者显像均较差；对于内膜病变、卵巢与输卵管细小病变探查欠清。

**经阴道/直肠超声检查** 腔内探头，频率5.0～9.0MHz，探头角度90°～270°。要求患者探查前需排空膀胱；取膀胱截石位，暴露会阴部，有性生活者可阴道探查，无性生活者或阴道流血者可经直肠探查；探头上涂耦合剂后套避孕套，做到一人一套；探头需纵向与横向在盆腔内扫查，观察子宫、内膜、子宫颈、卵巢、输卵管等器官形态、大小、有无病变（图2）；腔内三维超声与血流主要对子宫畸形、内膜病变、盆腔肿瘤与血流分布情况在二维超声基础上进一步完善。

优点：超声探头可直接定位在紧邻子宫与卵巢的穹隆处，没有皮下脂肪组织的阻碍。应用具有高频率、稍微弯曲的腔内探头可以提供最清晰的图像；盆腔器官微小病变与内膜病变显示清晰。缺点：由于探头频率高对组织穿透力较差，探查深度不够，从而

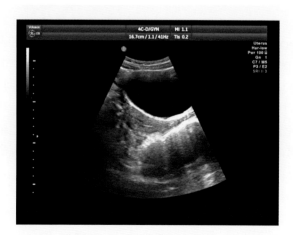

图1 经腹部超声膀胱充盈下正常前位子宫

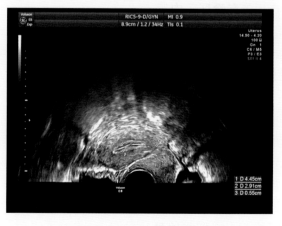

图2 经阴道超声显示正常前位子宫

对 >8cm 肿物辨别能力有限，较大肿瘤或盆腔深部肿瘤易漏诊。

**经会阴超声检查** 腹部探头与阴道探头均可，如探头频率低借助水囊显示；探头放在会阴部或大小阴唇处；探查盆底生殖膈、阴道、尿道、直肠、会阴部病变。探查部位表浅，探头频率高。

**宫腔内超声检查** 使用腔内特殊探头，直径 2 ~ 7mm，频率 7.5 ~ 20MHz。探查子宫腔内病变。因宫腔内扫查要求特殊探头与无菌操作，推广应用受限。

**临床意义** 可用于辅助诊断常见的妇科良性、恶性疾病。

**妇科常见良性疾病的超声诊断** ①子宫畸形：超声根据子宫及子宫腔形态，可诊断子宫畸形，如子宫纵隔、鞍状子宫、单角子宫、残角子宫及双子宫等，三维超声能更清晰显示子宫腔形态。②子宫肌瘤：子宫肌壁间、浆膜下或黏膜下低回声实性结节。彩色多普勒血流显像（color Doppler flow imaging，CDFI）显示结节周边有环状血流信号。当子宫肌瘤变性时，可表现为中等回声、强回声或有液性暗区。③子宫腺肌症：子宫宫壁回声不均匀，呈栅栏状或短线状回声。CDFI 显示为子宫壁血流信号增多。④子宫内膜增生：内膜回声中等或略偏强不均，可兼有囊区，内膜有少许血流信号。⑤子宫内膜息肉：子宫腔内单个或多个中等回声团。CDFI 显示蒂部血流。⑥子宫颈赘生物：子宫颈管内或外口可见到中等或偏低回声实性区。CFDI 显示蒂部血流信号。⑦卵巢冠囊肿：在同侧卵巢的一旁可见无回声囊肿，壁薄，类圆形，一般在 2 ~ 8cm，CDFI 示囊肿周边少量或无血流信号。⑧卵巢黄体囊肿：为生理性囊肿，超声下可表现为囊性网格腔状、非纯囊性网格腔状、非纯囊实性等，通常囊肿大小为 2 ~ 6cm。CDFI 示囊肿周边有血流信号，实性区内部无血流信号。⑨卵巢子宫内膜异位囊肿：卵巢内有一个或多个非纯囊或囊实性肿物，内回声似"毛玻璃状"，非纯囊肿壁稍厚，肿物周边有血流信号，内部无血流信号。⑩卵巢畸胎瘤：多为良性成熟畸胎瘤，卵巢内可见囊实性肿物，实性区多呈强回声。如内有骨骼牙齿，后伴声影，肿瘤一般周边有时有少量血流信号，内部无血流信号。当实性区测量到偏低阻血流信号时，要考虑到未成熟畸胎瘤的可能。⑪卵巢黏液性囊腺瘤：为卵巢内多房隔、非纯囊性肿物，内为较均匀、细点状回声，肿物较大，一般直径 6 ~ 30cm，可充满盆腹腔，包膜完整。如隔较密集、隔薄厚不均或有乳头，要考虑交界性肿瘤或癌的可能性，肿瘤周边、房隔上均可见血流信号。⑫卵巢浆液性囊腺瘤：卵巢内无回声囊肿，多为单房，通常直径 5 ~ 10cm，包膜完整，有时内壁有小乳头。如乳头增多，增大考虑交界性肿瘤或癌的可能，肿瘤周边或乳头上有血流信号。⑬输卵管积水：卵巢周边紧贴管状无回声或非纯囊包块，管壁内可见小突起，管壁可探测到血流信号。

**妇科常见恶性疾病的超声诊断** ①子宫内膜癌：内膜呈弥漫性、局灶性或息肉样增厚，回声中等偏强，可伴有宫腔积脓。当侵犯子宫壁时，与子宫壁界限不清甚至达浆膜层。CDFI 显示子宫腔内病灶血流信号丰富，血管走行杂乱，多呈低阻力频谱，RI < 0.50。②子宫肉瘤：子宫增大，子宫壁及子宫腔内形态不规则，结节状肿物，回声强弱不等，间有不规则低回声液性暗区，可呈蜂窝状。CDFI 显示病灶边界不清，有杂乱血管延伸，肿物血流信号丰富，血管走行杂乱无章，血流阻力指数偏低，RI < 0.50。③子宫颈癌：子宫颈失去正常形态，呈不同程度的膨大甚至呈桶状，癌灶形态不规则，呈低回声结节状，当合并感染时内部回声强弱不等。CDFI 显示子宫颈血流信号极丰富，癌灶区血管呈火山状。血管形态走行异常，分布不均，动静脉短路吻合，有丰富杂乱的血流信号，阻力指数呈低阻。④卵巢癌：肿瘤形态多不规则，呈结节状、分叶状，以囊实性及实性为主，内部回声杂乱，实性区多不规则，呈乳头状，常伴有腹水，伴有侧腹膜及大网膜的增厚。CDFI 显示肿物实性区有分布紊乱的血管及低阻血流信号。⑤输卵管癌：附件区可见形态不规则似呈管状的偏实性或囊实性肿物，其周边可见粘连的卵巢，有时有少量腹水，肿瘤内有杂乱丰富的血流信号。

**其他相关技术** 如下所述。

**盆底超声** 应用腹部或腔内二维及三维探头经会阴超声，显示盆底解剖结构。二维超声可清晰显示耻骨联合、膀胱、膀胱颈、尿道、阴道及直肠，可测量膀胱颈移动度、膀胱后角角度、膀胱颈旋转角度及膀胱颈漏斗状态等；三维超声可立体显示盆底结构，测量盆膈裂孔的大小，耻骨内脏肌的厚度，肛提肌的角度等。通过测量上述指标以协助判断盆底功能，主要用于盆腔器官脱垂、压力性尿失禁等盆底功能障碍性疾病的术前诊断以及术后评估。

**超声造影** 妇科超声造影使用微泡对比剂。主要分为两部分：

一是通过静脉注射对比剂，观察对比剂到达病变区域时间、灌注范围、强度与离去时间，了解病变程度、判断肿瘤良恶性与妊娠胎盘病变；二是用对比剂直接注入子宫腔，观察子宫腔内病变与输卵管病变。超声造影和彩色多普勒技术相结合，通过对肿瘤的血管数目、能量多普勒信号强度进行半定量，利用特定的软件描绘肿瘤感兴趣区超声造影时间－强度曲线，并计算相关参数等找出鉴别肿瘤的囊实性、良恶性信息，使诊断敏感性、特异性均得到提高。超声造影可实现解剖结构成像与功能成像的分离，可提高妇科许多疾病的诊断率。

（王建六　耿　京）

# 索　引

## 条 目 标 题 汉 字 笔 画 索 引

### 说　明

一、本索引供读者按条目标题的汉字笔画查检条目。

二、条目标题按第一字的笔画由少到多的顺序排列，按画数和起笔笔形横（一）、竖（丨）、撇（丿）、点（、）、折（乛，包括丁乚乙等）的顺序排列。笔画数和起笔笔形相同的字，按字形结构排列，先左右形字，再上下形字，后整体字。第一字相同的，依次按后面各字的笔画数和起笔笔形顺序排列。

三、以拉丁字母、希腊字母和阿拉伯数字、罗马数字开头的条目标题，依次排在汉字条目标题的后面。

## 二　画

人工流产（artificial abortion）　292

人工流产子宫穿孔（perforation of uterus during artificial abortion）　295

人工流产不全（incomplete artificial abortion）　297

人工流产术中出血（heavy bleeding during artificial abortion）　295

人工流产术后感染（infection post artificial abortion）　298

人工流产综合征（abortion syndrome）　296

人绒毛膜促性腺激素测定（human chorionic gonadotrophin test）　343

儿童性心理（childhood sexual psychology）　307

## 三　画

下丘脑性闭经（hypothalamic amenorrhea, HA）　212

下腹痛（lower abdominal pain）　4

上皮样滋养细胞肿瘤（epithelioid trophoblastic tumor, ETT）　193

小型剖宫取胎术（cesarean section in second trimester pregnancy）　301

广泛子宫切除术（radical hysterectomy）　323

广泛子宫颈切除术（radical trachelectomy）　320

广泛外阴切除术（local extensive vulvectomy）　331

女性生殖道多部位原发癌（multiple primary carcinoma, MPC）　179

女性生殖道癌转移卵巢（metastatic ovarian cancer form female genital tract）　169

女性生殖器官损伤（female genital organ injury）　73

女性生殖器结核（female genital tuberculosis）　35

女性老年期性心理（senile sexual psychology）　309

女性更年期性心理（menopause sexual psychology）　309

女性青春发育延迟（delay of puberty）　200

女性青春期发育相关疾病（female pubertal development disorder）　198

女性青春期性心理（adolescence sexual psychology）　307

女性育龄期性心理（reproductive age sexual psychology）　308

女性性心理发育（female sexual psychology development）　306

女性性功能障碍（female sexual dysfunction, FSD）　312

女性性早熟（precocious puberty）　199

子宫切除术（hysterectomy）　322

子宫内膜不典型增生（endometrial atypical hyperplasia）　128

子宫内膜异位症（endometriosis）　234

子宫内膜异位症"三A"学说（adhesion, aggression, angiogenesis）　241

子宫内膜异位症恶变（malignant transformation of endometriosis） 240

子宫内膜异位症源头治疗学说（therapy targeting the source of endometriosis） 243

子宫内膜间质肉瘤（endometrial stromal sarcoma） 131

子宫内膜单纯性增生（endometrial simple hyperplasia） 126

子宫内膜炎（endometritis） 27

子宫内膜复杂性增生（endometrial complex hyperplasia） 127

子宫内膜结核（endometrial tuberculosis） 39

子宫内膜透明细胞癌（endometrial clear cell carcinoma） 137

子宫内膜浆液性乳头状癌（uterine papillary serous carcinoma, UPSC） 135

子宫内膜增生（endometrial hyperplasia） 125

子宫内膜癌（endometrial carcinoma） 133

子宫内膜癌分期手术（staging surgery of endometrial carcinoma） 326

子宫内膜鳞状细胞癌（squamous cell carcinoma of endometrium, SCCE） 136

子宫未发育/发育不全（uterine rudimentary/uterine hypoplasia） 55

子宫平滑肌肉瘤（leiomyosarcoma of uterus） 130

子宫发育异常（uterus malformation） 54

子宫肉瘤（sarcoma of uterus） 129

子宫肌炎（myometritis） 28

子宫肌瘤（uterine myoma） 118

子宫肌瘤合并妊娠（uterine myoma during pregnancy） 121

子宫肌瘤红色变性（uterine myoma red degeneration） 267

子宫肌瘤扭转（torsion abnormality of uterine myoma） 266

子宫肌瘤剔除术（myomectomy） 325

子宫体炎（uterine body inflammation） 27

子宫角妊娠（uterine cornual pregnancy） 259

子宫性闭经（uterine amenorrhea） 208

子宫恶性米勒管混合瘤（malignant mixed Müllerian tumor of uterus） 132

子宫积脓（pyometra） 28

子宫脱垂（uterine prolapse） 232

子宫颈/宫腔粘连（adhere of uterine cavity or cervical cancals） 297

子宫颈上皮内瘤变（cervical intra-epithelial neoplasia, CIN） 102

子宫颈内口环扎术（cerclage of cervix） 321

子宫颈内口松弛（incompetent cervix relaxation） 249

子宫颈肌瘤（cervical myoma） 102

子宫颈阴道碘着色试验（cervical and vaginal iodine staining test） 341

子宫颈良性肿瘤（cervical benign tumor） 101

子宫颈妊娠（uterine cervical pregnancy） 254

子宫颈物理治疗（cervical physiotherapy） 321

子宫颈乳头状纤维腺瘤（cervical papillary fibroadenoma） 101

子宫颈乳头状瘤（cervical papilloma） 101

子宫颈肥大（cervical hypertrophy） 26

子宫颈炎（cervicitis） 24

子宫颈残端癌（carcinoma of cervical stump） 115

子宫颈复发癌（recurrent cervical carcinoma） 117

子宫颈活组织检查（cervical biopsy） 341

子宫颈恶性肿瘤（malignant neoplasm of cervix） 105

子宫颈息肉（cervical polyp） 26

子宫颈高频电圈刀环形切除术（loop electrosurgical excision procedure, LEEP） 319

子宫颈锥形切除术（conization of cervix） 318

子宫颈微小浸润癌（cervical microinvasive carcinoma） 111

子宫颈微偏腺癌（cervical minimal deviation adeno-carcinoma） 113

子宫颈腺癌（cervical adenocarcinoma） 110

子宫颈腺囊肿（cervical cyst） 26

子宫颈黏液检查（cervical mucus examination） 340

子宫颈癌合并妊娠（cervical carcinoma during pregnancy） 114

子宫颈鳞状细胞癌（cervical squamouscell carcinoma） 107

子宫输卵管碘油造影（hysterosalpingography） 346

子宫腺肌病（adenomyosis） 246

子宫瘢痕妊娠（uterine scar pregnancy） 261

四　画

不孕症患者性心理（infertility patient sexual psychology） 310

不全流产（incomplete abortion） 304

不典型子宫内膜异位症（atypical endometriosis） 239

中期妊娠引产（termination on second trimester

pregnancy） 299

水囊引产（induction of labor with water bag） 300

手术流产（surgical abortion） 294

长效口服避孕药（long-acting oral contraceptive） 278

长效避孕针（injectable） 278

反向添加治疗（add back therapy） 245

月经失调（menoxenia） 7

计划生育（family planning） 269

计划生育三大工程（three big projects of family planning） 272

计划生育优质服务（quality of care of family planning） 271

计划生育技术指导（technical guidance of family planning） 271

双子宫（didelphys uterus） 56

双角子宫（bicornuate uterus） 56

双胎妊娠完全性葡萄胎与正常胎儿共存（twin pregnancy consisting of a complete mole and coexisting fetus, CMCF） 187

五 画

节育（birth control） 273

左炔诺孕酮宫内缓释节育系统（levonorgestrel-releasing intrauterine system, LNG-IUS） 285

生理性闭经（physiological amenorrhea） 206

生殖道人乳头瘤病毒感染（human papilloma virus infection in genital tract） 47

生殖道支原体感染（mycoplasma infection in genital tract） 47

生殖道沙眼衣原体感染（chlamydia trachomatis infection in genital tract） 46

生殖道瘘修补术（genital tract fistula repair） 333

生殖器疱疹（genital herpes） 45

白带异常（abnormal leucorrhea） 3

外生殖器官发育异常（female external genital organ dysplasia） 49

外用避孕药具（contraceptives and contraceptive devices for external application） 288

外阴丹毒（vulvar erysipelas） 13

外阴平滑肌瘤（vulvar leiomyoma） 88

外阴皮肤病（vulvar dermatosis） 81

外阴肉瘤（vulvar sarcoma） 93

外阴血肿（vulval hematoma） 75

外阴阴道损伤（vulva vaginal injury） 73

外阴阴道假丝酵母菌病（vulvovaginal candidiasis, VVC） 18

外阴疖肿（vulvar furuncle） 14

外阴良性肿瘤（vulvar benign tumor） 87

外阴转移性肿瘤（vulva metastatic carcinoma） 94

外阴佩吉特病（vulvar Paget disease） 91

外阴乳头状瘤（vulvar papilloma） 87

外阴炎症（vulvitis） 9

外阴前庭炎（vulvar vestibulitis） 11

外阴结核（vulvar tuberculosis） 37

外阴恶性肿瘤（vulvar malignant tumor） 89

外阴基底细胞癌（vulvar basal cell carcinoma） 92

外阴接触性皮炎（vulvar contact dermatitis） 16

外阴骑跨伤（vulvar straddle injury） 74

外阴硬化性苔藓（lichen sclerosis of vulva） 84

外阴硬化性苔藓合并鳞状上皮细胞增生（lichen sclerosis associated with squamous epithelial cell hyperplasia of vulva） 84

外阴黑色素瘤（vulvar melanoma） 92

外阴湿疹（vulvar eczema） 15

外阴蜂窝织炎（vulvar cellulitis） 13

外阴腺癌（vulvar adenocarcinoma） 93

外阴瘙痒（pruritus vulvae） 6

外阴瘤样病变（vulvar tumor-like lesion） 88

外阴整形术（genital plastic surgery） 332

外阴鳞状上皮内瘤变（vulvar intra-epithelial neoplasia, VIN） 89

外阴鳞状上皮细胞增生（squamous epithelial cell hyperplasia of vulva） 82

外阴鳞状细胞癌（vulvar squamous cell carcinoma） 90

出血性输卵管炎（hemorrhagic salpingitis） 265

皮下埋植缓释避孕系统（subcutaneous preparetions delivery system） 279

孕激素测定（progestogen test） 345

压力性尿失禁（urinary incontinence） 228

六 画

在位子宫内膜决定学说（determinant of uterine eutopic endometrium） 242

尖锐湿疣（condyloma acuminatum） 48

曲细精管发育不全综合征（seminiferous tubule dysgenesis） 65

先天性无阴道（congenital absence of vagina） 51

先兆流产（threatened abortion） 303

自然流产（spontaneous abortion） 302

自然避孕法（natural conception） 291

全阴道切除术（vaginectomy） 333

全盆底重建术（systemic synthetic meshes for surgical cure of genital tract prolapse） 334

会阴脓肿（perineal abscess） 14

负压吸引术（vacuum aspiration） 294

多毛症（hirsutism） 5

多囊卵巢综合征（polycystic ovary syndrome，PCOS） 216

产妇性心理（maternal sexual psychology） 311

闭经（amenorrhea） 206

羊膜腔内注射依沙吖啶引产（induction of labor by ethacridine amnioticinjection） 300

异位妊娠（ectopic pregnancy，EP） 251

异常子宫出血（abnormal uterine bleeding，AUB） 201

阴虱病（pediculosis pubis） 49

阴道上皮内瘤变（vaginal intra-epithelial neoplasias，VAIN） 96

阴道分泌物生理盐水悬液检查（saline suspension examination of vaginal discharge） 339

阴道平滑肌肉瘤（vaginal leiomyosarcoma） 100

阴道平滑肌瘤（vaginal liomyoma） 95

阴道用避孕药（contraceptives for external application） 290

阴道发育异常（vaginal malformation） 50

阴道肉瘤（vaginal sarcoma） 100

阴道血管瘤（vaginal hemangioma） 96

阴道后穹隆穿刺术（culdocentesis） 341

阴道后壁膨出（rectocele） 231

阴道闭锁（atresia of vagina） 51

阴道异物（vaginal foreign body） 75

阴道纤维肌瘤（vaginal fibromyoma） 95

阴道良性肿瘤（vaginal benign tumor） 94

阴道乳头状瘤（vaginal papilloma） 95

阴道炎症（vaginitis） 16

阴道穹隆膨出（vaginal vault prolapse） 231

阴道胚胎性横纹肌肉瘤（vaginal embryonal rhabdomyosarcoma） 100

阴道前壁膨出（cystocele） 230

阴道神经纤维瘤（vaginal nerve fibroma） 95

阴道恶性肿瘤（vaginal malignant tumor） 97

阴道流血（vaginal bleeding） 2

阴道斜隔综合征（oblique vaginal septum syndrome） 52

阴道脱落细胞检查（vaginal cytology） 340

阴道黑色素瘤（vaginal melanoma） 98

阴道溃疡（vaginal ulcer） 9

阴道腺病（vaginal adenosis） 95

阴道腺癌（vaginal adenocarcinoma） 99

阴道腐蚀性损伤（vaginal corrosive injury） 77

阴道镜（colposcopy） 335

阴道避孕环（contraceptive vaginal ring） 290

阴道鳞状细胞癌（vaginal squamous cell carcinoma） 97

妇女保健（women health care） 316

妇产科学（obstetrics and gynecology） 1

妇科内分泌学（gynecological endocrinology） 195

妇科手术患者性心理（gynecological surgery patient sexual psychology） 311

妇科肿瘤（gynecologic tumor） 85

妇科泌尿学（urogynecology） 226

妇科急腹症（gynecological acute abdomen） 250

妇科超声诊断（ultrasound diagnosis of department of gynaecology） 348

## 七　画

含铜宫内节育器（Cu intrauterine contraceptive device，CU-IUD） 283

卵泡刺激素测定（follicle-stimulating hormone test） 343

卵泡囊肿（follicular cyst） 176

卵巢上皮性肿瘤（ovarian epithelial tumor） 145

卵巢小细胞癌（ovarian small cell carcinoma） 174

卵巢子宫内膜异位症（ovarian endometriosis） 237

卵巢子宫内膜样肿瘤（endometrioid tumor of ovary） 150

卵巢无性细胞瘤（ovarian dysgerminoma） 164

卵巢支持-间质细胞瘤（ovarian sertoli-leydig cell tumor） 155

卵巢未分化肉瘤（undifferentiated ovarian sarcoma） 173

卵巢未分化癌和不能分类肿瘤（ovarian undifferentiated carcinoma and unclassified tumor） 151

卵巢巧克力囊肿破裂（ovarian chocolate cyst burst） 263

卵巢生殖细胞肿瘤（ovarian germ cell tumors，OGCTs） 160

卵巢发育异常（developmental anomaly of ovary） 58

卵巢血管来源肿瘤（tumor from blood of ovary） 171

卵巢肌肉来源肿瘤（tumor from muscle source of ovary） 170

卵巢交界性肿瘤（borderline ovarian tumor，BOT） 151

卵巢纤维组织来源肿瘤（tumor from fibrous tissue of ovary） 169

卵巢纤维瘤（ovarian fibroma） 154

卵巢纤维瘤病（fibroma disease of ovary） 175

卵巢两性母细胞瘤（ovarian gynandroblastoma） 156

卵巢卵泡膜细胞瘤（ovarian thecoma） 153

卵巢卵黄囊瘤（ovarian yolk sac tumor） 163

卵巢间皮来源肿瘤（tumor from celothelium source of ovary） 172

卵巢间质黄素瘤（ovarian stromal luteoma） 158

卵巢妊娠（ovarian pregnancy） 255

卵巢环管状性索肿瘤（ovarian sex-cord tumor with annular tubule） 156

卵巢转移性肿瘤（metastatic ovarian tumor） 166

卵巢非妊娠性绒毛膜癌（ovarian non-gestational choriocarcinoma） 165

卵巢非特异性类固醇细胞瘤（steroid cell tumor of ovary，not otherwise specified） 159

卵巢肿瘤破裂（ovarian tumor burst） 263

卵巢肿瘤蒂扭转（ovarian tumor with pedicle torsion） 264

卵巢性闭经（ovarian amenorrhea） 210

卵巢性索间质肿瘤（ovarian sex cord-stromal tumor） 153

卵巢单纯囊肿（simple cyst of ovary） 177

卵巢骨和软骨来源肿瘤（tumor from bone and cartilage of the ovary） 172

卵巢类固醇细胞瘤（ovarian steroid cell tumor） 156

卵巢冠囊肿（epoophoron cyst） 177

卵巢莱狄细胞瘤（ovarian leydig cell tumor） 158

卵巢造血细胞来源肿瘤（tumor from hematopoietic cell source of ovary） 173

卵巢透明细胞瘤（clear cell tumor of ovary） 151

卵巢脂肪组织来源肿瘤（adipose tissue tumor of the ovary） 172

卵巢浆液性肿瘤（serous tumor of ovary） 148

卵巢黄体囊肿破裂（ovarian lutein cyst burst） 262

卵巢移行细胞瘤（transitional cell tumor of ovary） 151

卵巢淋巴管来源肿瘤（tumor from lymph of ovary） 172

卵巢硬化性间质瘤（ovarian sclerosing stromal tumor） 154

卵巢畸胎瘤（ovarian teratoma） 161

卵巢颗粒细胞瘤（ovarian granulose stromal cell tumor） 153

卵巢瘤样病变（tumor-like lesion of ovary） 175

卵巢黏液性肿瘤（mucinous tumor of ovary） 149

卵巢癌间歇性肿瘤细胞减灭术（interval debulking surgery of ovarian carcinoma） 330

卵巢癌肿瘤细胞减灭术（cytoreductive surgery of ovarian carcinoma） 329

卵巢囊肿切除术（oophorocystectomy） 329

良性中间型滋养细胞疾病（benign intermediate trophoblastic disease） 194

局部广泛外阴切除术（radical vulvectomy） 331

尿瘘（urinary fistula） 79

阿米巴性阴道炎（ameba vaginitis） 23

陈旧性子宫颈裂伤（old laceration of cervix） 79

陈旧性会阴裂伤（old laceration of perineum） 78

妊娠试验（pregnancy test） 342

妊娠黄素瘤（luteoma of pregnancy） 176

妊娠期性心理（gestation period sexual psychology） 310

妊娠滋养细胞疾病（gestational trophoblastic disease，GTD） 181

纵隔子宫（septate uterus） 57

## 八　画

青少年及小儿妇科肿瘤（gynecological tumor in childhood and adolescence） 180

转移性子宫内膜癌（metastatic endometrial carcinoma） 138

软下疳（chancroid） 43

非产科因素的子宫破裂（nongestational uterine rupture） 268

垂体性闭经（pituitary amenorrhea） 211

刮/吸宫术（dilatation and curettage） 317

乳腺癌转移卵巢（metastatic ovarian cancer from breast） 168

放射性阴道炎（radiation vaginitis） 23

泌尿生殖道瘘（urogenital fistula） 79

性分化与发育异常（abnormality of sexual differentiation and development) 58

性传播疾病（sexually transmitted disease, STD） 40

性交损伤（coital injury） 78

性交疼痛（dyspareunia） 6

性交疼痛障碍（sexual pain disorders） 315

性染色体异常（abnormality of sexual chromosome） 60

性唤起障碍（sexual arousal disorder） 313

性高潮障碍（sexual orgasmic disorder） 314

性欲障碍（sexual desire disorder） 312

性腺发育异常（developmental anomaly of gonad） 65

性激素量与功能异常（the quantity and functional abnormity of sex hormone） 66

单方短效口服避孕药（unilateral short-acting oral contraceptive） 277

单角子宫（unicornuate uterus） 55

单纯外阴切除术（simple vulvectomy） 331

细菌性阴道病（bacterial vaginosis, BV） 21

经前期综合征（premenstrual syndrome, PMS） 220

甾体激素避孕药（steroid hormonal contraceptive） 274

## 九　画

药物引产（medical induction labor） 301

药物流产（medical abortion） 292

药物流产不全（incomplete medical abortion） 294

药物流产失败（medical abortion failure） 293

残角子宫（rudimentary horn of uterus） 55

残角子宫妊娠（pregnancy in rudimentary horn） 257

胃肠道癌转移卵巢（metastatic ovarian cancer from gastrointestinal tract） 167

复方短效口服避孕药（compound short-acting oral contraceptive） 275

复发性流产（recurrent spontaneous abortion, RSA） 304

侵蚀性葡萄胎（invasive hydatidiform mole） 188

盆底障碍性疾病（pelvic floor dysfunction） 228

盆腔包块（pelvic mass） 8

盆腔炎性疾病（pelvic inflammatory disease, PID） 31

盆腔炎性疾病后遗症（sequelae of pelvic inflammatory disease） 34

盆腔结缔组织炎（pelvic connective tissue inflammation） 34

盆腔淋巴造影（pelvic lymphography） 347

盆腔淤血综合征（pelvic congestion syndrome） 247

盆腔腹膜炎（pelvic peritonitis） 33

盆腔腹膜结核（pelvic peritoneal tuberculosis） 39

盆腔静脉造影（pelvic venography） 347

胚胎停育（embryonic development stop） 302

胎盘部位滋养细胞肿瘤（placental site trophoblastic tumor, PSTT） 192

急性子宫内膜炎（acute endometritis） 27

急性子宫颈炎（acute cervicitis） 24

急性外阴炎（acute vulvitis） 10

急性输卵管炎（acute salpingitis） 28

前庭大腺炎（bartholinitis） 11

前庭大腺脓肿（abscess of Bartholin gland） 12

前庭大腺囊肿（Bartholin cyst） 12

宫内节育器（intrauterine contraceptive device, IUD） 280

宫内节育器异位（abnormal position of intrauterine contraceptive device） 286

宫内宫外复合妊娠（heterotopic pregnancy, HP） 258

宫腔镜（hysteroscopy） 336

绒毛膜癌（choriocarcinoma） 189

绝经（menopause） 221

绝经后骨质疏松（postmenopausal osteoporosis） 223

获得性免疫缺陷综合征（acquired immunodeficiency syndrome, AIDS） 45

恶性腹膜间皮瘤（malignant peritoneal mesothelioma, MPM） 177

原发性痛经（primary dysmenorrhea, PD） 218

原发性输卵管绒毛膜癌（primary choriocarcinoma of fallopian tube） 143

原发性输卵管癌（primary carcinoma of fallopian tube） 141

紧急避孕法（emergency contraception） 287

钳刮术（forceps curettage） 295

特纳综合征（Turner syndrome） 61

特殊类型平滑肌瘤（special type of leiomyoma） 123

## 十　画

高雄激素血症（hyperandrogenemia, HA） 213

高催乳素血症（hyperprolactinemia） 215

病理性闭经（pathological amenorrhea） 207

家族性复发性葡萄胎（familial recurrent mole, FRM） 185

难免流产（inevitable abortion） 304

继发性痛经（secondary dysmenorrhea） 219

## 十一画

基础体温测定（basal body temperature test） 342

黄体囊肿（corpus luteum cyst） 176

萎缩性阴道炎（atrophic vaginitis） 22

梅毒（syphilis） 42

辅助生殖后的异位妊娠（ectopic pregnancy following assisted reproductive technology） 260

曼切斯特手术（Manchester operation） 334

婴幼儿外阴炎（infantile vaginitis） 12

婴幼儿阴道炎（infantile vaginitis） 22

假孕疗法（false pregnancy therapy） 244

假绝经疗法（false menopause therapy） 244

淋病（gonorrhea） 41

淋病性淋巴肉芽肿（gonococcal lymphoid granuloma） 44

深部子宫内膜异位症（deep endometriosis） 238

超雌（superfemale） 62

## 十二画

葡萄胎（hydatidiform mole，HM） 183

遗传性卵巢癌综合征（hereditary ovarian cancer syndrome，HOCS） 178

痛经（dysmenorrhea） 218

阔韧带妊娠（broad ligament pregnancy） 257

粪瘘（fecal fistula） 81

惰性宫内节育器（inert intrauterine contraceptive device） 282

## 十三画

感染性流产（septic abortion） 306

输卵管切除术（salpingectomy） 327

输卵管生殖细胞肿瘤（germ cell tumor of fallopian tube） 144

输卵管发育异常（developmental anomaly of fallopian tube） 57

输卵管肉瘤（sarcoma of fallopian tube） 145

输卵管卵巢切除术（salpingo-oophorectomy） 327

输卵管卵巢炎（salpingo-oophoritis） 30

输卵管卵巢脓肿（tubal ovarian abscess，TOA） 30

输卵管间质部妊娠（interstitial pregnancy of fallopian tube） 253

输卵管良性肿瘤（benign tumor of fallopian tube） 139

输卵管妊娠（fallopian tube pregnancy） 253

输卵管乳头状瘤（papilloma of fallopian tube） 141

输卵管炎（salpingitis） 28

输卵管结扎后复通术（reanastomosis after tubal ligation） 328

输卵管结核（fallopina tube tuberculosis） 38

输卵管绝育术（tubal sterilization operation） 292

输卵管恶性米勒管混合瘤（malignant mixed Müllerian of fallopian tube） 142

输卵管恶性肿瘤（malignant tumour of fallopian tube） 141

输卵管通液术（hydrotubation） 346

输卵管畸胎瘤（teratoma of fallopian tube） 140

输卵管腺瘤样瘤（adenomatoid tumor of fallopian tube） 140

腹股沟肉芽肿（granuloma inguinale） 44

腹腔妊娠（abdominal pregnancy） 256

腹腔镜（laparoscopy） 337

腹腔镜术后并发症（complication of laparoscopic surgery） 338

腹腔镜全子宫切除术（laparoscopic hysterectomy） 324

腹膜子宫内膜异位症（peritoneal endometriosis） 236

## 十四画

静脉内平滑肌瘤病（intravenous leiomyomatosis） 124

需氧菌性阴道炎（aerobic vaginitis，AV） 20

雌激素测定（estrogen test） 344

雌激素窗口理论（window for estrogen therapy） 246

膀胱过度活动症（overactive bladder，OAB） 229

膀胱颈韧带悬吊术（Cooper ligament suspension） 335

滴虫阴道炎（trichomonal vaginitis） 17

漏吸（fail of artificial abortion） 296

慢性子宫内膜炎（chronic endometritis） 27

慢性子宫颈炎（chronic cervicitis） 25

慢性外阴炎（chronic vulvitis） 10

慢性输卵管炎（chronic salpingitis） 29

## 十五画

鞍形子宫（saddle form uterus） 57

稽留流产（missed abortion） 305

## 十六画

激素补充治疗（hormone replacement therapy，HRT） 225

避孕（contraception） 273

避孕套（condom） 289

## 拉丁字母

XX 单纯性腺发育不全（simple XX gonadal dysgenesis）
65

XY 单纯性腺发育不全（simple XY gonadal dysgenesis）
66

## 阿拉伯数字

17-酮类固醇测定（17-ketosteroid test） 345

45,X/46,XY 卵睾性性发育障碍疾病（45,X/46,XY
ovotesticular disorder of sex development） 62

46,XX/46,XY 卵睾性性发育障碍疾病（46,XX/46,
XY ovotesticular disorder of sex development） 63

46,XX 性发育障碍疾病 – 雄激素过多（46,XX
disorder of sex development-androgenic excess） 66

46,XY 性发育障碍疾病 – 雄激素不敏感综合征（46,
XY disorder of sex development androgen insensitivity
syndrome，AIS） 71

46,XY 性发育障碍疾病 – 雄激素缺乏（46,XY disorder
of sex development-androgenic deficiency） 70

# 条 目 外 文 标 题 索 引

## A

abdominal pregnancy （腹腔妊娠） 256

abnormality of sexual chromosome （性染色体异常） 60

abnormality of sexual differentiation and development （性分化与发育异常） 58

abnormal leucorrhea （白带异常） 3

abnormal position of intrauterine contraceptive device （宫内节育器异位） 286

abnormal uterine bleeding，AUB （异常子宫出血） 201

abortion syndrome （人工流产综合征） 296

abscess of Bartholin gland （前庭大腺脓肿） 12

acquired immunodeficiency syndrome，AIDS （获得性免疫缺陷综合征） 45

acute cervicitis （急性子宫颈炎） 24

acute endometritis （急性子宫内膜炎） 27

acute salpingitis （急性输卵管炎） 28

acute vulvitis （急性外阴炎） 10

add back therapy （反向添加治疗） 245

adenomatoid tumor of fallopian tube （输卵管腺瘤样瘤） 140

adenomyosis （子宫腺肌病） 246

adhere of uterine cavity or cervical cancals （子宫颈/宫腔粘连） 297

adhesion，aggression，angiogenesis （子宫内膜异位症"三 A"学说） 241

adipose tissue tumor of the ovary （卵巢脂肪组织来源肿瘤） 172

adolescence sexual psychology （女性青春期性心理） 307

aerobic vaginitis，AV （需氧菌性阴道炎） 20

ameba vaginitis （阿米巴性阴道炎） 23

amenorrhea （闭经） 206

artificial abortion （人工流产） 292

atresia of vagina （阴道闭锁） 51

atrophic vaginitis （萎缩性阴道炎） 22

atypical endometriosis （不典型子宫内膜异位症） 239

## B

bacterial vaginosis，BV （细菌性阴道病） 21

Bartholin cyst （前庭大腺囊肿） 12

bartholinitis （前庭大腺炎） 11

basal body temperature test （基础体温测定） 342

benign intermediate trophoblastic disease （良性中间型滋养细胞疾病） 194

benign tumor of fallopian tube （输卵管良性肿瘤） 139

bicornuate uterus （双角子宫） 56

birth control （节育） 273

borderline ovarian tumor，BOT （卵巢交界性肿瘤） 151

broad ligament pregnancy （阔韧带妊娠） 257

## C

carcinoma of cervical stump （子宫颈残端癌） 115

cerclage of cervix （子宫颈内口环扎术） 321

cervical adenocarcinoma （子宫颈腺癌） 110

cervical and vaginal iodine staining test （子宫颈阴道碘着色试验） 341

cervical benign tumor （子宫颈良性肿瘤） 101

cervical biopsy （子宫颈活组织检查） 341

cervical carcinoma during pregnancy （子宫颈癌合并妊娠） 114

cervical cyst （子宫颈腺囊肿） 26

cervical hypertrophy （子宫颈肥大） 26

cervical intra-epithelial neoplasia，CIN （子宫颈上皮内瘤变） 102

cervical microinvasive carcinoma （子宫颈微小浸润癌） 111

cervical minimal deviation adenocarcinoma （子宫颈微偏腺癌） 113

cervical mucus examination （子宫颈黏液检查） 340

cervical myoma （子宫颈肌瘤） 102

cervical papillary fibroadenoma （子宫颈乳头状纤维腺瘤） 101

cervical papilloma （子宫颈乳头状瘤） 101

cervical physiotherapy （子宫颈物理治疗） 321

cervical polyp （子宫颈息肉） 26

cervical squamouscell carcinoma （子宫颈鳞状细胞癌） 107

cervicitis （子宫颈炎） 24

cesarean section in second trimester pregnancy （小型剖宫取胎术） 301

chancroid （软下疳） 43

childhood sexual psychology （儿童性心理） 307

chlamydia trachomatis infection in genital tract （生殖道

沙眼衣原体感染） 46

choriocarcinoma（绒毛膜癌） 189

chronic cervicitis（慢性子宫颈炎） 25

chronic endometritis（慢性子宫内膜炎） 27

chronic salpingitis（慢性输卵管炎） 29

chronic vulvitis（慢性外阴炎） 10

clear cell tumor of ovary（卵巢透明细胞瘤） 151

coital injury（性交损伤） 78

colposcopy（阴道镜） 335

complication of laparoscopic surgery（腹腔镜术后并发症） 338

compound short-acting oral contraceptive（复方短效口服避孕药） 275

condom（避孕套） 289

condyloma acuminatum（尖锐湿疣） 48

congenital absence of vagina（先天性无阴道） 51

conization of cervix（子宫颈锥形切除术） 318

contraception（避孕） 273

contraceptives and contraceptive devices for external application（外用避孕药具） 288

contraceptives for external application（阴道用避孕药） 290

contraceptive vaginal ring（阴道避孕环） 290

Cooper ligament suspension（膀胱颈韧带悬吊术） 335

corpus luteum cyst（黄体囊肿） 176

Cu intrauterine contraceptive device，CU-IUD（含铜宫内节育器） 283

culdocentesis（阴道后穹隆穿刺术） 341

cystocele（阴道前壁膨出） 230

cytoreductive surgery of ovarian carcinoma（卵巢癌肿瘤细胞减灭术） 329

## D

deep endometriosis（深部子宫内膜异位症） 238

delay of puberty（女性青春发育延迟） 200

determinant of uterine eutopic endometrium（在位子宫内膜决定学说） 242

developmental anomaly of fallopian tube（输卵管发育异常） 57

developmental anomaly of gonad（性腺发育异常） 65

developmental anomaly of ovary（卵巢发育异常） 58

didelphys uterus（双子宫） 56

dilatation and curettage（刮/吸宫术） 317

dysmenorrhea（痛经） 218

dyspareunia（性交疼痛） 6

## E

ectopic pregnancy，EP（异位妊娠） 251

ectopic pregnancy following assisted reproductive technology（辅助生殖后的异位妊娠） 260

embryonic development stop（胚胎停育） 302

emergency contraception（紧急避孕法） 287

endometrial atypical hyperplasia（子宫内膜不典型增生） 128

endometrial carcinoma（子宫内膜癌） 133

endometrial clear cell carcinoma（子宫内膜透明细胞癌） 137

endometrial complex hyperplasia（子宫内膜复杂性增生） 127

endometrial hyperplasia（子宫内膜增生） 125

endometrial simple hyperplasia（子宫内膜单纯性增生） 126

endometrial stromal sarcoma（子宫内膜间质肉瘤） 131

endometrial tuberculosis（子宫内膜结核） 39

endometrioid tumor of ovary（卵巢子宫内膜样肿瘤） 150

endometriosis（子宫内膜异位症） 234

endometritis（子宫内膜炎） 27

epithelioid trophoblastic tumor，ETT（上皮样滋养细胞肿瘤） 193

epoophoron cyst（卵巢冠囊肿） 177

estrogen test（雌激素测定） 344

## F

fail of artificial abortion（漏吸） 296

fallopian tube pregnancy（输卵管妊娠） 253

false menopause therapy（假绝经疗法） 244

false pregnancy therapy（假孕疗法） 244

familial recurrent mole，FRM（家族性复发性葡萄胎） 185

family planning（计划生育） 269

fallopina tube tuberculosis（输卵管结核） 38

fecal fistula（粪瘘） 81

female external genital organ dysplasia（外生殖器官发育异常） 49

female genital organ injury（女性生殖器官损伤） 73

female genital tuberculosis（女性生殖器结核） 35

female pubertal development disorder（女性青春期发育相关疾病）　198

female sexual dysfunction，FSD（女性性功能障碍）　312

female sexual psychology development（女性性心理发育）　306

fibroma disease of ovary（卵巢纤维瘤病）　175

follicle-stimulating hormone test（卵泡刺激素测定）　343

follicular cyst（卵泡囊肿）　176

forceps curettage（钳刮术）　295

## G

genital herpes（生殖器疱疹）　45

genital plastic surgery（外阴整形术）　332

genital tract fistula repair（生殖道瘘修补术）　333

germ cell tumor of fallopian tube（输卵管生殖细胞肿瘤）　144

gestational trophoblastic disease，GTD（妊娠滋养细胞疾病）　181

gestation period sexual psychology（妊娠期性心理）　310

gonococcal lymphoid granuloma（淋病性淋巴肉芽肿）　44

gonorrhea（淋病）　41

granuloma inguinale（腹股沟肉芽肿）　44

gynecological acute abdomen（妇科急腹症）　250

gynecological endocrinology（妇科内分泌学）　195

gynecological surgery patient sexual psychology（妇科手术患者性心理）　311

gynecological tumor in childhood and adolescence（青少年及小儿妇科肿瘤）　180

gynecologic tumor（妇科肿瘤）　85

## H

heavy bleeding during artificial abortion（人工流产术中出血）　295

hemorrhagic salpingitis（出血性输卵管炎）　265

hereditary ovarian cancer syndrome，HOCS（遗传性卵巢癌综合征）　178

heterotopic pregnancy，HP（宫内宫外复合妊娠）　258

hirsutism（多毛症）　5

hormone replacement therapy，HRT（激素补充治疗）　225

human chorionic gonadotrophin test（人绒毛膜促性腺激素测定）　343

human papilloma virus infection in genital tract（生殖道人乳头瘤病毒感染）　47

hydatidiform mole，HM（葡萄胎）　183

hydrotubation（输卵管通液术）　346

hyperandrogenemia，HA（高雄激素血症）　213

hyperprolactinemia（高催乳素血症）　215

hypothalamic amenorrhea，HA（下丘脑性闭经）　212

hysterectomy（子宫切除术）　322

hysterosalpingography（子宫输卵管碘油造影）　346

hysteroscopy（宫腔镜）　336

## I

incompetent cervix relaxation（子宫颈内口松弛）　249

incomplete abortion（不全流产）　304

incomplete artificial abortion（人工流产不全）　297

incomplete medical abortion（药物流产不全）　294

induction of labor by ethacridine amnioticinjection（羊膜腔内注射依沙吖啶引产）　300

induction of labor with water bag（水囊引产）　300

inert intrauterine contraceptive device（惰性宫内节育器）　282

inevitable abortion（难免流产）　304

infantile vaginitis（婴幼儿外阴炎）　12

infantile vaginitis（婴幼儿阴道炎）　22

infection post artificial abortion（人工流产术后感染）　298

infertility patient sexual psychology（不孕症患者性心理）　310

injectable（长效避孕针）　278

interstitial pregnancy of fallopian tube（输卵管间质部妊娠）　253

interval debulking surgery of ovarian carcinoma（卵巢癌间歇性肿瘤细胞减灭术）　330

intrauterine contraceptive device，IUD（宫内节育器）　280

intravenous leiomyomatosis（静脉内平滑肌瘤病）　124

invasive hydatidiform mole（侵蚀性葡萄胎）　188

## L

laparoscopic hysterectomy（腹腔镜全子宫切除术）　324

laparoscopy（腹腔镜）　337

leiomyosarcoma of uterus（子宫平滑肌肉瘤）　130

levonorgestrel-releasing intrauterine system，LNG-IUS

（左炔诺孕酮宫内缓释节育系统） 285

lichen sclerosis associated with squamous epithelial cell hyperplasia of vulva （外阴硬化性苔藓合并鳞状上皮细胞增生） 84

lichen sclerosis of vulva （外阴硬化性苔藓） 84

local extensive vulvectomy （广泛外阴切除术） 331

long-acting oral contraceptive （长效口服避孕药） 278

loop electrosurgical excision procedure，LEEP （子宫颈高频电圈刀环形切除术） 319

lower abdominal pain （下腹痛） 4

luteoma of pregnancy （妊娠黄素瘤） 176

## M

malignant mixed Müllerian of fallopian tube （输卵管恶性米勒管混合瘤） 142

malignant mixed Müllerian tumor of uterus （子宫恶性米勒管混合瘤） 132

malignant neoplasm of cervix （子宫颈恶性肿瘤） 105

malignant peritoneal mesothelioma，MPM （恶性腹膜间皮瘤） 177

malignant transformation of endometriosis （子宫内膜异位症恶变） 240

malignant tumour of fallopian tube （输卵管恶性肿瘤） 141

Manchester operation （曼切斯特手术） 334

maternal sexual psychology （产妇性心理） 311

medical abortion （药物流产） 292

medical abortion failure （药物流产失败） 293

medical induction labor （药物引产） 301

menopause （绝经） 221

menopause sexual psychology （女性更年期性心理） 309

menoxenia （月经失调） 7

metastatic endometrial carcinoma （转移性子宫内膜癌） 138

metastatic ovarian cancer form female genital tract （女性生殖道癌转移卵巢） 169

metastatic ovarian cancer from breast （乳腺癌转移卵巢） 168

metastatic ovarian cancer from gastrointestinal tract （胃肠道癌转移卵巢） 167

metastatic ovarian tumor （卵巢转移性肿瘤） 166

missed abortion （稽留流产） 305

mucinous tumor of ovary （卵巢黏液性肿瘤） 149

multiple primary carcinoma，MPC （女性生殖道多部位原发癌） 179

mycoplasma infection in genital tract （生殖道支原体感染） 47

myomectomy （子宫肌瘤剔除术） 325

myometritis （子宫肌炎） 28

## N

natural conception （自然避孕法） 291

nongestational uterine rupture （非产科因素的子宫破裂） 268

## O

oblique vaginal septum syndrome （阴道斜隔综合征） 52

obstetrics and gynecology （妇产科学） 1

old laceration of cervix （陈旧性子宫颈裂伤） 79

old laceration of perineum （陈旧性会阴裂伤） 78

oophorocystectomy （卵巢囊肿切除术） 329

ovarian amenorrhea （卵巢性闭经） 210

ovarian chocolate cyst burst （卵巢巧克力囊肿破裂） 263

ovarian dysgerminoma （卵巢无性细胞瘤） 164

ovarian endometriosis （卵巢子宫内膜异位症） 237

ovarian epithelial tumor （卵巢上皮性肿瘤） 145

ovarian fibroma （卵巢纤维瘤） 154

ovarian germ cell tumors，OGCTs （卵巢生殖细胞肿瘤） 160

ovarian granulose stromal cell tumor （卵巢颗粒细胞瘤） 153

ovarian gynandroblastoma （卵巢两性母细胞瘤） 156

ovarian leydig cell tumor （卵巢莱狄细胞瘤） 158

ovarian lutein cyst burst （卵巢黄体囊肿破裂） 262

ovarian non-gestational choriocarcinoma （卵巢非妊娠性绒毛膜癌） 165

ovarian pregnancy （卵巢妊娠） 255

ovarian sclerosing stromal tumor （卵巢硬化性间质瘤） 154

ovarian sertoli-leydig cell tumor （卵巢支持－间质细胞瘤） 155

ovarian sex cord-stromal tumor （卵巢性索间质肿瘤） 153

ovarian sex-cord tumor with annular tubule （卵巢环管状性索肿瘤） 156

ovarian small cell carcinoma（卵巢小细胞癌） 174

ovarian steroid cell tumor（卵巢类固醇细胞瘤） 156

ovarian stromal luteoma（卵巢间质黄素瘤） 158

ovarian teratoma（卵巢畸胎瘤） 161

ovarian thecoma（卵巢卵泡膜细胞瘤） 153

ovarian tumor burst（卵巢肿瘤破裂） 263

ovarian tumor with pedicle torsion（卵巢肿瘤蒂扭转） 264

ovarian undifferentiated carcinoma and unclassified tumor（卵巢未分化癌和不能分类肿瘤） 151

ovarian yolk sac tumor（卵巢卵黄囊瘤） 163

overactive bladder，OAB（膀胱过度活动症） 229

### P

papilloma of fallopian tube（输卵管乳头状瘤） 141

pathological amenorrhea（病理性闭经） 207

pediculosis pubis（阴虱病） 49

pelvic congestion syndrome（盆腔淤血综合征） 247

pelvic connective tissue inflammation（盆腔结缔组织炎） 34

pelvic floor dysfunction（盆底障碍性疾病） 228

pelvic inflammatory disease，PID（盆腔炎性疾病） 31

pelvic lymphography（盆腔淋巴造影） 347

pelvic mass（盆腔包块） 8

pelvic peritoneal tuberculosis（盆腔腹膜结核） 39

pelvic peritonitis（盆腔腹膜炎） 33

pelvic venography（盆腔静脉造影） 347

perforation of uterus during artificial abortion（人工流产子宫穿孔） 295

perineal abscess（会阴脓肿） 14

peritoneal endometriosis（腹膜子宫内膜异位症） 236

physiological amenorrhea（生理性闭经） 206

pituitary amenorrhea（垂体性闭经） 211

placental site trophoblastic tumor，PSTT（胎盘部位滋养细胞肿瘤） 192

polycystic ovary syndrome，PCOS（多囊卵巢综合征） 216

postmenopausal osteoporosis（绝经后骨质疏松） 223

precocious puberty（女性性早熟） 199

pregnancy in rudimentary horn（残角子宫妊娠） 257

pregnancy test（妊娠试验） 342

premenstrual syndrome，PMS（经前期综合征） 220

primary carcinoma of fallopian tube（原发性输卵癌） 141

primary choriocarcinoma of fallopian tube（原发性输卵管绒毛膜癌） 143

primary dysmenorrhea，PD（原发性痛经） 218

progestogen test（孕激素测定） 345

pruritus vulvae（外阴瘙痒） 6

pyometra（子宫积脓） 28

### Q

quality of care of family planning（计划生育优质服务） 271

### R

radiation vaginitis（放射性阴道炎） 23

radical hysterectomy（广泛子宫切除术） 323

radical trachelectomy（广泛子宫颈切除术） 320

radical vulvectomy（局部广泛外阴切除术） 331

reanastomosis after tubal ligation（输卵管结扎后复通术） 328

rectocele（阴道后壁膨出） 231

recurrent cervical carcinoma（子宫颈复发癌） 117

recurrent spontaneous abortion，RSA（复发性流产） 304

reproductive age sexual psychology（女性育龄期性心理） 308

rudimentary horn of uterus（残角子宫） 55

### S

saddle form uterus（鞍形子宫） 57

saline suspension examination of vaginal discharge（阴道分泌物生理盐水悬液检查） 339

salpingectomy（输卵管切除术） 327

salpingitis（输卵管炎） 28

salpingo-oophorectomy（输卵管卵巢切除术） 327

salpingo-oophoritis（输卵管卵巢炎） 30

sarcoma of fallopian tube（输卵管肉瘤） 145

sarcoma of uterus（子宫肉瘤） 129

secondary dysmenorrhea（继发性痛经） 219

seminiferous tubule dysgenesis（曲细精管发育不全综合征） 65

senile sexual psychology（女性老年期性心理） 309

septate uterus（纵隔子宫） 57

septic abortion（感染性流产） 306

sequelae of pelvic inflammatory disease（盆腔炎性疾病

后遗症) 34

serous tumor of ovary (卵巢浆液性肿瘤) 148

sexual arousal disorder (性唤起障碍) 313

sexual desire disorder (性欲障碍) 312

sexually transmitted disease, STD (性传播疾病) 40

sexual orgasmic disorder (性高潮障碍) 314

sexual pain disorders (性交疼痛障碍) 315

simple cyst of ovary (卵巢单纯囊肿) 177

simple vulvectomy (单纯外阴切除术) 331

simple XX gonadal dysgenesis (XX 单纯性腺发育不全) 65

simple XY gonadal dysgenesis (XY 单纯性腺发育不全) 66

special type of leiomyoma (特殊类型平滑肌瘤) 123

spontaneous abortion (自然流产) 302

squamous cell carcinoma of endometrium, SCCE (子宫内膜鳞状细胞癌) 136

squamous epithelial cell hyperplasia of vulva (外阴鳞状上皮细胞增生) 82

staging surgery of endometrial carcinoma (子宫内膜癌分期手术) 326

steroid cell tumor of ovary, not otherwise specified (卵巢非特异性类固醇细胞瘤) 159

steroid hormonal contraceptive (甾体激素避孕药) 274

subcutaneous preparetions delivery system (皮下埋植缓释避孕系统) 279

superfemale (超雌) 62

surgical abortion (手术流产) 294

syphilis (梅毒) 42

systemic synthetic meshes for surgical cure of genital tract prolapse (全盆底重建术) 334

## T

technical guidance of family planning (计划生育技术指导) 271

teratoma of fallopian tube (输卵管畸胎瘤) 140

termination on second trimester pregnancy (中期妊娠引产) 299

the quantity and functional abnormity of sex hormone (性激素量与功能异常) 66

therapy targeting the source of endometriosis (子宫内膜异位症源头治疗学说) 243

threatened abortion (先兆流产) 303

three big projects of family planning (计划生育三大工程) 272

torsion abnormality of uterine myoma (子宫肌瘤扭转) 266

transitional cell tumor of ovary (卵巢移行细胞瘤) 151

trichomonal vaginitis (滴虫阴道炎) 17

tubal ovarian abscess, TOA (输卵管卵巢脓肿) 30

tubal sterilization operation (输卵管绝育术) 292

tumor from blood of ovary (卵巢血管来源肿瘤) 171

tumor from bone and cartilage of the ovary (卵巢骨和软骨来源肿瘤) 172

tumor from celothelium source of ovary (卵巢间皮来源肿瘤) 172

tumor from fibrous tissue of ovary (卵巢纤维组织来源肿瘤) 169

tumor from hematopoietic cell source of ovary (卵巢造血细胞来源肿瘤) 173

tumor from lymph of ovary (卵巢淋巴管来源肿瘤) 172

tumor from muscle source of ovary (卵巢肌肉来源肿瘤) 170

tumor-like lesion of ovary (卵巢瘤样病变) 175

Turner syndrome (特纳综合征) 61

twin pregnancy consisting of a complete mole and coexisting fetus, CMCF (双胎妊娠完全性葡萄胎与正常胎儿共存) 187

## U

ultrasound diagnosis of department of gynaecology (妇科超声诊断) 348

undifferentiated ovarian sarcoma (卵巢未分化肉瘤) 173

unicornuate uterus (单角子宫) 55

unilateral short-acting oral contraceptive (单方短效口服避孕药) 277

urinary fistula (尿瘘) 79

urinary incontinence (压力性尿失禁) 228

urogenital fistula (泌尿生殖道瘘) 79

urogynecology (妇科泌尿学) 226

uterine amenorrhea (子宫性闭经) 208

uterine body inflammation (子宫体炎) 27

uterine cervical pregnancy (子宫颈妊娠) 254

uterine cornual pregnancy (子宫角妊娠) 259

uterine myoma (子宫肌瘤) 118

uterine myoma during pregnancy (子宫肌瘤合并妊娠) 121

uterine myoma red degeneration （子宫肌瘤红色变性） 267

uterine papillary serous carcinoma，UPSC （子宫内膜浆液性乳头状癌） 135

uterine prolapse （子宫脱垂） 232

uterine rudimentary/uterine hypoplasia （子宫未发育/发育不全） 55

uterine scar pregnancy （子宫瘢痕妊娠） 261

uterus malformation （子宫发育异常） 54

## V

vacuum aspiration （负压吸引术） 294

vaginal adenocarcinoma （阴道腺癌） 99

vaginal adenosis （阴道腺病） 95

vaginal benign tumor （阴道良性肿瘤） 94

vaginal bleeding （阴道流血） 2

vaginal corrosive injury （阴道腐蚀性损伤） 77

vaginal cytology （阴道脱落细胞检查） 340

vaginal embryonal rhabdomyosarcoma （阴道胚胎性横纹肌肉瘤） 100

vaginal fibromyoma （阴道纤维肌瘤） 95

vaginal foreign body （阴道异物） 75

vaginal hemangioma （阴道血管瘤） 96

vaginal intra-epithelial neoplasias，VAIN （阴道上皮内瘤变） 96

vaginal leiomyosarcoma （阴道平滑肌肉瘤） 100

vaginal liomyoma （阴道平滑肌瘤） 95

vaginal malformation （阴道发育异常） 50

vaginal malignant tumor （阴道恶性肿瘤） 97

vaginal melanoma （阴道黑色素瘤） 98

vaginal nerve fibroma （阴道神经纤维瘤） 95

vaginal papilloma （阴道乳头状瘤） 95

vaginal sarcoma （阴道肉瘤） 100

vaginal squamous cell carcinoma （阴道鳞状细胞癌） 97

vaginal ulcer （阴道溃疡） 9

vaginal vault prolapse （阴道穹隆膨出） 231

vaginectomy （全阴道切除术） 333

vaginitis （阴道炎症） 16

vulval hematoma （外阴血肿） 75

vulva metastatic carcinoma （外阴转移性肿瘤） 94

vulvar adenocarcinoma （外阴腺癌） 93

vulvar basal cell carcinoma （外阴基底细胞癌） 92

vulvar benign tumor （外阴良性肿瘤） 87

vulvar cellulitis （外阴蜂窝织炎） 13

vulvar contact dermatitis （外阴接触性皮炎） 16

vulvar dermatosis （外阴皮肤病） 81

vulvar eczema （外阴湿疹） 15

vulvar erysipelas （外阴丹毒） 13

vulvar furuncle （外阴疖肿） 14

vulvar intra-epithelial neoplasia，VIN （外阴鳞状上皮内瘤变） 89

vulvar leiomyoma （外阴平滑肌瘤） 88

vulvar malignant tumor （外阴恶性肿瘤） 89

vulvar melanoma （外阴黑色素瘤） 92

vulvar Paget disease （外阴佩吉特病） 91

vulvar papilloma （外阴乳头状瘤） 87

vulvar sarcoma （外阴肉瘤） 93

vulvar squamous cell carcinoma （外阴鳞状细胞癌） 90

vulvar straddle injury （外阴骑跨伤） 74

vulvar tuberculosis （外阴结核） 37

vulvar tumor-like lesion （外阴瘤样病变） 88

vulvar vestibulitis （外阴前庭炎） 11

vulva vaginal injury （外阴阴道损伤） 73

vulvitis （外阴炎症） 9

vulvovaginal candidiasis，VVC （外阴阴道假丝酵母菌病） 18

## W

window for estrogen therapy （雌激素窗口理论） 246

women health care （妇女保健） 316

## 阿拉伯数字

17-ketosteroid test （17-酮类固醇测定） 345

45，X/46，XY ovotesticular disorder of sex development （45，X/46，XY 卵睾性性发育障碍疾病） 62

46，XX/46，XY ovotesticular disorder of sex development （46，XX/46，XY 卵睾性性发育障碍疾病） 63

46，XX disorder of sex development-androgenic excess （46，XX 性发育障碍疾病 – 雄激素过多） 66

46，XY disorder of sex development-androgenic deficiency （46，XY 性发育障碍疾病 – 雄激素缺乏） 70

46，XY disorder of sex development androgen insensitivity syndrome，AIS （46，XY 性发育障碍疾病 – 雄激素不敏感综合征） 71

# 内 容 索 引

## 说 明

一、本索引是本卷条目和条目内容的主题分析索引。索引款目按汉语拼音字母顺序并辅以汉字笔画、起笔笔形顺序排列。同音时，按汉字笔画由少到多的顺序排列，笔画数相同的按起笔笔形横（一）、竖（丨）、撇（丿）、点（、）、折（乛，包括丁乚乙等）的顺序排列。第一字相同时，按第二字，余类推。索引标目中夹有拉丁字母、希腊字母、阿拉伯数字和罗马数字的，依次排在相应的汉字索引款目之后。标点符号不作为排序单元。

二、设有条目的款目用黑体字，未设条目的款目用宋体字。

三、不同概念（含人物）具有同一标目名称时，分别设置索引款目；未设条目的同名索引标目后括注简单说明或所属类别，以利检索。

四、索引标目之后的阿拉伯数字是标目内容所在的页码，数字之后的小写拉丁字母表示索引内容所在的版面区域。本书正文的版面区域划分如右图。

| a | c | e |
|---|---|---|
| b | d | f |

## A

阿尔伯特·冯·科利克（Albert von Kolliker）　196b

**阿米巴性阴道炎**（ameba vaginitis）　23c

阿诺德·阿道夫·贝特霍尔德（Anold Adolph Berhold）　196b

阿谢曼综合征（Asherman syndrome）　209e

癌基因突变学说　180b

艾滋病　45d

艾滋病期（HIV 感染）　46b

爱母 IUD　284a

爱慕异性阶段　308b

安全期　342e

安全期避孕法　291b

安全套　289c

**鞍形子宫**（saddle form uterus）　57a

凹空（koilocyte）细胞　48f

奥尔布赖特（Albright）Ⅱ型综合征　61b

奥尔德里奇（Aldridge）　227f

## B

巴巴尼古拉（Papanicolaou, G. N.）　1d

巴氏（Barr）小体　64c

巴氏Ⅰ级　341a

巴氏Ⅱ级　341a

巴氏Ⅲ级　341a

巴氏Ⅳ级　341b

巴氏Ⅴ级　341b

巴氏腺囊肿　12b

巴斯德（Pasteur, L. I.）　1c

白带　3e

**白带异常**（abnormal leucorrhea）　3e

白癜风　83b

白假丝酵母菌　18f

白色病变　236e

白色念珠菌　18f

包裹性积液　38c

贝赫切特（Behcet）综合征　9c

苯扎氯胺（BZK）　290d

比尔指数　273f

比林斯法　291e

**闭经**（amenorrhea）　206c

壁间肌瘤　119b

**避孕**（contraception）　273d

**避孕套**（condom）　289b

表浅斑块型外阴基底细胞癌　92b

表浅的蜂窝织炎　14a

表型性别　58f

**病理性闭经**（pathological amenorrhea）　207c

病理性真性性早熟　199c

病理性子宫破裂　268f

玻璃样变　118f

玻璃样小体　163d

播散型淋病　41f

播散种植　166e

不典型绒毛膜癌　193f

不典型增生性浆黏液性肿瘤　152b

不典型增生性黏液性肿瘤　152a

不典型子宫内膜异位症（atypical endometriosis）　239e

不良宿主 VVC　20c

不满意的肿瘤细胞减灭术　329d

不全流产（incomplete abortion）　304d

不完全横隔　209b

不完全双角子宫　56e

不完全型雄激素不敏感综合征　71f

不完全性性早熟　199c

不完全纵隔子宫　57c

不锈钢宫形器　283b

不锈钢金单环　283a

不锈钢麻花环　283b

不孕症患者性心理（infertility patient sexual psycho-logy）　310e

## C

菜花型　3a

残角子宫（rudimentary horn of uterus）　55e

残角子宫妊娠（pregnancy in rudimentary horn）　257e

残角子宫妊娠破裂　258d

残余葡萄胎　189c

苍白螺旋体　42e

产妇性心理（maternal sexual psychology）　311f

产前筛查　316f

产前诊断　317a

长效避孕针（injectable）　278f

长效口服避孕药（long-acting oral contraceptive）　278a

肠膨出　231e

肠腺瘤样瘤　101c

肠型黏液性交界性瘤　150a

超常胎盘部位反应　189c，195c

超雌（superfemale）　62f

超声造影　349f

陈旧性会阴裂伤（old laceration of perineum）　78a

陈旧性子宫颈裂伤（old laceration of cervix）　79b

成年型颗粒细胞瘤　153d

成熟畸胎瘤　161d

耻骨后膀胱尿道悬吊术　229d

出血性输卵管炎（hemorrhagic salpingitis）　265e

处女膜　209a，333a

处女膜闭锁　49f，51c

处女膜修补术　333a

传统性病　40c

创伤性宫腔粘连　209e

垂体性闭经（pituitary amenorrhea）　211c

垂体性多毛症　5d

纯间质肿瘤　153b

纯性索肿瘤　153b

雌激素（estrogen，E）　344c

雌激素测定（estrogen test）　344c

雌激素窗口理论（window for estrogen therapy）　246a

雌激素试验　208b

促性腺激素　343c

脆性骨折　224c

## D

达那唑　244e

大瘘孔　79e

大阴唇腹股沟疝　12c

戴维·吉尔曼（David Gillman）　227f

单侧条索状卵巢综合征　210e

单纯疱疹病毒（herpes simplex virus，HSV）　45b

单纯外阴切除术（simple vulvectomy）　331b

单纯型淋病　41e

单纯性腺发育不全　62a，210d

单纯性衣原体感染　46f

单方短效口服避孕药（unilateral short-acting oral contraceptive）　277c

单角子宫（unicornuate uterus）　55d

单孔腹腔镜　338a

盗汗　222c

低促性腺激素性青春发育延迟　200d

低促性腺激素性腺功能低落　207d

低促性腺激素性性腺功能低下　200d

低度恶性潜能肿瘤　151f

低度恶性子宫内膜间质肉瘤（low grade endometrial stromal sarcoma，LGESS）　131e

低骨量　224d

低危型 HPV　48a

滴虫阴道炎（trichomonal vaginitis）　17f

地诺孕素　245a

地塞米松抑制试验　214d

第二代 IUD　281a

第二代单方短效口服避孕药　277c

第二代性病　40c

第三代单方短效口服避孕药　277c

第四代单方短效口服避孕药　277d

第一代 IUD　281a

第一代单方短效口服避孕药　277c

第一代性病　40c

点火效应（flare up）　245b

杜诺凡病（Donovanosis）　44e

多发性中间滋养叶结节　193f

多发子宫肌瘤　118e

多毛症（hirsutism）　5b

多囊卵巢综合征（polycystic ovary syndrome, PCOS）　216d

惰性 IUD　281a

惰性宫内节育器（inert intrauterine contraceptive device）　282a

## E

恶性 Brenner 瘤　151d

恶性 OGCTs　160f

恶性腹膜间皮瘤（malignant peritoneal mesothelioma, MPM）　177f

恶性腹膜间皮瘤混合型　178b

恶性腹膜间皮瘤局限型　178a

恶性腹膜间皮瘤弥漫型　178a

恶性腹膜间皮瘤肉瘤型　178b

恶性腹膜间皮瘤上皮型　178a

恶性畸胎瘤 1 期　162e

恶性畸胎瘤 2 期　162e

恶性畸胎瘤 3 期　162e

恶性畸胎瘤 4 期　162e

恶性葡萄胎　188d

恶性滋养细胞肿瘤　260a

儿童性心理（childhood sexual psychology）　307b

二次肿瘤细胞减灭术　329d

二级预防（青春期保健）　316d

二级预防（生育期保健）　316d

二期梅毒　43b

## F

反向添加治疗（add back therapy）　245d

芳香化酶缺陷　68e

放疗后复发　117a

放射性阴道炎（radiation vaginitis）　23a

非产科因素的子宫破裂（nongestational uterine rupture）　268e

非接触式性交痛　312b

非门细胞 Leydig 细胞瘤　158e

非门细胞型间质细胞瘤　158f

非妊娠性绒癌　143f

非特异性慢性盆腔炎　38f

非体质性青春发育延迟　200d

非性交性疼痛　315a

肥胖　214b

分娩损伤（外阴阴道）　73d

粪瘘（fecal fistula）　81c

峰日（子宫颈黏液观察法）　291f

峰日后的黏液期（子宫颈黏液观察法）　291f

峰日前的黏液期（子宫颈黏液观察法）　291e

辅助生殖后的异位妊娠（ectopic pregnancy following assisted reproductive technology）　260b

负压吸引术（vacuum aspiration）　294e

妇产科学（obstetrics and gynecology）　1a

妇科超声诊断（ultrasound diagnosis of department of gynaecology）　348a

妇科急腹症（gynecological acute abdomen）　250a

妇科泌尿学（urogynecology）　226c

妇科内分泌学（gynecological endocrinology）　195f

妇科手术患者性心理（gynecological surgery patient sexual psychology）　311a

妇科肿瘤（gynecologic tumor）　85c

妇女保健（women health care）　316b

《妇人胎产论》　196c

附件切除术　327e

附件炎　30a

复发性流产（recurrent spontaneous abortion, RSA）　304f

复发性外阴阴道假丝酵母菌病（recurrent vulvovaginal candidiasis, RVVC）　20a

复方短效口服避孕药（compound short-acting oral contraceptive）　275f

复杂环形小管　156b

复杂性衣原体感染　46f

副输卵管积水　58a

富于细胞纤维瘤　169e

富于细胞型平滑肌瘤　123d

腹股沟肉芽肿（granuloma inguinale）　44e
腹膜斑块状病损（腹膜子宫内膜异位症）　237a
腹膜黏液瘤　149e
腹膜外气肿　338d
腹膜外妊娠　257c
腹膜种植卵巢 SBTs　148c
腹膜子宫内膜异位症（peritoneal endometriosis）　236d
腹膜子宫内膜异位症色素沉着型　236e
腹膜子宫内膜异位症无色素沉着型　236e
腹腔镜（laparoscopy）　337a
腹腔镜全子宫切除术（laparoscopic hysterectomy）　324f
腹腔镜手术（子宫肌瘤剔除术）　325e
腹腔镜术后并发症（complication of laparoscopic surgery）　338b
腹腔镜下输卵管复通术　328d
腹腔镜阴式广泛子宫颈切除术　320e
腹腔镜子宫肌瘤消融术　121b
腹腔妊娠（abdominal pregnancy）　256f
腹腔转移性肿瘤　178d

## G

改良 Shirodkar 法　249f
干性腹膜炎　39e
肝细胞生长因子（hepatocyte growth factor，HGF）　243b
肝硬化腹水　178d
感染窗口期（HIV 感染）　46a
感染性流产（septic abortion）　306b
高促性腺激素性腺功能低落　207d
高促性腺激素性性腺功能低下　201a
高催乳素血症（hyperprolactinemia）　215a
高度恶性子宫内膜间质肉瘤（high grade endometrial stromal sarcoma，HGESS）　131e
高睾酮血症　213d
高强度聚焦超声　121c
高危型 HPV　48a，103e
高雄激素血症（hyperandrogenemia，HA）　213c
格伦瓦尔德（Gruenwald）理论　52e
更年期　309c，317b
弓形子宫　57a
功能失调性子宫出血　201f
功能性卵巢肿瘤　153b

功能性痛经　218b
宫内宫外复合妊娠（heterotopic pregnancy，HP）　258e
宫内节育器（intrauterine contraceptive device，IUD）　280f
宫内节育器部分异位　286e
宫内节育器完全异位　286e
宫内节育器异位（abnormal position of intrauterine contraceptive device）　286c
宫内节育器子宫外异位　286f
宫内孕和异位妊娠的超声发现　252b
宫腔镜（hysteroscopy）　336a
宫腔镜手术（子宫肌瘤剔除术）　326a
宫腔内超声检查　348a
宫腔鱼鳞癣　136e
宫外孕　251c
孤雄二倍体　183e
孤雄完全性葡萄胎（androgenetic CHM，AnCHM）　183e
骨源性肿瘤　172c
骨质疏松症　224d
骨转换加速　224b
刮/吸宫术（dilatation and curettage）　317f
管泡结构　163d
广泛外阴切除术（local extensive vulvectomy）　331d
广泛子宫颈切除术（radical trachelectomy）　320c
广泛子宫切除术（radical hysterectomy）　323e
过期流产　302d，305f

## H

含铜宫内节育器（Cu intrauterine contraceptive device，CU-IUD）　283c
含铜宫形器　283f
罕见腺癌　99d
汗腺癌　93d
合体细胞子宫内膜炎　193b，195c
合体滋养细胞（syncytiotrophoblast，ST）　182b
核分裂活跃型平滑肌瘤　123e
痕迹子宫　55b
红色病变　236e
红色样变　118f
后盆腔　334d
后天梅毒　42f
后天性子宫颈囊肿　101c

化脓性肉芽肿 88f

怀特（White, C.） 1c

坏疽性丹毒 13e

《黄帝内经》 196c

黄素化卵泡膜细胞瘤 158d

黄体 176f，262b

黄体功能不足 2e

**黄体囊肿**（corpus luteum cyst） 176e

会阴Ⅰ度裂伤 78c

会阴Ⅱ度裂伤 78c

会阴Ⅲ度裂伤 78c

会阴Ⅳ度裂伤 78c

**会阴脓肿**（perineal abscess） 14e

混合型无性细胞瘤 164e

混合性卵巢妊娠 256a

混合性尿失禁 228c

混合性性索间质肿瘤 153c

混合性性腺发育不良症 62d

混合性性腺发育不全 62c

活性IUD 281a

获得性梅毒 42f

**获得性免疫缺陷综合征**（acquired immunodeficiency
 syndrome, AIDS） 45d

霍姆斯（Holmes, O. W.） 1c

### J

机器人腹腔镜 338a

机械性子宫破裂 268e

肌壁间肌瘤 118d

肌瘤变性 118e

基础体温（basal body temperature, BBT） 342c

**基础体温测定**（basal body temperature test） 342c

基础体温法 291d

畸胎瘤 160b

**稽留流产**（missed abortion） 305e

激素 196e

**激素补充治疗**（hormone replacement therapy, HRT）
 225a

**激素治疗**（hormone therapy, HT） 225b

吉妮IUD 284a

急迫性尿失禁 228c，229f

急性AUB 202b

急性附件炎 250d

急性阑尾炎 264c

急性期（HIV感染） 46a

**急性输卵管炎**（acute salpingitis） 28f

**急性外阴炎**（acute vulvitis） 10c

**急性子宫颈炎**（acute cervicitis） 24c

**急性子宫内膜炎**（acute endometritis） 27a

**计划生育**（family planning） 269f

**计划生育技术指导**（technical guidance of family
 planning） 271c

**计划生育三大工程**（three big projects of family
 planning） 272e

**计划生育优质服务**（quality of care of family planning）
 271f

继发性膀胱过度活动症 229e

继发性闭经 206c

继发性闭经性腺发育不全 210d

继发性腹腔妊娠 257a

继发性卵巢妊娠 256a

继发性卵巢肿瘤 166d

继发性平滑肌肉瘤 130f

继发性输卵管肉瘤 145b

**继发性痛经**（secondary dysmenorrhea） 219c

继发性性高潮障碍 314c

**家族性复发性葡萄胎**（familial recurrent mole, FRM）
 185f

**假绝经疗法**（false menopause therapy） 244e

假黏液性腹膜瘤 150a，152d

假丝酵母菌 339f

假性闭经 208f

假性性早熟 199c

**假孕疗法**（false pregnancy therapy） 244b

**尖锐湿疣**（condyloma acuminatum） 48e

间断使用的阴道避孕环 291a

间质泡膜增殖 210f

间质性输卵管炎 29f

间质增生 210f

简单环形小管 156b

浆膜下肌瘤 118d

浆膜下子宫肌瘤 258c

浆黏液性交界性肿瘤 152b

浆液性交界性瘤 148b，152a

浆液性腺瘤 148f

交界瘤伴微浸润 150f

交界瘤合并上皮内癌 150f

接触性皮炎 13f，82b

接近异性阶段　308b

节育（birth control）　273a

节育器穿空与外游　287c

节育器断裂、变形　287c

节育器嵌顿　287c

节育器移位　287b

结核性腹膜炎　178d

结核性盆腔炎　35a

结节性淀粉样变　89a

结节状病损（腹膜子宫内膜异位症）　237a

解脲支原体　47d

金塑混合环　283b

紧急避孕法（emergency contraception）　287f

浸润性种植的 SBTs　148e

经腹部超声检查　348d

经腹手术（子宫肌瘤剔除术）　325c

经期严重出血　202a

经前焦虑症（premenstrual dysphoric disorders，PMDD）　220d

经前紧张症　220d

经前期紧张综合征　220d

经前期综合征（premenstrual syndrome，PMS）　220d

经血逆流种植学说　243d

经阴道/直肠超声检查　348e

经阴道全子宫切除术　323c

经阴道手术（子宫肌瘤剔除术）　325f

经阴道注水腹腔镜　338a

静脉内平滑肌瘤病（intravenous leiomyomatosis）　124b

静息体温　342c

境遇性性高潮障碍　314d

境遇性阴道痉挛　315c

镜下子宫内膜异位症　236f

局部广泛外阴切除术（radical vulvectomy）　331e

绝经（menopause）　221e

绝经过渡期　207b，223a

绝经过渡期异常子宫出血　134b，139b

绝经后保健　317c

绝经后骨质疏松（postmenopausal osteoporosis）　223f

绝经激素治疗（menopause hormone therapy，MHT）　225b

绝经期　223a，317b

绝经期症状　245d

## K

卡尔·恩斯特·冯·贝尔（Karl Ernst von Baer）　196a

卡尔曼（Kallmann）综合征　212f

开腹全子宫切除术　323a

开腹子宫次全切除术　322f

凯利（Kelly）　227f

凯撒（Caesar）　1b

康拉·朗根贝克（Conrad Langenbeck）　227c

可接受性（药物避孕方法）　275b

克格尔（Kegel）运动　229a

克兰费尔特综合征（Klinefelter syndrome）　65b

克罗米芬治疗试验　214d

空蝶鞍　211d

空蝶鞍综合征　211d

控体避孕药　277d

库欣（Cushing）综合征　213f

阔韧带裂伤修补术　248f

阔韧带内妊娠　257c

阔韧带妊娠（broad ligament pregnancy）　257c

## L

莱尼尔·德·格拉夫（Reinier de Graaf）　196a

阑尾周围脓肿　265b

类脂质细胞瘤　156f

粒细胞肉瘤　174b

连续联合法　225e

连续使用的阴道避孕环　291a

连续序贯法　225f

良性 Brenner 瘤　151c

良性 OGCTs　160e

良性浆液性瘤　148a

良性中间型滋养细胞疾病（benign intermediate trophoblastic disease）　194f

良性子宫内膜样肿瘤　150e

列奥纳多·达·芬奇（Leonardo da Vinci）　227b

林奇（Lynch）Ⅱ综合征　178f

林巧稚　1f，2a

临床治愈　43d

淋巴结转移　146a

淋巴囊肿　324f

淋巴转移　166e

淋病（gonorrhea）　41d

淋病后综合征 42d

淋病奈瑟菌 41d

淋病性淋巴肉芽肿 (gonococcal lymphoid granuloma) 44c

淋菌 41d

鳞柱交界区 (squamocolumnar junction, SCJ) 103a

鳞状细胞癌ⅠA1 期 112b

鳞状细胞癌ⅠA2 期 112b，113b

瘘 333c

漏尿 80a

漏吸 (fail of artificial abortion) 296e

颅咽管瘤 213a

滤泡囊肿 176c

绿色瘤 174b

卵巢 311a

卵巢癌初次肿瘤细胞减灭术 329d

卵巢癌间歇性肿瘤细胞减灭术 (interval debulking surgery of ovarian carcinoma) 330d

卵巢癌肿瘤细胞减灭术 (cytoreductive surgery of ovarian carcinoma) 329d

卵巢白血病 174b

卵巢不敏感综合征 210d

卵巢单纯囊肿 (simple cyst of ovary) 177b

卵巢抵抗综合征 210d

卵巢多细胞性纤维瘤 169e

卵巢恶性间皮瘤 173a

卵巢恶性淋巴瘤 173e

卵巢恶性肿瘤 8b

卵巢发育异常 (developmental anomaly of ovary) 58b

卵巢非妊娠性绒毛膜癌 (ovarian non-gestational choriocarcinoma) 165c

卵巢非妊娠性绒毛膜癌单纯型 165c

卵巢非妊娠性绒毛膜癌混合型 165c

卵巢非特异性类固醇细胞瘤 (steroid cell tumor of ovary, not otherwise specified) 159c

卵巢骨和软骨来源肿瘤 (tumor from bone and cartilage of the ovary) 172c

卵巢骨瘤 172c

卵巢骨肉瘤 172c

卵巢冠囊肿 (epoophoron cyst) 177c

卵巢冠囊肿副中肾管型 177d

卵巢冠囊肿间皮型 177d

卵巢冠囊肿中肾管型 177d

卵巢横纹肌肉瘤 171a

卵巢环管状性索肿瘤 (ovarian sex-cord tumor with annular tubule) 156a

卵巢黄体 262b

卵巢黄体囊肿 262b

卵巢黄体囊肿破裂 (ovarian lutein cyst burst) 262a

卵巢黄体破裂 250c

卵巢肌肉来源肿瘤 (tumor from muscle source of ovary) 170b

卵巢畸胎瘤 (ovarian teratoma) 161c

卵巢畸胎瘤 0 级 162d

卵巢畸胎瘤 1 级 162d

卵巢畸胎瘤 2 级 162d

卵巢畸胎瘤 3 级 162d

卵巢甲状腺肿 161f，162b

卵巢间皮来源肿瘤 (tumor from celothelium source of ovary) 172e

卵巢间质黄素瘤 (ovarian stromal luteoma) 158a

卵巢间质细胞瘤 158d

卵巢浆细胞病 174c

卵巢浆液性肿瘤 (serous tumor of ovary) 148a

卵巢交界性肿瘤 (borderline ovarian tumor, BOT) 151f

卵巢颗粒细胞瘤 (ovarian granulose stromal cell tumor) 153c

卵巢莱狄细胞瘤 (ovarian leydig cell tumor) 158e

卵巢类癌瘤 162a

卵巢类固醇细胞瘤 (ovarian steroid cell tumor) 156e

卵巢类固醇细胞瘤高雌激素型 157b

卵巢类固醇细胞瘤高雄激素型 157a

卵巢良性肿瘤 8b

卵巢两性母细胞瘤 (ovarian gynandroblastoma) 156d

卵巢淋巴管来源肿瘤 (tumor from lymph of ovary) 172a

卵巢淋巴管瘤 172a

卵巢淋巴管肉瘤 172b

卵巢瘤样病变 (tumor-like lesion of ovary) 175b

卵巢卵黄囊瘤 (ovarian yolk sac tumor) 163b

卵巢卵泡膜细胞瘤 (ovarian thecoma) 153f

卵巢囊肿切除术 (oophorocystectomy) 329a

卵巢内胚窦瘤 163b

卵巢黏液性肿瘤 (mucinous tumor of ovary) 149d

卵巢巧克力囊肿　263a

卵巢巧克力囊肿破裂（ovarian chocolate cyst burst）　263a

卵巢妊娠（ovarian pregnancy）　255e

卵巢上皮恶性肿瘤　146b，147b

卵巢上皮良性肿瘤　146a，147b

卵巢上皮性肿瘤（ovarian epithelial tumor）　145e

卵巢生殖细胞肿瘤（ovarian germ cell tumors，OGCTs）　160a

卵巢透明细胞瘤（clear cell tumor of ovary）　151a

卵巢未分化癌和不能分类肿瘤（ovarian undifferentiated carcinoma and unclassified tumor）　151d

卵巢未分化肉瘤（undifferentiated ovarian sarcoma）　173b

卵巢无性细胞瘤（ovarian dysgerminoma）　164b

卵巢纤维瘤（ovarian fibroma）　154c

卵巢纤维瘤病（fibroma disease of ovary）　175e

卵巢纤维肉瘤　170a

卵巢纤维组织来源肿瘤（tumor from fibrous tissue of ovary）　169e

卵巢腺瘤样瘤　172e

卵巢小细胞癌（ovarian small cell carcinoma）　174c

卵巢小细胞癌肺型　174f

卵巢小细胞癌高钙血症型　174e

卵巢性闭经（ovarian amenorrhea）　210c

卵巢性多毛症　5c

卵巢性索间质肿瘤（ovarian sex cord-stromal tumor）　153a

卵巢血管来源肿瘤（tumor from blood of ovary）　171c

卵巢血管瘤　171c

卵巢血管内皮肉瘤　171e

卵巢血管外皮细胞瘤　172a

卵巢炎性囊肿　175d

卵巢移行细胞瘤（transitional cell tumor of ovary）　151c

卵巢硬化性间质瘤（ovarian sclerosing stromal tumor）　154f

卵巢早衰　210f，221f

卵巢造血细胞来源肿瘤（tumor from hematopoietic cell source of ovary）　173e

卵巢支持－间质细胞瘤（ovarian sertoli-leydig cell tumor）　155b

卵巢支持－间质细胞瘤含异源成分型　155c

卵巢支持－间质细胞瘤网型　155c

卵巢脂肪组织来源肿瘤（adipose tissue tumor of the ovary）　172d

卵巢肿瘤蒂扭转（ovarian tumor with pedicle torsion）　264e

卵巢肿瘤蒂扭转　146e

卵巢肿瘤继发感染　147a

卵巢肿瘤破裂（ovarian tumor burst）　263f

卵巢肿瘤破裂　146f

卵巢重度水肿　175d

卵巢转移性肿瘤（metastatic ovarian tumor）　166d

卵巢子宫内膜样肿瘤（endometrioid tumor of ovary）　150e

卵巢子宫内膜异位症（ovarian endometriosis）　237c

卵睾　64e

卵裂　181f

卵泡刺激素（follicle-stimulating hormone，FSH）　343c

卵泡刺激素测定（follicle-stimulating hormone test）　343b

卵泡膜细胞瘤　2f

卵泡膜细胞增生症　213e

卵泡膜增殖综合征　210f

卵泡囊肿（follicular cyst）　176c

罗伯特·爱德华兹（Robert Edwards）　196e

螺内酯　275f

## M

马克斯·尼采（Max Nitze）　227f

麦格综合征　154e

麦丘恩－奥尔布赖特（McCune-Albright）综合征　199d

满意的肿瘤细胞减灭术　329d

曼切斯特手术（Manchester operation）　334a

曼氏术　334a

慢性 AUB　202b

慢性盆腔痛　248b

慢性盆腔炎　34c

慢性输卵管炎（chronic salpingitis）　29e

慢性外阴炎（chronic vulvitis）　10e

慢性外阴营养不良　81f

慢性子宫颈管黏膜炎　26a

慢性子宫颈炎（chronic cervicitis）　25e

慢性子宫内翻　234a

慢性子宫内膜炎（chronic endometritis）　27e

毛囊炎 13e

梅毒（syphilis） 42e

梅毒螺旋体 42e

门细胞瘤 158e

门细胞型间质细胞瘤 158f

门细胞增生症 175c

米非司酮 292f

米勒管发育不全综合征 209d

米索前列醇 292f

**泌尿生殖道瘘**（urogenital fistula） 79d

泌尿生殖器外型淋病 41f

棉签试验 228f

苗勒管 50f

牡蛎卵巢 217b

N

男性母细胞瘤 155b

男性型肥胖 214b

男用避孕套 289c

**难免流产**（inevitable abortion） 304b

囊性变 118f

内分泌系统 195f

内膜炎腺癌 99d

内膜样囊肿 237c

内胚窦样结构 163c

内在性的子宫内膜异位症 219e，246c

黏膜下肌瘤 118e，119b

黏液性交界性瘤 152a

黏液性囊腺癌 150c

黏液样平滑肌瘤 123f

尿道旁腺癌 93d

尿道旁腺囊肿 15b

尿道膨出 230f

尿道肉阜 88f

尿道阴道瘘 79e

尿动力学检查 229a

尿急 229f

**尿瘘**（urinary fistula） 79e

尿频 229f

尿失禁 228c

**女性更年期性心理**（menopause sexual psychology） 309c

女性假两性畸形 67a

**女性老年期性心理**（senile sexual psychology） 309f

女性黏膜白斑 15f

**女性青春发育延迟**（delay of puberty） 200c

**女性青春期发育相关疾病**（female pubertal development disorder） 198b

**女性青春期性心理**（adolescence sexual psychology） 307f

**女性生殖道癌转移卵巢**（metastatic ovarian cancer form female genital tract） 169a

**女性生殖道多部位原发癌**（multiple primary carcinoma，MPC） 179f

女性生殖内分泌学 195f

**女性生殖器官损伤**（female genital organ injury） 73c

**女性生殖器结核**（female genital tuberculosis） 35a

女性型肥胖 214b

**女性性功能障碍**（female sexual dysfunction，FSD） 312a

**女性性心理发育**（female sexual psychology development） 306f

**女性性早熟**（precocious puberty） 199a

**女性育龄期性心理**（reproductive age sexual psychology） 308f

女用避孕套 289c

O

欧内斯特·亨利（Ernest Henry） 196c

P

排卵期出血 202a

旁输卵管 57f

**膀胱过度活动症**（overactive bladder，OAB） 229e

**膀胱颈韧带悬吊术**（Cooper ligament suspension） 335a

膀胱膨出 230f，234a

膀胱训练 229b

膀胱移位 265b

膀胱阴道瘘 79e

胚胎癌 160c

**胚胎停育**（embryonic development stop） 302c

胚外层细胞 182a

盆底超声 349f

盆底电磁刺激 229b

盆底肌肉锻炼 229a

盆底缺陷 228c

盆底障碍性疾病（pelvic floor dysfunction） 228b

盆底支持组织松弛 228c

盆腔包块（pelvic mass） 8a

盆腔腹膜结核（pelvic peritoneal tuberculosis） 39d

盆腔腹膜炎（pelvic peritonitis） 33e

盆腔结缔组织炎（pelvic connective tissue inflammation） 34a

盆腔静脉造影（pelvic venography） 347b

盆腔淋巴造影（pelvic lymphography） 347d

盆腔器官脱垂分期（POP-Q 分期法） 233b

盆腔器官脱垂评估指示点（POP-Q 分期法） 233a

盆腔炎性疾病（pelvic inflammatory disease，PID） 31a

盆腔炎性疾病后遗症（sequelae of pelvic inflammatory disease） 34c

盆腔淤血综合征（pelvic congestion syndrome） 247d

皮下埋植缓释避孕系统（subcutaneous preparetions delivery system） 279d

皮样囊肿 161c

皮质醇增多症 213f

皮赘 89a

葡萄胎（hydatidiform mole，HM） 183c

葡萄状肉瘤 100d

## Q

奇异型平滑肌瘤 123d

气体栓塞 338e

前列腺素（prostaglandin，PG） 218c

前盆腔 334d

前庭大腺 11d

前庭大腺癌 93c

前庭大腺囊肿（Bartholin cyst） 12b

前庭大腺脓肿（abscess of Bartholin gland） 12d

前庭大腺炎（bartholinitis） 11d

钳刮术（forceps curettage） 295b

潜伏梅毒 43a

腔内放疗 86f

巧克力囊肿 237c

侵蚀性溃疡型外阴基底细胞癌 92b

侵蚀性葡萄胎（invasive hydatidiform mole） 188d

青春期 307f，316c

青春期保健 316c

青春期发育异常的分类 198d

青春延迟 200c

青少年及小儿妇科肿瘤（gynecological tumor in childhood and adolescence） 180d

轻度不典型增生 126a

轻度非典型增生（外阴） 89b

轻度痛经 218b

曲细精管发育不全综合征（seminiferous tubule dysgenesis） 65b

全盆底重建术（systemic synthetic meshes for surgical cure of genital tract prolapse） 334c

全阴道切除术（vaginectomy） 333a

## R

热色试验（heat color test，HCT） 236f

人工绝经 221f

人工流产（artificial abortion） 292d

人工流产不全（incomplete artificial abortion） 297b

人工流产术后感染（infection post artificial abortion） 298c

人工流产术中出血（heavy bleeding during artificial abortion） 295c

人工流产子宫穿孔（perforation of uterus during artificial abortion） 295e

人工流产综合征（abortion syndrome） 296c

人绒毛膜促性腺激素（human chorionic gonadotrophin，HCG） 343e

人绒毛膜促性腺激素测定（human chorionic gonadotrophin test） 343e

人乳头瘤病毒（human papillomavirus，HPV） 48e

壬苯醇醚 290b

妊娠合并 VVC 20c

妊娠黄素瘤（luteoma of pregnancy） 176a

妊娠期 310c

妊娠期保健 316f

妊娠期肌瘤性疼痛综合征 122b

妊娠期结节性卵泡膜黄素化细胞增殖 176a

妊娠期性心理（gestation period sexual psychology） 310c

妊娠试验（pregnancy test） 342f

妊娠性绒癌 143f，189e

妊娠性绒毛膜癌 166a

妊娠滋养细胞疾病（gestational trophoblastic disease，GTD） 181f

妊娠滋养细胞肿瘤　182c

《妊娠子宫的解剖》（Anatomy of the Gravid uterus）　227b

日历表法　291c

绒癌　189e

绒毛膜癌（choriocarcinoma）　189d

绒毛膜型中间型滋养细胞　194a，195c

绒毛外滋养层　192c

绒毛滋养层　192c

融合细胞子宫内膜炎　195c

肉瘤样变　119a

肉芽肿杜诺凡菌　44e

肉芽肿荚膜杆菌　44e

肉样变性　267e

乳杆菌　17d

乳腺癌转移卵巢（metastatic ovarian cancer from breast）　168b

软垂疣　89a

软骨源性肿瘤　172d

软下疳（chancroid）　43e

瑞士干酪样增生　125f

### S

塞麦尔维斯（Semmelweis, I. P.）　1c

三级预防（青春期保健）　316d

三级预防（生育期保健）　316e

桑葚胚　182a

杀精剂　289f，290b

沙眼衣原体（chlamydia trachomatis, CT）　46e

上皮内癌　150a

上皮样平滑肌瘤　123e

上皮样滋养细胞肿瘤（epithelioid trophoblastic tumor, ETT）　193f

深部的蜂窝织炎　14a

深部内异症　238e

深部子宫内膜异位症（deep endometriosis）　238e

神经瘤　162a

神经纤维瘤样平滑肌瘤　123f

神经性厌食　200f，212e

肾上腺性多毛症　5d

渗出型输卵管结核　38d

生理 SCJ　103a

生理性白带　3f

生理性闭经（physiological amenorrhea）　206d

生理性鳞柱交界　26f

生育控制　273a

生育期保健　316d

生殖道瘘修补术（genital tract fistula repair）　333c

生殖道人乳头瘤病毒感染（human papilloma virus infection in genital tract）　47f

生殖道沙眼衣原体感染（chlamydia trachomatis infection in genital tract）　46d

生殖道支原体感染（mycoplasma infection in genital tract）　47c

生殖的神经内分泌学　196d

生殖器疱疹（genital herpes）　45b

生殖细胞　59a

生殖腺侏儒　61b

生殖支原体　47d

失败率（避孕）　273f

施泰因 - 利文撒尔（Stein-Leventhal）综合征　216e

湿性腹膜炎　39d

湿疹感染　15f

实质子宫　55c

始基子宫　55b

事后丸　273c

嗜酸性基膜样物　163d

手术后复发　117b

手术流产（surgical abortion）　294e

手术性腹腔镜　337b

手淫　308c

疏远异性阶段　308a

输卵管　28f

输卵管癌三联征　142b

输卵管单侧缺如　58a

输卵管端端吻合术　328c

输卵管恶性米勒管混合瘤（malignant mixed Müllerian of fallopian tube）　142f

输卵管恶性肿瘤（malignant tumour of fallopian tube）　141c

输卵管发育受阻　58a

输卵管发育异常（developmental anomaly of fallopian tube）　57e

输卵管副口　58a

输卵管过短综合征　328e

输卵管积水　29f

输卵管畸胎瘤（teratoma of fallopian tube）　140d

输卵管间质部妊娠（interstitial pregnancy of fallopian

tube） 253f

输卵管结核（fallopina tube tuberculosis） 38b

输卵管结扎后复通术（reanastomosis after tubal ligation） 328b

输卵管绝育术（tubal sterilization operation） 292a

输卵管良性肿瘤（benign tumor of fallopian tube） 139e

输卵管卵巢脓肿（tubal ovarian abscess，TOA） 30d

输卵管卵巢切除术（salpingo-oophorectomy） 327e

输卵管卵巢炎（salpingo-oophoritis） 30a

输卵管切除术（salpingectomy） 327c

输卵管妊娠（fallopian tube pregnancy） 253a

输卵管妊娠流产 253b

输卵管妊娠破裂 253b

输卵管肉瘤（sarcoma of fallopian tube） 145b

输卵管乳头状瘤（papilloma of fallopian tube） 141b

输卵管生殖细胞肿瘤（germ cell tumor of fallopian tube） 144e

输卵管通畅 346c

输卵管通而不畅 346d

输卵管通液术（hydrotubation） 346a

输卵管腺瘤样瘤（adenomatoid tumor of fallopian tube） 140a

输卵管炎（salpingitis） 28f

输卵管阻塞 346c

双角子宫（bicornuate uterus） 56e

双亲来源的完全性葡萄胎（biparental complete hydatidiform mole，BiCHM） 186a

双胎妊娠完全性葡萄胎与正常胎儿共存（twin pregnancy consisting of a complete mole and coexisting fetus，CMCF） 187c

双雄三倍体 183d

双子宫（didelphys uterus） 56b

水囊引产（induction of labor with water bag） 300a

水泡状胎块 183c

水样变性平滑肌瘤 123f

斯怀尔（Swyer）综合征 66b

宋鸿钊 1e，190c

粟粒性输卵管结核 38d

损伤性子宫破裂 268e

索拉纳斯（Soranus） 227a

**T**

胎盘部位滋养细胞肿瘤（placental site trophoblastic tumor，PSTT） 192c

胎盘部位滋养细胞肿瘤包块型 192d

胎盘部位滋养细胞肿瘤息肉型 192d

胎盘原位绒癌 192c

特发性膀胱过度活动症 229e

特发性多毛症 5d

特发性高催乳素血症 215c

特发性青春发育延迟 200d

特发性真性性早熟 199b

特纳综合征（Turner syndrome） 61b

特殊类型平滑肌瘤（special type of leiomyoma） 123a

疼痛 4d

体位实验 248c

体质性青春发育延迟 200d

体质性性早熟 199b

同性性早熟 199a

同源性恶性米勒管混合瘤 133a

铜离子 283e

痛经（dysmenorrhea） 218a

透明变性 118f

透明球 163c

透明细胞癌 151b

透明细胞交界瘤 151b

透明细胞腺纤维瘤 151b

突破性出血 275f

蜕膜管型 251e

**W**

《外科医疗设备》（Armamentarium Chirugicum） 227b

《外科银缝合》（Silver Sutures in Surgery） 227d

外来感染 298d

外伤性损伤（外阴阴道） 74b

外生殖器官发育异常（female external genital organ dysplasia） 49e

外阴 9f

外阴 Behcet 综合征 82c

外阴扁平湿疣 88a

外阴表皮样囊肿 88e

外阴大阴唇疝 15a

外阴丹毒（vulvar erysipelas） 13c

外阴恶性肿瘤（vulvar malignant tumor） 89d

外阴蜂窝织炎（vulvar cellulitis） 13f

外阴汗腺管囊肿　15b

外阴黑色素瘤（vulvar melanoma）　92d

外阴横纹肌肉瘤　93f

外阴缓和营养不良　85a

外阴基底细胞癌（vulvar basal cell carcinoma）　92b

外阴疖肿（vulvar furuncle）　14d

外阴接触性皮炎（vulvar contact dermatitis）　16b

外阴结核（vulvar tuberculosis）　37d

外阴良性肿瘤（vulvar benign tumor）　87b

外阴淋巴管急性炎症　13c

外阴鳞癌　90b

外阴鳞状上皮内瘤变（vulvar intra-epithelial neoplasia, VIN）　89a

外阴鳞状上皮细胞增生（squamous epithelial cell hyperplasia of vulva）　82e

外阴鳞状细胞癌（vulvar squamous cell carcinoma）　90b

外阴鳞状细胞癌Ⅰ期　90e

外阴鳞状细胞癌Ⅱ期　90f

外阴鳞状细胞癌Ⅲ期　90f

外阴鳞状细胞癌Ⅳ期　90f

外阴鳞状细胞癌晚期　91c

外阴鳞状细胞癌早期　91a

外阴瘤样病变（vulvar tumor-like lesion）　88d

外阴毛囊炎　82c

外阴黏液囊肿　15b

外阴佩吉特病（vulvar Paget disease）　91e

外阴皮肤病（vulvar dermatosis）　81f

外阴皮炎　80a

外阴皮样囊肿　15b

外阴皮脂腺囊肿　15a

外阴平滑肌瘤（vulvar leiomyoma）　88b

外阴平滑肌肉瘤　93f

外阴骑跨伤（vulvar straddle injury）　74e

外阴前庭炎（vulvar vestibulitis）　11a

外阴肉瘤（vulvar sarcoma）　93e

外阴乳头状瘤（vulvar papilloma）　87e

外阴软纤维瘤　88b

外阴瘙痒（pruritus vulvae）　6a

外阴湿疹（vulvar eczema）　15c

外阴纤维肉瘤　93f

外阴腺癌（vulvar adenocarcinoma）　93c

外阴血肿（vulval hematoma）　75a

外阴炎症（vulvitis）　9f

外阴阴道假丝酵母菌病（vulvovaginal candidiasis, VVC）　18e

外阴阴道念珠菌病　18e

外阴阴道损伤（vulva vaginal injury）　73d

外阴硬化性苔藓（lichen sclerosis of vulva）　84a

外阴硬化性苔藓合并鳞状上皮细胞增生（lichen sclerosis associated with squamous epithelial cell hyperplasia of vulva）　84f

外阴圆韧带腹膜鞘状突囊肿　15b

外阴整形术（genital plastic surgery）　332b

外阴脂溢性皮炎　82b

外阴中肾管囊肿　15a，88e

外阴转移性肿瘤（vulva metastatic carcinoma）　94c

外阴子宫内膜异位症　88f

外用避孕药　289f，290b

外用避孕药具（contraceptives and contraceptive devices for external application）　288f

完全流产　303b

完全双角子宫　56e

完全型雄激素不敏感综合征　71e

完全性横隔　209b

完全性肌层内嵌顿　287c

完全性性高潮障碍　314c

完全性性早熟　199b

完全性阴道痉挛　315c

完全纵隔子宫　57c

晚期不全流产　304f

晚期腹腔妊娠　257a

晚期干燥期（子宫颈黏液观察法）　291f

晚期梅毒　43c

晚期难免流产　304c

晚期先兆流产　304b

晚期自然流产　302e

网状结构　163c

威廉·亨特（William Hunter）　227b

微囊性结构　163c

微乳头型　152a

微卫星不稳定　240f

围产期保健　316e

围绝经期　7f，223a，317a

围绝经期保健　317a

围绝经期综合征　7f

未成熟畸胎瘤　161d

未分化癌　151e

未分类的子宫异常出血　202a

未控　117a

未转经　296f

胃肠道癌转移卵巢（metastatic ovarian cancer from gastrointestinal tract）　167e

萎缩性阴道炎（atrophic vaginitis）　22a

乌尔里克－努南（Ullich-Noonan）综合征　61f

无孔处女膜　49f，209a

无孔斜隔合并子宫颈瘘管型阴道斜隔综合征　53a

无孔斜隔型阴道斜隔综合征　52f

无排卵性异常子宫出血　2e

无气腹腹腔镜手术　337f

无症状潜伏期（HIV感染）　46b

午非管　50f

## X

西姆斯（Sims）　227d

希波克拉底（Hippocrates）　226e

习惯性流产　304f

席勒（Schiller）试验　341b

细胞滋养细胞（cytotrophoblastic cell，CT）　182a

细胞滋养细胞　194a

细菌性阴道病（bacterial vaginosis，BV）　21b

下腹痛（lower abdominal pain）　4d

下丘脑性闭经（hypothalamic amenorrhea，HA）　212c

先天梅毒　42f

先天性卵巢不发育　61b

先天性肾上腺皮质增生（congenital adrenal cortical hyperplasia，CAH）　213f

先天性肾上腺皮质增生　67c

先天性无阴道（congenital absence of vagina）　51a

先天性无子宫　55b

先天性性腺发育不全　61b

先天性子宫颈囊肿　101b

先兆流产（threatened abortion）　303e

纤维泡膜细胞瘤　154b

纤维上皮瘤样病变　89a

纤维性骨营养不良综合征　199c

显微输卵管复通术　328f

线索细胞　21e，340a

腺上皮细胞异型性　128c

项链征　217d

小瘘孔　79e

小泡状及丘疹状病损（腹膜子宫内膜异位症）　236f

小型剖宫取胎术（cesarean section in second trimester pregnancy）　301e

小阴唇整形术　332d

兴奋型（绝经）　222d

性成熟期　308f

性传播疾病（sexually transmitted disease，STD）　40c

性发育异常（disorder of sex development，DSD）　58e

性分化与发育异常（abnormality of sexual differentiation and development）　58d

性感缺失　313f

性高潮障碍（sexual orgasmic disorder）　314c

性唤起　313f

性唤起障碍（sexual arousal disorder）　313f

性激素补充治疗　225b

性激素量与功能异常（the quantity and functional abnormity of sex hormone）　66d

性交恐惧综合征　315a

性交损伤（coital injury）　78e

性交损伤（外阴阴道）　73f

性交疼痛（dyspareunia）　6f

性交疼痛障碍（sexual pain disorders）　315a

性染色体异常（abnormality of sexual chromosome）　60a

性腺发育异常（developmental anomaly of gonad）　65d

性腺性别　58f

性心理　306f，308f

性行为　307a

性压抑　309d

性厌恶　313c

性幼稚　200c

性欲　306f

性欲低下障碍　312d

性欲增强　309d

性欲障碍（sexual desire disorder）　312d

雄激素不敏感综合征　51c

雄激素分泌过多　213d

雄激素受体　71b

需氧菌性阴道炎（aerobic vaginitis，AV）　20d

雪花征　185b

雪茄状核　170c

血管内皮生长因子（vascular endothelial growth factor，VEGF）　243a

血管肉瘤　171e

血管型平滑肌瘤　123e

血清学治愈　43e

血行转移　146a，166f

## Y

压力试验　228e

压力性尿失禁（urinary incontinence）　228c

压力性尿失禁Ⅰ级　228d

压力性尿失禁Ⅱ级　228d

压力性尿失禁Ⅲ级　228e

延伸的米勒管系统学说　179f

严重骨质疏松症　224d

眼－口－生殖器综合征　82c

羊膜腔内注射依沙吖啶引产（induction of labor by ethacridine amnioticinjection）　300e

杨崇瑞　1f

药物流产（medical abortion）　292f

药物流产不全（incomplete medical abortion）　294c

药物流产失败（medical abortion failure）　293f

药物性闭经　212f

药物性损伤（外阴阴道）　74a

药物引产（medical induction labor）　301c

一级预防（青春期保健）　316d

一级预防（生育期保健）　316d

一期梅毒　43a

医源性多毛症　5d

医源性损伤（外阴阴道）　74a

医源性异常子宫出血　202a

医源性子宫破裂　268e

移情现象　310c

移行带　103a

移行细胞癌　151d

遗传性别　58e

遗传性非息肉性结直肠癌（hereditary nonpolyps colorectal cancer，HNPCC）　178f

遗传性卵巢癌综合征（hereditary ovarian cancer syndrome，HOCS）　178f

遗传性乳腺癌－卵巢癌综合征（hereditary breast-ovarian cancer syndrome，HBOCC）　178f

异常性行为　307a

异常子宫出血（abnormal uterine bleeding，AUB）　201e

异位妊娠（ectopic pregnancy，EP）　251c

异位妊娠破裂　250c

异性性早熟　199a

异源性恶性米勒管混合瘤　133a

抑郁型（绝经）　222e

易孕期　342e

阴道　50f，209a

阴道闭锁（atresia of vagina）　51e

阴道壁肿物　234a

阴道避孕环（contraceptive vaginal ring）　290e

阴道Ⅰ度痉挛　315b

阴道Ⅱ度痉挛　315b

阴道Ⅲ度痉挛　315c

阴道恶性肿瘤（vaginal malignant tumor）　97b

阴道发育异常（vaginal malformation）　50e

阴道分泌物　19b

阴道分泌物生理盐水悬液检查（saline suspension examination of vaginal discharge）　339e

阴道腐蚀性损伤（vaginal corrosive injury）　77e

阴道黑色素瘤（vaginal melanoma）　98d

阴道横隔　209b

阴道后壁膨出（rectocele）　231b

阴道后壁膨出Ⅰ度　231d

阴道后壁膨出Ⅱ度　231d

阴道后壁膨出Ⅲ度　231d

阴道后穹隆穿刺术（culdocentesis）　341f

阴道紧缩术　332f

阴道镜（colposcopy）　335c

阴道溃疡（vaginal ulcer）　9a

阴道良性肿瘤（vaginal benign tumor）　94f

阴道鳞状细胞癌（vaginal squamous cell carcinoma）　97e

阴道鳞状细胞癌Ⅰ期　98a

阴道鳞状细胞癌Ⅱ期　98a

阴道鳞状细胞癌Ⅲ期　98b

阴道鳞状细胞癌Ⅳa期　98b

阴道鳞状细胞癌Ⅳb期　98b

阴道鳞状细胞癌Ⅳ期　98b

阴道流血（vaginal bleeding）　2d

阴道瘘　76c

阴道胚胎性横纹肌肉瘤（vaginal embryonal rhabdomyosarcoma) 100d

阴道平滑肌瘤 (vaginal liomyoma) 95c

阴道平滑肌肉瘤 (vaginal leiomyosarcoma) 100a

阴道前壁膨出 (cystocele) 230e

阴道前壁膨出Ⅰ度 230f，231a

阴道前壁膨出Ⅱ度 230f，231a

阴道前壁膨出Ⅲ度 230f，231a

阴道前壁修补术 229e

阴道前后壁修补术加主韧带缩短及子宫颈部分切除术 334a

阴道穹隆膨出 (vaginal vault prolapse) 231f

阴道肉瘤 (vaginal sarcoma) 100a

阴道乳头状瘤 (vaginal papilloma) 95a

阴道上皮内瘤变 (vaginal intra-epithelial neoplasias, VAIN) 96d

阴道神经纤维瘤 (vaginal nerve fibroma) 95e

阴道透明细胞癌 99c

阴道涂片清洁度判定 340b

阴道脱落细胞 340e

阴道脱落细胞检查 (vaginal cytology) 340e

阴道完全闭锁 51f

阴道微生态系统 17b

阴道无张力尿道中段悬吊带术 229d

阴道下段闭锁 51e

阴道纤维肌瘤 (vaginal fibromyoma) 95c

阴道腺癌 (vaginal adenocarcinoma) 99b

阴道腺病 (vaginal adenosis) 95f

阴道斜隔综合征 (oblique vaginal septum syndrome) 52e

阴道血管瘤 (vaginal hemangioma) 96c

阴道炎症 (vaginitis) 16f

阴道异物 (vaginal foreign body) 75f

阴道用避孕药 (contraceptives for external application) 290a

阴道粘连 76d

阴道中肾管腺癌 99c

阴道自净作用 17b

阴蒂肥大 332e

阴蒂肥大整形术 332d

阴蒂切除术 332e

阴蒂阴唇成形术 332e

阴茎套 289c

阴虱 49b

阴虱病 (pediculosis pubis) 49a

银屑病 15f

引产后并发感染 299f

隐经 208f

印戒细胞 167e

应力性尿失禁 228c

婴幼儿外阴炎 (infantile vaginitis) 12f

婴幼儿阴道炎 (infantile vaginitis) 22c

硬化性淋巴结炎 43b

硬下疳 43a

疣状黄色瘤 89a

有合并症型淋病 41f

有孔斜隔型阴道斜隔综合征 52f

幼年型颗粒细胞瘤 153d

幼稚子宫 55c

育龄期 308f

原发性闭经 206c

原发性闭经性腺发育不全 210d

原发性腹腔妊娠 256f

原发性卵巢妊娠 256a

原发性卵巢绒毛膜癌 165c

原发性梅毒初疮 43a

原发性平滑肌肉瘤 130e

原发性输卵管癌 (primary carcinoma of fallopian tube) 141f

原发性输卵管绒毛膜癌 (primary choriocarcinoma of fallopian tube) 143f

原发性输卵管肉瘤 145b

原发性痛经 (primary dysmenorrhea, PD) 218b

原发性性高潮障碍 314c

原始 SCJ 103a

原始鳞柱交界 26f

原始生殖细胞肿瘤 160b

原位癌 89b，96f

原因不明复发性流产 (unexplained recurrent spontaneous abortion, URSA) 305a

圆韧带悬吊术 248f

约翰内斯·穆勒 (Johannes Müller) 196b

约翰内斯·史卡尔提特斯 (Johannes Scultetus) 227b

月经 7e

月经初潮 307f

月经过多 202a

月经期（子宫颈黏液观察法） 291e

月经失调 (menoxenia) 7e

孕激素 345a

孕激素测定 （progestogen test） 345a

孕激素试验 208b

孕前保健 316e

孕三烯酮 244f

运动性闭经 212e

## Z

杂合性丢失 240f

甾体合成细胞 59a

**甾体激素避孕药** （steroid hormonal contraceptive）
274f

甾体类激素 274f

在位内膜决定论 243f

**在位子宫内膜决定学说** （determinant of uterine
eutopic endometrium） 242d

早绝经 221f

早恋 308d

早期不全流产 304e

早期腹腔妊娠 257a

早期干燥期 （子宫颈黏液观察法） 291e

早期难免流产 304c

早期先兆流产 304a

早期自然流产 302e

早孕反应 296f

增生性营养不良 82f

增生粘连型输卵管结核 38c

增殖粘连型输卵管结核 38d

粘连性腹膜炎 39e

张力性尿失禁 228c

张丽珠 1e

诊断性腹腔镜 337a

诊断性刮宫 317f

真性性早熟 199b, 343e

真性子宫颈残端癌 115f

整合素 241f

正常白带 3e

正常骨量 224d

正常性行为 307a

正常月经 7e

症状体温法 291d

支持细胞 59a

支原体 47c

脂溢性皮炎 16d

脂质细胞瘤 156f

直肠膨出 231b

直接蔓延 166d

直接种植 146a

直视下输卵管复通术 328b

植入胎盘 189c

指压试验 228f

治疗性刮宫 317f

中度不典型增生 126a

中度非典型增生 （外阴） 89b

中度痛经 218b

中国法定性病 40c

中间性肿瘤细胞减灭术 330e

中瘘孔 79e

中盆腔 334d

**中期妊娠引产** （termination on second trimester
pregnancy） 299a

中期引产后出血 299d

种植型中间型滋养细胞 195c

重度 VVC 20c

重度不典型增生 126a

重度非典型增生/原位癌 （外阴） 89b

重度痛经 218b

周期联合法 226a

周期性禁欲 291b

周期序贯法 226a

贮精囊 289d

转化区 26f

**转移性子宫内膜癌** （metastatic endometrial carcinoma）
138c

锥切 318f

滋养层 182a

滋养细胞 182a, 193f

滋养细胞肿瘤解剖分期标准 （FIGO, 2000 年） 190d

滋养细胞肿瘤临床解剖分期 （宋鸿钊） 190d

滋养细胞肿瘤预后评分标准 （FIGO, 2000 年） 191a

子宫 311a

**子宫瘢痕妊娠** （uterine scar pregnancy） 261a

子宫动脉栓塞 255e

**子宫恶性米勒管混合瘤** （malignant mixed Müllerian
tumor of uterus） 132f

子宫恶性中胚叶混合瘤 133a

**子宫发育异常** （uterus malformation） 54a

**子宫肌瘤** （uterine myoma） 118a

**子宫肌瘤合并妊娠** （uterine myoma during pregnancy）

121d

子宫肌瘤红色变性（uterine myoma red degeneration） 267e

子宫肌瘤扭转（torsion abnormality of uterine myoma） 266f

子宫肌瘤剔除术（myomectomy） 325b

子宫肌瘤消融术 121b

子宫肌炎（myometritis） 28d

子宫积脓（pyometra） 28c

子宫角妊娠（uterine cornual pregnancy） 259d

子宫颈/宫腔粘连（adhere of uterine cavity or cervical cancals） 297f

子宫颈 24a

子宫颈癌合并妊娠（cervical carcinoma during pregnancy） 114d

子宫颈癌临床分期 109a

子宫颈残端癌（carcinoma of cervical stump） 115f

子宫颈恶性肿瘤（malignant neoplasm of cervix） 105e

子宫颈肥大（cervical hypertrophy） 26d

子宫颈复发癌（recurrent cervical carcinoma） 117a

子宫颈高频电圈刀环形切除术（loop electrosurgical excision procedure，LEEP） 319d

子宫颈管钳夹及搔刮术 255d

子宫颈环扎术 249e

子宫颈活组织检查（cervical biopsy） 341d

子宫颈肌瘤（cervical myoma） 102a

子宫颈良性肿瘤（cervical benign tumor） 101b

子宫颈鳞状上皮乳头状瘤 101d

子宫颈鳞状细胞癌（cervical squamouscell carcinoma） 107a

子宫颈糜烂 25f

子宫颈囊肿 101b

子宫颈内高分化腺癌 113d

子宫颈内口环扎术（cerclage of cervix） 321b

子宫颈内口松弛（incompetent cervix relaxation） 249b

子宫颈黏液观察法 291e

子宫颈黏液检查（cervical mucus examination） 340a

子宫颈妊娠（uterine cervical pregnancy） 254d

子宫颈妊娠流产术 255d

子宫颈绒毛状腺瘤 101c

子宫颈乳头状瘤（cervical papilloma） 101d

子宫颈乳头状纤维腺瘤（cervical papillary fibroadenoma） 101f

子宫颈上皮内瘤变（cervical intra-epithelial neoplasia，CIN） 102f

子宫颈微偏腺癌（cervical minimal deviation adenocarcinoma） 113d

子宫颈微小浸润癌（cervical microinvasive carcinoma） 111e

子宫颈物理治疗（cervical physiotherapy） 321f

子宫颈息肉（cervical polyp） 26d

子宫颈腺癌（cervical adenocarcinoma） 110a

子宫颈腺囊肿（cervical cyst） 26f

子宫颈延长 234a

子宫颈炎（cervicitis） 24a

子宫颈移行带切除术 319d

子宫颈阴道碘着色试验（cervical and vaginal iodine staining test） 341b

子宫颈锥形切除术（conization of cervix） 318e

子宫内膜癌（endometrial carcinoma） 133d

子宫内膜癌分期 134d

子宫内膜癌分期手术（staging surgery of endometrial carcinoma） 326c

子宫内膜不典型增生（endometrial atypical hyperplasia） 128a

子宫内膜不典型增生轻度 128c

子宫内膜不典型增生中度 128c

子宫内膜不典型增生重度 128c

子宫内膜不规则脱落 2e

子宫内膜单纯性增生（endometrial simple hyperplasia） 126f

子宫内膜复杂性增生（endometrial complex hyperplasia） 127d

子宫内膜间质肉瘤（endometrial stromal sarcoma） 131e

子宫内膜浆液性乳头状癌（uterine papillary serous carcinoma，UPSC） 135b

子宫内膜结核（endometrial tuberculosis） 39b

子宫内膜鳞状细胞癌（squamous cell carcinoma of endometrium，SCCE） 136e

子宫内膜透明细胞癌（endometrial clear cell carcinoma） 137c

子宫内膜息肉 132c，134b，139c

子宫内膜炎（endometritis） 27a

子宫内膜样癌 150f

子宫内膜样交界瘤 150e

子宫内膜异位症（endometriosis） 234e

子宫内膜异位症恶变（malignant transformation of endometriosis） 240c

子宫内膜异位症恶变学说 180a

子宫内膜异位症"三 A"学说（adhesion, aggression, angiogenesis） 241e

子宫内膜异位症相关卵巢癌 240d

子宫内膜异位症源头治疗学说（therapy targeting the source of endometriosis） 243d

子宫内膜增生（endometrial hyperplasia） 125b

子宫黏膜下肌瘤 132d, 134b, 139c, 234a

子宫平滑肌肉瘤（leiomyosarcoma of uterus） 130e

子宫切除术（hysterectomy） 322e

子宫切除术后综合征 311c

子宫切口妊娠 261a

子宫肉瘤（sarcoma of uterus） 129e

子宫输卵管碘油造影（hysterosalpingography） 346d

子宫体癌 133d

子宫体炎（uterine body inflammation） 27a

子宫托 232b

子宫脱垂（uterine prolapse） 232d

子宫脱垂Ⅰ度 232f

子宫脱垂Ⅱ度 232f

子宫脱垂Ⅲ度 232f

子宫脱垂Ⅰ度轻型 232f

子宫脱垂Ⅰ度重型 232f

子宫脱垂Ⅱ度轻型 232f

子宫脱垂Ⅱ度重型 232f

子宫未发育/发育不全（uterine rudimentary/uterine hypoplasia） 55a

子宫腺肌病（adenomyosis） 246c

子宫腺肌瘤 219e

子宫腺肌症 219e

子宫性闭经（uterine amenorrhea） 208f

子宫阴道未发育综合征（Mayer-Rokitansky-Kuster-Hauser syndrome, MRKH） 51b

自发性骨折 224c

自发性子宫破裂 268e

自然避孕法（natural conception） 291b

自然计划生育 291b

自然绝经 221e

自然流产（spontaneous abortion） 302e

自身感染 298c

纵隔子宫（septate uterus） 57c

左炔诺孕酮宫内缓释节育系统（levonorgestrel-releasing intrauterine system, LNG-IUS） 285a

## 拉丁字母

AUB-A 202c, 204e, 205c

AUB-C 202c, 203a, 204e, 205e

AUB-E 202d, 203a, 204f, 206a

AUB-I 202e, 203a, 204f, 206b

AUB-L 202c, 203a, 204e, 205d

AUB-M 202c, 203a, 204e, 205d

AUB-N 202e, 203b, 205a, 206b

AUB-O 202d, 203a, 204f, 205f

AUB-P 202b, 203e, 205b

Brenner 交界瘤 151c

CA125 242b

CD44 242a

CHM 183d

EPSPC 178d

Fitz-Hugh-Curtis 综合征 31e

GnRHa 245a

Gyne FixIUD 284a

HIV 45e

McDonald 法 249f

Norplant 皮下埋植剂 279d

Norplant Ⅰ 型 279f

Norplant Ⅱ 型 279f

$p57^{KIP2}$ 蛋白 186d

PHM 183d

PJS（家族性黑斑息肉综合征） 156c

*PTEN* 基因 241a

Schillei-Duval 小体 163c

S-L 综合征 216e

TCu 283f

T 型 IUD 283f

VAIN 1 96e

VAIN 2 96f

VAIN 3 96f

VIN Ⅰ 89b

VIN Ⅱ 89b

VIN Ⅲ 89b

X/Y 易位 61a

XO 综合征 61b

XX 单纯性腺发育不全（simple XX gonadal dysgenesis） 65e

XX 特纳综合征 62a

XY 单纯性腺发育不全（simple XY gonadal dysgenesis） 66a

X-Y 异常交换学说 63c

X 染色体臂间倒位 60f

X 染色体臂内倒位 60f

X 染色体长臂缺失 60d

X 染色体长臂重复 60e

X 染色体短臂缺失 60c

X 染色体短臂重复 60e

X 染色体结构畸变 60b

X 染色质 64c

Y/常染色体易位 61a

Y 染色体长臂缺失 61a

Y 染色体结构畸变 60f

Y 染色体缺失 61a

## 阿拉伯数字

0 型肌瘤 118e

17α-羟化酶 70c

17α-羟化酶缺乏 70c

17-酮类固醇测定（17-ketosteroid test） 345d

45,X/46,XY 卵睾性性发育障碍疾病（45,X/46,XY ovotesticular disorder of sex development） 62c

45,X/46,XY 嵌合体 62c

45,X 综合征 61b

46,XX/46,XY 卵睾性性发育障碍疾病（46,XX/46, XY ovotesticular disorder of sex development） 63b

46,XX 性发育障碍疾病 – 雄激素过多（46,XX disorder of sex development-androgenic excess） 66f

46,XY 性发育障碍疾病 – 雄激素不敏感综合征（46, XY disorder of sex development androgen insensitivity syndrome，AIS） 71a

46,XY 性发育障碍疾病 – 雄激素缺乏（46,XY disorder of sex development-androgenic deficiency） 70a

47,XXY 综合征 65b

## 罗马数字

Ⅰ度 232a

Ⅰ度闭经 207d，208b

Ⅰ型肌瘤 118e

Ⅰ型阴道闭锁 51e，52a，209b

Ⅰ型阴道斜隔综合征 52f，239

ⅡA-1a 型残角子宫 55f

ⅡA-1b 型残角子宫 55f

ⅡA-1c 型残角子宫 55f

Ⅱ度 232a

Ⅱ度闭经 207d，208c

Ⅱ型肌瘤 118e

Ⅱ型阴道闭锁 51f，52a，209c

Ⅱ型阴道斜隔综合征 52f，239

Ⅲ度 232a

Ⅲ型阴道斜隔综合征 53a，239

Ⅳ度 232a

# 本卷主要编辑、出版人员

执行总编　谢　阳

编　　审　谢　阳

责任编辑　陈　佩　李亚楠　戴申倩

文字编辑　陈　娟

索引编辑　陈振起

名词术语编辑　顾　颖

汉语拼音编辑　王　颖

外文编辑　景黎明

参见编辑　徐明皓

绘　　图　北京心合文化有限公司

责任校对　苏　沁

责任印制　陈　楠

装帧设计　雅昌设计中心·北京